超声医学
住院医师规范化培训
实践考核案例集

主　编　任卫东　唐少珊

副主编　李　晶　黄丽萍　黄　瑛　高　林

编　委（按姓氏汉语拼音排序）

毕文静　陈骊珠　富　崴　高　林　高树熹　郭宝生　韩　冰

黄　瑛　黄丽萍　姜　罗　鞠　浩　李　晶　李　颖　李建民

李婧宇　林　琳　刘　芳　刘　站　刘治军　马　燕　齐　旭

乔　伟　任卫东　时　博　宋　光　苏庆华　孙　璐　孙　微

孙菲菲　孙佳星　唐少珊　王　鹏　王　欣　王　阳　王　耀

王　彧　王晓光　王鑫璐　王一娇　肖杨杰　杨　华　杨　晔

杨泽宇　姚　品　喻晓娜　张　尧　张　颖　张潇月　赵　丹

秘　书　李　颖　王一娇

人民卫生出版社

·北　京·

图书在版编目（CIP）数据

超声医学住院医师规范化培训实践考核案例集 / 任卫东，唐少珊主编 . —北京：人民卫生出版社，2024.11

ISBN 978-7-117-36224-5

Ⅰ.①超⋯ Ⅱ.①任⋯②唐⋯ Ⅲ.①超声波诊断 — 病案 —汇编 —岗位培训 —教材 Ⅳ.①R445.1

中国国家版本馆 CIP 数据核字（2024）第 083211 号

| 人卫智网 | www.ipmph.com | 医学教育、学术、考试、健康，购书智慧智能综合服务平台 |
| 人卫官网 | www.pmph.com | 人卫官方资讯发布平台 |

超声医学住院医师规范化培训实践考核案例集
Chaosheng Yixue Zhuyuan Yishi Guifanhua Peixun Shijian
Kaohe Anliji

主　　编：任卫东　唐少珊
出版发行：人民卫生出版社（中继线 010-59780011）
地　　址：北京市朝阳区潘家园南里 19 号
邮　　编：100021
E - mail：pmph @ pmph.com
购书热线：010-59787592　010-59787584　010-65264830
印　　刷：天津市光明印务有限公司
经　　销：新华书店
开　　本：787 × 1092　1/16　印张：51.5
字　　数：1318 千字
版　　次：2024 年 11 月第 1 版
印　　次：2024 年 12 月第 1 次印刷
标准书号：ISBN 978-7-117-36224-5
定　　价：268.00 元

打击盗版举报电话：010-59787491　E-mail：WQ @ pmph.com
质量问题联系电话：010-59787234　E-mail：zhiliang @ pmph.com
数字融合服务电话：4001118166　E-mail：zengzhi @ pmph.com

前　言

住院医师规范化培训是国家人才战略，是医院的"基因改造工程"，是学科发展的基石，是医院可持续发展的内源性动力。因此，如何建设一支规模大、结构精、质量优的青年医师队伍，为未来培养一批优秀的临床医生、医学教育家和医学管理人才，已成为我们目前面临和亟待解决的重大课题。

作为中国医师协会和毕业后继续教育部超声医学专业的"全国住院医师规范化培训骨干师资培训基地"，辽宁省超声医学专业住院医师规范化培训临床实践技能操作考核委托单位，中国医科大学附属盛京医院超声科拥有12个临床亚专业和100余名具有丰富带教经验的师资队伍。在10余年的带教过程中，我们充分认识到教材建设是基础，是体现教育目标、教学内容、教学水平和教学质量的载体，是教书育人的基础，是深化教育改革和培养创新型人才的前提。

本书对标"国家住院医师规范化培训结业临床实践考核标准"，针对不同超声亚专业的特点和学员的实际需求，以临床病例为载体，设定不同层次的知识目标，以问答形式有针对性地将基础知识、临床症状、超声图像和超声诊断有机结合起来，培养学员基础知识与临床知识的整合能力；并通过特殊病例或特殊现象，充分认识"同病异像""同像异病"的复杂性，启发其独立的临床思维能力和科研创新能力等。同时，增加了医学人文方面的内容，有助于早期提升住培学员人文素养和沟通能力与技巧。

本书由超声住培基地的49名优秀带教老师精心编写完成，共选取了不同超声亚专业的临床经典病例，编写时从临床视角出发，逐层递进展示诊断思路和检查步骤，充分体现知识点、重点和难点，最终完成诊断与鉴别诊断。在编写中尽可能做到超声扫查与书写的规范、标准和统一，尽可能体现新知识、新观点和新技术，同时参考了最新的国内外相关指南与专家共识。各位编者在编写过程中克服了许多困难，付出了大量心血，在此向他们表示崇高的敬意和衷心的感谢！

本书共分成6章，包括心脏、血管、腹部、妇产、浅表器官和介入超声亚专业，总计260余个临床病例，并辅以超声静态切面图像1 000余幅，动态超声视频90余个。本书适用于超声医学专业的住培学员和带教老师，也适用于超声医学专业和影像医学专业临床各级医生，亦可作为超声医学专业和影像医学专业继续教育培训的参考用书。

由于编者的知识水平和写作能力有限，书中难免出现不足和错误之处，恳请广大读者批评指正。

任卫东　唐少珊
2024 年 9 月

目 录

目录

第五章　浅表器官

第一章

心 脏

病例 1 房间隔缺损（atrial septal defect）

一、临床资料

1. 病史　患儿，男，4岁，因"胸闷、气短1周"就诊。一般状态可，平素易"感冒"，活动耐力可，无心力衰竭及双下肢水肿史，无蹲踞史，杵状指(−)，饮食可，二便正常。心脏听诊于胸骨左缘第2、3肋间闻及3/6级收缩期吹风样杂音，肺动脉瓣区第二心音亢进，伴固定分裂。

2. 超声资料（图1-1-1～图1-1-7）

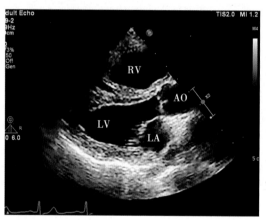

图1-1-1　胸骨旁左心室长轴切面二维图像
AO. aorta，主动脉；LA. left atrium，左心房；LV. left ventricle，左心室；RV. right ventricle，右心室

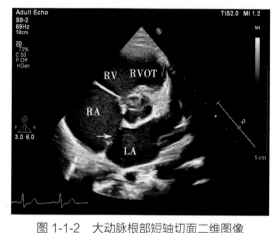

图1-1-2　大动脉根部短轴切面二维图像
箭头所示为房间隔回声失落。
LA. 左心房；RA. right atrium，右心房；RV. 右心室；RVOT. right ventricular outflow tract，右心室流出道

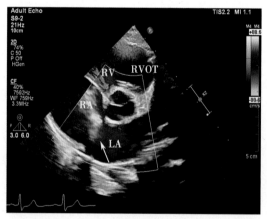

图1-1-3　大动脉根部短轴切面彩色血流图像
箭头所示为房间隔缺损处左向右分流。
LA. 左心房；RA. 右心房；RV. 右心室；RVOT. 右心室流出道

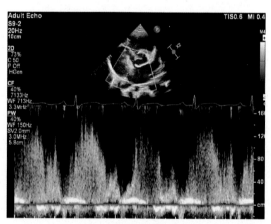

图1-1-4　大动脉根部短轴切面房水平分流的频谱多普勒图像

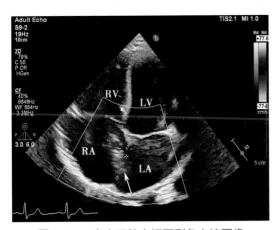

图 1-1-5　心尖四腔心切面彩色血流图像

箭头所示为房间隔缺损处左向右分流。

LA. 左心房；LV. 左心室；RA. 右心房；RV. 右心室

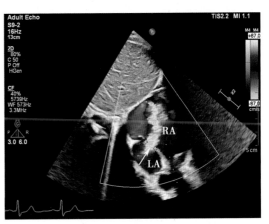

图 1-1-6　剑突下双房切面彩色血流图像

箭头所示为房间隔缺损处左向右分流。

LA. 左心房；RA. 右心房

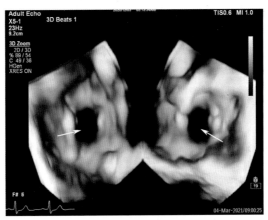

图 1-1-7　经胸超声心动图三维图像

（左右图分别为右心房观和左心房观）

箭头所示为房间隔缺损处。

3. 其他检查资料　胸部计算机断层扫面（computed tomography，CT）提示右肺炎症，右胸腔积液，右肺组织膨胀不良。心电图（图 1-1-8）。

二、相关思考题

1. 请结合病史及超声图像表现作出诊断（10 分）。

临床表现：患儿平时易"感冒"，本次因胸闷、气短就诊，临床诊断为肺炎，心脏听诊胸骨左缘收缩期杂音伴分裂，不除外导致肺血增多的先天性心脏病（2 分）。

超声所见：图 1-1-1 右心室增大（1 分）。图 1-1-2 见房间隔中部回声失落，主动脉后壁后方及其对侧残缘的情况（1 分）。图 1-1-3、图 1-1-5 彩色多普勒示房水平左向右分流（1 分）。图 1-1-4 频谱多普勒示分流速度约 1.5m/s（1 分）。图 1-1-5 可测量缺损距二尖瓣前叶根部及距房顶的残缘长度（1 分）。图 1-1-6 切面可评估上、下腔静脉侧的残缘长度（1 分）。图 1-1-7 见缺损的立体形态。

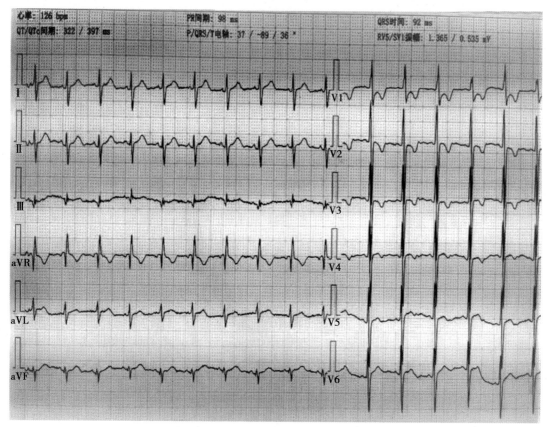

图 1-1-8 心电图：窦性心律，电轴左偏

超声诊断：先天性心脏病：房间隔缺损（继发孔型）（1分）；房水平左向右分流（1分）。

2. 请回答该病的鉴别诊断（10分）。

（1）肺静脉异位引流：部分型时，有不同程度的右心增大，某支肺静脉开口于左心房之外的部位，彩色多普勒常可显示除上下腔静脉血流以外的第三支血流束，频谱为静脉样（2.5分）。而完全型时，房间隔缺损是其生存条件，且为右向左分流，右心增大的程度较单纯房间隔缺损更显著，且肺动脉高压出现更早。

（2）肺动脉高压：通常出现右心扩大，房间隔牵拉变薄。经胸二维超声心动图扫查卵圆窝处易出现假性回声失落，调整增益、结合彩色多普勒、经食管超声心动图检查等有助于鉴别（2.5分）。

（3）主动脉窦瘤破入右心房：主动脉窦局限扩张，呈瘤样结构突入右心房，顶端可见破口。右心扩大，右心房内可探及全心动周期的高速湍流，分流速度一般超过4m/s（2.5分）。

（4）假性过隔血流：正常下腔静脉冲击卵圆窝处后进入右心房的血流束，应仔细探查其血流特征，结合是否存在右心继发增大可辅助鉴别（2.5分）。

3. 请简述正常房间隔的解剖特征及本病的血流动力学改变（10分）。

房间隔由膜性原发隔和肌性继发隔融合而成（2分），包括房-房间隔、房-室间隔（1分）。卵圆窝处最薄，只有膜性结构，为出生后原发隔覆盖卵圆孔处（1分）。

单纯房间隔缺损患者早期左心房压力高于右心房，房水平为左向右分流，分流量和分流速度取决于缺损面积和心房压差(2分)。缺损较小时,呈限制性分流,速度一般较快,右心可无明显增大;而缺损较大时,呈非限制性分流,速度一般较低,但分流量大,早期即出现右心增大(2分)。肺循环血量增加,压力增高,晚期引起肺动脉高压甚至出现右心衰竭,体循环淤血,此时可伴有房水平右向左分流(2分)。

三、要点与讨论

1. 胚胎发育　从胚胎第4周,膜性成分为主的原发隔在原始心房的顶部中央自上而下生长,其下方暂留一个通道,称原发孔。随后原发孔封闭,原发隔顶部逐渐吸收而出现若干孔称继发孔。第40天左右,在原发隔右侧,由房顶又出现一新月状肌性成分为主的继发隔向下生长,其下缘围成一孔,称卵圆孔。出生前,由于卵圆孔瓣(原发隔)的存在,只允许右心房的血液流入左心房;出生后,肺循环开始,左心房压力升高,原发隔被压向继发隔,形成功能性卵圆孔关闭。出生后约3个月内,原发隔与继发隔解剖愈合,卵圆孔解剖性完全封闭。

原发孔型房间隔缺损是原发隔下缘与心内膜垫未能融合所致。继发孔型主要因原发隔发育不良、继发孔吸收过多或继发隔发育不良等原因导致原发隔与继发隔融合后,前者不能覆盖卵圆孔,或后者不能覆盖继发孔所致。腔静脉在右心房入口之间的区域为壁光滑的右心房窦部,若此处发育异常可致静脉窦型房间隔缺损。冠状静脉窦型主要因冠状静脉窦壁缺失,左心房血液经冠状静脉窦与右心房相通。

2. 分型及流行病学　分型多依据缺损的解剖特征。

(1)继发孔型:约70%,缺损位于房间隔中部。

(2)原发孔型:也称部分型心内膜垫缺损,10%~25%。

(3)静脉窦型:包括上腔和下腔静脉型,5%~10%。

(4)冠状静脉窦型:也称无顶冠状静脉窦,约1%。

(5)复合型:为两型或两型以上同时存在。

(6)筛孔型:卵圆窝处可有大小不等,数目不一的筛孔状缺损,并常合并房间隔膨出瘤。

(7)单心房:房间隔完全缺如或仅残留2~3mm残端。

房间隔缺损是常见的先天性心脏病,占所有先天性心脏病的10%~15%,男女比例为1:(2~4)。

3. 临床特征　中小型的单纯房间隔缺损的临床表现较隐匿,多数患者在进入老年期之前无明显临床症状,常体格检查时发现。缺损较大或合并有其他畸形时症状明显,可有以下表现:

(1)缺氧:如喂养困难、发育缓慢、发绀、活动后气促等。

(2)肺动脉高压:呼吸困难、疲乏无力、运动耐量减低等。

(3)充血性心力衰竭:晚期可出现,表现为呼吸困难、疲乏无力、下肢水肿等,甚至出现急性肺水肿,为死亡的重要原因之一。

4. 超声特征　直接征象:二维超声可见回声失落,并根据部位确定类型。常应用胸骨旁大动脉短轴、四腔心及剑突下双房切面。缺损靠近房间隔下缘的为原发孔型;中部为继发孔型;紧邻腔静脉入口为静脉窦型;无顶冠状静脉窦型缺损有完全型和部分型,后者为冠状静脉窦顶盖的部分缺如,小于总长的1/2。脉冲多普勒可获取房水平分流束的频谱,分析其方向、速度和波形等。彩色多普勒可直观评价分流束的起源、方向、走行等特征,同时可以显示三尖瓣口和肺动脉瓣口的血流特征。

　　间接征象:右心房、右心室增大,室间隔曲度减小甚至膨向左心室侧,右心室流出道、肺动脉主干及其分支内径增宽,三尖瓣口和肺动脉瓣口血流因右心血流量的增加可出现轻度紊乱及速度加快等。

　　常用的切面及测量方法:

　　(1)房间隔在大动脉短轴切面、剑突下四腔心及双房切面显示较清晰。在主动脉根部短轴切面,正常情况下,右心室流出道:主动脉根部:左心房内径约为1:1:1。右心室流出道前后径于肺动脉瓣下1cm处测量。轻移探头,还可显示肺动脉分叉。

　　(2)剑突下四腔心切面声束与房间隔垂直,显示房间隔缺损更清楚。心房横径于收缩期末测量房间隔中部到侧壁的距离。

　　(3)左心室长轴切面上,M形取样线垂直于左心室长轴,位于刚过二尖瓣尖水平,并于舒张末期可测量右心室前后径,或可于节制索水平进行二维测量。对于儿童来说,正常值的绝对值范围需结合身高体重。评价右心室是否扩大,可首先于长轴切面观察,正常的右心室流出道:主动脉根部约为1:1;右心室:左心室约为1:2。

　　(4)于左心室短轴乳头肌水平切面观察,正常的左心室呈类圆形,右心室位于左心室前方,呈半月形,室间隔参与左心室运动,若室间隔曲度减小或平直,甚至膨向左心室侧或参与右心室运动,则说明右心室增大。

四、临床拓展思维训练

　　1. 请简述实时三维超声在本病的诊断及治疗中的应用价值(10分)。

　　由于缺损常为椭圆形甚至半月形,不同平面及角度的测量值常有偏差(1分)。二维超声只能测量某一个方向上的径线值,观察视野局限(1分)。三维超声能实时动态地显示缺损及周围结构的立体图像(1分),尤其是经食管实时三维超声分辨率高(1分),可从左心房或者右心房侧直观显示房间隔整体解剖特征,准确迅速地显示房间隔缺损的部位(1分)、形态及大小(1分),残缘的软硬程度,房室瓣、腔静脉入口处残缘的长度(1分),并有助于探查是否合并部分型肺静脉异位引流等(1分)。此外三维图像有助于临床医生对缺损情况的理解,提高沟通效率,协助治疗术式的选择和术中监测(2分)。

　　2. 请回答本病的常见治疗方法及分别适用的情况(10分)。

　　治疗方法取决于房间隔缺损的大小、位置、残缘的情况等(1分)。常用的方式有直接缝合、补片修补以及介入封堵(3分)。其他如缺损较小,且为左心房发育较好的继发孔型和下腔静脉型缺损,并合并其他心脏畸形,可在心外科手术的同时直接缝合缺损(2分);缺损较大、上腔静脉型和合并部分肺静脉异位连接者,可用补片修补(2分);单纯的继发孔型房间隔缺损,在各侧残缘长度足够时可考虑超声引导下经导管介入封堵术(2分)。

(孙菲菲)

病例 **2** 室间隔缺损（ventricular septal defect）

一、临床资料

1. 病史　患儿，女，19 月龄，因"发现心脏杂音 3 个月"就诊。无既往病史。听诊双肺呼吸音清，心率 75 次 /min，律齐，胸骨左缘第 3 肋间可闻及 3/6 级收缩期杂音。

2. 超声资料（图 1-2-1~ 图 1-2-4、视频 1-2-1）

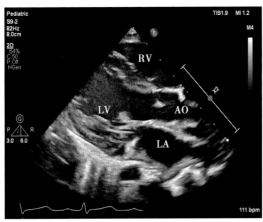

图 1-2-1　胸骨旁左心室长轴切面二维图像
AO. 主动脉；LA. 左心房；LV. 左心室；RV. 右心室

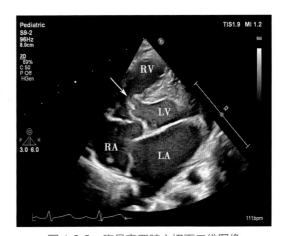

图 1-2-2　胸骨旁四腔心切面二维图像
箭头所示为室间隔回声失落。
LA. 左心房；LV. 左心室；RA. 右心房；RV. 右心室

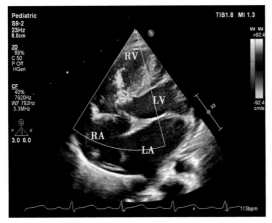

图 1-2-3　胸骨旁四腔心切面彩色血流图像
LA. 左心房；LV. 左心室；RA. 右心房；RV. 右心室

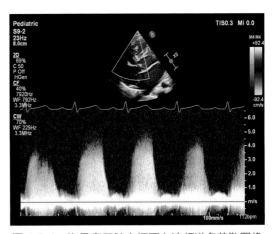

图 1-2-4　胸骨旁四腔心切面血流频谱多普勒图像

视频 1-2-1

二、思考题及参考答案

1. 请结合病史及超声图像表现作出诊断(10 分)。

临床表现:听诊时患儿胸骨左缘第 3 肋间可闻及 3/6 级收缩期杂音,符合先天性心脏病室间隔缺损的特点(1 分)。

超声所见:图 1-2-1 左心室增大,左心室各壁向心运动良好(1 分);图 1-2-2 室间隔膜部瘤样膨向右心室,基底宽 8.3mm,膨出高度 8.0mm,其上可见破口,宽 3.2mm(2 分);视频 1-2-1、图 1-2-3 提示彩色多普勒于破口处探及收缩期左向右分流(2 分);图 1-2-4 提示连续波多普勒于该处探及收缩期左向右分流信号,峰速约 5m/s(2 分)。

超声诊断:先天性心脏病:室间隔缺损(膜部瘤型);室水平左向右分流(2 分)。

2. 请回答该病的鉴别诊断(10 分)。

(1)主动脉窦瘤破裂入右心室流出道:室间隔缺损回声失落位于室间隔,主动脉窦瘤破裂者往往显示主动脉根部有扩张的主动脉窦及其瘤体,并可见破口;室间隔缺损分流发生在收缩期,主动脉窦瘤破裂可显示从主动脉窦破口的分流,分流呈持续性,以舒张期为主(4 分)。

(2)室间隔膜部瘤:室间隔膜部瘤时无室水平分流信号(4 分)。

(3)左心室 - 右心房通道:为特殊类型的室间隔缺损,缺损通常在膜部间隔三尖瓣环旁,可合并三尖瓣隔叶病变,血液从左心室向右心房分流,导致右心房扩张(2 分)。

3. 在左心室长轴标准切面可显示哪些结构?如何进行腔室内径测量?请回答男性及女性成人左心室的舒张末期内径,左心房收缩末期前后径的正常值范围(10 分)。

探头置于胸骨左缘第 3~4 肋间,距胸骨旁 1cm 左右,探头标志朝向右肩(9~10 点钟方位)。该切面可显示右心室前壁、右心室腔流出道部分、室间隔、左心室腔、左心室后壁、左心房腔与房壁,主动脉根部、主动脉瓣、升主动脉、二尖瓣装置及心包等结构(2 分)。

(1)舒张末期参数测量,①左心室舒张末期内径、室间隔厚度和左心室后壁厚度:在二尖瓣腱索水平测量,左心室舒张末内径为室间隔心内膜面至左心室后壁心内膜面的垂直距离(1 分)。②右心室流出道内径:测量右心室前壁与室间隔 - 主动脉连接的距离(1 分)。③主动脉瓣环内径、主动脉窦部内径、窦管结合部内径及升主动脉内径:主动脉瓣环内径于主动脉瓣根部附着点处测量,主动脉窦部内径于主动脉窦部膨出最顶点处测量,窦管结合部内径于窦管交界处测量,升主动脉内径在窦管交界处上方 2cm 处测量(1 分)。

(2)收缩末期参数测量,①左心室收缩末期内径:在二尖瓣腱索水平测量(1 分)。②左心室流出道内径:在主动脉瓣下 1cm 处测量(1 分)。③左心房前后径:为从主动脉后壁到左心房后壁的距离,需取垂直线进行测量(1 分)。④左心室舒张末期内径正常值:男性:38.4~54.0mm;女性:36.7~49.7mm(1 分)。⑤左心房收缩末期前后径正常值:男性:23.5~38.7mm;女性:22.0~36.8mm(1 分)。

三、要点与讨论

1. 胚胎发育　室间隔缺损是胚胎发育时肌性室间隔、圆锥间隔，或者膜部间隔发育异常所致。在胚胎发育的过程中，如心室间隔的任何一个部位发育不全，可导致单纯型室间隔缺损；如心室间隔相互融合不良，可导致对位不良型室间隔缺损（malalignment type ventricular septal defeat）。

2. 分型及流行病学　目前最常见分型是根据胚胎发育来源以及缺损发生的部位，将室间隔缺损分为膜周部室间隔缺损（占 80%）和肌部室间隔缺损（占 20%）。根据累及的部位可将膜周部室间隔缺损进一步分为流入道膜周部室间隔缺损，流出道膜周部室间隔缺损，以及肌小梁膜周部室间隔缺损。根据累及的部位可将肌部室间隔缺损进一步分为肌部流入道室间隔缺损，肌小梁室间隔缺损，以及肌部流出道室间隔缺损。对位不良型室间隔缺损由圆锥间隔前部或后部对位不良导致。前部对位不良型室间隔缺损可以是法洛四联症或右心室双出口病理解剖学改变的一部分，而后部对位不良型室间隔缺损可为左心室双出口的病理解剖学改变的一部分，亦可导致不同程度的左心室流出道梗阻。

室间隔缺损为常见的先天性心脏病之一，约占先天性心脏病的 25%。室间隔缺损在新生儿中发病率约为 0.5%。室间隔缺损可单独存在，亦可为心脏复合畸形的一部分，或者与其他心脏畸形并存。

3. 临床特征　临床表现取决于缺损的大小和肺循环的阻力。缺损较大者，婴幼儿期可出现喂养困难、哭闹等，较大儿童可出现乏力、气喘、心悸、活动后呼吸困难等，常反复呼吸道感染，合并肺动脉高压时出现发绀。缺损较小者多无明显症状，生长发育正常。

缺损较大时，心尖或剑突下可有明显的心脏搏动，胸骨左缘第 3~4 肋间闻及响亮粗糙 4/6 级全收缩期杂音。缺损较小时，在胸骨左缘第 3~4 肋间闻及粗糙的收缩期杂音；缺损接近闭合时杂音变轻，最后消失。大型缺损伴肺血管梗阻病变时，杂音反而较轻、变短甚至消失。

发热患者应考虑是否合并感染性心内膜炎。室间隔缺损所导致的感染性心内膜炎，赘生物常发生于室间隔缺损的右心室面，亦可发生于三尖瓣和肺动脉瓣。

4. 超声特征　二维超声心动图显示室间隔连续性中断是诊断室间隔缺损的直接征象，缺损边缘的特征（即断端回声增强）有助于区分回声失落的真伪。多切面扫查过程中根据显示缺损的切面有助于判断室间隔缺损的类型：①胸骨旁左心室长轴切面可观察到肌部、膜周部或流出道室间隔缺损；②主动脉根部短轴切面可观察到膜周部、嵴内型流出道和嵴上型流出道室间隔缺损，膜周部紧邻三尖瓣隔瓣，位于主动脉短轴 10~11 点钟处，嵴内型位于 12 点钟处，嵴上型则位于 1 点钟处，紧邻肺动脉瓣；③心尖四腔心切面可观察到流入道和肌部室间隔缺损；④心尖五腔心切面可观察到膜周部和肌部室间隔缺损。

当室间隔缺损较小或者缺损的部位较为特殊（如肌部室间隔缺损）时，二维超声心动图往往难以清晰地显示室间隔回声的连续性中断，从而影响判断的准确性。而彩色多普勒能够在多切面上显示收缩期自左心室通过室间隔缺损到达右心室的五彩镶嵌血流束，是诊断室间隔缺损最为敏感、准确的方法。当合并肺动脉高压时，彩色多普勒可显示室水平双向分流或者右向左分流。

彩色多普勒明确了心室水平的过隔血流之后，就应当采用连续波多普勒平行于过隔血流获取血流频谱，常可达 4~6m/s。当出现肺动脉高压时，分流速度降低，或可探及双向分流频谱。

四、临床拓展思维训练

1. 临床工作中常通过三尖瓣反流峰速来评估肺动脉高压的程度,如果该患儿肺动脉及右心室流出道无异常,该如何确定该患儿是否合并肺动脉高压(10分)?

(1)观察右心形态,有无增大(1分)。

(2)观察室间隔的运动情况,有无异常(2分)。

(3)使用彩色多普勒和频谱多普勒观察室水平分流的时相和速度,如果收缩期分流速度降低或出现双期分流,此时可能合并肺动脉高压(2分)。

(4)采用连续波多普勒技术,取样线通过室间隔缺损部位并尽可能与分流束平行,调整合适的量程和增益以便准确测量室水平分流峰速(V_{max})。

左、右心室间压差(ΔP)=$4V_{max}^2$(1分)。

肺动脉收缩压(pulmonary artery systolic pressure,PASP)=肱动脉收缩压(systolic blood pressure,SBP)-左、右心室间压差(ΔP)(2分)。

(5)应用三尖瓣反流法评价肺动脉收缩压:采用连续波多普勒技术,取样线通过三尖瓣反流束并与反流束平行,调整合适的量程和增益以便准确测量三尖瓣反流峰速(V_{max})。

三尖瓣反流压差(ΔP)=$4V_{max}^2$(1分)。

肺动脉收缩压(PASP)=三尖瓣反流压差(ΔP)+右心房压(1分)。

2. 本病如经介入封堵治疗,术后超声检查的重点内容包括哪些(10分)?

(1)应着重观察封堵器的位置是否正常,封堵器是否有形变和位移(3分)。

(2)封堵器两端(室水平)是否存在残余分流(3分)。

(3)封堵器是否影响到三尖瓣及其腱索、乳头肌的运动(2分)。

(4)封堵后左、右心室心功能是否正常,有无心包积液等(2分)。

(宋　光)

病例 **3** 动脉导管未闭(patent ductus arteriosus)

一、临床资料

1. 病史　患儿,女,8岁,因"呼吸困难3天"就诊。无既往病史。查体:呼吸频率加快,听诊双肺呼吸音清,心率84次/min,律齐,胸骨左缘第3肋间可闻及4/6级全心动周期连续样杂音。

2. 超声资料 （图 1-3-1~ 图 1-3-4、视频 1-3-1、视频 1-3-2）

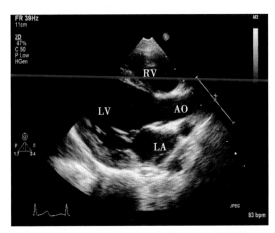

图 1-3-1 胸骨旁左心室长轴切面二维图像
AO. 主动脉；LA. 左心房；LV. 左心室；RV. 右心室

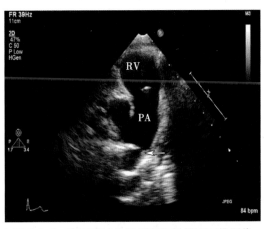

图 1-3-2 胸骨旁主动脉根部短轴切面二维图像
箭头所示为降主动脉与主肺动脉分叉处管状沟通。
PA. pulmonary artery，肺动脉；RV. 右心室

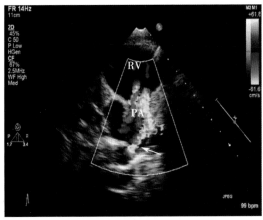

图 1-3-3 胸骨旁主动脉根部短轴切面彩色血流图像
箭头所示为降主动脉与主肺动脉分叉处间左向右
分流。
PA. 肺动脉；RV. 右心室

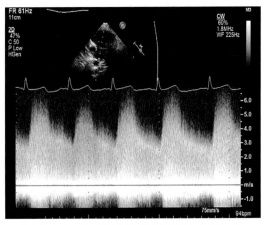

图 1-3-4 胸骨旁主动脉根部短轴切面血流
频谱多普勒图像

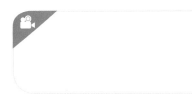

视频 1-3-1 视频 1-3-2

二、思考题及参考答案

1. 请结合病史及超声图像表现作出诊断(10 分)。

临床表现:患者为女童,呼吸困难 3 天,听诊心前区可闻及全心动周期杂音,符合先天性心脏病动脉导管未闭的特点。部分先天性心脏病患者体质弱,常患肺炎(1 分)。

超声所见:图 1-3-1 提示左心室大,左心室各壁向心运动良好,未见节段性运动异常(1 分);视频 1-3-1、图 1-3-2 提示降主动脉与主肺动脉分叉处可见管状沟通,宽约 6.6mm(2 分);视频 1-3-2、图 1-3-3 提示降主动脉与主肺动脉间彩色多普勒探及全心动周期左向右分流(2 分);图 1-3-4 应用连续波多普勒探及左向右分流峰速约 6.5m/s(2 分)。

超声诊断:先天性心脏病:动脉导管未闭;大动脉水平大量左向右分流(2 分)。

2. 请回答该病的鉴别诊断(10 分)。

(1)主肺动脉间隔缺损:主肺动脉间隔缺损位于主动脉瓣上方的升主动脉部位;而动脉导管位于主动脉峡部与左肺动脉根部之间(3 分)。

(2)肺动脉瓣反流:肺动脉瓣反流的起点位于肺动脉的瓣尖交汇点,而动脉导管位于主动脉峡部与左肺动脉根部之间(3 分)。

(3)冠状动脉 - 肺动脉瘘:瘘口位于肺动脉主干内,瘘口处可探及舒张期为主的分流信号,患侧的冠状动脉可扩张(2 分)。

(4)肺动脉瓣狭窄:肺动脉瓣狭窄可表现为右心室漏斗部、肺动脉瓣、瓣环、肺动脉主干以及分支狭窄,可以是单一部位狭窄,也可伴有多处狭窄。狭窄部位可检测出高速收缩期血流(2 分)。

3. 如本病长期未治疗,可以出现哪些并发症(10 分)?

(1)充血性心力衰竭(3 分)。

(2)肺动脉高压(3 分)。

(3)感染性心内膜炎(3 分)。

(4)动脉导管瘤(1 分)。

三、要点与讨论

1. 病理 多数正常新生儿在出生后第 3 天动脉导管开始关闭,3 个月后逐渐形成解剖性永久性闭合,演变为动脉韧带。新生儿出生后 3 个月内 80% 动脉导管关闭,出生后 1 年内 95%~99% 的动脉导管闭锁。

2. 临床特征 临床表现主要取决于主动脉至肺动脉分流量的多少以及是否产生继发性肺动脉高压及其程度。分流量小者常无症状;分流量大者可表现为劳累后乏力,易患呼吸道感染。晚期肺动脉高压严重时可出现差异性发绀。听诊于胸骨左缘 2、3 肋间闻及连续样杂音,伴肺动脉高压者仅闻及收缩期杂音。

3. 超声特征 胸骨旁主动脉根部短轴切面与胸骨上窝切面是显示动脉导管未闭的重要切面,不仅可以定性诊断,还可以根据导管的形态判断其类型。胸骨旁主动脉根部短轴切面可见左肺动脉与位于肺动脉分叉后方呈圆形的降主动脉之间有异常的通道相贯通;胸骨上窝主动脉弓长轴切面亦可显示肺动脉与降主动脉近端之间一异常通道相连。一般来说,管型动脉导管未闭较长,直径大于 2cm,两端开口大小均一;窗型动脉导管未闭,降主动脉紧贴左、右肺动脉分叉处,其间可见较大的回声中断;漏斗型动脉导管未闭于降主动脉端的开口较大,管体逐渐变细,开口于左肺动脉起始部;动脉瘤型动脉导管未闭表现为导管两端开口小,中间膨大呈瘤样;哑铃型动脉导管未闭可见导管的中间部狭窄,而两端开口较大。

二维超声可出现左心增大,左心室壁运动增强,肺动脉增宽等改变;彩色多普勒可直接显示流经动脉导管的异常分流束,是诊断动脉导管未闭的重要依据。连续波多普勒在主肺动脉内记录到全心动周期的连续性左向右分流。观察心腔大小、多普勒血流时相,探究异常血流的起源,对于诊断非常重要。当合并肺动脉高压时,右心室可增大,右心室壁增厚,诊断动脉导管未闭时可出现假阴性。

四、临床拓展思维训练

1. 请简述动脉导管未闭的治疗措施(10 分)。

(1)药物治疗(仅用于早产儿):前列腺素合成抑制剂(如吲哚美辛和布洛芬)用作早产儿动脉导管未闭的初始干预措施(2 分)。

(2)经皮导管封堵:对于幼儿动脉导管未闭患者,经皮导管封堵术可替代手术结扎。患者术后通常可以完全恢复,并可在手术当天或观察一晚后出院(4 分)。

(3)手术结扎:技术成熟,即使在超低出生体重儿(出生体重<1 000g)中也能够安全实施。对于大多数成人患者,尽管经皮导管封堵术是首选治疗方法,但在动脉导管解剖结构妨碍封堵装置或弹簧圈关闭时(即大型导管、动脉瘤或感染),可能仍需要手术结扎动脉导管(4 分)。

2. 成人动脉导管未闭患者若合并肺动脉高压时,该如何完善检查(10 分)?

(1)右心增大,右心室肥厚,左心内径减小等超声图像的改变可以间接提示肺动脉高压的存在(3 分)。

(2)使用更高质量的超声仪器检查可提高检出率(3 分)。

(3)适当地增加彩色多普勒增益,同时降低彩色多普勒量程可提高检出率(2 分)。

(4)可使用 CT 血管造影辅助确诊(2 分)。

五、人文题

如患者为成人,当得知被诊断为此病时,向您提问:"大夫,这病能不能不手术呢?",该如何回答(10 分)?

(1)尽早手术治疗,避免因出现肺动脉高压而使治疗复杂化。动脉导管未闭外科手术或介入封堵术都是技术成熟的治疗措施,预后效果佳(4 分)。

(2)动脉导管未闭可导致左心系统长期容量负荷,进而出现左心室和左心房功能障碍,部分患者可表现为心力衰竭,使患者的死亡率增加(3 分)。

(3)动脉导管未闭患者如不行手术治疗,可能会出现感染性心内膜炎以及肺动脉瓣赘生物,甚至赘生物脱落导致脓毒性栓子在肺脏中播散,危及生命(3 分)。

(宋 光)

病例 **4** 法洛四联症(tetralogy of Fallot)

一、临床资料

1. 病史 患儿,男,9月龄,因"皮肤发绀6个月,活动后加重伴晕厥1次"就诊。静息时状态尚可,哭闹及进食后发绀症状加重,杵状指(+),体重及身高均低于同月龄婴儿2个标准差,饮食及二便尚可。听诊心前区可闻及收缩期杂音,伴震颤,可传导。

2. 超声资料(图 1-4-1~ 图 1-4-4、视频 1-4-1)

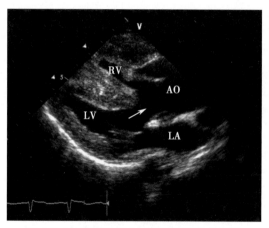

图 1-4-1 胸骨旁左心室长轴切面二维图像
箭头所示为室间隔缺损。
AO. 主动脉;LA. 左心房;LV. 左心室;RV. 右心室

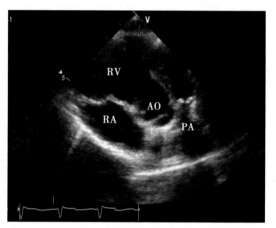

图 1-4-2 大动脉根部短轴切面二维图像
AO. 主动脉;PA. 肺动脉;RA. 右心房;RV. 右心室

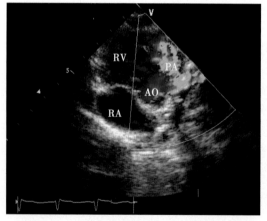

图 1-4-3 大动脉根部短轴切面彩色血流图像
AO. 主动脉;PA. 肺动脉;RA. 右心房;RV. 右心室

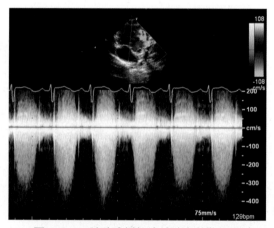

图 1-4-4 肺动脉瓣处连续波多普勒频谱

视频 1-4-1

3. 其他检查资料（图 1-4-5、图 1-4-6）

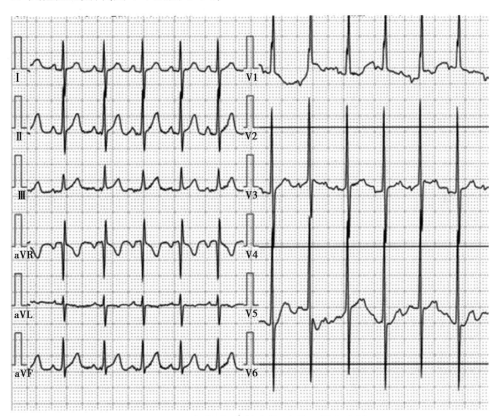

图 1-4-5　心电图：窦性心律，大致正常心电图

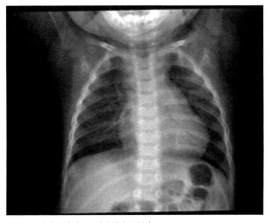

图 1-4-6　胸部数字 X 射线摄影（digital radiography，DR）：
心影增大

二、相关思考题

1. 请结合病史描述声像图表现并作出诊断(10分)。

临床表现:患儿皮肤、口唇发绀,活动后加重,此次因晕厥就诊,提示严重缺氧;身高体重均低于同月龄婴儿,提示发育不良;听诊可闻及心脏杂音,胸部 DR 提示心影增大。综上怀疑是发绀型先天性心脏病(2分)。

超声所见:图 1-4-1 主动脉增宽前移,前壁与室间隔连续性中断,主动脉骑跨于中断的室间隔上,右心室壁显著增厚(3分)。图 1-4-2 主肺动脉呈正常环绕关系,肺动脉瓣增厚、粘连,回声增强(1分)。视频 1-4-1 及图 1-4-3 可见室水平双向低速分流信号,肺动脉瓣开放受限,以及起自瓣口的多色混叠血流(1分)。图 1-4-4 于肺动脉瓣口探及 4m/s 血流信号,估测跨瓣压差约64mmHg(1分)。

超声诊断:先天性心脏病:法洛四联症(2分,需同时答出下述的具体病种);室间隔缺损(膜肌部,较大),室水平双向低速分流;肺动脉瓣狭窄(重度)。

2. 请回答该病的鉴别诊断(10分)。

(1)右心室双出口:大动脉均主要发自右心室,无正常环绕关系,多呈并列走行,但法洛四联症大动脉位置关系正常且骑跨率常小于 75%(1分)。此外右心室双出口的两条大动脉的半月瓣下存在圆锥部,与两组房室瓣无纤维性连接,可伴或不伴有肺动脉狭窄(1分)。

(2)单纯肺动脉瓣狭窄:系肺动脉瓣自身异常所致,不伴有室间隔缺损和主动脉骑跨(2分)。

(3)室间隔缺损合并主动脉假性骑跨:较大室间隔缺损可致右心系统压力增高,室间隔移位,左心室长轴切面显示为主动脉骑跨的假象,但其肺动脉内径明显增宽,与法洛四联症相反(2分)。

(4)法洛三联症:即肺动脉狭窄、右心室肥厚及房间隔缺损,临床表现与法洛四联症相似,但无室间隔缺损和主动脉骑跨(2分)。

(5)永存动脉干:二者均可见主动脉骑跨,但永存动脉干无右心室流出道和肺动脉瓣结构改变,其肺动脉主干或左、右分支发自于共同动脉干(2分)。

3. 发绀型先天性心脏病有哪些(答5种即可,10分)?

法洛四联症、重度肺动脉瓣狭窄、三尖瓣闭锁、肺动脉瓣闭锁、右心室双出口、大动脉转位、完全型肺静脉异位引流、单心室等。

三、要点与讨论

1. 胚胎发育　胚胎发育第 5~7 周圆锥动脉干发育形成两动脉干嵴,二者螺旋生长并融合,形成动脉干间隔,最终发育为主动脉、肺动脉。主动脉、肺动脉的近端由半月瓣和瓣下圆锥连接构成,圆锥间隔将瓣和瓣下圆锥分成左右两部分。圆锥动脉干分隔不均导致肺动脉狭窄,从而导致继发性右心室心肌的肥厚,螺旋不良导致主动脉骑跨,对接不良导致室间隔缺损。

2. 病理与流行病学　法洛四联症由 Fallot 于 1888 年首次提出,指同时具有肺动脉狭窄、室间隔缺损、主动脉骑跨和右心室肥厚四种病变,是最常见的发绀型先天性心脏病,发病率占12%~14%,男女发病比例约为 1:3。

3. 临床特征　主要表现为不同程度的口唇及皮肤发绀,活动后加重,患儿喜蹲踞,有典型的杵状指/趾,听诊可闻及收缩期杂音。右向左分流量的大小取决于肺动脉狭窄的程度。肺动脉狭窄较轻者,患者可无青紫;肺动脉狭窄严重时,发绀程度加重。

4. 超声特征　二维超声显示主动脉骑跨及与之伴随对位不良型的室间隔缺损，左心室长轴切面可观察这两种畸形及右心室肥厚。大动脉短轴观察右心室流出道及肺动脉狭窄，为诊断的必备条件。彩色多普勒可显示室水平双向分流信号、肺动脉狭窄的彩色混叠血流和汇聚。频谱多普勒可定量评估室水平分流速度和肺动脉瓣狭窄程度。三维超声可更直观、立体地观察法洛四联症的心脏结构，可作为二维超声的补充。

四、临床拓展思维训练

1. 请回答本病的常用治疗方法（10 分）。

（1）外科治疗：体外循环下疏通右心室流出道，补片修补室间隔缺损，补片加宽右心室流出道（3 分）。姑息手术：锁骨下动脉 - 肺动脉分流术，在肺动脉和锁骨下动脉之间建立连接，可通过血液混合减少发绀（3 分）。

（2）内科治疗：饮水补液，去除诱因，预防感染和其他并发症（2 分）。缺氧发作时轻者取胸膝位，重者立即吸氧，给予去氧肾上腺素、普萘洛尔、吗啡等（2 分）。

2. 在超声诊室检查时，患儿出现心搏骤停，需要进行紧急的初级生命支持，请回答儿童心肺复苏的规范操作方法（10 分）。

（1）评估和启动应急反应：评估环境对抢救者和患儿是否安全、患儿的反应、呼吸和脉搏，决定是否需要心肺复苏（cardiopulmonary resuscitation，CPR）（1 分）。

（2）实施 CPR：按胸外按压（compression，C）—开放气道（airway，A）—建立呼吸（breathing，B）顺序进行（1 分）。胸外按压使用双指按压法或双手环抱拇指按压法，按压深度至少为胸部前后径的 1/3，频率为 100~120 次 /min，每次按压后让胸廓充分回弹（3 分）；清理口、鼻分泌物异物等，必要时进行上气道吸引，仰头抬颏法开放气道（2 分）；建立呼吸采取口对口鼻人工呼吸，其间观察患儿胸廓起伏，按压 - 通气比率为 15∶2，每 2~3 秒人工呼吸 1 次，也可球囊 - 面罩通气，面罩应紧密盖在面部、覆盖住口鼻，并托颌保证气道通畅（2 分）。

（3）尽快开放静脉通道，给予肾上腺素等药物，取得除颤器，为后续高级生命支持做好准备（1 分）。

（孙菲菲）

病例 **5** 心内膜垫缺损（endocardial cushion defect）

一、临床资料

1. 病史　患儿，女，15 月龄。因"咳嗽、咳痰伴呼吸困难 1 天"就诊。患儿出生后反复呼吸道感染，喂养困难、生长迟缓，运动后气促并出现口唇青紫，听诊心前区广泛收缩期杂音。

2. 超声资料(图 1-5-1~ 图 1-5-5、视频 1-5-1)

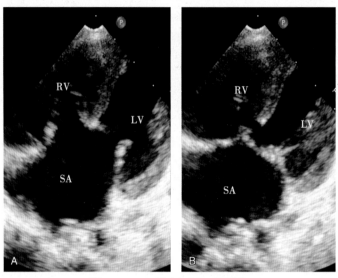

图 1-5-1　四腔心切面二维图像
A. 舒张期；B. 收缩期。
LV. 左心室；RV. 右心室；SA. single atrium，单心房

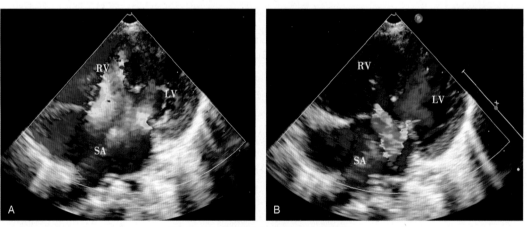

图 1-5-2　四腔心切面彩色血流图像
A. 舒张期；B. 收缩期。
LV. 左心室；RV. 右心室；SA. 单心房

视频 1-5-1

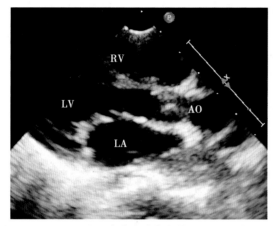

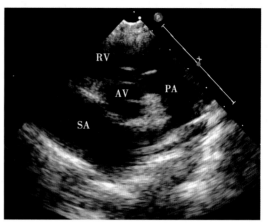

图 1-5-3　胸骨旁左心室长轴切面二维图像
AO. 主动脉；LA. 左心房；LV. 左心室；RV. 右心室

图 1-5-4　胸骨旁大动脉短轴切面二维图像
AV. aortic valve, 主动脉瓣；PA. 肺动脉；
RV. 右心室；SA. 单心房

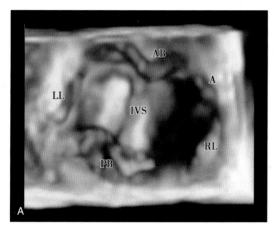

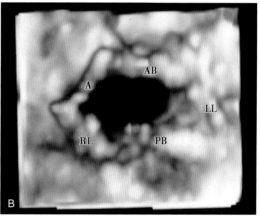

图 1-5-5　房室瓣三维图像

A. 左心房侧观；B. 左心室侧观。

A. anterior leaflets, 前瓣；AB. anterior bridging leaflets, 前桥瓣；LL. left leaflets, 左侧瓣；PB. posterior bridging leaflets, 后桥瓣；RL. right leaflets, 右侧瓣；IVS. interventricular septum, 室间隔

3. 其他检查资料（图 1-5-6）

二、思考题及相关答案

1. 请结合病史描述声像图表现，并作出诊断（10 分）。

临床表现：患者为婴幼儿，以呼吸道症状为主诉，既往反复呼吸道感染、喂养困难、生长迟缓、运动后气促和口唇青紫，听诊心前区广泛收缩期杂音，心电图 PR 间期延长提示一度房室传导阻滞，符合复杂先天性心脏病的特点（2 分）。

超声所见：图 1-5-1 胸骨旁四腔心切面显示心内膜垫十字交叉结构消失，室间隔上端较大回声失落，房间隔巨大回声失落（几乎未发育），两侧心室比例相近（1 分）；心房心室之间只有 1 组房室瓣、1 个房室孔（1 分）。图 1-5-2、视频 1-5-1 四腔心切面彩色多普勒超声显示心房内血流经共同房室瓣分别进入左、右心室,房水平非限制性分流,室水平左向右为主低速双向分流,收缩期共同房室瓣可见反流(2分)。图1-5-3胸骨旁左心室长轴切面显示主动脉起自左心室,图1-5-4胸骨旁大动脉短轴切面显示肺动脉起自右心室,大动脉发出及位置关系正常(1分)。图1-5-5三维超声分别从左心房、左心室角度观察房室瓣,明确该患儿心脏结构仅具有1个瓣环、1组房室瓣、1个房室孔(1分)。

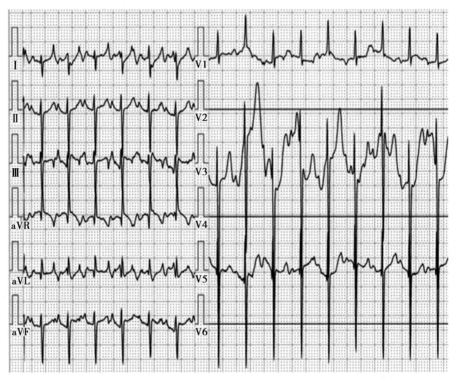

图1-5-6　心电图:窦性心动过速,PR间期延长,右心室大

超声诊断:先天性心脏病:完全型心内膜垫缺损;合并单心房;房室共瓣反流(2分)。

2. 请回答这一大类疾病的鉴别诊断及鉴别要点(10分)。

(1)部分型心内膜垫缺损按照缺损分流需要与继发孔型房间隔缺损、冠状静脉窦扩张相鉴别,二尖瓣前叶裂需要与其他原因的二尖瓣反流相鉴别。①继发孔型房间隔缺损:二者血流动力学改变及心脏形态改变相似,但房间隔缺损位置不同,原发孔型位于房间隔下部,继发孔型位于房间隔的中部(2分)。②冠状静脉窦扩张:当左上腔静脉、右心异常扩张等情况导致冠状静脉窦扩张时,冠状静脉窦在右心房的开口会类似房间隔下部回声缺失的表现,鉴别时一方面要在心尖四腔心声束偏后的切面显示冠状静脉窦,观察其是否扩张,另一方面要在胸骨旁四腔、心尖四腔等切面仔细观察房间隔下部是否完整(2分)。③二尖瓣反流:二尖瓣前叶裂造成的反流,反流束出现在瓣膜中部,而一般反流出现在瓣膜边缘,需要在二尖瓣短轴切面仔细观察二维结构有无裂缺,彩色血流起源的位置(2分)。

(2)完全型心内膜垫缺损主要需要与单心室、一侧房室瓣闭锁等相鉴别。①单心室:需要多切面观察心室内是粗大肌束还是残存室间隔(2分)。②一侧房室瓣闭锁:完全型心内膜垫缺损在房室瓣短轴切面或利用三维超声心房向心室观时,可显示出5个发育程度不同的房室瓣叶,而一侧房室瓣闭锁仅显示 2 个或 3 个瓣叶（2 分）。

3. 请回答此患者的病理类型与本病其他类型的区别（10 分）。

此患者为完全型心内膜垫缺损，与部分型、过渡型和中间型心内膜垫缺损的不同之处，主要在于室间隔缺损的存在和大小，以及房室孔的数目（2 分）。

（1）部分型：部分型心内膜垫缺损时无室间隔缺损，完全型心内膜垫缺损有较大的室间隔缺损（2 分）。

（2）过渡型：过渡型的室间隔缺损通常较小，完全型的室间隔缺损较大；过渡型心内膜垫缺损的房室孔有 2 个，而完全型只有 1 个（3 分）。

（3）中间型：中间型和完全型的室间隔缺损均较大，但中间型心内膜垫缺损的房室孔有 2 个，而完全型只有 1 个（3 分）。

三、要点与讨论

1. 胚胎发育　胚胎期心房、心室逐渐形成的过程中，房室管处的心内膜及心肌增生并向内膨大突起，称为心内膜垫。从房室交界的断面看，腹侧、背侧和左侧、右侧共 4 个对称性突起，第 5 个突起位于腹侧突起与右侧突起之间。腹侧和背侧心内膜垫对接融合形成中间隔，中间隔向上与房间隔原发隔融合封闭原发孔，向下参与室间隔膜部形成，左右心房室通道初步形成。在此基础上，二、三尖瓣相继形成，腹侧和背侧心内膜垫生成桥瓣，二尖瓣前叶和三尖瓣隔叶来源于此；二尖瓣后叶和三尖瓣后叶来源于左侧、右侧心内膜垫，三尖瓣前叶则来源于第 5 个心内膜垫突起。心内膜垫发育不全所导致的房室间隔和房室瓣膜的异常，称为心内膜垫缺损，也称房室间隔缺损、房室通道缺损、房室管缺损等。

2. 病理、分型及流行病学　Rodgers、Wakai 和 Edwards 等学者根据缺损的程度不同，将心内膜垫缺损主要分为以下分型。

（1）部分型：心内膜垫局部发育障碍，向上未能与房间隔原发隔融合，导致原发孔型房间隔缺损，同时影响二尖瓣前叶和三尖瓣隔叶发育，导致二尖瓣前叶裂缺和 / 或三尖瓣隔叶裂缺或发育不良，但左右心房室瓣环完整，无室间隔缺损。

（2）过渡型：在部分型的基础上，心内膜垫向下与室间隔膜部未能完全融合，房室瓣下方形成较小的室间隔缺损，并有桥叶腱索附着，心室水平仅存在少量分流，左右心房室瓣环仍完整。

（3）中间型：左右心房室瓣环不完整，仅一组瓣环，中间是由前至后的桥瓣，因此仍有两个房室孔，房室瓣上下分别为较大原发孔型房间隔缺损、非限制性室间隔缺损。

（4）完全型：心内膜垫完全没有融合，仅一组瓣环，心内膜垫的 5 个突起发育成 5 个瓣叶，只有一个房室孔，上方有较大的原发孔型房间隔缺损，下方形成较大的流入部室间隔缺损。Rastelli 根据前桥叶的骑跨程度及是否与右心室乳头肌或室间隔附着将完全型心内膜垫缺损分为 A、B、C 三个亚型。① A 型：前桥叶在室间隔处分二部分，左侧部分完全在左心室，右侧部分（右前外侧叶）完全在右心室。连接二部分的腱索附着于勺状凹陷室间隔嵴上。② B 型：前桥叶骑跨程度中等，分裂的部位在右心室，右前外侧叶较小。联合的腱索附着在室间隔右心室面的乳头肌上。③ C 型：前桥叶极度骑跨，通常不分裂完全游离，腱索不附着于室间隔嵴上，而附着于右心室游离壁上。

3. 临床特征　部分型心内膜垫缺损与房间隔缺损相似，早期可无明显症状，听诊胸骨左缘第 2 肋间 2~3 级收缩期吹风样喷射性杂音，肺动脉瓣第二心音亢进伴固定分裂，二尖瓣裂缺致心尖区全收缩期反流杂音。

完全型心内膜垫缺损引起的血流动力学变化包括房水平分流、室水平分流和两侧房室瓣反流,心内可有各房室腔间的多向分流,易出现肺动脉高压。患儿出现喂养困难、反复呼吸道感染、运动后气促甚至发绀、生长迟缓、早期心力衰竭等表现。心前区隆起,心尖搏动弥散。心尖部第一心音单一、减弱,闻及全收缩期反流杂音,肺动脉瓣第二心音固定分裂、亢进,胸前区广泛收缩期杂音。心电图表现为电轴左偏,P-R 间期延长,Ⅰ度房室传导阻滞等。X 线表现为全心增大,肺血增多。

4. 超声特征

(1)部分型心内膜垫缺损,①二维直接征象:胸骨旁、剑突下和心尖四腔心切面可以显示原发孔型房间隔缺损,表现为房间隔下部紧邻十字交叉的回声失落;二尖瓣水平左心室短轴切面可以显示二尖瓣前叶瓣体部分回声失落,可合并其他房室瓣异常。②二维间接征象:原发孔型房间隔缺损导致右心增大、右心室流出道及肺动脉增宽;二尖瓣前叶裂缺较大、反流较重时,可出现左心增大等表现。③彩色多普勒超声:原发孔型房间隔缺损处左向右分流,合并肺动脉高压时也可右向左或双向分流;二尖瓣前叶裂时显示为收缩期起源于前叶瓣体的反流束。④频谱多普勒超声:原发孔型房间隔缺损处可探及收缩期为主、全心动周期低速左向右分流频谱,肺动脉高压时可呈双向或右向左分流。

(2)完全型心内膜垫缺损,①二维直接征象:正常十字交叉结构消失,房间隔下部及室间隔上部连成较大回声失落,一个房室环、一组房室瓣、一个房室孔,共同房室瓣位于心房与心室之间。②二维间接征象:心脏容量负荷过重可引起右心房、右心室或双室增大;主动脉瓣口向前、右移,左心室流出道延长,呈"鹅颈征",易产生左心室流出道梗阻,尤其 Rastelli A 型。③彩色多普勒超声:可以显示心房、心室水平的分流(无肺动脉高压时左向右为主,有肺动脉高压时双向或右向左为主),心房经共同房室瓣至心室的前向血流,以及房室瓣的反流。④频谱多普勒超声:频谱多普勒超声可以测量室间隔缺损的分流速度及三尖瓣反流峰速度等。

四、临床拓展思维训练

1. 请简述心内膜垫缺损手术时机的选择,增加手术风险的因素(10 分)。

(1)手术时机:部分型心内膜垫缺损的血流动力学相当于房间隔缺损,对肺血管床损伤较为缓慢,可在 1~4 岁择期手术(2 分)。完全型心内膜垫缺损如不进行手术,约 50% 在 1 岁以内出现心力衰竭、反复肺部感染而死亡,存活到 2 岁以上的患儿几乎全部合并不可逆的肺血管损伤,因此宜早期手术;2 个月以内患儿瓣膜发育不成熟,房室瓣成形术困难,而超过 6 个月后不可逆的肺血管损伤和心室扩张发生率较高,因此宜选择在患儿 2~6 个月进行手术(3 分)。

(2)风险因素:患儿年龄小、严重的房室瓣反流、左心室发育不良、左侧房室瓣双孔、肺血管阻力增高、术前状态濒危、合并其他畸形(每点 1 分,任意回答 5 点即可)。

2. 心内膜垫缺损术后常见并发症有哪些,超声心动图有何应用(10 分)?

(1)残余分流(1 分):彩色多普勒超声可显示补片周边有无过隔分流信号,并评价残余分流量(1 分);频谱多普勒超声可测量心室间残余分流速度,计算心室间压差,以此评估肺动脉高压的恢复情况(1 分)。

(2)房室瓣反流(1 分):彩色多普勒超声可显示房室瓣反流信号,并评估其程度(1 分);频谱多普勒超声可根据右侧房室瓣反流速度估测肺动脉收缩压(1 分)。

（3）房室瓣修复后狭窄（1分）：二维超声可显示二、三尖瓣形态结构，观察有无修复后狭窄（1分）；狭窄时彩色多普勒超声可显示二、三尖瓣口的五彩镶嵌血流束（1分）；频谱多普勒超声可以测量二、三尖瓣口血流速度，判断二、三尖瓣狭窄的严重程度（1分）。

（乔 伟）

病例 **6** 大动脉转位（transposition of the great arteries）

一、临床资料

1. 病史 患儿，男，9岁，因"呼吸困难、乏力、少尿，双下肢水肿半个月"就诊。半个月前无明显诱因出现乏力、少尿，伴双下肢对称性进行性水肿、呼吸困难，食欲缺乏、精神不佳。胸骨左缘可闻及收缩期杂音，伴震颤。

2. 超声资料（图 1-6-1~ 图 1-6-6、视频 1-6-1）

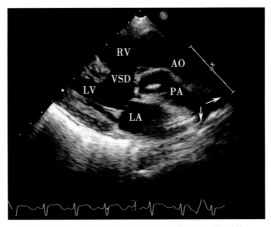

图 1-6-1 胸骨旁左心室长轴切面二维图像
箭头所示为左右肺动脉。
AO. 主动脉；LA. 左心房；LV. 左心室；PA. 肺动脉；
RV. 右心室；VSD. ventricular septal defect，室间隔缺损

视频 1-6-1

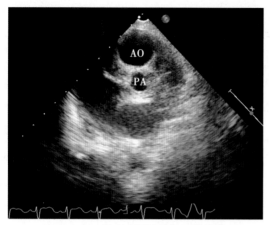

图 1-6-2 大动脉短轴切面二维图像
AO. 主动脉; PA. 肺动脉

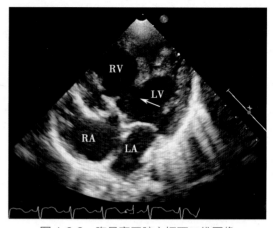

图 1-6-3 胸骨旁四腔心切面二维图像
箭头所示为室间隔缺损。
LA. 左心房; LV. 左心室; RA. 右心房; RV. 右心室

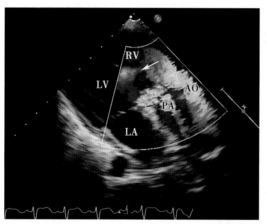

图 1-6-4 胸骨旁连续扫查非标准切面彩色血流图像
箭头所示为室水平右向左分流。
AO. 主动脉; LA. 左心房; LV. 左心室; PA. 肺动脉;
RV. 右心室

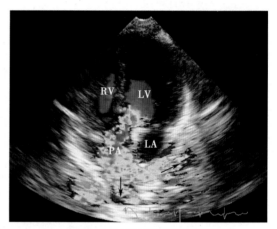

图 1-6-5 心尖长轴切面彩色血流图像
箭头所示为左右肺动脉。
LA. 左心房; LV. 左心室; PA. 肺动脉; RV. 右心室

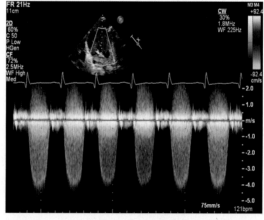

图 1-6-6 肺动脉瓣口的连续多频谱图像

3. 其他检查资料（图 1-6-7、图 1-6-8）

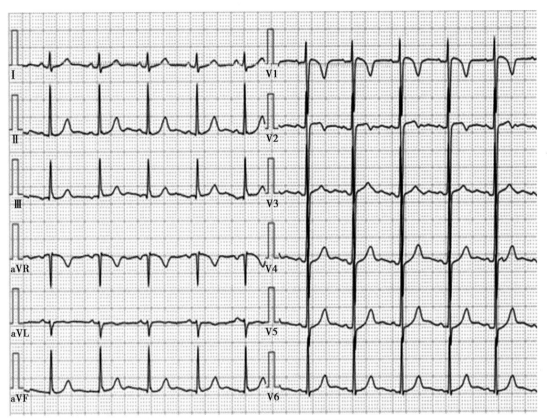

图 1-6-7　心电图：窦性心律

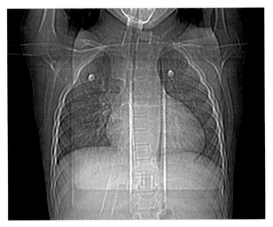

图 1-6-8　胸部数字 X 射线摄影（DR）：心影增大

二、相关思考题

1. 请结合病史描述声像图并诊断(10 分)。

临床表现:患儿呼吸困难、乏力,双下肢水肿;有心脏杂音,DR 示心影大。怀疑先天性心脏病(2 分)。

超声所见:图 1-6-1 室间隔膜肌部回声中断,原左心室长轴的主动脉位置的大动脉发出后,主干较短并分叉,考虑为肺动脉结构,其瓣膜增厚,回声增强(1 分)。视频 1-6-1 室间隔缺损处双向分流,起自肺动脉瓣口彩色混叠血流(1 分)。图 1-6-2 两条大动脉失去环绕关系,近心段呈前后位,主动脉较宽位于前,肺动脉较窄位于后(1 分)。图 1-6-3 较大室间隔缺损,三尖瓣腱索连接室间隔,右心房经三尖瓣连接右心室,左心房经二尖瓣连接左心室,右心大,右心室壁肥厚(1 分)。图 1-6-4 自右心室发出主干走行较长后尚无分支的主动脉(1 分)。图 1-6-5 自左心室发出主干较短、有分叉的肺动脉,以及起自狭窄的瓣口的收缩期五彩镶嵌血流。图 1-6-6 肺动脉瓣口血流速度加快(1 分)。

超声诊断:先天性心脏病:大动脉转位(完全型);室间隔缺损(膜肌部,较大),室水平双向低速分流;肺动脉瓣狭窄(2 分)。

2. 请回答上述病例的鉴别诊断要点内容(10 分)。

(1)矫正型大动脉转位,其房室连接和心室大动脉连接不一致(2.5 分)。

(2)伴有较大室间隔缺损的右心室双出口,主动脉完全起始于右心室,当肺动脉大部分起始于右心室,但室间隔缺损位于肺动脉瓣下者[陶-宾(Taussig-Bing 畸形)],虽然肺动脉大部分与右心室相连,但左心室的血液大部分通过室间隔缺损进入了肺动脉,所以其血流动力学类似完全型大动脉转位(2.5 分)。

(3)大动脉错位,两条大动脉的空间位置异常,但与心室连接关系一致(2.5 分)。

(4)右肺动脉异位起源于升主动脉,主肺动脉主干的空间位置关系和与心室连接关系均正常(2.5 分)。

3. 在复杂先天性心血管病中,如何分辨主动脉与肺动脉(10 分)?

(1)主动脉主干较长,弓部向上分出三支细小的、向头侧走行的血管;肺动脉主干较短,远心端向左右分为二支,即肺动脉分叉(4 分)。

(2)主动脉根部有增粗的主动脉窦,又称瓦氏(Valsalva)窦(3 分)。

(3)主动脉根部有左、右两个冠状动脉开口(3 分)。

三、要点与讨论

1. 胚胎发育 完全型大动脉转位(complete transposition of the great arteries,cTGA)由胚胎期的圆锥动脉干发育异常所致。在胚胎第 5~9 周,圆锥动脉干的内壁生成若干对隆起,位于远心端的称为“动脉干嵴”,近心端的称为“球嵴”。动脉干嵴和球嵴呈螺旋样向内生长并融合,决定了升主动脉和肺动脉干的空间关系。cTGA 的发生主要由于圆锥动脉间隔的内螺旋发育异常,同时伴有瓣下圆锥部分发育异常,常合并有较大的对合不良型室间隔缺损。

2. 病理、分型及流行病学 主要解剖异常为主动脉起始于形态学右心室,肺动脉起始于形态学左心室,一般主动脉位于肺动脉前方,可偏左或偏右。当房室连接正常时,左心的血液进入肺循环,右心的血液进入体循环,形成了两个独立无效的循环。如不伴体、肺循环间的沟通,将不能存活。

常用 Van Praagh 分型，分为以下类型。

（1）SDD 型：内脏心房正位、心室右袢和主动脉位于右前。

（2）SDL 型：内脏心房正位、心室右袢和主动脉位于左前。

（3）ILL 型：内脏心房反位、心室左袢和主动脉位于左前。

（4）IDD 型：内脏心房反位、心室右袢和主动脉位于右前。

男性婴幼儿多见，成人罕见（因不矫治者难以存活到成人期），其自然死亡率较高，一个月内 50% 以上，一年 90% 以上，肺动脉狭窄是其可能存活到成人的重要因素。

3. 临床特征　单纯的 cTGA 出生后不能存活，依靠体、肺循环间沟通存活者其出生后有呼吸困难并发绀，吸氧后改善不明显，可闻及心脏收缩期杂音，主要由室间隔缺损和肺动脉狭窄引起。

4. 超声特征　cTGA 为复杂畸形，因此超声检查应按照节段分析法，从腹部开始，扫查内脏位、心房位、房室连接、心室位置、心室大动脉连接、大动脉及其关系、有无房室间隔缺损和主动脉弓及动脉导管发育异常情况等，探查血液流入、流经和流出心脏的完整过程，同时应注意是否合并其他结构畸形。

准确识别肺动脉是重要环节。左心室长轴、心尖四腔和心尖长轴等多切面连续扫查可见房室连接正常，大动脉连接不一致，房、室间隔回声失落等，大动脉根部短轴示两条大动脉的短轴图像，常见较宽的主动脉在前方，较细的肺动脉在后。

彩色多普勒显示室水平、房水平和大动脉水平的分流及肺动脉狭窄处的湍流；频谱多普勒可检测异常分流频谱。室水平分流多为双向低速分流。

四、临床拓展思维训练

1. 什么是矫正型大动脉转位（10 分）？

矫正型 TGA 者心室 - 大动脉连接与 cTGA 相同，即主动脉起于形态学右心室，而肺动脉起于左心室（2 分），但同时伴有房室连接反位（2 分）。即右心房血经二尖瓣入左心室后经肺动脉入肺循环（2 分），左心房血经三尖瓣入右心室后经主动脉进入体循环，这样血流动力学上得到矫正（2 分）；但是解剖学右心室（亦可称为功能学左心室）行使了左心室的功能，解剖学左心室（亦可称为功能学右心室）行使了右心室的功能（2 分）。

2. 在 TGA 的诊断中，判别房室连接十分重要，如何辨别左、右心室（10 分，答出 5 条即可，每条 2 分）？

（1）右心室肌小梁粗大，内膜粗糙；左心室相反。

（2）右心室一般有三组乳头肌，左心室有两组。

（3）右心室房室瓣呈三叶，三尖瓣隔叶室间隔附着点相对更靠近心尖；左心室的房室瓣有两叶。

（4）右心室有节制索。

（5）右心室房室瓣的腱索连接于室间隔上，左心室腱索几乎不与室间隔相连。

（6）四腔心切面观察右心室形状多似三角形，左心室呈类椭圆形。

（7）右心室流出道有漏斗肌束将三尖瓣和半月瓣隔开，而左心室流出道无肌束。

（孙菲菲）

病例 7 共同动脉干（truncus arteriosus communis）

一、临床资料

1. 病史　患儿，男，3 月龄，因"早产，呼气费力 10 分钟"就诊。孕 24^{+5} 周，经阴道分娩，出生体重 580g，阿普加（Apgar）评分 1 分钟 5 分，分娩室内心肺复苏，气管插管，正压通气，Apgar 评分 5 分钟 9 分（呼吸减 1 分），给予吸氧入病房。

2. 超声资料（图 1-7-1~图 1-7-5、视频 1-7-1）

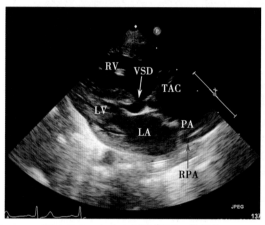

图 1-7-1　左心室长轴切面二维图像
LA. 左心房；LV. 左心室；PA. 肺动脉；RPA. right pulmonary artery，右肺动脉；RV. 右心室；TAC. 共同动脉干；VSD. 室间隔缺损

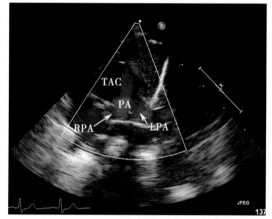

图 1-7-2　大动脉短轴彩色血流图像
LPA. left pulmonary artery，左肺动脉；PA. 肺动脉；RPA. 右肺动脉；TAC. 共同动脉干

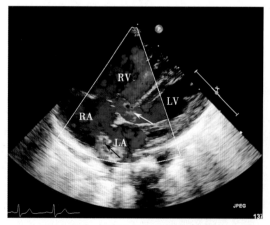

图 1-7-3　四腔心切面彩色血流图像
白箭头所示为室水平左向右分流；黑箭头所示为房水平左向右分流。
LA. 左心房；LV. 左心室；RA. 右心房；RV. 右心室

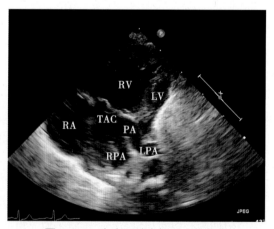

图 1-7-4　心尖五腔心切面二维图像
LPA. 左肺动脉；LV. 左心室；PA. 肺动脉；RA. 右心房；RPA. 右肺动脉；RV. 右心室；TAC. 共同动脉干

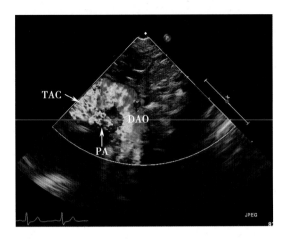

图 1-7-5　胸骨上窝切面彩色血流图像
DAO. descending aorta，降主动脉；
PA. 肺动脉；TAC. 共同动脉干

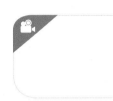

视频 1-7-1

3. 其他检查资料（图 1-7-6）

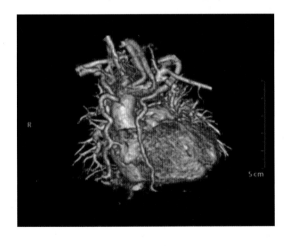

图 1-7-6　冠状动脉计算机体层血管成像（CT angiography，CTA）三维重建：其报告提示升主动脉增宽前移，房间隔及室间隔不连续，主肺动脉及双侧肺动脉分支发育差，可见多发粗大体、肺侧支

二、思考题及参考答案

1. 请结合病史及超声图像作出诊断（10 分）。

临床表现：患儿早产，呼气费力，不除外先天性心脏病（1 分）。

超声所见：图 1-7-1 室间隔上部见较大回声失落，右心室肥大，左心比例减小，大动脉发出及连接异常，可见单一动脉完全发自形态学右心室，向上走行，分为主动脉及一短干，短干进一步分支（2 分）。图 1-7-2 收缩期单一动脉干血流经短干流向左、右肺动脉（1 分）。图 1-7-3 房间隔及室间隔上部回声失落处左向右分流（2 分）。图 1-7-4 共同动脉干发出一短干并分为左右肺动脉，提示 I 型（1 分）。视频 1-7-1 及图 1-7-5 共同动脉干延续为降主动脉，共同动脉干走行过程中发出肺动脉,共同动脉瓣及肺动脉有狭窄(1分)。

超声诊断:先天性心脏病:共同动脉干(Ⅰ型,完全起始于右心室)(1分);室间隔缺损,室水平大量左向右分流(0.5分);房间隔缺损,房水平大量左向右分流(0.5分);共同动脉瓣轻度狭窄。

2. 超声诊断该病需观察哪些内容(10分)?

二维超声:图1-7-1、图1-7-4在胸骨旁左心室长轴和心尖五腔心切面,均可显示室间隔缺损及心室底部仅发出一条动脉,且完全发自于形态学右心室,调整探头亦未见肺动脉发自于右心室,但共瓣上方于动脉壁发现短小的主肺动脉干,调整角度出现分支,即可明确分型为Collett和Edwards Ⅰ型共同动脉干。同时观察共瓣是否存在狭窄或闭合不良(3分)。

图1-7-2大动脉短轴切面,显示大动脉关系异常,失去正常环抱关系,并可进一步观察共瓣的瓣叶和动脉窦的数目及瓣叶启闭,同时可沿共同动脉干短轴寻找肺动脉发出处(1分)。

图1-7-3为心尖或胸骨旁四腔切面,显示房室连接及房室瓣是否发育正常,可见房室间隔是否存在回声失落、曲度及其运动情况,并可评估心腔比例(1分)。

图1-7-5为胸骨上窝切面可显示主动脉长轴及肺动脉和头臂血管的情况。排查有无主动脉弓缩窄和离断,并可进一步证实肺动脉自共同动脉干发出部位(1分)。

频谱多普勒:可检测共瓣的跨瓣血流频谱、室间隔缺损及房间隔缺损分流的频谱特征,判断方向、速度等信息。当存在肺动脉高压时,可根据室间隔缺损分流速度的减低(一般小于1.5m/s)和三尖瓣反流速度估测肺动脉压力。当存在肺动脉和/或主动脉缩窄时,判断缩窄存在部位并检测缩窄处的血流峰速(2分)。

彩色多普勒:图1-7-3显示室水平及房水平分流,观察血流束的方向、走行、亮度等特征。也可显示左右心室的血流同时进入共同动脉干内。视频1-7-1判断共瓣是否存在狭窄及反流,主动脉缩窄时可根据胸骨上窝主动脉长轴彩色血流的汇聚点判断缩窄部位(2分)。

3. 请回答本病的鉴别诊断(10分)。

(1)法洛四联症:虽有主动脉增宽、前移、骑跨,但仍可见内径变小的肺动脉及右心室流出道,并可见两组半月瓣,主肺动脉的环抱关系存在(2分)。

(2)右心室双出口:虽有主动脉骑跨和室间隔缺损,但其有两条大动脉自心室发出,有两组半月瓣(2分)。

(3)主肺动脉间隔缺损:大动脉短轴可见两组瓣环和瓣叶且位置正常,缺损常位于升主动脉左侧壁与主肺动脉右侧壁(2分)。

(4)假性动脉干:为一条较宽的大动脉和另一条发育不良或闭锁的细小动脉,可分为主/肺动脉假干(2分),但超声很难甚至无法显示闭锁后不含血流的纤维条索样结构(2分)。共同点是在左心室长轴切面上均有大的室间隔缺损和大动脉骑跨。

三、要点与讨论

1. 胚胎发育　共同动脉干的形成由胚胎期圆锥动脉干发育异常所致,即圆锥动脉干的间隔发育出现障碍或停止,出生时仍表现为单一的动脉干与两心室相连。同时肺动脉圆锥远端发育不良或终止,未与圆锥间隔融合,而导致室间隔的圆锥部发育不良,形成共同动脉干下方室间隔缺损。共同动脉干者半月瓣发育异常,所有结节无法归位到正常的主动脉腔内,且结节的分裂过程亦发生异常,仅有一组瓣膜,即"共瓣"。

2. 病理、分型及流行病学　病理解剖特点如下。

(1)单一动脉干:较宽,骑跨于室间隔缺损之上,共同动脉干下端为单组半月瓣和窦部,窦部上方发出肺动脉和冠状动脉系统。

(2)室间隔缺损:多为干下型,共同动脉干骑跨于室间隔缺损之上,骑跨率常≥50%。极少数室间隔完整,共同动脉干完全发自右心室或左心室。

(3)单组半月瓣:仅有一组瓣膜,位置类似于正常主动脉瓣,瓣叶数目多变,可为1~6个,三叶瓣常见。

合并畸形:共同动脉干可能与22q11基因片段缺失有关,因多种综合征经研究均存在22q11.2片段缺失,因此统称为"22q11.2缺失综合征",包括"迪格奥尔格(DiGeorge)综合征""腭心面(velo-cardiofacial)综合征""圆锥干畸形面部(conotruncal anomaly face)综合征"等。同时22q11.2缺失综合征中合并先天性心脏病者常累及圆锥动脉干的发育,其中常见类型为B型主动脉弓离断(约50%)、共同动脉干(约35%)、法洛四联症(10%~25%)、孤立性主动脉弓异常(约5%)和单心室(约7%)。

病理分型:常用Collett和Edwards分型,根据肺动脉起始部位不同:Ⅰ型最常见,48%~49%,肺动脉起始于动脉干的左侧后壁,先发出一个短小的主肺动脉干,随即发出左右肺动脉;Ⅱ型29%~43%,没有肺动脉主干,左右肺动脉分别起始于动脉干后壁,两者开口位置相邻;Ⅲ型6%~11%,没有肺动脉主干,左右肺动脉起始于动脉干两侧壁,两者开口位置相对;Ⅳ型2%~13%,既往指肺动脉缺如,无动脉导管,肺部由支气管动脉供血,现在认为该型不属于共同动脉干,应理解为肺动脉闭锁合并室间隔缺损。

3. 临床特征

(1)左心功能不全:呼吸急促、咳嗽,双肺呼吸音粗,有湿啰音,共瓣反流者可闻及心脏舒张期杂音;严重者可出现心力衰竭,于1周内死亡。

(2)肺部感染:多因肺循环障碍、肺淤血所致。

(3)肺动脉高压:出现发绀,系缺氧所致。

4. 超声特征　属于复杂心脏畸形,超声检查时应按照先天性心脏病的节段分析法的"一条主线,两个连接,三个节段,四个判别"的顺序扫查。图像特点为单一大动脉结构,单组半月瓣,不同类型的肺动脉起点和室间隔缺损。

扫查重点:心室大动脉连接、大动脉发育情况和相互关系、共同动脉干骑跨程度、共瓣的瓣叶数目和开闭功能、室间隔缺损的大小部位,并注意有无主动脉弓畸形。

四、临床拓展思维训练

1. 请简述产前胎儿超声心动图诊断特征及应用价值(10分)。

胎儿期左、右心室基本对称(1分),室间隔连续性中断(1分),心底部只见一条大动脉发出,骑跨于室间隔之上(1分),彩色多普勒显示左、右心室血流一起进入共同动脉干,右心室流出道及肺动脉瓣缺如(1分),重点观察的三血管气管切面仅见一条宽大畸形动脉干及上腔静脉和气管(2分)。

运用时间-空间成像技术及动态三维超声心动图(1分),能够直观立体地显示共同动脉干及肺动脉的起源,提高诊断率(1分)。产前一旦作出该诊断,应进行多学科遗传咨询(2分)。

2. 该病在临床上常用的治疗方式及预后如何(10分)?

多数共同动脉干患儿于出生后早期死亡,仅12%的患儿生存时间超过1年,继续存活的患儿又因进展性肺动脉压力增高,造成肺血管结构性病变,最终死于肺动脉高压。因此共同动脉干一旦确诊应尽早手术,多主张在 1 岁以内甚至新生儿期行纠治术(2 分)。

手术原则:在体外循环或深低温停循环下手术(1 分),将肺动脉从动脉干上切离,修复动脉干(1 分),必要时行瓣膜成形或置换术,重建右心室至肺动脉连接(1 分),修补室间隔缺损建立内隧道(1 分),纠正动脉干移位(1 分),纠治其他合并畸形(1 分)。

若能够早发现早诊断,早期接受手术治疗,则预后好,寿命可接近正常人(2 分)。

(孙菲菲)

病例 **8** 主动脉瓣狭窄(aortic stenosis)

一、临床资料

1. 病史　患者,男,65 岁。因"劳累后气短 3 年,加重 1 周"就诊。3 年前无明显诱因出现劳累后气短,1 周前气短加重,无法平卧,端坐呼吸,夜间无法入睡。体格检查:血压 150/95mmHg,心率 68 次 /min,心律齐;主动脉瓣听诊区可闻及 4/6 级收缩期喷射样杂音。既往高血压病 10 年。

2. 超声资料(图 1-8-1~ 图 1-8-6、视频 1-8-1~ 视频 1-8-4)

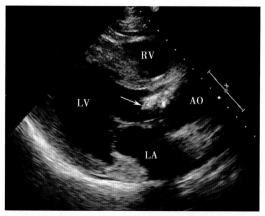

图 1-8-1　左心室长轴二维切面
箭头所示为增厚、钙化的主动脉瓣。
LA. 左心房;LV. 左心室;RV. 右心室;AO. 主动脉

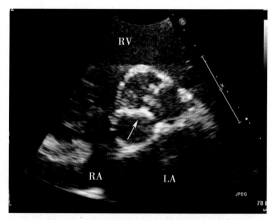

图 1-8-2　大动脉根部短轴二维切面
箭头所示为主动脉瓣呈三叶,增厚,钙化。
LA. 左心房;RA. 右心房;RV. 右心室

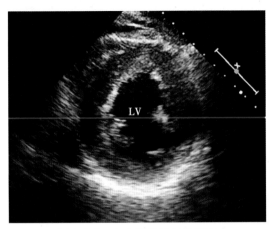

图 1-8-3　左心室短轴二维切面
LV. 左心室

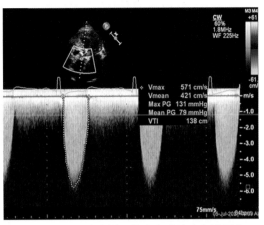

图 1-8-4　主动脉瓣口前向血流速度频谱图像

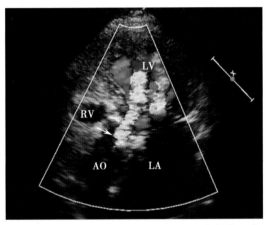

图 1-8-5　心尖五腔心切面舒张期彩色多普勒图像
箭头所示为舒张期源自主动脉瓣口的反流束。
LA. 左心房；LV. 左心室；RV. 右心室；AO. 主动脉

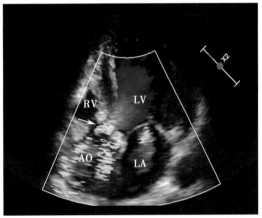

图 1-8-6　心尖五腔心切面收缩期彩色多普勒图像
箭头所示为收缩期主动脉瓣口高速射流，血流束偏
心，在增宽的升主动脉内形成旋流。
LA. 左心房；LV. 左心室；RV. 右心室；AO. 主动脉

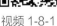
视频 1-8-1

视频 1-8-2

视频 1-8-3

视频 1-8-4

3. 其他检查资料(图 1-8-7)

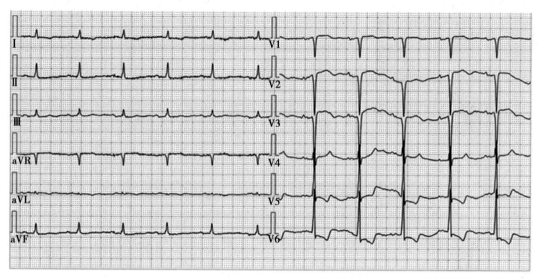

图 1-8-7　心电图：T 波低平、倒置，ST 段下移 ≥ 0.05mV

二、思考题及相关答案

1. 请结合病史及超声图像表现作出诊断(10 分)。

临床表现：老年男性，既往有高血压病史，现有心力衰竭的症状，听诊主动脉瓣听诊区闻及收缩期杂音，怀疑老年瓣膜退行性病变所导致的主动脉瓣狭窄，应行超声心动图检查以确定诊断(1 分)。

超声所见：图 1-8-1 及视频 1-8-1 左心室长轴切面见左心增大，主动脉瓣增厚，回声增强(1 分)；图 1-8-2 及视频 1-8-2 主动脉瓣呈三叶，瓣叶增厚，钙化，回声增强，开放受限(1 分)；图 1-8-3 及视频 1-8-3 左心室增大，左心室各壁心肌均匀性增厚，左心室壁向心运动尚可；图 1-8-4 连续波多普勒显示主动脉瓣口跨瓣血流速度明显加快，约 5.7m/s，跨瓣峰值压差 131mmHg，平均压差 79mmHg(1 分)；图 1-8-5 心尖五腔心彩色多普勒显示舒张期主动脉瓣中度反流(1 分)；图 1-8-6 及视频 1-8-4 心尖五腔心彩色多普勒显示收缩期主动脉瓣开放受限，主动脉瓣口可见五彩镶嵌高速射流，血流束偏心，在增宽的升主动脉内形成旋流(1 分)。

超声诊断：主动脉瓣退行性病变伴钙化(2 分)；主动脉瓣重度狭窄伴中度反流(2 分)。

2. 请结合临床和超声图像表现，作出鉴别诊断(10 分)。

主动脉瓣狭窄(AS)超声心动图表现为主动脉瓣增厚，瓣口开放幅度减小，左心室壁增厚，彩色多普勒显示主动脉瓣口出现收缩期多色镶嵌的射流束，脉冲多普勒和连续波多普勒显示主动脉瓣口的高速湍流频谱。主动脉瓣狭窄需要与梗阻性肥厚型心肌病、先天性主动脉瓣下狭窄或瓣上狭窄等疾病相鉴别(4 分)。

(1)梗阻性肥厚型心肌病：超声心动图可见室间隔呈梭形肥厚，左心室流出道狭窄，其内血流速度增快，二尖瓣前叶可出现收缩期前向活动(systolic anterior motion, SAM)现象，可明确诊断(3 分)。

（2）先天性主动脉瓣上狭窄和先天性主动脉瓣下狭窄：病变分别位于主动脉瓣上和瓣下，主动脉瓣发育好，瓣叶厚度正常，开放无受限；彩色多普勒显示狭窄起源于主动脉瓣上或瓣下。当同时存在两种或两种以上狭窄时，可以观察到远端狭窄部位的血流二次加速，应仔细鉴别（3分）。

三、要点与讨论

1. 病因　主动脉瓣狭窄的最常见病因是三叶瓣瓣膜钙化、先天性二叶瓣合并钙化以及风湿性瓣膜病。二叶瓣与三叶瓣主动脉瓣狭窄发病率具有高度年龄依赖性，三叶瓣狭窄主要见于老年人（>65岁），随着人口老龄化，退行性（钙化性）主动脉瓣狭窄在我国逐渐增多。二叶瓣是由于胚胎时期瓣叶数目发育异常引起的，狭窄常见于年龄较小患者（<65岁）。风湿性主动脉瓣狭窄的特点是交界部融合，瓣膜边缘增厚、钙化融合形成一个三角形的收缩期瓣口，且风湿性疾病通常首先侵犯二尖瓣，因此风湿性主动脉瓣病变通常同时合并二尖瓣病变。

2. 临床特征　主动脉瓣狭窄引起的基本血流动力学改变是由于主动脉瓣口面积减小，导致收缩期左心室与主动脉收缩压间存在压力阶差。轻度狭窄可无明显血流动力学改变，随着病情发展，狭窄程度加重，血流动力学改变明显。瓣口面积减少到原来正常的1/4即可发生明显的血流动力学改变。

主动脉瓣狭窄后收缩期左心室阻力负荷增加，迫使左心室收缩力增强以提高跨瓣压差，维持静息时正常的心排血量，遂逐渐引起左心室肥厚，导致左心室舒张期顺应性下降，舒张期末压力升高。静息时心排血量虽尚正常，但运动时心排血量增加不足。此后瓣口狭窄更严重，跨瓣压力阶差降低，左心房压、肺动脉压、肺毛细血管楔压和右心室压均可上升，心排血量减少。心排血量减少可引起低血压、心肌供氧不足和心律失常、脑供血不足，从而导致心绞痛、头昏、晕厥等症状。左心室肥大，收缩力加强，明显增加心肌氧耗量，进一步加重心肌缺血。

3. 超声特征　主动脉瓣狭窄超声心动图表现为主动脉瓣增厚，瓣口开放幅度减小，左心室壁增厚，彩色多普勒显示主动脉瓣口出现收缩期多色镶嵌的射流束，脉冲多普勒和连续波多普勒显示主动脉瓣口的高速射流频谱。超声心动图还可以对瓣膜狭窄的程度以及合并症进行评估。

（1）主动脉瓣狭窄严重程度基本评估：主动脉瓣狭窄病变程度是连续的变化过程，人为地进行程度分级。目前适用于所有主动脉瓣狭窄患者的主要血流动力学评估参数包括以下情况。①主动脉瓣射流速度：可用连续波多普勒测量狭窄主动脉瓣的收缩期峰值射流速度。当主动脉瓣狭窄时，主动脉瓣口血流束往往是偏心的，主动脉瓣射流速度需多切面多角度测量，常用切面包括心尖五腔心切面，心尖三腔心切面，主动脉弓长轴切面，剑突下左心室流出切面，以获得的最大流速为准。狭窄程度分级标准见表1-8-1。②跨主动脉瓣平均压差：通过描记收缩期射流频谱曲线获得。③连续方程测量的瓣口面积：根据连续性方程通过左心室流出道（left ventricular outflow tract，LVOT）的每搏血流量与主动脉瓣口的每搏血流量是相等的。根据公式可计算主动脉瓣口面积（aortic valve orifice area，AVA）：$AVA=CSA_{LVOT} \times VTI_{LVOT}/VTI_{AV}$，其中 CSA_{LVOT}（cross-sectional area）为左心室流出道的横断面面积，根据二维超声测量的流出道直径（diameter，D）即可算出：$CSA_{LVOT} = 3.14 \times (D/2)^2$，$VTI_{LVOT}$（velocity time integral）可根据脉冲波多普勒测量的左心室流出道血流频谱得出，VTI_{AV}可根据连续波多普勒测量的主动脉口射流频谱得出。

表 1-8-1　主动脉瓣狭窄程度的分级标准

评估参数	轻度	中度	重度
峰值流速 /(m·s^{-1})	2.6~2.9	3.0~4.0	≥4.0
平均压差 /mmHg	<20	20~<40	≥40
主动脉瓣口面积 /cm^2	>1.5	1.0~1.5	<1.0

（2）主动脉瓣狭窄患者左心室评估：左心室室壁可向心性肥厚,晚期左心室腔可扩大。左心室功能的常规参数,包括左心室舒张末期和收缩末期内径、左心室短轴缩短分数,以及左心室舒张末期和收缩末期容积、每搏量和射血分数。左心室功能评价的新参数整体纵向应变（global longitudinal strain,GLS）的测量可能有助于发现早期左心室收缩功能受损并提供预后信息。

（3）经食管超声检查：由于主动脉瓣增厚、粘连,经胸超声心动图难以清晰显示瓣叶数目及结构,此时行经食管超声检查对于病因的诊断和形态学观察可提供更多的信息。另外经食管超声经常用于指导经导管主动脉瓣植入术（transcatheter aortic valve implantation,TAVI）适应证的选择和术中监测。

四、临床拓展思维训练

1. 请简述主动脉瓣狭窄的病因及不同病因主动脉狭窄超声诊断的要点（10 分）。

主动脉瓣狭窄常见病因为三叶瓣老年性主动脉瓣钙化、先天性主动脉瓣发育异常,以及风湿性瓣膜病,（3 分）。钙化退行性主动脉瓣狭窄具有高度年龄依赖性,其特征为主动脉瓣进行性的增厚、纤维化与钙化。这类患者的瓣叶基底部通常重度钙化,而连合部往往受累较少。钙化退行性主动脉瓣狭窄的危险因素包括高血压、血脂异常、吸烟、糖尿病、肾功能受损等（3 分）。主动脉瓣二叶畸形超声表现为主动脉瓣呈二叶,开口呈椭圆形,瓣叶关闭时呈一条线。随着年龄的增长,二叶主动脉瓣会出现钙化,瓣叶开放受限,瓣口狭窄（2 分）。风湿性主动脉瓣狭窄最突出的特点是交界部融合,瓣膜边缘增厚、钙化融合形成一个三角形的收缩期瓣口,且风湿性主动脉瓣病变通常同时合并二尖瓣病变（2 分）。

2. 判断主动脉瓣狭窄程度时,容易出现低估狭窄程度的情况有哪些（10 分）？

当峰值流速<4.0m/s,平均压差<40mmHg,而瓣口面积<1.0cm^2 情况下,首先需要仔细排除测量误差（包括主动脉瓣流速,左心室流出道流速和左心室流出道面积）（1 分）。还应考虑以下情况。

（1）射血分数降低的低血流、低压差主动脉瓣狭窄（1 分）：有效主动脉瓣口面积<1.0cm^2,主动脉瓣平均跨瓣压差<40mmHg,左心室射血分数（ejection fraction,EF）<50%,每搏量指数（stroke volume index,SVI）<35ml/m^2（1 分）。伴有每搏量指数（SVI）<35ml/m^2 的左心室收缩功能障碍［左心室射血分数（left ventricular ejection fraction,LVEF）<50%］,同时合并主动脉瓣狭窄时,主动脉瓣峰值流速和平均压差会减低。采用小剂量多巴酚丁胺负荷试验有助于鉴别真假重度主动脉瓣狭窄（1 分）。

（2）射血分数保留的低血流、低压差主动脉瓣狭窄（1 分）：左心室射血分数正常,而瓣口面积<1.0cm^2,峰值速度<4.0m/s,平均压差<40mmHg,常见于肥厚的小心室老年患者导致的跨瓣血流减少（1 分）。在体型较小的患者中,判断为临床意义上的中度主动脉瓣狭窄（1 分）。

（3）射血分数保留的正常血流、低压差主动脉瓣狭窄（1 分）：有效主动脉瓣口面积<1.0cm^2,

主动脉瓣平均跨瓣压差<40mmHg，左心室射血分数（EF）正常（1分）。当主动脉瓣口面积在0.8~1.0cm² 范围，瓣口面积和速度/压差的临界值并非一一对应，应判断为临床意义上的中度主动脉瓣狭窄，然而应对此类患者进行严格随访和再评估（1分）。

（肖杨杰）

病例 9　主动脉窦瘤（aortic sinus aneurysm）

一、临床资料

1. 病史　患者，男，33岁。因"体检发现心前区杂音"就诊。体格检查：血压130/80mmHg，心率78次/min，心律齐；心脏叩诊心界向左扩大；心脏听诊胸骨左缘第3肋间闻及4/6级全心动周期连续性粗糙杂音，向心尖部传导，可扪及震颤。

2. 超声资料（图1-9-1~图1-9-6）

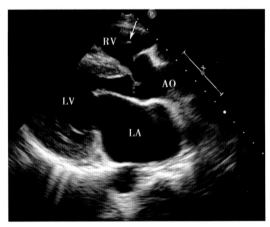

图1-9-1　左心室长轴切面二维图像

箭头所示为主动脉右冠窦局部变薄，呈瘤样膨向右心室流出道。

LA. 左心房；LV. 左心室；RV. 右心室；AO. 主动脉

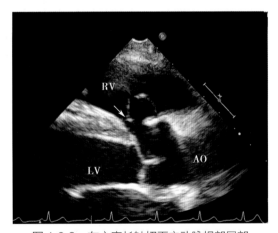

图1-9-2　左心室长轴切面主动脉根部局部
放大二维图像

红色箭头所示为瘤样膨向右心室流出道的主动脉右冠窦顶端瘤壁回声中断；白色箭头所示为瘤体下方与室间隔之间回声失落。

LV. 左心室；RV. 右心室；AO. 主动脉

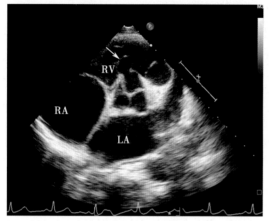

图 1-9-3　主动脉根部短轴切面二维图像
箭头示主动脉右冠窦局部变薄，呈瘤样膨向右心室流出道。

LA. 左心房；RA. 右心房；RV. 右心室

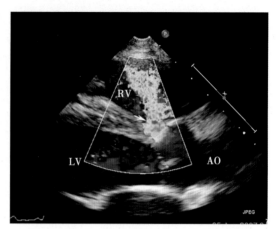

图 1-9-4　左心室长轴切面彩色多普勒图像
箭头所示为右冠窦处主动脉至右心室五彩镶嵌分流束。

LV. 左心室；RV. 右心室；AO. 主动脉

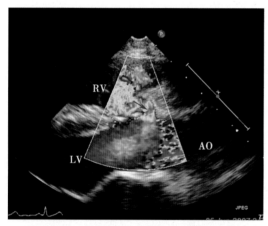

图 1-9-5　左心室长轴切面彩色多普勒图像
箭头所示为瘤体下方室水平左向右分流。

LV. 左心室；RV. 右心室；AO. 主动脉

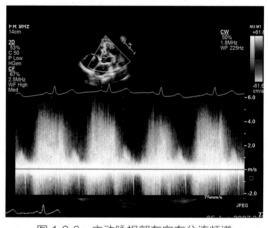

图 1-9-6　主动脉根部左向右分流频谱

3. 其他检查资料（图 1-9-7）

二、思考题及相关答案

1. 请结合病史及超声图像表现作出诊断（10 分）。

临床表现：青年男性，体检发现心前区杂音来诊，心脏听诊胸骨左缘第 3 肋间闻及 4/6 级全心动周期连续性粗糙杂音，向心尖部传导，可扪及震颤。考虑为先天性心脏病，首选超声心动图检查（1 分）。

超声所见：图 1-9-1、图 1-9-2 可见主动脉右冠窦局部变薄，局限呈瘤样膨出，突向右心室流出道,瘤的顶端可见破口,瘤体下方与室间隔之间可见回声失落(1分);图1-9-3 大动脉根部短轴亦可见主动脉右冠窦局部变薄,局限呈瘤样膨出,突向右心室流出道(1分)。图1-9-4 彩色多普勒于主动脉右冠窦处探及主动脉至右心室舒张期为主全心动周期分流(1分)。图1-9-5 彩色多普勒显示瘤体下方与室间隔间可见室水平收缩期左向右五彩镶嵌分流束(1分);图1-9-6 连续波多普勒测量主动脉根部血流频谱,频谱呈全心动周期,收缩期和舒张期流速均较高,以舒张期为主,轮廓不清晰,波峰呈不规则毛刺样,符合主动脉窦瘤破裂合并室间隔缺损频谱(1分)。

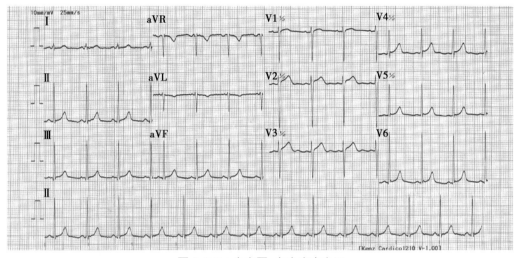

图1-9-7　心电图:左心室高电压

超声诊断:先天性心脏病:主动脉窦瘤破裂入右心室,主动脉至右心室分流(2分);室间隔缺损,室水平左向右分流(2分)。

2. 请结合临床和超声图像表现,做出鉴别诊断(10分)。

主动脉窦瘤的主要解剖特点为主动脉窦窦壁局部变薄向外膨出,发生破裂时,窦瘤顶端回声中断,彩色多普勒于该处探及分流,应用连续波多普勒检测到全心动周期分流。超声上需要鉴别的疾病主要有室间隔缺损伴主动脉瓣脱垂和室间隔膜部瘤(2分)。

(1)室间隔缺损伴主动脉瓣脱垂:室间隔缺损较大时,尤其是高位流出道处的缺损时,主动脉右冠瓣缺少支持易发生脱垂,可脱入右心室流出道。主动脉瓣反流除了进入左心室外,部分反流的血液可经室间隔缺损处入右心室,可被误认为主动脉窦瘤破裂。明确膨出结构来自主动脉瓣,且位于主动脉瓣环下方,血流非全心动周期连续性,可进行鉴别(4分)。

(2)室间隔膜部瘤:主动脉窦瘤位于主动脉瓣环以上,右冠窦前方或偏向肺动脉瓣方向;膜部瘤位于右侧靠近三尖瓣隔瓣,位于主动脉瓣环以下。室间隔膜部瘤存在室水平分流时,为收缩期左向右分流,而主动脉窦瘤破裂分流为全心动周期分流(4分)。

三、要点与讨论

1. 病因　主动脉窦瘤多由于主动脉窦壁先天性发育不良,缺乏中层弹力纤维和平滑肌组织,在主动脉高压血流的作用下,窦壁逐渐向邻近心腔膨出、变薄形成窦瘤。形成窦瘤的瘤壁变得更加薄弱,在主动脉压突然显著增高的情况下,作用到窦瘤瘤壁的应力急剧增大,超过极限导致主动脉窦瘤破裂,形成主动脉-心腔瘘。右冠窦发生窦瘤的概率最高(约占主动脉窦瘤的70%),窦瘤破裂入右心室流出道;其次为无冠窦,发生率约占主动脉窦瘤的29%,窦瘤大多破入右心房;左冠窦发生窦瘤的概率最低,在1%以下,可破入左心房、左心室,也有少数破入心包腔或胸腔。

2. 临床特征　主动脉窦瘤未破裂时多无临床症状。窦瘤破裂可发生胸痛、心悸、气短及咳嗽等症状。主动脉窦瘤破裂引起的血流动力学改变取决于破口两端的腔室和破口大小,通常情况下破口越大,分流量越多。窦瘤破入右心室或右心室流出道时,因右心室压力在舒张期明显低于主动脉压力,发生以舒张期为主的全心动周期左向右分流;当窦瘤破入右心房时,因右心房压力低,在全心动周期出现左向右分流。大量的分流引起右心室、左心室容量负荷增加,心腔代偿性增大,室壁代偿性肥厚,最终可导致心力衰竭和肺动脉高压;少量分流引起的血流动力学改变不明显。胸骨旁主动脉瓣听诊区可闻及全心动周期连续性杂音,杂音较粗糙,可触及震颤。主动脉窦瘤破裂一经确诊,需尽早手术,预后良好。

3. 超声特征　正常情况下,主动脉窦略向外膨出,窦部内径大于升主动脉内径,窦壁的厚度均匀一致。形成窦瘤时,可见局部窦壁变薄,呈囊袋样向外膨出,未破裂窦壁连续完整。破裂的窦瘤表现为瘤壁局部回声中断,破口可单发或多发。主动脉窦瘤破裂于破口处探及全心动周期分流,血流由主动脉分流入邻近心腔,峰值流速一般在3~5m/s,收缩期和舒张期流速均较高,以舒张期为主,轮廓不清晰,波峰呈不规则毛刺样。窦瘤破裂分流量较大时,引起心脏负荷明显增加,如窦瘤破入右心系统,表现为以右心腔增大为主的全心扩大,室壁运动幅度增大,发生心力衰竭时,室壁运动幅度减低。

合并其他畸形最常见者为邻近主动脉瓣的室间隔缺损。合并室间隔缺损时,于窦瘤下方与室间隔之间可见收缩期过隔血流。当窦瘤较大嵌顿于室间隔缺损口时,可掩盖室水平分流,造成漏诊。其他合并异常还有主动脉瓣关闭不全、主动脉瓣脱垂和主动脉瓣畸形等。

四、临床拓展思维训练

1. 请简述主动脉窦瘤与室间隔缺损的鉴别(10分)。

主动脉窦瘤破入右心室与膜部瘤型室间隔缺损位置相近,容易发生混淆,需要加以鉴别。①瘤体的位置,室间隔缺损瘤体位于主动脉瓣下方,膜部瘤靠近三尖瓣隔叶;而主动脉窦瘤破入右心室瘤体位于主动脉瓣上方(2分)。②二者频谱有着各自的特点,室间隔缺损为收缩期湍流频谱,速度较高;而主动脉窦瘤破入右心室的频谱为舒张期为主的双期湍流频谱(2分)。③室间隔缺损表现为左心房和左心室扩大,合并肺动脉高压时才会出现右心室增大;主动脉窦瘤表现左心房和左心室增大,同时右心室扩大(2分)。

另外值得注意的是主动脉窦瘤破入右心室最常见的合并畸形为邻近主动脉瓣的室间隔缺损。合并室间隔缺损时,于窦瘤下方与室间隔之间可见收缩期过隔血流。当窦瘤较大嵌顿于室间隔缺损口时,可掩盖室水平分流,造成漏诊,往往在心外科手术中,心脏停搏后,窦瘤张力消失,才发现漏诊的室间隔缺损(4分)。

2. 请简述超声心动图在经导管主动脉窦瘤破裂封堵术中的应用(10分)。

经导管主动脉窦瘤破裂封堵术对单纯的主动脉窦瘤破裂是一种创伤小,安全有效的治疗方法,超声心动图在术前筛选、术中监测及术后随访中均发挥着重要作用(1分)。术前超声心动图能清晰显示主动脉窦瘤的形态学特点，包括瘤体的位置、大小、瘤壁的厚薄、破口的大小及位置、瘤体或破口与周围组织的关系以及主动脉瓣反流的程度，帮助术者筛选合适的患者（3分）；术中超声心动图能实时辅助引导封堵器的释放，评价封堵器的位置及形态、评价是否有残余漏、是否造成右心室流出道梗阻、是否影响三尖瓣或主动脉瓣的功能、有无心包积液等（3分）；术后超声心动图作为重要的随访工具，既可观察患者左心室腔的大小、心功能的变化、评估疗效，又可观察封堵器的位置及其对周边组织的影响（3分）。

（肖杨杰）

病例 **10** 主动脉缩窄（coarctation of aorta）

一、临床资料

1. **病史** 患儿，女，6月龄，因"体重不增3个月"就诊。出生体重2 700g，现体重4 400g。查体：口唇无青紫，听诊胸骨左缘第2~3肋间2/6级收缩期杂音。

2. **超声资料**（图1-10-1~ 图1-10-6、视频1-10-1）

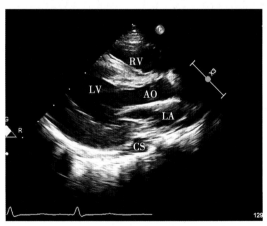

图 1-10-1　左心室长轴切面二维图像

AO. 主动脉；CS. coronary sinus, 冠状静脉窦；

LA. 左心房；LV. 左心室；RV. 右心室

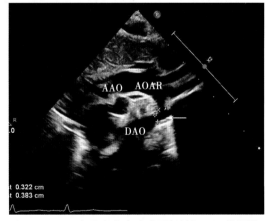

图 1-10-2　胸骨上窝主动脉弓长轴切面二维图像
箭头所示为缩窄的主动脉峡部。

AAO. ascending aorta, 升主动脉；AOAR. aortic arch, 主动脉弓；DAO. descending aorta, 降主动脉

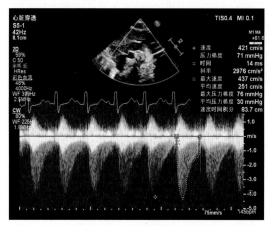

图 1-10-3　主动脉弓峡部连续波多普勒频谱图像

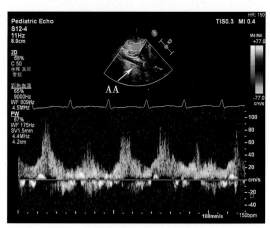

图 1-10-4　剑突下腹主动脉长轴切面脉冲
多普勒频谱图像

AA. abdominal aorta，腹主动脉

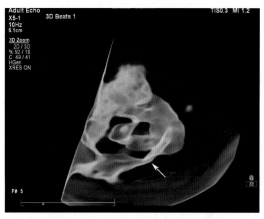

图 1-10-5　透视心腔镜三维超声图像
箭头所示为缩窄位置。

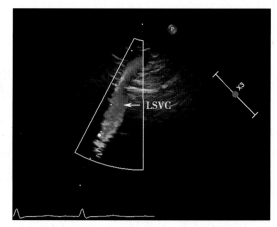

图 1-10-6　胸骨上窝切面彩色血流图像
箭头所示为降主动脉左前方静脉血管样结构。
LSVC. left superior vena cava，左上腔静脉

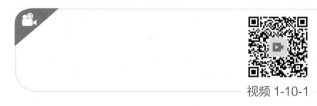

视频 1-10-1

3. 其他检查资料（图 1-10-7、图 1-10-8）

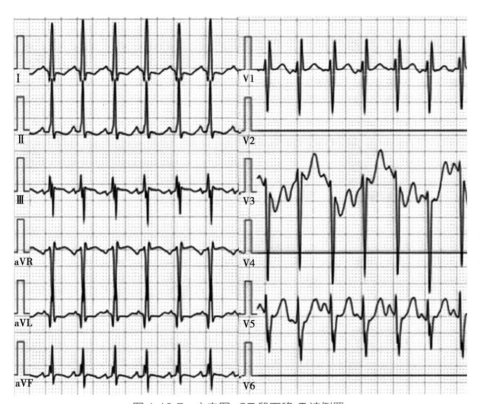

图 1-10-7　心电图：ST 段下移，T 波倒置

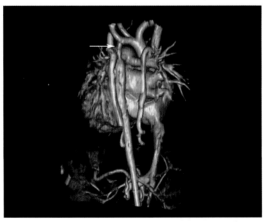

图 1-10-8　冠状动脉 CTA 三维重建：左心室增大，心室壁增厚；
主动脉弓后缘至降主动脉上段狭窄；左侧永存上腔静脉
箭头所示为狭窄位置。

二、思考题及参考答案

1. 请结合病史及超声图像作出诊断(10分)。

临床表现:生长发育差,心电图提示心肌缺血,考虑心血管病变可能(1分)。

超声:图1-10-1左心室心肌弥漫增厚,考虑存在左心流出梗阻(1分);冠状静脉窦增宽,需进一步排除常见的永存左上腔静脉。图1-10-2主动脉峡部以及远处管径细(1分)。视频1-10-1主动脉弓峡部及降主动脉内呈蓝色为主五彩镶嵌血流(1分)。图1-10-3频谱多普勒显示狭窄处血流速度加快,约4.4m/s(1分)。图1-10-4腹主动脉血流黯淡,频谱加速支上升缓慢,峰值减低并后移,呈缺血样改变(1分)。图1-10-5透视心腔镜三维超声显示缩窄位置(0.5分)。图1-10-6降主动脉左前见一静脉样结构向下走行,提示永存左上腔静脉(0.5分)。结合冠状动脉CTA(图1-10-8)提示心脏病变如下。

超声诊断:先天性心脏病:主动脉缩窄(中度)(1分);左心室心肌继发肥厚(1分);腹主动脉缺血(0.5分);永存左上腔静脉(0.5分)。

2. 请回答主动脉弓的测量方法及正常值标准(10分)。

应多切面联合扫查,观察全程结构(1分)。建议从左心室长轴主动脉弓近心段开始观察,将探头上移一个肋间,可扩大显示范围(1分)。此外,应探查胸骨上窝主动脉弓长轴切面,对于颈部粗短者嘱其头后仰,充分暴露胸骨上窝(1分)。探头于胸骨上窝纵切,方向标识指向12点钟方向,逐渐向1点钟顺时针旋转,显示主动脉弓长轴(1分),依次为升主动脉、主动脉弓水平段、峡部、降主动脉。自水平段发出三支头臂血管,从左向右为无名动脉、左颈总动脉及左锁骨下动脉。水平段下方可见右肺动脉横断面(2分)。

建议于收缩末期测量内径(1分)。于瓣环上方1cm测量升主动脉内径;水平段内径于无名动脉与左颈总动脉开口间测量;于左锁骨下动脉远心端1cm测量降主动脉内径及峡部血流速度(1分)。中国成年人主动脉弓内径为16~32mm,降主动脉内径为12~27mm。儿童可结合身高体重计算体表面积,通过Z值评估是否超同龄儿童正常值范围;还可根据主动脉弓各节段比例评估发育情况。一般来说,与升主动脉近心端内径相比,主动脉弓升段内径应大于其70%,水平段大于60%,峡部大于50%。(2分)

三、要点与讨论

1. 胚胎发育　主动脉的形成主要由第3、4、6对弓动脉参与。第3对弓动脉近端形成颈总动脉,远端与背主动脉共同形成颈内动脉。左侧第4弓动脉参与主动脉弓形成,右侧第4弓动脉形成右锁骨下动脉近段,第6对弓动脉近端形成左、右肺动脉,远端左侧形成动脉导管,正常情况下右侧退化消失。

本病发病机制尚不明确,多数认为胎儿期主肺动脉血流量失衡为主要病因。正常情况下,胎儿期左心室排出的血液仅30%经峡部进入降主动脉,由于血流量较小,峡部直径小于升主动脉和降主动脉内径。因此,本病的病因可能为流经峡部的血流量进一步减少。

2. 病理、分型　分型方法多样,常用的是Siew等将其分为3型。

(1)主动脉缩窄不合并动脉导管未闭:儿童和成人较常见,主动脉折叠造成腰形缩窄,缩窄部位常位于动脉韧带附近,远端常扩张。

(2)主动脉缩窄合并动脉导管未闭:婴幼儿常见,狭窄位于峡部与动脉导管和降主动脉之间连接处。多表现为突向管腔的隔板样结构,在峡部与降主动脉连接处形成一缩窄环。当导管开放时,缩窄部位决定导管流向主动脉的血流量。

(3)管状发育不良:病变范围广泛,累及一段主动脉弓。

主动脉缩窄也可分为"成人型"或"婴儿型",成人型缩窄多位于导管后,动脉导管多数闭合,表现为局限狭窄,较少合并其他心内畸形,侧支血管丰富。婴儿型缩窄常位于导管前,范围较广,动脉导管未闭且多合并其他心内畸形,侧支血管少见,症状严重。

3. 临床特征 多与缩窄程度、范围及是否合并其他心血管畸形相关。婴儿型多表现为充血性心力衰竭,如气短、多汗、喂养困难及发育缓慢。听诊时可闻及奔马律及收缩期杂音,股动脉搏动减弱或消失。成人型早期多无明显症状,随病情进展,症状类似高血压,且上肢血压高于下肢,股动脉搏动减弱或消失。听诊于缩窄处闻及收缩期喷射样或连续性杂音。

4. 超声特征 二维超声诊断要点如下:

(1)胸骨上窝主动脉弓长轴切面最重要,可显示缩窄部位、形态及范围,部分患者可见罕见的隔膜样狭窄,同时可观察狭窄前升主动脉内径是否正常及狭窄后是否有窄后扩张等。最常见的缩窄部位为峡部。

(2)患儿下半身血液供应主要来自锁骨下动脉和胸主动脉间的侧支循环,左心系统后负荷增加,左心继发肥大。

彩色多普勒:胸骨上窝主动脉弓切面显示蓝色为主五彩镶嵌湍流信号,彩色汇聚位置提示狭窄。

频谱多普勒:若缩窄局限于胸段,二维超声因胸骨遮挡无法显示,但运用连续波多普勒可显示异常高速血流,此时建议患者行CTA。主动脉发育不良者,应探查剑突下腹主动脉长轴切面,腹主动脉频谱可辅助评估主动脉弓病变的严重程度,若幅度减低、加速缓慢、峰值后移,甚至呈全心动周期改变,提示腹主动脉缺血。

此外,还应注意以下几点:

(1)14岁以下者应常规扫查胸骨上窝主动脉弓长轴切面,观察是否存在狭窄,连续波多普勒观察血流速度是否加快。

(2)关注动脉导管是否闭合,若动脉导管未闭,判断其与缩窄部位的关系,评价其血流动力学。

(3)重度狭窄者,应与主动脉弓离断鉴别。

四、临床拓展思维训练

1. 如何看待产前胎儿心脏检查对主动脉弓发育不良或缩窄的诊断价值(10分)?

胎儿期探查主动脉缩窄主要切面有三血管气管、四腔心及主动脉弓长轴切面(2分)。表现为主动脉弓细窄僵直,峡部与降主动脉连续,主动脉内径小于肺动脉,肺动脉及动脉导管增宽伴右心房大(3分)。彩色多普勒显示狭窄处细窄血流,肺动脉及动脉导管血流丰富(2分)。产前不宜将主动脉缩窄过早诊断为先天性心脏病。出生后转变为左心优势,左心血流量增加,可促进主动脉弓发育。临床上产前轻度主动脉弓峡部局限缩窄的患儿生后复查其内径可逐渐接近正常范围。因此,胎儿期可疑者可提示局部内径偏细,并建议动态观察(3分)。

2. 该病临床上常用的治疗方式及预后如何(10分)?

如不及时纠治,本病预后差(1分)。单纯性主动脉缩窄者,如未经治疗,50%于10岁前死亡。手术可显著降低死亡率(3分)。治疗可通过左侧胸廓切口手术,无须体外循环,充分游离主动脉、弓动脉分支及降主动脉,尽可能切除所有导管组织,将缩窄近、远端主动脉进行无张力吻合(3分)。手术风险较低,术后效果好,10年生存率93%(3分)。

(孙菲菲)

病例 11 马方综合征(Marfan syndrome)

一、临床资料

1. 病史　患儿,男,3岁,因"视力进行性减退1年"就诊,其母亲孕期检查超声提示胎儿骨骼较长,双肾积水。患儿身高118cm,体形瘦长,手足细长,胸廓发育畸形,杵状指/趾(-),听诊二、三尖瓣听诊区3/6级收缩期杂音。家族史(+)。

2. 超声资料(图 1-11-1~图 1-11-4、视频 1-11-1~视频 1-11-3)

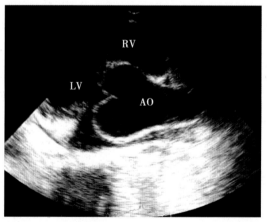

图 1-11-1　胸骨旁左心室长轴非标准切面二维图像
AO. 主动脉; LV. 左心室; RV. 右心室

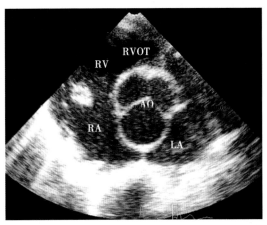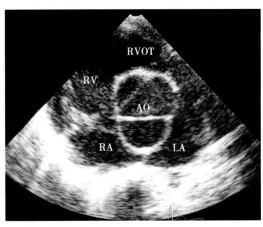

图 1-11-2　大动脉短轴切面舒张期和收缩期二维图像
AO. 主动脉；LA. 左心房；RA. 右心房；RV. 右心室；RVOT. 右心室流出道

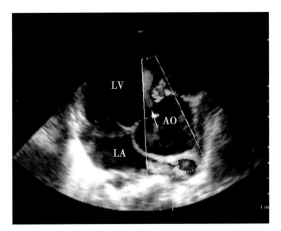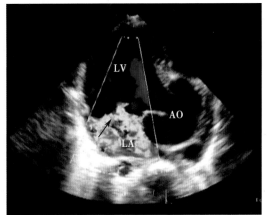

图 1-11-3　胸骨旁左心室长轴切面彩色血流图像　　图 1-11-4　胸骨旁左心室长轴切面彩色血流图像
箭头所示为主动脉瓣反流。　　　　　　　　　　箭头所示为二尖瓣反流。
AO. 主动脉；LA. 左心房；LV. 左心室　　　　　　AO. 主动脉；LA. 左心房；LV. 左心室

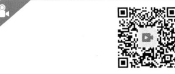

视频 1-11-1　　　　视频 1-11-2　　　　视频 1-11-3

3. 其他检查资料(图 1-11-5、图 1-11.6)

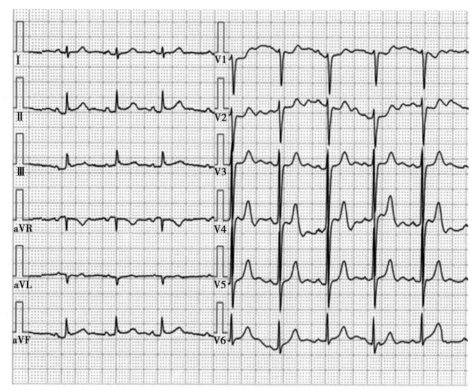

图 1-11-5 心电图：窦性心律，心率 85 次 /min

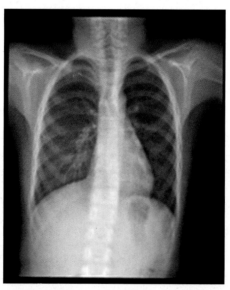

图 1-11-6 胸部数字 X 射线摄影(DR)：心肺未见异常

二、思考题及参考答案

1. 请结合病史描述声像图诊断（10 分）。

临床表现：患儿年龄较小即视力减退，且存在骨发育异常，心脏杂音，疑存在多系统累及的先天性综合征（2 分）。

超声所见：图 1-11-1 主动脉窦部变薄，明显外膨，根部呈底大口小"烧瓶状"球形动脉瘤，升主动脉内径逐渐缩小（2 分）。图 1-11-2 主动脉根部扩张，瓣叶被牵拉，收缩期开放相对受限，三个瓣叶近似成等边三角形（1 分）。视频 1-11-1 二、三尖瓣及腱索发育长大，松弛，瓣叶薄，活动度大，关闭时脱垂（1 分）。视频 1-11-2 收缩期主动窦内形成旋流，图 1-11-3 舒张期探及轻度反流（1 分）。视频 1-11-3 及图 1-11-4 二尖瓣探及中 - 重度反流（1 分）。

超声诊断：先天性心脏病：符合马方综合征；主动脉窦部球形扩张；二尖瓣脱垂伴中 - 重度反流；三尖瓣脱垂（2 分）。

2. 本病需与哪些病变相鉴别，鉴别要点是什么（10 分）？

（1）动脉硬化所致主动脉扩张：多为弥漫性，管壁增厚，弹性减低。本病为根部管壁变薄，局限向外膨出（2 分）。

（2）主动脉窦瘤：右冠窦多见，表现为窦壁变薄，囊袋样向外突出。本病为三个窦均匀一致膨出（2 分）。

（3）梅毒性主动脉瘤：梅毒相关血清学检测阳性，无遗传学特征，马方综合征相关的基因无突变（2 分）。

（4）高速血流束冲击所致主动脉扩张：多偏心，可发现原发瓣膜病变，且无骨骼、眼改变及遗传史（2 分）。

（5）主动脉夹层：多见于中老年男性，常有高血压病史及吸烟史。表现为突发撕裂样疼痛，管腔被剥脱的内膜分割成双腔。马方综合征也可引起主动脉夹层，但其他系统特征性表现及基因检测有助于病因鉴别（2 分）。

3. 请回答马方综合征超声心动图诊断要点（10 分）。

（1）主动脉根部呈底大口小动脉瘤样（2.5 分）。

（2）不同程度的主动脉瓣和 / 或房室瓣异常，主动脉瓣和二尖瓣反流（2.5 分）。

（3）可伴左心增大（2.5 分）。

（4）伴主动脉夹层者可见相应征象（2.5 分）。

三、要点与讨论

1. 胚胎发育　马方综合征（MFS）又名蜘蛛指 / 趾综合征，是最常见的先天遗传性结缔组织病，为中胚层发育异常所致，多系统受累，主要累及中胚层来源的骨骼、心脏、肌肉、韧带和结缔组织，也涉及肺、皮肤和中枢神经系统等。

2. 病理及流行病学　法国医生 Marfan 于 1896 年首次报道。90% 以上累及主动脉，表现为根部弹力组织减少或消失，平滑肌破坏和胶原纤维增生。主动脉壁变薄形成主动脉瘤，若破裂，可发生致死性大出血。当伴有动脉内膜撕裂时，形成夹层动脉瘤。主动脉瓣变性、变薄或畸形，瓣环过度扩张，二尖瓣器可同时受累。常有家族史，为常染色体显性遗传病，临床表现多样。发病率约为 2/10 000，男性多见。发病机制包括遗传和环境因素。基因突变扰乱弹性纤维排列，增加异常蛋白产物,阻碍细胞外基质形成以及破坏细胞内环境稳定等,是其主要发病基础。环境因素可能对表现型产生影响。

3. 临床特征

(1)骨骼系统:四肢细长,前臂和小腿为主;手指和脚趾呈蜘蛛脚样;脊柱、胸廓异常,出现漏斗胸、鸡胸、脊柱侧弯等。肌张力降低和韧带松弛致扁平足、关节过度活动和脱位。

(2)眼部:悬韧带松弛或断裂可致晶状体脱位与半脱位,发生率高达50%~80%。高度近视多见。

(3)心血管系统:早期即可受累但无明显表现。40%~60%有心血管异常,常表现为主动脉根部扩张、主动脉瘤、夹层动脉瘤、主动脉瓣关闭不全、房室瓣异常等。

(4)其他系统:皮下脂肪减少,皮肤条纹状萎缩;肌张力低等。

4. 超声特征 超声心动图不仅可以评价心血管病变程度,也可用于人工瓣膜、人工血管置换术前评估,术后随访。当经胸切面不理想时,可选择经食管超声心动图。

(1)直接征象:主动脉根部底大口小的球形扩张是马方综合征主动脉瘤的特征表现。主动脉长轴和短轴均可见根部及窦部管壁变薄,弥漫外膨,窦管结合部以远升主动脉逐渐缩小至正常。局部内膜撕裂可致夹层动脉瘤。主动脉瓣启闭不良,二尖瓣叶及腱索松弛,长大,瓣叶变薄,活动度较大,脱垂和对合不良。

(2)间接征象:主动脉瓣或二尖瓣反流量较大时,左心室容量负荷过重,可出现左心扩大、心功能减低、心包积液等。

(3)可合并其他心内畸形。

四、临床拓展思维训练

1. 马方综合征的主要治疗方法和预后如何(10分)?

本病累及多系统,因此需针对各系统病变采取综合治疗(1分)。对于心血管系统,为防止主动脉破裂,主动脉瘤直径在4.0~4.5cm,内科药物治疗,减缓扩张和心血管事件发生;防治心律失常,如β受体阻滞剂、血管紧张素Ⅱ受体阻滞剂或钙离子通道阻滞剂等(2分)。当主动脉瘤直径在5.0~5.5cm,甚至大于5.5cm时,破裂风险大,考虑手术,如人工主动脉根部置换术等(3分)。出现急性主动脉夹层时,需及时手术修复,如血管内支架或人工血管置换术等(2分)。对于其他系统表现,如晶状体半脱位、白内障、青光眼、漏斗胸、鸡胸、脊柱侧弯等,根据具体病变给予相应治疗(2分)。

2. 马方综合征患者常被选为运动员,对此你怎么看(10分)?

因患者身高较高,四肢细长,在运动领域具有优势(2分),因此马方综合征也被称为"天才病",但其却是潜在的好发心血管病变的重点人群(2分),甚至有可能突发危及生命的主动脉夹层样病变(2分)。因此,当发现"马方综合征"样身材者,我们需提高警惕,及时进行各系统检查,尤其注意心血管系统有无异常(2分)。同时,在发现马方综合征的患者时,应给予医学专业建议,避免从事竞技运动,减少心血管不良事件的发生(2分)。(开放答案,言之有理即可)

(孙菲菲)

病例 **12** 右心室双出口（double outlet of right ventricle）

一、临床资料

1. 病史 患儿，男，9 月龄，因"活动后气促，口唇发绀 1 个月"就诊。静息时一般状态尚可，活动后气促，发绀，杵状指 / 趾（−），饮食及二便可，体重不增。查体：口唇轻度发绀，听诊闻及胸骨左缘第 3~4 肋间 2/6 级收缩期杂音。

2. 超声资料（图 1-12-1~ 图 1-12-5、视频 1-12-1）

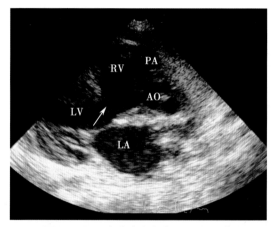

图 1-12-1 左心室长轴切面二维图像
箭头所示为室间隔缺损。
AO. 主动脉；LA. 左心房；LV. 左心室；PA. 肺动脉；
RV. 右心室

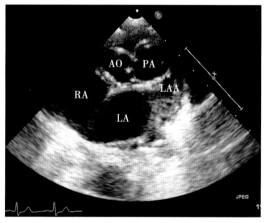

图 1-12-2 大动脉根部短轴切面二维图像
AO. 主动脉；LA. 左心房；LAA. left atrial appendage，
左心耳；PA. 肺动脉；RA. 右心房

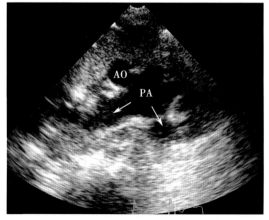

图 1-12-3 胸骨旁连续扫查二维图像
箭头所示为左、右肺动脉。
AO. 主动脉；PA. 肺动脉

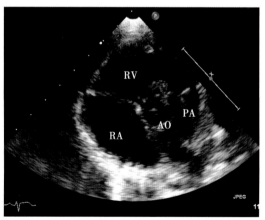

图 1-12-4 胸骨旁连续扫查二维图像
AO. 主动脉；PA. 肺动脉；RA. 右心房；RV. 右心室

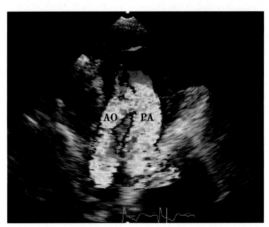

图 1-12-5　剑突下右心室流出道切面彩色血流图像

AO. 主动脉；PA. 肺动脉

视频 1-12-1

3. 其他检查资料（图 1-12-6、图 1-12-7）

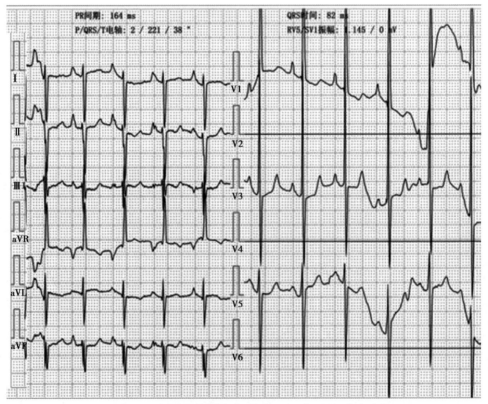

图 1-12-6　心电图：窦性心律，心率 117 次 /min，右心室大

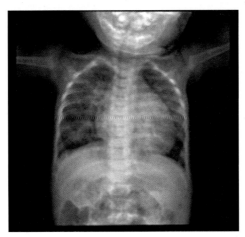

图 1-12-7　胸部数字 X 射线摄影（DR）:心影增大

二、思考题及参考答案

1. 请结合病史描述声像图并诊断（10 分）。

临床表现:患儿有活动后气促、发绀,听诊有心脏杂音,结合心电图（图 1-12-6）和 DR（图 1-12-7）提示右心大。怀疑其患有发绀型先天性心脏病（2 分）。

超声所见:图 1-12-1 室间隔上部回声失落,右心室大,右心室壁厚,一条大动脉完全起自右心室,另一大动脉大部分起自右心室（2 分）。视频 1-12-1 显示室水平双向低速分流（1 分）。图 1-12-2 大动脉短轴呈两个相邻的环形,位于左前和右后,大动脉"环抱"征消失（1 分）。图 1-12-3 左前方的大动脉发出后出现分叉,为肺动脉,右后方的大动脉为主动脉（1 分）。图 1-12-4 两条大动脉平行共同发自于形态学右心室（1 分）。图 1-12-5 两条大动脉均起始于右心室,呈左、右并行排列,主动脉略细位于右侧,肺动脉较宽位于左侧。

超声诊断:先天性心脏病:圆锥动脉干畸形,符合右室双出口（1 分）;室间隔缺损,室水平双向低速分流（1 分）。

2. 在本病的超声诊断中,彩色多普勒有哪些帮助（10 分）?

（1）可直接观察左心室血液主要进入主动脉还是肺动脉（2.5 分）。

（2）观察心室水平的分流情况（2.5 分）。

（3）合并肺动脉瓣或瓣下狭窄时,可显示收缩期局部彩色混叠现象（2.5 分）。

（4）发现合并其他心脏畸形的异常血流,如动脉导管未闭、半月瓣反流、房间隔缺损等（2.5 分）。

3. 陶 - 宾（Taussing-Bing）综合征的病理特征及超声表现（10 分）?

Taussing-Bing 综合征是右心室双出口的一种特殊类型（2 分）,指主动脉完全起自右心室,肺动脉完全或大部分起自右心室,合并肺动脉瓣下的室间隔缺损（3 分）,因此左心室血流可经室间隔缺损大部分入肺动脉内（3 分）,血流动力学与完全型大动脉转位类似（2 分）。

三、要点与讨论

1. 胚胎发育　右心室双出口（DORV）属于圆锥动脉干发育异常的一种。在胚胎发育过程中,圆锥动脉间隔旋转不充分或分隔不良时,主动脉瓣下圆锥部未吸收,主动脉瓣与二尖瓣间纤维连接的过程被终止,从而两条大动脉均与右心室相连。

2. 病理、分型及流行病学　1957年,Witham首先提出右心室双出口的概念,指两条大动脉完全或绝大部分(大于50%或75%)起自解剖学右心室,两半月瓣下存在圆锥部,伴或不伴有肺动脉瓣或瓣下狭窄,室间隔缺损为左心室唯一出口的一组心脏畸形。病理分型如下。

(1)按照大动脉位置关系,①并列型:主动脉开口位于肺动脉开口右侧,此型多见。②右位型:主动脉开口位于肺动脉开口右前或前方。③左位型:主动脉开口位于肺动脉开口左方或左前方。④关系正常型:主动脉开口位于肺动脉开口的右后方。

(2)按照室间隔缺损位置分型,①主动脉瓣下型室间隔缺损,常见。②肺动脉瓣下型室间隔缺损。③室间隔缺损位于双动脉瓣下,一般很大。④室间隔缺损远离两条大动脉,罕见。

本病属于少见的复杂性发绀型先天性心脏病,占先天性心脏病的1%~3%,男女无差别,可合并染色体异常。

3. 临床特征　一般较早出现临床症状,主要有发绀、活动受限、发育迟缓、心力衰竭等。听诊心脏收缩期杂音,主要由室间隔缺损和肺动脉狭窄所引起。

右心室双出口的血流动力学取决于室间隔缺损的大小、位置,是否存在肺动脉狭窄及程度,是否伴发其他心脏畸形。室间隔缺损位于主动脉瓣下且无肺动脉狭窄时,左心室的氧合血大部分进入主动脉,发绀不明显。室间隔缺损位于肺动脉瓣下且无肺动脉狭窄时,左心室内的氧合血主要进入肺动脉,此时严重发绀。

肺动脉狭窄是生存的重要条件,若无肺动脉狭窄,肺循环血容量过多,出生后1年之内即可出现重度肺动脉高压和心力衰竭。

4. 超声特征　胸骨旁左心室长轴切面见室间隔上部较大缺损,与主动脉前壁连接中断,一条大动脉位置前移,骑跨于室间隔缺损断端之上,骑跨率多在75%以上,或完全起于右心室。

连续动态扫查见两条大动脉均主要连接右心室,可初步判定两条大动脉的发育程度和位置关系。肺动脉向后内走行,较短距离后出现分叉;而主动脉向前上走行,无分叉结构,走行较长后发出头臂动脉。狭窄的常为肺动脉。

大动脉的短轴呈两个相邻的环形结构,"环抱"征消失。在此切面可进一步确定主肺动脉的位置关系,观察两组半月瓣的数目及有无畸形。观察左、右冠状动脉的发出。

心尖四腔和五腔切面可显示室间隔上部回声失落及其与大动脉瓣口的位置关系,多数可同时显示并行的主肺动脉及其瓣下圆锥。

彩色多普勒观察左心室血流进入右心室和大动脉的情况;同时可观察到有无肺动脉窄狭、动脉导管未闭和瓣膜反流等。

右心室双出口为复杂先天性心脏病,可伴有多种畸形,因此,规范使用先天性心脏病的节段分析法十分重要。

四、临床拓展思维训练

1. 常见的圆锥动脉干畸形有哪些(10分,5种即可)?

法洛四联症、心室双出口、大动脉转位、共同动脉干、主肺动脉间隔缺损、肺动脉闭锁或主动脉闭锁等。对上述各类畸形的理解应从胚胎发育的角度去学习掌握,不同超声表现的圆锥动脉干畸形为胚胎发育异常停留在了不同的时间阶段所导致,因此程度各异,在不典型的情况下仅需要客观详细描述相应解剖形态学特征即可,不必强行分型。

2. 与右心室双出口相对应,左心室双出口也是一种先天性心脏病,请回答什么是左心室双出口(10 分)?

左心室双出口是罕见的复杂的心脏畸形(2 分),指两条大动脉完全或大部分起自解剖学左心室(3 分),是由于胚胎发育时动脉干分隔过度吸收,转位及异常移位,使双半月瓣向左过度移位,双瓣下圆锥不同程度吸收而导致(2 分)。室间隔缺损为右心室的主要血流出口(2 分),如不能及时治疗则预后不好(1 分)。

（孙菲菲）

病例 **13** 冠状动脉瘘（coronary artery fistula）

一、临床资料

1. 病史　患儿,男,6 月龄,因"咳嗽流涕,喂养困难,体重增长慢"就诊。查体:心率 101 次 /min,律不齐,胸骨左缘 3、4 肋间可闻及 4/6 级局限连续性杂音。

2. 超声资料(图 1-13-1~ 图 1-13-3)

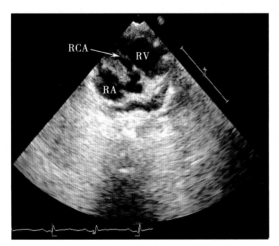

图 1-13-1　大动脉短轴切面二维图像
箭头所示为迂曲扩张的右冠状动脉。
RV. 右心室;RA. 右心房;RCA. right coronary artery, 右冠状动脉

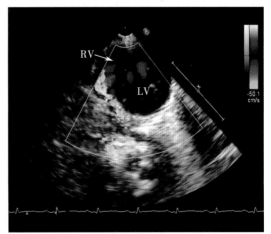

图 1-13-2　心室短轴切面异常血流进入右心室
箭头所示为右冠状动脉血流进入右心室。
RV. 右心室;LV. 左心室

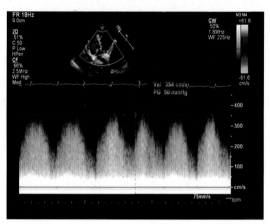

图 1-13-3　瘘口处频谱显示双期高速湍流

3. 其他检查资料　实验室检查发现红细胞沉降率(erythrocyte sedimentation rate, ESR)17mm/1h(升高); LDH_4 14.1%(升高), LDH_5 13.8%(升高)(lactate dehydrogenase, LDH, 乳酸脱氢酶)。心动图提示异常(图 1-13-4)。

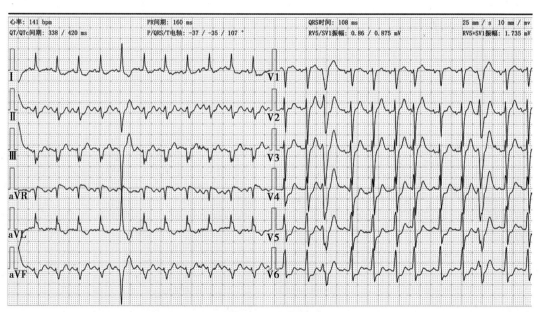

图 1-13-4　心电图: 窦性心动过速, 室性期前收缩

二、思考题及参考答案

1. 请结合病史及超声图像表现作出诊断(10 分)。

临床表现: 患者为婴儿, 结合发病年龄、喂养困难、发育迟缓、心脏杂音, 该患儿为先天性心脏病的可能性大(1 分)。

超声所见: 图 1-13-1 右冠状动脉起始段及中段扩张走行迂曲(2 分), 图 1-13-2 扩张的右冠状动脉绕右房室沟及右心室侧壁走行并进入右心室(1 分), 其内花色血流经右心室后侧壁进入右心室腔（2 分），图 1-13-3 频谱多普勒显示该血流为全心动周期高速左向右分流，峰值速度 3.5m/s（2 分）。

超声诊断：先天性心脏病：右冠状动脉 - 右心室瘘（2 分）。

2. 请结合超声表现作出鉴别诊断（10 分）。

（1）川崎病的冠状动脉瘤改变：表现为持续发热患儿合并冠状动脉局限性扩张，呈瘤样，以左、右冠状动脉起始段及分支多见，冠状动脉内血流信号暗淡，未见分流（2 分），经过一段时间随诊冠状动脉瘤内径可以减小，管腔内可以伴有血栓和管腔细小。而冠状动脉瘘是冠状动脉与心腔或大动脉异常连通，并出现分流（2 分），病变的冠状动脉内径扩张，但随诊观察内径不会减小。

（2）主动脉窦瘤破裂：主动脉根部增宽，主动脉窦部膨出，主动脉窦回声缺失（2 分），彩色多普勒局部可见全心动周期的左向右高速分流信号，多数分流为流入右心室，冠状动脉起源及走行正常（1 分）。

（3）左冠状动脉起始部连接肺动脉：是比较严重的先天性心脏病，主动脉左冠窦没有冠状动脉开口，在肺动脉根部侧壁可见左冠状动脉开口（2 分），出现冠状动脉起始段左向右分流（1 分）。

3. 结合病例进行彩色及频谱多普勒检查时有哪些注意事项（10 分）？

该患儿右冠状动脉内异常血流为高速分流，在彩色及频谱多普勒检测时要及时调节仪器，获得清晰全面准确的分流信息（2 分）。适当调节彩色血流增益，减少噪声信号（2 分）；调整速度标尺，消除或减轻色彩倒错，更准确地反映血流动态信息（2 分）；适当调节频谱图像的增益和标尺，边缘锐利，血流速度测量精准（2 分）。要沿冠状动脉的起始段、中段、远段及瘘口全程扫查，不遗漏有效的信息（2 分）。

三、要点与讨论

1. 胚胎发育　胚胎期最原始的心脏血流是由心肌中许多内皮细胞组成的宽大的小梁间隙所供应，这些间隙和心腔交通，并与心外膜血管相连。胚胎冠状动脉发育包括发生、新生、动脉形成。胚胎早期冠状动脉发生是由中胚层衍生的成血管细胞长成血管，血管新生则是在毛细血管和 / 或微静脉通过血管内皮细胞的增殖和前移形成，并扩展延伸，形成新的毛细血管网。冠状动脉血管丛发育早于冠状动脉主干的形成，位于主动脉和肺动脉根部周围，接触到主动脉根部外膜后启动凋亡机制穿入主动脉内壁，形成冠状动脉干。冠状动脉分布在心脏表面，而与心外膜血管和心肌中的血管窦状间隙相交通，窦状间隙逐渐压缩成细小的管道，与心腔交通闭合。如果发育障碍，心肌中部分宽大的窦状间隙持续存在，冠状动脉系统和心腔则产生异常交通，称为冠状动脉瘘。

2. 病理、分型及流行病学　冠状动脉主干或其分支与任何一个心腔或其他血管之间存在的先天性异常通道，称为冠状动脉瘘，是属于冠状动脉疾病的终止异常，大多数为先天性，少数为医源性、外伤、川崎病及感染或肿瘤所致。Krause 于 1866 年首先描述这种先天性畸形，冠状动脉瘘占先天性心血管畸形的 0.2%~0.25%。根据瘘管位置分为右冠状动脉瘘和左冠状动脉瘘，右冠状动脉瘘多见，约占 55%，左冠状动脉瘘约占 35%，双侧冠状动脉瘘占 5%~10%。冠状动脉瘘可发生于心脏和大血管的任何部位，分流量取决于瘘口的大小、形态和瘘口的部位以及有无合并其他畸形。瘘入右侧心腔可增加右心容量负荷和肺血流量，并可能导致肺动脉高压，瘘入左侧心腔可加重左心负荷,则可能出现左心室扩大和心力衰竭。冠状动脉瘘造成正常供血区血流量下降,导致局部心肌缺血,出现冠状动脉窃血现象,最终也可能出现心力衰竭和各种心律失常。细小冠状动脉瘘在出生后的随访时可以逐渐消失闭合。

3. 临床特征　分流量少时无症状,分流量大且病程长时可出现活动后呼吸困难、乏力、心绞痛和慢性心力衰竭等症状,心前区闻及连续性杂音。

4. 超声特征　本病例右冠状动脉起源正常,自起始段至中远段管径显著扩张,绕右心室外侧壁并沿右房室沟走行,于右心室后侧壁进入右心室腔,于右冠状动脉管腔内及右心室开口处探及花色血流信号,右心室开口处频谱显示为全心动周期高速左向右分流。因此结合其二维、彩色及频谱多普勒超声特征诊断考虑为右冠状动脉-右心室瘘。

由于冠状动脉瘘的起源、走行及引流部位复杂多变,因此检查时必须全面仔细,除常规的标准切面外,还应从一些非标准的切面追踪显示其行径的全貌。二维超声主要显示扩张的冠状动脉,了解其起源、走行和瘘口。彩色多普勒主要用于扫查瘘口的引流部位,脉冲及连续波多普勒进一步探测瘘口处的血流速度及压差,判断分流量。二维超声心动图结合多普勒可对大多数冠状动脉瘘作出初步诊断,并对病变冠状动脉及其瘘口进行定位,但由于冠状动脉走行迂曲,有时难以追踪全程,可结合冠状动脉造影及CTA结果。

四、临床拓展思维训练

1. 请回答冠状动脉瘘超声及其他影像检查注意事项(10分)。

(1)注意有无心脏其他畸形:其中20%患者合并其他先天性心脏病变,如房间隔缺损、室间隔缺损、动脉导管未闭和左位上腔静脉等(2分),在诊断冠状动脉瘘时还要常规把心房、心室、大动脉水平仔细反复地进行筛查。

(2)瘘口数量:注意探测冠状动脉瘘的数目和几支冠状动脉受累,以免遗漏诊断(2分),可以结合心导管造影、CTA全程观察左、右冠状动脉和分支及造影剂动态情况。

(3)注意有无冠状动脉窃血导致心肌节段运动异常及有无心脏功能异常(2分),可以结合心脏磁共振检测心肌及心腔有无改变。

(4)超声心动图是冠状动脉瘘的首诊手段(2分),可以快速、方便地观察冠状动脉病变的部位和瘘口分流。冠状动脉造影是诊断冠状动脉瘘的金指标,可以显示异常冠状动脉的起点至终点全程,显示冠状动脉的瘘口位置、形状及数量、冠状动脉扩张和迂曲,必要时临床通过进一步结合冠状动脉造影、心血管CTA检查及磁共振检查(2分),精准诊断,为临床诊断和治疗提供准确的信息。

2. 先天性冠状动脉异常及后天性冠状动脉疾病的超声诊断思路有哪些不同(10分)?

先天性冠状动脉异常多为小儿患者,进行超声检查时要注意冠状动脉的起源、数目、走行有无异常(2分);管腔有无狭窄或者扩张(局部或全程)(1分);是否有异常连接(如冠状动脉瘘)以及是否合并心内其他畸形(1分)。后天性冠状动脉疾病多为成人患者,冠状动脉的显示不再是重点,而要注重观察由冠状动脉疾病引起的心肌缺血改变对结构及功能的影响(2分)。进行超声检查时要注意心室壁的形态结构和运动状况(1分);瓣膜功能是否受损(1分);心脏整体功能是否受损(1分);有无心肌梗死并发症等(1分)。

(高　林)

病例 **14** 主肺动脉间隔缺损（aortopulmonary septal defect）

一、临床资料

1. 病史　患儿，女，2 月龄。因"支气管肺炎合并高碳酸血症"就诊。听诊双肺呼吸音粗，胸骨左缘第 3~4 肋间可闻及 3~4/6 级收缩期杂音伴震颤。

2. 超声资料（图 1-14-1~ 图 1-14-6、视频 1-14-1）

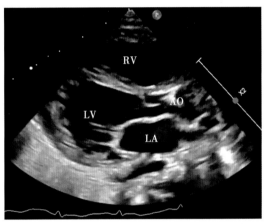

图 1-14-1　胸骨旁左心室长轴切面二维图像
AO. 主动脉；LA. 左心房；LV. 左心室；RV. 右心室

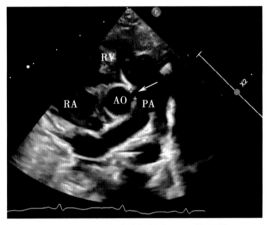

图 1-14-2　大动脉短轴切面二维图像
箭头所示为主动脉、肺动脉间隔回声中断。
AO. 主动脉；RA. 右心房；PA. 肺动脉；RV. 右心室

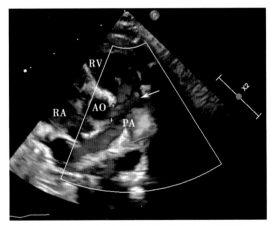

图 1-14-3　大动脉短轴切面彩色血流图像
箭头所示为主肺动脉间隔缺损处主动脉向肺动脉分流。
AO. 主动脉；RA. 右心房；PA. 肺动脉；RV. 右心室

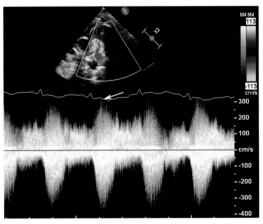

图 1-14-4　大动脉短轴连续波多普勒频谱图像
箭头所示为主肺动脉间隔缺损处分流频谱。

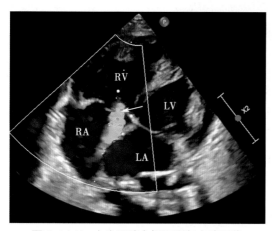

图 1-14-5 心尖四腔心切面彩色血流图像
箭头所示为三尖瓣反流。

LA. 左心房；LV. 左心室；RA. 右心房；RV. 右心室

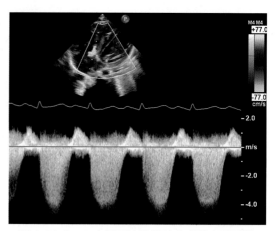

图 1-14-6 三尖瓣反流连续波多普勒频谱图像

视频 1-14-1

3. 其他检查资料(图 1-14-7、图 1-14-8)

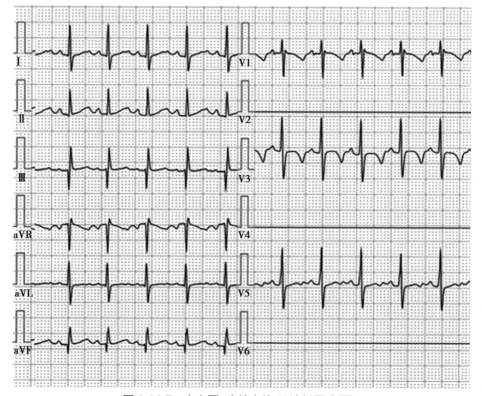

图 1-14-7 心电图：窦性心律，T 波低平、倒置

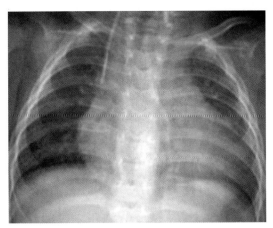

图 1-14-8　胸部数字 X 射线摄影（DR）:
双肺纹理增强、模糊,心影增大

二、思考题及相关答案

1. 请描述声像图表现,并作出诊断(10 分)。

临床表现:根据患儿 DR 提示,考虑肺血增多、心脏增大,另外心电图提示 T 波异常等,考虑肺血增多型先天性心脏病(1 分);听诊闻及胸骨左缘第 3~4 肋间 3~4/6 级收缩期杂音伴震颤,与室间隔缺损、动脉导管未闭杂音相似,应行超声心动图检查,着重观察心室、大动脉水平是否存在分流(1 分)。

超声所见:图 1-14-1 左心室长轴切面显示左心室增大(1 分);图 1-14-2 大动脉短轴切面显示主动脉与肺动脉之间的间隔中部出现回声中断(1 分);图 1-14-3、视频 1-14-1 大动脉短轴切面彩色多普勒显示缺损处由主动脉向肺动脉的红色分流血流(1 分);图 1-14-4 连续波多普勒探及缺损处以收缩期为主、连续性左向右分流频谱,分流峰速约 3m/s(1 分);图 1-14-5 心尖四腔心切面彩色多普勒探及三尖瓣轻 - 中度反流(1 分);图 1-14-6 连续波多普勒探及三尖瓣反流频谱,反流峰速约 4.3m/s,间接估测肺动脉收缩压约 75mmHg(1 分)。

超声诊断:先天性心脏病:主肺动脉间隔缺损(1 分),大动脉水平左向右分流;肺动脉高压(重度),三尖瓣反流(轻 - 中度)(1 分)。

2. 请回答本病的鉴别诊断和要点(10 分)。

(1)干下型室间隔缺损(1 分):干下型室间隔缺损的回声失落部位及彩色汇聚点在肺动脉瓣下方,Ⅰ型主肺动脉间隔缺损位于肺动脉瓣上方(1 分)。

(2)单纯型右肺动脉异位起源(1 分):右肺动脉异位起源时,右肺动脉不与肺动脉主干及左肺动脉相通,全部起源于升主动脉;ⅡB 型主肺动脉间隔缺损位于肺动脉分叉部,右肺动脉被部分分隔到主动脉侧,但左、右肺动脉分支的后壁仍然连续,右肺动脉仍与肺动脉主干及左肺动脉相通(1 分)。

(3)Ⅰ型共同动脉干(1 分):与Ⅲ型主肺动脉间隔缺损均可见一扩张的动脉干,但主肺动脉间隔缺损可见主动脉瓣、肺动脉瓣两组瓣环和瓣叶,而共同动脉干仅可见一组瓣环和瓣叶(1 分)。

(4)动脉导管未闭(1 分):动脉导管连接降主动脉,Ⅱ型主肺动脉间隔缺损在升主动脉远端,需要注意二者同时存在的情况(1 分)。

(5)回声失落伪像(1 分)：伪像可通过变换角度和切面,结合彩色及频谱多普勒超声进行排除(1 分)。

3. 本病的某些类型可以参与形成 Berry 综合征,该综合征包括哪几种畸形(10 分)？

包括Ⅱ型主肺动脉间隔缺损(2 分)、右肺动脉起源于升主动脉(2 分)、主动脉峡部发育不良(2 分)、动脉导管未闭(2 分)、室间隔完整(2 分)。

三、要点与讨论

1. 胚胎发育　胚胎第 5~8 周动脉干发育过程中,动脉干和心球的内膜组织局部增生,形成螺旋状的纵嵴,包括动脉干嵴和球嵴,两者相对而生,在中线处融合,即发育成主肺动脉干间隔和圆锥间隔,两者合称为圆锥动脉干间隔,又称主肺动脉分隔。该间隔呈螺旋状旋转发育,并向下延伸封闭室间孔。正常的圆锥动脉干间隔可分为三部分,从近及远,圆锥间隔分隔左、右心室的漏斗部,近端间隔分隔主肺动脉瓣膜,远端间隔分隔主动脉和肺动脉。圆锥动脉干间隔发育不完整,可导致主肺动脉之间存在缺损。

2. 病理、分型及流行病学　主肺动脉间隔缺损为主动脉与肺动脉之间的分隔发育异常导致升主动脉与主肺动脉之间遗留的先天性缺损,又称主 - 肺动脉窗或主肺动脉瘘。

(1)Mori 分型：Ⅰ型为近端缺损型,缺损紧邻半月瓣上方。此型最常见。Ⅱ型为远端缺损型,缺损位于升主动脉远端与主肺动脉分叉处之间。Ⅲ型为混合型,主肺动脉间隔几乎完全缺如。

(2)Berry 补充：ⅡA 型为右肺动脉仍与肺动脉及左肺动脉相连,主动脉弓可正常或缩窄。ⅡB 型为右肺动脉起源于升主动脉,左、右肺动脉起始端分开,但后壁仍相连。易合并主动脉弓发育不良或离断。

该病较罕见,发病率约占先天性心脏病的 0.15%,男性多见。主肺动脉间隔缺损多为圆形或类圆形,单个多见,偶可见双孔或筛孔样缺损。患者大动脉与心室的连接关系通常是正常的。50% 患者合并其他心脏解剖畸形。

3. 临床特征　主肺动脉间隔缺损大动脉水平的分流量大,其病程进展快,预后差,早期即可出现营养不良、呼吸困难、上呼吸道感染,甚至充血性心力衰竭,并可于新生儿期或幼儿早期出现肺动脉高压,如不手术,约 50% 患儿在幼年死亡。

4. 超声特征　左心室长轴切面上表现为左心室增大。大动脉短轴切面、右心室流出道长轴切面和肺动脉长轴切面是显示该病的主要诊断依据。Ⅰ型缺损位置紧邻肺动脉瓣上,不累及肺动脉分叉部,在右心室流出道长轴切面可清楚显示缺损边缘与肺动脉瓣环的距离；Ⅱ型缺损位置邻近肺动脉分叉部,需要调整到肺动脉长轴切面方显示缺损的部位及右肺动脉与主动脉的关系；Ⅲ型主肺动脉间隔几乎完全缺如。需要注意同时观察两组半月瓣的发育情况。胸骨上窝切面能显示主动脉弓的发育情况。彩色多普勒超声可显示缺损处的分流,无肺动脉高压时为连续左向右分流,有肺动脉高压时可见右向左分流；胸骨上窝切面彩色多普勒超声还能够观察主动脉弓峡部及降部有无缩窄的汇聚现象。缺损处的频谱形态一般为连续性,缺损较大时一般 <2.5m/s,缺损较小时速度可较快,出现肺动脉高压时,舒张期分流速度降低明显；当存在主动脉缩窄时,可检测缩窄部位及缩窄处的收缩期高速血流,一般 >2m/s。当缺损较小或经胸超声质量欠佳时,可经食管超声明确诊断。

四、临床拓展思维训练

1. 主肺动脉间隔缺损如何引起肺动脉高压（10 分）？

主肺动脉间隔缺损的病理改变主要是升主动脉与肺动脉之间的缺损和分流，分流量大小和方向取决于缺损大小和主肺动脉间的压力差（2 分）。早期升主动脉压力在整个心动周期均高于肺动脉，大动脉水平左向右分流，引起肺循环血流量增加，导致动力型肺动脉高压，出现左心室增大和充血性心力衰竭（3 分）。当缺损大，分流量较大时，产生动力型肺动脉高压时间较早（2 分）。当肺动脉压力高于主动脉时，开始出现大动脉水平双向分流或右向左分流，继续发展导致肺小动脉病理性增厚，引起阻力型肺动脉高压，出现右心室肥大和右心衰竭（3 分）。

2. 患儿进行了体外循环下结扎手术，可能会出现哪些手术并发症（答 5 种即可，每种 2 分，10 分）？

（1）主动脉或肺动脉破裂出血。

（2）假性动脉瘤形成。

（3）结扎后再通或残余分流。

（4）感染性心内膜炎。

（5）心包积液。

（6）心包炎等。

（乔　伟）

病例 15 肺静脉异位连接（anomalous pulmonary venous connection）

一、临床资料

1. 病史　患儿，男，5 月龄余，因"呼吸困难 2 天"就诊。无既往病史。听诊双肺呼吸音粗，心率 95 次 /min，律齐，胸骨左缘第 3 肋间可闻及 3/6 级全心动周期杂音。

2. 超声资料 （图 1-15-1~ 图 1-15-7、视频 1-15-1、视频 1-15-2）

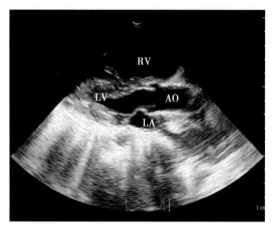

图 1-15-1　胸骨旁左心室长轴切面二维图像
AO. 主动脉；LA. 左心房；LV. 左心室；RV. 右心室

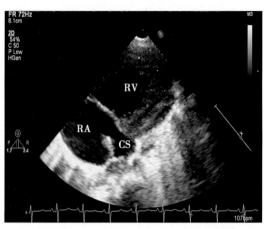

图 1-15-2　胸骨旁四腔心矫正切面二维图像
CS. 冠状静脉窦；RA. 右心房；RV. 右心室

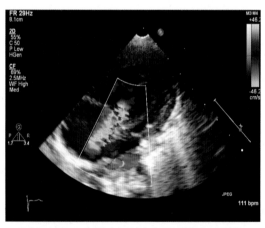

图 1-15-3　胸骨旁四腔心切面彩色血流图像

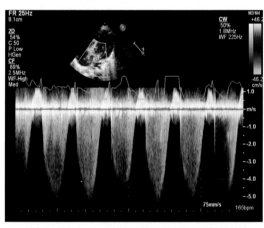

图 1-15-4　三尖瓣反流连续波多普勒图像

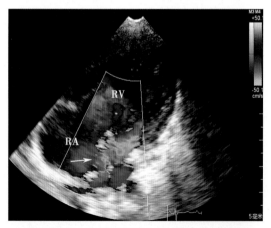

图 1-15-5　胸骨旁四腔心切面彩色血流图像
箭头所示为房水平右向左分流信号。
RA. 右心房；RV. 右心室

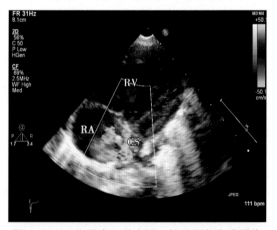

图 1-15-6　胸骨旁四腔心矫正切面彩色血流图像
CS. 冠状静脉窦；RA. 右心房；RV. 右心室

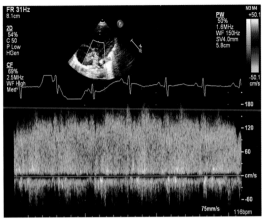

图 1-15-7　胸骨旁四腔心矫正切面频谱多普勒图像

视频 1-15-1 ——— 视频 1-15-2

二、思考题及参考答案

1. 请结合病史及超声图像表现作出诊断（10 分）。

临床表现：患儿呼吸困难 2 天，听诊心前区可闻及全心动周期杂音，符合先天性心脏病的特点。部分先天性心脏病患者体质弱，常患肺炎（1 分）。

超声所见：图 1-15-1 左心明显变小，室间隔偏向左心室侧，右心显著扩张（1 分）；图 1-15-2 冠状静脉窦显著扩张（1 分）；图 1-15-3 和图 1-15-4 三尖瓣探及中度反流，反流峰速约 5m/s，间接估测肺动脉收缩压约 100mmHg（1 分）；图 1-15-5 房间隔中上部较大回声失落，房水平探及右向左分流信号（1 分）；视频 1-15-1、图 1-15-5 左心房面积明显减小，左心房壁未见肺静脉结构相连，其后方可见一管状结构（1 分）；视频 1-15-2、图 1-15-6、图 1-15-7 管状结构与冠状静脉窦相连，后者扩张，彩色多普勒及频谱多普勒显示该管状结构内血流进入冠状静脉窦，为全心动周期样频谱，流速为 1.7m/s（1 分）。

超声诊断：先天性心脏病：完全型肺静脉异位连接（心内型，连接冠状静脉窦）（1 分）；房间隔缺损（继发孔型），房水平右向左分流（1 分）；肺动脉高压（重度），三尖瓣中度反流（1 分）。

2. 此类疾病需要与哪几种心血管畸形相鉴别（10 分）？

（1）完全型左侧三房心：三房心的隔膜位置常与二尖瓣环近于平行，而共同肺静脉干的走行与二尖瓣环有一定的角度；彩色多普勒在副房内探及的血流色彩较暗，而共同肺静脉干的血流色彩则较明亮；频谱多普勒在共同肺静脉干内探及双期连续静脉血流频谱，明显不同于副房内的双峰正向血流频谱；共同肺静脉干内的血流速度较快（4 分）。

（2）永存左上腔静脉连接冠状静脉窦：永存左上腔静脉连接冠状静脉窦时，胸骨上窝切面主动脉弓降部左前方可见一血管腔,源自左颈静脉和左锁骨下静脉,其内为蓝色背离探头方向的静脉血流。沿血流走行探查,于心底短轴切面左心耳与左上肺静脉之间可显示该管状结构向下延续,连接于冠状静脉窦。冠状静脉窦扩张,其内血流速度较慢,彩色多普勒可显示较暗的血流信号,而肺静脉连接正常。共同肺静脉干连接冠状静脉窦时,左心房壁未见肺静脉连接,冠状静脉窦内血流流速较快,为花色血流(3 分)。

(3)无顶冠状静脉窦型房间隔缺损:无顶冠状静脉窦型房间隔缺损时,胸骨旁右心室长轴和心尖四腔心切面显示右心房和右心室扩张,主动脉根部短轴切面显示肺动脉及其分支扩张。室间隔呈弧形向左心室侧。冠状静脉窦扩张,出现冠状静脉窦完全缺失或部分缺失,而产生房水平左向右或右向左分流。无顶冠状静脉窦型房间隔缺损的患者可探查到肺静脉与左心房连接,而无其他异常静脉连接(3 分)。

3. 本病的超声诊断要点是什么(10 分)?

(1)四支肺静脉未与左心房连接(2 分)。

(2)左心房后方异常共同肺静脉干(2 分)。

(3)共同肺静脉干与体静脉、冠状静脉窦或右心房连接(2 分)。

(4)房间隔回声失落,房水平右向左分流(1 分)。

(5)右心房、右心室明显扩大,右心室流出道、肺动脉内径明显增宽(1 分)。

(6)左心房、左心室显著减小(1 分)。

(7)引流部位的体静脉扩张(1 分)。

三、要点与讨论

1. 胚胎发育　胚胎 4~5 周时,原始肺静脉丛逐步融合形成共同肺静脉干,并与原始左心房后壁连接。胚胎 5~6 周时,共同肺静脉干的肺端静脉丛汇合形成左、右两支静脉血管,随即又各自发育形成两支静脉血管,共四支肺静脉。随着进一步发育,四支静脉分别直接连接左心房。当共同肺静脉干发育不全、退化或者闭锁时,原始肺静脉丛与内脏静脉丛的连接残留,可发育为部分型肺静脉异位连接或完全型肺静脉异位连接。

2. 病理、分型及流行病学　1942 年,Brody 根据肺静脉与左心房连接的数目关系将肺静脉异位连接分为部分型和完全型。1957 年,Darling 按连接部位将完全型肺静脉异位连接分为以下四型:心上型(42%~60%),心内型(21%~43%),心下型(8%~28%)和混合型(3%~10%)。

3. 临床特征　完全型肺静脉异位连接的患儿,如果未经治疗,50% 将在出生后 3 个月内死亡;80% 以上将在 1 岁内死亡;10%~20% 将发展为心力衰竭。完全型肺静脉异位连接时,肺动脉高压经常较早出现且较严重;而左心系统常发育不良,比例较小。右心房的混合血除了流入右心室及肺动脉以外,还通过房间隔缺损或卵圆孔未闭流入左心房,形成房水平右向左分流,该分流是患儿维持生命的重要血流动力学代偿机制。由于右向左分流,患者会出现明显发绀症状。

部分型肺静脉异位连接时,单支异位引流者多无症状,双支异位引流者常于青年期以后出现症状,三支异位引流者血流动力学变化接近于完全型肺静脉异位连接,多出现肺动脉高压及右心衰竭。部分型肺静脉异位连接合并房间隔缺损时,往往比单纯性肺静脉异位连接或房间隔缺损更早出现肺动脉高压和右心衰竭。

4. 超声特征　完全型肺静脉异位连接主要见于婴幼儿,对于右心显著增大、左心明显减小、合并肺动脉高压的患儿,需多切面扫查以除外完全型肺静脉异位连接。当考虑患儿为完全型肺静脉异位连接时,应仔细扫查房间隔,确定存在房间隔缺损。房间隔缺损伴房水平右向左分流是保证患儿能够生存的重要血流动力学代偿机制。

成人患者中,大多数为部分型肺静脉异位连接。对于单纯房间隔缺损不能解释的右心增大,或者无明显原因的右心增大,需多切面观察肺静脉回流情况,显示困难时可经食管超声检查协助诊断。诊断要点包括:左心房壁可见 1~2 支肺静脉的开口;1~2 支肺静脉与体静脉或右心房连接;可伴有房间隔缺损,房水平左向右分流;右心房、右心室及肺动脉不同程度扩张;左心房、左心室无明显变化或不同程度缩小;引流部位的体静脉扩张。

四、临床拓展思维训练

1. 请结合胚胎学知识,列举完全型肺静脉异位连接时,血液经肺脏循环后回流进入心脏的途径(10 分)。

(1)心上型:心上型肺静脉异位连接保留了肺静脉与主静脉系统的连接。患者的双侧肺静脉汇流形成一个汇合腔,紧挨着左心房后方。血液自该汇合腔经垂直静脉上行,最常与左无名静脉相连。心上型肺静脉连接的其他位置包括右侧上腔静脉、奇静脉或永存左上腔静脉,永存左上腔静脉可通过冠状静脉窦回流入右心房(3 分)。

(2)心内型:心内型肺静脉异位连接保留了肺静脉与主静脉系统的连接。患者的肺静脉直接汇入心脏,但不与左心房正常相连,而是与冠状静脉窦后侧相连,或直接与右心房相连(3 分)。

(3)心下型:心下型肺静脉异位连接保留了肺静脉与脐卵黄静脉系统的连接。患者的肺静脉回流进入垂直静脉,垂直静脉自下方穿出纵隔,经食管裂孔通过膈肌,最常进入门静脉。其他连接方式包括与肝静脉、静脉导管、膈肌上或膈肌下的下腔静脉相连(2 分)。

(4)混合型:混合型肺静脉异位连接是指在两个或两个以上不同水平连接的组合。混合型肺静脉异位连接最常见的组合方式为 3 支肺静脉汇合形成一支总静脉,第 4 支静脉经单独的静脉连接回流(2 分)。

2. 请简述本病如经手术治疗,术后超声检查的重点(10 分)。

(1)成人肺静脉回流入左心房的情况(3 分)。

(2)肺静脉有无梗阻(3 分)。

(3)房间隔缺损修补后有无残余分流(3 分)。

(4)冠状静脉窦内有无异常回声(1 分)。

(宋 光)

病例 16 冠状静脉窦异常（abnormal coronary sinus）

一、临床资料

1. 病史 患儿，男，10 岁，因"近 1 个月来长叹气"就诊。无既往病史。听诊双肺呼吸音清，心率 82 次 /min，律齐。

2. 超声资料 （图 1-16-1～ 图 1-16-3、视频 1-16-1）

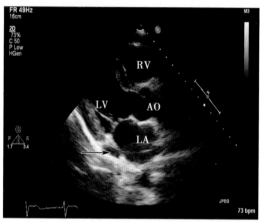

图 1-16-1 胸骨旁左心室长轴切面二维图像
箭头所示为扩张的冠状静脉窦。

AO. 主动脉；LA. 左心房；LV. 左心室；RV. 右心室

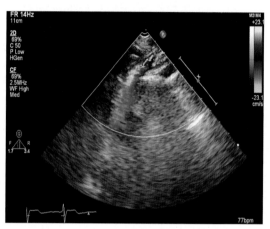

图 1-16-2 胸骨上窝主动脉弓长轴矫正切面
彩色血流图像

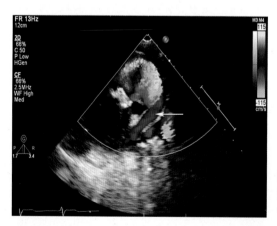

图 1-16-3 胸骨旁大动脉根部
短轴矫正切面彩色血流图像
箭头所示为永存左上腔静脉。

视频 1-16-1

二、思考题及参考答案

1. 请结合病史及超声图像表现作出诊断（10 分）。

临床表现：10 岁男性患儿长出气来诊，应注意除外心脏疾患（1 分）。

超声所见：图 1-16-1 各心腔内径在正常范围，左心室各壁向心运动良好。房室沟附近可见增宽的冠状静脉窦（2 分）；视频 1-16-1 冠状静脉窦宽约 7.6mm（1 分）；图 1-16-2 降主动脉左侧可见一静脉结构，其内为颜色暗淡的背离探头方向血流（2 分）；图 1-16-3 彩色多普勒追踪扫查发现该静脉结构与冠状静脉窦连接（2 分）。

超声诊断：冠状静脉窦增宽，注意永存左上腔静脉（2 分）。

2. 此类异常需要与哪几种结构或疾病相鉴别？鉴别点是哪些（10 分）？

（1）左上肋间静脉：左上肋间静脉相对细小，追踪其来源，可发现为另一血管（第一肋间静脉）由左下至右上弧形转折而来，超声图像扇尖附近可见正常发育和走行的左无名静脉（4 分）。

（2）完全型心上型肺静脉异位连接：完全型心上型肺静脉异位连接的垂直静脉与永存左上腔静脉的血流方向相反，垂直静脉内为朝向探头方向的血流（4 分）。

（3）二尖瓣闭锁伴房间隔完整时的左侧心房主静脉：二尖瓣闭锁伴房间隔完整时，回流入左心房的肺静脉血经左侧心房主静脉回流入左侧头臂静脉，显示为朝向探头方向的红色离心血流和正向连续血流频谱，速度较快（2 分）。

3. 如果在检查中冠状静脉窦内检出有异常花色血流信号，该如何继续超声扫查（10 分）？

（1）应考虑冠状静脉窦内存在动静脉瘘的可能性最大（3 分）。

（2）观察瘘口位置，在瘘口处测量血流频谱，往往可探及全心动周期信号（3 分）。

（3）冠状静脉窦异常血流信号反向追踪，寻找瘘管的另一端，最可能的是冠状动脉瘘入冠状静脉窦（3 分）。

（4）同时可在该冠状动脉起始部发现其内径增宽（1 分）。

三、要点与讨论

1. 胚胎发育　胚胎期左前主静脉近端逐渐退化、变细，形成左心房斜韧带；若退化过程不完全，则形成永存左上腔静脉。

2. 病理、分型及流行病学　永存左上腔静脉经冠状静脉窦引流入右心房有三种类型：双侧上腔静脉并存，左、右上腔静脉完全分离，约 80%；双侧上腔静脉并存，有头臂静脉桥相交通；右上腔静脉缺如，左、右头臂静脉汇合至左上腔静脉，经冠状静脉窦引流入右心房。

永存左上腔静脉是最常见体静脉异常，发生率在普通人群中约 0.5%，在先天性心脏病患儿中占 2.8%~4.3%，在内脏转位者中占 30%。

3. 临床特征　左上腔静脉血引流入右心房者，无血流动力学改变，无症状和体征。但因其会造成体外循环时腔静脉血的不充分引流，或心导管插入困难，故术前应常规检查以除外此畸形。

4. 超声特征　永存左上腔静脉连接冠状静脉窦时，胸骨上窝切面主动脉弓降部左前方可见一血管腔，源自左颈静脉和左锁骨下静脉，其内为蓝色背离探头方向的静脉血流。沿血流走行探查，显示该管状结构向下延续，连接于冠状静脉窦。冠状静脉窦扩张，彩色多普勒可显示较暗的血流信号，而肺静脉连接正常。

四、临床拓展思维训练

1. 请根据所学知识,列举其他可引起冠状静脉窦扩张的疾病(回答 3 种即可,10 分)。

(1)无顶冠状静脉窦型房间隔缺损。

(2)引起右心系统压力升高的疾病,例如肺部疾病。

(3)肺静脉异位连接(心内型)。

(4)冠状静脉窦口狭窄

(5)冠状静脉窦口闭锁。

(6)冠状静脉窦占位。

2. 如何向患者解释本病的形成以及相关注意事项(10 分)?

胚胎早期,左、右两条前主静脉对称发育。随着胚胎发育继续进行,右侧前主静脉发育成右侧上腔静脉,并连接于右心房。左侧前主静脉大部分逐渐退化吸收,演变为左心房斜韧带,不再具有血管的特性;而连接心脏的小部分左侧前主静脉结构继续发育形成冠状静脉窦结构。如果发育过程中左侧前主静脉没有退化,继续发育成左侧上腔静脉,则被称作为永存左上腔静脉。永存左上腔静脉通常与冠状静脉窦保持连接,与右侧上腔静脉同时存在时,又称为双上腔静脉(4 分)。

永存左上腔静脉在普通人群中的发生率约占 0.5%,大多数不合并其他心内畸形。孤立型永存左上腔静脉没有血流动力学异常,通常没有临床症状和体征(3 分)。

需要注意的是,当进行心导管检查[静脉置入肺动脉导管(Swan-Ganz 导管,即斯旺 - 甘兹导管)、起搏器、埋藏式心律转复除颤器导联]或者采用逆行灌注心脏停搏时,左上腔静脉可能会对上述检查和手术的过程产生干扰(3 分)。

(宋 光)

病例 **17** 三尖瓣下移畸形(downward displacement of the malformed tricuspid valve)

一、临床资料

1. **病史**　患儿,女,9 岁,因"心前区不适 3 月余"就诊。无发热,活动略受限,易感冒,偶有发绀。血压 100/65mmHg,心率 69 次 /min,胸骨左缘第 3、4 肋间可闻及 3~4/6 级收缩期杂音。

2. 超声资料（图 1-17-1～ 图 1-17-6、视频 1-17-1）

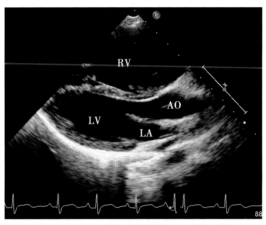

图 1-17-1　左心室长轴切面二维图像
AO. 主动脉；LA. 左心房；LV. 左心室；RV. 右心室

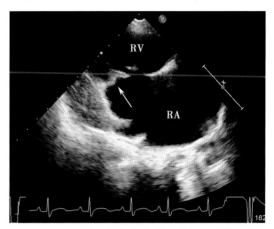

图 1-17-2　胸骨旁右心室流入道切面二维图像
箭头所示为三尖瓣后叶。
RA. 右心房；RV. 右心室

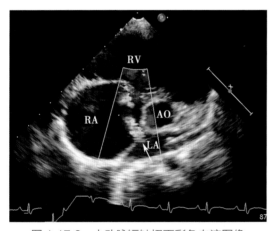

图 1-17-3　大动脉短轴切面彩色血流图像
箭头所示为房水平左向右分流。
AO. 主动脉；LA. 左心房；RA. 右心房；RV. 右心室

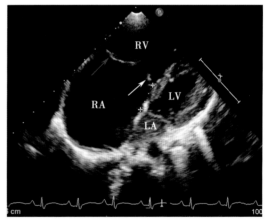

图 1-17-4　胸骨旁四腔心切面二维图像
红箭头所示为三尖瓣前叶；白箭头所示为三尖瓣隔叶。
LA. 左心房；LV. 左心室；RA. 右心房；RV. 右心室

视频 1-17-1

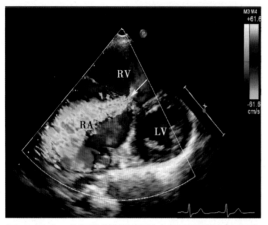

图 1-17-5 非标准胸骨旁四腔心切面彩色血流图像
箭头所示为重度三尖瓣反流。
LV. 左心室；RA. 右心房；RV. 右心室

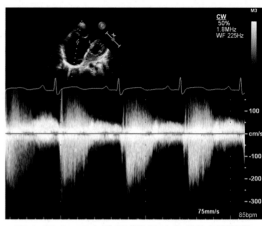

图 1-17-6 三尖瓣反流连续波多普勒频谱图像

3. 其他检查资料(图 1-17-7、图 1-17-8)

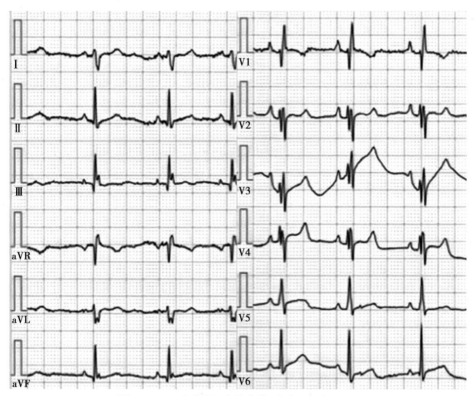

图 1-17-7 心电图：窦性心律,心率 75 次 /min

病例 17　三尖瓣下移畸形(downward displacement of the malformed tricuspid valve)

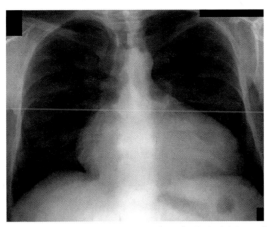

图 1-17-8　胸部数字 X 射线摄影(DR):心胸比例明显增大

二、思考题及参考答案

1. 请结合病史描述声像图并作出诊断(10 分)。

临床表现:患儿心前区不适,有发绀史,听诊有心脏杂音,DR 提示心影大呈倒置漏斗形,考虑患有先天性心脏病(1 分)。

超声所见:图 1-17-1 右心大(1 分)。图 1-17-2 三尖瓣后叶附着点下移,瓣尖挛缩,增厚,回声增强,右心房大(1 分)。图 1-17-3 房间隔中上部少量左向右分流(1 分)。视频 1-17-1 右心房大,三尖瓣重度反流(1 分)。图 1-17-4 三尖瓣存在对合间隙,前叶及隔叶下移,隔叶距二尖瓣前叶约 20mm,(1 分)。图 1-17-5 三尖瓣重度反流信号。图 1-17-6 三尖瓣收缩期反流峰速小于 2.8m/s(1 分)。

超声诊断:先天性心脏病:三尖瓣下移畸形(前叶、后叶、隔叶均下移)(1 分);三尖瓣叶挛缩伴重度反流(1 分);房间隔缺损(继发孔型),房水平少量左向右分流(1 分)。

2. 超声诊断该病需观察哪些内容(10 分)?

正常情况下,三尖瓣隔叶附着点略低于二尖瓣前叶附着点,二者相距小于 10mm。三尖瓣下移畸形的诊断标准:下移距离 / 体表面积$>0.8mm/m^2$(2 分)。

二维超声内容如下。

(1)胸骨旁左心室长轴切面显示右心比例增大,同时可观察室间隔矛盾运动及是否合并其他畸形(1 分)。

(2)胸骨旁右心室流入道切面为观察后叶的最佳切面,可显示前叶及后叶的附着点及瓣叶的发育情况,测量后叶下移的距离,同时可显示扩大的右心房、房化右心室和右心室(1 分)。

(3)胸骨旁大动脉短轴及四腔心切面可观察隔叶的附着点,显示隔叶的下移程度,探查是否存在房间隔缺损,测量房化右心室的大小及评估瓣叶和腱索的情况等(2 分)。

频谱多普勒:测量反流速度,估测右心室及肺动脉收缩压(2 分)。

彩色多普勒:表现为收缩期自三尖瓣口进入房化右心室及右心房内的蓝色为主的五彩镶嵌反流束(1 分)。反流有时呈低速层流状态,易低估,需调整超声参数仔细探查(1 分)。

3. 请简述本病的鉴别诊断(10 分)。

鉴别诊断主要包括房间隔缺损伴三尖瓣反流、三尖瓣缺如、右心室限制型心肌病等(3 分)。

(1)房间隔缺损常伴三尖瓣反流,但瓣叶的附着点无异常(2 分)。

(2)三尖瓣缺如时,瓣叶发育不良,瓣下结构均未发育成形,呈树丛状附着于右心室游离壁及室间隔(2分)。

(3)右心室限制型心肌病是由右心室心内膜及内层心肌纤维化,心肌收缩和舒张功能受损造成的。可见三尖瓣的后叶、隔叶与心室壁粘连,影响瓣叶活动(3分)。

三、要点与讨论

1. 胚胎发育 胚胎第 5 周,心内膜垫形成,包括腹侧、背侧、左侧、右侧 4 个突起,及位于腹侧与右侧之间的第 5 个突起。第 6 周,腹背两侧突起对接形成中间隔,中间隔向上与原发隔融合封闭原发孔,向下参与构成室间隔膜部。随后心内膜垫及邻近的心肌组织发育形成二、三尖瓣,并附着在胶原纤维形成的瓣环上。目前认为,三尖瓣后叶、隔叶、前叶分别来自右侧突起、桥瓣、第 5 个突起。腱索、乳头肌最初由邻近瓣口的心肌组织构成,随后连接房室瓣的肌性成分逐渐纤维化形成腱索。连接心室壁的肌性成分逐渐融合形成乳头肌。也有学者认为房室口周围的心肌组织可能也参与了二、三尖瓣的形成。

三尖瓣下移畸形又称埃布斯坦(Ebstein)畸形,是在胚胎发育早期,原始瓣膜内结缔组织和肌肉的发育异常所导致。有学者认为三尖瓣隔叶及后叶更靠近心尖时将导致此畸形。亦有学者认为当基因异常表达,可造成房室交界处特有脂肪组织异位增殖表达,进而三尖瓣组织异位表达,造成此畸形。

2. 病理、分型 病理解剖特点如下。

(1)三尖瓣环向心尖方向螺旋形下移。隔叶和后叶离开瓣环下移至右心室壁,瓣叶常短小、卷曲、挛缩。前叶一般不下移,瓣叶常宽大畸形呈帆样。右心房室环扩张,三尖瓣关闭不全。

(2)右心室被分为房化右心室和功能右心室。房化右心室为三尖瓣瓣环至下移的瓣叶,收缩活动较差。功能右心室为下移的瓣叶至肺动脉瓣环,有一定收缩功能。

(3)多数患者伴其他畸形。

Carpentier 分型如下,A 型:功能右心室有充足容量,房化右心室小,前瓣正常,后瓣轻度下移;B 型:房化右心室很大,前瓣活动自如,后瓣、隔瓣明显下移;C 型:前瓣活动受限,后瓣、隔瓣严重发育不良,仅剩部分瓣膜残迹组织;D 型:房化右心室明显扩大,全部瓣膜严重发育不全,功能右心室发育不良,房化右心室和右心室漏斗部仅通过前瓣、隔瓣交界处的小孔相通。

3. 临床特征 血流动力学异常的程度取决于房化右心室大小、三尖瓣附着于右心室壁的部位、三尖瓣关闭不全的程度及右心室功能障碍的程度。同时,房化右心室与功能右心室矛盾的收缩舒张运动,会加重血流动力学的紊乱。多数患者常合并房间隔缺损或卵圆孔未闭。临床表现差异大,轻者可无症状,多数表现为逐渐加重的发绀、活动后气促等。听诊有杂音,20%~30% 有心动过速。

4. 超声特征

(1)右心室增大。

(2)三尖瓣附着点下移,发生概率隔叶>后叶>前叶。

(3)房化右心室形成。

(4)常合并房间隔缺损或卵圆孔未闭。

(5)是否合并其他畸形。

通过三尖瓣后叶下移诊断本病更准确、可靠。

四、临床拓展思维训练

1. 请回答在心尖四腔心切面，三尖瓣的测量要求及标准值（10 分）。

患者左侧卧位，将探头置于心尖搏动处，声束指向右胸锁关节。在正常心尖四腔心切面中右心室呈三角形，面积相较左心室小。可见二尖瓣的前后叶、三尖瓣的隔叶及前叶（2 分）。

应用脉冲多普勒于三尖瓣瓣尖右心室侧测量通过三尖瓣的前向血流速度，取样容积设置 1~3mm，记录至少一个呼吸周期，建议在呼气末测量或记录整个呼吸周期后进行平均测量（1 分）。三尖瓣舒张期有两个波峰：舒张早期（E 峰），心房收缩时（A 峰）（1 分）。如果存在反流，可用连续波频谱多普勒测量反流峰速估测肺动脉收缩压（1 分）。应用组织多普勒测量三尖瓣侧壁瓣环速度，有三个波峰：收缩期（s′ 峰），舒张早期（e′ 峰），舒张晚期（a′ 峰）（1 分）。

中国成年人三尖瓣舒张早期峰值流速（E-tv）为 0.31~0.86m/s；三尖瓣舒张晚期峰值流速（A-tv）为 0.19~0.67m/s；三尖瓣 E/A 比值（E/A-tv）为 0.5~2.5（2 分）。三尖瓣侧壁瓣环收缩期速度为 8.1~17.9cm/s；舒张早期速度为 5.4~20.0cm/s；舒张晚期速度为 5.4~20.3cm/s；e′-tv 与 a′-tv 比值范围为 0~2；E-tv 与 e′-tv 比值范围为 1.9~8.1（2 分）。

2. 该病怎么治疗，预后如何（10 分）？

三尖瓣下移畸形较少见，如未及时治疗，25% 在 10 岁内死亡，大多数在 10~40 岁死亡，约 2/3 死于心力衰竭（2 分）。

治疗原则如下。

（1）新生儿：对症治疗，可输注前列腺素以维持肺循环。定期超声评估，无恶化可择期手术（2 分）。

（2）心功能 Ⅰ 级、能正常活动的患者，无须手术，定期评估，如出现右心衰竭可行标准心力衰竭治疗（1 分）。

（3）部分心功能 Ⅰ 级和 Ⅱ 级患者，心功能下降、心脏进行性扩大或发绀加重者应手术（1 分）。

（4）心功能 Ⅲ 级和部分 Ⅳ 级患者，尤其是心力衰竭和发绀严重者应手术（1 分）。

（5）手术年龄宜在 12 岁以上，目的是消除三尖瓣关闭不全，重建右心室功能（1 分）。

手术方式：瓣膜修补术、瓣膜置换术、丰唐（Fontan）手术、迷路手术、间隔缺损的修补、经射频导管消融术、心脏移植等（2 分）。

（孙菲菲）

病例 **18** 心内膜弹力纤维增生症（endocardial fibroelastosis）

一、临床资料

1. 病史　患儿，男，6 月龄，因"精神萎靡，呼吸困难，伴有喂养困难 5 天"就诊。体格检查：

患儿下颌部发青,可见三凹征阳性;心脏听诊心动过速,心音减弱,二尖瓣听诊区收缩期可闻及杂音;肺部听诊可闻及湿啰音。

2. 超声资料(图 1-18-1~ 图 1-18-7、视频 1-18-1、视频 1-18-2)

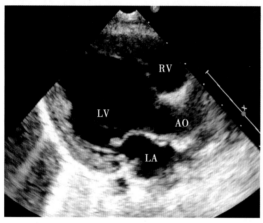

图 1-18-1 左心室长轴切面二维图像

LA. 左心房;LV. 左心室;RV. 右心室;AO. 主动脉

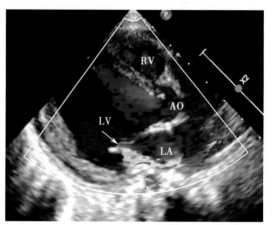

图 1-18-2 左心室长轴切面彩色血流图像

箭头所示为二尖瓣反流。

LA. 左心房;LV. 左心室;RV. 右心室;AO. 主动脉

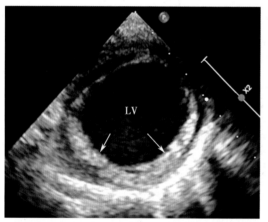

图 1-18-3 左心室短轴切面二维图像

箭头所示为左心室的下壁、下侧壁和后间隔部位心内膜明显增厚,回声增强,与心肌界限明显。

LV. 左心室

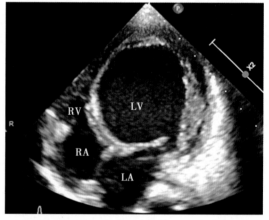

图 1-18-4 心尖四腔心切面二维图像

LA. 左心房;LV. 左心室;RV. 右心室;RA. 右心房

视频 1-18-1 视频 1-18-2

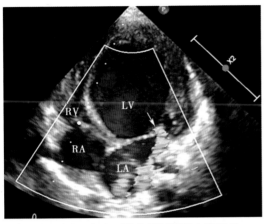

图 1-18-5　心尖四腔心切面彩色血流图像

箭头所示为二尖瓣反流。

LA. 左心房；LV. 左心室；RV. 右心室；RA. 右心房

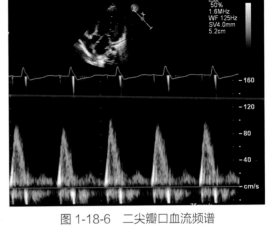

图 1-18-6　二尖瓣口血流频谱

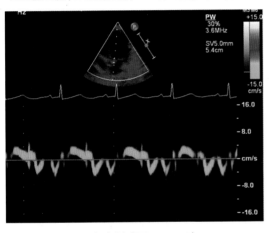

图 1-18-7　组织多普勒测量

室间隔处二尖瓣环速度图

3. 其他检查资料（图 1-18-8）

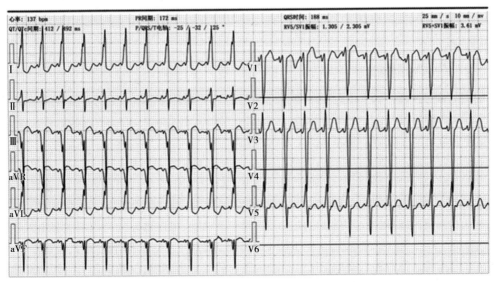

图 1-18-8　心电图：窦性心律，心室预激波

二、思考题及相关答案

1. 请结合病史及超声图像表现作出诊断(10 分)。

临床表现:患儿 6 个月,出现精神萎靡,呼吸困难,发绀;心脏听诊心动过速,心音减弱,二尖瓣听诊区可闻及杂音;肺部听诊可闻及湿啰音;心电图提示心室预激波。考虑存在先天性心脏病,应行超声心动图检查(1 分)。

超声所见:图 1-18-1、图 1-18-4、视频 1-18-1 示左心室及左心房增大,左心室呈球形扩张,室间隔明显呈弧形膨向右心室侧,左心室各壁向心运动明显减低,左心室泵血功能减低(2 分)。图 1-18-3、视频 1-18-2 示左心室的下壁、下侧壁和后间隔部位心内膜明显增厚,回声增强,厚度约 3mm,与心肌界限明显,各房室腔内未见确切血栓回声(2 分)。图 1-18-2、图 1-18-5 二尖瓣前后叶轻度增厚,回声增强,关闭时前后叶对合不良,二尖瓣探及中度反流(1 分)。图 1-18-6、图 1-18-7 二尖瓣口血流频谱表现为高尖形态,减速时间缩短,小于 130 毫秒,充盈时间亦明显缩短;组织多普勒测量室间隔处二尖瓣环速度舒张早期速度 e′ 明显减低,约 6cm/s,E/e′>15,均提示左心室舒张功能限制型减低(1 分)。

超声诊断:心内膜弹力纤维增生症(2 分);二尖瓣中度反流(1 分)。

2. 请结合临床和超声图像表现,作出鉴别诊断(10 分)。

心内膜弹力纤维增生症(endocardial fibroelastosis,EFE)的超声表现有心内膜明显增厚,回声增强,室壁活动明显减低;限制性充盈障碍;二尖瓣及三尖瓣关闭不全。需与病毒性心肌炎、扩张型心肌病及心内膜心肌纤维化相鉴别(1 分)。

(1)病毒性心肌炎急性期或未治愈的心肌炎患者可表现为左心室扩大,室壁运动减低,与心内膜弹力纤维增生症有相似的超声心动图改变,主要鉴别点在于前者无明显心内膜增厚和回声增强。病毒性心肌炎患者有病毒感染的病史,各年龄组均有发病,而心内膜弹力纤维增生症多见于一岁以内的小儿(3 分)。

(2)扩张型心肌病也表现为左心室扩大,室壁运动减低,与心内膜弹力纤维增生症有相似表现,但无心内膜异常改变,继发者可有明确的病因(3 分)。

(3)心内膜心肌纤维化病理特征为心内膜和心肌一同弥漫样纤维化改变,心脏超声表现为心内膜和心肌均回声增强,两者无明显的界限。通常以右心室型受累为主,亦可为双心室型(3 分)。

三、要点与讨论

1. 病理及流行病学 心内膜弹力纤维增生症是一种罕见的病因未明的心脏疾病,以心内膜胶原纤维和弹力纤维增生为主要改变,表现为心内膜增厚,心腔扩大,心肌收缩和舒张功能受累。心内膜弹力纤维增生症的基本病理改变为心内膜弹力纤维和胶原纤维增生。大体形态表现为整个心脏呈球形扩大、增重,心尖圆钝,心壁增厚,心腔扩张且心室呈球形扩张,以左心室更加明显,其次为左心房、右心房或右心室;心内膜均呈弥漫性珠白色增厚,厚度可达数毫米,表面较光滑,均匀富有光泽,有时也可粗糙,尤以左心内膜受累更加严重,同时亦可累及腱索、乳头肌和邻近瓣膜。光镜下,病变主要限于心内膜,心肌及心外膜多无改变,极度增厚的心内膜主要由致密的弹力纤维和胶原纤维平行排列构成,是正常的 15~30 倍,其中可见少许平滑肌细胞,血管稀少,无明显炎性细胞浸润。弹力纤维染色呈阳性。心内膜与肌层分界清楚,少数病例可见弹力纤维向下深入肌层。

心内膜弹力纤维增生症 70%~80% 发生在 1 岁以内,为婴儿期常见心力衰竭的原因之一。青春期和成人罕见,预后较差,病死率高。

2. 临床特征　心内膜弹力纤维增生症的主要临床表现有气短、呼吸困难、咳嗽等心力衰竭症状,常伴有喂养困难、多汗。心动过速,心音减弱较常见,可闻及第三心音或奔马律,如伴有明显的二尖瓣反流,可闻及收缩期杂音。部分患儿可出现各种心律失常,其中心室颤动是患儿猝死的重要原因之一。扩大的心腔内易生成附壁血栓,如血栓脱落可引起体循环栓塞性病变。

3. 超声特征　超声心动图检查是临床早期明确诊断和进行鉴别诊断首选的方法,同时可以评价心内膜弹力纤维增生症的治疗效果和预测其转归。

超声心动图主要表现有:心内膜明显增厚,回声增强,是心内膜弹力纤维增生症的特征性改变,厚度多大于 2m,与心肌界限明显,多位于左心室的下壁、后壁和后室间隔部位;左心室左心房扩大,左心室呈球形扩大,室间隔明显呈弧形膨向右心室侧,可伴有不同程度的左心室壁向心运动减弱,可出现左心室腔内附壁血栓;二尖瓣前后叶可轻度增厚,回声增强,前叶活动幅度明显减小,由于左心房左心室扩大,二尖瓣环扩张,二尖瓣前后叶对合不良,可导致二尖瓣反流;左心室收缩和舒张功能减低。

四、临床拓展思维训练

1. 如何鉴别心内膜弹力纤维增生症与心肌致密化不全(10 分)?

心内膜弹力纤维增生症与心肌致密化不全均是导致婴幼儿心力衰竭的常见原因,两者均可导致患儿左心室球形扩张,左心室壁运动减弱伴不协调,收缩和舒张功能下降(4 分)。典型的心内膜弹力纤维增生症表现为心内膜明显增厚,回声增强(2 分)。典型的心肌致密化不全表现为心肌分为非致密心肌和致密心肌两层,并且非致密心肌与致密心肌的比值大于 2(2 分)。但在临床工作中常有患儿因左心室球形扩张前来就诊,于胸骨旁左心室短轴切面乳头肌水平显示心内膜增厚,回声增强,考虑心内膜弹力纤维增生症;而当探头向下扫查时,于左心室短轴心尖水平可观察到心尖部多发肌小梁结构,且面积>50%,不能除外左心室心肌致密化不全的诊断,为心内膜弹力纤维增生与心肌致密化合并存在(2 分)。

2. 请简述心内膜弹力纤维增生症与左冠状动脉异位起源于肺动脉的鉴别(10 分)。

左冠状动脉异位起源于肺动脉(anomalous left coronary artery from the pulmonary artery,ALCAPA)婴儿期主要的临床表现有喂养困难、气促、体质量不增、生长发育落后以及呼吸道感染等,与心内膜弹力纤维增生症相似。ALCAPA 也常有左心室心内膜回声增强,二尖瓣腱索、乳头肌回声明显增强,二尖瓣反流的超声表现,所以 ALCAPA 往往误诊为心内膜弹力纤维增生症(4 分)。

ALCAPA 胎儿期至出生后 1 周内体、肺循环阻力相当,左冠状动脉与主动脉的灌注压力及含氧量相等,正常起源的右冠状动脉与异常起源的左冠状动脉均表现为正常的顺行血流,两者之间并没有明显的侧支血管建立,所以超声检查容易发生漏诊和误诊(2 分)。随着肺循环阻力下降,血流自右冠状动脉→侧支循环→左冠状动脉→肺动脉,出现肺动脉“窃血”(视频 1-18-3),右冠状动脉代偿性增粗并建立丰富的侧支循环(图 1-18-9),心肌缺血程度减轻,可存活至成年(2 分)。ALPACA 的患儿存在心内膜弹力纤维增生症的超声表现,当超声观察到左心室扩大,左心室收缩功能减低,二尖瓣腱索、乳头肌及左心室心内膜回声增强,二尖瓣反流时,应仔细观察冠状动脉起源及走行,降低检查仪器速度标尺,增加彩色血流增益,充分显示冠状动脉血流并观察其血流方向,还要观察室间隔有无存在异常交通循环,肺动脉有无异常血流进入,避免漏诊 ALCAPA(2 分)。

视频 1-18-3
左冠状动脉和肺动脉连接,彩色多普勒
显示以舒张期为主的血流流入肺动脉。

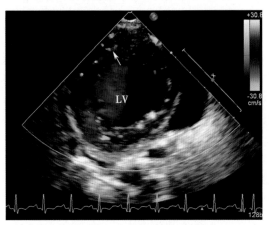

图 1-18-9 左心室短轴切面
箭头所示为室间隔内丰富的侧支循环。

(肖杨杰)

病例 **19** 左心室心肌致密化不全(left ventricular noncompaction)

一、临床资料

1. 病史 患者,男,19 岁,因"反复胸部针刺样疼痛伴头晕 1 年"就诊。患者自述自幼身体虚弱,快速奔跑、跳跃等活动受限。入院时血压 110/70mmHg,心率 72 次/min。

2. 超声资料（图 1-19-1~ 图 1-19-5）

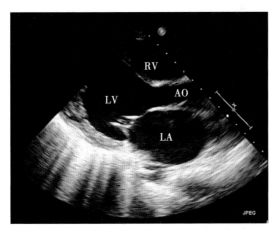

图 1-19-1　左心室长轴切面二维图像
LA. 左心房；LV. 左心室；RV. 右心室；AO. 主动脉

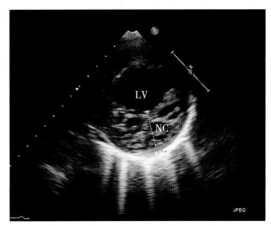

图 1-19-2　左心室短轴切面二维图像
NC. noncompacted myocardium，非致密心肌；
C. compacted myocardium，致密心肌；LV. 左心室

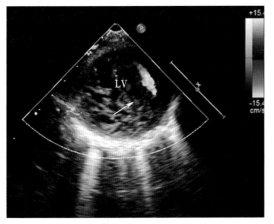

图 1-19-3　左心室短轴切面（心尖水平）彩色血流图像
箭头所示为在网状非致密心肌内可探及低速彩色血流。
LV. 左心室

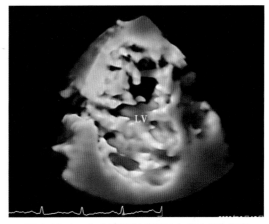

图 1-19-4　左心室短轴切面（心尖水平）多发
肌小梁立体结构三维图像
LV. 左心室

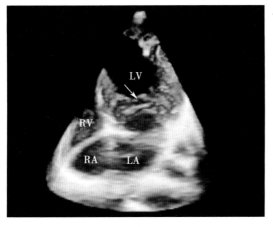

图 1-19-5　心尖四腔心切面多发肌小梁
立体结构三维图像
箭头所示为增多的肌小梁三维立体结构。
LA. 左心房；LV. 左心室；RV. 右心室；RA. 右
心房

3. 其他检查资料(图 1-19-6)

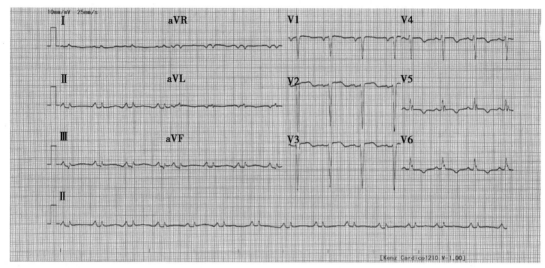

图 1-19-6 心电图:T 波低平,倒置,心房肥大

二、思考题及相关答案

1. 请结合病史及超声图像表现作出诊断(10 分)。

临床表现:青年男性,反复胸部疼痛伴头晕 1 年;患者自述自幼身体虚弱,快速奔跑、跳跃等活动受限;心电图提示 T 波低平,倒置,心房肥大;应行超声心动图检查排除心脏疾病(1 分)。

超声所见:图 1-19-1 左心增大,左心室呈球形扩张(1 分)。图 1-19-2 左心室中下部侧壁、后壁及前壁心内膜显示不清,心肌表面附加网状肌小梁结构,该处心肌相对变薄,收缩期左心室中间段网状非致密心肌与致密心肌的比值大于 2(2 分)。图 1-19-3 左心室心尖部非致密心肌交织成网状,占满心尖部心腔,彩色多普勒血流图(color Doppler flow imaging,CDFI)显示在网状非致密心肌内可探及低速彩色血流。左心室腔内未见附加血栓回声(1 分)。左心室各壁心肌向心运动减低,左心室泵血功能减低(1 分)。图 1-19-4、1-19-5 三维立体显示非致密的心肌中存在明显的小梁,小梁间有深陷隐窝(1 分)。

超声诊断:左心室心肌致密化不全(3 分)。

2. 请结合临床和超声图像表现,作出鉴别诊断(10 分)。

左心室心肌致密化不全(left ventricular noncompaction,LVNC)需与扩张型心肌病、肥厚型心肌病及心内膜弹力纤维增生症相鉴别(1 分)。

(1)扩张型心肌病:左心室扩大更明显,多数心内膜光滑,有时心尖部也可见轻度增厚的肌小梁,但数量上与左心室心肌致密化不全相差甚远,同时其室壁厚度均匀变薄不同于左心室心肌致密化不全的室壁厚度不均。有研究表明应用组织多普勒成像技术检测到左心室心肌致密化不全患者基底节段的应变和应变率值明显高于心尖节段,尤其在侧壁和下壁,而扩张型心肌病患者基底节段和心尖节段之间没有差异。研究数据表明左心室心肌致密化不全不仅存在形态学异常,而且在功能上也不同于扩张型心肌病(3 分)。

（2）肥厚型心肌病：表现为心室壁非对称增厚，室壁厚度多超过 15mm，也可有粗大的乳头肌和肌小梁，但其缺乏深陷的隐窝（3 分）。

（3）心内膜弹力纤维增生症：心内膜明显增厚，厚度多大于 2mm，回声增强，与心肌界限明显，多位于左心室的下壁、下侧壁和后室间隔部位，有时心内膜弹力纤维增生症和左心室致密化不全同时存在（3 分）。

三、要点与讨论

1. 病理　左心室心肌致密化不全为一种可能与基因相关的少见心肌病，其病理特征为心室内存在异常粗大的肌小梁和交错的深隐窝，左心室心肌存在致密化和非致密化两层，以心尖部和左心室游离壁中部最为多见。大体病理呈现心脏外形扩大；心肌质量增加；肌壁增厚；左心室心肌致密化不全的心室壁呈现双层结构，外层较薄的发育不良心肌由致密化心肌组成，内层过度肥大肌小梁组成较厚的心内膜带由非致密化心肌组成，表现为突出于心腔的肌小梁及深陷的小梁隐窝。

2. 胚胎发育　目前认为左心室心肌致密化不全的发生源于心脏发育过程中心肌致密化阶段出现异常。在孕期第 5~8 周，心肌细胞向心腔内生长呈柱状，交织成网状，外观呈海绵状，内含大量血窦，与发育过程中冠状动脉交换气体和营养物质，此时的心肌为非致密化心肌。随着海绵状心肌不断吸收重建，心室肌小梁出现在心内膜表面，心肌逐渐致密，血窦逐渐退化演变为壁间冠状动脉毛细血管网，心腔亦随之不断扩大。在组织学上，致密化的过程通常从心外膜开始逐渐向内至心内膜；在解剖学上，通常从心室基底部开始至心尖部。若致密化过程出现异常，心内膜将会形成粗大的心肌小梁和小梁间深陷的隐窝，使心肌呈海绵状或窦状，最终导致心肌收缩功能不良。

3. 临床特征　临床症状多变，可无症状，可表现为顽固性充血性心力衰竭、致死性心律失常、血栓形成、猝死等。心电图可以表现为多种心律失常，如室性期前收缩，阵发性室上性心动过速，心房颤动及窦性心动过缓等，可能与肌小梁及分支连接不规则导致的心肌电生理不稳定有关。由于存在肌小梁间隐窝，血流速度缓慢、瘀滞，故易形成血栓，继而引起栓塞，如脑、肺及肠系膜血管栓塞等。

4. 超声特征　左心室心肌致密化不全的超声诊断尚无统一的标准，表现为左心室腔内多发、过度隆突的肌小梁和深陷其间的隐窝形成网状结构，此即所谓的"非致密化心肌"。病变以心室中段至心尖段最为明显，不会累及左心室基底段，心室中部以侧壁、下壁、前壁、后壁等游离壁最为常见。同一室壁部位儿童非致密化心肌与致密化心肌厚度之比值>1.4，成人其比值>2.0。病变区域室壁外层的致密心肌明显变薄，呈中低回声；而内层的非致密化心肌疏松增厚呈强回声，肌小梁结构增多，心腔内可有附壁血栓（图 1-19-7）。受累部位常伴有局限性室壁运动异常，晚期可致心腔扩大。彩色多普勒可探及隐窝之间有低速血流与心腔相通，肌小梁间隙可见血流充盈并与心室腔相通。频谱多普勒显示二尖瓣频谱 A 峰>E 峰，舒张功能减低。

左心室心肌致密化不全可伴有其他疾病，如室间隔缺损、房间隔缺损、主动脉瓣二叶瓣、左心室流出道梗阻、右心室流出道梗阻、冠状动脉异常和肺静脉异位引流等。

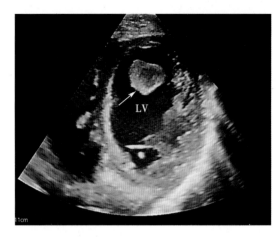

图 1-19-7　左心室短轴切面

箭头所示为左心室腔内血栓。

LV. 左心室

四、临床拓展思维训练

评估左心室心肌致密化不全的超声心动图新技术有哪些(10 分)？

(1)心脏声学造影：当怀疑左心室心肌致密化不全，但经胸二维超声成像不能清晰显示窦隙状非致密化心肌时，可应用声学增强剂显示心腔。应用能通过肺循环的声学增强剂，采用低机械指数(mechanical index, MI)谐波成像，增强剂填充在隐窝内使得粗大的肌小梁结构及小梁间隐窝更为清晰。此外增强剂使心内膜缘显示更清晰，有助于更准确地评估左心室心肌致密化不全和左心室容积(4 分)。

(2)实时三维超声心动图(realtime three-dimensional echocardiography, RT-3DE)：相对于二维超声心动图，RT-3DE 更容易和直观地显示左心室心肌致密化不全的患者粗大肌小梁和深陷隐窝的空间位置关系，能较好地区分致密层和非致密层心肌，测定非致密层范围(3 分)。

(3)斑点追踪成像技术：斑点追踪成像技术可以对心肌局部和整体功能进行评价，左心室心肌致密化不全的患者心室功能从基底到心尖均匀降低，各节段的所有应变参数明显降低，并且普遍存在心肌收缩运动的不同步(3 分)。

(肖杨杰)

病例 20 川崎病(Kawasaki disease)

一、临床资料

1. 病史　患儿，男，6 月龄，因"间断发热 1 个月"就诊。患儿易哭闹，球结膜充血，口唇红、干裂，杨梅舌，皮疹，双指末端脱皮，双侧颈部淋巴结肿大。听诊双肺呼吸音粗糙。先后使用免疫球蛋白、激素、华法林等，每周复查超声心动图。

2. 超声资料（图 1-20-1~ 图 1-20-4）

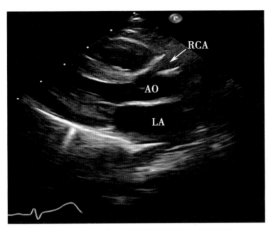

图 1-20-1　左心室长轴切面二维图像
RCA. 右冠状动脉；AO. 主动脉；LA. 左心房

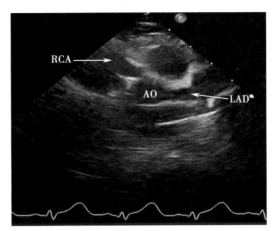

图 1-20-2　大动脉短轴切面二维图像
RCA. 右冠状动脉；AO. 主动脉；LAD. left anterior descending branch，左前降支

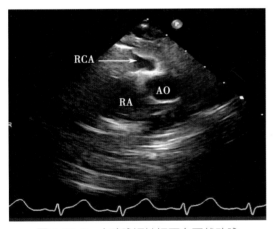

图 1-20-3　大动脉短轴切面右冠状动脉
近段二维图像
RCA. 右冠状动脉；AO. 主动脉；RA. 右心房

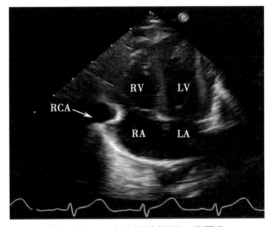

图 1-20-4　心尖四腔切面二维图像
RCA. 右冠状动脉；LA. 左心房；LV. 左心室；
RA. 右心房；RV. 右心室

3. 其他检查资料　血常规血小板 543×10^9/L（升高）；粒细胞 0.4×10^9/L（降低）；红细胞沉降率（ESR）（升高），C 反应蛋白（C reactive protein，CRP）（升高）。心电图提示异常（图 1-20-5）。

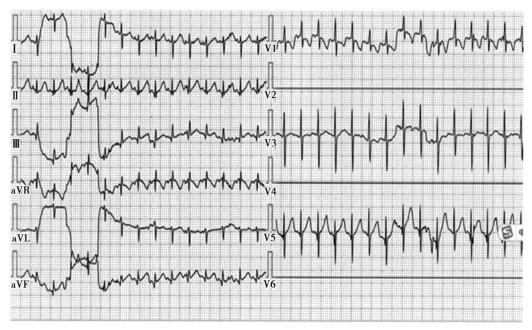

图 1-20-5 心电图:窦性心动过速

二、思考题及参考答案

1. 请结合病史及超声所见作出诊断(10 分)。

临床表现:该患儿间断发热 1 个月,球结膜充血,口唇红、干裂,杨梅舌,皮疹,双指末端脱皮,双侧颈部淋巴结肿大,疑诊为川崎病,建议行超声扫查,注意冠状动脉的改变(1 分)。

超声所见:图 1-20-1 左心室长轴切面,心脏各腔室不大,右冠状动脉起始段增宽(1 分)。图 1-20-2 大动脉短轴切面,左冠状动脉起始段增宽,左前降支内径增宽并走行迂曲,右冠状动脉近段增宽(1 分)。图 1-20-3 大动脉短轴切面,右冠状动脉近段内径增宽,走行迂曲,呈现多个节段瘤状扩张(2 分)。图 1-20-4 心尖四腔切面,右房室沟见右冠状动脉远段瘤状扩张(2 分)。双侧冠状动脉管壁光滑,未见明显内膜增厚,未见明显血栓(1 分)。

超声诊断:符合川崎病冠状动脉异常改变,双侧冠状动脉扩张及多发冠状动脉瘤(2 分)。

2. 请简述该疾病的鉴别诊断(10 分)。

(1)川崎病引起的冠状动脉扩张/动脉瘤需要和冠状动脉瘘鉴别(1 分),后者无发热病史,心脏听诊区可闻及杂音,超声心动图可显示左、右冠状动脉起源正常(1 分),但终止点异常,常见一支冠状动脉全程扩张,并与心腔或大血管相通(2 分),彩色多普勒显示扩张的冠状动脉内血流信号花彩,频谱多普勒显示收缩期和/或舒张期高速湍流信号(1 分)。

(2)川崎病冠状动脉增宽也要与先天性冠状动脉瘤鉴别(2 分),后者无发热,可见冠状动脉局部扩张(2 分),血流信号充盈,速度无明显升高(1 分)。

3. 本病除了冠状动脉异常还有哪些心脏受累表现(10 分)?

(1)心包积液:可见少至中量积液(2.5 分)。

(2)房室腔扩大:部分房室腔扩大或全心扩大(2.5 分)。

(3)二尖瓣及三尖瓣反流:为全心炎或者房室腔扩大的继发改变(2.5 分)。

（4）节段性室壁运动异常：由于冠状动脉局部管壁增厚或管腔内血栓导致血流受阻，冠状动脉供血范围内室壁缺血而产生运动幅度明显减低，甚至消失或呈矛盾运动，伴有局部室壁增厚率减低和室壁变薄，可呈急性心肌梗死表现（2.5 分）。

三、要点与讨论

1. 病理、分型及流行病学　川崎病可合并冠状动脉扩张或动脉瘤，后期也可出现冠状动脉内膜增厚、纤维化或钙化，造成狭窄，引起心肌缺血甚至心肌梗死，因此当疑诊川崎病时应尽早进行免疫球蛋白和抗血小板治疗，减少成年后心血管后遗症的发生。

川崎病引起冠状动脉增宽，严重时形成动脉瘤，患儿年龄 <5 岁，冠状动脉内径 >3mm，或 ≥5 岁，冠状动脉内径 >4mm，称为冠状动脉扩张；内径 4~8mm 称为冠状动脉瘤；内径 >8mm，称为巨大动脉瘤。川崎病好发于 0.5~1 岁婴儿，也可在幼儿及少年出现，男性多于女性，是黏膜皮肤淋巴结综合征，可引起心血管、呼吸、消化、泌尿、神经等多系统受累。

2. 临床特征　临床上主要表现为持续高烧 1~2 周，肢体皮疹、红斑，球结膜充血，口腔黏膜、嘴唇鲜红、干裂出血，舌头红呈杨梅舌，指趾末端脱皮、手足掌侧硬肿，非化脓性颈部淋巴结肿大。临床根据症状对川崎病分类有 2 种：完全性和不完全性，当患者出现 5 条以上表现称为完全性川崎病，如只有发热伴 3 条以上而小于 5 条症状者称为不完全性川崎病。

3. 超声特征　本病主要累及心脏的冠状动脉，可有如下改变。

（1）冠状动脉主干及其分支内径不均匀性增宽，5 岁以下幼儿 ≥3mm 或冠状动脉内径 / 主动脉根部内径比值 >0.16，若 >0.20 为扩张，若 >0.30 为动脉瘤，若 ≥0.60 或内径 ≥8mm 者称巨大冠状动脉瘤。左冠状动脉比右冠状动脉更易发生扩张，以左主干和前降支近端多见。

（2）冠状动脉管径不均，走行迂曲，呈"串珠"样改变。

（3）扩张的冠状动脉内血栓形成，充填管腔，可致管腔狭窄或闭塞；冠状动脉彩色多普勒血流显像可显示血栓形成处血流变细，远端血流中断。

（4）恢复期后冠状动脉管壁回声增强伴有局限性狭窄。

四、临床拓展思维训练

1. 本病例是完全性川崎病吗？完全性和不完全性川崎病有何区别？婴幼儿哭闹时检查超声心动图有哪些注意事项（10 分）？

答：此病例是完全性川崎病（2 分），完全性川崎病是存在 5 条以上的症状，该患儿发热间断出现 1 个月，超声心动图显示双侧冠状动脉增宽，多次复查仍未恢复正常，考虑是对免疫球蛋白及激素治疗不敏感。不完全性川崎病是发热并伴有 3 条以上症状，除外其他炎症，超声心动图显示冠状动脉扩张可以诊断（2 分）。因患儿哭闹不能获得稳定清晰的切面和血流显像，影响图像的显示，检查时一般需要灌肠镇静（2 分），待患儿熟睡以后检查，进行左心室长轴切面、大动脉根部短轴切面、四腔心切面、左心室短轴及非标准切面等多个切面扫查，左冠状动脉主干及前降支和回旋支尽量显示完整，右冠状动脉近段 - 中段也充分显示；内径测量时内缘 - 内缘，不在分叉处测量（2 分）。川崎病的超声复查非常必要，可每周 1 次，直到 4~6 周，改为半个月 1 次，再逐渐延长（2 分）。

2. 诊断川崎病的影像学检查有哪些（10 分）？

川崎病的影像学检查还包括：心脏血管 CTA（2 分）、磁共振成像（magnetic resonance imaging，

MRI)（2分）。CTA 对冠状动脉的显示更直观,可利用三维重建技术显示冠状动脉的扩张和动脉瘤的位置、数量、走行情况及管腔内是否有血栓（3分）。心脏 MRI 可显示心肌有无局部变薄或运动异常,心腔有无室壁瘤等（3分）。

（高　林）

病例 21 二尖瓣狭窄（mitral stenosis）

一、临床资料

1. 病史　患者,女,50岁,因"发热、咳嗽1月余"就诊。既往有风湿病史30年。胸骨左缘第3肋间可闻及4/6级舒张期杂音。

2. 超声资料（图 1-21-1~ 图 1-21-3、视频 1-21-1、视频 1-21-2）

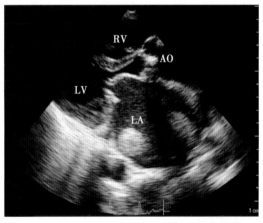

图 1-21-1　胸骨旁左心室长轴切面二维图像
AO. 主动脉；LA. 左心房；LV. 左心室；RV. 右心室

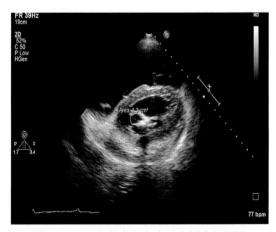

图 1-21-2　胸骨旁左心室二尖瓣水平短轴
切面二维图像

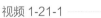

视频 1-21-1　　视频 1-21-2

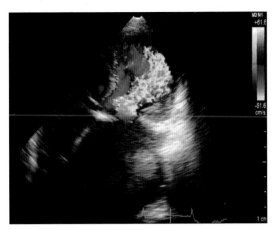

图 1-21-3　胸骨旁四腔心切面彩色血流图像

二、思考题及参考答案

1. 请结合病史及超声图像表现作出诊断（10 分）。

临床表现：患者发热、咳嗽 1 月余，既往有风湿病史 30 年，可闻及胸骨左缘第 3 肋间 4/6 级舒张期杂音，符合风湿性心脏病二尖瓣狭窄的特点（1 分）。

超声所见：图 1-21-1 左心房增大，左心房内可见团块状强回声，无明显活动度（1 分）；视频 1-22-1 二尖瓣增厚，回声增强，开放时明显受限（1 分）；图 1-22-2 二尖瓣开放时最大瓣口面积为 1.3cm²（1 分）；图 1-21-3 及视频 1-22-2 彩色多普勒于二尖瓣口探及跨瓣花色血流，二尖瓣关闭时探及微量反流（1 分），三尖瓣关闭时探及轻度反流（1 分）。

超声诊断：风湿性心脏病：二尖瓣狭窄（中度）（2 分）；左心房内血栓形成（1 分）；三尖瓣轻度反流（1 分）。

2. 本病需要与哪些疾病相鉴别（10 分）？

（1）二尖瓣狭窄合并左心房黏液瘤：左心房黏液瘤形态可变，舒张期可突入二尖瓣口，收缩期回入左心房，附着面通常较小（4 分）。

（2）二尖瓣瓣膜瘤：多有感染病史。二尖瓣部分瓣体变薄，向左心房侧凹陷，可穿孔或不伴穿孔，胸骨旁左心室短轴切面可明确诊断（3 分）。

（3）二尖瓣瓣上环：紧邻二尖瓣瓣环上方左心房侧可探及横跨左心房的膜状异常回声带。该回声带舒张期突向二尖瓣方向，收缩期膨起朝向左心房侧，其上可见一空隙样回声（3 分）。

3. 在心尖四腔心切面进行二尖瓣测量时，可测量的常见指标有哪些？ 如何测量二尖瓣瓣口面积？ 上述各指标的正常值范围是多少（10 分）？

（1）主要测量二尖瓣舒张早期峰值血流速度、二尖瓣舒张晚期峰值血流速度、二尖瓣 E 峰减速时间和 A 峰持续时间；并获取二尖瓣 E 与 A 的比值（2 分）。

（2）二尖瓣面积的测量：在胸骨旁左心室二尖瓣水平短轴切面测量二尖瓣瓣口面积。于舒张中期描绘二尖瓣的轮廓，进而得到二尖瓣瓣口面积（2 分）。

（3）正常值范围

二尖瓣舒张早期峰值血流速度（m/s）：男性：0.44~1.18；女性：0.48~1.30。二尖瓣舒张晚期峰值血流速度（m/s）：男性：0.28~1.06；女性：0.27~1.17。

二尖瓣 E 峰减速时间（ms）：男性：79~264；女性：81~254。

二尖瓣 A 峰持续时间（ms）：男性：61~240；女性：49~262。

二尖瓣 E/A 比值：男性：0.42~2.22；女性：0.36~2.36。

二尖瓣开放时最大瓣口面积（cm^2）：4~6（6 分）。

三、要点与讨论

1. 病因病理及流行病学 风湿热是临床上二尖瓣狭窄最常见的病因。风湿热可累及二尖瓣，甚至主动脉瓣。自 20 世纪 90 年代以来，风湿性心脏病的患病率一直在稳步增加，到 2019 年已有 4 050 万患者。

2. 临床特征 患者可出现呼吸困难、咯血、体循环栓塞、心力衰竭及心房颤动。听诊时可出现心脏心尖区第一心音增强。患者可伴有二尖瓣面容及颈静脉压升高等表现。

3. 超声特征 二维超声可见二尖瓣前后叶增厚，因瓣膜粘连，瓣尖部活动幅度减低，瓣口变小。瓣体病变较轻时，舒张期瓣口排血受阻，因此二尖瓣前叶于舒张期呈气球样向左心室突出，呈所谓"圆顶状"运动，常见于隔膜型狭窄；当瓣体病变严重时，瓣体亦可增厚、纤维化、钙化、活动减小或消失，腱索可增粗、粘连，相当于漏斗型狭窄。

二尖瓣狭窄时，舒张期左心房血液不能顺利经二尖瓣口进入左心室，左心房血液淤积，可见左心房增大。左心房、左心耳流速减慢可形成云雾状回声，甚至观察到附壁血栓，多在左心耳内或左心房顶部。二尖瓣狭窄时二维超声还可见肺动脉增宽，右心室、右心房扩大。

应用 M 型超声心动图于胸骨旁左心室长轴切面记录二尖瓣运动曲线：二尖瓣前叶于舒张期呈"城墙样"改变，EF 斜率减低，A 波消失。重度二尖瓣狭窄时，因前后叶粘连，舒张期前后叶运动曲线可呈同向运动。

频谱多普勒可记录到二尖瓣口的舒张期射流频谱，E 波上升速度增加，峰值高于正常，E 波下降速度明显减慢。A 波峰值高于正常，下降速度增加。在二尖瓣狭窄时，E 波多高于 A 波，仅在少数轻度二尖瓣狭窄时 A 波高于 E 波。彩色多普勒显示左心室流入道血流经过二尖瓣口时变细，形成射流。射流主要显示为红色，色泽明亮。血流在离开二尖瓣后，直径迅速增大，在左心室内可形成五彩镶嵌的烛火状形态。

狭窄程度是通过二尖瓣口的开放面积来进行衡量的。

（1）轻度狭窄：1.5cm^2＜二尖瓣瓣口面积≤2.0cm^2。

（2）中度狭窄：1.0cm^2＜二尖瓣瓣口面积≤1.5cm^2。

（3）重度狭窄：二尖瓣瓣口面积≤1.0cm^2。

四、临床拓展思维训练

1. 患者图像质量欠佳，未能清晰显示胸骨旁主动脉根部短轴切面二尖瓣瓣口时，该如何评估二尖瓣狭窄程度（10 分）？

（1）使用连续方程法评估（3 分）。

（2）使用压差减半时间法评估（3 分）。

（3）使用三维超声心动图评估（2 分）。

（4）使用食管超声心动图评估（2 分）。

2. 本病最常合并哪一种心律失常？针对这类患者,超声检查的重点包括哪些(10分)？

心房颤动是二尖瓣狭窄好发的合并症。患者可表现为心悸、心动过速、疲乏、无力、头晕目眩或轻度呼吸困难。更严重的症状包括静息时呼吸困难、心绞痛,甚至晕厥。部分二尖瓣狭窄合并心房颤动的患者会出现脑卒中或其他体循环栓塞事件。心房颤动给二尖瓣狭窄的患者带来了严重问题：心房颤动使左心房收缩功能丧失,导致心排血量降低20%以上；心房颤动的出现,使临床症状恶化,尤其在心房颤动发生早期,过快的心房率可以引发肺水肿；心房颤动增加了发生左心房血栓形成以及血栓脱落后栓塞的风险(5分)。

因此,针对二尖瓣狭窄合并心房颤动的患者,应着重扫查以确定该患者是否合并心内血栓。目前已将经食管超声心动图作为二尖瓣狭窄检测心内血栓的必要检查方法。经食管超声心动图对于左心房及左心耳血栓的检测具有非常重要的应用价值,同时它也具备监测血栓治疗效果的功能(5分)。

（宋 光）

病例 **22** 二尖瓣脱垂（mitral valve prolapse）

一、临床资料

1. 病史　患者,男,65 岁。因"运动后突发胸闷,呼吸困难 1 天"就诊。既往高血压 20 余年。患者端坐呼吸,不能平卧,心尖部闻及收缩中期喀喇音及收缩中、晚期杂音。

2. 超声资料（图 1-22-1～图 1-22-3、视频 1-22-1）

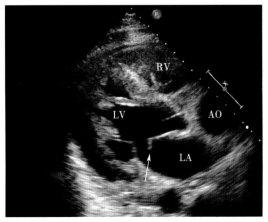

图 1-22-1　胸骨旁左心室长轴切面二维图像
箭头所示为二尖瓣前叶脱垂。
AO. 主动脉；LA. 左心房；LV. 左心室；RV. 右心室

视频 1-22-1

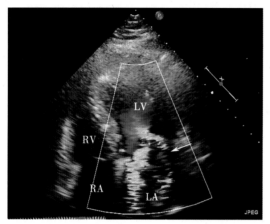

图 1-22-2　心尖四腔心切面彩色图像

箭头所示为二尖瓣重度反流。

LA. 左心房；LV. 左心室；RA. 右心房；RV. 右心室

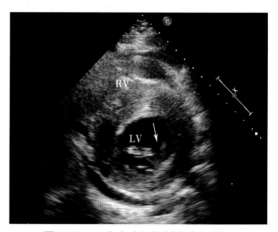

图 1-22-3　左心室短轴基底水平切面

箭头所示为位于二尖瓣前叶 A1 区的脱垂位置。

LV. 左心室；RV. 右心室

3. 其他检查资料（图 1-22-4）

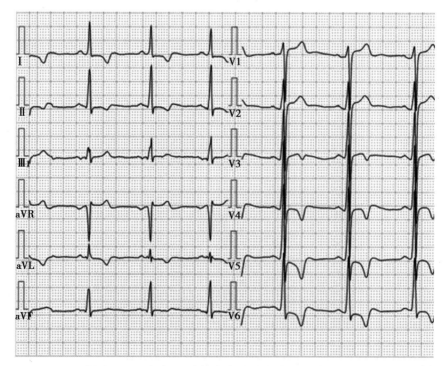

图 1-22-4　心电图：窦性心律，左心室肥大，ST-T 改变

二、思考题及相关答案

1. 请结合病史描述声像图表现，并作出诊断（10 分）。

临床表现：患者老年男性，以突发胸闷、呼吸困难为主要表现，端坐呼吸、不能平卧，考虑急性左心衰竭或急性肺水肿的可能（1 分）。患者有高血压病史，心电图有左心室肥大伴劳损表现，心尖区闻及收缩中期喀喇音及收缩中、晚期杂音，考虑到急性起病，不能除外高血压所致二尖瓣腱索断裂、瓣膜脱垂和反流（2 分）。

超声所见：图 1-22-1、视频 1-22-1 左心室长轴切面显示左心增大，左心房显著，左心室心肌普遍增厚，二尖瓣后叶收缩期向左心房侧脱垂，超过二尖瓣环水平，与后叶形成对合间隙，同时可见脱入左心房内的细小腱索回声（2 分）。图 1-22-2 心尖四腔心切面彩色多普勒显示二尖瓣重度反流，反流束偏心，沿二尖瓣后叶—左心房侧后壁—左心房顶形成旋流，反流束充满整个左心房（1 分）。图 1-22-3 基底水平左心室短轴切面显示瓣膜脱垂位于二尖瓣前叶 A1 区（1 分）。

超声诊断：二尖瓣前叶脱垂（A1 区）（1 分）；二尖瓣前叶部分腱索断裂（1 分）；二尖瓣反流（重度）（1 分）。

2. 简述左心室短轴基底水平切面在诊断二尖瓣疾病的价值及观察要点（10 分）。

（1）通过二维超声观察二尖瓣瓣环及瓣膜的结构改变，包括形态、回声、完整性、开放及关闭情况（2 分）；通过彩色多普勒超声观察异常血流的起源点，进行病变定位（2 分）。

（2）当二尖瓣狭窄时，观察瓣膜回声改变，有无增厚、纤维化、钙化、粘连等，测量瓣口面积，评价狭窄程度（3 分）。

（3）当二尖瓣反流时，观察瓣叶大小及形态有无异常，瓣膜有无挛缩、钙化、裂缺、穿孔、冗长、脱垂、腱索甩动等，观察收缩期反流束起始的部位、数目，进行具体定位（3 分）。

3. 请简述二尖瓣装置的解剖构成，及二尖瓣瓣叶的解剖分区（10 分）。

（1）二尖瓣装置：也称二尖瓣器、二尖瓣复合体等，由二尖瓣环、瓣叶、腱索、乳头肌等构成（4 分）。

（2）二尖瓣后叶分为 3 个区：外侧（P1 区）、中间（P2 区）和内侧（P3 区）区域（2 分）；前叶相应的分为 3 个区：外侧（A1 区）、中间（A2 区）和内侧（A3 区）区域（2 分）；前外侧交界为 C1 区，后内侧交界为 C2 区（2 分）。

三、要点与讨论

1. 病因病理、分型及流行病学　二尖瓣装置包括瓣环、瓣叶、腱索、乳头肌及支撑它们的左心室壁，这些结构的异常，可能造成二尖瓣一个或两个瓣叶在收缩期部分或全部脱入左心房，超过二尖瓣环水平，称为二尖瓣脱垂。根据瓣膜运动和血流动力学改变，可分为 2 种类型，其一是瓣膜冗长，收缩期呈气球样突入左心房，但瓣膜关闭线正常，不存在反流；其二是二尖瓣装置解剖或功能障碍，瓣膜收缩期脱入左心房，瓣膜对合不良、关闭不全，存在不同程度反流。二尖瓣反流可引起左心容量负荷不同程度的增加，严重者会出现左心衰竭甚至猝死。按发病原因不同，二尖瓣脱垂还可分为原发性和继发性 2 类，原发性二尖瓣脱垂的主要病理改变是瓣膜的黏液样变性，不伴其他结缔组织异常，包括家族性和散发性；继发性二尖瓣脱垂多无黏液样变性，如感染性心内膜炎、心肌梗死、高血压心脏病、胸部外伤等，少部分继发性脱垂可以存在瓣膜黏液样变性，常继发于结缔组织病，如马方（Marfan）综合征等。二尖瓣脱垂是常见的心脏瓣膜病变之一，发病率为 2%~4%。

2. 临床特征　二尖瓣脱垂患者的症状取决于脱垂的程度和病程。脱垂程度较轻时,反流量较小,患者可长期无明显症状。脱垂及反流程度较重时,患者可出现心悸、胸痛、心前区不适、呼吸困难、乏力、头晕、头痛等症状,严重反流时可出现急性左心衰竭的表现。

听诊心尖部听诊区可闻及收缩中晚期喀喇音和收缩晚期吹风样杂音。常见的心电图表现为房性或室性心律失常,有时可伴 ST-T 改变,但均不具有特异性。

3. 超声特征　二维超声在左心室长轴、心尖四腔切面上可见收缩期二尖瓣一个或两个瓣叶脱入左心房,超过瓣环连线水平 2mm,伴或不伴二尖瓣反流。当发生腱索断裂时,二尖瓣运动呈"连枷样"或"甩鞭样",收缩期左心房内见瓣叶及腱索残端漂浮活动的回声光带。

二尖瓣水平左心室短轴切面对二尖瓣脱垂的定位诊断具有重要意义,二维超声可观察到瓣叶脱垂部位局部形变,彩色多普勒超声可观察到反流束起源的部位和数目,二者结合可确定病变分区。

三维超声可以更直观地观察到脱垂瓣叶突入左心房的形态、部位和累及范围,结合彩色多普勒,能够观察到反流血流的三维空间走行。

一般根据二尖瓣脱垂的程度分为 3 度:轻度脱垂指瓣体呈弓形突入左心房而前后叶闭合点仍在瓣环下;中度脱垂指瓣体脱入左心房,闭合点已达瓣环;重度脱垂指瓣体与闭合点均脱入左心房。

四、临床拓展思维训练

1. 请简述二尖瓣脱垂的治疗(10 分)。

(1)轻度反流且无症状或症状轻微者不需治疗,消除恐惧和疑虑,适当体能锻炼、避免咖啡因刺激、戒酒、避免劳累和压力,需要定期随访(1 分)。

(2)继发于高血压、心肌梗死、感染性心内膜炎等疾病的患者,需要针对原发疾病进行对症治疗(2 分)。

(3)药物治疗无效的严重二尖瓣关闭不全、腱索断裂致严重二尖瓣反流、严重的感染性心内膜炎、左心室扩大致心功能减退或致命性心律失常等情况时,需要手术治疗,如二尖瓣成形术、二尖瓣置换术等(2 分)。

(4)二尖瓣脱垂的介入治疗:对严重的二尖瓣反流,但患者不能耐受开胸手术时,可以采用介入治疗(1 分)。目前较为认可的是经导管二尖瓣缘对缘修复术(transcatheter edge-to-edge repair, TEER)(1 分);此外,经导管二尖瓣置换术也在逐渐开展(1 分)。常规的介入手术通常在数字减影血管造影(digital subtraction angiography, DSA)引导下进行,目前单纯经食管超声引导也已经成功开展(1 分)。介入途径目前主要选择经股静脉途径,经心尖途径产品也已逐渐应用于临床(1 分)。

2. 请简述二尖瓣脱垂的并发症(10 分)。

(1)合并重度反流者,晚期可出现充血性心力衰竭(2 分)。

(2)腱索断裂者可导致急性重度反流,出现急性左心衰竭和肺水肿(2 分)。

(3)感染性心内膜炎发生率不高,多见于严重瓣膜结构异常者(2 分)。

(4)心律失常多为良性,以室性心律失常和阵发性室上性心动过速多见(2 分)。

(5)罕见猝死和脑卒中(2 分)。

(乔　伟)

病例 **23** 肺动脉瓣狭窄（pulmonary stenosis）

一、临床资料

1. 病史　患儿，男，2岁，因"发育差，哭闹时面部青紫2年"就诊。患儿出生后体型瘦小，身长、体重均低于同年龄段小儿，面色发绀，喂奶、哭闹时加重。听诊于胸骨左缘第2肋间闻及粗糙响亮的收缩期杂音，并伴有震颤。

2. 超声资料（图 1-23-1~ 图 1-23-4、视频 1-23-1）

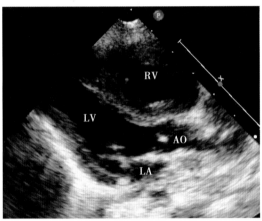

图 1-23-1　胸骨旁左心室长轴切面二维图像
AO. 主动脉；LA. 左心房；LV. 左心室；RV. 右心室

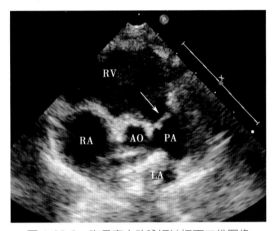

图 1-23-2　胸骨旁大动脉短轴切面二维图像
箭头所示为增厚、狭窄的肺动脉瓣。
AO. 主动脉；LA. 左心房；RA. 右心房；RV. 右心室；
PA. 肺动脉

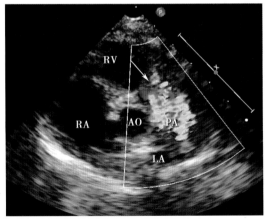

图 1-23-3　胸骨旁大动脉短轴切面彩色血流图像
箭头所示为肺动脉瓣前向血流速度加快，肺动脉内呈五彩镶嵌血流。
AO. 主动脉；LA. 左心房；RA. 右心房；RV. 右心室；
PA. 肺动脉

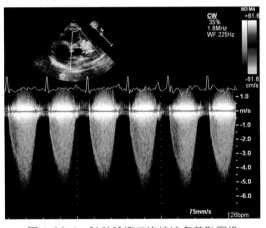

图 1-23-4　肺动脉瓣口连续波多普勒图像

视频 1-23-1

3. 其他检查资料(图 1-23-5)

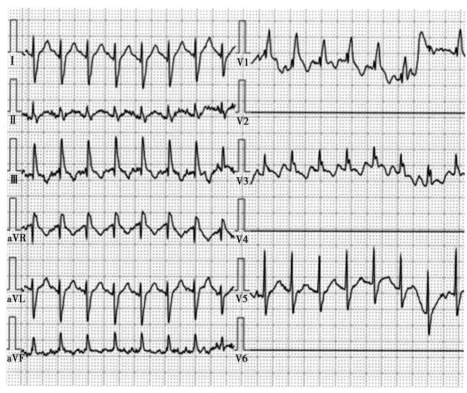

图 1-23-5 心电图:窦性心律,不完全性右束支传导阻滞

二、思考题及相关答案

1. 请结合病史及超声图像表现作出诊断(10 分)。

临床表现:患儿 2 岁,身形瘦小、哭闹时面部青紫,心前区可闻及心脏杂音,怀疑患有先天性心脏病(1 分)。

超声所见:图 1-23-1 胸骨旁左心室长轴切面,右心室显著增大,右心室壁增厚(2 分)。图 1-23-2、视频 1-23-1 胸骨旁大动脉短轴切面,肺动脉瓣明显增厚,瓣膜粘连,开放受限,主肺动脉窄后扩张(2 分)。图 1-23-3 彩色多普勒超声显示主肺动脉内五彩镶嵌的彩色血流束,五彩血流起源于肺动脉瓣处,该处可见彩色血流汇聚(2 分)。图 1-23-4 显示肺动脉瓣血流速度明显加快达 5.5m/s,跨瓣峰值压差约 121mmHg(1 分)。

超声诊断:先天性心脏病:肺动脉瓣狭窄(重度)(2 分)。

2. 请回答本病的鉴别诊断（10分）。

（1）房间隔缺损：右心血容量增加，肺动脉瓣口血流量增加，但肺动脉瓣口血流速度仅轻度加快，且瓣上、瓣下血流速度无明显差异（3分）。

（2）室间隔缺损：右心室流出道血流量增加，肺动脉瓣口血流加速。尤其流出部室间隔缺损，需要与漏斗部狭窄相鉴别，二者在右心室流出道均可见五彩镶嵌血流，但室间隔缺损可见回声失落及分流，且右心室流出道结构正常，肺动脉瓣上、瓣下血流速度无明显差异（3分）。

（3）动脉导管未闭：主肺动脉内可见五彩镶嵌血流，但分流束沿主肺动脉外侧壁走行，至肺动脉瓣口折返，连续波多普勒示全心动周期左向右连续性湍流频谱（2分）。

（4）主动脉窦瘤破入右心室流出道：右心室流出道和肺动脉瓣口血流速度加快。但二维超声可显示主动脉窦瘤呈囊袋样膨向右心室流出道，破口处可探及全心动周期左向右分流束，右心室流出道及肺动脉瓣结构正常（2分）。

3. 请回答肺动脉瓣口血流频谱获取切面、脉冲及连续波多普勒频谱获取的方法、频谱特点及流速正常值（10分）。

（1）显示切面：一般取胸骨旁大动脉短轴切面、肺动脉长轴切面，也可选择剑突下大动脉短轴切面，充分显示肺动脉（2分）。

（2）脉冲多普勒：取样容积设置在肺动脉瓣上 1cm，取样线与血流束平行，适当调节取样容积大小、量程、基线、增益，使频谱图流速曲线完整、明亮、清晰、边缘锐利地显示（2分）。

（3）连续波多普勒：当肺动脉瓣狭窄、瓣口血流速度超过脉冲多普勒奈奎斯特氏（Nyquist's）频率极限时，使用连续波多普勒，取样线经过狭窄的瓣口、与血流束平行（2分）。

（4）正常肺动脉血流频谱特点：血流频谱出现在收缩期、负向、单峰、近似 V 形，上升支与下降支基本对称，射血时间比主动脉瓣口射血时间略长（2分）。

（5）肺动脉瓣口血流速度正常值：儿童范围在 0.7~1.1m/s，成人范围在 0.6~0.9m/s（2分）。

三、要点与讨论

1. 胚胎发育　肺动脉瓣狭窄是广义上的先天性肺动脉狭窄的一个类型，后者包括右心室流出过程中的任何位置出现的畸形梗阻，按血流方向，包括右心室漏斗部（瓣下）、肺动脉瓣、肺动脉主干及分支（瓣上）的狭窄。

肺动脉狭窄与胚胎发育时期圆锥动脉干的分隔、旋转及对接过程中的出现的异常有关。圆锥动脉干间隔形成后，圆锥动脉干的远心端形成升主动脉和主肺动脉，中间部分形成主动脉瓣和肺动脉瓣，近心端形成左、右心室流出道。若圆锥动脉干间隔存在分隔不均、偏向肺动脉部分，病变可能累及从右心室漏斗部到肺动脉主干的多个部位，导致瓣下、肺动脉瓣、瓣上的狭窄。而左、右肺动脉分支是由左、右原基肺动脉发育而成，与肺血管网共同发育，最终通过左、右第 6 号动脉连接主肺动脉，因此肺动脉分支狭窄可能与原基肺动脉发育、第 6 号动脉迁移融合等有关，也可能与右心室流出梗阻、肺动脉供血不足有关。

2. 病理、分型及流行病学　根据位置，包括肺动脉瓣狭窄在内，广义的肺动脉狭窄通常可分为以下类型。

（1）漏斗部狭窄（肺动脉瓣下狭窄）：较少见。①隔膜型狭窄：狭窄位于圆锥部下方，增厚的室上嵴与右心前壁束间形成一环形纤维肌肉隔膜，隔膜中心有一个狭小的孔道，常与肺动脉瓣狭窄同时共存。②肌型狭窄：右心室流出道呈弥漫性肌肉肥厚突向管腔，常伴有肺动脉瓣环和肺动脉总干发育不良。

(2)肺动脉瓣狭窄:占肺动脉狭窄的 70%~80%,肺动脉瓣数目或形态发育异常,可增厚粘连,面积减小。

(3)肺动脉主干及其分支狭窄(肺动脉瓣上狭窄):在肺动脉狭窄中最少见,多与其他畸形同时存在,根据狭窄部分可分为 3 型。①主干型:狭窄位于肺动脉主干,约占 54.4%。②周围型:狭窄位于肺段,约占 22.2%。③中间型:狭窄位于左右分叉部,约占 23.3%,常伴有狭窄后扩张。

肺动脉狭窄的发病率占先天性心脏病患者的 25%~30%。可单独存在,或伴有其他心血管畸形,如房间隔缺损、室间隔缺损、动脉导管未闭、法洛四联症、大动脉转位及右心室双出口等。

3. 临床特征 症状的轻重与肺动脉瓣狭窄程度密切相关,可出现劳累后呼吸困难、心悸、乏力,偶有胸痛或晕厥等,严重者可有右心衰竭的症状。单纯轻、中度狭窄者无特殊面容,严重者可有发绀、杵状指 / 趾,右心衰竭者可有颈静脉怒张、肝脾大、下肢水肿等。胸骨左缘第 2 肋间有粗糙响亮的收缩期喷射性杂音,传导多广泛,多数伴有震颤。

4. 超声特征

(1)漏斗部狭窄(肺动脉瓣下狭窄),①隔膜型狭窄时,胸骨旁左心室长轴切面可见右心室壁增厚,主动脉根部短轴切面显示肺动脉瓣下隔膜样结构。②肌型狭窄时,主动脉短轴切面可见右心室流出道中部肌肉明显肥厚,突向管腔使右心室流出道呈管样狭窄,狭窄远端的流出道可向外膨大,形成双腔右心室;彩色多普勒血流可直接显示狭窄处的血流汇聚,狭窄远侧可见五彩镶嵌血流;连续波多普勒可探及狭窄处收缩期单向高速血流频谱。

(2)肺动脉瓣狭窄:主动脉根部短轴切面可显示肺动脉瓣增厚,回声增强,开放受限,远端主肺动脉窄后扩张;肺动脉瓣口处血流汇聚,血流速度加快呈五彩镶嵌,肺动脉内可见血流冲击肺动脉外侧壁后向内侧壁折返;连续波多普勒可显示肺动脉瓣口处收缩期高速血流频谱。

(3)肺动脉主干及其分支狭窄(瓣上狭窄):于肺动脉瓣上,即主肺动脉内、肺动脉分叉处或左、右肺动脉分支等处的狭窄,范围不一,彩色多普勒收缩期可于狭窄处探及较细的多色混叠血流,连续波多普勒可探及高速血流频谱。

四、临床拓展思维训练

1. 请回答肺动脉狭窄的治疗和预后(10 分)。

(1)轻度单纯性肺动脉瓣狭窄,无明显症状,可不需手术,注意预防感染性心内膜炎(2 分)。

(2)中度单纯性肺动脉瓣狭窄,首选介入治疗,球囊扩张术,远期效果良好,关闭不全发生率低(2 分)。

(3)肺动脉分支狭窄位于近端且狭窄段较短时,可经皮球囊扩张后植入支架(2 分)。

(4)伴有肺动脉发育不良、其他类型的肺动脉狭窄或合并其他心血管畸形,以外科手术为主,尤其婴幼儿重度狭窄合并发绀或心力衰竭时需急诊手术(2 分)。

(5)预后:一般肺动脉瓣狭窄的术后效果满意,但术前如合并心功能不全,术后易出现心律失常和心力衰竭;如合并肺血管发育不良时,患儿持续肺动脉高压,预后不良(2 分)。

2. 分析中重度肺动脉狭窄患者主要的症状、体征及其病理生理学机制(10 分)。

(1)症状:中度狭窄多为活动后出现气短、乏力、心悸,重度狭窄静息状态即可出现(1 分)。

(2)体征:听诊胸骨左缘可闻及收缩期吹风样喷射性杂音,瓣膜狭窄出现在胸骨左缘第 2 肋间,漏斗部狭窄出现在第 3、4 肋间,主干及分支狭窄在肺动脉瓣听诊区向两侧腋部和背部传导

（2分）。右心衰竭时出现颈静脉怒张、肝大、腹腔积液、下肢水肿（2分）。

（3）机制：右心室流出梗阻，导致肺循环缺血，患者氧合血减少，呈现缺氧的表现（2分）。肺动脉瓣狭窄时，右心室排血受阻，压力负荷增高，引起右心室室壁肥厚，继而右心室扩大，右心容量负荷同时加重，三尖瓣环扩张、三尖瓣相对性关闭不全也会加重右心容量负荷，右心房与体循环静脉压力相继增高，在压力负荷与容量负荷双重作用下，出现右心室衰竭的表现（3分）。

（乔　伟）

病例 24　三尖瓣脱垂（tricuspid valve prolapse）

一、临床资料

1. 病史　患者，男，32岁，因"心慌1周"就诊。自18岁起活动后气短，伴发绀，间断出现双下肢水肿，近1个月加重，一周前出现心慌。胸骨左缘第3~4肋间可闻及3/6级收缩期杂音，肝脾大，双下肢水肿。

2. 超声资料（图1-24-1~图1-24-4）

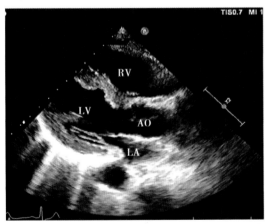

图1-24-1　左心室长轴切面二维图像
AO. 主动脉；LA. 左心房；LV. 左心室；RV. 右心室

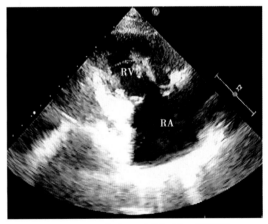

图1-24-2　右心两腔心切面二维图像
RA. 右心房；RV. 右心室

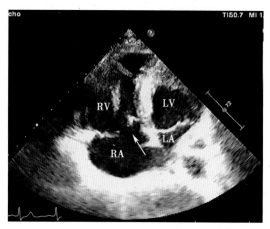

图 1-24-3 胸骨旁四腔心切面二维图像

箭头所示为三尖瓣隔叶断裂腱索回声。

LA. 左心房；LV. 左心室；RA. 右心房；RV. 右心室

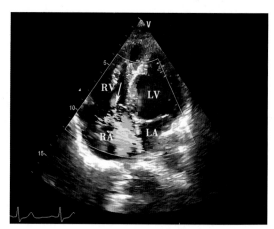

图 1-24-4 胸骨旁四腔心切面彩色血流图像

箭头示三尖瓣反流。

LA. 左心房；LV. 左心室；RA. 右心房；RV. 右心室

3. 其他检查资料（图 1-24-5）

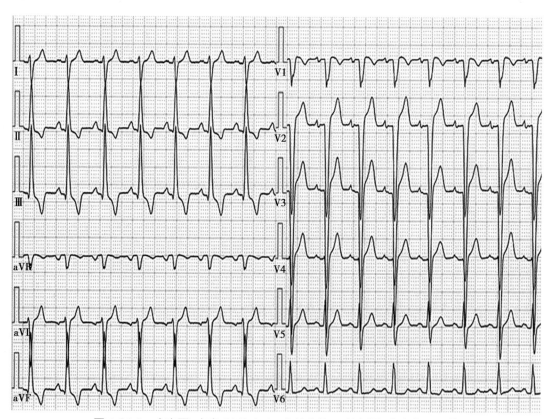

图 1-24-5 心电图：心率 94 次 /min，电轴右偏，T 波倒置，室内传导阻滞

二、相关思考题

1. 请结合病史及超声图像表现作出诊断（10分）。

临床表现：患者心慌、活动后气短，查体发现双下肢水肿，考虑存在右心衰竭（1分）。

超声所见：图1-24-1右心室比例增大，考虑可能存在容量或负荷增加（1分）。图1-24-2三尖瓣开放幅度尚可，瓣叶增厚，回声增强，右心房大（1分）；三尖瓣乳头肌位置异常，位于右心室中部连接右心室节制索，乳头肌不规则增厚，形成异常高回声团（1分）。图1-24-3三尖瓣关闭时，其隔叶及前叶均脱向右心房，二者有明显对合间隙（1分）；隔叶瓣尖处可见附加断裂腱索样的回声条带（1分）。图1-24-4三尖瓣探及重度反流（1分）。

超声诊断：三尖瓣器发育异常（乳头肌位置变异伴增厚）（1分）；三尖瓣隔叶腱索断裂（1分）；三尖瓣脱垂伴重度反流（1分）。

2. 造成三尖瓣反流的病因有哪些（10分）？

正常三尖瓣常可探及微量的反流信号（1分）。超过轻度的反流应进一步探查原因（1分）。结构异常可导致其功能障碍，如关闭不全时，彩色多普勒收缩期可见反流信号。三尖瓣先天或后天性的病变，都可导致瓣膜关闭不全（2分）。先天性病因主要有三尖瓣下移畸形［也称埃布斯坦（Ebstein）畸形］，三尖瓣器发育不良，如瓣叶增厚、卷曲、短小，或者冗长、松软，腱索发育过度，乳头肌附着位置异常等（2分），其他罕见病因有三尖瓣裂缺及腱索跨越等（1分）。后天性病因主要为感染、缺血、外伤或者医源性损伤（3分）。

3. 请简述三尖瓣反流程度评价的标准（10分）。

彩色多普勒超声可对三尖瓣反流程度进行半定量的估测（2分）。根据三尖瓣最大反流束面积与右心房面积之比，可将反流程度分为三级（2分）：比值小于20%为轻度反流（2分）；20%~40%为中度反流（2分）；大于40%为重度反流（2分）。

三、要点与讨论

1. 解剖及病理　正常心脏连接右心室的房室瓣有三个瓣叶，称为三尖瓣，前叶较大，位于前方，后叶位于前叶的后外侧，隔叶位于前、后叶的内侧。三尖瓣损伤的发生率低于二尖瓣。正常人心脏中常可探及的微量反流信号并无特殊临床意义，不需要治疗。对于轻度以上反流者，需进一步探查是否存在腱索断裂，或发育异常以及黏液样变性等病理改变。外伤后的脱垂多为腱索断裂所致。

2. 临床特征　三尖瓣脱垂的临床表现差异较大。多数患者无症状，少数可有右心容量负荷增加的相关表现、室上性心律失常和外周性发绀。严重者表现为活动后气促、双下肢水肿等右心衰竭的症状。外伤后心悸、气促，心电图呈右束支传导阻滞者，应高度怀疑外伤性心脏损伤，结合心脏听诊，有助于尽早确诊。

3. 超声特征　二维超声右心两腔切面可观察到三尖瓣后叶。胸骨旁或心尖四腔心切面及大动脉短轴切面可显示前叶及隔叶。观察瓣膜活动的形态，瓣叶是否增厚、粘连，是否存在开放受限及对合间隙；同时应观察乳头肌、腱索的发育及连接情况；探查是否存在下移畸形；测定右心大小、功能，同时可测量三尖瓣环大小，并与二尖瓣环比较。彩色多普勒观察反流束的起源、走行、范围、方向及数目，测量反流束宽度和面积。频谱多普勒测量反流峰速可估测肺动脉收缩压。经胸超声心动图图像质量欠佳者，可用经食管超声心动图，其中重点探查食管中段四腔心切面和右心室流入道切面。此外,应用三维经胸或经食管超声心动图观察三尖瓣器立体形态可获得更全面准确的诊断。

四、临床拓展思维训练

1. 请回答三尖瓣腱索断裂的病因及超声诊断方法(10 分)。

目前,前胸部钝性外伤被认为是三尖瓣腱索断裂的最常见原因(1 分)。右心室突然受到外界冲击后,室内压急剧上升造成三尖瓣的损伤(1 分)。三尖瓣腱索断裂的常见原因还有心肌梗死、感染性心内膜炎等(1 分),此外还有长期心房颤动、室间隔缺损者因室水平分流的长期冲击、右心室缺血性病变等(1 分)。三尖瓣腱索断裂的部位以前叶更多见(1 分)。

二维超声显示瓣叶收缩期自右心室突向右心房,瓣膜关闭不全,断裂的腱索随心动周期呈"甩鞭样"运动,往返于右心房与右心室之间(2 分),彩色多普勒收缩期可探及三尖瓣反流束(1 分)。

二维超声无法在同一切面同时观察到三个瓣叶,尤其当声窗不佳时,可能会漏诊或误诊轻度脱垂或较细小的腱索断裂(2 分)。

2. 长期或频繁开放静脉通道包括哪些情况? 对于这类人群为什么要关注三尖瓣的情况(10 分)?

长期开放静脉通道的患者包括需长期肠外营养、长期输血、补液、化疗的患者及静脉注入毒品者等(3 分)。对于此类患者,一方面输液过多、过快可导致急性心力衰竭和肺水肿(2 分),另一方面,针头或输液港可激活凝血机制,导致血栓形成(2 分)。此外,长期或频繁开放静脉通道会增加感染概率,细菌随血流进入右心房,可能导致右心系统的三尖瓣赘生物形成(2 分)。超声可见冠状静脉窦及腔静脉增宽的表现,并应注意观察下腔静脉内径随呼吸的变化幅度(1 分)。

(孙菲菲)

病例 **25** 肥厚型心肌病(hypertrophic cardiomyopathy)

一、临床资料

1. 病史　患者,男,45 岁,因"反复出现活动后胸痛、气短 2 年"就诊。1 周前快速行走后出现一过性黑蒙。查体:血压 130/85mmHg;心率 68 次 /min,心律齐;叩诊心界向左扩大;主动脉瓣听诊区可闻及 4/6 级收缩期粗糙喷射样杂音;双肺听诊呼吸音清,未闻及干、湿啰音。

2. 超声资料（图 1-25-1～图 1-25-6）

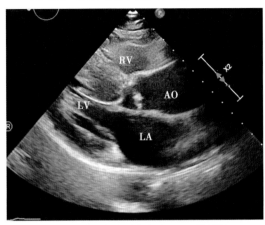

图 1-25-1 左心室长轴切面二维图像
LA. 左心房；LV. 左心室；RV. 右心室；AO. 主动脉

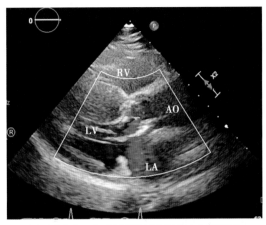

图 1-25-2 左心室长轴切面彩色血流图像
LA. 左心房；LV. 左心室；RV. 右心室；AO. 主动脉

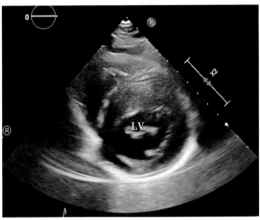

图 1-25-3 左心室短轴切面（二尖瓣水平）二维图像
LV. 左心室

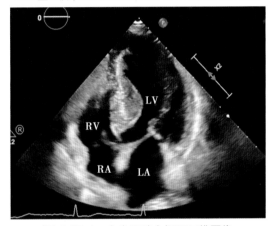

图 1-25-4 心尖四腔心切面二维图像
LA. 左心房；LV. 左心室；RV. 右心室；RA. 右心房

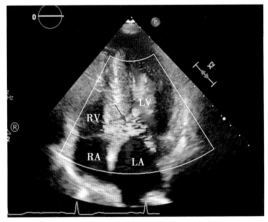

图 1-25-5 心尖四腔心切面彩色血流图像
箭头所示为左心室流出道收缩期血流速度加快，
呈五彩镶嵌。
LA. 左心房；LV. 左心室；RV. 右心室；RA. 右心房

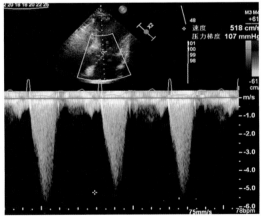

图 1-25-6 左心室流出道血流频谱图像

3. 其他检查资料(图 1-25-7)

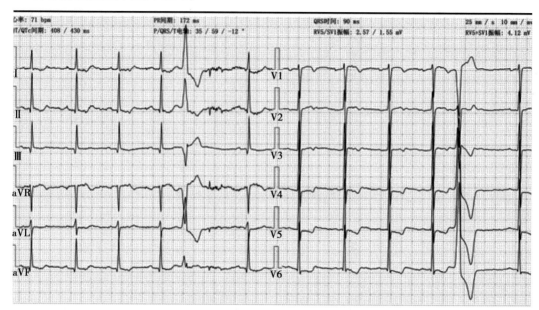

图 1-25-7 心电图:T 波低平,倒置,ST 段下移 ≥ 0.05mV

二、思考题及相关答案

1. 请结合病史及超声图像表现作出诊断(10 分)。

临床表现:中年男性,反复出现活动后胸痛、气短,快速行走后出现一过性黑蒙;心电图表现 T 波低平,倒置;主动脉瓣听诊区可闻及 4/6 级收缩期喷射性杂音;这些特征都符合梗阻性肥厚型心肌病(1 分)。

超声所见:图 1-25-1、图 1-25-3、图 1-25-4 室间隔呈梭形增厚,左心室后壁厚度正常,两者厚度之比常 >1.5,肥厚心肌回声紊乱、颗粒粗糙(1 分)。图 1-25-2 左心室流出道内径狭窄,二尖瓣前叶出现收缩期向前运动,收缩期前向活动(SAM)阳性(1 分)。图 1-25-5 CDFI 显示左心室流出道收缩期血流速度加快,呈五彩镶嵌(1 分)。图 1-25-6 连续波多普勒显示左心室流出道内血流频谱收缩期为负向高速充填状射流,峰速约 5.4m/s,频谱峰值后移,形态呈"匕首状"(1 分)。

超声诊断:梗阻性肥厚型心肌病(室间隔肥厚型)(4 分);左心室流出道重度梗阻(1 分)。

2. 请结合临床和超声图像表现,作出鉴别诊断(10 分)。

梗阻性肥厚型心肌病的超声心动图表现:室间隔与左心室后壁呈非对称性增厚,两者厚度之比常 >1.5,肥厚心肌回声紊乱、颗粒粗糙。左心室流出道内径狭窄,二尖瓣前叶出现收缩期前向活动(SAM);左心室流出道收缩期血流速度加快,呈五彩镶嵌色;可探及左心室流出道内高速血流频谱,频谱呈倒匕首状。梗阻性肥厚型心肌病在超声心动图上需与高血压心脏病、主动脉瓣狭窄、限制型心肌病等鉴别(2 分)。

(1)高血压引起的心肌肥厚:一般高血压病史较长,长期血压控制不达标,通常为对称性轻度肥厚(≤15mm),肥厚心肌呈均匀低回声。失代偿期可出现离心性肥厚,表现为左心室腔增大,心室壁仍厚,室壁运动减低(2 分)。

(2)主动脉瓣狭窄和先天性主动脉瓣下隔膜:可以引起心脏后负荷增加,导致心肌代偿性肥厚，一般是轻度对称性肥厚。超声心动图可明确病变特点、部位及血流动力学改变，即瓣叶数目异常、增厚、钙化，联合处融合及运动受限，左心室及室间隔呈对称性肥厚和主动脉根部狭窄后扩张。超声多普勒可确定狭窄严重程度。先天性主动脉瓣下隔膜超声表现与主动脉瓣狭窄类似，超声心动图可见瓣下隔膜（2 分）。

（3）室间隔内肿物：如横纹肌瘤，可表现为等回声，心肌回声粗乱，有时可见边界。常规二维超声下与肥厚型心肌病超声表现相似，在怀疑时可行心肌造影加以鉴别（2 分）。

（4）导致心肌增厚的其他疾病：如心肌淀粉样变性，室间隔与左心室后壁对称性增厚，室壁运动弥漫性减弱，心肌回声增强，呈颗粒状闪烁光点回声，常有左、右心房扩大，二尖瓣、三尖瓣及房间隔增厚，心包积液。还有先天性代谢性疾病法布里（Fabry）病、糖原贮积症及 PRKAG2 心脏综合征等，均可导致心肌肥厚，基因检测有助于明确诊断（2 分）。

3. 如何测量肥厚型心肌病患者的左心室心肌厚度（10 分）？

在肥厚型心肌病的诊断中，心肌的厚度的准确测量是至关重要的（2 分）。心肌厚度的测量应采用二维超声心动图短轴检测左心室节段从基底至心尖最大舒张期室壁厚度，应测量各个节段室壁厚度（4 分）。测量时应注意去除心室壁附着结构（如附着于室壁的乳头肌结构），如果没有排除会导致室壁厚度测量偏高，造成室壁假性增厚（4 分）。

三、要点与讨论

1. 病理及流行病学　肥厚型心肌病（hypertrophic cardiomyopathy，HCM）是一种呈常染色体显性遗传的原发性心肌病。有临床意义的基因改变（主要发现在 MYBPC3 和 MYH7 中）有 1/2 的患者家族史是阳性的，1/5 的患者家族史是阴性的。发现致病基因改变应该对家庭成员进行症状前筛查。对于存在基因突变但尚未出现心室壁明显肥厚的 HCM 称为亚临床型 HCM。HCM 表现为左心室单节段或多个节段室壁厚度 ≥15mm，有家族史者厚度 ≥13mm，不伴有心室腔扩张，未发现其他可导致心室肥厚的心脏疾病或系统性疾病。儿童（年龄<18 岁）HCM 的诊断标准：根据儿童年龄、体表面积（m^2）、筛查环境及诊断 HCM 的验前概率，采用不同的诊断界值：对于无 HCM 家族史且无症状的儿童，当左心室壁最大厚度超过预测正常值的 2 个标准差，即 z 值（定义为偏离同年龄儿童正常值的标准差数）>2.5 时可诊断 HCM。对于有明确 HCM 家族史或者致病基因检测阳性的儿童，建议采用 z 值>2 的界值。

2. 临床特征　HCM 的临床症状变异性大，有些患者可长期无症状，而有些患者首发症状就是猝死。儿童或青年时期确诊的 HCM 患者症状更多，预后更差。症状与左心室流出道梗阻、心功能受损、快速或缓慢型心律失常等有关。

（1）劳力性呼吸困难：是 HCM 患者最常见的症状，有症状的患者中 90% 以上有此表现，与左心室流出道梗阻及心室舒张功能异常相关。

（2）胸痛：25%~30% 的 HCM 患者有胸痛不适的症状，多呈劳力性胸痛，与心肌缺血相关。

（3）心悸：与心功能减退或心律失常有关。

（4）晕厥或先兆晕厥：研究显示，15%~25% 的 HCM 患者至少发生过 1 次晕厥或晕厥前状态。原因主要为心律失常和左心室流出道梗阻。

（5）心源性猝死：多与致命性心律失常有关，也可能是血流动力学异常。

约 10% 的患者会发生左心室扩张，称之为 HCM 扩张期，为 HCM 终末阶段表现之一，临床症状类似于扩张型心肌病，心肌组织缺失和纤维替代是其机制之一。

3. 超声特征　二维超声心动图表现：心室壁增厚，以左心室心肌受累为主，左心室心肌某节段或多个节段室壁厚度 ≥15mm，有家族史者，厚度 ≥13mm；心肌回声不均匀，呈斑点样回声增粗、增强；心腔变小，左心室收缩期内径缩小，严重者心腔可呈闭塞样改变；部分患者左心室流出道内径减小，存在不同程度梗阻；伴有心功能不全时心腔可扩张，心腔中部梗阻心尖部压力增加可扩张呈瘤样改变，严重时局部缺血可出现运动减低。

M 型超声心动图表现：当存在左心室流出道梗阻时，二尖瓣前叶收缩期前向移动，EF 段下降速度减慢，E 峰常与室间隔相交，CD 段(关闭的二尖瓣向室间隔方向突起)呈弓背样隆起，即 SAM。

彩色多普勒超声表现：左心室流出道存在梗阻时，左心室流出道内收缩期出现五彩镶嵌血流，射流信号通常起自二尖瓣水平，也可出现于左心室中部及心尖部。梗阻性 HCM 多合并二尖瓣反流，HCM 患者可同时存在二尖瓣脱垂，或继发于反复与室间隔接触或是湍流束冲击导致的瓣叶增厚、腱索断裂、腱索延长或感染。

频谱多普勒超声的表现：静息状态下，收缩期左心室流出道出现收缩期射流信号，多普勒测量左心室流出道瞬时峰值压差(left ventricular outflow tract gradient，LVOTG)≥30mmHg，认为存在左心室流出道梗阻；连续波多普勒频谱表现为收缩期负向高速充填状射流，形态呈单峰"匕首状"；左心室舒张功能障碍，包括顺应性减低，快速充盈时间延长，等容舒张时间延长。

常规超声心动图不能清晰分辨　肌小梁结构或心内膜结构时，可应用声学增强剂进行心腔声学造影，以避免对左心室容量及心功能的低估。

四、临床拓展思维训练

1. 请回答 HCM 的超声心动图分型(10 分)。

根据血流动力学及肥厚部位，HCM 可以有不同的超声心动图分型。

(1)根据超声心动图检查时测定的左心室流出道瞬时峰值压差，可将 HCM 患者分为梗阻性、非梗阻性及隐匿梗阻性 3 种类型。安静时 LVOTG ≥30mmHg 为梗阻性 HCM；安静时 LVOTG 正常，负荷运动时 LVOTG >30mmHg 为隐匿梗阻性 HCM；安静或负荷时 LVOTG 均<30mmHg 为非梗阻性 HCM(5 分)。

(2)根据肥厚部位分为：①室间隔肥厚：是临床最常见的表现型，主要累及心室间隔基底部，表现为非对称性室间隔肥厚。诊断标准为舒张末期室间隔与左心室后壁厚度之比 ≥1.5。②心尖部肥厚：又称心尖肥厚型心肌病(apical hyper-trophic cardiomyopathy，APH)，指心室肥厚主要累及左心室乳头肌以下的心尖部。诊断标准为舒张末期左心室心尖部最大室壁厚度 ≥15mm，左心室心尖部与后壁最大厚度之比 ≥1.5。③左心室中部肥厚：又称左心室中部梗阻性肥厚型心肌病，是指左心室中部乳头肌水平及心室间隔中部心肌肥厚。肥厚也可同时累及左心室多个部位，称为混合型肥厚(5 分)。

2. 请简述 HCM 心肌缺血产生的原因(10 分)。

HCM 心肌缺血产生原因可能包括以下方面：①肥厚的心室壁心肌细胞肥大，导致心肌的供氧和需求失衡(2 分)；②肥厚的心室壁内小冠状动脉管壁增厚，管腔狭窄，血管分布密度降低(2 分)；③冠状动脉微血管功能障碍可导致冠状动脉血流储备降低(2 分)；④部分患者可以合并冠状动脉肌桥(2 分)；⑤部分患者可以合并冠状动脉粥样硬化病变和糖尿病(2 分)。

(肖杨杰)

病例 26　扩张型心肌病（dilated cardiomyopathy）

一、临床资料

1. 病史　患者，男，33 岁，因"反复胸闷、气短 8 年，加重 2 周"就诊。伴有咳嗽，咳褐色痰，夜间憋醒。查体：双下肢水肿；心界扩大；听诊心律不齐，第一心音强弱不等。

2. 超声资料（图 1-26-1～图 1-26-4）

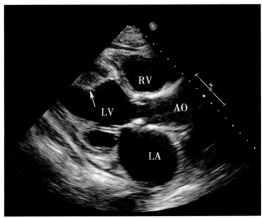

图 1-26-1　左心室长轴切面二维图像
箭头所示为左心室内可见附壁血栓。
LA. 左心房；LV. 左心室；RV. 右心室；AO. 主动脉

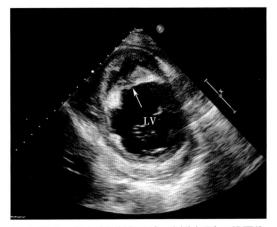

图 1-26-2　左心室短轴切面（二尖瓣水平）二维图像
箭头所示为左心室中下部心腔内前壁及前间壁附壁血栓。
LV. 左心室

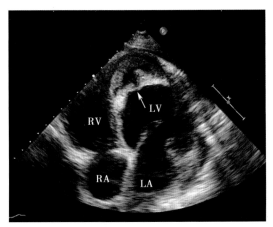

图 1-26-3　心尖四腔心切面二维图像
箭头所示为左心室内附壁血栓。
LA. 左心房；LV. 左心室；RV. 右心室；RA. 右心房

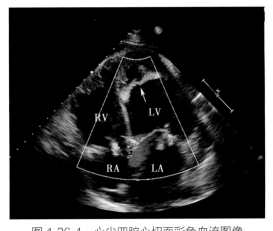

图 1-26-4　心尖四腔心切面彩色血流图像
箭头所示为左心室内附壁血栓。
LA. 左心房；LV. 左心室；RV. 右心室；RA. 右心房

3. 其他检查资料(图 1-26-5)

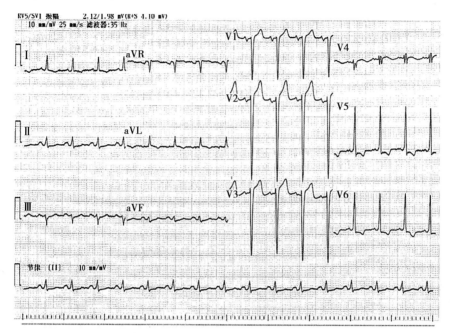

图 1-26-5　心电图: ST 段抬高,T 波异常

二、思考题及相关答案

1. 请结合病史及超声图像表现作出诊断(10 分)。

临床表现:青年男性,反复出现胸闷、气短 8 年,加重 2 周,伴有咳嗽,咳褐色痰,夜间憋醒。患者有左心衰竭的症状,应行超声心动图检查明确病因(1 分)。

超声所见:图 1-26-1 全心扩大,以左心房、左心室为主,左心室呈球形扩张,左心室壁向心运动普遍明显减低,左心室内可见附壁血栓(2 分)。图 1-26-2、图 1-26-3 左心室呈球形扩张,左心室壁向心运动普遍明显减低,左心室中下部心腔内前壁及前间壁附着半月形附加回声,厚约 7.8mm,附加回声基底部呈弱回声,游离面呈线样强回声,游离面随心动周期有形变及活动度(2 分)。图 1-26-4 二尖瓣及三尖瓣口探及轻度反流(1 分)。心包腔内可见弥漫少量液性暗区,宽约 3mm(1 分)。

超声诊断:扩张型心肌病(2 分);左心室腔内血栓形成(1 分)。

2. 请结合临床和超声图像表现,作出鉴别诊断(10 分)。

左心室呈球形扩张,伴其他心腔增大,左心室壁心肌收缩普遍减弱,心内血流速度明显减低是扩张型心肌病的主要表现,探寻病因是诊断该病的一个重要环节。鉴别诊断主要包括其他各种心脏病引起的心力衰竭,如冠心病、高血压病、先天性心脏病、瓣膜病等(2 分)。

(1)缺血性心肌病:缺血性心肌病可出现左心室扩大,收缩功能明显减低以及室壁局部变薄、回声增强、室壁运动节段性降低。部分存在严重的三支冠状动脉病变的缺血性心肌病表现为室壁运动弥漫性减低,与扩张型心肌病类似,这时需要负荷超声心动图、冠状动脉造影或 CT 冠状动脉造影检查辅助诊断(2 分)。

（2）左心室心肌致密化不全（LVNC）：LVNC 心力衰竭时也表现为心腔增大，室壁运动减低。LVNC 表现为内膜不光滑，肌小梁呈网状、蜂窝状或海绵状改变，收缩时非致密心肌与致密心肌比＞2（成人）/1.4（儿童）（2 分）。

（3）心脏瓣膜病：二尖瓣、三尖瓣和 / 或主动脉瓣关闭不全可引起左、右心增大，晚期心室收缩功能减退，其鉴别要点主要为瓣膜本身的异常声像，如瓣膜增厚、钙化、粘连、瓣下结构增粗、腱索断裂、瓣膜脱垂等。瓣膜病变引起的反流量通常较大，而扩张型心肌病瓣膜的反流量相对较小（2 分）。

（4）高血压心脏病：晚期高血压心脏病出现心腔扩大，左心室心肌离心性肥厚，伴有室壁运动减低，心力衰竭表现，结合病史可与扩张型心肌病鉴别（2 分）。

三、要点与讨论

1. 病理、分型及流行病学　扩张型心肌病（dilated cardiomyopathy，DCM）是最常见的心肌病，在心肌病中所占比例约为 55%。DCM 主要是一种以不同程度心腔扩大、心肌收缩功能障碍为主要特征的心肌疾病。基于遗传学将 DCM 分为原发性和继发性，DCM 发病与多种因素有关，常见的有以下 3 种：基因突变产生的 DCM、病毒感染产生的 DCM 和自身免疫反应产生的DCM。

DCM 年发病率为（2~8）/10 万（儿童约 0.57/10 万），大部分为散发病例，只有 30%~50% 患者有家族史。基因突变引起的 DCM 常呈家族聚集方式发病，称为家族性 DCM，是多种基因突变引起的遗传性疾病，多种突变基因通过不同的病理、生理过程致病，因其具有遗传异质性及临床表型异质性，且基因突变频率低，遗传基因外显不全，遗传方式多样，基因筛查的效率低，故对家族性 DCM 的识别和诊断具有一定难度。

2. 临床特征　DCM 临床常表现为进行性充血性心力衰竭，心律失常，血栓栓塞甚至猝死，是心血管疾病中导致死亡以及心脏移植的主要疾病基础。DCM 从新生儿期至老年期均可发病，但大多数患者于 20~50 岁出现症状。该病死亡率较高，5 年内死亡率 15%~50%。

3. 超声表现

（1）心腔明显扩大：以左心房和左心室扩大为主或全心扩大。左心室呈球形扩大，左心室流出道增宽，右心室扩大相对较轻。左心室扩大除左心室内径外，也可通过球形指数（sphericity index，SI）即左心室长径与短径的比值来评价左心室球形变程度，观察左心室重塑情况。DCM 时 SI 减小，越接近 1 表明左心室重塑越严重，预后越差。

（2）室壁厚度：心腔扩张较轻者，室壁厚度变化不明显，甚至可稍增厚。一般室壁厚度与左心室腔大小成反比，心腔越大则室壁越薄。

（3）室壁动度减低：可表现为弥漫性减低，合并冠状动脉疾病时也可出现节段性室壁运动不良。

（4）二尖瓣开放幅度减小：二尖瓣开放受限，瓣口面积减小，前后叶开放幅度减小，与扩大的心腔形成"大心腔、小开口"改变。

（5）附壁血栓形成：房室腔内可出现一个或多个附壁血栓，常见于左心室近心尖部。左心腔内血流缓慢瘀滞，可出现云雾状回声。

（6）下腔静脉内径增宽（＞21mm）及随呼吸塌陷率减低（＜50%），提示右心房压增高。

（7）心包积液：可合并心包积液，多为少量积液。

四、临床拓展思维训练

1. 左心室收缩功能的评价方法除了 Simpson 双平面法还有哪些(10分)？

(1)实时三维超声心动图(RT-3DE)可用于测量左心室、右心室和左心房容积及射血分数。由容积得出的三维球形指数(3D-SI)比二维超声心动图测量的球形指数(2D-SI)反映心室的形态更准确。优点是 RT-3DE 测量容积不存在几何图形假设,不存在心尖短切问题。3D-SI 能早期准确地反映左心室重塑。研究显示 3D-SI 评估预后准确性方面优于左心室射血分数(LVEF)。(5分)。

(2)斑点追踪成像(speckle tracking imaging,STI)技术根据二维或三维斑点追踪技术可评价心肌局部和整体应变和应变率,包括纵向运动、圆周运动、径向运动及心室的扭转等。DCM 推荐使用左心室整体纵向应变(global longitudinal strain,GLS),GLS<-20% 时为收缩功能减低参考值。优点是测值稳定,且重复性好,早期发现亚临床心功能减低及预后评估方面优于 LVEF,而且可以评估心室壁节段功能(5分)。

2. 结合 DCM,心肌机械运动的同步性指标有哪些(10分)？

(1)组织同步显像:可通过彩色编码使二维超声心动图图像直观显示心肌节段运动的同步性,显示 DCM 患者左心室心肌运动延迟的节段和程度,测量收缩期峰值速度和达峰时间。该技术为临床定量评价机械收缩不同步及心脏再同步化治疗(cardiac resynchronization therapy,CRT)术后疗效的判定提供依据(4分)。

(2)RT-3DE:根据各个节段的时间容积曲线,计算出左心室 16 节段的各个节段达到最小收缩容积的时间标准差,即收缩不同步指数(systolic dyssynchrony index,SDI)作为评价左心室不同步的参数,以心动周期的百分比来表示,可以消除心率快慢对心动周期长短的影响(3分)。

(3)STI:通过应用二维或三维 STI 获取 DCM 左心室纵向及圆周应变达峰时间,评价 DCM 左心室各节段收缩同步性(3分)。

(肖杨杰)

病例 **27** 限制型心肌病(restrictive cardiomyopathy)

一、临床资料

1. **病史**　患者,女,43 岁,因"反复出现活动后气短、腹胀、下肢肿胀 6 年,加重 1 年"就诊。患者 6 年前出现活动后、腹胀、下肢肿胀,未系统治疗。1 年前上述症状加重,伴乏力、头晕来诊。体格检查见颈静脉怒张、肝大,下肢水肿。

2. 超声资料（图 1-27-1～ 图 1-27-6）

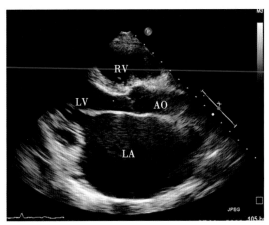

图 1-27-1　左心室长轴切面二维图像
LA. 左心房；LV. 左心室；RV. 右心室；AO. 主动脉

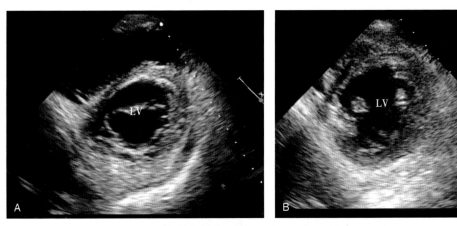

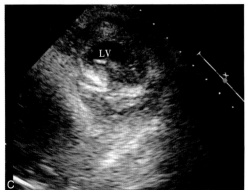

图 1-27-2　左心室短轴切面二维图像
A. 二尖瓣水平；B. 乳头肌水平；C. 心尖水平
LV. 左心室

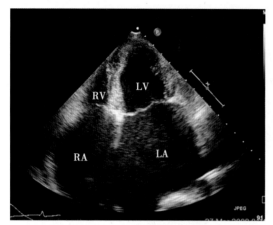

图 1-27-3　心尖四腔心二维图像

LA. 左心房；LV. 左心室；RV. 右心室；RA. 右心房

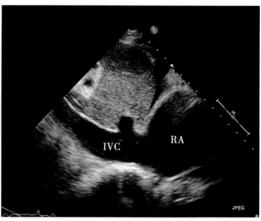

图 1-27-4　下腔静脉长轴切面二维图像

IVC. inferior vena cava, 下腔静脉；RA. 右心房

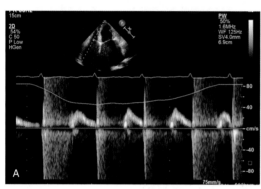
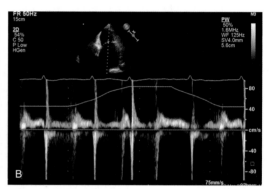

图 1-27-5　二尖瓣及三尖瓣瓣口前向血流频谱图像

A. 三尖瓣瓣口频谱；B 二尖瓣瓣口

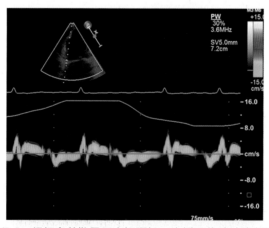

图 1-27-6　组织多普勒显示室间隔处二尖瓣环位移速度频谱图像

二、思考题及相关答案

1. 请结合病史及超声图像表现作出诊断(10 分)。

临床表现：中年女性，反复出现气短、腹胀、下肢肿胀 6 年，加重 1 年。应行超声心动图排除心源性呼吸困难及水肿（1分）。

　　超声所见：图1-27-1心脏形态改变，左心房显著增大，左心房内血流呈瘀滞状态，可见云雾状自主回声反射（1分）。图1-27-2双心室内径及容积大小在正常范围，左心室心尖部各壁心肌轻度增厚，收缩期心尖部心腔明显减小，左心室心肌收缩期向心运动幅度减低，舒张期舒张受限（1分）。图1-27-3双心房显著增大，双心室内径及容积大小在正常范围，双房内血流呈瘀滞状态，可见云雾状自主回声反射（1分）。图1-27-4下腔静脉显著扩张。心包膜无增厚及粘连。右心侧心包腔内可见局限少量液性暗区，约3mm（1分）。图1-27-5频谱多普勒显示二、三尖瓣瓣口前向血流随呼吸变化幅度小于10%。肝静脉可见反流频谱（1分）。图1-27-6组织多普勒检测室间隔处二尖瓣环舒张早期运动速度 e′ 明显减低，约4cm/s（1分）。

　　超声诊断：限制型心肌病（3分）。

　　2. 请结合临床和超声图像表现，作出鉴别诊断（10分）。

　　临床上主要与缩窄性心包炎难以鉴别。两者在二维超声心动图上均可表现为双心房明显增大，心室相对小，可伴有心包积液、腔静脉增宽等改变。多普勒均呈限制性充盈障碍（2分）。鉴别要点如下。

　　（1）缩窄性心包炎患者表现为心包增厚、粘连，心内膜厚度正常。限制型心肌病患者心包厚度正常，常伴有少量心包积液，心内膜增厚有助于限制型心肌病的诊断（2分）。

　　（2）二尖瓣、三尖瓣血流频谱不随呼吸变化或变化不明显是限制型心肌病区别于缩窄性心包炎的特征性改变。缩窄性心包炎吸气时二尖瓣 E 峰较呼气时减小幅度 ≥25%，三尖瓣 E 峰较呼气时减小幅度 ≥40%（2分）。

　　（3）缩窄性心包炎的肺静脉血流舒张期 D 波、收缩期 S 波明显降低，且随呼吸改变明显（2分）。

　　（4）由于缩窄性心包炎病变位于心包及心外膜，左心室侧壁受缩窄心包的禁锢作用使其在心动周期的变形能力降低，而室间隔心肌的收缩和舒张功能没有明显异常，故左心室侧壁的应变值明显低于室间隔的应变值，室间隔与左心室侧壁的应变差绝对值及比值明显增高，而限制型心肌病没有此特征（2分）。

三、要点与讨论

　　1. 病理　限制型心肌病（restrictive cardiomyopathy，RCM）是一类以限制性充盈障碍为主要改变的心肌疾病总称，是以心内膜及心内膜下心肌纤维化，引起舒张期难以舒展及充盈受限，心脏舒张功能严重受损，而收缩功能保持正常或仅轻度受损的心肌病，临床相对少见。其发病往往隐匿，主要表现为静脉回流障碍和心排血量减少。

　　2. 临床特征　RCM 患者存在淤血和心排血量低的症状。呼吸困难，夜间阵发性呼吸困难，端坐呼吸，周围性水肿，腹腔积液，乏力和虚弱是常见症状。如果冠状动脉受累可出现心绞痛症状。与扩张型心肌病（DCM）患者不同，在 RCM 早期，右心衰竭比左心衰竭更加显著。患者于确定诊断后数年内死亡，通常死于室性心律失常或心搏骤停。

　　3. 超声特征　RCM 的二维超声心动图改变有心室内膜及其下方的部分心肌组织明显增厚，回声增强，心内膜厚度可 >2mm。动态观察时，收缩期各室壁向心运动尚好，舒张期左心室扩张的程度明显减小，有僵硬感或顿挫感。心室腔一般明显减小，尤其是心尖部心腔呈闭塞状态。心尖四腔切面上显示心室的长径缩短，横径正常。双房一般明显增大，可伴有附壁血栓。

　　RCM 的左心室舒张功能明显受限，表现为二尖瓣口的血流波形发生变化。当心率较慢时，二尖瓣口的血流频谱为双峰,A峰多大于E峰,峰速度一般比正常人快。如心率较快,二尖瓣血流频谱为高尖的单峰,其上升支与下降支均较陡直,峰速度加快,充盈时间明显缩短。

四、临床拓展思维训练

1. 请简述RCM左心室舒张功能异常的超声评价(10分)。

RCM影像检查以血流动力学改变为基本特征,而非形态学异常,故房室瓣口血流频谱及瓣环组织多普勒成像(tissue Doppler imaging,TDI)等反映心脏血流动力学及功能改变的指标对诊断RCM具有重要价值。RCM早期以舒张功能异常为主,二尖瓣环e'速度(e'间隔<7cm/s,e'侧壁<10cm/s)、平均E/e'>14、左心房容积指数(left atrial volume index,LAVI)>34ml/m^{2}以及三尖瓣反流峰值流速>2.8m/s,提示RCM患者存在左心室舒张功能异常(5分)。

早期RCM左心室舒张功能不全由室壁松弛受损、充盈压正常(Ⅰ级)转为假性正常,充盈压升高(Ⅱ级);随着疾病进展,左心室松弛障碍合并左心室充盈压显著增高,左心室舒张功能不全(Ⅲ级)。RCM进展期呈现特征性限制性改变,表现为E/A值>2.5,E峰减速时间(deceleration time,DT)<150毫秒,等容舒张时间(isovolumic relaxation time,IVRT)<50毫秒,二尖瓣瓣环e'减低,但e'侧壁>e'间隔,E/e'>14以及LAVI>50ml/m^2。其他对提示左心室充盈压升高有价值的参数有:肺静脉收缩期峰值血流速度(S)<舒张期峰值血流速度(D),或收缩期时间速度积分/舒张期时间速度积分<1,Valsalva试验中E/A值改变。如果在Valsalva试验中E/A值变化≥0.5,限制性充盈一般是可逆转的;如果E/A值变化<0.5,则限制性充盈状态基本不可逆(5分)。

2. RCM的病因包括哪些(10分)?

RCM根据病理解剖,可分为心肌疾病和心内膜心肌病变两大类。RCM心肌疾病包括心肌浸润型(特发性、家族性心肌病)、浸润型(淀粉样变、结节病)、贮积病(血色病、Fabry病及糖原贮积症)(5分);RCM心内膜心肌病包括心内膜心肌纤维化、高嗜酸细胞综合征、类癌心脏病、放射性心肌病及药物性心肌病等(5分)。

(肖杨杰)

病例 28 人工瓣膜置换术后并发症(complications after prosthetic valve replacement)

一、临床资料

1. 病史 患者,女,58岁,因"间断心悸、气短3年余,加重2天"就诊。6年前因风湿性心脏病二尖瓣狭窄行二尖瓣生物瓣膜置换术。查体:二尖瓣听诊区可闻及杂音,双下肢水肿。

2. 超声资料（图 1-28-1～ 图 1-28-4、视频 1-28-1）

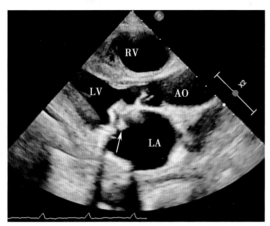

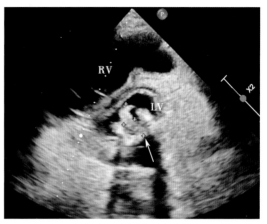

图 1-28-1　左心室长轴切面二维图像
箭头所示为人工生物二尖瓣瓣口附加低弱回声。
AO. 主动脉；LA. 左心房；LV. 左心室；RV. 右心室

图 1-28-2　左心室二尖瓣水平短轴切面二维图像
箭头所示为人工生物二尖瓣瓣口附加低弱回声。
LV. 左心室；RV. 右心室

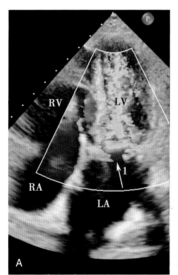

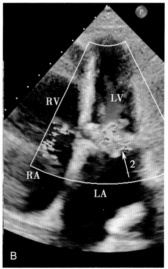

图 1-28-3　心尖四腔心切面彩色多普勒图像
箭头 1 示人工生物二尖瓣瓣口血流速度加快，呈五彩镶嵌彩色血流；
箭头 2 示人工生物二尖瓣轻度反流。
LA. 左心房；LV. 左心室；RA. 右心房；RV. 右心室

视频 1-28-1

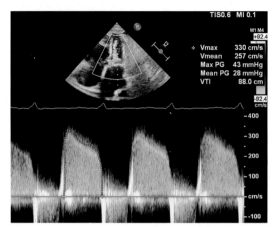

图 1-28-4　人工生物二尖瓣血流频谱图像

3. 其他检查资料　CRP 为 19.71mg/L（升高），D- 二 聚体 370μg/L（升高），脑 钠 肽（brain natriuretic peptide，BNP）为 1 440.49ng/L（升高）。胸部 CT 提示双侧胸腔积液，双肺散在炎症，纵隔内多发增大淋巴结，心包腔少量积液，心脏二尖瓣术后改变。心电图结果（图 1-28-5）。

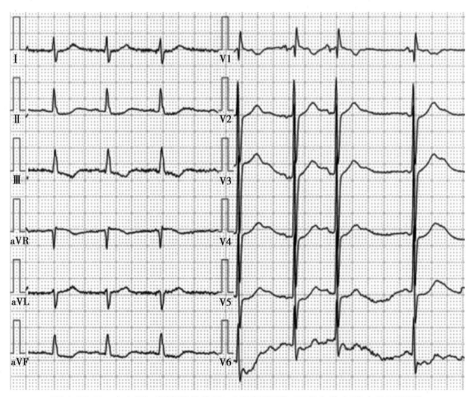

图 1-28-5　心电图：房性期前收缩，交界性逸搏，不完全性右束支传导阻滞

二、思考题及相关答案

1. 请结合病史及超声图像表现，简述诊断思路，作出超声诊断（10 分）。

临床表现：女，58 岁，双肺散在炎症、CRP 轻度增高，肺炎程度较轻；D- 二聚体轻微增高，肺梗死的可能较小（1 分）。患者二尖瓣生物瓣膜置换术后，二尖瓣听诊区杂音，患者心悸、气短、胸腔积液、双下肢水肿等症状体征与二尖瓣狭窄关系密切，要注意是否存在二尖瓣生物瓣膜置换术后的并发症（1 分）。

超声所见：图 1-28-1、视频 1-28-1 左心室长轴切面显示人工生物二尖瓣瓣架及瓣叶表面不光滑，附着多发弥漫活动性低弱回声，舒张期进入左心室内，收缩期进入左心房内，左心房明显增大（1 分）；图 1-28-2 左心室短轴切面显示人工生物二尖瓣瓣口附加低弱回声（1 分）；图 1-28-3 心尖四腔心切面彩色多普勒超声显示舒张期二尖瓣瓣口血流梗阻，瓣口血流汇聚，左心室内五彩镶嵌血流，收缩期探及轻度反流（1 分）；图 1-28-4 显示二尖瓣瓣口跨瓣血流速度加快，约 3.3m/s，跨瓣峰值压差 43mmHg，平均压差 28mmHg（1 分）。

超声诊断：人工生物二尖瓣置换术后（2 分）；人工生物二尖瓣附加活动性低弱回声（血栓可能性大）（1 分）；人工生物二尖瓣重度狭窄（1 分）。

2. 请回答人工瓣膜的形态学异常（10 分）。

（1）机械瓣膜：血栓形成或赘生物附着（2 分）；瓣环撕裂（1 分）；瓣叶开放不充分或开放过度（1 分）。

（2）生物瓣膜：瓣叶粘连，开放不充分（1 分）；瓣环撕裂、变形（1 分）；瓣叶撕裂，连枷现象（1 分）；瓣叶钙化、纤维化（1 分）；血栓形成或赘生物附着（2 分）。

3. 请结合超声声像图表现，叙述人工瓣膜置换术后超声观察的主要内容（10 分）。

（1）人工瓣的状况：人工瓣膜的位置及稳定性情况（1 分）；瓣膜的启闭活动是否正常，有无狭窄、反流（1 分）；是否存在瓣周漏，瓣膜及瓣周有无血栓、赘生物（1 分）。

（2）血流动力学指标：人工瓣瓣口血流峰值速度（1 分）；跨瓣最大和平均压差（1 分）；有效瓣口面积（1 分）；肺动脉压力（1 分）。

（3）左心状况：心腔较术前有无缩小或增大（1 分）；心功能是否正常（1 分）；心包腔有无积液（1 分）。

三、要点与讨论

1. 病因病理　目前应用的人工瓣膜主要有机械瓣和生物瓣，置入方式包括手术和介入。介入术目前主要使用生物性材料。人工瓣的功能异常按照发病机制可以分为内源性和外源性两类。内源性因素主要是瓣膜结构损坏，如瓣膜钙化、支架断裂等；外源性因素主要包括瓣膜选择不当或瓣周漏、血栓形成、瓣周纤维组织增生、感染性心内膜炎等。

血栓形成最常见、最严重，假体能激活血小板、破坏内皮完整性、导致血流湍流和血液瘀滞，可在瓣叶、瓣环或瓣架的表面形成血栓，甚至包绕瓣叶或阻塞瓣口，影响瓣叶活动、减小瓣口有效开放面积。瓣环撕裂常导致人工瓣膜位置变化、瓣口血流方向变化及瓣周反流。人工瓣赘生物形成占所有感染性心内膜炎的 10% 左右，人工瓣心内膜炎主动脉瓣位较二尖瓣位发生率高，双瓣置换较单瓣置换发生率高，早期（术后 60 天之内）发生心内膜炎通常是由术中侵入的表皮葡萄球菌引起，后期（术后 60 天之后）则是由社区获得性感染所致，病原体多为链球菌等。

2. 临床特征　人工瓣膜功能正常时,患者可无明显的临床症状及自觉症状。人工瓣膜瓣周漏只有微量至少量时,可无明显症状,中度以上常出现溶血性贫血。主动脉瓣瓣周漏临床症状明显,主要有头昏、心慌、胸闷等,主动脉瓣听诊区可闻及舒张期杂音;二尖瓣瓣周漏时在心尖区可闻及收缩期杂音;三尖瓣瓣周漏时临床症状较轻。瓣膜脱位患者有突发心前区不适、胸闷、胸痛和心力衰竭的症状和体征。瓣膜感染时患者出现长时间高热,听诊区可闻及新出现的杂音,或发生体循环的栓塞。较小的血栓形成时,患者可无明显的临床症状;较大血栓形成时可因阻塞的部位不同而各异。

3. 超声特征　血栓形成时瓣叶或瓣环表面可见团块样附加回声,可有轻微活动度。其回声的强弱取决于血栓形成的时间,一般时间越长,回声越强。

瓣环撕裂表现为瓣环与其附着处有间隙,瓣环位置异常,瓣环随心动周期有明显的摆动现象。CDFI 可在间隙处探及彩色血流。

瓣膜粘连会导致人工瓣膜的狭窄。机械瓣表现为瓣叶开放活动受限,双瓣叶开放不同步,瓣口的有效面积减小,多普勒超声探及瓣口血流速度加快。生物瓣狭窄表现为瓣叶的增厚、粘连和钙化,开放受限,有效瓣口面积减小,同样出现瓣口血流速度加快及跨瓣压差升高。

赘生物主要表现为瓣环及瓣叶异常条形或絮状回声,形态不规则,随血流摆动。

三维超声可以显示人工瓣的立体形态(图 1-28-6),从心房观、心室观等多角度观察人工瓣瓣架位置、瓣叶启闭情况,观察有无附加回声、有无卡瓣现象等。结合三维彩色技术,可以定位异常血流起源点,观察前向血流狭窄位置,鉴别反流和瓣周漏等。

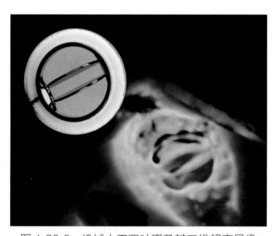

图 1-28-6　机械人工双叶瓣及其三维超声显像

四、临床拓展思维训练

1. 请回答人工瓣膜目前的常用种类并简要叙述各自的优缺点(10 分)。

(1)机械人工瓣是用非生物材料制成的人工瓣膜,基本结构包括瓣架、瓣体及瓣环三部分。早期经过球笼瓣、笼碟瓣、斜碟瓣的发展,目前最广泛应用的是双叶瓣(2 分)。优点是使用寿命长、型号多(1 分)。缺点是血栓形成和栓塞发病率较高,可引起溶血,抗凝易引起出血及瓣周漏(1 分)。

(2)生物组织瓣主要分为同种生物瓣和异种生物瓣。按材料来源可分为:同种同体组织:阔筋膜、肺动脉;同种异体组织:动脉瓣、硬脑膜、阔筋膜;异种异体组织:猪主动脉瓣、牛心包、牛主动脉瓣（3分）。优点是血液相容性好，不易凝血，没有阻塞体，不易形成血栓，不破坏血液有形成分而溶血，术后短期抗凝即可；接近正常的血流动力学特征（2分）。缺点是瓣膜易老化，使用寿命相对短（1分）。

2. 请简要叙述人工二尖瓣置换术适用的疾病（答5种即可，10分）。

（1）风湿性二尖瓣狭窄、风湿热反复发作，二尖瓣瓣叶及其瓣下结构已有较为严重的病变。

（2）血栓和栓塞：对抗凝治疗不佳或左心房内发现血栓。

（3）感染性心内膜炎：因炎性改变引起瓣膜损害，赘生物堵塞瓣口致其狭窄。

（4）二尖瓣叶结构病理形态学改变：瓣环、瓣叶及交界严重钙化等。

（5）球囊扩张、闭式扩展或直视切开术后再狭窄。

（6）二尖瓣狭窄伴关闭不全。

（乔　伟）

病例 **29** 心肌梗死（myocardial infarction）

一、临床资料

1. 病史　患者，男，29岁，因"突发心前区疼痛5天"就诊。体格检查时血压 80/50mmHg，呼吸急促，心界扩大，心率105次/min，心音弱，未闻及杂音。

2. 超声资料（图1-29-1~图1-29-4、视频1-29-1~视频1-29-3）

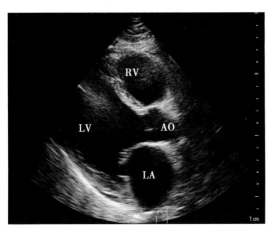

图1-29-1　胸骨旁左心室长轴切面二维图像
AO. 主动脉；LA. 左心房；LV. 左心室；RV. 右心室

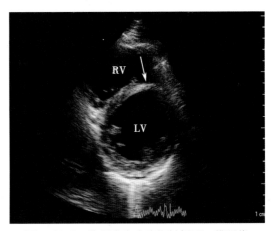

图1-29-2　胸骨旁左心室短轴切面二维图像
箭头所示为心肌变薄处。
LV. 左心室；RV. 右心室

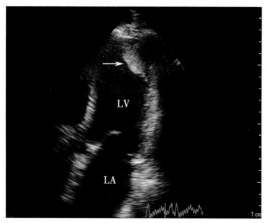

图 1-29-3　心尖五腔心切面二维图像
箭头所示为左心室心尖部低回声团。
LA.左心房；LV.左心室

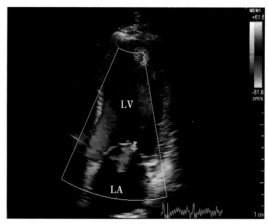

图 1-29-4　心尖五腔心切面彩色血流图像
LA.左心房；LV.左心室。

视频 1-29-1　　　视频 1-29-2　　　视频 1-29-3

3. 其他检查资料（图 1-29-5）

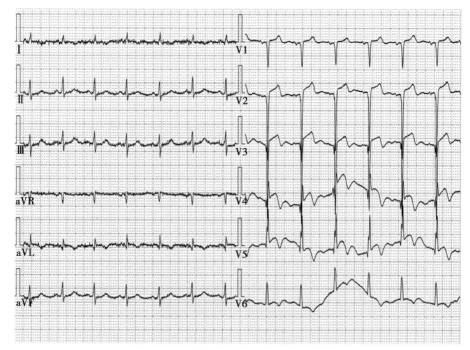

图 1-29-5　心电图：窦性心律，广泛前壁 ST 段抬高，T 波倒置

二、思考题及参考答案

1. 请结合病史及超声图像表现作出诊断(10 分)。

临床表现:5 天前突发心前区疼痛来诊,听诊心界扩大,心音弱,心电图(图 1-29-5)提示广泛前壁 ST 段抬高,T 波倒置,符合心肌梗死的特点(1 分)。

超声所见:图 1-29-1 左心室增大(1 分);视频 1-29-1、图 1-29-2 左心室间壁、前壁、侧壁变薄,约 5mm,向心运动消失,余室壁向心运动尚可(1 分);视频 1-29-2、图 1-29-3 左心室心尖部扩张,心尖部可见低回声团附着,大小约 28.2mm×11.4mm,基底宽,无明显活动度(1 分);视频 1-29-3、图 1-29-4 二尖瓣探及轻度反流(1 分)。

超声诊断:左心室间壁、前壁、侧壁较大范围节段性运动消失及局限变薄(2 分);左心室心尖部梗死区扩张伴较大面积血栓形成(2 分);二尖瓣反流(轻度)(1 分)。

2. 如何显示标准心尖四腔心切面和心尖二腔心切面(10 分)?

心尖四腔心切面探头置于心尖搏动处,声束方向朝向右侧胸锁关节,探头标点约指向 3 点钟方位。该切面显示室间隔起于扇尖并直立,房、室间隔与二尖瓣前叶、三尖瓣隔叶组成十字交叉结构(7 分)。

心尖二腔心切面:在心尖四腔心切面基础上行逆时针旋转探头(约 60°),仅显示左心室和左心房(3 分)。

3. 请简述常用的能准确测量左心室收缩功能的方法以及正常值,异常值分级(10 分)。

在心尖四腔心切面及心尖二腔心切面采用双平面 Simpson 法测量舒张末期左心室容积(left ventricular end-diastolic volume,LVEDV)、收缩末期左心室容积(left ventricular end-systolic volume,LVESV)及左心室射血分数(LVEF),即舒张末期及收缩末期分别描记左心室的心内膜线。LVEF=(LVEDV–LVESV)/LVEDV×100%(6 分)。左心室射血分数:男性<52%,女性<53% 提示左心室收缩功能异常(2 分)。左心室射血分数 40%~52% 为轻度减低,30%~40% 为中度减低,<30% 为重度减低(2 分)。

三、要点与讨论

1. 流行病学 每年大约发生 550 000 例急性心肌梗塞首次发作和 200 000 例复发性急性心肌梗塞。男性出现心肌梗死的概率约是女性的 2 倍。美国每年约有 100 万人罹患心肌梗死。在发达国家中,心肌梗死的死亡率约是 10%。

2. 临床特征 典型症状包括:突然发作剧烈而持久的胸骨后或心前区压榨性疼痛,心律失常,心力衰竭,低血压甚至休克。心肌梗死主要并发症有:左心室重塑,乳头肌功能不全和乳头肌断裂,室间隔及室壁穿孔,室壁瘤,心腔附壁血栓,以及心脏破裂。

心肌梗死后可出现心脏破裂,发生率 0.25%~0.90%,住院病死率约 58%,远高于未发生心脏破裂的心肌梗死患者的 4.5%。心肌梗死后心脏破裂常见于急性心肌梗死发病后 1 周内,尤以 24 小时内和 3~5 天最为常见。心肌梗死后心脏破裂的发病征象包括颈静脉怒张和奇脉等心脏压塞症状。心肌梗死后可出现心力衰竭,主要是急性左心衰竭。心力衰竭易发生在心肌梗死起病的最初几小时内,也可在发病数天后发生,表现为呼吸困难、咳嗽、发绀、烦躁等症状。

二尖瓣腱索断裂是急性心肌梗死的严重并发症之一,通常是单一冠状动脉的急性栓塞,此时心脏暂时未能建立起有效的侧支循环,造成乳头肌坏死,进一步导致二尖瓣腱索断裂合并二尖瓣脱垂、重度反流。

3. 超声特征　急性心肌梗死:二维超声心动图可显示病变部位心室壁变薄,局部略向外膨出。室壁运动明显减低或消失,甚至呈矛盾运动,正常室壁运动可代偿性增强。早期心肌回声减低,以后逐渐增强。心肌梗死范围较大时左心室整体收缩功能降低。M 型超声心动图可显示心肌梗死区室壁运动明显减低、无运动,甚至矛盾运动,收缩期室壁增厚率明显减低。当合并乳头肌功能不全时,彩色多普勒可检出二尖瓣反流信号。当发生心脏破裂时,二维超声可见大量的心包积液,或迅速增长的少量心包积液。

陈旧性心肌梗死超声表现:心室壁局部变薄,心肌回声明显增强。正常心室壁的三层回声结构消失,舒张期厚度小于 7mm 或比邻近正常心肌薄,局部室壁可略有膨出。非透壁心肌梗死表现为局部心内膜下心肌回声增强,室壁运动减弱或正常。M 型超声心动图:局部室壁运动明显减低、消失或矛盾运动,心室壁变薄,收缩期无增厚或变薄。当合并乳头肌功能不全时,彩色多普勒可检出二尖瓣反流信号。右心室心肌梗死发生时,彩色多普勒常可探及三尖瓣反流。

当心肌梗死合并室壁瘤时,局部室壁呈瘤样向外膨出,常见于左心室心尖部或左心室下壁。膨出的室壁明显变薄,回声增强,与正常室壁呈矛盾运动。收缩期室壁膨出的程度比舒张期更为显著。膨出腔内可有附壁血栓形成。

四、临床拓展思维训练

1. 冠状动脉微血管功能障碍可导致正常冠状动脉性心绞痛以及无阻塞性冠状动脉粥样硬化的心肌梗死,请简述冠状动脉微血管功能障碍的影像学检查技术(10 分)。

(1)经胸多普勒超声心动图可以测量冠状动脉血流速度比。在无任何心外膜血流受限的情况下,冠状动脉血流速度比是衡量冠状动脉微血管功能的可靠指标。该检测方法主要用在左前降支。通过冠状动脉内多普勒,可测量冠状动脉血流储备和微血管阻力,全面评估微血管的扩张和收缩反应(2 分)。

(2)正电子发射断层扫描技术是冠状动脉微血管功能障碍无创评估的金标准,它可以通过量化最大心肌血流来测量心肌灌注储备,评估所有冠状动脉区域(2 分)。

(3)压力灌注心血管磁共振成像常规用于疑似有阻塞性冠状动脉疾病的患者,评价其心肌缺血的程度。对疑似冠状动脉微血管功能障碍患者也有诊断价值(2 分)。

(4)CT 首过心肌灌注成像技术与心脏磁共振成像技术类似,可以对心肌血流和心肌灌注储备进行(半)定量评估。CT 成像是一种很有前途的技术,通过 CT 冠状动脉成像和 CT 灌注扫描相结合,一次检查就可以排除心外膜冠状动脉病变以及评估微血管功能(2 分)。

(5)冠状动脉造影主要用于排除阻塞性冠状动脉病变,还可获得冠状动脉微循环的信息。冠状动脉慢血流现象是冠状动脉微血管功能障碍的表现之一,其特点是在非阻塞性冠状动脉疾病存在的情况下,冠状动脉远端发生血流灌注延迟(2 分)。

2. 室间隔及心室壁穿孔的超声特点是什么(10 分)?

(1)室间隔穿孔多发于前间壁(60%),少数发生于后间壁(20%),二维超声可见室间隔回声失落,彩色多普勒于缺损处可探及左向右分流(图 1-29-6、图 1-29-7)(2 分)。

(2)缺损直径收缩期增大,舒张期减小(2 分)。

(3)穿孔部位周围心肌变薄,回声增强(2 分)。

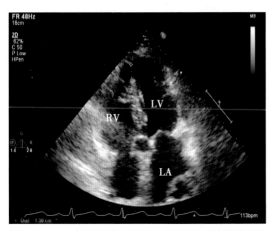

图 1-29-6　心尖五腔心切面二维图像:标记测量处为室间隔回声失落,大小约 1.3cm
LA. 左心房; LV. 左心室; RV. 右心室

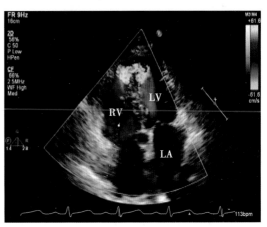

图 1-29-7　心尖五腔心切面彩色血流图像:室间隔心尖部可探及室水平左向右分流
LA. 左心房; LV. 左心室; RV. 右心室

(4)侧壁或游离壁穿孔时左心室血液经穿孔部位往返于心包腔(2 分)。

(5)通常发生在室壁瘤与室壁运动减低交界处(1 分)。

(6)室壁运动异常(1 分)。

3. 如何使用超声心动图将左心室心肌划分为不同节段(10 分)?

超声心动图可通过观察心室壁舒张及收缩运动,间接判断心肌供血状态。标准化心肌节段划分可以对心肌缺血、心肌梗死、心肌穿孔进行定位判断(1 分)。目前最常用的是美国超声心动图学会推荐的 16 节段划分法(1 分):16 节段划分法在长轴切面将左心室壁分为基底段、中间段以及心尖段;在短轴切面,将基底段和中间段按每 60° 划分为一段,连续逆时针划分,将左心室壁分为前壁、前间壁、后间壁、下壁、后侧壁和前侧壁各 6 个节段(基底段,中间段答案正确者各得 3 分)。心尖段短轴切面则按每 90° 划分为一段,将左心室壁分为前壁、室间隔、下壁和侧壁 4 个节段(2 分)。总共累计 16 个节段(图 1-29-8)。

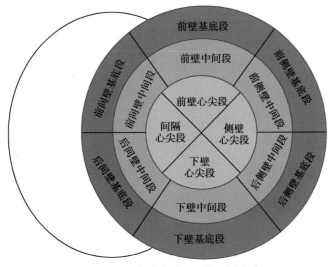

图 1-29-8　左心室壁 16 节段划分法

(宋　光)

病例 **30** 高血压心脏病（hypertensive heart disease）

一、临床资料

1. 病史　患者，男，59 岁，因"头痛、头晕 2 个月，心悸、胸闷 1 个月"就诊。20 余年前查出患有高血压，血压最高达 180/100mmHg，现头痛严重，呈搏动性，情绪激动后加重，血压难以控制。

2. 超声资料（图 1-30-1~ 图 1-30-3、视频 1-30-1）

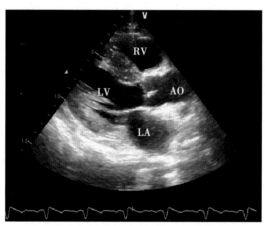

图 1-30-1　左心室长轴切面二维图像
AO. 主动脉；LA. 左心房；LV. 左心室；RV. 右心室

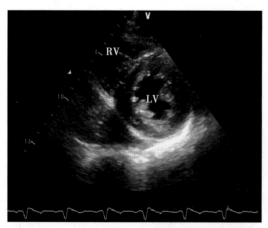

图 1-30-2　左心室短轴中间水平切面二维图像
LV. 左心室；RV. 右心室

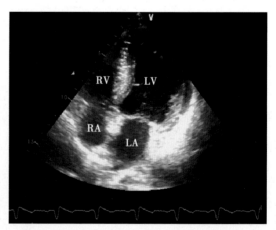

图 1-30-3　心尖四腔心切面二维图像
LA. 左心房；LV. 左心室；RA. 右心房；RV. 右心室

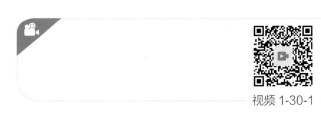

视频 1-30-1

3. 其他检查资料　肌酐、尿素氮升高；CT 提示左肾上腺内支结节，术后病理为肾上腺皮质腺瘤。心电图（图 1-30-4）。

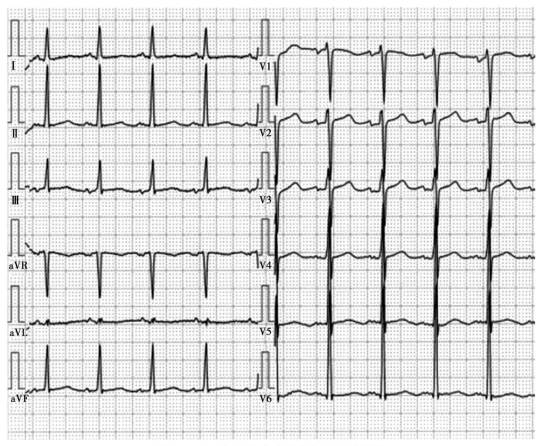

图 1-30-4　心电图：左心室高电压，T 波异常

二、思考题及相关答案

1. 请结合病史及超声图像表现作出诊断（10 分）。

临床表现：中老年男性，长期高血压病史，由于患者存在肾上腺皮质腺瘤，考虑继发性高血压，需要注意高血压性心脏改变（2 分）。

超声所见：图 1-30-1、视频 1-30-1 左心室长轴切面显示左心室心肌肥厚，心肌回声正常，心肌向心运动正常，左心房增大，左心室内径在正常范围（2 分）；图 1-30-2 左心室短轴中间水平切面显示左心室心肌普遍呈向心性、均匀性肥厚（2 分）；图 1-30-3 心尖四腔心切面显示左心室心肌肥厚(2分)。

超声诊断:左心室心肌肥厚,符合高血压心脏病改变(2分)。

2. 请结合超声声像图表现,与肥厚型心肌病作出鉴别诊断(10分)。

肥厚型心肌病多在中青年发病,患者多有家族史,较少合并高血压。左心室心肌肥厚是非对称性、不均匀增厚,可出现在室间隔、左心室游离壁、心尖部,或2~3个部位混合,局部心肌回声增强且不均匀,多呈颗粒状或毛玻璃样(5分)。

高血压心脏病患者一般有较长期的高血压病史,中老年多见,心肌肥厚是对称性、均匀性的,心肌回声多正常(5分)。

3. 请回答高血压患者左心室状态分型(10分)。

根据舒张末左心室相对厚度(relative wall thickness,RWT)和左心室心肌重量指数(left ventricular mass index,LVMI),可分为4型(2分)。Ⅰ型:左心室正常,RWT<0.45,LVMI<125g/m²,一般出现在早期或轻度高血压患者(2分);Ⅱ型:左心室向心性重塑,RWT>0.45,LVMI<125g/m²,多见于长期中度高血压患者(2分);Ⅲ型:向心性左心室心肌肥厚,RWT>0.45,LVMI>125g/m²,多见于重度高血压或急进性高血压患者(2分);Ⅳ型:离心性左心室心肌肥厚,RWT<0.45,LVMI>125g/m²,多见于老龄患者或伴心力衰竭者(2分)。

三、要点与讨论

1. 病理、分型及流行病学　血压长期升高,左心室后负荷加重,代偿期左心室呈向心性肥厚,晚期失代偿,左心室心腔扩大,呈离心性肥厚,出现心力衰竭。同时,多种机制导致全身细小动脉痉挛,动脉壁缺氧、变性,动脉内膜纤维组织和弹力纤维增生,管腔变窄,长期持续可引起心、脑、肾等重要器官的继发损伤。高血压患者的主动脉瓣易较早发生退行性改变。

临床上高血压可分为2类:原发性高血压,占所有高血压患者的90%以上,主要由遗传和环境因素综合造成的;继发性高血压,病因明确,如肾上腺腺瘤、肾小球肾炎、肾动脉狭窄等,高血压仅是原发疾病的临床表现之一。

本病患病率、发病率及血压水平随年龄增长而升高,男性、女性高血压总体患病率差别不大,青年期男性略高于女性,中年后女性稍高于男性。

2. 临床特征　常见症状有头晕、头痛、颈项板紧、疲劳、心悸等,也可出现视物模糊、出血等较重症状。失代偿期可有左心衰竭及肺淤血表现,包括劳力性呼吸困难、端坐呼吸、咳粉红色泡沫痰等。当左心衰竭累及右心,造成全心衰竭时,可出现体循环淤血表现,包括颈静脉充盈、肝大、双下肢水肿、少尿等。心脏听诊可有主动脉瓣区第二心音亢进、收缩期杂音或收缩早期喀喇音等。

3. 超声特征　左心室肥厚是高血压心脏病最主要的超声表现,早期主要为左心室壁与室间隔向心性均匀性增厚,左心室腔正常或变小,心肌收缩增强;晚期出现离心性肥厚,左心室左心房腔扩大,室壁运动减弱,收缩功能下降。主动脉瓣可增厚、钙化,主动脉内径扩张。少数患者可出现二尖瓣腱索变形和断裂,导致二尖瓣脱垂等并发症。

四、临床拓展思维训练

1. 高血压有哪些并发症(有哪些危害)(答5种即可,10分)?

(1)高血压心脏病与心力衰竭:高血压失代偿期,患者出现心力衰竭。高血压是心力衰竭的主要病因,人群中 40%~50% 的心力衰竭归因于高血压。

（2）二尖瓣脱垂及腱索断裂:左心室心腔收缩期压力显著增高,二尖瓣腱索过度牵拉,长期可导致腱索变形、纤维化甚至断裂,造成二尖瓣脱垂和反流。

（3）主动脉夹层:过高的血管壁切应力导致动脉内膜撕裂,血液经撕裂点进入主动脉中层,形成血管壁内血肿,可导致严重主动脉瓣关闭不全、主动脉破裂、心脏压塞等严重并发症。

（4）高血压危象:多种原因造成小动脉强烈痉挛,血压急剧上升,影响重要器官血液供应而产生危急症状。动脉痉挛造成脑、心脏、眼等靶器官缺血症状,表现为头痛、烦躁、眩晕、恶心、呕吐、心悸、气短、视力模糊等。

（5）高血压脑病:血压过高突破了脑血流自动调节范围,脑组织血流灌注过多引起脑水肿,表现为弥漫性严重头痛、呕吐、意识障碍、精神错乱、昏迷、抽搐等。

（6）脑血管病:包括出血性疾病如脑出血、蛛网膜下腔出血,以及缺血性疾病如短暂性脑缺血发作、腔隙性脑梗死、栓塞性脑梗死、脑血栓形成等。

（7）慢性肾衰竭:高血压可导致肾血流量降低、肾小管浓缩功能减退等。

2. 继发性高血压的主要病因有哪些(答 5 种即可,10 分)?

（1）肾脏疾病:如肾小球肾炎,肾病综合征,慢性肾盂肾炎,多囊肾结缔组织病,糖尿病肾病,肾动脉狭窄,肾肿瘤等。

（2）内分泌疾病:如库欣综合征,嗜铬细胞瘤,原发性醛固酮增多症,甲状腺功能亢进或减退,甲状旁腺功能亢进,腺垂体功能亢进,绝经期综合征等。

（3）心血管病变:如主动脉缩窄,多发性大动脉炎等。

（4）颅脑病变:包括脑肿瘤,脑外伤,脑干感染等。

（5）睡眠呼吸暂停综合征。

（6）其他疾病继发,如红细胞增多症和应用药物导致的高血压等。

（乔　伟）

病例 **31** 肺源性心脏病（cor pulmonale）

一、临床资料

1. **病史**　患者,女,66 岁,因"气促,伴心悸、乏力 10 天"就诊。20 余年前诊断为慢性支气管炎,每年发作 1~2 次,发作时有咳嗽、咳痰、气促、劳动耐力下降等症状。查体:口唇轻度发绀,胸部叩诊双肺呈过清音,听诊两肺底湿啰音,$P_2 > A_2$,三尖瓣区收缩期杂音,剑突下心脏搏动增强。颈静脉充盈,双下肢轻度水肿。

2. 超声资料(图 1-31-1～图 1-31-5)

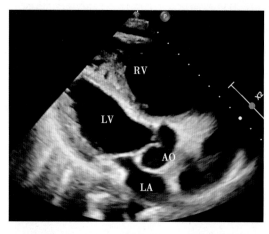

图 1-31-1 胸骨旁左心室长轴切面
二维图像
AO. 主动脉；LA. 左心房；LV. 左心
室；RV. 右心室

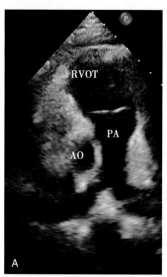 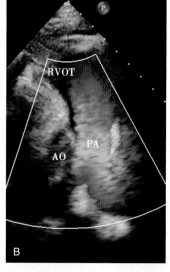

图 1-31-2 胸骨旁大动脉短轴(肺动
脉长轴)切面二维及彩色多普勒图像
AO. 主动脉；PA. 肺动脉；RVOT. 右心
室流出道

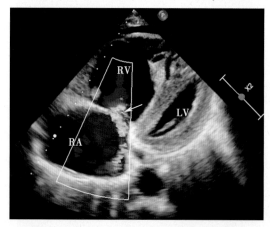 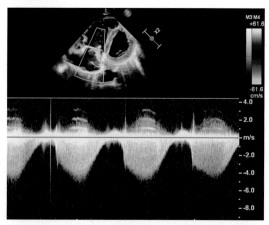

图 1-31-3 心尖四腔心切面彩色血流图像
箭头所示为三尖瓣轻度反流。
LV. 左心室；RA. 右心房；RV. 右心室

图 1-31-4 三尖瓣口反流连续波多普勒图像

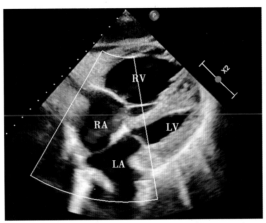

图 1-31-5　剑突下四腔心切面彩色多普勒图像
LA. 左心房；LV. 左心室；RA. 右心房；RV. 右心室

3. 其他检查资料（图 1-31-6）

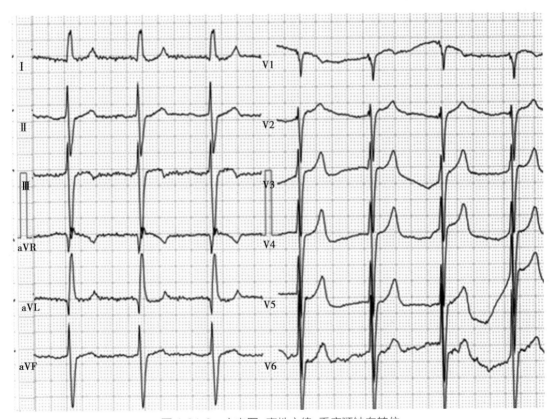

图 1-31-6　心电图：窦性心律，重度顺钟向转位

二、思考题及相关答案

1. 请描述声像图表现，并作出诊断(10 分)。

临床表现：中老年女性，长期慢性支气管炎病史，加重出现气促、心悸、乏力和活动耐力低下、颈静脉怒张、双下肢水肿，心电图重度顺钟向转位，提示右心室肥大，考虑右心功能不全(2 分)。

超声所见：图 1-31-1 左心室长轴切面显示右心室显著扩大，左心室比例减小，室间隔偏向左心室侧(1 分)。图 1-31-2 大动脉短轴切面显示右心室流出道、主肺动脉及分支扩张，肺动脉瓣无狭窄(1 分)。图 1-31-3 四腔心切面显示右心比例增大，三尖瓣口探及轻度反流(1 分)。图 1-31-4 连续波多普勒测得三尖瓣瓣口反流峰速约 4.5m/s，间接估测肺动脉收缩压 91mmHg(1 分)。图 1-31-5 剑突下四腔心切面房间隔完整，未探及房水平分流(1 分)。

超声诊断：符合慢性肺源性心脏病改变(1 分)；肺动脉高压(重度)(1 分)，三尖瓣反流(轻度)(1 分)。

2. 请回答本病的鉴别诊断和鉴别要点(10 分)。

肺源性心脏病主要表现为右心室肥大，需要与其他导致右心肥大的疾病相鉴别，支气管、肺疾病病史是首要鉴别点。

(1)房间隔缺损：房间隔缺损者存在房间隔回声中断和房水平分流，常规切面未观察到缺损时，还需要注意特殊类型如腔静脉窦型、冠状静脉窦型房间隔缺损(2 分)。

(2)三尖瓣病变：二维声像图可见三尖瓣瓣叶冗长脱垂、位置下移、风湿性赘生物等病因，其导致的反流通常量大，但速度不快，无明显肺动脉高压(2 分)。

(3)右心扩张型心肌病和右心室心肌纤维发育不良：发病年纪轻，多无支气管、肺疾病病史，右心室壁多变薄，肺动脉压力一般不高(2 分)。

(4)冠心病导致的右心室心肌梗死：有典型的胸痛、心肌梗死病史和心电图表现(2 分)。

(5)动脉导管未闭：合并艾森门格综合征(Eisenmenger syndrome)时，会出现显著的右心肥大和肺动脉高压，此时动脉导管内多为低速双向分流，超声显示困难，必要时需结合 CTA 检查(2 分)。

3. 请回答三尖瓣反流法评估肺动脉压力的测量要求、计算公式及肺动脉高压的分级标准(10 分)。

三尖瓣反流法评价肺动脉收缩压需要在右心室流出无梗阻的前提下(1 分)，尽量在彩色多普勒指引下取样(1 分)，采用连续波多普勒技术(1 分)，取样线通过三尖瓣反流束并与反流束平行(1 分)，调整合适的量程和增益以便准确测量三尖瓣反流峰速(V_{max})(1 分)。

三尖瓣反流压差(ΔP)=$4V_{max}^2$(1 分)。

肺动脉收缩压(PASP)= 三尖瓣反流压差(ΔP)+ 右心房压(1 分)。

超声评估肺动脉高压分级如下，轻度：肺动脉收缩压 40~<50mmHg(1 分)；中度：肺动脉收缩压 50~<70mmHg(1 分)；重度：肺动脉收缩压 ≥ 70mmHg(1 分)。

三、要点与讨论

1. 病因病理及流行病学　肺源性心脏病简称肺心病，是指由支气管 - 肺组织、胸廓或肺血管病变致肺血管阻力增加，产生肺动脉高压，继而右心室结构和 / 或功能改变的疾病。根据起病缓急和病程长短,可分为急性和慢性肺源性心脏病两类。急性肺源性心脏病主要是急性大面积肺梗死。常见的主要是慢性肺源性心脏病。

最常见的慢性肺源性心脏病的病因是慢性阻塞性肺疾病（chronic obstructive pulmonary disease,COPD）,其余还包括气道、肺实质、胸廓、肺血管和低通气等相关疾病。这些疾病导致患者低氧血症,引起肺小动脉收缩,出现功能性肺动脉高压,后期肺小动脉结构重建,肺血管狭窄、闭塞、毁损、肺毛细血管床减少,形成持久性和不可逆的肺动脉高压。长期缺氧导致促红细胞生成素分泌增加、激活肾素 - 血管紧张素 - 醛固酮系统,导致水钠潴留,血容量显著增加。右心前负荷增加引起右心增大,后负荷增加造成右心室心肌肥厚和右心衰竭。

慢性肺源性心脏病的患病率在北方地区高于南方地区,农村高于城市,并随年龄增长而增加。吸烟者比不吸烟者患病率明显增加,男女无明显差异。冬、春季节和气候骤变易急性发作。

2. 临床特征　在肺、心功能代偿期,患者出现咳嗽、咳痰、气促,活动后心悸、呼吸困难、乏力和劳动耐力下降。可有不同程度的发绀,干、湿啰音,$P_2 > A_2$,三尖瓣区可出现收缩期杂音或剑突下心脏搏动增强。部分患者出现颈静脉充盈甚至怒张、肝界下移。

肺、心功能失代偿期,患者出现呼吸衰竭和心力衰竭的症状,甚至出现肺性脑病。发绀明显,颅内压升高,腱反射减弱或消失,出现病理反射,颈静脉怒张,心率增快,可出现心律失常,肝大,肝颈静脉回流征阳性,下肢水肿,重者出现腹腔积液。少数患者可出现肺水肿及全心衰竭。

3. 超声特征　肺源性心脏病患者胸前区透声条件较差,探头位置需较低,剑下探测窗是经常选择的检查部位。

右心扩大,右心比例增大,右心室壁肥厚,室间隔平直、偏向左心室侧,左心室短轴呈"D"形,主肺动脉扩张,左、右肺动脉内径增宽。

肺动脉瓣血流频谱峰值前移,射血时间缩短,峰速减低。常通过三尖瓣反流峰速间接估测肺动脉收缩压。

下腔静脉内径增宽,内径随呼吸变化率减小。

四、临床拓展思维训练

1. 请回答肺动脉高压的临床分类（10 分）。

（1）肺动脉高压:特发性、遗传性、药物毒物、结缔组织病等（2 分）。

（2）左心疾病导致的肺动脉高压:左心压力增高,如二尖瓣、主动脉瓣狭窄、广泛心肌梗死等（2 分）。

（3）呼吸系统疾病或缺氧导致的肺动脉高压:如慢性阻塞性肺疾病、间质性肺病、慢性高原病等（2 分）。

（4）慢性血栓栓塞性肺动脉高压（2 分）。

（5）多因素导致的不明机制的肺动脉高压:血液系统疾病、代谢性疾病等（2 分）。

2. 如果你是该患者的临床医生,请简要阐述进行各项检查和诊断的思路（10 分）。

（1）患者为老年女性,慢性支气管炎病史,目前有咳嗽、咳痰、气促等症状,叩诊呈过清音和听诊湿啰音,首先选择胸部 X 线和 CT 检查,明确肺组织的基础病变情况（3 分）。

（2）患者有气促、劳动耐力下降、轻度发绀等表现,提示肺、心功能仍处于代偿期,对患者进行肺功能检查、血气分析、酸碱度测定、血常规和血生化等检查,明确慢性阻塞性肺疾病诊断和低氧血症等情况(3分)。

(3)患者肺动脉瓣第二心音亢进、三尖瓣区收缩期杂音,可能存在右心异常,颈静脉怒张、双下肢水肿提示右心功能不全,因此对患者进行超声心动图和心电图检查,了解右心结构和功能情况,行下肢静脉超声检查,除外血栓(3分)。

(4)综合各项检查结果,明确肺部原发疾病,评价右心受累程度(1分)。

(乔 伟)

病例 32 缩窄性心包炎(constrictive pericarditis)

一、临床资料

1. 病史 患者,女,61岁,因"活动后呼吸困难6月余,加重伴腹胀5个月"就诊。无结核病史,无创伤、手术、放化疗史。叩诊胸腹腔积液。双下肢水肿。

2. 超声资料(图 1-32-1~ 图 1-32-6、视频 1-32-1~ 视频 1-32-3)

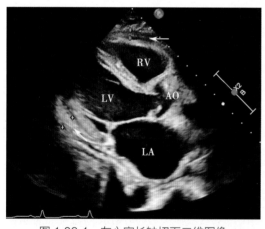

图 1-32-1 左心室长轴切面二维图像
箭头所示为增厚心包。
AO. 主动脉;LA. 左心房;LV. 左心室;RV. 右心室

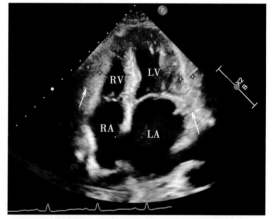

图 1-32-2 心尖四腔心切面二维图像
箭头所示为增厚心包。
LA. 左心房;LV. 左心室;RA. 右心房;RV. 右心室

视频 1-32-1   视频 1-32-2   视频 1-32-3

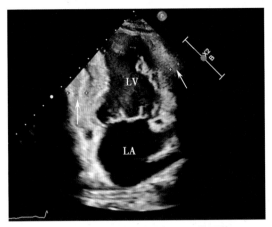

图 1-32-3　心尖两腔心切面二维图像

箭头所示为增厚心包。

LA. 左心房；LV. 左心室

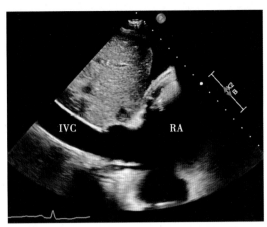

图 1-32-4　剑突下下腔静脉长轴切面图像

IVC. 下腔静脉；RA. 右心房

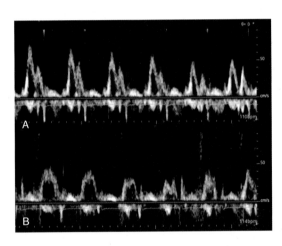

图 1-32-5　二尖瓣及三尖瓣瓣口脉冲多普勒图像

A. 二尖瓣口前向血流频谱；B. 三尖瓣口前向血流频谱。

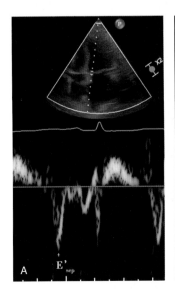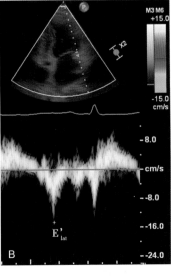

图 1-32-6　二尖瓣环间隔侧及侧壁侧组织多普勒频谱图像

A. 二尖瓣环间隔侧频谱；B. 二尖瓣环侧壁侧频谱。

E'_{sep}. 间隔侧舒张早期组织运动速度；

E'_{lat}. 侧壁侧舒张早期组织运动速度

3. 其他检查资料 血清学检查 T-SPOT(-)(一种用于体外检测外周血中经过结核分支杆菌特异性抗原激活的效应 T 细胞的酶联免疫斑点试验),风湿免疫类抗体(-),心肌标志物(-),胸腔积液腺苷脱氨酶(adenosine deaminase, ADA)为 3U/L(>45U/L 考虑结核性),乳酸脱氢酶 104U/L(<200U/L 考虑漏出性,>200U/L 考虑渗出性),瘤细胞(-),细菌培养(-)。心电图、胸部 CT(图 1-32-7、图 1-32-8)。

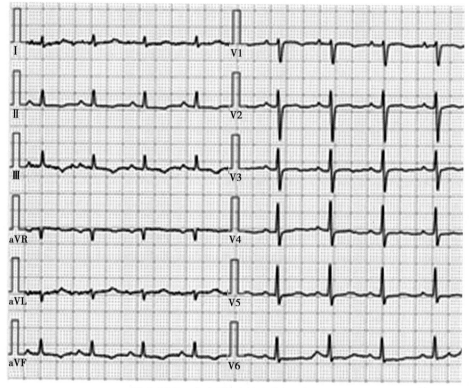

图 1-32-7 心电图:窦性心律,T 波异常

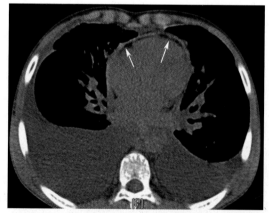

图 1-32-8 胸部 CT:双侧胸腔积液水,心包增厚、钙化
箭头所示为增厚心包。

二、思考题及相关答案

1. 请描述声像图表现，并作出诊断（10 分）。

临床表现：患者无明显诱因出现活动后呼吸困难、腹胀，查体发现胸腹腔积液、双下肢水肿等表现，提示体循环回流受阻，超声心动图检查需要明确是否存在心脏结构、右心功能、肺动脉压力等方面异常，寻找体循环回流受阻的原因（2 分）。

超声所见：图 1-32-1、视频 1-32-1 左心室长轴切面显示左心房增大、左心室相对变小，右心室前壁、左心室后壁心包膜明显增厚、回声增强、运动消失（1 分），左心室后壁运动可见舒张期"顿抑"现象。图 1-32-2、视频 1-32-2 心尖四腔心切面显示双心房变大，双心室相对变小，左、右心室两侧心包膜明显增厚、回声增强、运动消失，室间隔扭动及抖动样运动明显（1 分）。图 1-32-3 心尖两腔心切面显示左心室前壁、下壁心包膜明显增厚、回声增强（1 分）。图 1-32-4、视频 1-32-3 下腔静脉长轴切面显示下腔静脉增宽，下腔静脉随呼吸运动塌陷率小于 20%（1 分）。图 1-32-5 脉冲多普勒显示二、三尖瓣瓣口前向血流频谱幅度随呼吸运动变化（1 分）。图 1-32-6 组织多普勒显示二尖瓣环侧壁侧 E' 值小于间隔侧 E' 值（1 分）。

超声诊断：缩窄性心包炎（1 分）；下腔静脉增宽伴体循环回流受阻（1 分）。

2. 该病可能病因有哪些？该患者最可能是哪种病因（10 分）？

缩窄性心包炎的常见病因包括以下情况。

(1) 感染：细菌（包括结核）、病毒、真菌，结核是亚、非洲中不发达地区的主要病因之一（1 分）。

(2) 原因不明：非特异性心包炎或特发性心包炎，欧美洲发达地区以此为主（1 分）。

(3) 肿瘤：原发性、继发性（1 分）。

(4) 自身免疫性疾病：结缔组织病、心肌梗死后综合征、心包切开术后综合征等（1 分）。

(5) 代谢内分泌相关：尿毒症、甲状腺功能减退（1 分）。

(6) 邻近器官疾病：急性心肌梗死、胸膜炎、主动脉夹层动脉瘤、充血性心力衰竭、肺栓塞等（1 分）。

(7) 物理化学因素：损伤性、放射性、药物性（1 分）。

(8) 先天性异常：心包缺损、心包囊肿（1 分）。

由于该患者无明显诱因及原发疾病，考虑非特异性心包炎可能性大（2 分）。

3. 请回答该病在超声诊断中与限制型心肌病的鉴别（10 分）。

(1) 心包增厚、心包积液有助于缩窄性心包炎的诊断（2 分）。

(2) 二尖瓣、三尖瓣血流频谱随呼吸变化明显，是缩窄性心包炎的特征性改变（2 分）。

(3) 静脉血流频谱：缩窄性心包炎的肺静脉血流 D、S 波明显降低，且随呼吸改变明显。缩窄性心包炎的肝静脉血流频谱呼气时舒张期反向，而限制型心肌病吸气时舒张期反向（2 分）。

(4) 心肌应变值：缩窄性心包炎左心室侧壁的应变值明显低于室间隔的应变值，室间隔与左心室侧壁的应变差绝对值及比值明显增高，而限制型心肌病没有此特征（2 分）。

(5) 组织多普勒：缩窄性心包炎二尖瓣环间隔处 E' 峰大于侧壁处，而限制型心肌病相反（2 分）。

三、要点与讨论

1. 病因病理、分型 缩窄性心包炎是由于心包弹性丧失所导致的舒张期充盈异常。可分为

3个亚型：一过性主要表现为心包水肿、炎症和纤维蛋白沉积，一般认为是可逆的；渗出性为亚急性，心包渗出、纤维化累及脏层心包，引流心包积液后无明显改善；慢性即为典型的心包增厚、纤维化、钙化、粘连，病程可迁延数年。

　　本例中主要讨论慢性缩窄性心包炎。由于心包腔闭塞，心脏表面形成一个纤维瘢痕外壳，导致心脏及大血管受压，心室舒张受限，每搏量减少，静脉回流受阻，静脉压升高。呼吸产生的胸腔压力的周期性变化不能通过心包传导到各个心腔，肺静脉和左心房间压差的呼吸性变化减小，胸腔压力与心包腔压力脱节。由于心包内心腔的总容积相对固定，使左、右心室舒张期充盈相互依赖，左心室充盈减少时右心室充盈增加。

　　2. 临床特征　患者主要表现为右心功能不全的症状，包括易倦乏力，咳嗽气促，腹部胀满和纳差等。体格检查可表现为颈静脉怒张、肝大、腹腔积液、下肢水肿、心搏减弱或消失、心音遥远、脉搏细速、奇脉、收缩压低，脉压小，静脉压明显升高。实验室检查多表现为体循环淤血、肝功能减低等表现。心电图可检出各导联 QRS 波低电压、T 波低平或倒置，可继发心房颤动。

　　3. 超声特征　慢性缩窄性心包炎的超声所见包括心包膜明显增厚、回声增强，心包膜僵硬、呈蛋壳样，不随心脏一起运动。心室腔形态随心脏受压的部位和程度不同而改变，心脏的局部或整体活动受限，尤其是舒张期充盈受限，动态观察表现为左心室游离壁舒张期的"顿抑"现象和室间隔的扭动或抖动。心尖四腔心显示心房心室比例异常，心房面积和容积明显增大，左、右心室面积和容积减小。组织多普勒可见二尖瓣环室间隔侧舒张早期 E′峰高于侧壁侧 E′峰。二、三尖瓣的血流频谱速度加快，上升支与下降支陡峭，充盈时间明显缩短，随呼吸运动规律性变化，二尖瓣 E 峰吸气时较呼气时减低幅度 $\geq 25\%$，三尖瓣 E 峰吸气时较呼气时增加幅度 $\geq 40\%$。可见二、三尖瓣反流、下腔静脉增宽伴呼吸变化率减低等间接征象。

四、临床拓展思维训练

　　1. 请回答缩窄性心包炎的治疗手段（10 分）。

　　（1）一般治疗：包括纠正患者的营养状况，纠治电解质紊乱、低蛋白血症和贫血等，给予低盐饮食和利尿药物，监测心、肺、肾等功能（3 分）。

　　（2）病因治疗：针对感染、内分泌疾病、免疫疾病等病因对症治疗（3 分）。

　　（3）心包切除术：是多数慢性缩窄性心包炎唯一有效的治疗方案（2 分），一旦诊断为缩窄性心包炎，应及早施行心包剥离术（2 分）。

　　2. 请回答影像学在缩窄性心包炎的诊治中可以发挥的作用（10 分）。

　　（1）超声心动图可观察心包改变、心肌运动和血流动力学异常并评价心功能，是进行缩窄性心包炎诊断的一线检查（2 分）。

　　（2）超声引导下心包穿刺可以协助病理活检、引流积液、心包内药物注射等（2 分）。

　　（3）X 线检查有时可显示心包上的钙化（2 分）。

　　（4）CT 对于心包增厚和钙化具有较高的特异性和分辨力，可评估心包形状和心脏大血管形态（2 分）。

　　（5）MRI 对心包厚度、受累范围显示较好，还可以检测心肌纤维化或萎缩（2 分）。

（乔　伟）

病例 **33** 主动脉夹层（dissection of aorta）

一、临床资料

1. 病史　患者，男，35 岁，因"胸闷、气短 1 个月"就诊。无既往病史。体格检查：身高 1.83m，体重 70kg，手指细长，视力正常。

2. 超声资料（图 1-33-1~ 图 1-33-4、视频 1-33-1~ 视频 1-33-3）

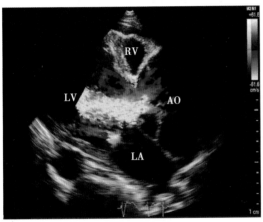

图 1-33-1　胸骨旁左心室长轴切面彩色血流图像
AO. 主动脉；LA. 左心房；LV. 左心室；RV. 右心室

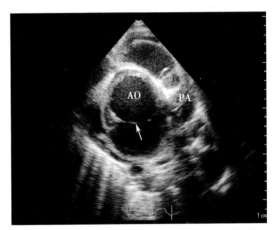

图 1-33-2　胸骨旁主动脉根部短轴切面二维图像
箭头所示为升主动脉内异常线状回声。
AO. 主动脉；PA. 肺动脉

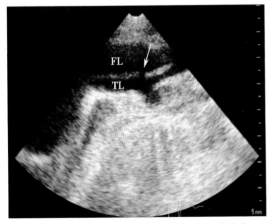

图 1-33-3　胸骨旁主动脉长轴切面二维图像
箭头所示为剥脱内膜上破口处。
FL. false lumen，假腔；TL. true lumen，真腔

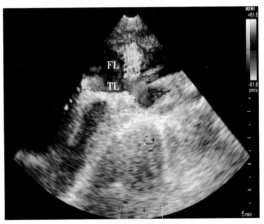

图 1-33-4　胸骨旁主动脉长轴切面彩色血流图像
FL. 假腔；TL. 真腔

视频 1-33-1   视频 1-33-2   视频 1-33-3

二、思考题及参考答案

1. 请结合病史及超声图像表现作出诊断(10 分)。

临床表现:患者男性,胸闷、气短 1 个月,体形消瘦,手指细长,符合主动脉夹层的特点(1 分)。

超声所见:图 1-33-1 左心室大,主动脉瓣重度反流(1 分);图 1-33-2、视频 1-33-1 升主动脉内可见异常线状回声(1 分);图 1-33-2 证实异常线状回声为内膜剥脱回声,剥脱的内膜可见破口(1 分);图 1-33-3、视频 1-33-2 显示剥脱的内膜将瘤样扩张的升主动脉分割为真腔和假腔(1 分);图 1-33-4、视频 1-33-3 彩色多普勒提示收缩期血流从真腔经内膜破裂处流入假腔(1 分)。

超声诊断:马方(Marfan)综合征动脉表现(1 分);升主动脉夹层动脉瘤形成(2 分);主动脉瓣反流(重度)(1 分)。

2. 请回答这类疾病的常见分型方法(10 分)。

(1)DeBakey 分型:Ⅰ型内膜破口位于升主动脉,扩展范围超越主动脉弓,直至腹主动脉,此型最为常见(2 分);Ⅱ型内膜破口位于升主动脉,扩展范围局限于升主动脉或主动脉弓,多见于马方综合征患者(2 分);Ⅲ型内膜破口位于降主动脉峡部,扩展范围累及降主动脉和 / 或腹主动脉(2 分)。

(2)Stanford 分型:A 型近端夹层累及升主动脉或扩展到降主动脉,或者远端夹层逆向扩展累及主动脉弓和升主动脉,内膜破口多在升主动脉近端,故又称为近端型(2 分);B 型内膜破口位于左锁骨下动脉开口以下,且仅向远端降主动脉扩展(2 分)。

3. 剥脱的内膜将主动脉分为真腔和假腔,如何鉴别真假腔(10 分)?

(1)形态:真腔的内径常小于假腔,形态相对较规则,常呈环形或椭圆形(2 分)。

(2)搏动时相:真腔收缩期扩张,假腔收缩期压缩(2 分)。

(3)血流方向:真腔内收缩期正向血流,假腔内收缩期逆向血流或无血流信号(3 分)。

(4)位置:真腔常位于主动脉内圈,假腔常位于主动脉弓外圈(1 分)。

(5)血流速度:真腔内多数正常,假腔内常减慢(1 分)。

(6)附壁血栓:真腔内少见,假腔内常见(1 分)。

三、要点与讨论

1. 病因病理及分型   主动脉壁由内膜、中层和外膜构成。中层是主动脉壁的主要支撑。主动脉夹层的形成与中层变性有关。长期的高血压是主动脉夹层最常见的诱因。同时一些结缔组织病,如马方综合征,亦可导致主动脉夹层。根据内膜撕裂的部位和夹层血肿所波及的范围,可采用 DeBakey 分型或者 Stanford 分型。

2. 临床特征   主动脉夹层动脉瘤可出现剧烈的持续样前胸和后背疼痛,伴有破裂则可导致休克和猝死。主动脉夹层亦可不表现出明显的疼痛症状。

3. 超声特征　主动脉增宽；主动脉内可见撕裂的内膜回声；可出现左心室和／或左心房增大；伴有不同程度的主动脉瓣异常，以主动脉瓣反流为主；应用彩色多普勒和经食管超声心动图等综合判断真腔和假腔、确定入口和出口的部位及大小、探查假腔内是否合并血栓以及主动脉分支动脉是否受累。

四、临床拓展思维训练

1. 由于主动脉夹层多样性、复杂性、易漏诊，伴有哪几种临床表现的患者应着重检查升主动脉和主动脉弓峡部（10 分）？

（1）疼痛：为本病突出而有特征性的症状，发生率超过 90%，其中 85% 的患者为突然性疼痛。疼痛通常很剧烈，呈锐痛或刀割样疼痛。因此，患者会在发病后数分钟至数小时内就医，并且称这种疼痛不同以往（5 分）。

（2）脉搏微弱或消失：流入外周血管的血流减少，表现为脉搏微弱或消失（3 分）。

（3）胸部 X 线显示纵隔和／或主动脉增宽：为主动脉夹层的临床三联征之一（2 分）。

2. 除经胸超声心动图检查外，还有哪些影像学检查方法常用来诊断主动脉夹层（10 分）？

（1）主动脉造影曾经是诊断主动脉夹层的金标准，但现今已基本上被 CT 血管造影所取代（3 分）。

（2）CT 血管造影：采用 CT 血管造影作为主动脉夹层的初始检查方法（3 分）。

（3）经食管超声心动图：优点包括普及程度高、使用简便以及能够在床旁操作。此外，经食管超声心动图可以发现内膜撕裂部位、主动脉夹层内血栓，评估主动脉弓或冠状动脉受累情况、主动脉瓣关闭不全的程度以及测量心包积液。此技术的缺点是需要食管插管，常需要在镇静下实施，这可能对血流动力学不稳定的患者产生不利影响；同时需要超声医生有一定的操作及诊断经验（3 分）。

（4）胸部磁共振血管造影：仅有 2% 的疑似主动脉夹层的患者采用此种检查方法（1 分）。

（宋　光）

病例 **34** 感染性心内膜炎（infective endocarditis）

一、临床资料

1. 病史　患者，男，45 岁，因"胸闷、气短 2 个月"就诊。患者于当地医院抗炎等对症治疗，近日病情逐渐加重，尿量减少，平卧时胸闷、气短加重。查体：心尖部闻及 3/6 级收缩期杂音，未触及震颤。肝大，肋下 2cm。左下腹有压痛，无反跳痛。

2. 超声资料(图 1-34-1~图 1-34-4、视频 1-34-1、视频 1-34-2)

3. 其他检查资料　心电图显示窦性心动过速,频发室性期前收缩;实验室检查肝功能降低,心肌酶谱升高,肾功能降低;腹部 CT 显示脾及左肾部分性梗死。

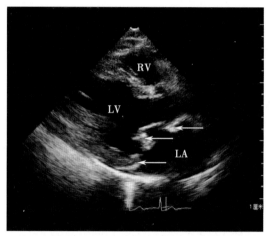

图 1-34-1　左心室长轴切面二维图像

箭头所示为赘生物。

RV. 右心室; LV. 左心室; LA. 左心房

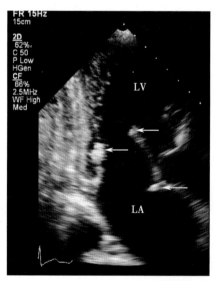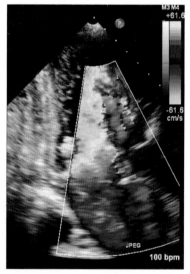

图 1-34-2　心尖三腔心切面舒张期二维及彩色血流图像

箭头所示为赘生物。

LV. 左心室; LA. 左心房

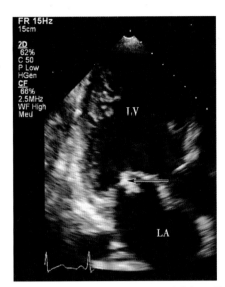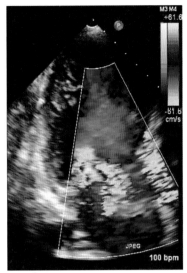

图 1-34-3　心尖三腔心切面收缩期二维及彩色血流图像

箭头所示为赘生物。

LV. 左心室；LA. 左心房

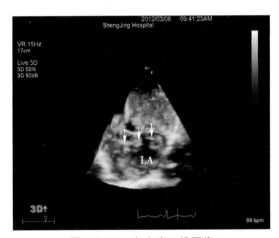

图 1-34-4　左心房三维图像

箭头所示为赘生物。

LA. 左心房

视频 1-34-1　　　视频 1-34-2

二、思考题及参考答案

1. 请结合病史及超声图像表现作出诊断（10 分）。

临床表现：男，45 岁，胸闷、气短 2 个月，并伴有心尖部 3/6 级收缩期杂音，扫查时要注意心脏疾患(1分)。

超声所见:图1-34-1~图1-34-3及视频1-34-1二尖瓣前后叶左心房面及左心房内侧壁可见多发大小不等强回声团,较大者约15mm×11mm(1分),随心动周期有明显活动度及轻微形变(1分)。视频1-34-2二尖瓣后叶部分腱索断裂,收缩期后叶翻转入左心房与前叶明显对合不良(1分),多普勒探及重度反流,反流束偏心沿二尖瓣前叶及房间隔左心房面走行(1分)。图1-34-4及视频1-34-2三维立体显示房间隔左心房面近主动脉根部可见明显活动度强回声团(1分)。

超声诊断:二尖瓣前、后叶及左心房内附加回声(1分);二尖瓣后叶部分腱索断裂伴脱垂及重度反流(1分);考虑感染性心内膜炎赘生物形成(2分)。

2. 本病的病原菌学包括哪些及本病例为什么未出现发热?如果血培养阴性是否可排除本病(10分)?

感染性心内膜炎病原菌学葡萄球菌位居首位(1分),链球菌已退至第二位(1分),其次为肠球菌(1分)。血培养阳性是诊断感染性心内膜炎的主要依据(1分),血培养阴性者为2.5%~31.0%,因此血培养阴性不可排除感染性心内膜炎(2分)。血培养阴性的感染性心内膜炎主要分为以下3类,细菌性感染性心内膜炎由于之前的抗菌治疗阻碍了培养过程中的细菌生长;体外苛养型微生物引起的感染性心内膜炎,如兼性双球菌、颗粒链菌和乏养菌;胞内菌引起的感染性心内膜炎,采用标准微生物学检测方法无法从血液中培养出该类病原体(3分)。本病例未出现发热的原因是患者刚出现症状、临床尚未明确感染性心内膜炎诊断时就开始使用抗生素治疗(1分)。

3. 请回答感染性心内膜炎时赘生物最常累及的部位及分布规律(10分)。

赘生物最常累及部位为二尖瓣(多见于风湿性心脏瓣膜病)、主动脉瓣(多见于如二叶式主动脉瓣,附加病例图1-34-5、图1-34-6、视频1-34-3、视频1-34-4),与血流直接冲击导致心内膜受损有关(1分)。赘生物分布与基础心脏疾病相关(2分):先天性心脏病患者赘生物出现于异常血流冲击部位(2分);风湿性心脏病患者的赘生物多出现于二尖瓣、主动脉瓣(2分);静脉药瘾者赘生物多出现于右心系统(2分);无明确心脏基础病变者赘生物多出现于左心系统(可能与左心系统血流速度快、压力高相关)(1分)。

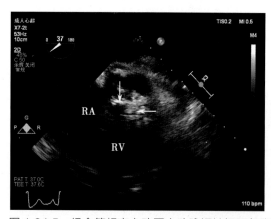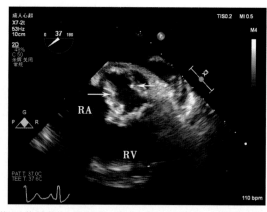

图1-34-5 经食管超声心动图大动脉短轴切面舒张期及收缩期二维图像:患者,男,46岁,4个月前无明显诱因出现发热,加重20天,伴咳嗽。主动脉瓣呈二叶结构,分为左后、右前排列,两瓣叶上均可见多发大小不等强回声团,随心动周期无明显活动度

箭头所示为赘生物。

RV. 右心室;RA. 右心房

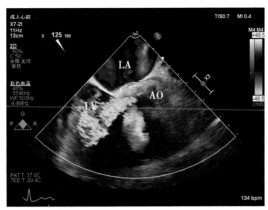

图 1-34-6　经食管超声心动图大动脉长轴切面彩色血流图像：
主动脉瓣关闭时探及中 - 重度反流
LA. 左心房；LV. 左心室；AO. 主动脉

视频 1-34-3　　　视频 1-34-4

三、要点与讨论

1. 病理、分型及流行病学　感染性心内膜炎指心内膜表面感染，由病原微生物直接侵袭心内膜而引起的炎症性疾病，通常是指 1 个或多个心脏瓣膜感染或心内装置感染。危险因素如下，心脏因素（感染性心内膜炎既往史、有瓣膜性或先天性心脏病病史），以及非心脏因素（静脉注射毒品、静脉留置导管、免疫抑制或近期接受过牙科或外科操作）。当有心血管器质性病变存在时，血流由正常的层流变为涡流和喷射，并从高压腔室分流至低压腔室，形成明显的压力阶差，使受血流冲击处的内膜损伤，为病原微生物的侵入创造了条件，有利于病原体在损伤部位黏附而与上述的各种成分一起形成赘生物。受累的瓣膜往往不止 1 个，以二尖瓣和主动脉瓣多见，但感染亦可发生在缺损的间隔、腱索或腔室壁内膜等部位。赘生物外观呈绿色、黄色或粉红色，愈合后变为灰色，愈合时间长者可发生钙化，可造成瓣叶破坏、穿孔、腱索断裂以及心肌脓肿。本病多见于男性，男女之比约为 1.6∶1，年龄 16~45 岁居多，少数在 45 岁以上（8.5%），或 16 岁以下（14%）。

2. 临床特征

（1）全身表现：发热是最常见的临床表现（见于多达 90% 的患者），常伴有畏寒、厌食和体重减轻。不论是否发热，患者通常都持续存在菌血症。全身性栓塞是感染性心内膜炎的常见临床表现，对诊断很有帮助。

（2）心脏受累表现：心脏听诊除了原有基础心脏病的各种杂音外，最具特征性的表现是新出现的病理性杂音或原有杂音的明显改变，如变得粗糙、响亮。

（3）免疫反应表现：奥斯勒（Osler）结节、视网膜的罗特（Roth）斑等免疫反应的表现对感染性心内膜炎的诊断均不具有特征性，但有一定意义。

3. 超声特征　心脏瓣膜、支持结构上、反流或分流路径上以及植入材料上，发现摆动的团块样赘生物回声。赘生物往往具有以下特点。

(1)大小不等：小至 2~3mm，大至 20mm 以上。

(2)形态不一：可呈绒毛絮状、团块状、息肉状、条带状或不规则形。

(3)回声强度不等：新鲜的赘生物松散，回声较弱；陈旧的或有钙化的赘生物回声增强。

(4)活动度不一：有蒂与瓣膜相连者，可随瓣膜呈连枷样运动；已发生纤维化或钙化的赘生物活动明显减低，甚至消失。

(5)变化较快：经有效抗感染治疗，赘生物逐渐缩小，病变局部回声增强；赘生物的突然消失，多提示赘生物脱落；赘生物增加、增大和 / 或心血管结构进一步受到破坏，多提示病变进展。

四、临床拓展思维训练

1. 请回答感染性心内膜炎临床诊断标准(10 分)。

改良 Duke 标准是公认的感染性心内膜炎诊断标准(2 分)，具体如下。

(1)通过血培养、血清学检查或分子检测鉴定出病原体。其中血培养阳性为主要手段(以下情况之一)(2 分)。①2 次独立血培养检测出符合感染性心内膜炎的典型微生物(2 分)。②持续血培养阳性：对于心内膜炎的典型致病微生物间隔 12 小时以上采集的血液样本至少有 2 次血培养阳性；对于更常为皮肤污染物的微生物 3 次独立血培养均阳性或 ≥4 次独立血培养中大多数为阳性(首次和末次取样时间至少间隔 1 小时)(1 分)。③单次血培养贝纳柯克斯体(Coxiella burnetii)阳性或抗 Ⅰ 相 IgG 抗体滴度大于 1 : 800(1 分)。

(2)心脏影像学检查发现瓣膜赘生物、瓣周脓肿或其他结构的感染并发症。超声心动图是评估心脏瓣膜的标准影像学检查；氟代脱氧葡萄糖(¹⁸F-fluorode-oxyglucose，¹⁸F-FDG)、正电子发射计算机体层显像仪(positron emission tomography and computed tomography，PET/CT)是辅助影像学手段(2 分)。

2. 请回答怀疑感染性心内膜炎时经食管超声心动图检查(trans-esophageal echocardiography，TEE)的应用指征(10 分)。

(1)经胸超声心动图(transthoracic echocardiography，TTE)未见心内膜炎证据或技术欠佳，但临床高度怀疑感染性心内膜炎，后者指菌血症病原体为感染性心内膜炎常见病原体(尤其是金黄色葡萄球菌)和 / 或符合心内膜炎的多项次要标准(2 分)。

(2)TTE 查见瓣膜赘生物且怀疑瓣周脓肿等心内并发症；相关危险因素包括：心电图(electrocardiogram，ECG)显示新发传导延迟；主动脉瓣心内膜炎；予以恰当的抗生素治疗后仍有菌血症或发热(2 分)。

(3)TTE 显示有瓣膜赘生物和明显瓣膜关闭不全，补充 TEE 评估手术指征(2 分)。

TTE 和 TEE 可以互补，所以对大多数患者而言两者都有用，但在下列情况下，可以省略 TTE 而直接行 TEE：以前存在瓣膜异常(包括曾发生心内膜炎)；经胸超声窗受限(如肥胖、胸壁畸形或机械通气)(2 分)。如果 TEE 呈阴性但临床仍高度怀疑感染性心内膜炎时(如发生感染性心内膜炎的风险较高且存在原因不明的持续菌血症或发热，以及 / 或满足感染性心内膜炎的多个次要标准的患者)，应在大约 1 周后再次进行 TEE。在初次 TEE 为阳性后，如果临床特征提示新发心内并发症，也需要再次进行 TEE(2 分)。

(李　颖)

病例 **35** 心脏肿瘤（cardiac tumor）

一、临床资料

1. 病史　患者，男，47 岁，因"感冒后出现心悸、气短 1 周"就诊。休息无缓解。查体：心率 75 次/min，胸骨左缘第 3 肋间可闻及 3/6 级舒张期杂音。

2. 超声资料（图 1-35-1～ 图 1-35-4、视频 1-35-1、视频 1-35-2）

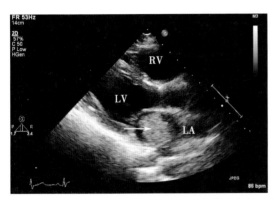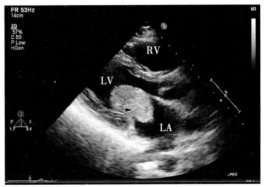

图 1-35-1　左心室长轴二维切面收缩期及舒张期图像
箭头所示为左心房黏液瘤。
LV. 左心室；LA. 左心房；RV. 右心室

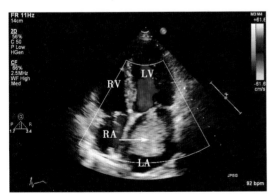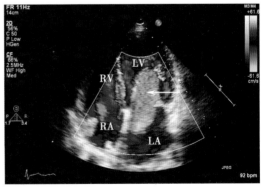

图 1-35-2　心尖四腔心切面收缩期及舒张期彩色血流图像
箭头所示为左心房黏液瘤。
LV. 左心室；LA. 左心房；RV. 右心室；RA. 右心房

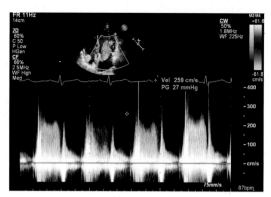

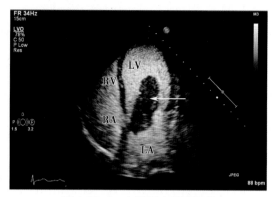

图 1-35-3 二尖瓣口连续波多普勒频谱图像

图 1-35-4 心脏超声造影图像
箭头所示为左心房黏液瘤。

LV. 左心室；LA. 左心房；RV. 右心室；RA. 右心房

视频 1-35-1 —— 视频 1-35-2

3. 其他检查资料 头 CT 显示腔隙性脑梗死。心脏 CT、大体病理（图 1-35-5、图 1-35-6）。

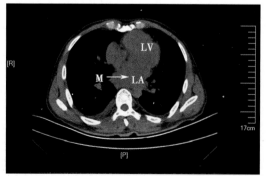

图 1-35-5 心脏 CT：左心房增大，
其内可见低密度灶
箭头所示为左心房黏液瘤。
LV. 左心室；LA. 左心房

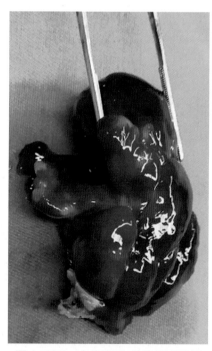

图 1-35-6 大体病理：肿物表面暗红
光滑，切面部分粉白，部分暗红质中

二、思考题及参考答案

1. 请结合病史及超声图像表现作出诊断(10 分)。

临床表现:结合患者感冒后心悸、气短,听诊时有舒张期杂音提示患者可能有心脏疾患(1 分)。

超声所见:图 1-35-1 及视频 1-35-1 可见左心房内较大团块样中等回声实性肿物,大小约 65mm×33mm(1 分),肿物有蒂连接于房间隔中部(1 分),随心动周期有明显活动度及轻微形变(1 分)。图 1-35-2 及图 1-35-3 显示肿物随心动周期往返于二尖瓣口,舒张期阻塞二尖瓣口,二尖瓣口血流速度加快,约 2.6m/s(1 分)。图 1-35-4 及视频 1-35-2 超声造影肿物内可见条带样及点状血流,呈低增强(1 分)。

超声诊断:左心房内实性肿物,考虑黏液瘤(2 分);左心室流入道梗阻(2 分)。

2. 请回答本病最常见的鉴别诊断(10 分)。

左心房常见占位除黏液瘤外,血栓最为常见,超声图像都表现为增大或正常大小的左心房内团块样回声(3 分),两者鉴别诊断如下。

(1)病史:左心房血栓多见于心房颤动、二尖瓣狭窄患者,左心房黏液瘤多无心脏病史(1 分)。

(2)超声心动图表现,①二维图像区别如下,部位:左心房血栓多见于左心房侧后壁及左心耳;左心房黏液瘤位于左心房内房间隔周围(1 分)。形态:左心房血栓多为不规则形,形态不变;左心房黏液瘤圆形或椭圆形,形态可变(1 分)。回声随时间变化:随着血栓的机化,回声随时间可有明显变化,回声从低回声逐渐变为高回声;黏液瘤回声随时间无明显变化。活动度:左心房血栓心脏收缩时多不活动;左心房黏液瘤随心脏的舒张、收缩往返于二尖瓣口(1 分)。附着:左心房血栓附着面较大、游离面小,无蒂;左心房黏液瘤附着面小、游离面大,有蒂(1 分)。②血流动力学影响:左心房血栓血流无梗阻,从二尖瓣中央进入左心室;左心房黏液瘤合并二尖瓣狭窄时射流束起始于二尖瓣口从瘤体四周与二尖瓣前后叶间的狭小间隙流入左心室,局部血流速度加快,类似于二尖瓣狭窄的表现(1 分)。③超声造影:左心房血栓一般呈无增强表现,左心房黏液瘤通常可见内部呈低增强表现(1 分)。

3. 请回答黏液瘤病理及分类(10 分)。

黏液瘤起源于心内膜下层具有多向分化潜能的间质细胞和仿原始细胞间质,占心脏原发良性肿瘤的 50%~70%(2 分)。黏液瘤患者以女性为主(60%~70%),可发生在各个心腔,80% 以上为左心房黏液瘤,其次是右心房及左右心室(2 分)。黏液瘤大多数为单发,生长于左心房,极少数位于右心房或心室(2 分)。少数患者的黏液瘤为多发性,有家族倾向,属于常染色体显性遗传,此类患者常合并有内分泌系统肿瘤,此时称黏液瘤综合征(2 分)。此外,患者还有黏液瘤复发(2%~5%)或发生其他病变的风险。原发肿瘤为多点/多腔室分布的黏液瘤患者更常复发。若有黏液瘤家族史,则更可能发生第二原发性黏液瘤。极少数患者可发生恶性病变,成为黏液肉瘤。(2 分)。

三、要点与讨论

1. 病理、分型及流行病学　心脏肿瘤在心脏疾病中较为少见,分为原发性肿瘤和继发性肿瘤两大类。原发性心脏肿瘤是指起源于心包、心肌或心内膜的肿瘤,临床相对少见,尸检显示发病率为 0.001 7%~0.280 0%。继发性心脏肿瘤较常见,是原发性心脏肿瘤的 10~40 倍,恶性肿瘤死亡者心脏的累及率可高达 20%,但仍属少见。根据肿瘤性质和发生部位分类如下。

(1)依据性质分为良性肿瘤和恶性肿瘤。

(2)依据肿瘤组织发生部位分为心腔肿瘤、心肌肿瘤(壁内性肿瘤)及心包肿瘤。

2. 临床特点　肿瘤出血、变性、坏死可引起全身免疫反应,常有发热、贫血、消瘦、食欲缺乏、乏力、关节痛、荨麻疹、红细胞沉降率增快、粒细胞减少、血小板降低、血浆免疫球蛋白增加等表现。由于瘤体占据心腔空间和瘤体活动对房室瓣口的阻塞,左心房黏液瘤可产生类似于二尖瓣狭窄或关闭不全的症状与体征,症状与体征可随体位变动而改变是其特征。肿瘤中黏液瘤松脆易脱落碎片,部分患者发生全身栓塞。尽管黏液瘤患者更多为女性,但男性患者更易发生栓塞,患者栓塞的发生率与肿瘤体积小(≤4.5cm)和肿瘤较软相关。栓塞的部位取决于黏液瘤在心腔的部位,左心黏液瘤的栓塞好发于脑、下肢与肾,右心黏液瘤则易发生肺动脉栓塞。由于黏液瘤有引发栓塞或心血管并发症(包括猝死)的风险,所以一旦根据影像学检查推定诊断为黏液瘤,则需要在常规术前评估后立即行切除术,26% 的患者术后出现房性心律失常或房室传导异常。大量心包积液往往是恶性过程的最初表现。临床症状取决于肿瘤的部位、大小以及对周围重要结构的影响程度。肿瘤位于心内膜表面,可出现各种栓塞现象或瓣膜阻塞的症状;肿瘤出现在心肌内可能产生心律失常和影响传导系统;弥漫性的心肌浸润可能导致心脏收缩或舒张功能不全;心外膜和心包受累可以表现为疼痛、积液。转移性心脏肿瘤也可表现为全身性疾病,主要表现为全身症状或血液系统异常。

3. 超声特征

(1)心脏恶性肿瘤超声特征:右心多见,体积往往较大,可单发,亦可多发;短期内瘤体可迅速增大;回声多杂乱不均,心腔、心壁及心包部位可见中低回声的团块状占位,边界不清,往往基底较宽,活动性差;可出现大量心包积液,甚至心脏压塞的超声征象;肿瘤侵入心腔或压迫心腔,致腔室内血流受阻,CDFI 可探及五彩镶嵌的湍流信号。若为爬行生长转移性肿瘤,可见肿瘤呈蛇形回声,沿腔静脉伸展至右心系统,随血流在心腔中漂动。心脏恶性肿瘤大多血运丰富,超声造影往往呈高增强表现。

(2)心脏良性肿瘤超声特征:多发生于左心房,大小范围变化大,从 1cm 到十几厘米,多为单发;多呈较均匀低或中等回声,边界清,与周围组织分界明显,可有蒂连于房间隔卵圆窝区域,活动性大,短时间内复查多无明显变化;多不合并心包积液;多见二尖瓣口梗阻;心脏良性肿瘤多血运稀疏,超声造影呈低或等增强表现。

四、临床拓展思维训练

1. 请简述不同病理类型的心脏恶性肿瘤(10 分)。

心脏恶性肿瘤病理类型如下。

(1)原发性恶性肿瘤:肉瘤最常见,这些肉瘤的局部复发率和全身性播散率均很高(5 分)。① 40% 的肉瘤为脉管肉瘤,主要源于右心房。②横纹肌肉瘤占 20%,常见于成人,儿童中亦有报道,心肌多位点受累较常见。③纤维肉瘤和未分化肉瘤,可能有广泛的坏死和出血区域,往往广泛浸润心肌层。④平滑肌肉瘤多源于左心房。⑤其他类型包括脂肪肉瘤和滑膜肉瘤。

(2)继发性心脏肿瘤:心脏受累可能源于血行转移、纵隔直接侵犯或肿瘤长入腔静脉并延伸入右心房。最常见的是恶性黑色素瘤,其他常有心脏转移的实体肿瘤包括肺癌、乳腺癌、软组织肉瘤、肾癌、食管癌、肝细胞癌(附加病例图 1-35-7~ 图 1-35-10、视频 1-35-3、视频 1-35-4)和甲状腺癌。白血病和淋巴瘤引起继发性心脏肿瘤的患病率也很高。只要确诊恶性肿瘤患者出现了心包积液、任何心血管症状，或是有新出现或发生变化的心脏杂音、心电图显示传导延迟或心律失常等征象时，应考虑心脏或心包转移。胸部 X 线显示心脏扩大可提示心包积液。如果有心源性栓子，也应考虑肿瘤累及心脏（5 分）。

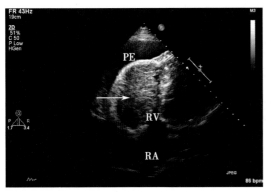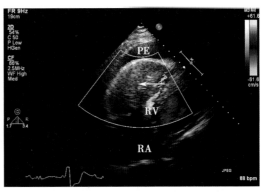

图 1-35-7　右心室内占位二维及彩色血流图像：患者，男，63 岁，因原发性肝癌 2 年前于我院行外科手术和介入化疗治疗，呼吸急促、腹胀、头痛 1 个月，外院怀疑右心室黏液瘤就诊。查体有胸骨左缘 3、4 肋间 3/6 级收缩期杂音，双下肢水肿。超声显示右心室内巨大占位，几乎占据整个右心室，内呈高低混合回声，与心肌分界不清，心包大量积液

箭头所示为右心室内转移性肝癌。

RV. 右心室；RA. 右心房；PE. pericardial effusion，心包积液

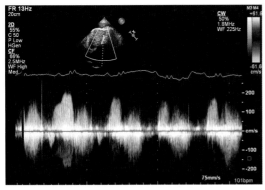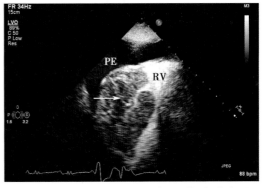

图 1-35-8　右心室内梗阻连续波多普勒频谱图像：右心室内局部血流加快呈花色血流

图 1-35-9　右心室内占位超声造影图像：超声造影显示肿物内可见粗大、紊乱血流，呈现明显高增强图像
箭头所示为右心室内转移性肝癌。
RV. 右心室；PE. 心包积液

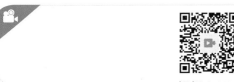

视频 1-35-3　　视频 1-35-4

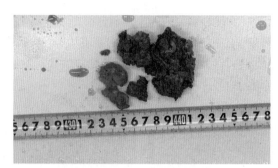

图 1-35-10　大体病理：呈碎组织,切面棕黄质中,部分表面光滑

2. 请简述除本病之外心脏其他良性肿瘤(10分)。

(1)乳头状弹力纤维瘤：占心脏原发性肿瘤的 10%,可发生于任何年龄,发生于心脏的任何部位,体积较小,大多直径为 0.5~2.0cm,主要发生在瓣膜表面,以主动脉瓣和二尖瓣常见,肿瘤常有蒂(3分)。

(2)纤维瘤：其发病率在心脏原发性肿瘤中少于 5%,可发生于任何年龄,以婴儿及儿童为多见,90% 发生于 12 岁以下儿童,其中 70% 小于 2 岁。多发生于心室,以室间隔和左心室前壁为多见,约 10% 发生于右心室,偶见于右心房和房间隔。纤维瘤质地坚硬,没有包膜,肿瘤中央可发生钙化。瘤体一般较大,可达 10cm(2分)。

(3)横纹肌瘤：几乎仅发生于儿童,多发生于 1 岁前,80%~90% 伴有结节性硬化症,即使是在产前,这类肿瘤的检出率也越来越高。通常位于心室壁或房室瓣。大多数横纹肌瘤可自发消退,一般无须手术切除,除非有症状,出现的症状可由血流通过心脏发生梗阻引起,或为心律失常(如室性心动过速,心脏传导阻滞)相关症状(3分)。

(4)脂肪瘤：占良性肿瘤的 4%。可以发生在任何年龄,以中老年高发,性别无明显差异。主要由房间沟或邻近心外膜的成熟脂肪细胞组成,可侵及心内膜、心肌、心包,均有包膜,肿瘤大体呈淡黄色,质软或韧,其内血管不丰富,常常单发,罕见多发(2分)。

(李　颖)

病例 36 心腔内血栓(intracardiac thrombus)

一、临床资料

1. 病史　患儿,女,12 岁,因"恶心、呕吐 4 天"就诊。既往确诊心内膜弹力纤维增生症 10 年余,10 年来一直于我院及外院规律治疗及复查。4 个月前因左心室多发血栓伴腹主动脉远端及双侧髂总动脉内血栓栓塞入院治疗,左心室血栓治疗消失后出院。

2. 超声资料（图 1-36-1~ 图 1-36-7、视频 1-36-1~ 视频 1-36-5）

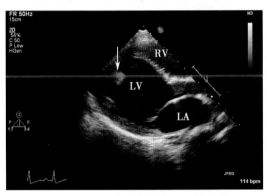

图 1-36-1　左心室长轴切面二维图像
箭头所示为左心室血栓。

LV. 左心室；LA. 左心房；RV. 右心室

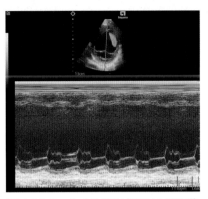

图 1-36-2　左心室短轴切面 M 型图像

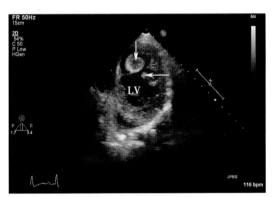

图 1-36-3　左心室短轴非标准切面二维图像
箭头所示为左心室血栓。

LV. 左心室

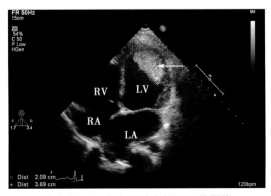

图 1-36-4　心尖四腔心切面二维图像
箭头所示为左心室血栓。

LV. 左心室；LA. 左心房；RV. 右心室；RA. 右心房

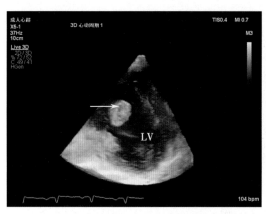

图 1-36-5　左心室短轴非标准切面三维图像

箭头所示为左心室血栓。

LV. 左心室

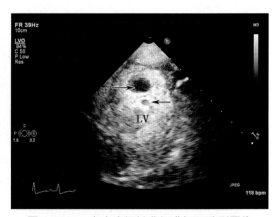

图 1-36-6　左心室短轴非标准切面造影图像

箭头所示为左心室血栓。

LV. 左心室

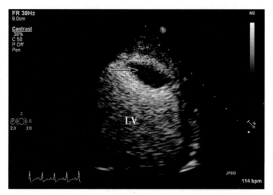

图 1-36-7　左心室短轴非标准切面造影图像

箭头所示为左心室血栓。

LV. 左心室

视频 1-36-1　　　视频 1-36-2　　　视频 1-36-3　　　视频 1-36-4　　　视频 1-36-5

3. 其他检查资料　腹部 CT 显示腹主动脉远端及双侧髂总动脉内血栓栓塞,双下肢动脉超声提示缺血样改变。

二、思考题及参考答案

1. 请结合病史及超声图像表现作出诊断(10 分)。

临床表现:患儿伴有多年心内膜弹力纤维增生症病史,突然出现腹部症状,需注意心脏功能下降造成心腔内血栓形成伴发腹部脏器梗死(1 分)。

超声所见:图 1-36-1 显示左心明显增大,左心室球形扩张,左心室心尖部隐约可见低回声团

（2 分）。视频 1-36-1 及图 1-36-2 显示左心室壁运动明显减低，心内膜增厚约 1.3mm，回声增强。图 1-36-3~ 图 1-36-5 左心室心尖部可见多发低回声团，较大者约 37mm×21mm。视频 1-36-2~ 视频 1-36-4 显示左心室心尖部低回声团随心动周期有明显活动度及轻微形变（2 分）。图 1-36-6、图 1-36-7 及视频 1-36-4、视频 1-36-5 超声造影显示占位周边可见较多造影剂进入呈高增强表现，内部无造影剂进入呈无增强表现（1 分）。

超声诊断：符合心内膜弹力纤维增生症改变（2 分）；左心室心尖部异常回声团，考虑血栓形成（2 分）。

2. 请回答赘生物与心腔内血栓的鉴别（10 分）。

（1）病史：赘生物常有发热病史；血栓常有心肌梗死、心房颤动等病史（2 分）。

（2）血流动力学基础：赘生物多为血流冲击破坏心内膜；血栓患者血流瘀滞，多有心室和 / 或心房功能障碍（2 分）。

（3）超声图像，①部位：赘生物于二尖瓣及主动脉瓣多见；血栓于心房及心尖部多见（2 分）。②形态：赘生物多变，表面毛糙，基底窄；血栓呈团块状，基底宽（1 分）。③活动度：赘生物活动度多大；血栓活动度大多较小（1 分）。④数目：赘生物多为多发；血栓可多发也可单发（1 分）。⑤大小：赘生物较小，多<10mm；血栓较大，多>10mm（1 分）。

3. 请结合图像说明超声造影对本病的诊断价值（10 分）。

（1）提高图像质量，廓清血栓病变（2 分）。二维图像左心室部分节段受肺气干扰显示不清，超声造影后不仅血栓显示更加清晰，而且左心室壁也清楚显示（2 分）。

（2）超声造影通过再灌注判断心脏占位的血运情况（2 分）。无血运的致密陈旧血栓内无造影剂充填，新鲜疏松的血栓部分可见造影剂进入。本病例血栓周边可见造影剂进入，内部无造影剂充填说明在内部陈旧血栓的基础上周边新生成了血栓（2 分）。良性肿瘤往往血运稀疏，造影剂充填较少（1 分）；恶性肿瘤往往血运丰富，造影剂充填较多（1 分）。

三、要点与讨论

1. 病理、分型及流行病学　心腔内血栓形成与血流缓慢、血管内皮受损和血液高凝状态（Virchow 三定律）关系密切。心腔内血栓形成包括心房内血栓形成、心室内血栓形成和瓣膜手术后血栓形成。以左心房血栓最为常见，多发生于风湿性心脏病二尖瓣狭窄的基础上，有 15%~30% 的二尖瓣狭窄合并有左心房血栓。其次为左心室附壁血栓，发生于左心室血液滞留和局部室壁运动异常的患者，如急性心肌梗死、左心室室壁瘤及扩张型心肌病和瓣膜置换术后等，30%~40% 的血栓发生于急性前壁心肌梗死的患者。人工瓣膜血栓栓塞是换瓣后常见的并发症之一，人工瓣膜血栓栓塞的发生率与瓣膜的种类、瓣膜类型及瓣膜置换区的不同而呈较大差异，血栓栓塞发生率为 1.0%~2.0%。

2. 临床特征　心房、心室血栓体积较大者可能阻塞瓣口引起猝死；小血栓脱落，随血流到末梢器官导致栓塞。多表现为心功能不全的症状，可呈现左心衰竭、右心衰竭、全心衰竭的症状，偶有头部血管栓塞引起脑卒中及周围血管栓塞的表现。左心衰竭的主要症状是急性或慢性肺淤血表现；右心衰竭的临床表现是由于体静脉（包括门静脉）压升高、体循环淤血，引起各脏器的功能障碍和异常表现，从而出现一系列症状和体征。人工瓣膜血栓形成后主要出现两种症状，即血栓脱落引起的血栓栓塞和瓣膜功能异常的症状。瓣膜血栓形成的早期可以没有任何症状或仅表现为血栓栓塞的症状，发展到后期可以出现进行性充血性心力衰竭。

3. 超声特征

(1)左心房血栓：增大的左心房腔内的形状不规则、不活动和层积状的回声团块，通常附着在左心房后壁，较少在侧壁上，基底部较宽，附着面大，游离面较小，心脏收缩与舒张时形状大多无改变；少数血栓可伸展至房间隔。血栓数目可为1个或多个。血栓最易附着的部位是左心耳，较小的左心耳血栓经胸超声心动图(TTE)显示不清时，可行经食管超声心动图检查(TEE)，血栓可清晰显示为左心耳内团块状低回声。常用的检查切面包括左心室长轴切面、心尖四腔/三腔/二腔心切面、左心室短轴切面。三维超声心动图成像可见向心房腔内突出的团块。

(2)左心室血栓：血栓多位于心肌梗死室壁运动异常的部位，尤其是室壁瘤处，左心室心尖部最为多见，表现为左心室内边界明确的团块回声，多紧贴病变的室壁，血栓基底面较宽，游离面指向心腔。常用的检查切面包括尖四腔/三腔/二腔心切面、左心室长轴切面、左心室短轴切面。三维超声心动图显示附着于心室壁的团块突向心室腔。

(3)人工瓣膜血栓：人工瓣膜上可见团块样回声，瓣叶运动受限。双叶瓣上的血栓通常始于封堵器的铰链部位。位于瓣叶上游的血栓(对于房室瓣，为左心房或右心房；对于置换的半月瓣，为左心室或右心室)更容易检出，但难以发现位于瓣叶下游的血栓(对于房室瓣，为左心室或右心室侧；对于置换的半月瓣，为主动脉/肺动脉侧)。对于所有人工瓣膜患者，TTE可能有助于评估双心室腔的大小、收缩功能及估计肺动脉收缩压。TEE对人工瓣膜血栓敏感性要高得多。

四、临床拓展思维训练

1. 请回答心腔内血栓形成的病理学基础(10分)。

(1)左心房血栓：好发于风湿性心脏病二尖瓣狭窄及无瓣膜病的心房颤动患者，长期、慢性心房颤动者因心排血量显著降低，也容易形成左心房血栓。左心房血栓最常见于左心耳部。左心耳部形态不规则，内部较多皱襞，与左心房间通道狭窄，其中血流缓慢，是左心房内最容易形成血栓的部位。(4分)

(2)左心室血栓：最常见于大面积前壁ST段抬高型心肌梗死伴前壁心尖部室壁瘤的患者。这些梗死多发生于冠状动脉左前降支的供血区。这些前壁心尖部梗死会导致大面积的左心室肌肉收缩能力较差，邻近腔内血流运动相对于正常区域是瘀滞的(血流停滞)。而这种血流相对停滞会增加血栓形成的风险。许多这类患者将出现左心室心尖部室壁瘤伴运动消失或反常运动。血栓多位于或邻近左心室心尖部，但也可见于大面积基底下外侧壁心肌梗死/室壁瘤。血流与室壁瘤纤维组织(而不是正常心内膜)接触也可促发血凝块形成。(3分)

(3)人工瓣膜血栓：瓣膜植入后人工表面与血液接触，激活凝血系统导致血栓形成。使用抗凝药不足或不恰当是血栓形成的最重要原因。人工瓣膜的设计、材料、制作、质量及流体力学特性也能影响血栓形成。此外，心房颤动、左心房扩大、左心房血栓、二尖瓣狭窄为主、栓塞史、术后感染性心内膜炎及低心排血量综合征也有血栓形成的倾向。开口朝后的碟片较开口朝前易致血栓形成。(3分)

2. 请简述心脏声学造影技术原理及临床应用(10分)。

(1)右心声学造影：多采用手振生理盐水造影剂，这项技术最常用于检测卵圆孔未闭和房间隔缺损，也可用于检测肺动静脉分流。右心显影后在3~5个心动周期以内左心出现微泡提示心内分流，左心较晚出现气泡(5个心动周期)提示肺动静脉分流(2分)。

（2）左心声学造影：采用能够穿过肺血管的第二代造影剂（微泡直径 ≤ 10μm），目前临床常用的有全氟丙烷蛋白 A 型、全氟丙烷脂质微球、六氟化硫脂质微球（1 分）。造影剂在左心室腔内形成不透明影，可以更好地检测到左心室的心内膜边界，从而提高对左心室内径及室壁运动评估的准确性，同时还可增强多普勒信号的显影（1 分）。2018 年美国超声心动图学会（American Society of Echocardiography，ASE）对超声增强剂在超声心动图中的临床应用指南推荐适应证如下：

1）心脏结构和功能的评估：当二维超声图像显示不佳，即任一心尖长轴标准切面有 2 个或 2 个以上连续心肌节段的心内膜结构显示不清时，应进行心脏声学造影检查。在临床需要精确定量评估左心室容积和左心室射血分数时，如需要进行动态左心室功能评估者（接受化疗、已知心功能不全患者在临床状态变化时的重新评估、心肌梗死后重塑、心脏移植、瓣膜反流患者瓣膜置换术的时机确定、评价是否应当安置心内装置等）（2 分）。

2）精确观测心脏病理解剖结构功能：左心室心尖部结构异常，如左心室心尖肥厚型心肌病、心尖部血栓、心尖部室壁瘤、心尖部憩室等；左心室心肌致密化不全；心内血栓，包括 TEE 难以鉴别的左心耳血栓；鉴别心腔内占位病变；有助于确定或排除心肌梗死后并发症，如左心室假性室壁瘤、游离壁破裂以及心肌梗死后室间隔缺损、血栓形成等；右心室形态和结构异常的评估，包括局部右心室壁运动异常、右心肿物和血栓等（2 分）。

3）负荷超声心动图的声学造影：明显改善左心室心内膜边界的显像效果，准确评估心室容量和左心室射血分数，清晰辨别室壁运动异常，提高操作的可重复性，增强医生的诊断信心（1 分）。

4）心肌声学造影：采用极低机械指数成像可以实时观察心肌灌注状态，负荷超声心动图结合心肌超声造影（myocardial contrast echocardiography，MCE）可同时评价室壁运动和心肌灌注，提高了负荷超声心动图在室壁厚度异常及灌注缺损方面的诊断能力（1 分）。

（李　颖）

病例 **37** 心包积液（pericardial effusion）

一、临床资料

1. 病史　患者，女，52 岁，因"气短 3 天"就诊。半年前行乳腺癌根治术，目前为化疗第 3 疗程。听诊双肺呼吸音清，心率 84 次 /min，律齐，未可闻及明显杂音。

2. 超声资料（图 1-37-1～图 1-37-4、视频 1-37-1～视频 1-37-3）

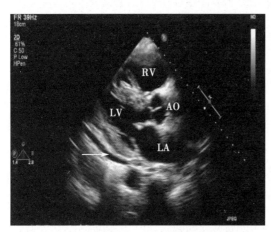

图 1-37-1　胸骨旁左心室长轴切面二维图像

箭头所示为左心室后壁后方液性暗区。

AO. 主动脉；LA. 左心房；LV. 左心室；RV. 右心室

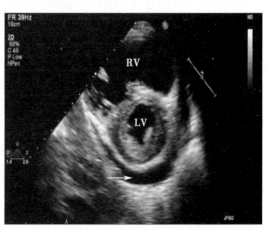

图 1-37-2　胸骨旁左心室乳头肌水平短轴

切面二维图像

箭头所示为左心室后方液性暗区。

LV. 左心室；RV. 右心室

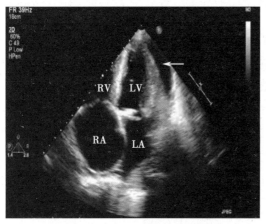

图 1-37-3　心尖四腔心切面二维图像

箭头所示为左心室侧壁侧方液性暗区。

LA. 左心房；LV. 左心室；RA. 右心房；RV. 右心室

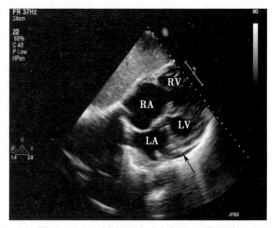

图 1-37-4　剑突下四腔心切面二维图像

箭头所示为左心室侧壁侧方液性暗区。

LA. 左心房；LV. 左心室；RA. 右心房；RV. 右心室

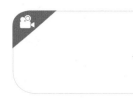

视频 1-37-1　　　视频 1-37-2　　　视频 1-37-3

二、思考题及参考答案

1. 请结合病史及超声图像表现作出诊断（10 分）。

临床表现：中老年女性，气短 3 天。有乳腺癌手术病史，并处于化疗中。符合化疗后心脏损伤的特点（1 分）。

超声所见：图 1-37-1、视频 1-37-1 提示左心室增大，左心室各壁向心运动减低，左心室后壁后方可见液性暗区（2 分）；图 1-37-2、视频 1-37-2 左心室后壁后方可见液性暗区（1 分）；图 1-37-3、视频 1-37-3 提示左心室侧壁侧方可见液性暗区（1 分）；图 1-37-4 提示左心室侧壁侧方可见液性暗区（1 分）。

超声诊断：心包积液（少 - 中等量）（3 分）；左心室收缩功能减低（1 分）。

2. 请回答该病的鉴别诊断（10 分）。

（1）与心包脂肪垫所形成的暗区鉴别：心包脂肪垫所形成的暗区随体位变化而未发生改变（4 分）。

（2）与左侧胸腔积液相鉴别：心包积液出现时，胸壁和肺反射之间可见一液性暗区，但暗区内有心脏搏动反射，暗区也较稳定，则可鉴别（4 分）。

（3）与心包囊肿相鉴别：心包囊肿表现为心脏外周与心包外侧紧邻的囊状无回声区，病变大小自 2cm~30cm 不等，可为圆形、卵圆形或不规则形。病变位置最常见于右心房旁，也可发生于左心室旁等区域。囊肿较大时可压迫邻近的房室壁或大血管，导致心血管形态或血流动力学改变。彩色多普勒和脉冲多普勒提示该无回声区内无血流信号（2 分）。

3. 在哪些心脏疾病诊断中，需要注意危急值？心脏压塞如何定义？超声诊断要点及处理方法分别包括哪些（10 分）？

常见的需要注意危急值的疾病为：心脏压塞（即心包填塞）、主动脉夹层、心腔内游离血栓、心脏普大伴重度心力衰竭、心脏游离壁破裂、心肌梗死后室间隔穿孔以及人工瓣卡瓣（回答 4 个以上得 4 分）。

心脏压塞的定义：心包腔内积液或积血量急剧增加，进而导致心包腔内压力升高并引发的心脏受压综合征。急性心包积液达 100~150ml 即可限制心脏的舒张期充盈，导致每搏量降低，引起急性循环衰竭，进而心搏骤停（2 分）。

超声诊断：左、右心室心腔缩小，心脏舒张受限，室间隔与左心室后壁呈同向运动，下腔静脉、肝静脉淤血性扩张—心脏受压征。舒张早期右心室塌陷。急性大量心包积液时，心包腔液性暗区深度大于 2.5cm。心脏在液性暗区内明显摆动——心脏摆动征（2 分）。

处理方法：密切结合临床资料，分析心包积液发生的原因，如诊断为心脏压塞，立即建立危急值报告，及时联系病房医生或门诊医生。若心包积液呈缓慢增加，心包代偿性扩张，即使达到大量心包积液，也可能不会引起明显的血流动力学变化，可暂时观察（2 分）。

三、要点与讨论

1. 病因病理　心包疾病的主要病因如下：感染性（病毒性、细菌性、真菌性、化脓性），辐射，心脏损伤后综合征 [心肌梗死后、心包切开术后、各类创伤后（包括医源性创伤）]，药物和毒素，代谢性（尿毒症、透析相关、黏液性水肿、卵巢过度刺激综合征），恶性肿瘤，胶原血管病，特发性或免疫介导性。介入手术创伤所导致的心包积液，主要是由心室壁或心房壁穿孔所致；此类心包积液短期内积液量虽不大,但是积液量增加迅猛,需要超声医生和临床医生格外重视。

2. 临床特征 本病患者以女性多见,可表现为胸闷和气短。当心包积液量急剧增加时,可出现呼吸困难甚至心脏压塞。

3. 超声特征 心包脏层和壁层之间可见液性暗区,且随体位变化而改变。少量心包积液时,胸骨旁左心室长轴切面于房室沟处及左心室后壁后方心包腔内可见液性暗区。心包积液增加时,右心室前壁与胸壁之间、心尖部、心脏外侧、前方及后方亦可见均匀分布的带状液性暗区。大量心包积液时,心脏受压,心腔变小,以右心室显著;同时可见心脏摆动征,右心室前壁、室间隔及左心室后壁呈同向运动(即收缩期向前,舒张期向后),右心室前壁活动增强,呈波浪式运动。部分患者的心包腔液性暗区内可见散在漂动的点状回声,也有部分出现多个条索状高回声粘连带。

慢性心包积液常表现为积液持续存在至少 3 个月,同时积液量在观察期基本保持稳定。极少数慢性心包积液患者可发展为缩窄性心包炎,表现为心包膜明显增厚,回声增强;患者可出现心包钙化,心包厚度大于 2mm,尤其以房室环处显著。

四、临床拓展思维训练

1. 心包积液的定量标准(10 分)。

定量标准如下(既往文献报道有多种不同标准,此处标准仅供参考)。

(1)少量:小于 10mm,左心室后壁、右心室前壁、心尖等处可出现带状液性暗区(4 分)。

(2)中量:10~20mm(3 分)。

(3)大量:大于 20mm(3 分)。

2. 进行心包积液的超声测量时,哪个超声切面的测量结果对临床医生尤其重要? 原因是什么(10 分)?

剑突下四腔心切面的测量结果对临床医生尤其重要。因为该切面可以测量右心室游离壁侧的积液深度,如果积液深度大于 10mm,此时于剑突下行心包穿刺术是比较安全的,心包穿刺时穿刺针不易损伤到心肌(10 分)。

3. 心房颤动的患者行射频消融术,术前常规超声心动图未见异常,术后 2 小时出现胸骨后不适,放射至颈部,此时超声心动图检查的重点是什么(10 分)?

心房颤动射频消融术的主要并发症包括肺静脉狭窄、食管损伤、血栓栓塞、膈神经损伤和心脏压塞等。肺静脉狭窄常在术后数天至数月,患者可出现咳嗽、呼吸困难、咯血和复发性肺炎等症状;血栓栓塞可导致急性脑卒中,因此超声检查时应着重观察各心腔内是否存在血栓回声(4 分)。

心脏压塞是心房颤动射频消融患者最常见的、危及生命的急性并发症。发病率为 1.2%~6.0%。常见的病因包括能量输送过程中的导线过热、通过左心耳或室间隔的机械损伤、导线在进入左心房之前侵入心包腔等。心脏压塞可以突然发生,血压在术中急剧下降,或者缓慢地发生在术后数小时至数天。若超声发现此患者术后心包积液量超过 100ml,而术前超声心动图未见明确心包积液,此时应高度警惕心脏压塞的可能性。右心室和右心房塌陷是心脏压塞的典型超声心动图特征,其他间接征象包括下腔静脉内径大于 21mm,吸气时内径变化率小于 50% 等。射频消融术所导致的心脏压塞,穿孔部位的最常见部位是左心房(60%),其次是右心室(33%)和右心房(6.7%)。因 2.4%~13.0% 的心脏压塞患者可能需要行心包穿刺术,因此超声医生应详细记录心包积液的发生部位和积液深度（6 分）。

五、人文题

如超声检查时发现超声危急值时，超声医生该如何处理（10 分）？

（1）发现超声危急值时，及时联系病房医生或门诊医生，口头报告检查结果，以便临床医生及时采取干预措施（4 分）。

（2）保护患者安全，及时出具检查报告，并登记记录（3 分）。

（3）若患者突然意识丧失，需马上启动急救预案，立即进行心肺复苏等措施，第一时间联系急诊医生以及患者的接诊医生（3 分）。

（宋　光）

第二章

血 管

病例 颈动脉狭窄（carotid artery stenosis）

一、临床资料

1. 病史　患者，男，60岁，因"肢体麻木2月余，双侧肢体活动不灵6小时"就诊。此次症状伴麻木，以左侧肢体为主，不能行走，言语不清，伴头晕，口角右偏。既往有2型糖尿病10余年。吸烟40余年，1天20根。

2. 超声资料（图2-1-1~图2-1-8）

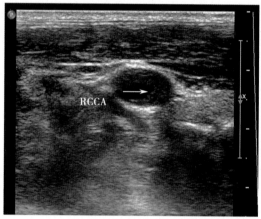

图2-1-1　右侧颈总动脉中段短轴切面二维图像
　　　　箭头所示为偏心均质的低回声斑块。
RCCA. right common carotid artery，右侧颈总动脉

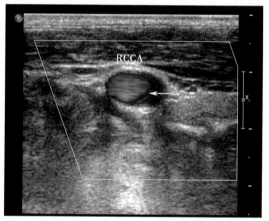

图2-1-2　右侧颈总动脉中段短轴切面彩色血流图像
　　　　箭头所示为偏心显示的彩色血流。
RCCA. 右侧颈总动脉

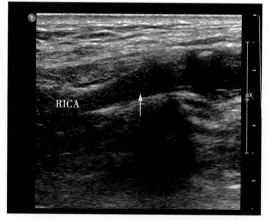

图2-1-3　右侧颈内动脉长轴切面二维图像
　　　　箭头所示为显示不清的右侧颈内动脉内斑块。
RICA. right internal carotid artery，右侧颈内动脉

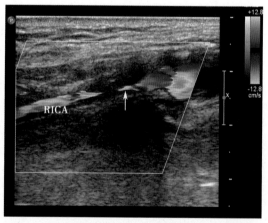

图2-1-4　右侧颈内动脉长轴切面彩色血流图像
　　　　箭头所示为明显变细的彩色血流束。
RICA. 右侧颈内动脉

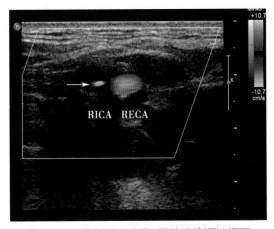

图 2-1-5　右侧颈内动脉、颈外动脉短轴切面
彩色血流图像

箭头所示为右侧颈内动脉彩色血流明显变细。

RICA. 右侧颈内动脉；RECA. right external carotid
artery，右侧颈外动脉

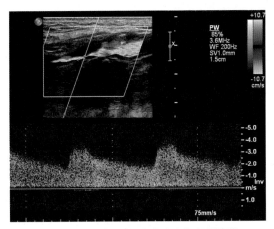

图 2-1-6　右侧颈内动脉病变处频谱图像

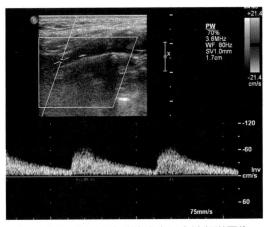

图 2-1-7　右侧颈内动脉病变远心端频谱图像

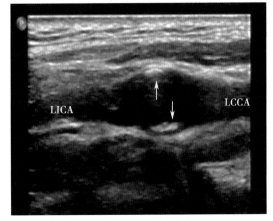

图 2-1-8　左侧颈动脉分叉部长轴切面二维图像

箭头所示为左侧颈动脉分叉部前后壁多处混合回声
斑块。

LCCA. left common carotid artery，左侧颈总动脉；

LICA. left internal carotid artery，左侧颈内动脉

3. 其他检查资料　血糖 11.15mmol/L（升高），糖化血红蛋白 9.3%（升高）。头部 CT 提示脑内少许腔隙性脑梗死；头部磁共振提示右侧大脑半球多发急性脑梗死。

二、思考题及参考答案

1. 请结合病史及超声图像表现作出诊断（10 分）。

临床表现：老年男性，肢体麻木 2 月余，双侧肢体活动不灵 6 小时，伴麻木，以左侧肢体为主，口角右偏，有糖尿病史及吸烟史。实验室检查血糖及糖化血红蛋白升高。依据临床表现及检查符合双侧颈动脉内中膜增厚伴斑块，右侧颈内动脉狭窄（1 分）。

超声所见:图 2-1-1 二维图像右侧颈总动脉中段内中膜增厚,管腔内见偏心均质的低回声斑块;图 2-1-2 彩色血流呈偏心显示(1 分);图 2-1-3 右侧颈内动脉二维图像上混合回声斑块显示不清;图 2-1-4 彩色血流图像显示血流充盈明显欠佳,彩色血流束明显变细(1 分);图 2-1-5 右侧颈内动脉、颈外动脉短轴切面彩色血流图像显示颈内动脉彩色血流明显变细(1 分);图 2-1-6 右侧颈内动脉病变处频谱形态异常,呈高速湍流频谱,病变局部流速明显加快,收缩期峰值流速(peak systolic velocity,PSV)>230cm/s、舒张末期流速(end diastolic velocity,EDV)>100cm/s(1 分);图 2-1-7 病变远心端的频谱图像显示收缩期流速上升缓慢,峰值流速较病变处明显减低,波形圆钝(1 分);图 2-1-8 左侧颈动脉分叉部前后壁显示多处混合回声斑块,以强回声为主(1 分)。

超声诊断:双侧颈动脉内中膜增厚伴斑块(多发)(2 分);右侧颈内动脉狭窄(重度)(1 分)。

2. 请回答本病例的鉴别诊断(10 分)。

(1)头臂干型大动脉炎:多见于年轻女性(1 分),无高血压、高血脂、糖尿病等病史(1 分),病变呈节段性,局部动脉管壁三层结构模糊不清,管壁全层增厚、僵硬、管腔狭窄或闭塞,可同时累及多处主动脉分支(1 分)。

(2)颈动脉夹层:多见于老年高血压患者,男性多于女性,多有颈部搏动性肿块和颈部疼痛史(1 分)。管腔内可见有明显活动度的膜样结构(1 分),血管分为真假 2 个管腔,彩色血流可呈分束状显示(1 分)。

(3)纤维肌发育不良:是动脉壁的纤维化或纤维肌性增厚,是特发性、非炎性、非动脉粥样硬化的中小动脉疾病,可累及血管壁的任何一层。颈动脉以中膜发育不良为主要类型,常累及颈内动脉中段,很少累及起始部,多呈串珠样改变。常见于年轻女性,通常在 30~50 岁确诊(1 分)。

(4)动脉血栓:管腔内充填血栓样回声,新鲜血栓多呈低回声,陈旧血栓多为混合回声,局部彩色血流中断,频谱多普勒检测无血流信号(1 分)。需查看心脏有关检查有无心房颤动、心肌梗死、扩张型心肌病等原发疾病或动脉瘤等血管源性疾病(1 分)。

(5)颈动脉蹼:在颈动脉分叉处见到自管壁向管腔突出的膜样结构,基底部较厚,尖端多指向颈内动脉的远端。长度不等,活动度均不明显。一般无明显狭窄,局部彩色血流及频谱多普勒均无狭窄样改变(1 分)。

3. 简述正常颈内动脉和颈外动脉的鉴别要点(10 分)。

二者鉴别要点如下。

(1)检测位置:颈内动脉位于后外侧,颈外动脉位于前内侧(2 分)。

(2)血管内径:颈内动脉较粗,颈外动脉较细(2 分)。

(3)解剖特征:颈内动脉颅外无分支,颈外动脉有分支(2 分)。

(4)血流频谱形态:颈内动脉呈低阻力型,血流速度较低,颈外动脉呈高阻力型,血流速度较快(2 分)。

(5)颞浅动脉叩击试验:颈内动脉无变化,颈外动脉出现传导震颤性血流波形(2 分)。

三、要点与讨论

1. 病因病理、分型与流行病学 颈动脉狭窄主要的病因是动脉粥样硬化,占 90% 以上。其他原因包括慢性炎症性动脉炎(多发性大动脉炎、巨细胞动脉炎、放射性动脉炎)、纤维肌发育不良、颈动脉迂曲、夹层、动脉血栓等。颈动脉是动脉粥样硬化最好发的部位之一,常以局限性的单病灶或多病灶方式影响颈动脉,而不是弥漫性的病变。

　　颈动脉粥样硬化的早期表现为动脉内中膜增厚，继而有动脉粥样硬化斑块形成，随着病程的进展可发展为动脉狭窄或闭塞。好发生在颈动脉分叉部至颈内动脉起始部向上约2cm范围内。好发于老年男性患者，颈动脉小斑块非常常见，斑块发病率随着年龄增加而升高，在欧美等西方国家80~100岁男性发病率高达80%以上。

　　2. 临床特点　男性50岁以上多见，常伴有糖尿病、高血压及高血脂病史，多有吸烟、肥胖及动脉粥样硬化家族史等。颈动脉粥样硬化的患者根据有无神经系统症状分为无症状和有症状2类。无症状性颈动脉粥样硬化的患者没有任何临床症状；有症状性颈动脉粥样硬化的患者以短暂性脑缺血发作和缺血性脑卒中为主要表现。短暂性脑缺血发作是指持续时间在24小时以内，典型发作在几分钟之内的神经功能异常，表现为一侧肢体感觉异常麻痹、运动障碍、失语和短暂性单盲或黑蒙，恢复后没有症状。当发生缺血性脑卒中时出现持续的、不能恢复的颈部动脉区域脑梗死所致的临床综合征，以突出的视野缺损、失语以及不同程度的对侧感觉异常和运动障碍为主要特征。严重狭窄者，颈部可听到血管杂音、面动脉搏动增强。

　　3. 超声特征　二维图像见颈动脉内中膜增厚、管壁钙化、斑块形成并伴有附壁血栓。动脉硬化斑块可为局限性，也可为弥漫性。斑块回声可从低回声到强回声不等。彩色血流显像见闭塞动脉内无彩色血流显示，无法探及多普勒血流信号。狭窄时彩色血流可呈局限性充盈缺损，狭窄处彩色血流束明显变细。频谱多普勒图像可见动脉狭窄近心端的动脉多普勒呈高阻型，流速减低；动脉狭窄局部可测及高速湍流频谱；动脉狭窄远心端的动脉多普勒收缩期流速上升缓慢，峰值流速减低，波形圆钝，呈小慢波。

四、临床拓展思维训练

　　1. 请简述颈动脉内中膜厚度、内径及斑块的规范性测量方法（10分）。

　　（1）颈动脉内中膜厚度（intima-media thickness，IMT）测量：在二维灰阶成像模式下测量颈总动脉远段（分叉水平下方1.0~1.5cm的范围）和/或颈内动脉起始段相对膨大处（颈动脉球部），避开动脉粥样硬化斑块的部位（1分），探头须与血管壁平行，声束垂直于管壁，采用纵断切面和横断切面联合扫查，必要时可将图像适当放大，在动脉后壁或内侧壁（二维成像于远场）结构清晰的位置测量血管壁内膜上缘与外膜上缘的垂直距离，该距离即血管壁内膜与中膜的联合厚度（2分）。见图2-1-9、图2-1-10。正常人IMT<1.0mm，当测量1.0mm≤IMT<1.5mm提示为颈动脉内中膜增厚（1分）。

　　（2）颈动脉内径的测量：常规测量颈总动脉远段、分叉部及颈内动脉、颈外动脉内径。测量位置同样在颈总动脉分叉水平以下（1分）、无动脉粥样硬化斑块的后壁（或内侧壁）内膜上缘至前壁（或外侧壁）内膜下缘之间的垂直距离（1分）。见图2-1-11。

　　（3）动脉粥样硬化斑块检测：斑块的界定，当IMT≥1.5mm（1分），突出于血管腔内，或局限性内膜增厚高于周边IMT的50%时，可定义为动脉粥样硬化斑块形成（1分）。多发性斑块应评估最大责任斑块的相关信息。测量斑块大小，以长度（mm）×厚度（mm）表述（1分）。斑块厚度测量可以基于纵断切面、横断切面的联合检测结果（1分）。

　　2. 如何对颈动脉斑块形态学和声学特征评估（10分）？

　　（1）斑块的形态学评估：规则形斑块二维图像显示斑块为扁平形，表面纤维帽完整（1分）；不规则形斑块二维图像显示斑块表面不光滑，纤维帽显示不完整（1分），彩色多普勒血流图（color Doppler flow imaging，CDFI）显示斑块所在的管腔血流充盈不全（1分）；溃疡型斑块表面纤维帽破裂不连续,形成"火山口"征(1分),"火山口"长度与深度均≥2.0mm(1分),CDFI显示血流向斑块内灌注,超声造影或超微血管成像技术显示动态移动的高回声光点从外膜到斑块内,提示斑块内存在新生血管(1分)。

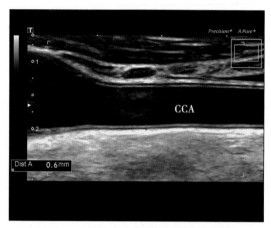 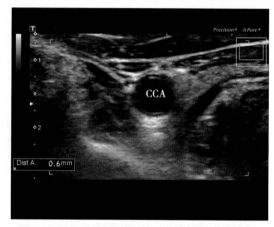

图2-1-9　颈总动脉内中膜厚度测量二维图像:
颈总动脉纵断切面
CCA. common carotid artery,颈总动脉

图2-1-10　颈总动脉内中膜厚度测量二维图像:
颈总动脉横断切面
CCA. 颈总动脉

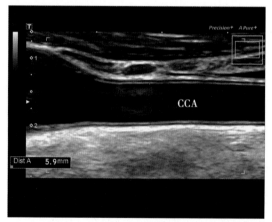

图2-1-11　颈总动脉内径测量二维图像
CCA. 颈总动脉

(2)斑块声学特征评估:均质回声,二维图像显示斑块内回声均匀一致(1分)。根据斑块回声与血管壁回声强弱的差异分类:低回声斑块,斑块内回声低于内膜层。等回声斑块:斑块内回声与内膜层相等;高回声斑块,斑块内回声等于或略高于外膜层,但后方无声影。强回声斑块:斑块内、斑块表面、斑块基底部回声明显增强,高于动脉外膜层,并伴有后方声影(1分)。

不均质回声斑块:斑块内有20%以上的回声不一致即可确定为不均质回声斑块(1分)。同时应进一步判断是以哪种回声性质为主的斑块(1分)。

(喻晓娜)

病例 **2** 颈动脉夹层（carotid dissection）

一、临床资料

1. 病史 患者，男，32 岁，因"胸背部呈撕裂样剧烈疼痛伴胸闷 5 小时"就诊。血压 152/74mmHg，心率 78 次 /min，律齐。否认手术外伤史。于我院急诊完善 CT 血管成像（computed tomography angiography，CTA）检查后予以降血压、控制心率等对症处置，疼痛稍缓解。

2. 超声资料（图 2-2-1~ 图 2-2-6、视频 2-2-1）

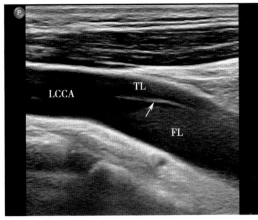

图 2-2-1 左侧颈总动脉长轴切面二维图像
箭头所示为动脉内剥脱的内膜，将颈总动脉分为真腔和假腔。
LCCA. 左侧颈总动脉；TL. true lumen，真腔；FL. false lumen，假腔

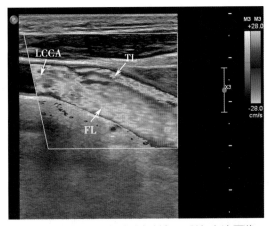

图 2-2-2 左侧颈总动脉长轴切面彩色血流图像
左侧颈总动脉内真腔、假腔内均有彩色血流，真腔内收缩期血流速度略高。
LCCA. 左侧颈总动脉；TL. 真腔；FL. 假腔

视频 2-2-1

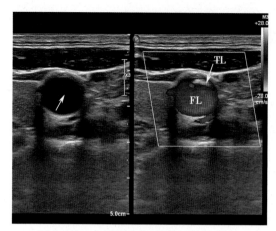

图 2-2-3　左侧颈总动脉短轴切面二维及
彩色血流图像
箭头所示为管腔内膜样结构。
TL. 真腔；FL. 假腔

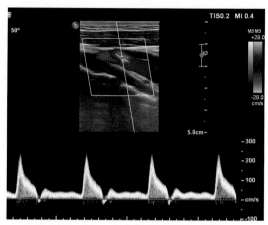

图 2-2-4　左侧颈总动脉频谱图像

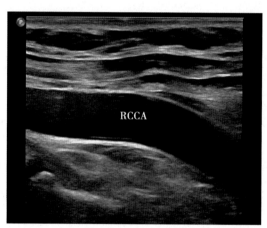

图 2-2-5　右侧颈总动脉长轴切面二维图像
RCCA. 右侧颈总动脉

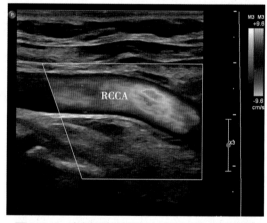

图 2-2-6　右侧颈总动脉长轴切面彩色血流图像
RCCA. 右侧颈总动脉

3. 其他检查资料（图 2-2-7）

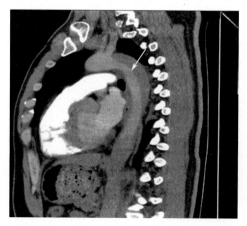

图 2-2-7　CT 血管成像（CTA）图像：
主动脉弓内膜破损，箭头示膜片将主动
脉分为两腔，假腔大于真腔，向下延伸
至腹主动脉

二、思考题及参考答案

1. 请结合病史及超声图像表现作出诊断(10 分)。

临床表现:青年男性患者,胸背部剧烈疼痛 5 小时,呈撕裂样,伴胸闷,有高血压病史,无手术外伤史。CTA 可见膜片将主动脉分为真假两腔。根据临床表现及检查倾向于左颈动脉夹层(1 分)。

超声所见:图 2-2-1 左侧颈总动脉内径增宽,颈总动脉起始段可见膜样回声,将颈总动脉分为真腔和假腔(1 分);图 2-2-2 左侧颈总动脉内真腔、假腔内均有彩色血流,真腔内收缩期血流速度略高(1 分);视频 2-2-1 左侧颈总动脉内有膜样结构,随心动周期有摆动(1 分);图 2-2-3 左侧颈总动脉二维图像内可见膜样结构,彩色血流显示为两束,假腔内未见明显血栓回声(1 分);图 2-2-4 左侧颈总动脉膜样回声远心端可见破口,频谱多普勒可探及局部血流速度加快,约240cm/s,血流由假腔回到真腔(1 分);图 2-2-5 右侧颈总动脉长轴切面二维图像上未见异常隔膜样回声;图 2-2-6 右侧颈总动脉彩色血流充盈良好;图 2-2-7 CTA 图像可见膜片将主动脉分为真腔和假腔,向下延伸至腹主动脉(1 分)。

超声诊断:左颈动脉夹层(3 分)。

2. 本病例的发病相关危险因素有哪些(10 分)?

(1)高血压:是主动脉夹层的主要危险因素。高血压可直接影响主动脉壁或通过促炎症作用间接影响主动脉壁。高血压导致主动脉血流动力学变化,引起主动脉组织结构改变是夹层形成的基础(3 分)。

(2)马方综合征:一种先天性中胚层发育不良引起的以纤维结缔组织缺陷为主的常染色体遗传性疾病。主动脉中层退变,胶原蛋白和弹性纤维减少或变性坏死,内膜缺乏相应支持,进而导致夹层发生(2 分)。

(3)先天性二叶式主动脉瓣:具有明显遗传倾向。高速血流直接冲击主动脉壁可造成主动脉各部位血管壁剪切力发生变化,进而导致主动脉壁受损发生夹层(2 分)。

(4)动脉粥样硬化(1 分)。

(5)大动脉炎、白塞综合征、外伤、纤维肌发育不良、梅毒性主动脉炎、主动脉脓肿、主动脉缩窄等(2 分)。

3. 请结合病例回答颈动脉超声检查的方法步骤(10 分)。

(1)体位及检查注意事项:一般无须特殊准备,充分暴露检查部位即可(1 分)。患者取平卧位,下颌上抬,检查一侧颈动脉时,头向对侧稍偏斜。检查前应核对患者资料,详细询问病史,询问相关的临床症状,查看既往相关的影像学检查及检验资料,了解检查目的(1 分)。

(2)检查时一般选择 4~11MHz 线阵探头,部分患者颈动脉分叉位置高、血管位置较深、体型肥胖或者颈部粗短,可选用 2~5MHz 凸阵探头或 5~8MHz 小凸阵探头或 2~3.5MHz 相控阵探头(1 分)。

(3)在恰当选择探头后,要调节仪器,其中包括深度、增益、血流速度量程、取样框大小、频谱方向、取样位置及多普勒角度校正等。选择颈动脉检查模式,纵切和横切扫查相结合,向上至颅底,向下到达或接近颈总动脉起始部,连续观察颈总动脉、颈动脉分叉部、颈内动脉和颈外动脉(1 分)。

(4)采用二维、彩色血流及频谱图像相结合测量颈总动脉、颈内动脉及颈外动脉和分叉部内径及血流参数(1分)。一般纵切面测量管腔内径,在分叉部下方1~1.5cm测量(1分)。应用频谱多普勒测量血流时,声束与血流夹角≤60°,取样容积置于所测内径的1/3为适中,一般在1~3mm(1分)。

(5)观测颈部动脉走行和起源有无异常,观察血管内径、内中膜厚度(IMT)、搏动情况、有无斑块、血栓、膜样结构及支架回声、斑块大小、回声及位置、狭窄程度、频谱形态及血流速度、彩色血流充盈情况(1分)。

(6)应双侧对比,沿血管走行方向进行检查(1分)。探头接触颈部的力度要适中,以免管腔被压变形,影响彩色血流充盈(1分)。

三、要点与讨论

1. 病因病理、分型和流行病学 病因较为复杂,可见于先天性血管畸形(如主动脉缩窄,二叶式主动脉瓣),后天因素常见于伴有动脉粥样硬化、高血压的患者,也可见于代谢性结缔组织疾病(其主动脉中膜的弹性纤维断裂、缺失,胶原和蛋白多糖增多)、甲状腺功能过低时的血管壁蛋白多糖增多、梅毒性主动脉炎等。

动脉中层发生退行性变和囊样变,血流冲击使动脉内膜撕裂后,通过撕裂的内膜进入管壁间,在动脉的内膜与外层间走行,使动脉内膜与外层分离形成假腔,血流可经原破裂口流回真腔,也可在邻近的位置再次形成一个或多个破口与真腔相通。

根据内膜撕裂的部位及夹层累及的范围,临床上常用DeBakey分型和Stanford分型。详见第一章中的病例33(主动脉夹层)。

有关主动脉夹层的流行病学证据很少,年发病率为(5~10)/10万,近年来呈上升趋势。

2. 临床特点 多见于老年男性患者,临床表现依夹层部位、进展情况而表现各异。最常见的特征性症状是疼痛,通常在发病后立即出现,多数为突然的剧烈疼痛,可为撕裂样、刀割样持续性疼痛,多不能完全缓解。颈部夹层动脉瘤可见到颈部搏动性肿块,可无明显临床症状,也可有头或颈部剧烈疼痛和压迫症状,临床上较少见。

3. 超声特征 二维图像可见颈动脉增宽,内可见呈带状的撕裂的内膜样回声,将管腔分为2个部分,即真腔和假腔。该膜样回声随心动周期有摆动。假腔内可有血栓形成。

彩色多普勒和频谱多普勒图像:真腔内收缩期彩色血流颜色明亮,血流速度通常较快,方向和速度与正常动脉相似,假腔内血流速度相对慢,颜色相对暗淡。真假腔间破口处收缩期可测及由真腔流向假腔的高速湍流频谱,舒张期可测及由假腔流入真腔的反向中等流速频谱。

四、临床拓展思维训练

1. 结合临床与超声诊断,应如何判断本病的病因及预后(10分)?

(1)经胸超声心动图注意有无主动脉缩窄、二叶式主动脉瓣等先天畸形(1分)。

(2)经胸超声心动图观察有无合并升主动脉瘤样扩张和主动脉瓣反流(1分)。

(3)可疑马方综合征患者,需观察有无骨骼发育异常及眼科异常(1分)。

(4)结合患者实验室检查,有无甲状腺功能减退、梅毒及血脂血糖血压方面的异常,重点测量血压情况(1分)。

(5)急性主动脉夹层患者最常见的死亡原因是心脏压塞,经胸超声心动图即可显示心包积液情况(1分),如有心脏压塞则预后不良。

（6）结合 CT 增强、超声心动图、血管超声等影像学检查明确病变累及范围及程度，注意膜样结构起始位置有无累及升主动脉、主动脉弓、胸主动脉及腹主动脉等主动脉主要分支（1 分）。

（7）需要结合经胸超声心动图，观察心脏功能情况，观察室壁运动有无异常（1 分）。

（8）经胸或经食管超声心动图观察真假腔间有无 1 个或多个破口存在（1 分）。

（9）经胸或经食管超声心动图观察真假腔内有无血栓形成（1 分）。

（10）就诊时状态，有无高血压，有无休克，有无剧烈疼痛及疼痛持续时间长短，以及用药后有无明显缓解，这些情况都影响预后（1 分）。

2. 明确诊断需要进一步做哪些影像学检查（10 分）？

（1）即使血管的常规超声检查即可进行诊断，也需要结合经胸超声心动图（1 分）。经胸超声心动图需要观察心脏变化情况，升主动脉、主动脉窦部、主动脉瓣受累情况，明确有无急性主动脉瓣反流、急性下壁运动异常、心包积液、左右室功能情况（1 分）。

（2）超声心动图结合颈动脉、主动脉弓、腹主动脉、双髂动脉、双下肢动脉等部位的血管超声检查明确夹层累及的部位及范围，明确夹层分型（1 分）。主动脉夹层术前检查至关重要，超声心动图可作为判断有无主动脉夹层及分型的重要初筛工具（1 分）。

（3）条件允许时可术中或术前结合经食管超声心动图检查（1 分），明确夹层累及部位及破口情况，可补充诊断，并即刻评估术后效果（1 分）。

（4）需要尽快行主动脉（全程）增强 + 三维 CTA 检查（1 分），明确有无夹层及分型情况（1 分）。

（5）术中可完善血管造影检查（1 分），进一步明确病变情况（1 分）。

五、人文题及答案

多位患者在门外排队等待超声检查，这时从急诊室推过来 1 名老年男性患者，因后背部剧烈疼痛，持续 5 小时无明显缓解就诊，既往有高血压、高血脂病史，临床医生高度怀疑主动脉夹层，开了颈动脉及超声心动图检查。家属及临床医生将患者推到超声检查室门外等候，门外其他的患者等待的时间有些长，个别患者及家属有些情绪激动，这个时候你怎么安排？该如何向其他等待检查的患者解释？

（1）态度和蔼又坚定，一边安抚其他患者及家属情绪，一边引导急诊患者就诊。

（2）认真核对急诊患者的信息，先安排急诊患者推进诊室进行检查，再出去和诊室外其他患者沟通解释。

（3）具体解决问题。①向门外患者及家属解释医院的规定：急重症患者具有优先检查的权利。该患者可疑主动脉夹层，是比较危急的情况，属于超声科危急值上报范围，属于急诊范畴，需要尽快诊治。②在急诊患者就诊过程中，密切观察血压、心率、呼吸等基本生命指标，注意观察患者病情变化情况，对于可能出现的突发状况做好应急准备。熟悉诊室最近的配有急救药物和氧气袋的急救车位置，随时做好抢救患者的准备。熟悉医院相关科室和人员的急救电话，随时电话沟通。③对于危重症患者优先进行检查的同时，也要留意同一时间段就诊患者中有无比较紧急危重的患者，问明情况，查看患者状态，必要时可协调其他诊室，优先安排比较紧急危重患者就诊，避免出现重大问题。

（喻晓娜）

病例 **3** 颈动脉大动脉炎（carotid arteritis）

一、临床资料

1. 病史　患者，女，32岁，因"右上肢酸麻无力伴脉搏减弱1个月"就诊。6个月前无明显诱因出现右侧颈部疼痛，压痛明显，1个月前于外院行超声检查，右侧上肢动脉血流速度减慢，频谱形态异常，双上肢深静脉及左上肢动脉未见异常。现就诊于我院门诊，右侧上肢血压为81/57mmHg，左侧上肢血压为118/75mmHg，心率62次/min，窦性心律。

2. 超声资料（图 2-3-1~ 图 2-3-5）

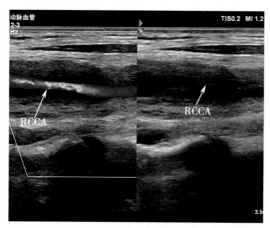

图 2-3-1　右侧颈总动脉长轴二维及彩色血流图像
左侧图像箭头所示为彩色血流束变细窄，呈细线状；右侧二维图像箭头所示为管壁三层结构模糊不清，前后壁呈不均匀明显增厚。
RCCA. 右侧颈总动脉

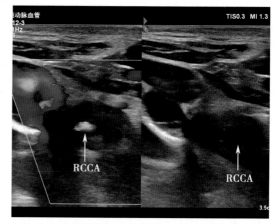

图 2-3-2　右侧颈总动脉短轴二维及彩色血流图像
左侧彩色血流图像箭头所示为管腔内仅见少许彩色血流显示；右侧颈总动脉二维图像箭头所示为管壁显示不清，呈明显环状增厚。
RCCA. 右侧颈总动脉

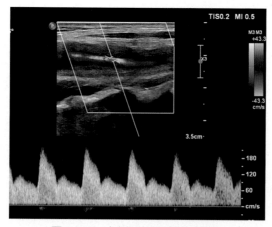

图 2-3-3　右侧颈总动脉频谱图像

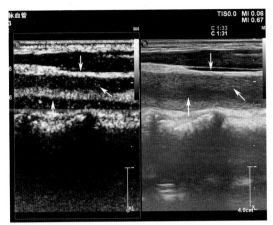

图 2-3-4　右侧颈总动脉超声造影图像

向上垂直箭头所示为造影剂呈细线状通过管腔中部；向下垂直箭头所示为动脉管腔结构较右侧二维图像显示清晰；斜箭头所示为增厚的管壁内可见多处密集高回声光点动态移动，造影增强明显，提示存在新生血管，大动脉炎处于活动期。

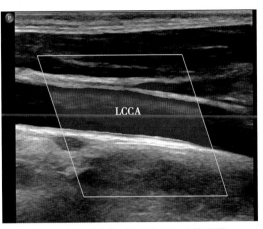

图 2-3-5　左侧颈总动脉彩色血流图像
LCCA. 左侧颈总动脉

3. 其他检查资料　实验室检查结果：红细胞沉降率（erythrocyte sedimentation rate，ESR）31mm/1h（升高），C 反应蛋白（C reactive protein，CRP）11.4mg/L（升高）。甲状腺三维超声提示甲状腺弥漫性病变，注意桥本甲状腺炎；超声心动图提示心内结构大致正常。头颈部 CTA 图像见图 2-3-6。

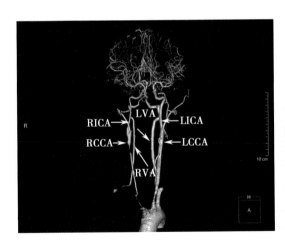

图 2-3-6　头颈部 CTA 图像：右侧颈总动脉明显狭窄，右侧颈内动脉及椎动脉全程较对侧略纤细箭头所示为对应动脉。
RCCA. 右侧颈总动脉；RICA. 右侧颈内动脉；RVA. right vertebral artery，右侧椎动脉；LCCA. 左侧颈总动脉；LICA. 左侧颈内动脉；LVA. left vertebral artery，左侧椎动脉

二、思考题及参考答案

1. 请结合病史及超声图像表现作出诊断（10 分）。

临床表现：青年女性，右侧颈部疼痛 6 个月，压痛明显，右上肢无力、右侧脉搏减弱，双上肢脉压相差大。实验室检查 ESR 和 CRP 略升高。该患者为颈动脉大动脉炎可能性大（1 分）。

超声所见：图 2-3-1 右侧颈总动脉纵切面显示颈总动脉管壁三层结构模糊不清，前后壁呈不均匀明显增厚（1 分），局部狭窄程度在 70% 以上（1 分），彩色血流束呈细线样（1 分）；图 2-3-2

右侧颈总动脉横切面显示同纵切面,管壁显示不清,呈明显环状增厚,仅见少许彩色血流显示(1分);图2-3-3右侧颈总动脉纵切面显示动脉频谱形态异常,血流速度加快(1分);图2-3-4右侧颈总动脉纵切面造影图像,造影剂进入后,颈总动脉管腔结构较之前显示清晰,管壁三层结构模糊、增厚,增厚的管壁内可见多处密集点状造影剂充填,说明有新生血管存在,提示大动脉炎处于活动期(1分);图2-3-5显示左侧颈总动脉彩色血流充盈尚好(1分)。

超声诊断:右侧颈动脉大动脉炎(注意活动期)(2分)。

2. 请说出此疾病可能的病因(答3种即可,10分)。

大动脉炎病因尚不明确,可能与自身免疫因素、性激素、遗传因素等有关。

(1)自身免疫因素(1分):可能与链球菌、结核分枝杆菌、梅毒、金黄色葡萄球菌、沙门菌、立克次体等感染有关的自身免疫性疾病(4分)。

(2)性激素(1分):本病青年女性好发,持续性高雌激素水平与本病发生有关(1分)。

(3)遗传因素(1分):种族、地理分布不同,以亚洲多见(1分),可发生于同一家庭的姐妹或母女,尤其是以人白细胞抗原(human leukocyte antigen,HLA)基因最显著,可能与大动脉炎有关(1分)。

3. 请简述超声在该疾病诊疗中的作用(10分)。

(1)常规二维、彩色及频谱多普勒超声可明确病变累及部位(1分)、管壁增厚程度、管腔狭窄程度(1分),有助于疾病的检出、测量、分型及随访复查(1分)。

(2)可结合常规经胸超声心动图检查,观察有无合并主动脉瓣反流、心包积液等(1分)、明确主动脉瓣反流程度(1分)、明确心脏结构功能情况(1分),为临床进一步治疗提供参考(1分)。

(3)可结合血管超声造影新技术(1分),明确增厚管壁内造影剂增强情况(1分),结合实验室检查结果,为大动脉炎提供活动期或者稳定期的评估建议(1分)。

三、要点与讨论

1. 病因病理、分型与流行病学　多发性大动脉炎是发生在大动脉及其主要分支的一组慢性进行性非化脓性炎性疾病,可导致节段性动脉管腔狭窄甚至闭塞,并可继发血栓形成。病因尚未明确,主要与自身免疫因素、性激素、遗传因素有关。病理表现为全层动脉炎、常呈节段性分布。病变开始从动脉外膜向内膜延伸,使动脉壁各层均有细胞浸润和结缔组织增生,晚期动脉壁以纤维化为主,导致管壁增厚和僵硬、纤维组织收缩造成不同程度的管腔狭窄,继发动脉壁钙化伴血栓形成进一步引起管腔闭塞。也可因病变血管壁破坏广泛,结缔组织修复不足,引起血管扩张形成动脉瘤。

根据血管受累病变范围,大动脉炎可分为5型:头臂干型(Ⅰ型)多见,此型病变发生在主动脉弓及其大的动脉分支,如颈总动脉、锁骨下动脉、腋动脉及无名动脉等。此型病变可致其供血器官和组织(如脑、眼及上肢)不同程度的缺血。病变累及的部位不同,症状可不同。胸、腹主动脉型(Ⅱ型),此类型的病变累及降主动脉和/或腹主动脉及其主要分支,以双下肢动脉供血不足为主要症状。肾动脉型(Ⅲ型)累及腹主动脉的双肾动脉开口处或起始部,多为两侧同时受累,病变程度可不一致。肾动脉狭窄引起肾脏缺血性病变,出现肾性高血压和肾衰竭的表现。此型病变常伴有腹主动脉的狭窄,可出现下肢动脉缺血的症状。肺动脉型(Ⅳ型)常与以上3型共存,病变主要累及肺动脉。混合型(Ⅴ型)为多部位的动脉受累,即同时存在上述2种或2种以上类型的病变,临床表现较为复杂。

本病颈动脉受累最为常见,且最常见于亚洲年轻女性,在西方较少见。亚洲年发病率为(1~2)/100 万。

2. 临床特点　本病多数呈慢性进行性发展。以青年女性多见,男女比例为 1:(2~4),多见于 15~30 岁。发病缓慢,病程较长、数年或十几年不等。早期有低热、乏力、关节痛、肌肉痛、食欲下降、体重减轻等非特异性表现,临床易漏诊。持续数周或数年后,出现大动脉炎及其分支管腔狭窄或闭塞的特征性临床表现。颈动脉病变可出现脑缺血症状。

3. 超声特征　依据累及部位和病程不同,二维图像超声表现不同。病变早期,纵切面可见受累的局部动脉管壁 3 层结构模糊不清,动脉壁僵硬、搏动减弱。动脉壁全层弥漫、不规则性增厚,呈低回声、等回声或不均匀性回声。横切面可见管腔呈偏心性狭窄。晚期管腔出现向心性狭窄以至闭塞。少数病例由于管壁破坏严重,动脉壁弹性减低,并发局限性的动脉呈梭形或囊状的扩张形成真性动脉瘤。

彩色血流图像和频谱图像:病变动脉轻度狭窄时,狭窄处彩色血流束可略变细;血管中至重度狭窄时,彩色血流束可明显变细。病变严重或管腔内血栓形成时,管腔可完全闭塞,无彩色血流显示。频谱多普勒可探及动脉狭窄的血流频谱,即高速湍流频谱,完全闭塞时检测不到血流信号。

四、临床拓展思维训练

1. 血管超声造影可解决哪些问题(10 分)?

(1)提高血管结构的显示,提高内中膜、斑块及血流的显示(1 分)、提高静脉血栓显示率(1 分)。

(2)对于动脉硬化性疾病,可判定斑块稳定性(1 分)、判别动脉狭窄程度(1 分)、鉴别动脉完全闭塞(1 分)。

(3)对于大动脉炎性疾病,提高管腔及血流显示,显示狭窄程度,显示增厚的管壁内新生血管情况,增厚的管壁内新生血管的存在是大动脉炎处于活动期的特征性表现(1 分)。

(4)动脉支架植入术前观察及术后评估(1 分)。

(5)对于腹主动脉瘤支架术后内漏的分型有帮助(1 分)。

(6)明确夹层动脉瘤、假性动脉瘤(1 分)。

(7)鉴别静脉血栓及瘤栓(1 分)。

2. 患者主诉突然颈部疼痛,超声医师应该注意哪些疾病(10 分)?

(1)血管相关的疾病:颈部动脉包括颈动脉及椎动脉等,应注意颈部动脉大动脉炎(1 分);颈部动脉夹层(1 分);颈部动脉或静脉血栓及瘤栓(1 分);颈部动脉外伤所致血管穿透伤(1 分);颈部动静脉瘘(1 分);颈部动脉假性动脉瘤等(1 分)。

(2)非血管疾病:亚急性甲状腺炎(1 分);急性甲状腺炎(1 分);甲状腺结节、甲状腺腺瘤或甲状腺癌破裂出血或迅速长大(1 分);淋巴结肿大、颈部包块等(1 分)。

(喻晓娜)

病例 **4** 椎动脉狭窄（vertebral artery stenosis）

一、临床资料

1. 病史　患者，男，61 岁，因"意识不清伴右侧肢体活动障碍 7 小时"就诊。言语障碍，症状持续无缓解。无明显外伤。吸烟饮酒 50 余年。既往有高血压病史 10 余年，平素未规律用药，本次就诊时血压 183/92mmHg。

2. 超声资料（图 2-4-1~ 图 2-4-6）

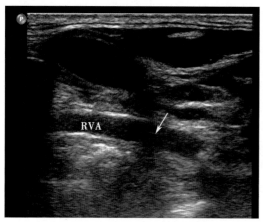

图 2-4-1　右侧椎动脉近段二维图像
箭头所示为右侧椎动脉近段管腔内似可见低回声。
RVA. 右侧椎动脉

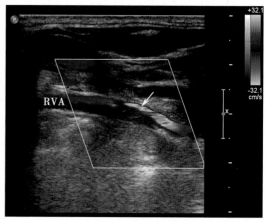

图 2-4-2　右侧椎动脉近段彩色血流图像
箭头所示为右侧椎动脉近段管腔内可见低回声处彩色血流束明显变细，呈细线样局限性充盈缺损。
RVA. 右侧椎动脉

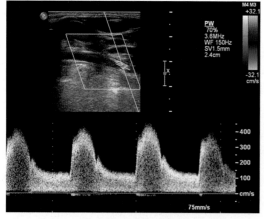

图 2-4-3　右侧椎动脉近段频谱图像

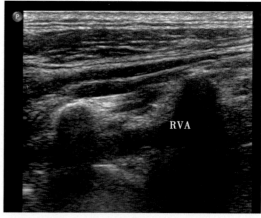

图 2-4-4　右侧椎动脉远段二维图像
RVA. 右侧椎动脉

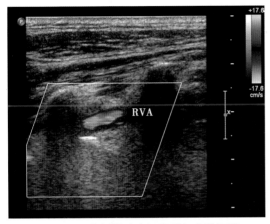

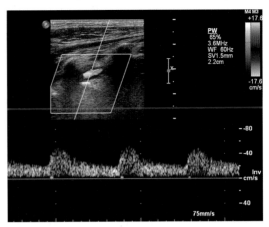

图 2-4-5　右侧椎动脉远段彩色血流图像　　　　图 2-4-6　右侧椎动脉远段频谱图像
RVA. 右侧椎动脉

3. 其他临床资料　头部 CT 提示左侧大脑半球大面积梗死可能性大。

二、思考题及参考答案

1. 请结合病史及超声图像表现作出诊断（10 分）。

临床表现：老年男性，意识不清伴右侧肢体活动障碍 7 小时，有高血压病史及吸烟饮酒史，就诊时血压高。头部 CT 提示脑梗死可能性大。结合临床表现及检查倾向于右侧椎动脉狭窄（1 分）。

超声所见：图 2-4-1 右侧椎动脉近段管腔内似可见低回声，不易识别，需结合彩色血流图像（1 分）；图 2-4-2 右侧椎动脉近段管腔内低回声，彩色血流束明显变细，呈细线样局限性充盈缺损（1 分）；图 2-4-3 右侧椎动脉狭窄局部频谱多普勒可探及高速湍流频谱，收缩期峰值速度明显增高，速度可达 450cm/s（1 分）；图 2-4-4 右侧椎动脉远段二维图像，可见内中膜增厚，以后壁为主，未见明显斑块及血栓（1 分）；图 2-4-5 右侧椎动脉远段彩色血流束略变细（1 分）；图 2-4-6 频谱图像显示右侧椎动脉远段血流速度尚正常，约 55cm/s（1 分）。

超声诊断：右侧椎动脉内中膜增厚伴斑块（2 分）；右侧椎动脉近段狭窄（重度）（1 分）。

2. 请说出椎动脉的解剖及分段（10 分）。

（1）正常椎动脉自锁骨下动脉分出后，在颈部穿行于颈椎横突孔上行，出寰枢椎经枕骨大孔进入颅内（2 分）。

（2）根据椎动脉解剖走行分为四段：入横突孔前段，也称颈段，V_1 段，包括起始段（2 分）；走行于横突孔内段为椎间隙段，V_2 段（2 分）；出横突孔入枕骨大孔前段为枕段，V_3 段（2 分）；进入枕骨大孔后为颅内段，V_4 段（2 分）。V_1 段、V_2 段、V_3 段为颅外段椎动脉。V_4 段为颅内段椎动脉。

3. 请结合病例回答有关该疾病的超声诊断方法（10 分）。

（1）如果患者体型合适，常规血管超声即可明确诊断（1 分）。可双侧对比，综合判断（1 分）。

（2）如有椎动脉夹层、椎动脉大动脉炎等改变，还需要探查主动脉其他主要分支（1 分），明确病变累及的部位及范围（1 分）。

（3）需要结合血管超声造影（1 分），明确增厚管壁内造影剂增强情况，判断管壁有无增厚及新生血管情况（1 分）。

（4）如椎动脉位置较深，显示不清，可联合腹部凸阵、心脏相控阵或小凸阵探头（1 分），结合二维及彩色多普勒血流信息帮助诊断(1分)。

(5)对于常规位置无法显示清晰的椎动脉,要多注意有无先天发育细小(1分)及有无走行起源异常(1分)情况。

三、要点与讨论

1. 病因病理　椎动脉狭窄是指先天或后天因素引起的病变,最常见的病因是动脉粥样硬化,其余多见于头臂干型多发性大动脉炎、动脉夹层、纤维肌发育不良、外伤等。椎动脉狭窄或闭塞好发部位在椎动脉起始部。

2. 临床特点　椎动脉狭窄无特异性临床症状,诊断较为困难。本病可引起不同程度的脑供血不足,症状为发作性,可出现眩晕、头痛、恶心、呕吐、听力及视力障碍,甚至出现猝倒、共济失调、脑梗死等症状。发病多因头颈部体位改变引起。伴有动脉粥样硬化者则症状加重,持续时间长。

3. 超声特征　二维超声图像:病变段管腔变细,伴有动脉硬化者,可见内中膜增厚,管腔附壁可有大小不一的强回声或低回声或中等回声的斑块。管腔可见不同程度狭窄,多见于椎动脉起始部。严重者对侧椎动脉内径可代偿性增宽。

彩色多普勒血流图像:血流显示情况存在差异,彩色血流束在管腔狭窄处变细,彩色血流颜色多为明亮,也可暗淡。健侧椎动脉彩色血流可代偿性增宽,色彩明亮。当椎动脉流速减低时,应降低彩色量程观察血流充盈状况。

频谱多普勒图像:狭窄前血流可无明显改变或呈高阻频谱,在狭窄处可测及收缩期峰值流速加快,典型者呈高速湍流频谱,狭窄处远端可呈低速圆钝的频谱。对侧椎动脉可出现代偿性血流频谱,即血流速度加快,血流量增加。

四、临床拓展思维训练

1. 请回答椎动脉超声检查的注意事项(10分)。

(1)常规采用5~10MHz线阵探头检查椎动脉(1分)。部分患者血管位置较深、体型肥胖或者颈部粗短,可选用2~5MHz凸阵探头、5~8MHz小凸阵探头或5MHz心脏相控阵探头检测(1分)。

(2)检查时需要调节好仪器设置(1分):包括聚焦、灰阶和彩色多普勒增益、脉冲重复频率、滤波等(1分)。多普勒检测流速时一定注意声束与血流之间的夹角<60°,取样容积置于所测内径的1/3为适中,一般在1~3mm(1分)。

(3)椎动脉检测应包括颈段(V_1段)、椎间段(V_2段)、尽可能检测枕段(V_3段)(1分)。

(4)观察椎动脉的二维图像,显示血管壁、管腔内结构与回声,测量V_1段(特别是开口处)、V_2段(C_2~C_6)血管内径(1分)。常规椎动脉检查应双侧对比。注意起源异常、发育细小等情况的观察(1分)。

(5)彩色血流图像:在彩色多普勒或能量多普勒显像模式下观察V_1段、V_2段的血流充盈状态、动脉走行及血流方向。要特别注意椎动脉血流方向是否与颈动脉血流方向一致(1分)。

(6)频谱图像:脉冲多普勒测量V_1、V_2段血流频谱,观察收缩期峰值流速及舒张末期流速,重点是测量收缩期峰值流速,分析血流频谱特征(1分)。

2. 请回答椎动脉多普勒频谱的特征及异常时分析思路(10分)

(1)椎动脉频谱与颈内动脉相似,呈低阻样(1分)。

（2）椎动脉频谱为正向频谱,在基线上方（1分）。

（3）收缩期缓慢上升,双峰但切迹不明显（1分）,该频谱下有一无血流信号的频窗（1分）,其后有较高的、持续的舒张期正向血流（1分）。

（4）椎动脉为反向频谱或正负双向频谱时,应注意检测锁骨下动脉及无名动脉（1分）,优先考虑锁骨下动脉盗血综合征改变（1分）。

（5）椎动脉狭窄血流参数参考标准:轻度狭窄时,收缩期峰值流速为>85~<140cm/s,舒张期峰值流速>27~<35cm/s,起始部与椎间隙段收缩期峰值流速比值为>1.3~<2.1（1分）;中度狭窄时,收缩期峰值流速为140~<220cm/s,舒张期峰值流速35~<50cm/s,起始部与椎间隙段收缩期峰值流速比值为2.1~<4.0（1分）;重度狭窄时,收缩期峰值流速为≥220cm/s,舒张期峰值流速≥50cm/s,起始部与椎间隙段收缩期峰值流速比值为≥4.0（1分）。

（喻晓娜）

病例 **5** 锁骨下动脉盗血综合征（subclavian artery steal syndrome）

一、临床资料

1. 病史　患者,男,67岁,因"突发头晕,四肢无力3天"就诊。入院时左上肢收缩压90mmHg,右上肢收缩压130mmHg。既往高血压10余年。

2. 超声资料（图2-5-1~图2-5-7）

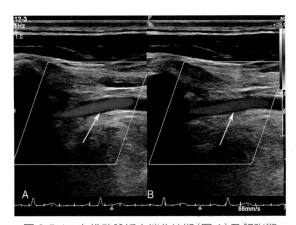

图2-5-1　左椎动脉近心端收缩期（图A）及舒张期
（图B）彩色血流图像
箭头所示为左椎动脉近心端。

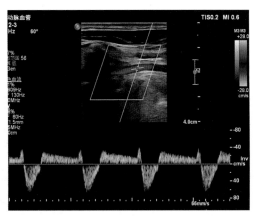

图2-5-2　左椎动脉近心端频谱图像

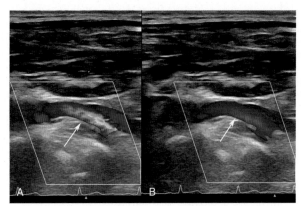

图 2-5-3 正常左椎动脉近心端收缩期(图 A)及
舒张期(图 B)彩色血流图像
箭头所示为正常左椎动脉近心端。

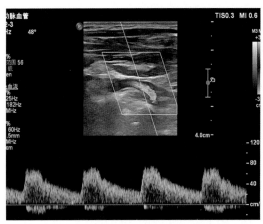

图 2-5-4 正常左椎动脉近心端频谱图像

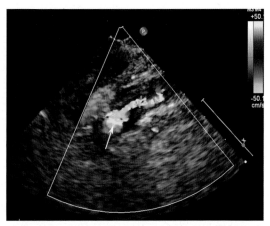

图 2-5-5 左锁骨下动脉近心端彩色血流图像
箭头所示为近心端局部血流变细,呈五彩相间血流束。

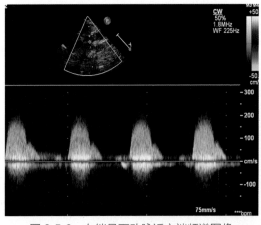

图 2-5-6 左锁骨下动脉近心端频谱图像

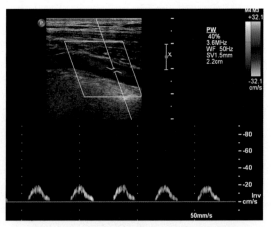

图 2-5-7 左锁骨下动脉远心端频谱图像

3. 其他检查资料　甘油三酯 3.78mmol/L（升高），胆固醇 6.21mmol/L（升高）。头部 CT 显示双侧脑室旁腔隙性脑梗死。

二、思考题及参考答案

1. 请结合病史及超声图像表现作出诊断（10 分）。

临床表现：患者为老年男性，有多年高血压病史，有椎基底动脉供血不足的表现，双上肢收缩压相差 40mmHg。该患者有锁骨下动脉盗血综合征的可能（1 分）。

超声所见：图 2-5-1 左椎动脉收缩期血流反向，舒张期正常，心动周期中出现"红蓝"交替现象，提示左锁骨下动脉有中度以上狭窄（2 分）。图 2-5-2 左椎动脉为双向低速血流频谱（1 分）。图 2-5-3 及图 2-5-4 显示正常右椎动脉近心端彩色多普勒血流图像随心动周期呈红 - 红变化，频谱多普勒图像呈单向低阻力型动脉频谱（1 分）。图 2-5-5 左锁骨下动脉起始部管腔内可见低回声，局部可见细线样血流（2 分）。图 2-5-6 左锁骨下动脉起始部频谱形态异常，速度增高。图 2-5-7 左锁骨下动脉狭窄远端频谱波峰圆钝，速度降低（2 分）。

超声诊断：左锁骨下动脉盗血综合征（部分型）（1 分）。

2. 此疾病可能的其他病因及特点，请给出至少 5 种可能的病因（每种 2 分，10 分）。

（1）动脉粥样硬化：多见于老年男性患者，超声表现为大中动脉内中膜增厚同时可伴有斑块形成。

（2）多发性大动脉炎：多见于年轻女性，大中动脉管壁正常结构消失，内中膜界限不清、向心性增厚。

（3）先天性畸形：病变血管由于先天狭窄、畸形或离断等造成锁骨下动脉盗血现象。

（4）胸廓出口综合征：由于胸廓出口的骨组织或肌肉软组织等压迫锁骨下动脉造成的狭窄。

（5）肿瘤压迫：锁骨下动脉周围可见肿瘤样异常回声，使锁骨下动脉受压变窄。

（6）动脉血栓：起病急骤，局部有压痛，动脉内可见实性低回声。

3. 请简述锁骨下动脉狭窄程度超声诊断标准（参照 2020 年《头颈部血管超声若干问题的专家共识（颈动脉部分）》）（10 分）。

（1）狭窄＜50%，椎动脉频谱无改变（2.5 分）。

（2）狭窄 50%~69%，椎动脉频谱可见切迹或部分逆转（2.5 分）。

（3）狭窄 70%~99%，锁骨下动脉收缩期峰值流速 ≥343cm/s，舒张期峰值流速 ≥60cm/s，锁骨下动脉狭窄段血流速度与狭窄远端正常段血流速度比值 ≥4，椎动脉频谱部分逆转（2.5 分）。

（4）闭塞时锁骨下动脉内无血流，椎动脉频谱完全逆转（2.5 分）。

三、要点与讨论

1. 病因病理　锁骨下动脉盗血综合征的最常见原因是动脉粥样硬化。椎动脉起始处近心端的锁骨下动脉或无名动脉狭窄或闭塞后，锁骨下动脉远心端的压力降低，产生虹吸作用，血液从患侧椎动脉逆行进入锁骨下动脉远端，为上肢供血，从而引起颅内后循环供血不足和上肢缺血等一系列临床综合征。当锁骨下动脉或无名动脉狭窄程度＜50% 时，同侧椎动脉血流方向无变化，椎动脉频谱多普勒图像无改变。当狭窄率＞50% 时，90% 的患者椎动脉将产生间断性或永久性反向血流而发生盗血。椎动脉血流方向及血流量取决于椎动脉解剖是否正常，狭窄部位及程度，患侧肢体与颅内对血液需求的平衡。

2. 临床特征　主要临床表现为后循环及患侧上肢缺血。后循环缺血主要临床症状为头晕、复视、视物模糊等。患侧上肢缺血主要表现为感觉异常、乏力、疼痛等。查体双侧上肢血压压差大于 20mmHg，以收缩压为主。

3. 超声特征

(1)二维超声图像可显示锁骨下动脉或无名动脉有无狭窄或闭塞，对病因进行初步分析。可观察动脉管壁结构、内膜厚度、有无动脉粥样硬化斑块、斑块的大小、形态、回声、性质，是否为先天畸形或动脉受压等。

(2)轻度狭窄时，椎动脉血流与同侧颈总动脉血流一致；中度狭窄时，椎动脉血流表现为红蓝交替；重度狭窄时，椎动脉血流与同侧颈总动脉血流相反。锁骨下动脉或无名动脉狭窄处表现为五彩镶嵌花色血流；如完全闭塞则无彩色血流通过。患侧上肢动脉彩色血流相对暗淡，舒张期均为正向血流，反向血流消失。

(3)锁骨下动脉狭窄远端或肱动脉出现小慢波。椎动脉可表现为血流速度降低、收缩期反向血流、收缩期及舒张期均为反向血流。

(4)对于锁骨下动脉起始部二维超声图像显示不清晰的患者，超声造影可帮助提高图像质量，协助诊断。

四、临床拓展思维训练

1. 椎动脉频谱多普勒图像出现切迹可见于哪些情况？如何与锁骨下动脉盗血综合征相鉴别(10 分)？

(1)锁骨下动脉或无名动脉狭窄(2.5 分)。

(2)椎动脉开口处重度狭窄(2.5 分)。

(3)椎动脉先天发育纤细、开窗畸形、体位性所致等(2.5 分)。

(4)可通过束臂试验鉴别是否由锁骨下动脉引起：锁骨下动脉病变引起的椎动脉收缩期切迹在进行束臂试验时会加重，而在其他情况下则无明显变化(2.5 分)。

2. 锁骨下动脉或无名动脉狭窄或闭塞时椎动脉是否一定会出现反向血流？并举例说明有哪些情况(10 分)？

不一定，以下情况椎动脉血流可不出现反向血流。

(1)合并双侧颈总动脉重度狭窄或闭塞(2 分)。

(2)合并锁骨下动脉远端或肱动脉重度狭窄或闭塞(2 分)。

(3)合并椎动脉闭塞时，椎动脉内无血流信号显示(2 分)。

例如：大动脉炎患者多节段性、多发性病变累及锁骨下动脉、颈总动脉等多条颈部大动脉时，脑部严重缺血，不会发生自颅内向上肢的盗血(4 分)。

(王　欣)

病例 **6** 置管相关静脉血栓（catheter related venous thrombosis）

一、临床资料

1. 病史　患者,女,52 岁,因"置管侧（右侧）上肢疼痛 1 天"就诊。4 天前行经外周静脉穿刺的中心静脉导管（peripherally inserted central venous catheter,PICC）置管术。既往病史：子宫内膜癌伴双侧卵巢转移。

2. 超声资料（图 2-6-1、图 2-6-2）

3. 其他检查资料　实验室检查 D- 二聚体 4 045μg/L（升高）。

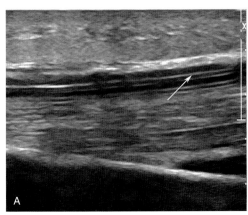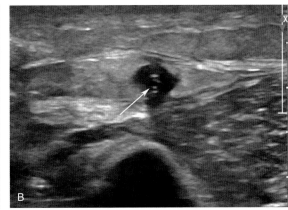

图 2-6-1　头静脉长轴及短轴二维图像
箭头所示为 PICC。

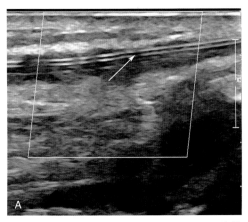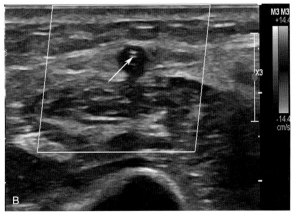

图 2-6-2　头静脉长轴及短轴彩色血流图像
箭头所示为 PICC。

二、思考题及参考答案

1. 请结合病史及超声图像表现作出诊断(10 分)。

临床表现:结合患者有右侧 PICC 置管术病史及置管侧上肢疼痛表现,实验室指标提示血液高凝状态,该患者形成血栓的可能性大(2 分)。

超声所见:图 2-6-1 二维超声图像显示头静脉内可见 PICC 回声,周边可见低回声充填(3 分)。图 2-6-2 彩色多普勒血流图像显示头静脉内未见明显彩色血流(3 分)。

超声诊断:右侧上肢头静脉置管术后伴血栓形成(2 分)。

2. 请回答输液导管相关静脉血栓形成的分类及临床特点(10 分)。

(1)深静脉血栓形成。置管侧有水肿症状或体征,超声提示深静脉血栓形成,同时可伴有浅静脉及上、下腔静脉血栓形成。患者可有受累部位疼痛、皮温升高、浅表静脉显露感等表现(3 分)。

(2)血栓性浅静脉炎。沿置管血管走行方向出现皮肤红、肿、疼痛,伴或不伴皮温升高,查体可触及条索状硬结,超声提示血栓形成(3 分)。

(3)无症状血栓。单纯影像学检查发现血栓,病人无症状及体征(2 分)。

(4)血栓性导管失功。由于纤维蛋白鞘,导管内血栓形成或导管尖端血栓导致的输液不畅或完全堵塞(2 分)。

3. 请回答输液导管相关静脉血栓的危险因素(10 分)。

(1)与患者相关的危险因素:如手术、恶性肿瘤、长期卧床等(3 分)。

(2)与导管相关的危险因素:导管管径是最重要的危险因素,其次导管的材质也是危险因素之一(3 分)。

(3)与操作和治疗相关的危险因素:反复穿刺增加血栓风险,选择不当的血管、药物及输液速度均是危险因素(4 分)。

三、要点与讨论

1. 临床特点

(1)PICC 置管的临床意义:PICC 置管为癌症患者及需要长时间输液的患者提供了一条无痛性治疗途径,有报道置管时间可持续 2 年。PICC 置管可减少对外周静脉刺激、保护血管,减少皮肤感染,避免多次穿刺,减少静脉炎的发生。

(2)PICC 置管的适应证和禁忌证。适应证:需长期输液且静脉条件较差的患者;用刺激性强的药物或毒性药物治疗的患者等。禁忌证:患者肘部静脉条件差、穿刺部位有感染或损伤;乳腺癌患者术后患侧手臂;肺癌上腔静脉阻塞等。

(3)PICC 置管方式:头静脉、贵要静脉、肘正中静脉均可用于置管,临床常选择贵要静脉。进针点通常于肘关节上方 1~2cm 处,范围从肘关节至胸锁关节。

2. 超声特征　二维超声图像显示于置管静脉可见平行管样强回声,彩色血流充盈尚好,可探及静脉样频谱信号。血栓形成时管壁可见血栓样回声,管腔内无血流信号或彩色血流呈局限性充盈缺损。血栓完全阻塞时无法探及血流频谱,血栓部分充填时可探及低速血流频谱。

四、临床拓展思维训练

1. 请回答超声及其他辅助检查在输液导管相关静脉血栓诊疗中的临床价值（10 分）。

（1）超声检查：怀疑导管相关静脉血栓时首选超声检查。超声检查可提示血栓的位置、范围，并根据回声强弱推测血栓新鲜程度（3 分）。

（2）数字减影血管造影：可以发现导管夹闭综合征、导管尖端血栓、纤维蛋白鞘，但是因其有创，不作为常规检查推荐（2 分）。

（3）CT 和磁共振：主要用于明确腔静脉、髂静脉、锁骨下静脉等超声不易显示的深部静脉情况（2 分）。

（4）血管内超声（1 分）。

（5）D-二聚体检测（1 分）。

（6）其他血液学检查指标：如血常规及凝血功能检查（1 分）。

2. 请简述上肢静脉血栓超声检查注意事项（10 分）。

（1）超声诊断为急性期血栓时，尤其观察到漂浮有活动度的血栓，要减少加压等不必要的操作，避免血栓脱落（2.5 分）。

（2）间断加压检查需在短轴切面进行，避免在长轴操作时因静脉滑出而产生静脉压瘪的假象（2.5 分）。

（3）肱静脉多为 2 条与同名动脉伴行，检查时注意 2 条静脉是否有血栓，避免漏诊（2.5 分）。

（4）可通过锁骨下静脉血流频谱间接评估头臂静脉及上腔静脉的通畅性。单侧头臂静脉血栓闭塞时，同侧锁骨下静脉频谱呼吸期相性消失。上腔静脉或双侧头臂静脉血栓闭塞时，双侧锁骨下静脉频谱呼吸期相性消失（2.5 分）。

（王　欣）

病例 7 动静脉瘘（arteriovenous fistula）

一、临床资料

1. 病史　患者，男，16 岁，因"左上肢动静脉瘘术后内瘘处皮温高，动静脉内瘘流量差 1 周"就诊。既往尿毒症透析 1 年余。

2. 超声资料(图 2-7-1、图 2-7-2)

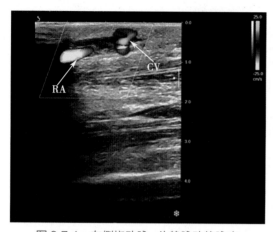 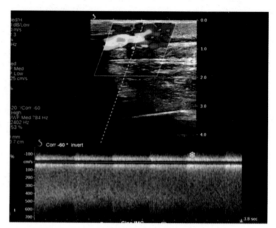

图 2-7-1　左侧桡动脉 - 头静脉动静脉瘘
瘘口处彩色血流图像

图 2-7-2　左侧桡动脉 - 头静脉动静脉瘘
瘘口处频谱图像

RA. radial artery,桡动脉；CV. cephalic vein,头静脉

3. 其他检查资料　实验室检查 D- 二聚体 4 205μg/L(升高)。

二、思考题及参考答案

1. 请结合病史及超声图像表现作出诊断(10 分)。

临床表现：结合患者尿毒症病史,临床有皮温高、动静脉内瘘流量差表现,以及实验室指标提示血液高凝状态,该患者形成血栓的可能性大(2.5 分)。

超声所见：图 2-7-1 彩色血流图像显示桡动脉 - 头静脉瘘口处管腔内可见低回声,局部无明显彩色血流显示(2.5 分)。图 2-7-2 频谱多普勒显示瘘口处为高速血流,峰值流速约 600cm/s(2.5 分)。

超声诊断：左侧上肢桡动脉 - 头静脉动静脉内瘘术后,局部血栓形成伴狭窄(2.5 分)

2. 请回答动静脉内瘘的常见并发症及超声表现(10 分)。

(1)狭窄：狭窄处峰值流速>400cm/s,供血动脉或肱动脉呈高阻波形,血流量减少。峰值收缩期流速比值(吻合口处 / 吻合口上游 2cm 动脉)≥3∶1,可能提示 ≥50% 吻合口狭窄。峰值收缩期流速比值(吻合口处 / 吻合口下游 2cm 静脉)≥2∶1,可能提示 ≥50% 静脉流出道狭窄。透析通路狭窄的好发位置最常见于距吻合口 ≤2cm 的头静脉段(2.5 分)。

(2)血栓：常发于静脉侧,血栓形成时静脉管腔不可压闭。血栓部分阻塞时,彩色血流呈局限性充盈缺损。完全阻塞时,无彩色血流显示(2.5 分)。

(3)动脉瘤 / 静脉瘤：动脉 / 静脉局限性扩张,管径为相邻正常管径的 1.5 倍或以上(2.5 分)。

(4)盗血现象：引流静脉从近、远心端动脉吸收血流。瘘前、后动脉血流方向均流向瘘口,近、远心端动脉及尺动脉频谱均表现为舒张期持续供血的单向低阻频谱改变(2.5 分)。

3. 请回答动静脉内瘘类型、位置的选择(10 分)。

(1)动静脉内瘘包括自体动静内瘘、移植物动静脉内瘘等,临床首选自体动静内瘘(2.5 分)。

(2)动静脉内瘘位置的选择：原则先上肢后下肢；先远心端后近心端；先非惯用侧后惯用侧

（2.5 分）。

（3）自体动静内瘘优先选择顺序是：腕部自体内瘘（桡动脉 - 头静脉）、前臂转位内瘘（桡动脉 - 贵要静脉转位、肱动脉 - 贵要静脉转位、肱动脉 - 头静脉转位）、肘部自体内瘘（肱动脉 - 头静脉、肱动脉 - 肘正中静脉、肱动脉 - 贵要静脉）（2.5 分）。

（4）移植物动静脉内瘘选择顺序是前臂移植物内瘘（U 形祥优于直形）、上臂移植物内瘘（2.5 分）。

三、要点与讨论

1. 病因病理、分型　动静脉瘘分为先天性和后天性，由于胚胎时期的血管发育异常为先天性，由于外伤、手术等造成的为后天性。静脉血流增加，压力增高，组织出现水肿。瘘近端动脉压力升高，远端压力降低，组织供血减少。严重者可导致心力衰竭。动静脉瘘包括 4 型：洞口型、导管型、动脉瘤型、囊瘤型。

2. 临床特点

（1）瘘区有持续的隆隆样杂音和收缩期震颤。

（2）心脏扩大，心率加快，有心力衰竭的表现。

（3）动静脉瘘部位表面皮温升高，其远端部位皮温正常或略低。

（4）瘘口附近或远端的浅表静脉曲张，足趾或手指常发生溃疡。

（5）肢体远端缺血改变。

3. 超声特征

（1）逐渐增大的肿块，有搏动，二维超声可见动、静脉间有沟通。

（2）动静脉瘘近心端动脉内径正常或增宽，动脉血流无明显变化，瘘口动脉侧管壁局部回声中断，近破口处可见血流汇聚。

（3）动静脉瘘远心端静脉扩张，程度不一，壁薄，可见与动脉相通的管道或破口。瘘口静脉侧可见高速射流进入，局部血流动脉化或为混合性，呈连续、高速、脉动性湍流。瘘口近心端静脉逐渐过渡为静脉频谱，但速度加快；瘘口远心端为静脉频谱，血流速度相对减低。

（4）瘘口多呈管样结构，或动、静脉间有蜂窝状、强弱不均匀回声，瘘口处血流束呈五彩镶嵌高速动脉湍流。

四、临床拓展思维训练

1. 请回答超声在动静脉内瘘中的临床价值（10 分）。

（1）动脉评价：有无先天畸形或变异（1 分）；束臂后动脉内径 ≥ 1.5mm（1 分）；动脉有无斑块、狭窄及闭塞，是否通畅（1 分）；血管扩张能力：受检侧上肢握拳 2 分钟后松开，观察血流频谱的改变，频谱由三相高阻波变为两相低阻波（2 分）。

（2）静脉评价（以头静脉为主）：有无先天畸形变异（1 分）；束臂后静脉内径 ≥ 2mm（1 分）；测量头静脉至皮肤表面距离，深度<5mm（1 分）；血管扩张能力（1 分）；血管是否通畅（1 分）。

2. 超声如何评估透析通路的成熟度（10 分）？

（1）透析动静脉瘘成熟定义：自然血流量>500ml/min，内瘘静脉内径 ≥ 5mm，内瘘静脉前壁距皮肤<6mm。易于穿刺，穿刺时渗血风险最小，在整个透析过程中均能提供充足的血流量，能满足每周 3 次以上的血液透析治疗（4 分）。

（2）血流量计算公式：血流量（ml/min）＝时间平均流速（cm/s）× 横截面积（πr^2，cm^2）× 60。血流量不足定义：透析时泵控的实际血流量达不到 200ml/min（2 分）。

（3）自然血流量是指在动静脉瘘侧肱动脉测量的血流量（ml/min）。一般在肘窝上方 2cm 或肱动脉分叉上方 5cm 附近测量。自然血流量会受到血容量、血压、环境等影响。自然血流量＜500ml/min 时，血栓形成风险增大；自然血流量＜200ml/min 时，短期内血栓形成风险增大；自然血流量 ≥1 500ml/min 时，血流量过高，有心血管风险（4 分）。

（王 欣）

病例 8 下肢动脉硬化闭塞症（arteriosclerosis obliterans of lower extremities）

一、临床资料

1. 病史 患者，男，72 岁，因"双下肢至足部疼痛、无力 20 余年，活动后症状逐渐加重 1 年"就诊。既往高血压 10 余年，吸烟 40 余年。

2. 超声资料（图 2-8-1~ 图 2-8-5）

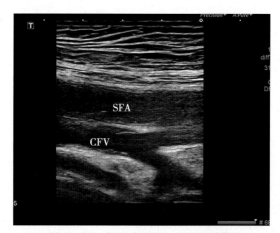

图 2-8-1 左股浅动脉长轴二维图像
CFV. common femoral vein，股总静脉；
SFA. superficial femoral artery，股浅动脉

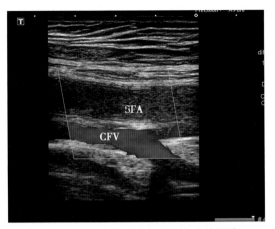

图 2-8-2　左股浅动脉长轴彩色血流图像

CFV. 股总静脉；SFA. 股浅动脉

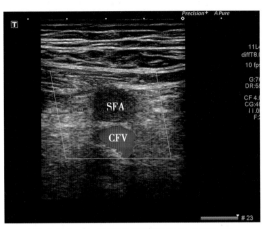

图 2-8-3　左股浅动脉短轴彩色血流图像

CFV. 股总静脉；SFA. 股浅动脉

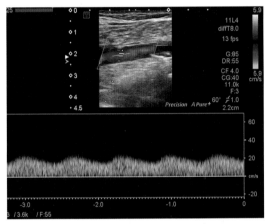

图 2-8-4　左腘动脉频谱图像

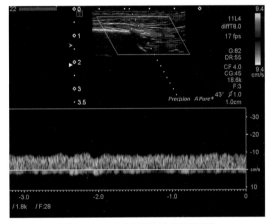

图 2-8-5　左足背动脉频谱图像

3. 其他检查资料　甘油三酯 3.88mmol/L（升高），胆固醇 6.01mmol/L（升高）。

二、思考题及参考答案

1. 请结合病史及超声图像表现作出诊断（10 分）。

临床表现：结合患者年龄、高血压史、长年吸烟史，临床有下肢动脉供血不足的表现，以及实验室检查血脂增高，患者为下肢动脉闭塞的可能性大（2 分）。

超声所见：图 2-8-1 二维图像显示股浅动脉内中膜增厚，管腔内充满低回声（2 分）。图 2-8-2、图 2-8-3 彩色血流图像显示股浅动脉管腔内充满低回声，未见确切彩色血流显示（2 分）。图 2-8-4、图 2-8-5 频谱多普勒图像显示腘动脉及足背动脉频谱形态异常，类似静脉样，血流速度明显减低（2 分）。

超声诊断：左侧下肢动脉内中膜增厚（1 分）；左侧下肢股浅动脉闭塞（1 分）。

2. 请简述此疾病的鉴别诊断（10 分）。

（1）血栓闭塞性脉管炎：多见于青壮年，主要为肢体中、小动脉的节段性闭塞（2.5 分）。

(2)多发性大动脉炎：多见于年轻女性，主要累及主动脉及其分支起始部位，大中动脉管壁正常结构消失，向心性增厚(2.5分)。

(3)糖尿病足：与糖尿病及其多脏器血管并发症同时存在(2.5分)。

(4)其他非血管疾病：腰椎管狭窄、椎间盘脱出、坐骨神经痛、多发性神经炎及下肢骨关节疾病等引起的下肢疼痛或跛行(2.5分)。

3. 请回答下肢动脉狭窄和闭塞的超声诊断标准(Cossman标准)(10分)。

(1)正常：病变处收缩期峰值<150cm/s，病变处与病变近心端收缩期峰值流速比值<1.5:1(2分)。

(2)狭窄率30%~49%：病变处收缩期峰值在150~200cm/s，病变处与病变近心端收缩期峰值流速比值在(1.5~2):1(2分)。

(3)狭窄率50%~75%：病变处收缩期峰值在200~400cm/s，病变处与病变近心端收缩期峰值流速比值在(2~4):1(2分)。

(4)狭窄率>75%：病变处收缩期峰值>400cm/s，病变处与病变近心端收缩期峰值流速比值>4:1(2分)。

(5)闭塞：病变处无血流信号显示，频谱无法探及(2分)。

三、要点与讨论

1. 病因病理　动脉粥样硬化的病因包括吸烟、糖尿病、高血压、高血脂、肥胖及动脉粥样硬化家族史等。动脉粥样硬化斑块的形成与动脉脂质浸润、炎症、损伤、局部血流动力学变化等有关。病理变化包括内膜不规则的粥样硬化斑块、钙化、纤维化。动脉硬化斑块可发生溃疡出血，动脉腔内可发生继发血栓形成，动脉管腔逐渐狭窄至完全闭塞。

2. 临床特点

(1)临床表现与病变范围、程度、发展速度及侧支循环的形成相关。早期可无临床症状。

(2)随着病情进展，患者可出现间歇性跛行。症状通常出现在病变动脉远端的肢体。

(3)肢体缺血加重后患肢可出现静息痛。严重缺血时患肢的趾端、足部、小腿可出现溃疡或坏疽。

(4)继发感染可出现全身中毒症状。

3. 超声特征

(1)动脉内中膜增厚、管壁钙化、斑块形成并伴有附壁血栓。动脉硬化斑块可为局限性，也可为弥漫性。斑块回声可从低回声到强回声不等。

(2)闭塞动脉内无彩色血流显示，无法探及多普勒血流信号。

(3)闭塞近端的动脉多普勒频谱呈高阻型，流速减低；闭塞远端的动脉多普勒频谱表现为收缩期流速上升缓慢，峰值流速减低，波形圆钝，呈小慢波。

(4)动脉闭塞后近心端和远心端动脉之间可见侧支循环。动脉闭塞后，其近端侧支动脉血流背离动脉主干，远端侧支动脉血流则朝向动脉主干，出现类似盗血的现象。

四、临床拓展思维训练

1. 请回答下肢动脉硬化闭塞症的诊断及相关辅助检查的意义(10分)。

下肢动脉硬化闭塞症的诊断包括临床表现、实验室检查、辅助检查。常见临床表现有间歇性跛行、静息痛、肢端皮温下降等。实验室检查可以发现与动脉硬化相关的一些危险因素,如血糖、血脂异常等(1分)。

辅助检查包括如下内容。

(1)踝肱指数:指踝部动脉收缩压与上臂(肱动脉)收缩压的比值,通过肢体的节段性压力测量获得,为无损伤动脉供血状态评估方法。踝肱指数≤0.90可诊断为下肢缺血。当怀疑下肢缺血,但踝肱指数正常时,可进行平板运动试验(1分)。

(2)超声检查:二维超声图像可以测量动脉内中膜厚度、斑块大小、明确斑块性质,结合彩色多普勒血流图像及频谱多普勒图像可以判断狭窄或闭塞的部位及程度,并提供相关血流动力学参数。超声可作为术中、术后手术疗效及移植物是否通畅的评估方法,并作长期随访(2分)。

(3)CT血管成像:可清晰地显示钙化、支架、旁路血管和伴随的动脉瘤等,但严重的钙化可能不能反映真实血管情况,特别是对严重钙化的膝下动脉病变的评估(2分)。

(4)磁共振血管成像:可显示狭窄或闭塞的解剖部位和狭窄程度。但有时会夸大动脉狭窄程度,且不适用于体内有铁磁性金属植入物的患者(2分)。

(5)数字减影血管造影:是诊断的金标准,虽然其是一项有创检查,但是在其他检查成像不佳、不能明确诊断时,是最为重要的检查手段(2分)。

2. 如何规范化描述下肢动脉内中膜增厚及斑块(10分)?

(1)股动脉及腘动脉内中膜增厚及斑块的描述可参照颈动脉检查指南及规范:内中膜厚度≥1.0mm为内中膜增厚,内中膜厚度≥1.5mm或者局部内中膜厚度高于周边相邻正常部位内中膜厚度的50%并突向管腔为斑块。小腿动脉及足背动脉内中膜增厚目前没有统一标准(2分)。

(2)斑块的超声描述应该包括以下内容。斑块发生的部位:如股浅动脉上段、中段或下段,以及前壁、后壁或侧壁(2分);斑块的大小:长(mm)×厚(mm)(2分);斑块的形态:规则、不规则,斑块表面纤维帽结构是否连续或溃疡(2分);斑块的回声特征:均质性和不均质性,强回声、高回声、低回声等(2分)。

(王 欣)

病例 9 人工血管和支架（artificial blood vessel and stent）

一、临床资料

1. 病史 患者,女,67岁,因"右足疼痛伴逐渐加重1个月"就诊。6个月前因右下肢动脉硬化闭塞症行下肢动脉支架术。糖尿病10余年。

2. 超声资料（图 2-9-1~ 图 2-9-5）

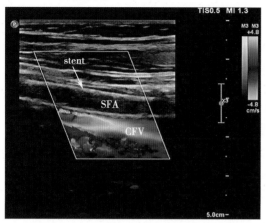

图 2-9-1　右股浅动脉近心端彩色血流图像
CFV. 股总静脉；SFA. 股浅动脉；stent. 支架

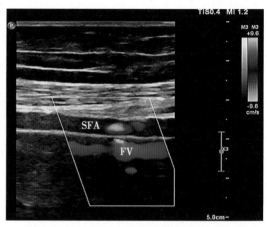

图 2-9-2　右股浅动脉远心端彩色血流图像
FV. femoral vein，股静脉；SFA. 股浅动脉

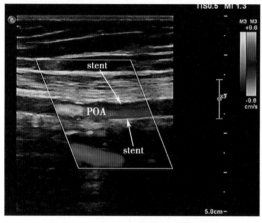

图 2-9-3　右腘动脉彩色血流图像
POA. popliteal artery，腘动脉；stent. 支架

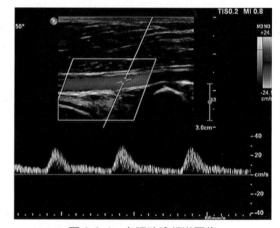

图 2-9-4　右腘动脉频谱图像

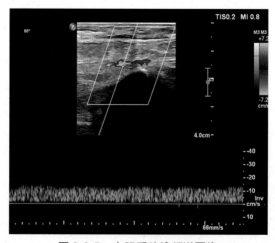

图 2-9-5　右胫后动脉频谱图像

3. 其他检查资料　甘油三酯 2.78mmol/L（升高），胆固醇 6.43mmol/L（升高）。

二、思考题及参考答案

1. 请结合病史及超声图像表现作出诊断（10 分）。

临床表现：结合患者年龄、糖尿病病史，行下肢动脉支架术后又出现新的下肢动脉供血不足症状，以及实验室检查提示患者血脂增高，该患者为支架再狭窄的可能性大（2 分）。

超声所见：图 2-9-1、图 2-9-2 右股浅动脉可见支架样强回声，其管腔内可见弱回声充填，大部分无明显彩色血流显示，仅局部可见零星彩色血流显示（2 分）。图 2-9-3 腘动脉内可见支架样强回声，其内未见明显血栓样回声，彩色血流充盈尚可（2 分）。图 2-9-4 显示腘动脉频谱形态异常，呈单峰连续样，血流速度降低（1 分）。图 2-9-5 显示胫后动脉频谱形态异常，呈静脉样，血流速度降低（1 分）。

超声诊断：右下肢动脉支架术后伴股浅动脉支架内血栓形成（1 分）；右下肢股浅动脉支架局部完全闭塞（1 分）。

2. 请回答血管成形术狭窄的超声分类标准（10 分）。

（1）轻度狭窄：直径减少<50%，收缩期峰值流速<180cm/s，狭窄处峰值流速/狭窄近端峰值流速<2，远端动脉波形正常（2.5 分）。

（2）中度狭窄：直径减少>50%，收缩期峰值流速 180~300cm/s，狭窄处峰值流速/狭窄近端峰值流速为 2~3.5，远端动脉波形呈单相波（2.5 分）。

（3）重度狭窄：直径减少>70%，收缩期峰值流速>300cm/s，狭窄处峰值流速/狭窄近端峰值流速>3.5，远端动脉波形呈圆钝、单相、低速波（2.5 分）。

（4）闭塞：无血流信号，远端动脉波形呈圆钝、单相、低速波（2.5 分）。

3. 请回答该疾病的常见并发症及超声表现（10 分）。

（1）狭窄与闭塞：支架内可见附加回声充填，狭窄程度可根据狭窄处峰值流速和峰值流速比值进行判定。闭塞时则无彩色血流显示（2.5 分）。

（2）支架塌陷、变形、移位：二维超声图像可见支架扭曲、变形的强回声改变，彩色多普勒血流图像可见血流束变细，严重时无明显彩色血流显示（2.5 分）。

（3）假性动脉瘤：动脉旁可见包块与动脉相通，沟通处可探及双期血流信号，收缩期由动脉进入瘤体的高速血流，舒张期为反向低速血流（2.5 分）。

（4）血肿：动、静脉周围可见包块，为低回声至高回声，回声与血肿形成时间相关，通常无彩色血流显示（2.5 分）。

三、要点与讨论

1. 临床特点

（1）严重间歇性跛行影响生活质量、药物治疗无效、伴有静息疼痛、皮肤溃疡及坏疽等症状，患者可进行血运重建治疗。血运重建术包括血管内介入治疗和外科手术治疗，前者包括经皮球囊扩张、支架植入和激光血管成形术。在外科手术中，用于血管重建的移植血管包括生物血管和合成材料血管。生物血管主要有同种（自体和异体）和异种血管。自体静脉多采用大隐静脉、小隐静脉、头静脉等。自体动脉可选取胸廓内动脉、脾动脉、颈外动脉等。合成材料血管目前应用最多的为聚对苯二甲酸乙二醇酯和膨体聚四氟乙烯。

（2）下肢动脉病变外科治疗方法选择。主髂动脉病变：髂动脉狭窄/闭塞时（短段：病变长度<5cm），血管腔内成形术为Ⅰ级推荐，该处支架植入的推荐级别为Ⅱa；对有严重合并症的长段或双侧病变，首选血管腔内成形术（Ⅱa级推荐）；病变达到肾下腹主动脉时，可选择主髂分叉部的覆膜支架腔内治疗。

股腘动脉病变：狭窄或闭塞病变长度<25cm时，首选血管腔内成形术（Ⅰ级推荐），支架植入作为Ⅱa级推荐，药物涂层球囊和药物涂层支架植入为Ⅱb级推荐；股浅动脉病变>25cm、无高危手术风险、自体大隐静脉良好和预期寿命>2年的患者，可选择旁路搭桥手术（Ⅰb推荐）；病变>25cm而外科手术存在相对禁忌时，腔内治疗作为Ⅱb级推荐。

（3）术后影响通畅率的因素：如不能消除原发病危险因素的刺激，血管再狭窄发生率较高。支架对血管刺激，会造成内膜增生，发生再狭窄。人工血管早期易形成血栓，晚期易造成吻合口内膜增生。内皮损伤、脂质沉积等造成内膜过度增生以及术后用药不规范等均可造成再狭窄。

2. 超声特征

（1）因支架材质不同、类型不同、网眼大小等因素二维超声图像表现多样。一般情况下二维超声图像长轴切面可以清晰显示管壁上强回声，可为网格状、鱼鳞状、渔网状等，短轴切面显示为螺旋状、环状强回声结构，支架内管腔为无回声（图2-9-6）；彩色多普勒血流图像显示支架内血流通畅，充盈良好（图2-9-7）（2.5分）。

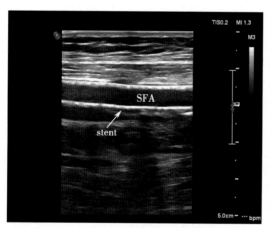

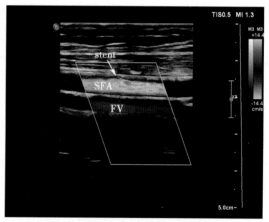

图2-9-6　正常支架二维图像
SFA. 股浅动脉；stent. 支架

图2-9-7　正常支架彩色多普勒血流图像
FV. 股静脉；SFA. 股浅动脉；stent. 支架

（2）支架再狭窄二维超声图像可见支架腔内管壁增厚或附壁血栓形成；彩色多普勒血流图像显示狭窄处五彩镶嵌样血流；频谱多普勒图像显示狭窄处高速湍流样频谱（2.5分）。

（3）支架腔内血栓形成时二维超声图像支架内可见血栓样低弱回声充填；彩色多普勒血流图像无明显血流信号显示（2.5分）。

（4）人工血管二维超声图像显示为较薄的双层线样强回声（无内中膜结构），两层间为无回声，宽约1mm，管腔内呈无回声（图2-9-8）。彩色多普勒血流图像显示管腔内血流充盈完全、血流边缘平滑（图2-9-9）。频谱多普勒图像为正常的血流频谱（2.5分）。

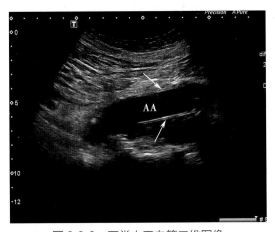

图 2-9-8　正常人工血管二维图像

箭头所示为人工血管。

AA. abdominal aorta, 腹主动脉

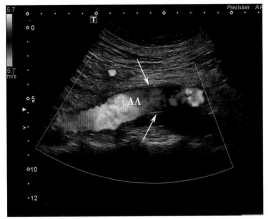

图 2-9-9　正常人工血管彩色多普勒血流图像

箭头所示为人工血管。

AA. 腹主动脉

四、临床拓展思维训练

1. 请简述血管内支架按发展历程分类及各自特点（10 分）。

（1）血管内支架可分为 3 种：裸金属支架、覆膜支架和药物涂层支架（1 分）。

（2）早期的血管支架是裸金属支架。裸金属支架的材料主要为不锈钢材料及合金材料，介入治疗所用支架的金属材料多为镍钛合金。低温下，镍钛合金具有柔韧性和延展性，便于装载到支架导引系统。当支架在较高的温度下释放后，支架膨胀到预定尺寸，变得更硬，能够提供所需的支撑。裸金属支架引发的新生内膜增生会长入支架间隙，侵蚀血管腔，从而造成再狭窄（3 分）。

（3）覆膜支架是在支架骨架上覆盖织物层，织物材料有 2 种：聚对苯二甲酸乙二醇酯和膨体聚四氟乙烯。织物层可以覆盖在支架的外表面或内表面，或内外均覆盖织物。覆膜支架可以预防内膜增生，降低再狭窄率（3 分）。

（4）药物涂层支架是在支架内涂上药物或化学物质，最常用的药物是紫杉醇和西罗莫司。抗增生涂层可以在支架再内皮化的早期抑制血小板活化并黏附于撑竿上，还能抑制组织长入支架腔，降低再狭窄率（3 分）。

2. 请简述超声检查下肢动脉的注意事项（10 分）。

（1）调整多普勒血流速度量程（图 2-9-10）、彩色取样框角度（图 2-9-11）、彩色取样框大小（图 2-9-12）、多普勒增益（图 2-9-13）等（2.5 分）。

（2）动脉斑块及血管壁严重钙化时，影响声束穿透，彩色和脉冲多普勒可能均不能显示血流，造成血流中断假阳性表现。应检查钙化处近、远端动脉，判断血流是否存在。必要时可应用超声造影协助诊断（2.5 分）。

（3）从腘窝扫查腘动脉时，应向近心端股浅动脉扫查，避免遗漏股浅动脉远端和腘动脉任何节段（2.5 分）。

（4）有腘动脉瘤时测量最大径，并明确是否有血栓（2.5 分）。

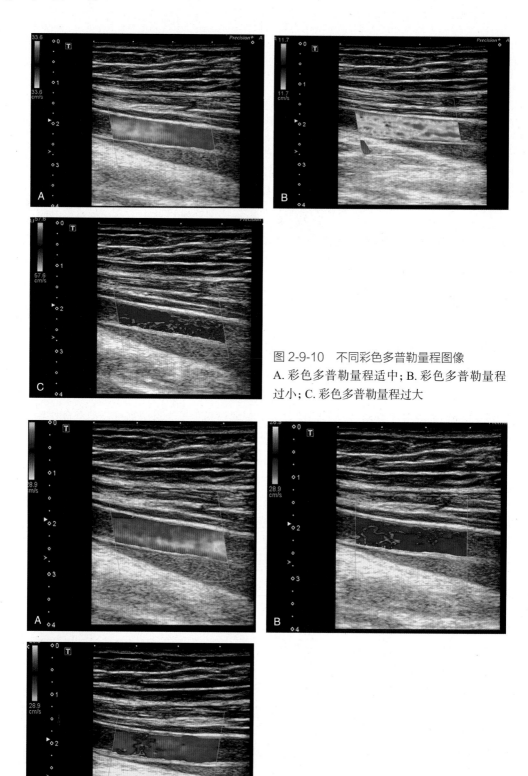

图 2-9-10 不同彩色多普勒量程图像
A. 彩色多普勒量程适中；B. 彩色多普勒量程过小；C. 彩色多普勒量程过大

图 2-9-11 不同彩色取样框角度图像
A. 取样框角度适中；B. 取样框未调节角度；
C. 取样框角度错误

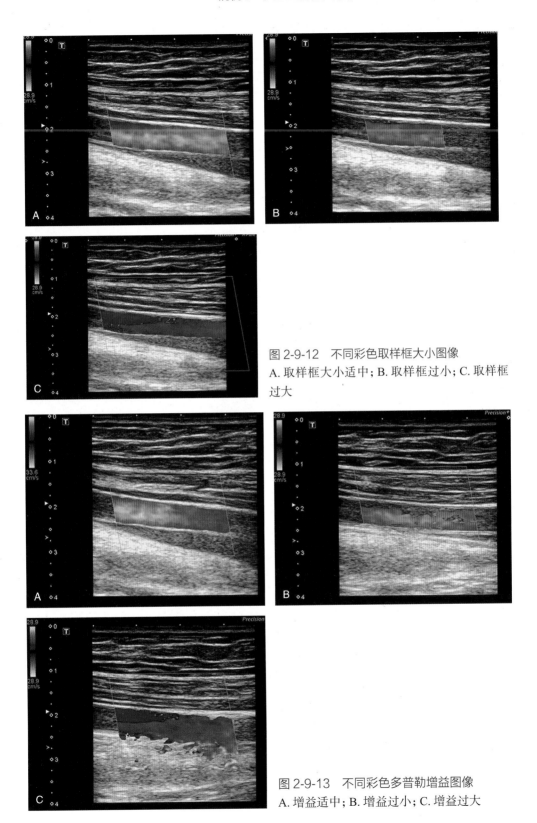

图 2-9-12　不同彩色取样框大小图像
A.取样框大小适中；B.取样框过小；C.取样框
过大

图 2-9-13　不同彩色多普勒增益图像
A.增益适中；B.增益过小；C.增益过大

（王　欣）

病例 **10** 下肢动脉栓塞（lower limb arterial embolism）

一、临床资料

1. **病史** 患者,女,67岁,因"右侧下肢疼痛、无力4小时"就诊。风湿性心瓣膜病二尖瓣狭窄病史30余年,平素活动后气短。心电图提示心房颤动。2周前查超声心动图,诊断为风湿性心瓣膜病,二尖瓣狭窄（中度）,左心房附壁血栓。4小时前无明显诱因突然出现右侧下肢疼痛、麻木、发凉、无力,行走困难。查体:右侧下肢皮肤苍白,皮温较对侧低,右侧足部皮温显著降低,右侧足背动脉未扪及。

2. **超声资料**（图2-10-1~图2-10-3）

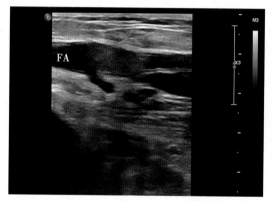

图2-10-1 右侧股动脉二维图像
FA. femoral artery,股动脉

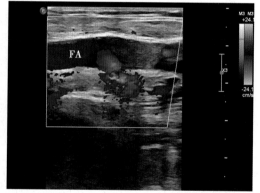

图2-10-2 右侧股动脉彩色血流图像
FA. 股动脉

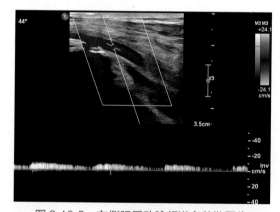

图2-10-3 右侧胫后动脉频谱多普勒图像

二、思考题及参考答案

1. 请结合病史及超声图像表现作出诊断(10 分)。

临床表现:患者 4 小时前出现右侧下肢疼痛、麻木、发凉、无力,行走困难;右侧下肢皮肤苍白,皮温低,右侧足背动脉未扪及。患有右侧下肢动脉阻塞性疾病可能性大。患者既往风湿性心瓣膜病二尖瓣狭窄病史 30 余年,心房颤动,左心房附壁血栓,血栓脱落容易形成栓子栓塞下肢动脉(2 分)。

超声所见:图 2-10-1、图 2-10-2 右侧股动脉局部管腔内团块状中等回声充填,其内及周边均未检出血流信号(3 分);图 2-10-3 右侧胫后动脉频谱呈低速、低阻,似静脉样(2 分)。

超声诊断:右侧股动脉栓塞(3 分)。

2. 请回答本病例的鉴别诊断(10 分)。

(1)深静脉血栓急性期:肢体肿胀致动脉位置深,血流信号弱,动脉血流不易显示,易误认为动脉闭塞,通过增大彩色血流增益或应用低频探头,可显示动脉内血流。深静脉血栓急性期可引起动脉反射性痉挛,致远心段动脉搏动减弱、皮肤苍白、皮温减低,易误认为动脉阻塞性疾病,超声检查提示深静脉血栓,而动脉血流可显示(5 分)。

(2)下肢动脉硬化闭塞症:与下肢动脉栓塞相比,粥样斑块阻塞动脉管腔病情发展缓慢,多存在侧支循环,超声显示多发斑块,阻塞处斑块致血流束变细,流速增快,完全闭塞者无彩色血流显示;而下肢动脉栓塞起病急,多有心房颤动、室壁瘤等易发生附壁血栓的疾病病史(5 分)。

三、要点与讨论

1. 病因病理　动脉栓塞指栓子阻塞动脉,导致供血脏器或肢体远端缺血的一种疾病。栓子多来源于心脏,产生栓塞的原因包括:心房颤动、心肌梗死及其并发症室壁瘤附壁血栓脱落等心源性栓塞;动脉瘤附壁血栓脱落,动脉粥样硬化斑块表面血栓形成并脱落等血管源性栓塞;人工血管移植术、心脏瓣膜置换术、血管腔内治疗及介入治疗等可发生医源性栓塞;其他原因包括分娩引起羊水栓塞、骨折引起脂肪栓塞、肿瘤导致癌栓等。动脉栓塞多发生于动脉分叉处或分支开口处,栓塞平面取决于栓子大小。下肢动脉栓塞明显多于上肢,下肢动脉栓塞最常见于股动脉,其次腘动脉,上肢常见于肱动脉。根据阻塞程度分为部分阻塞和完全阻塞。栓塞远端继发血栓形成,近端血流淤滞也可继发血栓。

2. 临床特点　下肢动脉栓塞多起病急,患肢剧烈疼痛,活动时加重,感觉神经坏死后,痛感减低。肢体苍白、厥冷、感觉减退,患肢远端明显,甚至感觉丧失。肢体运动障碍,完全丧失运动功能时,则出现肢体不可逆坏死。远端动脉搏动减弱或消失。

3. 超声特征　下肢动脉栓塞动脉管腔内见栓子回声,多为不均匀低回声,也可为混合回声或强回声。完全栓塞者局部无彩色血流显示、频谱不能测及;不完全栓塞时呈较细不规则血流,频谱为频窗变小或消失但流速多不高的血流。侧支形成时可见侧支血流。不完全栓塞或存在侧支血流的完全栓塞其远端动脉血流速度降低、阻力减低及血流加速时间延长等狭窄后改变。栓塞远端继发血栓时,管腔内低回声填充,无彩色血流显示;栓塞近端动脉管腔内可见漂浮血栓。

下肢动脉栓塞除超声检查外,还有 CT 血管成像(CTA)、数字减影血管造影(digital subtraction angiography,DSA)、磁共振血管成像(magnetic resonance angiography,MRA)、动脉节段测压及肢体末梢动脉波形描记的多普勒无创血管检查等。

四、临床拓展思维训练

1. 动脉栓塞与动脉血栓的临床治疗方法不同，请回答二者区别及各自声像图表现(10分)。

动脉栓塞：栓子多来源于心脏，如心房颤动、心肌梗死等；还包括动脉瘤等血管源性及医源性；其他原因包括分娩引起羊水栓塞、骨折引起脂肪栓塞等。栓子随动脉血流至远端较细动脉发生嵌顿，导致动脉血流中断，供血器官或肢体发生急性缺血、组织坏死。由于动脉栓塞常发生于原正常动脉，没有侧支循环，早期发现、早期治疗极其关键，因严重肢体缺血在6~8小时内未经治疗将发生不可逆肌肉坏死。超声表现为栓塞动脉局部管腔内充填异常回声团，多为低回声，血流消失。栓塞远端及近端均可继发血栓(5分)。

动脉血栓：多数动脉血栓发生在动脉粥样硬化基础上，斑块纤维帽破裂，血小板、血细胞聚集形成血栓。超声特征为病变动脉存在粥样硬化斑块，斑块病变管腔内低回声充填，完全闭塞者无血流显示。动脉栓塞远端和近端、外伤、血栓闭塞性脉管炎等也可发生动脉血栓(5分)。

2. 患者，女，21岁，平素健康，外伤右股骨干骨折，右下肢肿胀显著，右足背动脉未扪及。请回答超声检查可能出现的表现(10分)。

(1)外伤右股骨干骨折损伤股动脉并累及动脉内膜，导致股动脉血栓形成，阻塞动脉引起远端肢体供血中断或严重缺血，致足背动脉未扪及。超声示右股动脉管腔内低回声填充，完全阻塞者无彩色血流显示，未完全阻塞时可见较细血流；完全阻塞时远端动脉不能检出血流，不完全阻塞者远端可检出少许低速、低阻血流，足背动脉充盈不良，搏动明显减弱而未能扪及(3分)。

(2)外伤损伤股静脉或机体处于高凝状态且制动时，引起下肢深静脉血栓，由于肢体肿胀明显，张力增大，引起动脉痉挛，发生缺血，导致足背动脉不能被触及。超声显示深静脉血栓；动脉血流充盈不良，远端动脉可出现血流速度降低(3分)。

(3)股骨干骨折损伤股动脉，导致股动脉断裂，病变远端无血流，足背动脉未扪及。超声显示股动脉管壁连续性中断，肢体远端无血流显示(2分)。

(4)骨折致股动脉、股静脉同时损伤形成动静脉瘘，分流较多时，远端动脉供血明显减少，足背动脉未扪及。超声显示动静脉瘘高速分流，瘘附近静脉内检出高速搏动性频谱，动脉为高速低阻血流，远端动脉血流速度降低、阻力减低，呈缺血状态，足背动脉搏动明显减弱(2分)。

(郭宝生)

病例 **11** 下肢深静脉血栓(lower limb deep vein thrombosis)

一、临床资料

1. 病史　患者，男，45岁，因"左侧下肢水肿1周，逐渐加重，伴胀痛"就诊。查体：左侧下肢较右侧明显增粗，皮肤颜色较右侧略有青紫。

2. 超声资料（图 2-11-1～图 2-11-4）

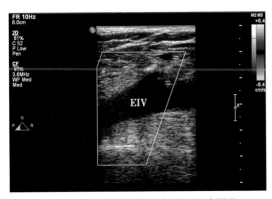

图 2-11-1 左侧髂外静脉彩色血流图像

EIV. external iliac vein，髂外静脉

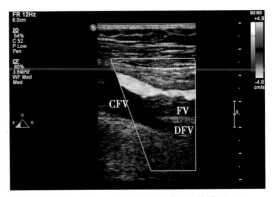

图 2-11-2 左侧股总静脉、股静脉及
股深静脉彩色血流图像

CFV. common femoral vein，股总静脉；FV. femoral
vein，股静脉；DFV. deep femoral vein，股深静脉

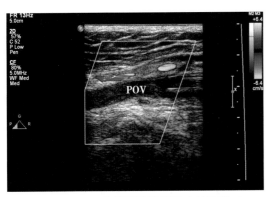

图 2-11-3 左侧腘静脉彩色血流图像

POV. popliteal vein，腘静脉

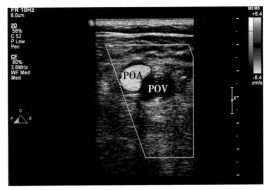

图 2-11-4 探头加压后左侧腘静脉彩色血流图像

POV. 腘静脉；POA. 腘动脉

3. 其他临床资料 实验室检查 D- 二聚体 5 091μg/L（升高）。

二、思考题及参考答案

1. 请结合病史及超声图像表现作出诊断（10 分）。

临床表现：患者 1 周前出现左下肢水肿，伴胀痛；查体左侧下肢较右侧明显增粗；实验室检查 D- 二聚体明显增高。临床表现及实验室检查倾向于下肢深静脉血栓（1 分）。

超声所见：图 2-11-1 患者左侧髂外静脉管腔内低回声充填，彩色血流未显示（1 分）；图 2-11-2 左侧股总静脉、股静脉及股深静脉管腔内低回声充填，彩色血流未显示（2 分）；图 2-11-3 左侧腘静脉管腔内低回声充填，彩色血流未显示（1 分）；图 2-11-4 探头加压后的左侧腘静脉不能被压闭（2 分）。

超声诊断：左下肢深静脉血栓急性期（3 分）。

2. 请回答下肢深静脉血栓的主要并发症(10 分)。

(1)肺动脉栓塞：下肢深静脉血栓脱落是肺动脉栓塞的主要栓子来源,肺动脉栓塞的致死率和致残率均较高。急性肺动脉栓塞引起肺循环和呼吸功能障碍,栓塞肺部大血管时可引发休克甚至猝死；栓塞致肺动脉狭窄或闭塞,引起肺动脉阻力增加,肺动脉压力逐渐增高为慢性血栓栓塞性肺动脉高压,引起右心室壁增厚,进而导致右心衰竭。急性期血栓疏松地黏附于静脉壁,易脱落形成栓子栓塞肺动脉。小腿肌间静脉血栓可向近端深静脉蔓延,导致近端深静脉血栓、肺动脉栓塞,血栓直径大于 7mm 为肺动脉栓塞的一个高危因素(5 分)。

(2)下肢深静脉血栓后综合征：下肢深静脉血栓形成数月内再通,常遗留静脉瓣永久性损伤而发生反流；未再通者导致深静脉慢性梗阻。静脉瓣反流和慢性梗阻均可引起静脉高压,临床主要表现为肢体肿胀、乏力、皮肤色素沉着、湿疹性皮炎、溃疡、浅静脉曲张等(5 分)。

3. 请结合病例回答下肢深静脉超声检查的方法步骤(10 分)。

取仰卧位(头高脚低),放松状态,下肢轻度外展、外旋,膝关节稍屈；也可坐位,必要时取站立位。腘静脉检查可取侧卧位,也可俯卧位,俯卧位时足垫高(2 分)。

嘱患者深呼吸,观察彩色血流及频谱变化；瓦尔萨尔瓦(Valsalva)动作观察下肢深静脉瓣有无反流；抬高肢体观察深静脉回流情况。探头适度接触肢体,以免管腔被压影响血流充盈；探头加压试验,判断有无血栓,横切每间隔 2cm 适度加压,游离浮动血栓不可加压；血流缓慢时,挤压远端肢体,增加深静脉回流便于观察(5 分)。

双侧对比,沿血管走行扫查；一般横切面测量管腔内径；应用频谱多普勒测量血流时,声束与血流夹角 ≤60°(3 分)。

三、要点与讨论

1. 病因病理、分型　深静脉血栓形成的三个因素：静脉血流缓慢、静脉壁损伤及血液高凝状态。

(1)静脉血流缓慢：制动、瘫痪、静脉曲张、骨折及右心衰竭等均可引起静脉血流缓慢,是静脉血栓的易发因素。

(2)静脉壁损伤：静脉内壁的内皮细胞,可合成一些抗凝物质,还可与一些抑制血栓形成的物质结合。内膜损伤后通过释放凝血因子、激活凝血酶等过程形成血栓。

(3)血液高凝状态：正常血液中的凝血与纤溶二者处于平衡状态,大型手术、严重脱水、肿瘤晚期等使机体处于高凝状态,易发血栓。

下肢深静脉血栓分期如下。

(1)急性期：发病 14 天以内,深静脉管壁炎性病变,血栓与静脉管壁的结合疏松,可脱落发生肺动脉栓塞。

(2)亚急性期：发病 15 天至 30 天之间,血栓逐渐溶解,深静脉血流不同程度再通,部分深静脉始终未能再通处于阻塞状态。

(3)慢性期：发病 30 天以后,血栓发生纤维化,导致静脉瓣功能受损、管径变细,静脉内条索样机化物影响静脉回流。

下肢深静脉血栓分型如下。

(1)中央型：指髂静脉、股静脉血栓。

(2)周围型：腘静脉、小腿深静脉血栓及小腿肌间静脉血栓。

(3)混合型：周围型深静脉血栓向上发展至髂静脉、股静脉,或由髂静脉、股静脉向远段深静脉蔓延,全下肢深静脉血栓形成。

2. 临床特点　肢体肿胀是下肢深静脉血栓的最常见症状,站立时加重,非凹陷性水肿;静脉壁炎性反应和静脉回流受阻引起患肢疼痛、压痛、皮温增高。血栓脱落导致肺动脉栓塞,出现胸痛、呼吸困难及咯血。血栓形成后综合征表现为下肢沉重不适、乏力、胀痛、肌张力增高,久站或活动后加重,浅静脉曲张,小腿足靴区色素沉着、皮肤增厚粗糙、湿疹样皮炎,反复发作、长期不愈的慢性溃疡。

3. 超声特征

(1)急性期:血栓形成最初可为无回声,主要依赖彩色多普勒方法和探头加压方法诊断,此时探头加压力度要适中,避免加压血栓近心端,以免血栓脱落造成肺动脉栓塞。随着时间推移血栓回声逐渐增强,多呈低回声。深静脉扩张、管腔不能压闭,管腔内无血流或少量血流信号。完全闭塞者远端静脉频谱呈连续性、无期相性、Valsalva 动作反应减弱甚至消失。血栓处静脉壁炎性反应增厚,回声减低。可见侧支循环。

(2)亚急性期:血栓回声较急性期逐渐增强,血栓变小且固定,静脉管径可恢复到正常水平,管腔不能完全压闭。血栓再通者,血流信号逐渐增多,但仍存在静脉管壁增厚、管腔缩小等改变;未能再通者,无彩色血流显示。亚急性期侧支循环继续存在。

(3)慢性期:瓣膜增厚、变形、挛缩,瓣膜反流。静脉管径变小,管壁增厚,管腔内可见条索样高回声,血流束变细;有些管腔内中高回声填充,无血流信号呈完全阻塞状态。

超声已成为下肢深静脉血栓的主要检查手段,其他还有顺行性静脉 DSA、下肢静脉 CT 血管成像、下肢静脉磁共振血管成像及血管腔内超声。下肢深静脉血栓急性期的治疗包括溶栓和手术,经皮机械-药物血栓清除术最近已在临床试用中取得初步疗效。随着超声影像新技术和超声造影剂研制技术的不断进步,超声造影剂携带靶向药物治疗、微泡携带基因治疗等技术在下肢深静脉血栓治疗中逐渐发挥作用。

四、临床拓展思维训练

1. 请回答下肢深静脉超声检查方法中常遇到的问题及其解决方法(10 分)。

(1)肥胖或肢体肿胀深静脉位置深,彩色血流不显示,应适当增大彩色血流增益,或改用低频探头,增加穿透力(2 分)。

(2)血流缓慢时彩色血流不显示,应适当降低彩色血流量程(2 分)。

(3)股静脉通过收肌腱裂孔时,探头加压静脉管腔不能被压闭,不可据此诊断静脉血栓,应用彩色多普勒在挤压远端肢体时观察该处血流情况(1 分)。

(4)下肢深静脉常成对出现,两条静脉都应检查(1 分)。

(5)探头加压力度要适中,避免血栓脱落造成肺动脉栓塞(2 分)。

(6)小腿部深静脉自发性血流信号多不易显示,应通过挤压远端肢体来观察(1 分)。

(7)仔细观察深静脉瓣,血栓好发于瓣膜窦处(1 分)。

2. 下肢深静脉血栓脱落导致肺动脉栓塞的易发因素有哪些? 超声检查中需要注意什么(10 分)?

(1)血栓形成的时间:血栓形成 2 周以内为急性期,易发生脱落导致肺动脉栓塞,血栓形成时间越短越容易脱落(2 分)。

(2)血栓形成的部位:下肢深静脉血栓中央型易脱落,即髂静脉、股静脉血栓易脱落引起肺动脉栓塞(2分)。

(3)周围型即腘静脉及其以下的小腿深静脉血栓也可引发肺动脉栓塞,但较中央型的发生率减低。小腿肌间静脉血栓也可发生肺动脉栓塞,血栓直径大于 7mm 为肺动脉栓塞的一个高危因素,长度范围超过 5cm 需要抗凝治疗(2分)。

超声检查下肢深静脉血栓急性期时,要避免搬动患者。检查动作轻柔,探头轻触皮肤;探头加压试验时,力度要适中,避免对血栓近心端加压,以防血栓脱落,随血流到肺循环,导致肺动脉栓塞;对有一定活动度、处于游离状态的血栓要避免加压。对探头加压受限或不能加压时,除二维超声检查方法外,要充分利用彩色多普勒方法观察血流充盈情况(4分)。

五、人文题及答案

患者,男,36 岁,右股骨干骨折,准备双下肢深静脉超声检查。家属将患者推入超声检查室,患者及家属抱怨说:"右下肢骨折只看右侧下肢深静脉超声就行了,为什么还要看左侧?"检查后家属拿着报告单,气愤地进入超声检查室说:"右侧骨折,而报告单上却说是左侧小腿肌间静脉血栓,是不是写错了?"你该如何处理?

(1)态度和蔼,安抚患者及其家属。

(2)换位思考,理解患者心情,针对患者及其家属的疑问耐心解释。

(3)针对健侧也要做超声检查:外伤下肢骨折人体处于高凝状态,下肢骨折需要卧床,易发生下肢深静脉血栓,血栓不仅发生在患侧,也可发生在健侧;针对家属提出报告单的疑问:下肢深静脉血栓可以发生在患侧,也可以发生在双侧,有时只发生在健侧,本患者就是后者这种情况,只发生在健侧;请患者家属将超声检查报告单送到临床医生手里,以便开展下一步的诊治措施。

(郭宝生)

病例 12　下肢静脉瓣功能不全(lower limb venous valve insufficiency)

一、临床资料

1. 病史　患者,男,52 岁,因"左小腿色素沉着 6 年"就诊。10 余年前患左侧下肢深静脉血栓,给予溶栓、抗凝治疗,水肿、胀痛症状减轻。查体:左侧小腿色素沉着,患处皮肤溃疡。

2. 超声资料（图 2-12-1～图 2-12-3）

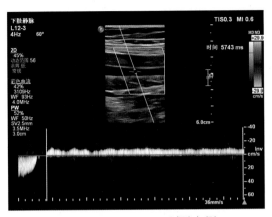

图 2-12-1　Valsalva 试验左侧
股静脉频谱多普勒图像

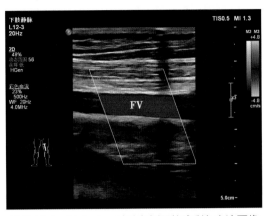

图 2-12-2　Valsalva 试验左侧股静脉彩色血流图像
FV. 股静脉

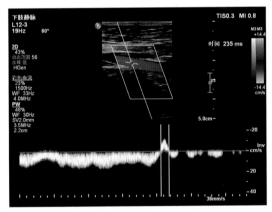

图 2-12-3　Valsalva 试验右侧股静脉频谱多普勒图像

二、思考题及参考答案

1. 请结合病史及超声图像表现作出诊断（10 分）。

临床表现：患者 10 余年前左侧下肢深静脉血栓，虽经治疗，症状仍存在，6 年前出现左侧小腿色素沉着；患处皮肤溃疡。临床表现倾向于深静脉血栓后静脉瓣损伤致功能不全（2 分）。

超声所见：图 2-12-1 Valsalva 试验左侧股静脉反流持续时间 5.7 秒（3 分）；图 2-12-2 Valsalva 试验左侧股静脉彩色血流呈反向，为静脉反流（1 分）；图 2-12-3 Valsalva 试验右侧股静脉反流持续时间 0.2 秒（1 分）。

超声诊断：左侧股静脉瓣功能不全（3 分）。

2. 请回答本病例的鉴别诊断（10 分）。

下肢浅静脉瓣反流：大隐静脉曲张多存在静脉瓣反流（2 分）。

（1）大隐静脉曲张病变处隆起，皮肤色素沉着多位于下肢内侧大隐静脉及其属支分布区，而深静脉瓣反流无皮肤局部隆起，色素沉着多位于足、踝内侧及小腿下部（3 分）。

（2）浅静脉位置浅，位于皮下软组织内、浅筋膜间，而深静脉位置深，位于肌肉组织间（3 分）。

(3)浅静脉无动脉伴行,而深静脉有同名动脉伴行(2分)。

3. 请结合病例回答下肢深静脉瓣功能不全的检查方法(10分)。

采用站立位,接受检查者患侧下肢放松,对侧下肢持重。如患者不能站立,则取头高足低仰卧位(1分)。

检查方法如下。

(1)Valsalva试验:用于检测股静脉、腘静脉等近心端静脉反流,不适用于评价小静脉瓣膜功能(3分)。

(2)挤压远端肢体试验:挤压远端肢体放松后观察静脉反流,多用于评价小静脉瓣膜功能(2分)。

(3)袖带检查法:Valsalva试验或挤压远端肢体试验均不能达到标准化的测量,袖带检查法可实现较标准的定量检测。把袖带缠绕在要检测的下肢,将袖带充气产生一定的压力,持续一定的时间后快速放气,记录此过程中要检测的深静脉多普勒频谱,观察袖带放气时的血流方向,如发生反流,测量反流持续时间(3分)。

(4)除以上超声检查方法外,还有静脉光电容积描记检测、肢体应变容积描记法、动态静脉压测定及静脉造影等检查方法(1分)。

三、要点与讨论

1. 病理、分型　下肢深静脉瓣功能不全引起静脉高压。腘静脉瓣水平以上病变的血流动力学改变可被腓肠肌泵作用代偿,症状多不明显;低于腘静脉瓣水平时,腓肠肌收缩虽可增加静脉回流,但也加重反流,加速小腿深静脉瓣膜和穿支静脉瓣膜的损伤,出现明显的症状。长期静脉压增高可出现皮肤增厚、色素沉着,甚至皮肤溃疡。

下肢静脉瓣功能不全分原发性与继发性。原发性为瓣膜先天性发育异常或缺如、长时间站立或重体力劳动致瓣膜损伤发生反流;继发性主要指下肢深静脉血栓后综合征,存在瓣膜和静脉壁的永久性损伤。

2. 临床特点　酸胀、疼痛为早期症状,站立时发生并逐渐加重,行走后减轻,长时间行走后又加重;长时间站立加重,平卧位减轻。肿胀常见于病程较长者,长时间站立、行走后出现或加重,经休息后次日早晨减轻。色素沉着多发生在病程后期,发生在足、踝内侧及小腿下部,软组织变硬、皮肤溃疡,长期不愈。

3. 超声特征

(1)二维超声:静脉常增宽,静脉瓣增厚、缺如、瓣膜不对称;继发性静脉管径多较细,管壁增厚,内壁不光滑,机化的血栓与静脉壁界限不清,血栓也可呈带状;静脉瓣增厚,回声增强,扭曲,活动僵硬,甚至固定;可见侧支循环。

(2)多普勒超声:Valsalva试验或挤压远端肢体放松后,彩色多普勒显示静脉瓣反流;频谱多普勒可检测反流持续时间、反流速度。一般认为,正常静脉内无反流或反流时间小于0.5秒,静脉反流时间持续1秒以上可诊断静脉瓣功能不全。

四、临床拓展思维训练

请简述超声检测下肢深静脉瓣功能方法中袖带检查法的优点及具体操作,超声检查下肢深静脉瓣功能的临床价值(10分)。

袖带检查法可实现较标准的定量检测(2分)。将宽24cm的袖带缠绕于大腿上,袖带充气至

80mmHg 后持续 3 秒,然后快速将气放掉,记录放气过程中股静脉血流频谱。将宽 12cm 的袖带缠绕于小腿上,袖带充气至 100mmHg 后持续 3 秒,然后快速将气放掉,记录放气过程中腘静脉血流频谱。检测腘静脉的方法可用于检测股浅静脉中段及远心段。将宽 12cm 的袖带移至脚踝部,袖带充气至 100mmHg 后持续 3 秒,然后快速将气放掉,可进行胫后静脉、腓静脉瓣膜功能的检测。将宽 7cm 的袖带缠绕于足部,袖带充气至 120mmHg 后持续 3 秒,然后快速将气放掉,进行腓静脉瓣膜功能的检测(4 分)。

超声检查可明确有无下肢深静脉瓣功能不全,用频谱多普勒方法测量静脉瓣反流时间和反流速度;评估深静脉和静脉瓣,静脉管径有无增宽或变细,管壁有无增厚,管腔内有无血栓附加回声,彩色血流充盈情况;静脉瓣有无缺如、增厚、变形、扭曲,有无活动僵硬、对合不良等(4 分)。

（郭宝生）

病例 13 大隐静脉曲张伴血栓形成（varicose great saphenous vein with thrombosis）

一、临床资料

1. 病史　患者,女,65 岁,因"左小腿中上部包块处皮肤红肿伴疼痛 10 天"就诊。20 余年前出现左下肢皮下迂曲走行包块,伴左下肢不适。10 天前自觉左小腿局部发热。查体:左下肢沿肢体内侧迂曲走行包块,突出皮肤表面,左小腿中上部包块处皮肤红、肿、热、痛,左小腿远端皮肤色素沉着。

2. 超声资料(图 2-13-1~ 图 2-13-4)

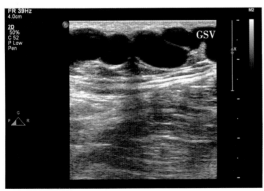

图 2-13-1　左大腿中下部大隐静脉二维图像
GSV. 大隐静脉

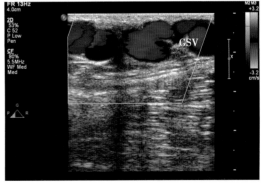

图 2-13-2　左大腿中下部大隐静脉彩色血流图像
GSV. 大隐静脉

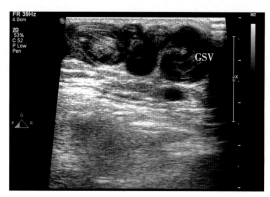

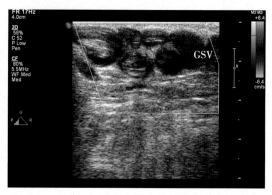

图 2-13-3　左小腿中上部大隐静脉二维图像
GSV. 大隐静脉

图 2-13-4　左小腿中上部大隐静脉彩色血流图像
GSV. 大隐静脉

二、思考题及参考答案

1. 请结合病史及超声图像表现作出诊断（10 分）。

临床表现：患者 20 余年左下肢皮下迂曲走行包块；10 天前左小腿中上部包块处皮肤红肿、疼痛，自觉局部发热。查体左下肢沿肢体内侧迂曲走行包块，突出皮肤表面，左小腿中上部包块处皮肤红、肿、热、痛。临床表现倾向于大隐静脉曲张，包块局部红、肿、热、痛处有血栓可能（1 分）。

超声所见：图 2-13-1、图 2-13-2 左大腿中下部大隐静脉增宽，走行迂曲，可见彩色血流显示（3 分）；图 2-13-3、图 2-13-4 左小腿中上部大隐静脉增宽，走行迂曲，管腔内见低回声填充，可见少许彩色血流显示（3 分）。

超声诊断：左下肢大隐静脉曲张伴血栓形成（3 分）。

2. 请回答本病例的鉴别诊断（10 分）。

（1）小腿肌间静脉血栓：小腿部大隐静脉曲张伴血栓应与小腿肌间静脉血栓相鉴别。二者深浅位置不同，大隐静脉位置浅，位于浅筋膜浅层与深层间；而小腿肌间静脉位于深部肌肉间；小腿部大隐静脉向上可延续到大腿部，直至汇入深静脉（5 分）。

（2）下肢血管瘤：多为先天性，超声示软组织内混合性包块，边界多较清，内部有粗细不等、走行迂曲的管状结构，挤压远端肢体后这些管状结构内充满静脉血流信号。而大隐静脉曲张是在大隐静脉及其属支的分布区域内（5 分）。

3. 请回答下肢浅静脉的超声检查方法（10 分）。

主要对大隐静脉和小隐静脉的超声检查。大隐静脉的检查沿小腿内侧、膝关节内侧及大腿内侧连续、全程扫查，大隐静脉汇入股总静脉（2 分）；小隐静脉位于小腿后面，向上走行，汇入腘静脉（2 分）。探头要轻触检查部位，以免浅静脉被压闭不显示（2 分）。检测包括：测量浅静脉管径，判定有无扩张；观察浅静脉有无迂曲走行；扫查浅静脉内有无附加回声，结合横切探头加压，判定有无血栓；扫查浅静脉瓣，观察有无反流。兼顾浅静脉属支的扫查（4 分）。

三、要点与讨论

1. 病理、分型及流行病学　大隐静脉为全身最长的浅静脉，在足内侧缘起自足背静脉弓，经内踝前 1cm 处,沿小腿内侧上行,经膝关节内后方、股骨内侧髁后部,再沿大腿内侧上行汇入股静脉。大隐静脉在汇入股静脉前接受股内侧浅静脉、股外侧浅静脉、阴部外静脉、腹壁浅静脉和旋髂浅静脉等 5 条属支。小隐静脉在足外侧缘起自足背静脉弓,经外踝后方,再沿小腿背侧中线上行注入腘静脉。大隐静脉与小隐静脉位于浅筋膜内、深筋膜外,二者间存在交通支,并通过穿静脉与深静脉交通。

浅静脉曲张分原发性与继发性,原发性浅静脉曲张指浅静脉扩张、走行迂曲,而无深静脉疾病;继发性浅静脉曲张是指浅静脉曲张与深静脉阻塞、静脉瓣功能不全有关。

下肢浅静脉曲张与家族史、重体力劳动、长时间站立工作、高大肥胖体型、妊娠、缺乏纤维素的饮食习惯、腹压增高及坐位工作等因素有关。我国标化患病率为 9.08%,世界标化患病率为 10.42%。

2. 临床特点　大隐静脉曲张表现为皮下迂曲走行包块,多沿肢体内侧走行,突出皮肤表面;患肢酸胀、沉重感,小腿下段和踝部皮炎、色素沉着和溃疡。浅静脉曲张伴血栓形成时,病变处皮肤出现红、肿、热、痛炎性反应。

3. 超声特征　大隐静脉曲张表现为管径增宽,走行迂曲,呈不规则圆形或椭圆形无回声。曲张静脉内血流缓慢、方向不一致,显示彩色血流暗淡,红色、蓝色并存。曲张的浅静脉内可检出连续性低速静脉频谱,静脉瓣关闭不全时,Valsalva 试验可检出反流信号。血栓形成时,早期可呈无回声,随之回声逐渐增强,完全阻塞时无彩色血流显示。部分大隐静脉曲张仅发生在其属支中。继发性浅静脉曲张发生在深静脉血栓及静脉瓣功能不全,穿静脉扩张及静脉瓣反流处。

四、临床拓展思维训练

1. 大隐静脉曲张患者数年前患同侧下肢深静脉血栓,超声除了检查大隐静脉外还应检查什么(10 分)?

(1)有无下肢深静脉血栓后综合征:深静脉内径细,血栓机化致静脉管壁增厚,内壁不光滑,管腔内血栓回声偏高,可呈带状;静脉瓣增厚、变形、扭曲,活动僵硬,甚至呈固定状态,Valsalva 试验或挤压小腿放松后出现反流信号,频谱多普勒可测量反流时间和速度;部分再通者,静脉管腔内显示部分彩色血流,完全再通者,彩色血流基本充满静脉管腔(5 分)。

(2)有无穿静脉功能不全:连接深静脉与浅静脉间的穿静脉直径 ≥3mm,反流持续时间 ≥0.5 秒为穿静脉功能不全的超声诊断标准,穿静脉反流指血液由深静脉流向浅静脉(5 分)。

2. 在下肢静脉超声检查时对皮肤红肿、色素沉着的患者应注意什么(10 分)?

(1)浅静脉血栓,多发生在浅静脉曲张基础上,早期局部红、肿、热、痛,出现在病变浅静脉走行范围内,超声可见浅静脉扩张、走行迂曲,静脉管腔内血栓回声,多呈低回声(2 分)。

(2)深静脉血栓急性期,部分患者可出现皮肤发红、肿胀,由炎性反应、静脉血液回流阻塞所致,一般红肿范围较广,超声检查可明确深静脉血栓(2 分)。

(3)浅静脉曲张后期出现皮肤色素沉着、溃疡,曲张的浅静脉回流缓慢,血氧含量降低,毛细血管通透性增加,蛋白质和代谢产物等渗出,引起纤维增生和色素沉着(2 分)。

(4)下肢深静脉瓣功能不全出现小腿中远段色素沉着,用多普勒超声方法检测深静脉瓣反流时间和速度,明确下肢深静脉瓣功能不全(2 分)。

(5)小腿穿静脉功能不全可出现小腿色素沉着,超声可见穿静脉扩张、穿静脉瓣功能不全(2 分)。

3. 患者,女,29 岁,右小腿中部前内侧局部条索样包块 3 年。于病灶内局部注射 1.5ml 聚多卡醇与 6ml 空气混合泡沫,请描述治疗前、治疗后的超声表现(图 2-13-5、图 2-13-6),并回答浅静脉曲张在超声引导下的治疗方法(10 分)。

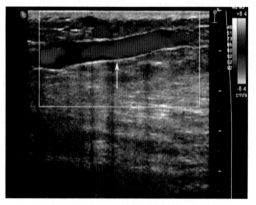 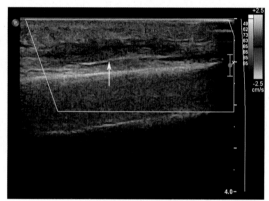

图 2-13-5　右小腿中部病变治疗前　　　　　　图 2-13-6　右小腿中部病变治疗 1 周后
　　　　彩色多普勒血流图像　　　　　　　　　　　　彩色多普勒血流图像
　　　　　箭头所示为病灶。　　　　　　　　　　　　　箭头所示为病灶。

图 2-13-5 右小腿中部前内侧局部浅静脉增宽,走行略迂曲,可见彩色多普勒血流充盈,为局部浅静脉曲张;图 2-13-6 治疗 1 周后局部增宽的浅静脉管腔近闭合状态,静脉管壁增厚,无彩色多普勒血流充盈,局部浅静脉闭合。聚多卡醇为泡沫硬化剂,与空气混合后形成的泡沫主要破坏血管内皮使血管发生无菌性肉芽肿,进而形成纤维条索,达到封闭血管管腔的目的(5 分)。

浅静脉曲张在超声引导下的治疗方法如下:硬化注射术为超声引导下穿刺病变浅静脉并送入套管针,超声监测套管针成功后注射硬化剂,引起曲张静脉内皮损伤,发生无菌性炎性反应,使曲张的浅静脉闭合;腔内消融术为超声引导下消融导管或电极经皮穿刺导入浅静脉,导管或电极将能量以热能方式作用于静脉管壁,引起静脉管壁收缩并闭塞,腔内消融术包括射频、微波及激光(5 分)。

(郭宝生)

病例 **14** 腹主动脉瘤(abdominal aortic aneurysm)

一、临床资料

1. **病史**　患者,男,77 岁,因"腹部扪及搏动性包块 7 个月"就诊。既往高血压 10 余年。

2. 超声资料（图 2-14-1~ 图 2-14-3、视频 2-14-1）

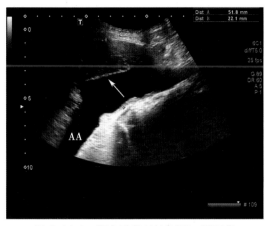

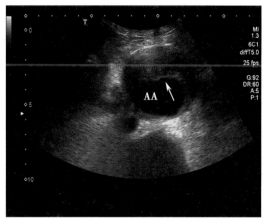

图 2-14-1　腹主动脉长轴切面二维图像
箭头所示为囊状扩张的腹主动脉远段瘤
体内附壁实性低回声团。

AA.腹主动脉

图 2-14-2　腹主动脉短轴切面二维图像
箭头所示为瘤体前壁实性低回声团。

AA.腹主动脉

视频 2-14-1

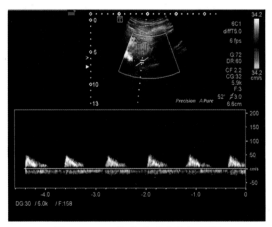

图 2-14-3　腹主动脉病变处频谱

二、思考题及参考答案

1. 请结合病史及超声图像表现作出诊断（10 分）。

临床表现：老年男性，既往高血压病史。腹部扪及搏动性包块，考虑为腹主动脉瘤（2 分）。

超声所见:图2-14-1、图2-14-2显示腹主动脉远段呈囊状扩张,宽约51.8mm(相邻动脉外径为22.1mm)(2分);图2-14-2显示瘤体内附壁可见偏心实性低回声团(2分);视频2-14-1二维超声可见血栓无明显活动度及几何形变;彩色多普勒提示动脉瘤内局限性充盈缺损,血栓内可见零星血流显示(1分)。图2-14-3频谱多普勒探及动脉瘤内低速单向频谱(1分)。

超声诊断:腹主动脉真性动脉瘤伴血栓(2分)。

2. 请结合超声图像,作出鉴别诊断(10分)。

(1)夹层动脉瘤(2分):患者可出现剧烈腹痛,超声可见动脉内剥脱的内膜(1分),将管腔分为真假两腔,内膜上有破口,血流通过破口往返于真假腔之间,假腔内由于血流速度较低,容易形成血栓。真性动脉瘤无剥脱内膜(1分)。

(2)假性动脉瘤(2分):假性动脉瘤多由外伤、感染或手术操作等原因造成腹主动脉破裂所致。患者可出现腹痛、腹部包块、便血,甚至失血性休克等症状。腹主动脉旁可见一无回声包块,壁厚,包块与动脉之间见瘘口,血流通过瘘口往返于包块与动脉之间,随时间推移,包块内可形成血栓。真性动脉瘤管壁完整(1分)。

(3)血管外肿物(2分):如腹膜后肿物、腹腔内肿物等压迫血管时须与该病相鉴别,判断肿物与血管的关系,肿物位于血管外,而真性动脉瘤的血栓应位于血管内;还可利用超声造影观察肿物与血栓的不同增强模式(1分)。

3. 请回答该疾病测量方法及诊断标准(10分)。

(1)腹主动脉真性动脉瘤测量方法(5分):①各切面扫查腹主动脉,并测量管径。存在狭窄时,应测量最窄处前后径和最窄处横径。②测量瘤颈到肾动脉开口的距离及瘤体出口到髂总动脉分叉的距离。③评价腹主动脉瘤,如腹主动脉及主要分支情况。④彩色多普勒及频谱多普勒:识别血流特征,并判断真性动脉瘤内是否存在狭窄等。

(2)腹主动脉真性动脉瘤诊断标准(5分):①腹主动脉最宽处外径与相邻正常段外径比值大于1.5。②最大径(外径)大于3.0cm。

三、要点与讨论

1. 病因病理　动脉瘤分为真性动脉瘤、假性动脉瘤以及夹层动脉瘤,真性动脉瘤最常见病因是动脉硬化,动脉炎、糖尿病亦可导致动脉瘤的形成。基本病理改变表现为动脉壁中层弹力纤维损坏、变性、断裂,形成纤维瘢痕组织,进而动脉壁失去弹性,在血流冲击下逐渐扩张,形成动脉瘤。

2. 临床特点　腹主动脉瘤临床症状不明显,多为偶然发现。常见症状为中上腹或脐周出现搏动性包块,包块处有时可听到收缩期杂音。

3. 超声特征　二维图像:腹主动脉呈局限性扩张,多呈梭形或纺锤形。当形成附壁血栓时,在管腔一侧可见附壁的低回声团。

彩色多普勒:瘤腔内收缩期为低速暗红色或暗蓝色;瘤体较大时,显示瘤体内有红、蓝相间的涡流或旋流。若形成附壁血栓造成狭窄时,可见高速亮红色或亮蓝色血流信号。

频谱多普勒:动脉瘤内呈低速涡流,狭窄处呈高速湍流血流频谱。

四、临床拓展思维训练

1. 患者突然剧烈腹痛,你能想到哪些血管类急腹症? 超声诊断急腹症后,如果时间允许,还应向临床提供哪些信息(10 分)？

(1)腹主动脉瘤破裂(2 分)：由于腹主动脉压力大,动脉旁无致密的结缔组织包裹,无法达到"压迫"止血的作用,因此该病发病急,进展快,很容易导致患者缺血性休克、猝死。如果同时合并其他真性动脉瘤,应对动脉瘤最大外径和增长速度进行监测,当最大外径大于 55mm,每半年增长速度大于 5mm 时,动脉瘤自发性破裂风险较高,需外科干预(1 分)。

(2)主动脉夹层(2 分)：主动脉夹层可向上累及升主动脉、头臂动脉,向下累及髂动脉等,急性升主动脉夹层可撕裂到主动脉瓣,造成重度主动脉瓣反流,引起急性心力衰竭,破裂时可引起心脏压塞;急性的降主动脉夹层,如果重要腹腔脏器动脉是由假腔供血,可导致脏器功能障碍,破裂时引起缺血性休克,因此是最凶险性急诊疾病之一。超声在评价夹层动脉瘤时,应进行超声心动图的检查,评价主动脉瓣反流、心包积液等情况(1 分);了解重要的腹部血管分支是否由假腔供血等(1 分)。

(3)急性动脉栓塞(2 分)：如急性肠系膜上动脉栓塞、肾动脉栓塞等,可引起相应脏器缺血、功能紊乱,甚至坏死。该类患者出现剧烈腹痛,但无特异性临床症状及体征,极容易延误治疗。超声表现为动脉内见低弱回声团填充,无彩色血流显示。当发现动脉无彩色血流显示时,可进行超声造影的检查,可明确诊断动脉内是否有栓子,如果条件不允许,可建议行 CTA 等其他影像学检查。此类患者可扫查其栓子来源,如心源性(心脏内血栓、瓣膜赘生物等)、腹主动脉瘤合并血栓等(1 分)。

2. 请回答真性动脉瘤的影像学评估方法(10 分)。

超声是动脉瘤筛查及随访评估的影像学检查方法,可通过二维超声观察动脉瘤的整体情况(图 2-14-4),如动脉瘤的管径宽度、病变处是否累及腹部血管的主要分支等(2 分);频谱多普勒评估血流动力学改变(2 分);彩色多普勒、超微血管成像(superb microvasular imaging,SMI)(图 2-14-5A)及超声造影技术评估血管内血流的情况(2 分);三维超声技术可以评估血管的峰值壁应力等情况。

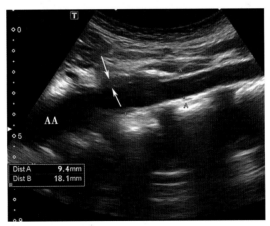

图 2-14-4　腹主动脉瘤二维图像
箭头所示为近中段管壁明显增厚。
AA.腹主动脉

CTA(图 2-14-5B)是临床诊断动脉瘤的常用影像学方法,其最大特点为扫描速度快,不受气体干扰,通过造影剂的增强作用,可短时间对腹部血管进行直观三维成像,准确判断动脉瘤的位置、累及范围、是否累及重要分支血管等情况(1分)。

磁共振血管成像也是临床诊断动脉瘤的影像学方法之一,对于肾功能较差等不能进行CTA检查的患者,磁共振血管成像可直观观察动脉瘤的三维形态及邻近器官等(1分)。

正电子发射计算机体层显像仪(positron emission tomography and computed tomography, PET/CT)(图2-14-6)可敏感地检测出炎性细胞对血管壁的侵袭情况,对动脉炎引起的动脉瘤及感染性动脉瘤的检查优于其他影像学(1分)。

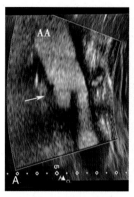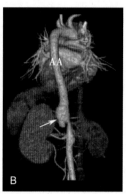

图2-14-5 超声SMI图像与CTA图像

与图2-14-4为同一患者,A图箭头所示为SMI显示腹主动脉瘤内血流束明显宽于远段血流束;B图显示CTA图像与SMI图像一致,箭头所示为近中段血管呈瘤样向后扩张。

AA.腹主动脉

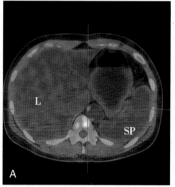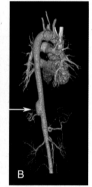

图2-14-6 PET/CT图像与CTA图像

该患者为大动脉炎累及腹主动脉,合并腹主动脉瘤形成,A图为PET与CT的融合图,CT显示腹主动脉呈瘤样扩张,PET显示管壁呈高代谢,如红色十字交叉处所示,提示炎症;B图箭头所示CTA显示腹部动脉近段呈瘤样扩张。

L. liver,肝;SP. spleen,脾

各种影像学方法具有各自的优缺点,在临床的应用中,应使用多模态影像学方法,取长补短,对动脉瘤进行定位、定性、定量的准确评估(1分)。

(孙 璐 王 欣)

病例 15 肾动脉狭窄(renal artery stenosis)

一、临床资料

1. 病史 患儿,女,9岁,因"癫痫"就诊。患儿无明显诱因出现抽搐,抽搐时体温不高,表现意识丧失,头向后仰,双眼上翻,牙关紧闭,口吐白沫,四肢僵硬伴有抖动,持续10分钟。

2. 超声资料(图 2-15-1～ 图 2-15-4)

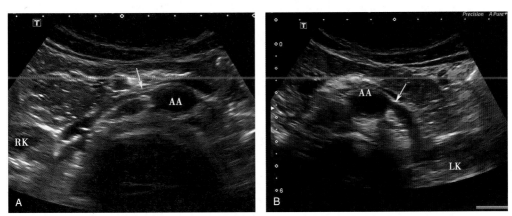

图 2-15-1　腹主动脉短轴切面显示双肾动脉二维图像

图 A 箭头所示为右肾动脉近段狭窄；图 B 箭头所示为左肾动脉起始部狭窄。

AA. 腹主动脉；LK. left kidney,左肾；RK. right kidney,右肾

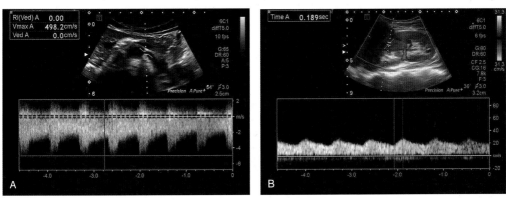

图 2-15-2　左肾动脉血流频谱图像

图 A 为左肾动脉起始部血流频谱；图 B 为左肾内动脉血流频谱。

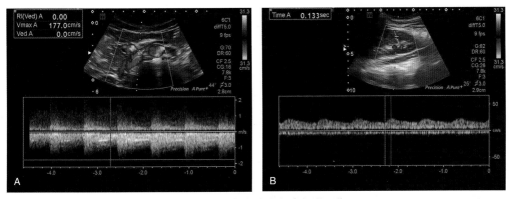

图 2-15-3　右肾动脉血流频谱图像

图 A 为右肾动脉起始部血流频谱；图 B 为右肾内动脉血流频谱。

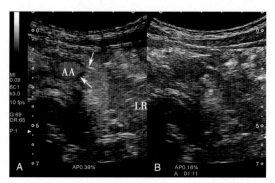

图 2-15-4 双侧肾动脉超声造影图像

A 图箭头所示为增厚的管壁;B 图为二维定位图。

AA. 腹主动脉;LK. 左肾

3. 其他检查资料 红细胞沉降率(ESR)92mm/1h(升高),C 反应蛋白(CRP)64.2mg/L(升高),血压 170~180/120~130mmHg。

二、思考题及参考答案

1. 请结合病史及超声图像表现作出诊断(10 分)。

临床表现:患儿为 9 岁女童,血压高,ESR 及 CRP 升高,首先考虑血管炎因素导致的血压增高(1 分)。

超声所见:图 2-15-1 肾动脉水平切面腹主动脉管壁均匀性增厚,可见左肾动脉起始部管径较细,右肾动脉管径明显变细,管壁向心性增厚(2 分)。图 2-15-2、图 2-15-3 中图 A 均为肾动脉起始部血流频谱,左肾动脉血流速度明显加快,右肾动脉血流速度轻度加快;图 B 均为肾内动脉血流频谱,双肾动脉血流速度降低,加速时间延长,提示缺血样改变(2 分)。左肾动脉起始段可见造影剂通过,有效血流通道变细,右肾动脉仅见细线样造影剂通过(1 分)。

超声诊断:双肾动脉狭窄(2 分),考虑病因为大动脉炎(2 分)。

2. 请结合超声图像表现,作出鉴别诊断(10 分)。

(1)其他血管炎:巨细胞炎、白塞综合征等。可通过病史进行鉴别,大动脉炎多发生于年轻人,巨细胞炎多发生于老年人;白塞综合征可出现反复的口腔、生殖器溃疡等改变(4 分)。

(2)动脉粥样硬化:老年男性常见,通常病变发生在肾动脉起始处,可见斑块回声(4 分)。

(3)先天发育异常:如肌纤维发育不良,中青年女性多见,最易累及肾动脉,其次是颈动脉、椎动脉等。累及肾动脉中远 1/3 段,动脉肌纤维隆起与节段交替的"串珠"样改变为其典型表现(2 分)。

3. 肾动脉测量方法及肾动脉狭窄超声诊断标准(10 分)。

肾动脉测量方法如下(5 分)。

(1)测量腹主动脉中段速度。

(2)通过各切面扫查,测量肾动脉血流束宽度。

(3)测量肾动脉血流速度。

(4)测量肾内动脉,选择频谱异常改变最明显处,测量峰值流速、加速时间等。

(5)测量肾大小,观察其结构。

2021 年《肾动脉狭窄的超声诊断专家共识》中肾动脉狭窄（RAS）超声诊断标准如下（5 分）。

（1）中度 RAS（狭窄率 ≥60%）的诊断标准：肾动脉湍流处收缩期峰值流速（PSV）≥180cm/s 或 PSV$_{肾动脉}$与 PSV$_{腹主动脉}$之比（RAR）≥3。注意事项：PSV$_{腹主动脉}$<50cm/s 时，不宜使用 RAR 标准。狭窄率 ≥50% 的 RAS，标准为肾动脉湍流处 PSV ≥150cm/s 或 PSV$_{肾动脉}$/PSV$_{叶间动脉}$ ≥5.5。

（2）重度 RAS（狭窄率 ≥70%）诊断标准：肾内叶间动脉出现小慢波或收缩早期加速时间 ≥0.07 秒。

（3）肾动脉闭塞诊断标准：肾动脉主干管腔内无血流信号和血流频谱；肾内动脉频谱为小漫波；患侧肾长径<8cm，可提示肾动脉慢性闭塞。

三、要点与讨论

1. 病因病理　肾动脉狭窄的主要病因包括动脉粥样硬化、大动脉炎、肌纤维发育不良等，是继发性高血压的常见原因。

肾动脉狭窄可累及肾动脉主干和分支，可造成肾小球灌注减少，激活肾素 - 血管紧张素 - 醛固酮系统，使肾素和醛固酮水平升高，导致血压增高，长期缺血样改变可导致该侧肾脏变小，肾功能减低。

2. 临床特点　病情较轻的患者可无明显临床症状，狭窄较重的患者可继发高血压、缺血性肾病等。高血压主要为难治性高血压；使用血管紧张素转化酶抑制药 / 血管紧张素受体阻滞药治疗后肌酐不明原因持续升高；肾功能进行性降低；肾萎缩；上腹部可闻及收缩期杂音等。

3. 超声特征　二维图像：肾动脉管壁内可见斑块回声或管壁增厚，导致肾动脉主干管径变细。

彩色多普勒：狭窄处可见亮蓝色或亮红色高速血流，若狭窄较重或闭塞，可无明显彩色血流信号。

频谱多普勒：狭窄处可检出高速血流频谱，肾内动脉血流可出现速度降低，收缩早期加速时间延长等。若肾动脉主干闭塞，则无法探及该处血流频谱。

四、临床拓展思维训练

1. 还有哪些疾病可以造成肾内动脉血流减少（10 分）？

（1）肾动静脉瘘（2 分）：肾内或肾门处可见血管呈瘤样扩张，肾静脉内可检出动脉频谱（1 分）。较大的动静脉瘘，可见到动静脉沟通的瘘口，小的动静脉瘘，难以辨出瘘口。分流量较大的动静脉瘘，可造成肾缺血样改变，肾内血流减少（1 分）。

（2）主动脉夹层或肾动脉闭塞性疾病（2 分）：肾动脉由主动脉夹层假腔供血，或肾动脉血栓栓塞等，造成肾脏缺血，均可导致肾内血流减少（1 分）。

（3）肾静脉内栓子（2 分）：肾静脉血栓或癌栓，均可引起肾静脉回流障碍，造成肾内血流信号明显减少（1 分）。

2. 无法清晰显示彩色多普勒的患者，应进行哪些调节（手法及机器）或其他技术的应用（10 分）？

（1）手法调节：当彩色多普勒显示不理想时，首先应考虑是否血流方向与探头方向垂直或角度过大（2 分）。如腹部正中横切面对肾动脉起始段的扫查时，可能存在动脉与声束方向垂直，进而出现彩色血流未显示的情况，此时可以改变探头角度，或改为右前肋间、肋缘下横切面或侧腰部冠状切面扫查(2分)。

(2)机器的调节:若不存在角度过大,单纯因为个体差异导致彩色血流显示不理想时,可适当加压探头,减小肾动脉与探头距离,降低二维图像增益(1分)、减小彩色量程(1分)、增大彩色增益(1分)等。

(3)其他技术:以上方法尝试过后,图像条件仍不佳时,可进行超声造影或SMI等新技术的检查,前提是二维图像可以定位到肾动脉时,超声造影可以观察到动脉内血流情况,可以显示血流速度较低的动脉。SMI亦可检测出低速的动脉信号,提高图像对比度(3分)。

(孙　璐　喻晓娜)

病例 **16** 胡桃夹综合征(nutcracker syndrome)

一、临床资料

1. 病史　患儿,男,11岁,因"蛋白尿、血尿2天"就诊。查体:患者瘦高身材。实验室检测提示肾功能正常。

2. 超声资料(图2-16-1~图2-16-5)

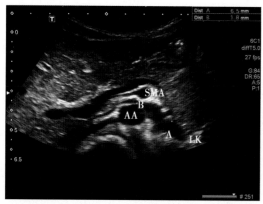

图2-16-1　腹主动脉短轴左肾静脉二维图像
A. 左肾静脉肾门段;B. 肠系膜上动脉与腹主动脉之间的左肾静脉处。
AA. 腹主动脉;LK. 左肾;SMA. superior mesenteric artery,肠系膜上动脉

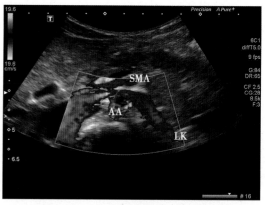

图2-16-2　腹主动脉短轴左肾静脉
彩色血流图像
AA. 腹主动脉;LK. 左肾;SMA. 肠系膜上动脉

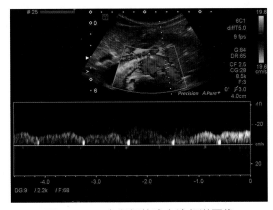

图 2-16-3　左肾门静脉血流频谱图像

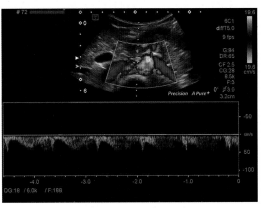

图 2-16-4　左肾静脉位于肠系膜上动脉与腹主动脉处血流频谱图像

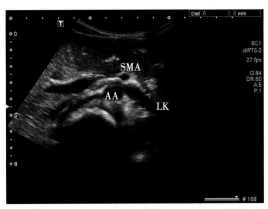

图 2-16-5　脊柱后伸 20 分钟后左肾静脉二维图像

AA. 腹主动脉；LK. 左肾；SMA. 肠系膜上动脉

3. 其他检查资料　尿常规发现蛋白（++），红细胞（++）。

二、思考题及参考答案

1. 请结合病史及超声图像表现作出诊断（10 分）。

临床表现：蛋白尿、血尿，瘦高身材（2 分）。

超声所见：图 2-16-1 肠系膜上动脉与腹主动脉之间的左肾静脉管径明显变细，左肾静脉肾门段内径与该处肾静脉内径之比为 3.6（6.5mm/1.8mm），大于 3（2 分）。图 2-16-2 左肾静脉受压段血流束明显变细，肾静脉肾门段蓝色血流明显暗淡，肾静脉位于肠系膜上动脉与腹主动脉间为明亮红色血流，提示该处血流速度明显加快（1 分）。图 2-16-3 左肾静脉扩张处血流速度降低，约 17cm/s；图 16-4 为受压段静脉流速加快，约 49cm/s（2 分）。图 2-16-5 脊柱后伸 20 分钟后，左肾静脉肾门段明显扩张，与肠系膜上动脉与腹主动脉间左肾静脉内径之比为 4.1（7.4mm/1.8mm），大于 4（1 分）。

超声诊断：胡桃夹综合征（2 分）。

2. 请根据超声图像表现,作出鉴别诊断(10 分)。

(1)肾静脉血栓:患者 D- 二聚体明显增高,凝血功能异常。肾静脉明显增宽,其内可见低回声实性低回声团,彩色多普勒可见零星显示或不显示,频谱多普勒可检出静脉血流或不可检出血流信号(3 分)。

(2)肾静脉癌栓:患者有癌症病史。肾静脉明显增宽,其内可见低回声实性肿物,彩色多普勒可检出血流信号(3 分)。

(3)压迫左肾静脉的疾病,如腹膜后纤维化、腹部占位压迫肾静脉(2 分)等,均可见肾静脉扩张,仔细扫查,可发现原发病灶(2 分)。

3. 请回答该疾病在超声中的测量方法及诊断标准(10 分)。

测量方法如下(5 分)。

(1)测量左肾静脉扩张处前后径,左肾静脉位于腹主动脉与肠系膜上动脉间最窄处前后径,计算两者比值。

(2)嘱患者脊柱后伸 20 分钟,计算左肾静脉位于腹主动脉与肠系膜上动脉间最窄处前后径的比值。

(3)测量左肾静脉扩张处血流速度。

诊断标准如下(5 分)。

(1)二维超声:位于腹主动脉与肠系膜上动脉之间的左肾静脉明显受压;左肾静脉远心段明显扩张,该处与狭窄处之比大于 3,在脊柱后伸 20 分钟后大于 4。

(2)彩色多普勒及频谱多普勒检查左肾静脉扩张处血流速度降低,受压处速度加快,狭窄远段肾静脉扩张,频谱低平或消失。

三、要点与讨论

1. 病因病理、分型 胡桃夹综合征(又称肾静脉受压综合征)指左肾静脉受压伴发血尿或直立性蛋白尿、腹痛和精索静脉曲张等一系列临床综合征。常见原因包括腹膜后脂肪组织减少及肠系膜上动脉和腹主动脉之间夹角过小。

主要分 2 型:前位型和后位型。前位型:左肾静脉在腹主动脉前走行,左肾静脉在肠系膜上动脉与腹主动脉之间受压,此型多见;后位型:左肾静脉在腹主动脉后方走行或环绕腹主动脉,为腹主动脉与脊柱之间受压。

2. 临床特点 包括盆腔痛、腰痛、血尿、性腺静脉曲张(包括精索静脉曲张和卵巢静脉综合征)和直立性蛋白尿。

3. 超声特征 肠系膜上动脉与腹主动脉之间夹角减小,该处肾静脉明显受压,管径变细,肾门处扩张。彩色多普勒及频谱多普勒检查左肾静脉扩张处血流速度降低,狭窄处血流速度加快。

四、临床拓展思维训练

1. 超声诊断为胡桃夹现象,临床上是否应该及时干预呢?其治疗方案是什么(10 分)?

(1)胡桃夹现象为左肾静脉受压,患者不一定会出现临床症状,部分学者认为这是一种正常的变异。当不合并任何临床症状的时候,无须干预(4 分)。

(2)当临床诊断为胡桃夹综合征时,即合并临床症状和体征。其治疗方案应谨慎选取。①保守治疗:≤18 岁未成年人;临床症状较轻者。可增加体重,服用血管紧张素转化酶抑制剂等

(3分)。②外科干预：未成年人经2年保守治疗效果欠佳或症状加重；成年人经保守治疗6个月症状无好转或加重。以上情况可选取外科手术或血管内支架治疗(3分)。

2. 除胡桃夹综合征外，还有哪些腹部血管压迫综合征？超声在诊断中的作用有哪些(10分)？

(1)腹腔动脉压迫综合征或中弓韧带压迫综合征(1分)，主要为中弓状韧带(连接两侧膈肌纤维，通常位于腹腔干动脉上方)压迫腹腔动脉根部及腹腔神经节的一类综合征。女性多见，多数患者无症状，少数可表现为腹痛，严重者可形成动脉瘤等。多普勒超声可检测腹腔动脉血流速度明显加快(1分)，彩色多普勒超声或超声造影可显示受压部位的有效血流束明显变细，远段扩张等征象(1分)，同时当患者吸气时腹腔动脉峰值流速明显下降，呼气时流速明显加快，可高度怀疑此病(1分)。

(2)髂静脉压迫综合征或Cockett综合征或May-Thurner综合征(1分)，是指左髂总静脉被前方的髂总动脉和后方的腰椎压迫，所引起下肢肿胀、静脉曲张等症状。超声可显示左髂总静脉在压迫处管径明显变细(1分)，血流速度较远段轻度加快。除此之外，超声还可评估左下肢静脉曲张或血栓形成(1分)。

(3)下腔静脉后输尿管(1分)，本病为下腔静脉胚胎发育异常所致，输尿管与下腔静脉交叉，引起输尿管梗阻。超声检查可发现输尿管明显扩张(1分)，至下腔静脉处变窄。静脉肾盂造影为诊断此病的主要方法。

(4)肠系膜上动脉压迫综合征或Wikie综合征(1分)，为肠系膜上动脉与腹主动脉之间夹角变小，压迫十二指肠出现急性或慢性肠梗阻表现的综合征。超声可测量腹主动脉与肠系膜上动脉之间夹角变小，适当饮水或饮用胃造影剂显示十二指肠在该处管径变细，而十二指肠降段明显扩张。本综合征为排除性诊断。

(孙 璐 喻晓娜)

第三章

腹　部

病例 **1** 肝囊肿(hepatic cyst)

一、临床资料

1. 病史 患者,女,62岁,因"三周前常规体检发现肝占位"就诊。无肝炎、肝硬化等病史。
2. 超声资料(图3-1-1、图3-1-2)

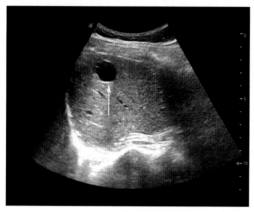

图3-1-1 肝右叶切面二维图像
箭头所示为病灶。

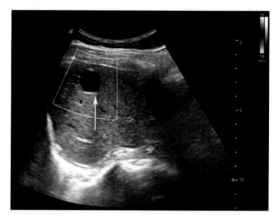

图3-1-2 肝右叶切面彩色多普勒血流图像
箭头所示为病灶。

3. 其他检查资料 血常规等检验结果正常。

二、思考题及参考答案

1. 请结合病史及超声图像表现作出诊断(10分)。

临床表现:体检发现,无明显临床体征;无肝炎、肝硬化等病史,血常规等检验结果正常(2分)。

超声所见:图3-1-1肝右叶占位,形态较规则,边界清,壁薄,内呈液性无回声,后方回声增强(3分)。图3-1-2彩色多普勒血流图(color Doppler flow imaging,CDFI)未检出明显血流信号(2分)。

超声诊断:考虑肝囊肿(3分)。

2. 请回答本病的鉴别诊断(10分)。

(1)肝脓肿:脓肿完全液化期应与肝囊肿相鉴别,肝囊肿囊壁薄,内壁多光滑,超声造影无增强;肝脓肿囊壁可厚薄不均,内壁多不平整,超声造影囊壁可见环形强化(3分)。

(2)肝内正常管道结构:肝内正常管道结构横断面显示的圆形囊状结构在旋转探头变换角度后,即显示为管道状结构,跟踪检查可发现其属于肝内某一管道系统。而肝囊肿在任何切面上均显示为圆形或椭圆形(4分)。

(3)肝棘球蚴病(又称肝包虫病):常有疫区流行病史,单囊型肝包虫病常显示内外两层囊壁,多子囊型肝包虫病表现为大囊腔内可见许多大小不等、数目不等的小囊肿(子囊)紧密连接,形成特征性的"囊中囊"征象(3分)。

3. 该病常用的治疗方法有哪些（10 分）？

对于无症状的患者，可保守治疗（3 分）。较大囊肿有症状者可在超声引导下经皮囊内抽液硬化剂注入治疗或外科手术治疗（5 分）。单纯囊液穿刺抽吸治疗不可取，因为囊腔很快又会被囊液填满（2 分）。

三、要点与讨论

1. 病理、流行病学　肝囊肿是最常见的肝内良性占位病变，可分为潴留性、先天性或老年退行性变，肝囊肿生长缓慢，可单发或多发，被认为与肝内胆道的先天性缺陷有关。组织学上，囊肿壁由纤维组织层上的单层柱状或扁平上皮细胞构成。

2. 临床特征　小的肝囊肿，多无明显临床症状；大的肝囊肿，可出现上腹胀或隐痛；当囊肿合并出血、感染时可伴寒战、发热等症状；囊肿破裂可引起腹痛、腹膜炎。

3. 超声特征　囊肿多为圆形或椭圆形，囊壁菲薄清晰，内部多呈无回声。可伴有侧方回声失落、后方回声增强。当囊肿合并出血、感染等内部可见细小点状回声。

四、临床拓展思维训练

1. 肝囊肿的超声图像中可能出现哪些超声效应及原理是什么（10 分）？

（1）侧壁回声失落效应：当入射声束与界面夹角足够大时形成全反射，反射声波不复回探头，则产生回声失落现象，如声束对有光滑纤维薄包膜的囊肿或肿瘤侧壁的入射角过大而致使侧壁不能显示（3 分）。

（2）后壁增强效应：是指在常规调节的深度增益补偿（depth gain compensation，DGC）系统下，图像为液性区时，由于其内部回声衰减不明显，该处会发生"过度补偿"，即液性区后壁因补偿过高而较同等深度的周围组织明亮，称为后壁增强效应。常见于囊肿、脓肿等后壁（3 分）。

（3）混响效应：声束扫查遇到平滑大界面时，部分声能量返回探头表面之后，再次发生反射，第二次进入体内。当大界面下方为较大囊肿时，在囊肿前壁下方可见微弱二次图形，易被误诊为增厚的囊壁（4 分）。

2. 请简述多发性肝囊肿与多囊肝的鉴别要点（10 分）。

（1）多囊肝：是一种常染色体显性遗传性疾病，可同时伴有多囊肾或多囊胰腺等，超声表现为全肝普遍增大，形态失常，肝实质回声增强、增粗，有较多"小等号"状回声，体积稍大的囊肿则在肝实质内形成多发性、大小不一、囊壁菲薄的无回声区，见图 3-1-3。严重时全肝布满囊肿，见不到正常的肝实质及肝内管道结构（5 分）。

（2）多发性肝囊肿：肝实质内囊肿数目一般较多囊肝少，散在分布于肝实质内，囊肿之间可见正常肝实质回声，同时，不合并有其他部位的多囊性病变（5 分）。

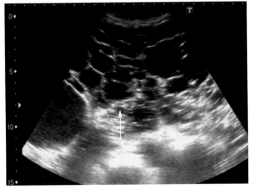

图 3-1-3　多囊肝超声图像
箭头所示为病灶。

（刘　站　唐少珊）

病例 **2** 肝脓肿（liver abscess）

一、临床资料

1. 病史　患者，男，56岁，因"着凉后出现发热伴寒战、腹胀3天"就诊。体温最高达40.2℃；无肝炎、肝硬化等病史。

2. 超声资料（图3-2-1、图3-2-2）

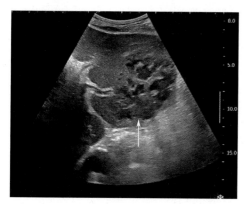

图3-2-1　肝左外叶切面二维图像
箭头所示为病灶。

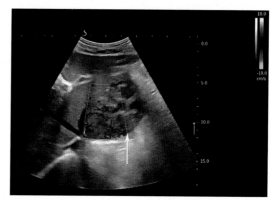

图3-2-2　肝左外叶肋下斜切面彩色多普勒血流图像
箭头所示为病灶。

3. 其他检查资料　白细胞15.26×10^9/L（升高）；C反应蛋白159.0mg/L（升高）；甲胎蛋白（alpha fetoprotein，AFP）、癌胚抗原（carcinoembryonic antigen，CEA）、糖类抗原19-9（carbohydrate antigen 19-9，CA19-9）等血清肿瘤标志物均为阴性。

二、思考题及参考答案

1. 请结合病史及超声图像表现作出诊断（10分）。

临床表现：患者有发热、寒战体征；无肝炎、肝硬化等病史，白细胞及C反应蛋白升高，血清肿瘤标志物正常（1分）。

超声所见：图3-2-1肝左外叶囊实混合性包块（1分），形态不规则，边界模糊，内呈不均质中等回声伴大小不等蜂窝状液性区（2分）。图3-2-2 CDFI显示肿物内部少许血流信号（1分）。

超声诊断：肝左外叶囊实混合性包块（2分），注意肝脓肿（2分），建议进一步行超声造影检查或在超声引导下抽液（1分）。

2. 请回答本病的鉴别诊断（10分）。

（1）肝细胞肝癌：肝脓肿形成早期应与肝细胞肝癌相鉴别，肝细胞肝癌患者常有肝硬化背景，肝实质回声粗糙，可伴有AFP增高。短期内超声随访观察肝脓肿的声像图表现随炎症转归而迅速改变。若常规超声图像不典型可在超声引导下穿刺活检明确诊断（4分）。

(2)转移性肝癌:转移性肝癌中心坏死的超声表现和肝脓肿有相似之处,但脓肿液化常呈大小不等蜂窝样改变,同时结合原发肿瘤病史及体征等进行鉴别(3分)。

(3)肝囊肿:脓肿完全液化期应与肝囊肿相鉴别,肝囊肿囊壁薄,内壁多光滑;肝脓肿囊壁可厚薄不均,内壁多不平整(3分)。

3. 请简述超声在此疾病诊疗中的作用(10分)。

常规超声通过观察脓肿的形态、内部回声及血流情况从而判断肝脓肿的进展程度及所处的不同病理时期(3分);在脓肿形成期超声检查可以提示液化范围以及脓肿壁的厚薄,并进行超声引导下肝脓肿穿刺抽液和置管引流,穿刺所得脓液可进行微生物学检查等,有助于脓肿的病因诊断,进而选择敏感的治疗药物(5分);对于常规超声图像不典型的病例,超声造影可帮助进一步明确诊断(2分)。

三、要点与讨论

1. 病理、流行病学　肝脓肿是一种急性化脓性病变,可分为阿米巴肝脓肿和细菌性肝脓肿。

(1)阿米巴肝脓肿:在肝脏中的侵入过程是由寄生虫运动驱动的,阿米巴原虫多经门静脉进入肝脏,溶组织内阿米巴溶解破坏周围细胞,引起炎症反应。

(2)细菌性肝脓肿:是一种全身细菌性感染,特别是腹腔内感染,细菌可通过胆道、门静脉、肝动脉或因肝外伤感染进入肝脏,通常表现为炎症反应形成多个脓肿。

2. 临床特征　主要表现为寒战、高热、右上腹痛以及肝区压痛,实验室检查白细胞、中性粒细胞百分比可升高。细菌性肝脓肿脓液标本和血培养可能阳性,而阿米巴肝脓肿可检测出溶组织内阿米巴血清抗体。

3. 超声特征　肝脓肿在脓肿形成的不同时期有不同的声像图表现。

(1)脓肿形成早期:表现为肝实质内出现不均匀低或中等回声占位,边界模糊,形态欠规则。

(2)脓肿形成期:脓肿内部出现液化坏死但尚未完全液化时,表现为囊实混合回声。

(3)脓肿完全液化期:病灶表现为内部呈液性无回声或伴有絮状回声,脓肿壁厚而粗糙,内壁不光滑,其上可检出少量低阻动脉彩色血流信号。

(4)脓肿恢复期:脓肿体积逐渐缩小,脓腔变小或消失。

四、临床拓展思维训练

1. 临床上哪种疾病最容易合并肝脓肿? 为什么(10分)?

糖尿病患者容易合并肝脓肿(4分),因为糖尿病患者长期血糖控制不良,会引起机体抵抗力下降,容易并发细菌感染等疾病,也容易引起感染扩散,所以糖尿病患者很容易合并肝脓肿(6分)。

2. 请简述肝脓肿的超声造影表现(10分)。

脓肿早期超声造影可表现出与恶性肿瘤相似的“快进快出”的增强模式(4分);脓肿形成期出现液化坏死灶时,超声造影呈蜂窝样增强,见图3-2-3(4分);恢复期超声造影表现可与早期类似或呈等增强(2分)。

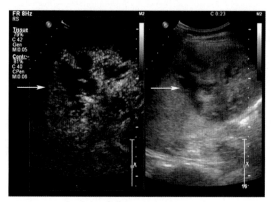

图 3-2-3　肝脓肿超声造影图像：呈蜂窝样增强
箭头所示为病灶。

（刘　站　唐少珊）

病例 **3** 肝内胆管细胞癌（intrahepatic cholangiocarcinoma，ICC）

一、临床资料

1. 病史　患者，男，66岁，因"上腹不适、轻微巩膜黄染半个月"就诊。自患病来无发热、呕吐，饮食、二便正常，否认肝炎病史。查体：巩膜、皮肤轻度黄染。

2. 超声资料（图 3-3-1、图 3-3-2）

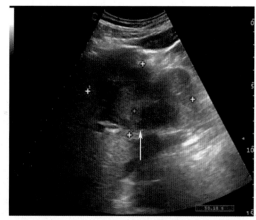

图 3-3-1　肝脏左外叶纵切面二维图像
箭头所示为病灶。

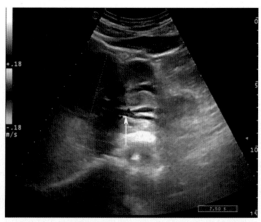

图 3-3-2　肝脏左外叶横切面彩色多普勒血流图像
箭头所示为扩张胆管。

3. 其他检查资料　CEA 27.99ng/ml(升高);CA19-9>1 000.0U/ml(升高)。

二、思考题及参考答案

1. 请结合病史及超声图像表现作出诊断(10 分)。

临床表现:患者为老年男性,轻微巩膜黄染。否认肝炎病史,CEA、CA19-9 升高(2 分)。

超声所见:图 3-3-1 肝脏左外叶实性肿物(1 分),内呈低回声,形态尚规则,边界不清(2 分)。图 3-3-2 病变内部及周边可见胆管扩张(2 分)。

超声诊断:肝内实性肿物,不除外肝内胆管细胞癌(2 分);肝内胆管扩张(1 分)。

2. 请简述该病变的大体分型及其超声表现(10 分)。

肝内胆管细胞癌大体上可分为:肿块型、周围胆管扩张型。

(1)肿块型:表现为肝实质内肿物,呈低或等回声,病变与周围肝组织界限清,CDFI 可检出血流信号,肿物常不伴有周围胆管扩张,见图 3-3-3(5 分)。

(2)周围胆管扩张型:肿物沿肝内胆管走行呈浸润性生长,多呈低回声,边界不清,伴有远端胆管扩张(5 分)。

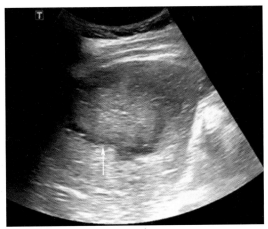

图 3-3-3　肿块型肝内胆管细胞癌图像
箭头所示为病灶。

3. 超声造影检查对该病的诊断起到哪些作用(10 分)?

通过超声造影的增强模式,来进一步判定肿物的性质(5 分)。超声造影可以指导穿刺操作,避开坏死部分,仅对增强部分病灶行穿刺活检,提高穿刺成分的有效性和活检的成功率(5 分)。

三、要点与讨论

1. 病理、流行病学　周围胆管型细胞癌又称肝内胆管细胞癌,是源于肝内胆管被覆上皮的一种原发性恶性肿瘤,主要发生在二级以上胆管至赫令管的胆管上皮,占原发性肝癌的5%~10%,发病率男性略大于女性,多发生于中老年人。病因学上与肝内胆管结石、慢性肝炎肝硬化、血吸虫感染、原发性硬化性胆管炎等疾病相关。肝内胆管细胞癌病理学上多为腺癌,镜下主要由肿瘤细胞和大量的纤维组织组成,大体标本切面呈灰白色,质地坚硬。

2. 临床特征　肝内胆管细胞癌临床表现与病灶的大小及有无胆道梗阻相关,病灶较小时,患者常无明显不适;当病灶较大时会出现右上腹隐痛,食欲减退,体重减轻;合并胆道梗阻时会伴发巩膜、皮肤黄染。实验室检查 CA19-9 可升高,但 AFP 和 CEA 一般正常。

3. **超声特征** ①肝内胆管细胞癌一般表现为低回声实性肿物,形态规整或欠规整,边界欠清晰;②病灶周围伴或不伴有胆管扩张,部分肿物内可伴有多发的肝内胆管结石;③ CDFI 多于肿物周边可检出血流信号,偶见正常血管穿行于肿物内;④余肝实质回声正常,无硬化表现;⑤肝内胆管细胞癌可伴有肝门部淋巴结肿大。

四、临床拓展思维训练

1. 引起肝内、外胆管扩张的其他疾病有哪些(10 分)?

(1)肝内胆管结石:肝内胆管内可见强回声光团,后方伴声影,其远端胆管扩张(2 分)。

(2)胆总管结石:扩张的胆总管内可见强回声光团,强回声团可有移动,后方伴声影。常伴肝内胆管扩张、胆囊增大(2 分)。

(3)壶腹癌:肝内、外胆管扩张,扩张的胆总管末端可见低回声团,后方无声影(2 分)。

(4)胰头癌:肝内、外胆管扩张,胰头区可见实性低回声团,常伴主胰管扩张,腹后壁可见淋巴结肿大(2 分)。

(5)先天性肝内胆管扩张:是一种常染色体隐性遗传病,沿胆管分布的不规则分支状扩张的囊性病变,病变与肝内胆道相通(2 分)。

2. 请简述肝内胆管细胞癌的超声造影表现(10 分)。

肝内胆管细胞癌超声造影表现为"快进快出"的增强模式(3 分),多为以下两种类型:一类为动脉相病灶整体呈高增强,门脉相造影剂减退呈低增强,延迟相呈明显低增强(3 分);另一类以病灶周边增强为主,动脉相周边呈高增强,其内呈低增强伴"条索样"或"树枝样"增强(图 3-3-4)(肝内胆管细胞癌瘤体周边以肿瘤细胞为主而纤维组织较少,血管相对较多,中央区肿瘤细胞较少而纤维组织含量丰富,血管相对较少),门脉相造影剂减退呈低增强,延迟相呈明显低增强(图 3-3-5)(3 分)。胆管细胞癌造影剂减退时间较早,一般多于动脉相晚期或门脉相早期(45~60 秒)减退(1 分)。

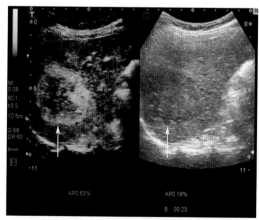

图 3-3-4　肝内胆管细胞癌超声造影图像:动脉相以周边为主的高增强(箭头所示)

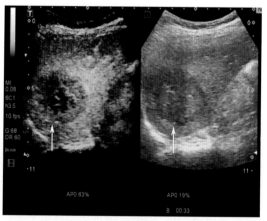

图 3-3-5　肝内胆管细胞癌超声造影图像:动脉相晚期造影剂开始减退(箭头所示)

(刘　站　唐少珊)

病例 **4** 肝血管瘤（hepatic hemangioma）

一、临床资料

1. 病史　患者,女,49 岁,因"体检发现肝内肿物 3 个月"就诊。无肝炎、肝硬化等病史。

2. 超声资料（图 3-4-1~ 图 3-4-5）

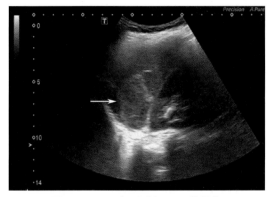

图 3-4-1　肝右后叶切面二维图像
箭头所示为病灶。

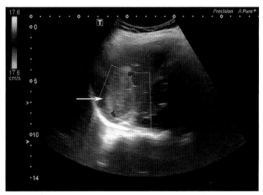

图 3-4-2　肝右后叶切面彩色多普勒血流图像
箭头所示为病灶。

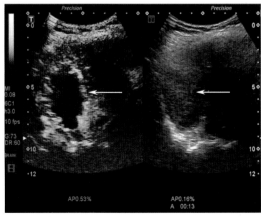

图 3-4-3　肝右后叶切面造影动脉相图像
箭头所示为病灶。

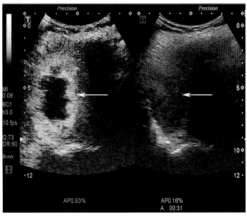

图 3-4-4　肝右后叶切面造影门脉相图像
箭头所示为病灶。

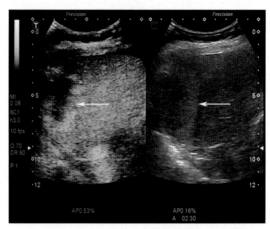

图 3-4-5 肝右后叶切面造影延迟相图像

箭头所示为病灶。

3. 其他检查资料 实验室检查均正常。

二、思考题及参考答案

1. 请结合病史及超声图像表现作出诊断(10 分)。

临床表现:患者无肝炎、肝硬化等病史,体检发现,无明显临床体征,实验室检查均正常(1 分)。

超声所见:图 3-4-1 肝右后叶肿物(1 分),形态欠规则,边界较清,内呈不均匀中等回声,周围可见高回声环(1 分)。图 3-4-2 彩色多普勒血流图像显示肿物内零星血流信号(1 分)。静脉注入造影剂后,图 3-4-3 动脉相病灶周边呈环状结节样高增强,造影剂逐渐向心性填充(2 分);图 3-4-4、图 3-4-5 门脉相及延迟相病灶大部分呈等增强,病灶中心部始终未见造影剂填充(1 分)。

超声诊断:肝内肿物,考虑肝血管瘤(3 分)。

2. 请回答本病的鉴别诊断(10 分)。

(1)转移性肝癌:有的肝脏转移癌表现为高回声,呈单发或多发需与血管瘤相鉴别。应注意询问是否有恶性肿瘤病史,转移癌周边常伴有低回声晕,呈"牛眼征"。典型的转移性肝癌超声造影表现为"快进快出"的增强模式(3 分)。

(2)肝硬化再生结节:肝硬化背景下的硬化结节在常规超声上也常表现为高回声团,易与高回声血管瘤相混淆,但前者多发常见,直径多在 1cm 以内,超声造影肝硬化再生结节一般三相均与肝实质同步呈等增强(3 分)。

(3)肝脏局灶性结节增生:部分肝脏局灶性结节增生可表现为略高回声,彩色多普勒可探及丰富的动脉血流信号;超声造影呈离心性快速高增强,门脉相和延迟相多呈持续高或等增强(2 分)。

(4)肝局灶性脂肪变性:高回声常局限于肝的一叶,呈不规则分布,多呈片状,与周围正常肝组织分界不清,其内可见正常血管穿行;超声造影表现为三相均与肝实质同步呈等增强(2 分)。

3. 请简述肝右叶各分段及分界标志(Couinaud 肝分段法)(10 分)。

Couinaud 肝分段法将肝右叶分为肝右前叶和肝右后叶,二者的分界标志是肝右静脉(4 分);肝右前叶分为肝右前叶上段(S8)和肝右前叶下段(S5),二者的分界标志是门静脉右前支的分支(3 分);肝右后叶分为肝右后叶上段(S7)和肝右后叶下段(S6),二者的分界标志是门静脉右后支的分支（3 分）。

三、要点与讨论

1. 病理、流行病学　肝血管瘤是肝脏最常见的良性肿瘤，可发生于任何年龄，女性好发，多见于肝右叶，以单发多见。

肝血管瘤的病理分型最常见的是海绵状血管瘤。新鲜的海绵状血管瘤标本具有弹性，可受压变形并在去压后恢复；组织学中血管瘤由丰富血窦构成，并可见新鲜血栓形成。

2. 临床特征　肝血管瘤一般无明显临床症状，多在体检中发现。少数患者因瘤体较大或位于肝包膜下可出现肝区不适、隐痛等。

3. 超声特征

（1）二维超声表现：边界清，圆形、椭圆形或不规则分叶形，部分可见浮雕征。小型血管瘤内部可呈高回声，中型及大型血管瘤以低回声或混合回声常见。CDFI 内部多无彩色血流显示，偶可见点状、线状血流。

（2）超声造影表现：动脉相病灶从边缘开始呈环状增强，并呈结节状逐渐向心性填充，门脉相及延迟相病灶可部分或完全填充，呈高或等增强，呈"慢进不出"的增强模式。

四、临床拓展思维训练

1. 在 CDFI 上肝脏血管瘤为何血流信号不丰富（10 分）？

尽管肝脏血管瘤内部由丰富的血窦组成，但其流动极其缓慢、血流速度低（5 分），血管管腔细小，CDFI 无法检测到（5 分），故肝脏血管瘤血流信号反而不明显。

2. 请简述肝血管瘤的内部回声发生改变的病理基础（10 分）。

肝血管瘤的内部回声是由血管瘤内的血管腔、血管壁及血管间隙之间的纤维分隔多少决定的（4 分），当发生出血、纤维化、血栓形成及钙化时，病灶内部回声改变更加多样性（3 分）；另外，靠近肝被膜的血管瘤当探头加压时，内部回声会发生减低的改变，这是由于探头加压后作为反射源的血管壁减少所致，此特征可作为肝血管瘤的诊断依据（3 分）。

（刘　站　唐少珊）

病例 5　肝细胞肝癌（hepatocellular carcinoma，HCC）

一、临床资料

1. 病史　患者，男，65 岁，因"体检发现肝内肿物 11 天"就诊。乙型肝炎及丙型肝炎病史 20 年，饮酒 10 年，每天 2 瓶（1 瓶 =600ml）啤酒及 2 两（1 两 =50g）白酒。

2. 超声资料（图 3-5-1~ 图 3-5-3）

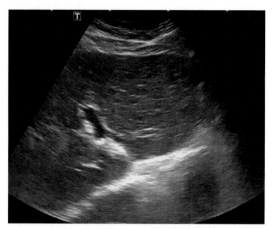

图 3-5-1 肝左叶切面二维图像

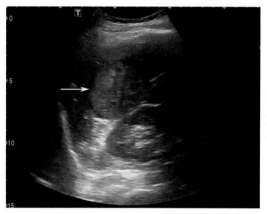

图 3-5-2 肝右后叶切面二维图像
箭头所示为病灶。

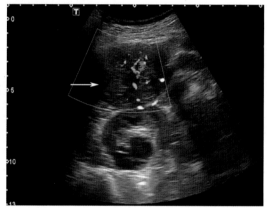

图 3-5-3 肝右后叶切面彩色多普勒血流图像
箭头所示为病灶。

3. 其他检查资料 AFP 11.560ng/ml（升高）。增强 CT（图 3-5-4、图 3-5-5）。

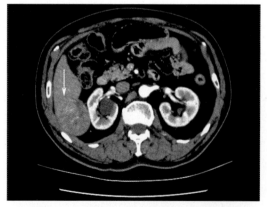

图 3-5-4 增强 CT：肝右后叶病灶动脉期
不均匀明显强化
箭头所示为病灶。

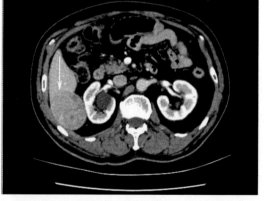

图 3-5-5 增强 CT：肝右后叶病灶门静脉期
强化程度减低
箭头所示为病灶。

二、思考题及参考答案

1. 请结合病史及超声图像表现作出诊断（10 分）。

临床表现：患者为中老年男性；乙型肝炎、丙型肝炎病史 20 年；实验室检查 AFP 升高；图 3-5-4、图 3-5-5 增强 CT 动脉期不均匀明显强化，门静脉期强化程度减低（1 分）。

超声所见：图 3-5-1 肝包膜不平整，实质回声增粗（1 分）。图 3-5-2 肝右后叶实性肿物，边界较清，内呈不均质中低混合回声，肿物周围可见低回声晕环（2 分），肿物向肝外突出，右肾呈受压改变（1 分）。图 3-5-3 肿物内部可检出血流信号（1 分）。

超声诊断：肝硬化（2 分）；肝内实性肿物，注意肝细胞肝癌（2 分）。

病理结果：肝细胞肝癌（图 3-5-6）。

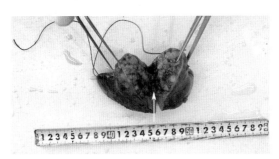

图 3-5-6 大体：肿物部分淡黄，部分暗红质中，
余组织棕黄质中
箭头所示为病灶。

2. 请回答本病的鉴别诊断（10 分）。

（1）肝血管瘤：肝血管瘤生长缓慢，边界较清晰，形态规则，内部常呈筛网状并偶见血管穿透征。肿块质地柔软，较大者探头加压可发生形变。CDFI 示血管瘤周边及内部仅可见零星彩色血流信号（3 分）。

（2）转移性肝癌：有原发病史，一般为多发，大小及形态相似，癌结节边界较清晰，内部往往有坏死（3 分）。

（3）肝脓肿：肝脓肿常伴发热、腹痛等症状。早期病变组织没有发生液化时声像图与肝细胞肝癌较难区别，但随着病程进展声像图会迅速变化，当出现液化较完全的无回声区时易与肝细胞肝癌鉴别（2 分）。

（4）肝脏局灶性结节增生：CDFI 病灶内部可检出放射状血流信号，超声造影动脉相呈高增强，门脉相及延迟相多呈持续高增强或等增强，同时需结合临床病史综合分析进行鉴别（2 分）。

3. 超声诊断该病除了对病灶本身声像图表现的观察，还应注意观察哪些声像图的变化（10 分）？

（1）针对肝细胞肝癌的高危因素应重点观察肝脏的回声，是否有肝损伤或肝硬化的背景、脾静脉增宽和脐静脉开放等门静脉高压表现（3 分）。

（2）肝细胞肝癌易侵犯血管，尤其是门静脉，应观察是否有癌栓的形成，特别是弥漫型肝癌患者，门静脉癌栓可能是更明显的征象（4 分）。

（3）注意肝外征象，如周围脏器是否有浸润、肝门部或腹腔内是否有淋巴转移、腹腔是否有积液等（3 分）。

三、要点与讨论

1. 病理、流行病学 肝细胞肝癌是最常见的肝原发性恶性肿瘤,在目前全球常见肿瘤中居第六。可在任何年龄发病,但以 30~50 岁多见。本病主要的危险因素包括乙型及丙型肝炎后(常10 多年后)肝硬化、酒精摄入、摄食高浓度的黄曲霉素及高浓度亚硝酸盐、肥胖等。按照大体病理肝细胞肝癌被分为弥漫型、巨块型及结节型。

2. 临床特征

(1)症状及体征:亚临床期或肿物较小时可无典型症状。进展期及晚期肝癌患者可触及包块,并伴有右上腹痛、腹胀、食欲减退、乏力、消瘦等慢性肝病的相关症状。

(2)实验室检查:AFP 可作为肝细胞肝癌的肿瘤标志物,用于筛查诊断及术后随访。

3. 超声特点

(1)多伴有慢性肝病或肝硬化背景。

(2)内部回声表现多样,部分肿物具有包膜,部分肿物周围有窄的低回声晕环。

(3)彩色多普勒肿物内可检出丰富血流信号,绝大多数为高速、高阻动脉血流信号。

(4)肝细胞肝癌肝内转移多见于巨块型肝癌,表现为较大肿块周边的大小不等的实性结节。

(5)肝细胞肝癌易发生癌栓,多数出现在门静脉内,也可在肝静脉或下腔静脉内,甚至右心房,表现为管腔内的实性中等或低回声团,彩色多普勒可检出血流信号,癌栓更多见于弥漫型肝癌。

(6)典型的肝细胞肝癌超声造影表现为"快进快退"模式,动脉相呈均匀或不均匀快速高增强,门脉相及延迟相减退呈低增强(图 3-5-7、图 3-5-8)。文献报道肝细胞肝癌病灶内造影剂减退的时间与病灶的分化程度、病灶的大小有一定的相关性。

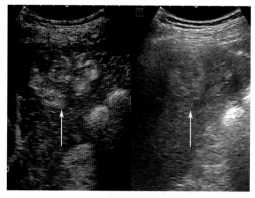 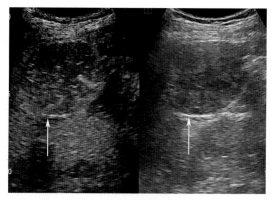

图 3-5-7 典型肝细胞肝癌动脉
相病灶呈高增强
箭头所示为病灶。

图 3-5-8 典型肝细胞肝癌门脉相及
延迟相病灶呈低增强
箭头所示为病灶。

四、临床拓展思维训练

1. 请简述肝细胞肝癌合并门静脉癌栓的超声图像表现(10 分)。

门静脉管径增宽,其内充满低或中等回声(图 3-5-9)(2 分),门静脉管壁可以连续,如癌栓侵袭管壁,门静脉管壁连续性中断(2 分)。CDFI 于癌栓内可检出低阻动脉血流信号(图 3-5-10)(3 分)。超声造影检查癌栓与肿物增强模式相似,呈"快进快出"的增强模式(3 分)。

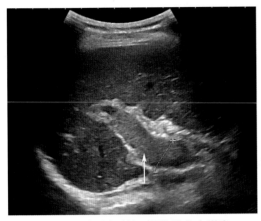

图 3-5-9　右肋间斜切，门静脉右支增宽，
其内充满低回声
箭头所示为门静脉内低回声。

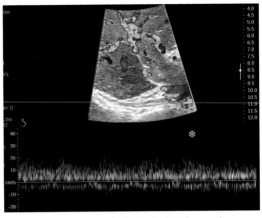

图 3-5-10　彩色多普勒血流图（CDFI）于
癌栓内检出动脉频谱

2. 请简述肝脏 CEUS LI-RADS 分类（10 分）。

超声造影肝脏影像报告与数据系统（contrast enhanced ultrasound liver imaging reporting and data system，CEUS-LI-RADS）是 2016 年由美国放射学会（American College of Radiology，ACR）推出并于 2017 年更新的一个对肝细胞肝癌（HCC）高风险患者行超声造影检查时的标准化报告分析和分类系统。其分类如下。

CEUS LR-1 类：明确良性。

CEUS LR-2 类：良性可能性大。

CEUS LR-3 类：肝细胞肝癌中度可疑。

CEUS LR-4 类：肝细胞肝癌可能性大。

CEUS LR-5 类：明确肝细胞肝癌。

CEUS LR-5V 类：明确的静脉内瘤栓。

CEUS LR-M 类：明确或可能的非肝细胞肝癌恶性结节。

（刘　站　唐少珊）

病例 **6** 转移性肝癌（metastatic hepatic carcinoma）

一、临床资料

1. 病史　患者，女，42 岁，因"肺恶性肿瘤复查肝脏超声发现肝多发占位 1 周"就诊。

2. 超声资料(图 3-6-1～图 3-6-3)

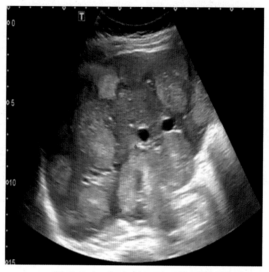

图 3-6-1 肝左叶切面二维图像

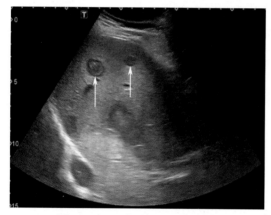

图 3-6-2 肝右叶切面二维图像
箭头所示为病灶。

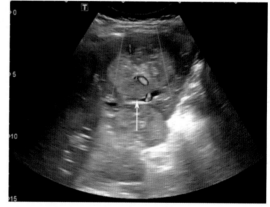

图 3-6-3 肿物彩色多普勒血流图像
箭头所示为病灶。

3. 其他检查资料 CEA 42.300μg/L(升高)。

二、思考题及参考答案

1. 请结合病史及超声图像表现作出诊断(10 分)。

临床表现:有肺部恶性肿瘤病史;实验室血清标志物 CEA 升高(2 分)。

超声所见:图 3-6-1 肝内见多个实性肿物,部分肿物呈高回声,边界较清,形态不规整。图 3-6-2 部分肿物呈"靶环征",边界较清,内部呈中等回声,周边呈低回声晕(2 分)。图 3-6-3 彩色多普勒肿物内可检出血流信号(2 分)。

超声诊断:肝内多发实性肿物,注意转移性肝癌(4 分)。

2. 请回答本病的鉴别诊断(10 分)。

(1)肝细胞肝癌:常有肝炎、肝硬化病史,多为单发,易侵犯门静脉、肝静脉及下腔静脉引起癌栓,彩色多普勒显示丰富血流信号多见(4分)。

(2)肝血管瘤:单发多见,边界清,多呈高回声伴有"镶嵌征",血管瘤周边一般没有低回声晕环(3分)。

(3)肝局灶性脂肪变性:表现为形态不规则的片状高回声区,无占位效应,其内可见正常肝脏血管穿行,超声造影动脉相、门脉相及延迟相与周围肝实质均呈等增强(3分)。

3. 请简述超声造影在此疾病诊疗中的作用(10分)。

常规超声结合原发肿瘤病史可进行诊断,但部分转移性肝癌呈等回声时,与周围正常肝组织无明显界限,普通超声难以识别和诊断,超声造影可帮助进一步发现病灶、明确病灶数目及作出定性诊断(4分)。转移性肝癌超声造影动脉相呈高增强或环状增强,门脉相造影剂快速减退,门脉相及延迟相呈明显低增强,即"黑洞征",延迟相发现明显低增强病灶对转移性肝癌的检出意义重大(3分)。超声造影通过对转移灶数量进行准确评估,指导下一步治疗方案的选择(3分)。

三、要点与讨论

1. 病理、流行病学　肝脏是全身多种恶性肿瘤最易转移的器官。转移性肝癌多发常见,病灶大小不一、数目不等,多保留原发肿瘤的某些特征,病理改变与原发肿瘤相同。

2. 临床特征　早期无明显临床症状和体征,转移肿瘤较大或较多时可扪及腹部包块并出现上腹不适或疼痛等症状;实验室检查部分肿瘤标志物升高,如原发于消化道、胆道恶性肿瘤时会出现 CEA、CA19-9 升高;原发于卵巢癌时,糖类抗原 12-5(CA12-5)往往会升高。

3. 超声特征

(1)可单发或多发;肿瘤内部回声可根据转移来源不同表现出低、高或等回声。部分肿瘤周围有较宽的低回声带,肿瘤中心常为低回声或无回声,呈"牛眼征"或"靶环征"的特征性表现;部分肿物内可见钙化灶(多见于结肠癌)。CDFI 多为乏血供,病灶内部显示点状或细条状血流信号,脉冲多普勒可检出动脉血流信号;部分病灶内部无血流或仅在病灶周围有血管围绕。

(2)超声造影典型特征表现为动脉相呈快速整体高增强或周边环状增强,动脉相晚期或门脉相早期造影剂开始消退为明显低增强,可呈"黑洞样"改变,近似无增强。

四、临床拓展思维训练

1. 为什么恶性肿瘤最易转移至肝脏? 转移途径有哪些(10分)?

由于肝脏接受肝动脉和门静脉的双重血供、血流量丰富,消化道肿瘤可以通过肠系膜上、下静脉汇入门静脉进行转移;盆腔恶性肿瘤可通过体静脉或门静脉的吻合支转移至肝脏,所以全身恶性肿瘤最易转移至肝脏(4分)。

因此血行转移最为常见,如经门静脉(2分)、肝动脉(2分)转移,其次是淋巴转移(1分)和直接浸润(1分)。

2. 请简述常见肿瘤标志物 AFP、CEA、CA19-9 及 CA12-5 的主要临床意义(10分)。

(1)AFP:来源于卵黄囊、未分化肝细胞和胎儿胃肠道,出生 1 年后可降至正常。AFP 含量显著升高一般提示肝细胞肝癌,但尚未发现 AFP 含量与肿瘤大小、恶性程度等有关系。AFP 升高也常见于酒精性肝硬化、急性肝炎、乙型肝炎表面抗原(hepatitis B surface antigen,HBsAg)携带者、妊娠以及生殖腺胚胎源性肿瘤等(3分)。

（2）CEA：属癌胚胎性抗原，只在胚胎期产生，主要来源于胎儿的胃肠道和血液。出生后，CEA 的形成被抑制，因此，在正常成人的血液中 CEA 很难测出。患有结肠腺癌的患者，CEA 含量通常很高，主要用于指导结肠癌治疗及随访。在 20%~50% 的消化系统及肺部疾患中，CEA 含量通常不超过 10μg/L。另外，吸烟者也常见 CEA 升高（3 分）。

（3）CA19-9：在消化道肿瘤增高明显，主要见于胰腺癌，但测量值的高低与肿瘤大小无关，血清 CA19-9 水平高于 10 000U/ml 时，几乎均存在外周转移。对于肝胆管癌，CA19-9 测定值提供50%~75% 诊断敏感性。由于黏蛋白主要从肝脏清除，某些患者轻微的胆汁淤积便可导致血清 CA19-9 水平明显升高。CA19-9 升高也见于胃肠道和肝的多种良性和炎症病变（2 分）。

（4）CA12-5：正常人的卵巢上皮表面不表达 CA12-5，但在上皮来源的非黏液性卵巢肿瘤中 CA12-5 表达率很高，并可在血清中检测到。CA12-5 升高还可见于子宫内膜癌、乳腺癌、胃肠道癌及各种恶性肿瘤引起的腹腔积液。卵巢囊肿、子宫内膜病、宫颈炎、子宫肌瘤、妊娠早期、急慢性胰腺炎、胃肠道疾病、肾衰竭以及自身免疫病等也可见 CA12-5 升高。CA12-5 明显升高也可见于肝硬化、肝炎（2 分）。

（刘　站　唐少珊）

病例 **7** 肝脏局灶性结节增生（hepatic focal nodular hyperplasia，hFNH）

一、临床资料

1. 病史　患者，男，27 岁，因"体检发现肝占位 6 天"就诊。
2. 超声资料（图 3-7-1~ 图 3-7-4）

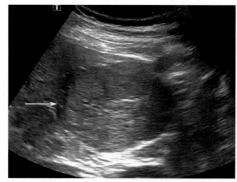

图 3-7-1　肝左外叶切面二维图像
箭头所示为病灶。

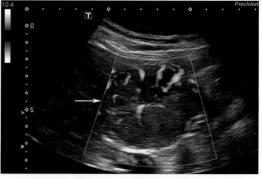

图 3-7-2　肝左外叶切面彩色多普勒血流图像
箭头所示为病灶。

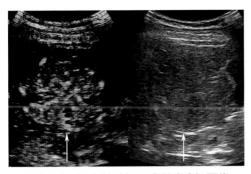 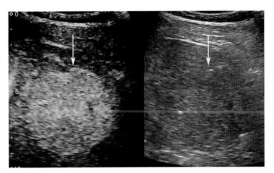

图 3-7-3　肝左外叶切面造影动脉相图像
箭头所示为病灶。

图 3-7-4　肝左外叶切面造影延迟相图像
箭头所示为病灶。

3. 其他检查资料　实验室检查均正常。增强 CT（图 3-7-5、图 3-7-6）。

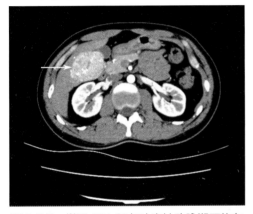 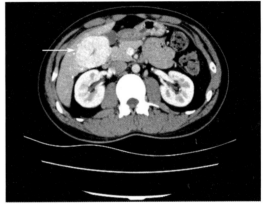

图 3-7-5　增强 CT：肝左叶病灶动脉期不均匀
明显增强，并可见中央瘢痕
箭头所示为病灶。

图 3-7-6　增强 CT：肝左叶病灶门静脉期及延迟
期持续增强，并可见中央瘢痕
箭头所示为病灶。

二、思考题及参考答案

1. 请结合病史及超声图像表现作出诊断（10 分）。

临床表现：年轻患者，体检发现，无明显临床体征。

超声所见：图 3-7-1 肝左外叶肿物，形态较规则，边界模糊，内呈不均质中等回声，中心部可见高回声（1 分）。图 3-7-2 彩色多普勒超声显示肿物内部可见丰富的"轮辐状"血流信号（2 分）。静脉注入造影剂后，图 3-7-3 动脉相病灶内造影剂呈快速放射状填充，病灶整体呈高增强；图 3-7-4 持续至延迟相病灶始终呈高增强（2 分）。图 3-7-5、图 3-7-6 增强 CT 提示动脉期肿块呈不均匀明显强化，门静脉期及延迟期持续强化，并可见中央瘢痕（2 分）。

超声诊断：肝内实性肿物，hFNH 不除外（3 分）。

病理诊断：hFNH（图 3-7-7）。

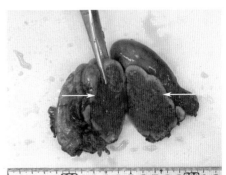

图 3-7-7　大体：肿物切面黄白质中，界清
箭头所示为病灶。

2. 本病易与肝腺瘤混淆,请回答二者的鉴别诊断(10分)。

hFNH 需要与肝腺瘤鉴别,因后者常有并发症,肿瘤易破裂出血,甚至恶变,常需手术治疗(1分)。

(1)流行病史:hFNH 可发生于任何年龄和性别;肝腺瘤多见于育龄女性,发病多与口服避孕药、类固醇类药、糖尿病或肝糖原贮积症有关(2分)。

(2)病理:hFNH 无包膜,质地硬,可见放射状的中央瘢痕及纤维分隔,有供血动脉、增生的胆管及炎细胞浸润。肝腺瘤可有不完整的包膜,质地软,内部易发生出血坏死(2分)。

(3)常规超声表现:二者很难区别,hFNH 很少出现出血、坏死等表现,CDFI 可检出轮辐状或放射状丰富血流信号;肝腺瘤可因出血、坏死出现液性区,且血供一般少于 hFNH(2分)。

(4)超声造影表现:两者均多呈"快进慢出"增强模式,典型 hFNH 动脉相呈快速离心性轮辐状高增强,而肝腺瘤动脉相多呈向心性增强(2分)。

(5)对于不典型病例可在超声引导下穿刺活检进一步明确诊断(1分)。

3. 本病例中肿物位于肝左外叶,请简述肝左叶各分段及分界标志(Couinaud 肝分段法)(10分)。

Couinaud 肝分段法将肝左叶分为肝左外叶和肝左内叶(S4 段)(4分),二者分界的标志是肝左静脉(3分),左外叶根据门静脉分支走行分为左外上段(S2 段)和左外下段(S3 段)(3分)。

三、要点与讨论

1. 病理、流行病学　hFNH 是一种较少见的肝脏良性肿瘤,目前确切发病机制不明,被认为是先天性动脉血管畸形引起局部肝细胞的反应性增生所致,并非真正意义上的肿瘤。可发生于任何年龄和性别,但以青年女性多见。

hFNH 通常为边界清晰、坚硬、无包膜,黄褐色的实质性肿块。主要病理特征为病灶中央有星形瘢痕伴放射状纤维分隔,将病灶分隔成多结节样。镜下见结节由增生的肝细胞组成,隔内含动脉、静脉及增生的胆管。

2. 临床特征　无明显临床症状,生长缓慢,多在体检或其他疾病的诊疗过程中偶然发现,无肝炎或肝硬化病史,实验室检查无特异性改变。

3. 超声特征

(1)二维超声表现:病灶可呈低或等回声,典型病例中央可见高回声瘢痕,hFNH 无纤维包膜,周边可有浅淡低回声晕环,由病灶挤压周围肝组织或肝内血管所致,周围肝实质回声多正常。极少出现出血、坏死、钙化等。

(2)彩色多普勒:显示轮辐状丰富血流。

(3)超声造影表现:动脉相病灶增强早于肝实质,呈现快速放射状或泉涌状离心性高增强,随后呈均匀高增强;门脉相仍为高增强或等增强;延迟相多呈等增强,呈"快进不退"的特征。

四、临床拓展思维训练

1. 肝脏有几个肝门结构? 分别是什么(10分)?

肝脏有三个肝门结构,即第一肝门、第二肝门及第三肝门(1分)。

(1)第一肝门位于肝脏脏面横沟内,门静脉、肝动脉和肝管在此走行(3分)。

(2)第二肝门位于腔静脉沟上部,左、中、右三支肝静脉汇入下腔静脉处(3分)。

(3)第三肝门位于腔静脉沟下部,肝右后下静脉、尾状叶静脉等静脉回流入下腔静脉处

（3 分）。

2. 什么是肝脏局灶性结节增生样结节（10 分）？

肝脏局灶性结节增生样结节（focal nodular hyperplasia-like nodules,FNH-LN）在 1990 年由 Sugihara 等提出，是指在肝硬化的背景下由于肝脏异常灌注产生的结节性反应增生样病变，其患病率在肝硬化的背景下约为 15%。FNH-LN 的组织学特征与典型 hFNH 相似，目前病因和发病机制尚不明确，有学者指出 FNH-LN 多见于慢性酒精性肝病患者。因其临床表现、实验室检查缺乏特异性，且影像学与肝细胞肝癌（HCC）极为相似，很容易导致误诊、漏诊。

（刘　站　唐少珊）

病例 **8** 肝细胞腺瘤（hepatocellular adenoma,HCA）

一、临床资料

1. **病史**　患者，男，68 岁，因"发现肝占位 1 周"就诊。10 天前于当地医院拔牙后出现发热、胸闷气短等症状，于 1 周前行肺 CT 检查，提示肝占位。患者无肝炎、肝硬化等。

2. **超声资料**（图 3-8-1~ 图 3-8-5）

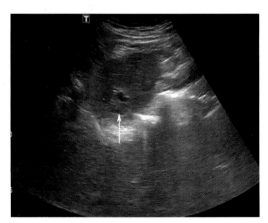

图 3-8-1　肝右叶切面二维图像
箭头所示为病灶。

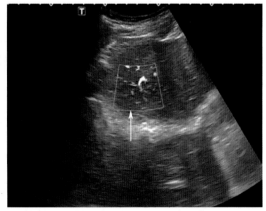

图 3-8-2　肝右叶切面彩色多普勒血流图像
箭头所示为病灶。

3. **其他检查资料**　碱性磷酸酶（alkaline phosphatase,ALP）151U/L（升高）；AFP（−）；血糖 7.2mmol/L（升高）。增强 CT 见图 3-8-6~ 图 3-8-8。

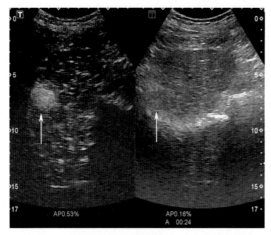

图 3-8-3 动脉相 24 秒肝右叶切面超声造影图像
箭头所示为病灶。

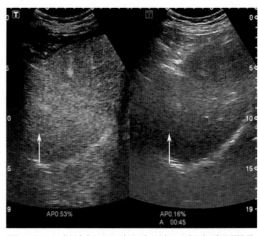

图 3-8-4 门脉相 45 秒肝右叶切面超声造影图像
箭头所示为病灶。

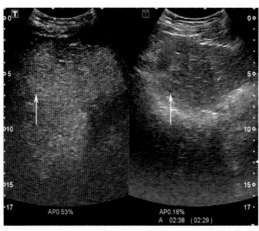

图 3-8-5 延迟相 2 分 38 秒肝右叶
切面超声造影图像
箭头所示为病灶。

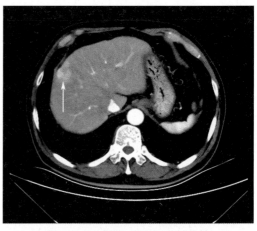

图 3-8-6 增强 CT：肝右叶病灶
动脉期明显不均匀强化
箭头所示为病灶。

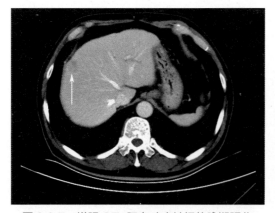

图 3-8-7 增强 CT：肝右叶病灶门静脉期强化
程度减低
箭头所示为病灶。

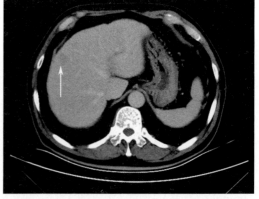

图 3-8-8 增强 CT：肝右叶病灶延迟期强化
程度减低，低于周围正常肝实质
箭头所示为病灶。

二、思考题及参考答案

1. 请结合病史及超声图像表现作出诊断(10 分)。

临床表现:检查肺部 CT 偶然发现肝占位,无肝炎、肝硬化等病史,实验室检查 ALP 稍升高,血糖高,其余均正常(1 分)。

超声所见:图 3-8-1 肝右叶肿物,形态较规则,边界模糊,内呈不均匀中低混合回声(1 分)。图 3-8-2 彩色多普勒肿物内部可检出丰富血流信号(1 分)。静脉注入造影剂后,图 3-8-3 动脉相 24 秒病灶呈整体高增强;图 3-8-4 门脉相 45 秒病灶整体呈等增强;图 3-8-5 持续至延迟相病灶仍呈等增强(3 分)。图 3-8-6~ 图 3-8-8 增强 CT 病灶动脉期明显不均匀强化,后各期强化程度减低,低于周围正常肝实质(1 分)。

超声诊断:肝内肿物,超声造影不除外肝细胞腺瘤(3 分)。

病理诊断:肝细胞腺瘤(图 3-8-9)。

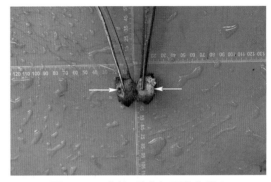

图 3-8-9　大体:肿物切面黄白质中
箭头所示为病灶。

2. 请回答本病的鉴别诊断(10 分)。

(1)肝细胞肝癌:多有肝炎、肝硬化病史,可有肝功能异常和 AFP 升高,典型的超声造影表现为"快进快出"模式,若超声造影不典型应行肝穿刺活检明确诊断(3 分)。

(2)转移性肝癌:多有原发肿瘤病史,多为多发,可有 CEA 升高;超声造影表现为动脉相呈整体高增强或周边环状增强,动脉相晚期或门脉相早期造影剂开始消退为明显低增强,可呈"黑洞样"改变(2 分)。

(3)肝内胆管细胞癌:多无肝炎病史,可有 CA19-9 升高,肿物周边可伴有周围胆管扩张。超声造影表现为"快进快出",动脉相整体高增强或周边不规则环状增强、内部呈低或无增强,门脉相呈低增强,造影剂减退多在 60 秒以内(2 分)。

(4)肝脏局灶性结节增生:多呈低回声,无包膜,典型病例 CDFI 血流呈放射状分布。超声造影肝脏局灶性结节增生动脉相呈轮辐状或泉涌状离心性高增强,门脉相和延迟相呈持续高增强(3 分)。

3. 肝脏超声造影的时相是如何区分的(10 分)?

目前国内可用于肝脏超声造影的造影剂为注射用六氟化硫微泡和注射用全氟丁烷微球两种,前者为纯血池造影剂,后者除了血池显像还可被肝脏内的库普弗细胞(Kupffer cell)所吞噬,形成后血管期显像(1 分)。正常肝脏是肝动脉(25%~30%)和门静脉(70%~75%)的双重血供,因此肝脏的超声造影按时相分四相:动脉相、门脉相、延迟相及血管后相(2 分)。动脉相开始于造影剂注入后 10~20 秒,结束于 30~45 秒(2 分);门脉相开始于 30~45 秒,结束于 120 秒(2 分);延迟相开始于 121 秒(2 分);血管后相又称为枯否相,开始于 8 分钟以后(1 分)。

三、要点与讨论

1. 病理、流行病学　肝细胞腺瘤是一种罕见的肝内良性肿瘤,多见于育龄期女性,发病原因不明,女性发病可能与血中雌激素水平升高或口服避孕药有关,男性发病可能与合成类固醇药、糖尿病或肝糖原贮积症、肥胖及非酒精性脂肪肝等有关。

肝细胞腺瘤常有不完整的纤维包膜,50% 以上有破裂出血倾向,可有钙化和脂肪聚集,由类似正常的肝细胞组成,瘤内无胆管或汇管结构,内部可见扭曲的大动脉或薄壁静脉。

肝细胞腺瘤根据基因型及组织学表现分为四种亚型。

(1)炎症型肝细胞腺瘤:最常见的亚型,占 40%~55%,易出血,最常见于使用口服避孕药的年轻女性和肥胖患者。

(2)肝细胞核因子 1α 失活型肝细胞腺瘤:占肝细胞腺瘤的 30%~40%,见于口服避孕药女性,极少或几乎没有恶性风险。

(3)β 连环蛋白激活型肝细胞腺瘤:占 10%~20%,好发于男性,最易恶变。

(4)未分类肝细胞腺瘤:占 5%~10%。

2. 临床特征　多数无明显的临床症状,肿瘤较大时可有腹胀、触及包块;肿瘤破裂出血时可有突发右上腹痛或腹腔血肿;肝细胞腺瘤具有出血和恶变的潜能,临床常需要外科手术治疗。

3. 超声特征

(1)二维超声表现:多单发,大小不等;边界清晰,包膜可完整或不完整;病灶内部回声欠均匀,常为高回声、低回声或混合回声;病灶较大时内部伴出血坏死,可见无回声区;CDFI 可检出低阻力动脉血流信号,血供不如肝脏局灶性结节增生丰富。

(2)超声造影表现:根据腺瘤的亚型不同,可表现为"快进不出""快进慢出"或"快进快出"模式,动脉相可呈快速明显高增强,以向心性填充最常见,部分炎症型肝细胞腺瘤在动脉相早期可见包膜下增强血管影;门脉相及延迟相呈等增强,部分病灶门脉相及延迟相造影剂可减退呈低增强。

四、临床拓展思维训练

1. 请说出临床常见的引起右上腹突然疼痛的急腹症,及其超声检查要点(10 分)。

(1)内脏器官破裂出血或肝内肿物(如肝癌、肝细胞腺瘤、肝血管瘤等)破裂出血所致(1 分),一般有外伤史或肿瘤病史,注意观察肝脏包膜的完整性、肝实质回声是否均匀及盆腹腔积液等情况(1 分)。

(2)急性炎症所致(1 分),胆囊结石、急性胆囊炎、胆囊穿孔、急性胰腺炎等(1 分),一般常伴有发热、呕吐及实验室血象异常或淀粉酶升高等表现(1 分),应注意观察结石的位置、胆囊壁的情况、胆囊床及胰腺周围是否有积液(1 分)。

(3)消化道穿孔所致(1 分),胃或十二指肠穿孔可引发急性右上腹痛,超声检查应注意扫查是否有膈下游离气体(1 分)。

(4)血管栓塞所致(1 分),最常发生的是肠系膜上动脉栓塞,多发生于有风湿性心脏病、心房颤动的老年人,超声要注意观察肠系膜上动脉血流充盈情况,必要时可行超声造影提高血流的显示率(1 分)。

2. 试述超声造影鉴别肝脏实性占位性病变的诊断思路(10 分)。

肝脏实性良性病变超声造影多表现为"快进不退"或"慢进不退",而恶性病变多表现为"快进快退"或"快进慢退"的增强模式(3 分)。同时病灶动脉相造影剂灌注模式对鉴别诊断有很大帮助,如:肝血管瘤的"环状、结节状"增强、肝脏局灶性结节增生的"放射状"离心性或"泉涌状"增强及肝脓肿的"蜂窝状"增强等,这些灌注模式具有较高的特异性,极大地提高了超声造影诊断的准确率（4 分）。在超声造影表现不典型时可以结合病史、实验室检查结果及肝脏背景回声来进一步帮助鉴别诊断（2 分）。对于诊断困难的病例，可在超声造影的引导下进行穿刺活检（1 分）。

五、人文题

一位患者行增强 MR 检查，发现肝右叶膈顶部 1cm 占位，来我科行常规超声检查，超声报告提示未见明显占位性病变，患者气势汹汹来我科找医生理论，作为超声科医生，你该怎么处理（10 分）？

安抚患者，解释清楚，首先肝脏的超声检查受气体干扰，肝右叶膈顶部容易被气体遮挡显示不清楚，太小的占位会看不到（4 分）；其次一些与肝脏回声相近的等回声结节，常规超声很难分辨出来（3 分）。可以建议做超声造影或增强 CT 等检查，进一步明确是否有动脉相增强或延迟相呈低增强的结节（3 分）。

（刘　站　唐少珊）

病例 9　肝炎性假瘤（inflammatory pseudotumor of liver）

一、临床资料

1. 病史　患者，女，59 岁，因"右上腹不适半个月"就诊。自觉腹胀，其间发热一次。
2. 超声资料（图 3-9-1~ 图 3-9-5）

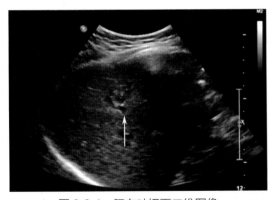

图 3-9-1　肝右叶切面二维图像
箭头所示为病灶。

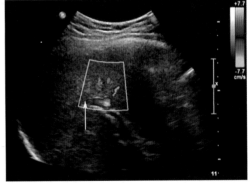

图 3-9-2　肝右叶切面彩色多普勒血流图像
箭头所示为病灶。

3. 其他检查资料　C 反应蛋白 12.20mg/L（升高）；AFP（-）；增强磁共振结果（图 3-9-6~图 3-9-8）。

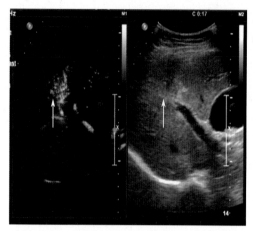

图 3-9-3 动脉相 17 秒肝右叶切面造影图像
箭头所示为病灶。

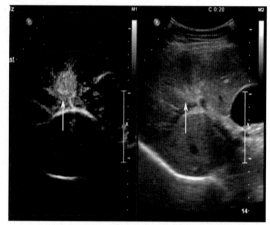

图 3-9-4 动脉相 20 秒肝右叶切面造影图像
箭头所示为病灶。

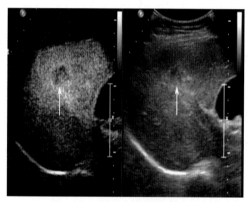

图 3-9-5 门脉相肝右叶切面造影图像
箭头所示为病灶。

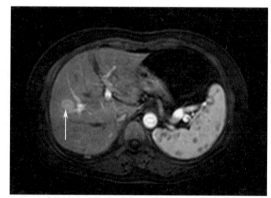

图 3-9-6 增强磁共振：肝右叶 S8 段病灶
动脉期明显强化
箭头所示为病灶。

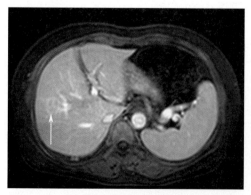

图 3-9-7 增强磁共振：肝右叶 S8 段病灶门静
脉期内部强化减低，周围持续强化
箭头所示为病灶。

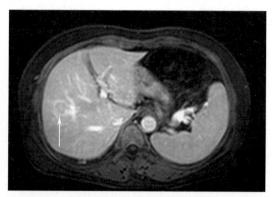

图 3-9-8 增强磁共振：肝右叶 S8 段病灶延迟期
内部强化减低，周围持续强化
箭头所示为病灶。

二、思考题及参考答案

1. 请结合病史及超声图像表现作出诊断（10 分）。

临床表现：右上腹不适来诊，其间有发热现象；无肝炎、肝硬化等病史，实验室检查 C 反应蛋白略升高（1 分）。

超声所见：图 3-9-1 肝右叶肿物，边界模糊，内呈不均匀中低混合回声。图 3-9-2 彩色多普勒于肿物内可检出少许血流信号（3 分）。静脉注入造影剂后，图 3-9-3 约 17 秒病灶内造影剂呈离心性填充；图 3-9-4 约 20 秒病灶整体呈高增强；图 3-9-5 门脉相造影剂减退呈低增强（2 分）。增强 MRI（图 3-9-6～图 3-9-8）与超声造影相似，病灶呈"快进快出"的增强模式。

超声诊断：肝内肿物，超声造影提示富血供（2 分），肝炎性假瘤或恶性（2 分）。

2. 请给出本疾病的鉴别诊断（10 分）。

（1）肝细胞肝癌：多有肝炎病史，可有 AFP 升高，病变可有包膜，常表现为肝硬化背景：肝脏缩小、肝实质回声增粗、肝静脉变细、门静脉增宽及腹腔积液等肝硬化表现。在肝硬化背景下的"快进快出"超声造影增强模式，首先应考虑肝细胞肝癌（4 分）。

（2）转移性肝癌：多有原发肿瘤病史，多为多发，可有 CEA 升高；超声造影表现为动脉相呈整体高增强或周边环状增强，动脉相晚期或门脉相早期造影剂开始消退为明显低增强，可呈"黑洞样"改变（3 分）。

（3）肝内胆管细胞癌：多无肝炎病史，可有 CA19-9 升高，由于肝内胆管细胞癌起源于二级以上肝内胆管，易导致病灶周边胆管的梗阻扩张，超声造影也表现为"快进快出"模式（3 分）。

3. 在肝脏超声扫查时，哪些部位容易漏诊或误诊（10 分）？

（1）肝脏尾状叶较大时容易误诊为肿物，需多切面扫查，注意观察其与肝实质的连续性（3 分）。

（2）肝左外叶上段（S2 段）脏面易受胃肠气干扰，必要时可通过饮水充盈胃肠进行检查（3 分）。

（3）肝右前叶上段（S8 段）膈面受肺气干扰容易漏掉病灶，可通过呼吸或改变体位，减少肺气干扰，提高显示率（2 分）。

（4）獭尾肝（beaver tail liver），又称包围肝，是一种肝脏正常变异，可见于 5% 的成人。表现为肝左叶向左后方突出，可达至脾脏，应注意与脾大、脾肿块、脾破裂或脾周病变相鉴别（2 分）。

三、要点与讨论

1. 病理、流行病学　炎性假瘤是一种由致炎因子引起的以纤维结缔组织增生伴有大量炎性细胞浸润的局限性增生性而非肿瘤性疾病，可能与创伤、感染及免疫、超敏反应等因素有关，可发生于全身各个器官组织中，肺部最常见。肝脏炎性假瘤具有完整包膜，镜下主要表现为以淋巴细胞、浆细胞为主的炎细胞、不同程度的纤维化、肉芽肿性及肌纤维组织细胞增生。

2. 临床特征　大部分患者无特异性症状和体征，少数可有上腹部疼痛、间歇性发热伴消瘦。实验室检查多正常，部分患者可有贫血、白细胞轻度或中度升高、红细胞沉降率加快、C 反应蛋白增高等。该病预后良好，部分病灶能够自行缓解甚至消失。因其影像学检查难以与恶性肿瘤相区别，误诊率较高。

3. 超声特征

(1)二维超声表现：多单发,可呈类圆形或不规则形,无包膜;多表现为低回声、高回声或混合回声,内部回声不均;炎性肉芽肿期病变彩色多普勒血流显示丰富。

(2)超声造影表现：一部分病灶表现为动脉相呈高增强,门脉相及延迟相呈低增强,与恶性肿瘤相似;另一部分病灶表现为动脉相周边呈环状增强、内部呈无增强或整体呈无增强。

四、临床拓展思维训练

1. 肝炎性假瘤的超声造影表现为什么呈多样性(10 分)?

肝炎性假瘤病理主要表现为由炎性细胞浸润和成纤维细胞增生的间质纤维化构成,并伴有增生性毛细血管形成炎性肉芽肿,由于病灶内炎性细胞浸润和间质纤维化程度和分布的不同,其超声造影增强方式也不同(5 分)。当病灶内炎性细胞和肉芽组织大量存在时,超声造影多表现"快进快出"的增强模式,与恶性病变难以鉴别;当病灶内为纤维或凝固性坏死组织时,超声造影表现为周边环状增强或整体呈无增强(5 分)。

2. 请简述门静脉主干的测量方法和正常值(10 分)。

于右肋间斜切扫查第一肝门,清晰显示门静脉主干长轴(2 分)。测量门静脉主干内径:下腔静脉前方最宽处,垂直于管壁测量内壁间距离(图 3-9-9)(2 分)。测量门静脉主干血流速度时,彩色取样框大小适宜,门静脉主干血流信号填充良好(2 分),取样容积置于管腔中央,多普勒角度校正与门静脉主干方向一致,小于 60°(图 3-9-10)(2 分)。门静脉内径一般不大于 1.4cm,流速在 15~26cm/s(2 分)。

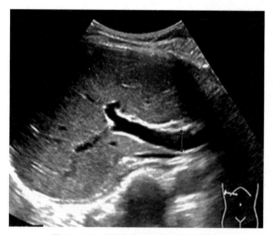

图 3-9-9　门静脉主干管径的测量

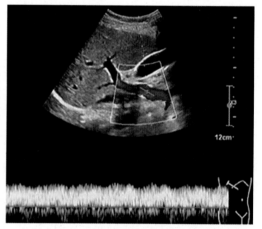

图 3-9-10　门静脉主干血流频谱图像

（刘　站　唐少珊）

病例 **10** 肝孤立性坏死结节（hepatic solitary necrotic nodule,hSNN）

一、临床资料

1. 病史　患者,男,56 岁,因"体检发现肝脏占位 3 个月"就诊。
2. 超声资料（图 3-10-1～图 3-10-5）

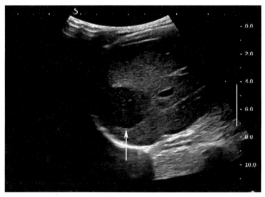

图 3-10-1　肝右叶切面二维图像
箭头所示为病灶。

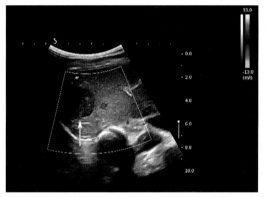

图 3-10-2　肝右叶切面彩色多普勒血流图像
箭头所示为病灶。

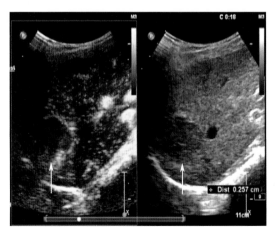

图 3-10-3　动脉相肝右叶切面造影图像
箭头所示为病灶。

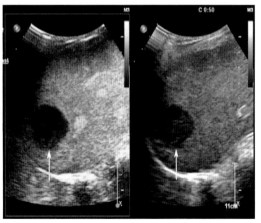

图 3-10-4　门脉相肝右叶切面造影图像
箭头所示为病灶。

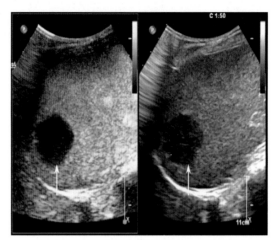

图 3-10-5 延迟相肝右叶切面造影图像
箭头所示为病灶。

3. 其他检查资料 实验室检查均正常。

二、思考题及参考答案

1. 请结合病史及超声图像表现作出诊断(10分)。

临床表现:无明显临床体征;无肝炎、肝硬化等病史(1分)。

超声所见:图3-10-1肝右叶肿物,形态规则,边界清,内呈不均匀低回声(1分)。图3-10-2彩色多普勒超声显示肿物内部未见明显血流信号(2分)。静脉注入造影剂后,图3-10-3 18秒动脉相病灶周边呈环状高增强,环厚度约0.3cm;图3-10-4、图3-10-5门脉相及延迟相呈等增强,病灶内部三相始终未见造影剂填充呈无增强(3分)。

超声诊断:肝内肿物,超声造影无血流灌注,注意肝孤立性坏死结节(3分)。

病理诊断:肝孤立性坏死结节(图3-10-6)。

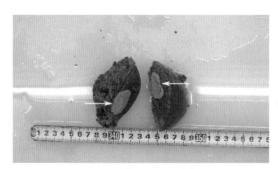

图 3-10-6 大体:肿物棕黄质软
箭头所示为病灶。

2. 请回答本病的鉴别诊断(10分)。

(1)转移性肝癌:当转移性肝癌病灶出现液化坏死时,其病灶周围出现环状增强,病灶中心区域三相均未见增强,但转移癌病灶的增强环一般较厚,多在5mm以上且内部不光滑,在门脉相及延迟相增强部分造影剂减退,病灶内无增强面积扩大(4分)。

（2）肝脓肿：发生液化坏死时也可表现为动脉相病灶周边环状增强，但肝脓肿患者多有发热，白细胞升高等。发生液化时超声常表现为囊实混合回声，超声造影病灶内部为蜂窝样增强可与肝孤立性坏死结节鉴别（3分）。

（3）肝棘球蚴病（又称肝包虫病）：是由棘球绦虫的幼虫寄生于哺乳动物体内所致的一种人畜共患疾病，多发生在农牧为主的地区。目前感染人体的包虫病主要分为囊型包虫病（cystic echinococcosis，CE）和泡型包虫病（alveolar echinococcosis，AE）两种类型，其临床症状多不明显，肝包虫病超声表现多种多样：显示内外两层囊壁的单囊型、大囊腔内多个小囊肿（子囊）紧密连接，形成特征性的"囊中囊"征象的多子囊型、实变型及钙化型等（图3-10-7、图3-10-8），超声造影病灶表现为三相无增强，与肝孤立性坏死结节相似（3分）。

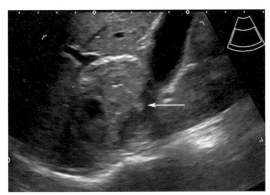

图 3-10-7　肝包虫病，肝右叶边界清晰实性结节伴钙化
箭头所示为病灶。

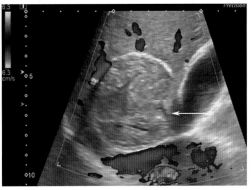

图 3-10-8　肝包虫病，彩色多普勒血流图像
箭头所示为病灶。

3. 该病变的临床转归有哪几种（10分）？

（1）绝大多数肝孤立性坏死结节在随访中大小无明显变化（4分）。

（2）少部分病变逐渐缩小，甚至消失（3分）。

（3）偶有病变增大、数量增多（2分）。

（4）罕有报道病灶切除术后再发（1分）。

三、要点与讨论

1. 病理、流行病学　肝孤立性坏死结节由 Shepherd 等于 1983 年首次提出，是一种病因不明的肝内非肿瘤性良性病变。病理表现为边界清楚的由纤维胶原包裹的凝固性坏死结节。目前病因不明确，可能与以下因素有关：①硬化性肝血管瘤；②肝脏外伤、慢性炎症；③寄生虫感染；④部分有胃肠道恶性肿瘤的患者可同时伴发肝孤立性坏死结节，恶性肿瘤可能会导致变态反应、微循环障碍。

2. 临床特征　以中老年人多见，无明显临床症状，多在体检时偶然发现。

3. 超声特征

（1）二维超声：单发时可呈圆形或类圆形，边界清晰，内呈低回声；多发时可见哑铃样、串珠样多个低回声团聚集；病灶内部无血流信号，周边可有血流。

（2）超声造影：Ⅰ型，无增强型，病灶三相均呈无增强；Ⅱ型，周边增强型，动脉相病灶周边呈薄环状高增强,门脉相及延迟相呈等增强,病灶内部三相始终呈无增强。

四、临床拓展思维训练

1. 明确诊断肝孤立性坏死结节的临床意义是什么(10分)?

肝孤立性坏死结节如诊断明确,可保守治疗(4分),绝大部分病灶在随访中可无变化、缩小或消失(3分)。对于超声造影高度怀疑本病时可定期随访观察,减少患者不必要的手术创伤,对临床治疗具有积极的指导意义(3分)。

2. 超声造影在肝脏肿瘤穿刺活检中的作用有哪些(10分)?

通过超声造影可以帮助判断有无病灶(2分);鉴别病灶的良恶性(2分);明确病变的范围(2分);区分病灶内肿瘤部分与坏死区域,从而明确穿刺部位(2分),减少穿刺次数,提高穿刺成功率(2分)。

(刘 站 唐少珊)

病例 11 肝硬化结节(cirrhotic nodule)

一、临床资料

1. 病史 患者,女,64岁,因"发现肝脏多发占位20天"就诊。5年前发现肝硬化,门静脉高压,脾大,行脾切除术后定期复查,20天前复查行肝脏增强CT提示肝脏多发占位,最大者1.9cm。

2. 超声资料(图3-11-1~图3-11-5)

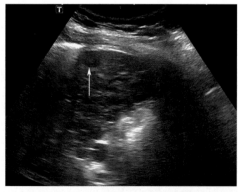

图 3-11-1 肝右叶切面二维图像
箭头所示为病灶。

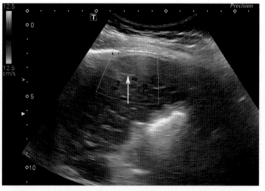

图 3-11-2 肝右叶切面彩色多普勒血流图像
箭头所示为病灶。

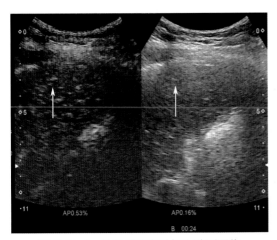 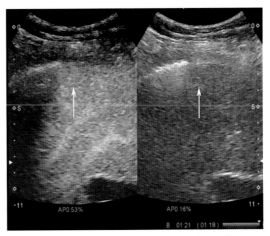

图 3-11-3 动脉相肝右叶切面造影图像
　　　　　　箭头所示为病灶。

图 3-11-4 门脉相肝右叶切面造影图像
　　　　　　箭头所示为病灶。

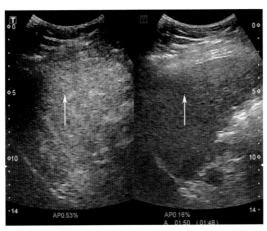

图 3-11-5 延迟相肝右叶切面造影图像
　　　　　　箭头所示为病灶。

3. 其他检查资料　全腹 CT 平扫提示肝硬化，未见明显异常强化结节。

二、思考题及参考答案

1. 请结合病史及超声图像表现作出诊断（10 分）。

临床表现：患者有肝硬化病史，复查发现肝占位（1 分）。

超声所见：图 3-11-1 肝脏缩小，肝表面不光滑，肝实质回声普遍粗糙（2 分）。图 3-11-2 肝右前叶低回声团，边界模糊，彩色多普勒未检出明显血流信号（1 分）。静脉注入造影剂后，图 3-11-3～图 3-11-5 病灶动脉相、门脉相及延迟相均与肝实质同步呈等增强（2 分）。

超声诊断：肝硬化（2 分）；肝内低回声团，注意肝硬化结节（2 分）。

2. 肝硬化结节与小肝癌如何鉴别（10 分）？

（1）肝硬化结节在肝内多发常见，病灶与邻近肝组织分界不太清晰（2 分），而小肝癌是指单个结节直径 ≤3cm 或相邻癌结节直径总和 ≤3cm 的肝癌，与周围肝组织存在较为清晰的边界，占位感更明显(2分)。

(2)肝硬化结节超声造影主要表现为三相均呈等增强(2分),小肝癌主要表现为"快进快出"的灌注模式,容易鉴别(2分)。但有部分高级别不典型增生结节动脉相可呈高增强,延迟相呈等或低增强,与部分高分化小肝癌的超声造影表现有重叠,可结合肝穿刺活检进一步明确诊断(2分)。

3. 请简述肝硬化结节发展成肝细胞肝癌的演变过程(10分)。

肝硬化再生结节(1分)→低级别不典型增生结节(2分)→高级别不典型增生结节(2分)→不典型增生结节局灶癌变(2分)→高分化的肝细胞肝癌(2分)→中到低分化的肝细胞肝癌(1分)。

三、要点与讨论

1. 病理及分型　肝硬化是肝细胞肝癌的重要危险因素之一,以肝细胞弥漫性变性坏死、肝小叶结构改变、纤维组织增生和肝细胞结节状增生为特征的病理过程。肝硬化结节分为再生结节(regenerative nodule,RN)和不典型增生结节(dysplastic nodule,DN)。RN是结节内肝细胞和库普弗(Kupffer)细胞的形态和功能基本正常,仅是组织结构不同于正常肝脏,影响其发挥正常功能。RN主要由门静脉供血,有少量动脉血供,同周围正常肝组织相似。DN是指肝细胞呈不典型增生改变,即存在细胞质和细胞核异常而在组织学上无恶性肿瘤的依据。根据其细胞异型程度,DN又分为低级别和高级别两类,后者细胞异型性程度较明显,被认为是肝细胞肝癌的癌前病变。

2. 临床特征　肝硬化结节患者无明显的特异性临床体征,多在常规复查肝脏时发现。

3. 超声特征

(1)二维超声表现:多见于肝硬化背景下,RN通常表现为散在分布的等回声或高回声结节,其中大多数直径小于1.0cm,呈类圆形,边界欠清晰,也有部分表现为孤立性小结节;DN可表现为各种回声,以低回声多见,亦可见高回声、等回声或混合回声。DN无声晕,这与典型肝细胞肝癌的超声表现不同。

(2)超声造影表现:RN超声造影上多表现为三相等增强,少数可表现为动脉相低增强,门脉相及延迟相呈等增强;DN在动脉相可呈高增强、等增强或低增强,延迟相大部分为等增强,少数病例延迟相可呈低增强,提示结节内动脉血供逐渐增加、门静脉血供逐渐减少。

四、临床拓展思维训练

1. 请简述超声造影在肝肿瘤微波消融治疗中的应用(10分)。

超声引导下肝肿瘤微波消融已成为非手术治疗肝脏肿瘤的常规技术,具有创伤小、疗效确切的特点(3分)。对小于3cm的小肝癌能获得与手术切除相近的5年生存率。超声造影能实时动态显示肿瘤的血液微循环,在指导肝肿瘤消融治疗中起到重要的作用(3分)。在消融手术前,超声造影可以提高对微小病灶的检出率,清晰显示病灶的数目、大小、范围及血供情况,确定治疗方案或改变治疗决策。治疗后,超声造影能即刻作出初步疗效判断,并指导对残留区域进行再次消融。随访过程中,超声造影对识别消融完全区和周边残留及复发有较高的敏感性(4分)。

2. 请简述弥漫型肝癌与结节性肝硬化的鉴别诊断(10分)。

弥漫型肝癌与结节性肝硬化声像图都可表现为弥漫性回声粗糙的肝实质伴有结节,但弥漫型肝癌常表现为肝脏体积增大(3分),结节可不明显,并常伴有门静脉、肝静脉或下腔静脉的癌栓（3 分）；而结节性肝硬化时肝脏体积多缩小，不伴有门静脉或肝静脉的瘤栓（3 分），硬化结节直径多在 1cm 以内，以高回声多见（1 分）。

（刘 站 唐少珊）

病例 **12** 脂肪肝（fatty liver）

一、临床资料

1. 病史 患者，男，50 岁，因"右上腹胀痛 10 余天"就诊。患者身高 170cm，体重 92kg。

2. 超声资料（图 3-12-1~ 图 3-12-3）

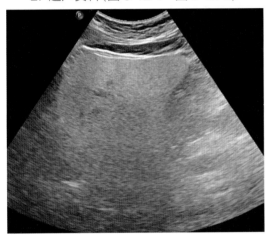

图 3-12-1 肝左叶纵切二维图像

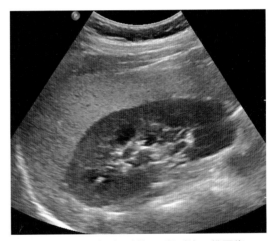

图 3-12-2 右肋下斜切肝肾对比二维图像

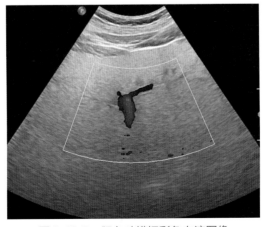

图 3-12-3 肝左叶横切彩色血流图像

3. 其他检查资料　甘油三酯 4.78mmol/L(升高),谷丙转氨酶 67U/L(升高)。

二、思考题及参考答案

1. 请结合病史及超声图像表现作出诊断(10 分)。

临床表现:患者为中年男性,体重肥胖,右上腹胀痛,血脂高,肝功能轻度损伤(1 分)。

超声所见:图 3-12-1 肝缘钝(1 分),肝实质回声细腻增强(2 分)。图 3-12-2 肝脏回声强度高于肾实质(2 分)。图 3-12-3 肝脏远场回声衰减(1 分),肝内血管显示不清(1 分)。

超声诊断:弥漫性脂肪肝(2 分)。

2. 请回答本病例的鉴别诊断(10 分)。

(1)肝硬化:早期肝硬化肝脏大小变化不明显,典型酒精性肝硬化肝脏可中度增大,肝包膜尚光滑,肝实质密集或较密集中小点状,肝内回声普遍增高,透声性差,血管走行基本正常。中晚期肝硬化肝脏常缩小,肝表面不光滑,肝实质回声粗糙增强,与弥漫性脂肪肝相对容易区分(4 分)。

(2)弥漫性肝癌:常见肝表面不光滑,肝内回声不均匀,增粗增强,并可在门静脉内出现实性等回声或低回声团块,这对于鉴别脂肪肝有很大帮助(3 分)。

(3)淤血肝:早期淤血肝肝脏各径线增大,但是肝实质回声不增强反而减弱,肝静脉和下腔静脉管径可增宽,而脂肪肝肝静脉变细显示不清(3 分)。

3. 请结合病例回答肝右叶斜径的测量方法及正常值(10 分)。

患者平卧位,探头置于右肋缘下斜切,全面扫查肝右叶(2 分),显示肝静脉汇入下腔静脉的第二肝门切面(2 分),并于肝右、肝中静脉汇入下腔静脉切面测量肝右叶最大斜径(2 分),即自肝表面至横膈内缘间的最大垂直距离(图 3-12-4)(2 分)。肝右叶最大斜径正常范围 12~14cm(2 分)。

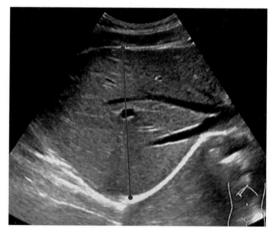

图 3-12-4　右肋缘下斜切测量肝右叶
最大斜径(如红线所示)

三、要点与讨论

1. 病理及分型　正常肝脂肪含量约 5%,肝内脂肪的含量增加至 40%~50%,或全肝脏 1/3 肝小叶脂肪沉积,称为脂肪肝。肥胖、饮酒、糖尿病、营养不良、部分药物、妊娠及感染均可以引起脂肪肝。脂肪在肝内浸润过量,形成脂肪滴散布在肝组织和肝细胞内。脂肪沉积多为弥漫性,在小叶中心或小叶周边,也可以呈不均匀的局灶性脂肪沉积。据此,脂肪肝可分为弥漫性脂肪肝和非均匀性脂肪肝。

2. 临床特征　脂肪肝多无明显自觉症状,主要在超声体检时发现。少数患者出现右上腹痛或不同程度胀满感,可能与肝包膜牵张有关。实验室检查肝功能基本正常,或有谷丙转氨酶、谷草转氨酶轻度升高。

3. 超声特征

(1)弥漫性脂肪肝:肝脏大小可正常或增大,形态饱满,边缘钝;肝实质回声增强,较肾脏和脾脏回声高，肝脏远场回声可衰减；肝内血管显示减少，纹理不清，彩色多普勒肝内血管显示困难；腹部皮下脂肪层增厚，有时增厚的脂肪层延续至肝脏周围，似肝周"脂肪垫"（图 3-12-5）。

（2）非均匀性脂肪肝：局灶性非均匀性脂肪肝在灰阶超声上呈高或稍高回声区，边缘尚清楚但不规则，类似血管瘤的表现（图 3-12-6）。有时高回声区可占据肝的一段或一叶（图 3-12-7）。但该高回声区不具有立体感且周围血管走向正常，彩色多普勒显示该处肝内血管走行未中断，超声造影表现为该高回声区与肝实质同步增强、同步减退。弥漫性非均匀性脂肪肝占据肝实质的大部分，呈稍高回声，边缘不整，其间夹杂的正常肝组织呈岛屿状相对低回声区，易误为"病灶"（图 3-12-8）。

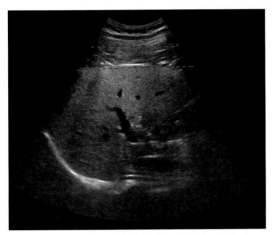

图 3-12-5 脂肪肝患者腹部皮下脂肪层增厚，类似肝周"脂肪垫"（如红色虚线所示范围内）

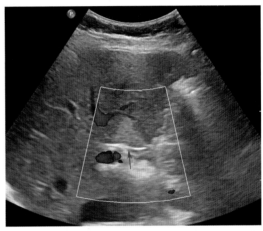

图 3-12-6 局灶性非均匀性脂肪肝病灶位于门静脉前方，呈三角形高回声团，类似"血管瘤"（如图红色箭头所示）

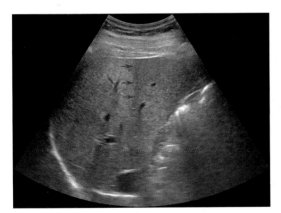

图 3-12-7 局灶性非均匀性脂肪肝病灶占据部分肝段，红色箭头指示与正常肝段分界

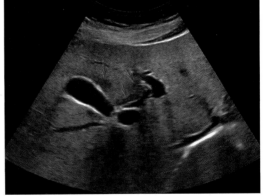

图 3-12-8 脂肪肝背景下相对正常的肝组织，呈低回声，边缘不整（如红色箭头所示）

四、临床思维拓展训练

1. 局灶性非均匀性脂肪肝需要与哪些常见疾病相鉴别（10 分）？

（1）肝细胞癌：非均匀性脂肪肝中，残存正常肝组织低回声可与肝细胞癌有相似的声像图表现，前者形态不规则，多切面扫查无占位效应，其余肝实质回声呈弥漫性增强；而肝细胞癌低回声区有球体感,外围有声晕和后方回声增强,如瘤体较大,邻近的肝静脉或门静脉可有移位或狭窄,甚至引起肝内胆管扩张(4分)。

(2)转移性肝癌:常有原发瘤病史,病灶为多发性,发生部位无规律性。高回声型转移瘤病灶后方多伴有回声衰减,低回声型转移性肝癌主要表现为"牛眼征"(3分)。

(3)肝血管瘤:血管瘤周边常有较厚的壁样高回声,病灶内部有网格状结构显示,边缘区可有小血管穿越并进入血管瘤内部。当两者鉴别困难时,超声造影检查可帮助鉴别(3分)。

2. 非均匀性脂肪肝中,局灶性脂肪缺失常出现在哪些部位(10分)?

局灶性脂肪缺失的超声特征是正常的肝组织表现为被高回声肝实质环绕的局灶性低回声区域,常见部位是沿胆囊窝(2分)、镰状韧带或叶间韧带周围(2分)、肝门附近的左叶内侧段(2分)和肝包膜下(2分)。可以是单发或多发区域(2分)。

(王一娇)

病例 **13** 肝硬化、门静脉高压(cirrhosis、portal hypertension)

一、临床资料

1. 病史　患者,男,50岁,因"腹胀半年"就诊。既往有乙型肝炎病史15年。

2. 超声资料(图3-13-1～图3-13-5)

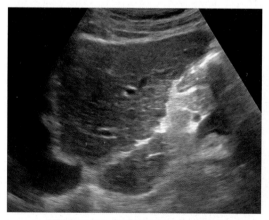

图3-13-1　肝左叶纵切二维图像

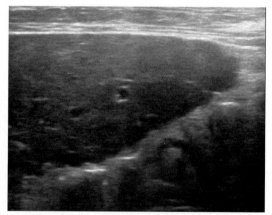

图3-13-2　高频线阵探头扫查肝表面及
近场肝脏二维图像

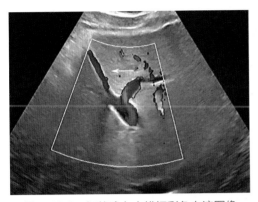

图 3-13-3　门静脉左支横切彩色血流图像
箭头所示为脐静脉。

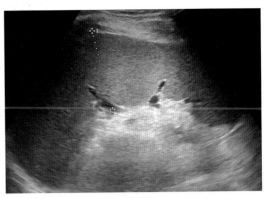

图 3-13-4　脾脏纵切二维图像
脾脏厚径 4.8cm。

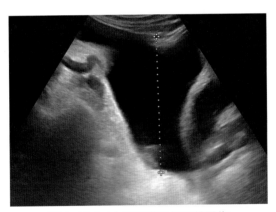

图 3-13-5　右下腹腔纵切二维图像
腹腔积液深约 9.5cm。

3. 其他检查资料　谷丙转氨酶明显升高，低蛋白血症。

二、思考题及参考答案

1. 请结合病史及超声图像表现作出诊断（10 分）。

临床表现：患者为中年男性，多年乙型肝炎病史，实验室检查谷丙转氨酶明显升高，低蛋白血症（1 分）。

超声所见：图 3-13-1 肝脏体积小（1 分），肝实质回声粗糙（1 分）。图 3-13-2 线阵探头扫查可见肝表面尤其是脏面明显凹凸不平（1 分）。图 3-13-3 脐静脉开放（2 分）。图 3-13-4 脾脏增大（1 分）。图 3-13-5 腹腔大量积液（1 分）。

超声诊断：肝硬化，门静脉高压（1 分）；腹腔积液（1 分）。

2. 请结合病例回答肝左叶的测量方法及正常界值（10 分）。

患者平卧位，探头置于剑突下纵切，在腹主动脉切面测量肝左叶（2 分）。肝左叶最下缘至横膈内缘间测量肝左叶上下径（3 分），与之垂直测量肝左叶最大前后径（厚径）（图 3-13-6）（3 分）。正常情况下，肝左叶上下径 ≤9cm，肝左叶前后径 ≤6cm（2 分）。

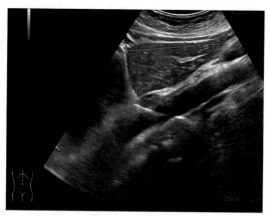

图 3-13-6 肝左叶纵切测量左叶上下径和
前后径(如红线所示)

3. 请简述门静脉海绵样变性的声像图表现(10 分)。

正常门静脉管腔消失(2 分)或闭塞呈条索样强回声(1 分),门静脉走行区可见蜂窝样管状结构(2 分),彩色多普勒可检出红蓝相间的血流信号(2 分),脉冲多普勒可测及门静脉样低速、连续、单向血流频谱(2 分)。病变可局限于门静脉某段,也可以累及二级分支(1 分)。

三、要点与讨论

1. 病因 肝硬化是各种慢性肝病进展至以肝脏弥漫性纤维化、假小叶形成和肝内外血管增殖为特征的病理阶段。最常见病因是慢性乙型和慢性丙型肝炎所致的病毒感染及酒精性肝损伤,此外随着肥胖率的增加,非酒精性脂肪性肝病也增加了肝损伤的风险;其他慢性肝损伤的病因包括药物毒副作用、肝脏感染(血吸虫)、免疫学肝病(自身免疫性肝病)、代谢紊乱(脂质、糖原和金属元素存储紊乱)及胆汁淤积性肝病。

2. 临床特征 肝硬化患者临床表现各异,大约有 60% 的患者表现为肝病症状。代偿期临床症状较轻,缺乏特异性,如食欲减退、乏力。实验室检查肝功能正常或轻度异常。失代偿期表现为肝功能减退、体重减轻、低热等;消化系统症状如厌食、腹胀、腹泻等;血液系统障碍表现为低蛋白血症、水肿、腹腔积液、贫血、出血倾向;排泄解毒功能减退;内分泌失调可出现肝掌、蜘蛛痣、水钠潴留;胆汁分泌和排泄功能障碍可表现为黄疸。门静脉高压可致脾大、腹腔积液、腹壁静脉曲张或呕血。

3. 超声特征

(1)肝脏轮廓形态变化:肝硬化早期肝脏肿大,但形态正常,表面尚光滑。后期肝脏缩小,右叶明显萎缩,左叶尤其是尾状叶可代偿性肿大。肝表面可呈锯齿状改变,肝缘变钝,低频探头扫查不明显时可更换高频线阵探头观察肝表面,如果有腹腔积液衬托会更加明显。

(2)肝实质回声变化:早期仅表现为肝实质回声增强和增粗,后期肝实质回声明显粗糙不均,部分病例可观察到直径 0.3~1.5cm 的再生结节,有时与肝细胞肝癌难以区分,甲胎蛋白(AFP)检测、超声造影检查和病灶活检有助于区分。

(3)肝内管道结构变化:早期无明显变化,后期肝静脉管径变细;门静脉管径可增宽,流速减慢甚至出现反向;肝动脉增粗、流速增快以保持肝脏灌注。

（4）门静脉高压征象：脾大；脐静脉重新开放；食管 - 胃底静脉曲张；门静脉和脾静脉增宽；腹腔积液。

四、临床思维拓展训练

1. 门静脉高压的病因有哪些（10 分）？

门静脉高压根据门静脉血流的阻滞部位可分为肝前、肝内和肝后。肝前型原因包括门静脉血栓形成（1 分）、门静脉海绵样变性（1 分）、门静脉受压及动静脉瘘（1 分）等；肝内型原因包括各种病因引起的肝硬化（2 分）、血吸虫病（1 分）、先天性肝纤维化（1 分）、原发性胆汁性胆管炎（1 分）等；肝后型如巴德 - 吉亚利（Budd-Chiari）综合征（1 分）、缩窄性心包炎等（1 分）。

2. 腹腔积液的发生是肝硬化自然病史中的重要标志，也是肝硬化患者内科干预治疗的标志，请简述腹腔积液量的估测方法（10 分）。

患者采取平卧位扫查腹盆腔，少量腹腔积液可在盆腔发现少许无回声区（3 分）；中量腹腔积液时，肝肾间隙处显示无回声区（3 分）；大量腹腔积液时，在肝周、脾周及侧腹部、盆腔均可见到大范围无回声区，内可见漂浮肠管及大网膜（3 分）。若腹腔积液合并感染，腹腔积液无回声内可出现细小低弱回声或分隔（1 分）。

（王一娇）

病例 **14** 淤血肝（congestive liver）

一、临床资料

1. 病史　患者，男，68 岁，因"右季肋区不适、下肢水肿 1 年"就诊。既往有右心衰竭病史。
2. 超声资料（图 3-14-1～图 3-14-3）

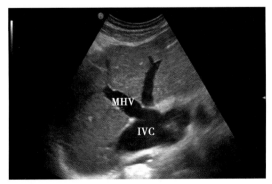

图 3-14-1　肝右叶肋下斜切显示第二肝门二维图像

MHV. middle hepatic vein，肝中静脉（内径 1.4cm）；IVC. inferior vena cava，下腔静脉

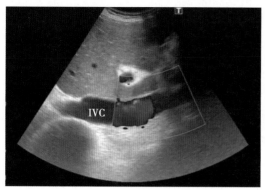

图 3-14-2　肝左叶纵切彩色血流图像
IVC.下腔静脉

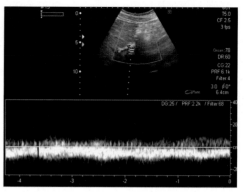

图 3-14-3　下腔静脉频谱图像

二、思考题及参考答案

1. 请结合病史及超声图像表现作出诊断(10 分)。

临床表现:患者为老年男性,既往有右心衰病史,现右季肋部不适、下肢水肿(1 分)。

超声所见:图 3-14-1 肝脏体积稍大(1 分),边缘钝(1 分),肝实质回声均匀、减低(1 分),三支肝静脉明显扩张(1 分),直径超过 1.1cm(1 分)。图 3-14-2 下腔静脉增宽(1 分)。图 3-14-3 下腔静脉随呼吸运动管腔变化幅度减低(1 分)。

超声诊断:淤血肝(2 分)。

2. 请回答本病例的鉴别诊断(10 分)。

(1)脂肪肝:肝脏体积增大、肝缘钝,肝实质回声均匀,图像需与淤血肝鉴别,脂肪肝肝实质回声增强,深部组织回声衰减,肝静脉管径变细、模糊,可与淤血肝鉴别(3 分)。

(2)酒精性脂肪肝:同样表现为肝体积增大,回声可有增强,肝实质后方衰减不明显,肝内管道结构尤其是肝静脉显示清晰但不扩张。而淤血肝时肝静脉明显增宽。另外,询问病史可以帮助鉴别诊断(4 分)。

(3)Budd-Chiari 综合征:以肝脏尾状叶增大为主,随着肝静脉、下腔静脉堵塞部位和程度不同可表现为堵塞或狭窄近端的静脉扩张。结合多普勒检查,通常可以直接发现血管堵塞的部位和血流动力学变化,进而区分淤血肝(3 分)。

3. 超声检查在该疾病中的临床价值(10 分)。

声像图显示有肝静脉扩张、肝大及回声减弱是反映肝脏淤血的直接证据,可提示右心衰竭(3 分)。一般情况下,超声较易将淤血性肝硬化同其他类型肝硬化相区别,可作为临床诊断淤血性肝硬化的主要依据(3 分)。当心功能改善后,肝脏回缩,肝静脉和下腔静脉内径缩小,可以作为临床疗效评价指标之一(4 分)。

三、要点与讨论

1. **病理**　血液出肝后经肝静脉汇入下腔静脉,然后入右心。充血性心力衰竭、大量心包积液、缩窄性心包炎等引起血液回流受阻,导致下腔静脉及肝静脉系统扩张。肝窦充血扩张导致肝细胞缺氧萎缩,网状支架塌陷、坏死,纤维组织增生引起肝功能异常,肝小叶纤维化,形成心源性肝硬化。

2. 临床特征　淤血肝患者主要表现为右心衰竭,如肝大、右季肋部不适和腹痛;胃肠道淤血可见食欲减退、恶心、呕吐;多有发绀、尿量减少和下肢水肿,心脏扩大及颈静脉怒张,并可出现轻度黄疸。

3. 超声特征　二维超声图像表现如下。

(1)肝脏增大、边缘钝。

(2)肝静脉扩张,直径超过 1.1cm。

(3)下腔静脉明显增宽,直径超过 2.5cm,随心搏及呼吸运动管腔变化的幅度明显减弱。

(4)肝脏回声均匀,肝静脉与门静脉更易显示,衬托出全肝的透声性增强,门静脉管径无明显变化。

多普勒超声表现如下。

(1)显示左、中、右支肝静脉血流彩色充盈饱满,收缩、舒张期肝静脉、下腔静脉的血流随心脏搏动呈红、蓝色交替变化。值得注意的是,通常体内所有的静脉均扩张并具有搏动性。

(2)脉冲多普勒显示增粗的下腔静脉与肝静脉血流曲线形态失常,呈现高搏动性的"W"形频谱。

四、临床思维拓展训练

1. 右心功能不全时可以有哪些腹部表现(10 分)?

(1)肝淤血(2 分)。

(2)门静脉壁及肝内分隔水肿:门静脉管壁增厚、回声增强、边缘模糊(2 分)。

(3)下腔静脉扩张(1 分)。

(4)脾大(1 分)。

(5)肠系膜及网膜水肿(1 分)。

(6)胆囊壁水肿、增厚(1 分)。

(7)门静脉频谱肝静脉化(1 分)。

(8)腹腔积液(1 分)。

2. 请简述剪切波弹性成像技术在肝硬化诊断中的应用及参考值(10 分)。

剪切波弹性成像(shear wave elastography,SWE)是利用声辐射力技术激励组织产生剪切波,通过测量其速度来判断组织硬度(2 分)。目前在各指南推荐中,已被评价为超声一线评估慢性肝病可靠的检查方法(2 分)。根据我国《二维剪切波弹性成像评估慢性乙型肝炎肝纤维化临床应用指南》推荐,正常人肝硬度正常值范围 2.6~6.2kPa(1 分),诊断肝纤维化 F2 阈值建议为 7.1~7.6kPa(1 分),F4 阈值建议为 10.1~11.7kPa(1 分)。对于 ALT 正常的慢性 HBV 感染者,SWE 测值<8.5kPa 可排除肝硬化诊断,>11.0kPa 可确定肝硬化诊断(2 分),介于 8.5~11.0kPa 需肝活检等进一步评估(1 分)。

(王一娇)

病例 **15** 肝血吸虫病（hepatic schistosomiasis）

一、临床资料

1. 病史 患者,女,43 岁,因"消瘦、贫血、乏力一个月"就诊。有疫区河水接触史。

2. 超声资料（图 3-15-1、图 3-15-2）

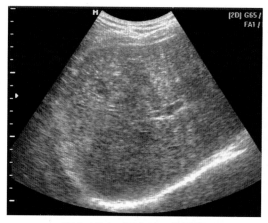

图 3-15-1 肝右叶二维图像

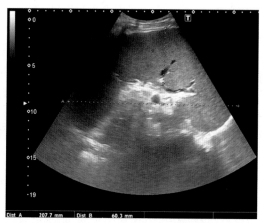

图 3-15-2 脾脏斜切二维图像

3. 其他检查资料 粪便检出虫卵。

二、思考题及参考答案

1. 请结合病史及超声图像表现作出诊断（10 分）。

临床表现：女性中年患者,有疫区河水接触史,消瘦、贫血、乏力来诊,实验室检查粪便检出虫卵（1 分）。

超声所见：图 3-15-1 肝表面回声欠光滑（1 分）,肝区呈纤维网状条索（1 分）,其间低回声呈鹅卵石样（2 分）,血管纹理紊乱、模糊不清（2 分）。图 3-15-2 脾脏增大（1 分）。

超声诊断：符合肝血吸虫病改变（2 分）。

2. 请回答本病例的鉴别诊断（10 分）。

（1）导致肝脏增大的常见病变：急性期或早期肝血吸虫病肝脏可增大。重度脂肪肝时肝脏增大,回声细腻增强,肝内血管显示模糊但无管壁增强及走行紊乱（3 分）；淤血肝也可以引起肝脏肿大,肝实质回声减低,肝静脉扩张（2 分）。

（2）其他原因导致的肝硬化：慢性和晚期肝血吸虫病肝区呈高回声纤维条索或网格样改变,其间有小的透声区,使回声高低不均,呈"地图样"或"破棉絮样"改变,虽然也可出现门静脉高压一系列声像图改变,但网格样高回声和流行区疫水接触史是其特征性表现（5 分）。

3. 请简述本病的 CT 表现（10 分）。

肝内钙化、肝包膜钙化及门静脉系统钙化是 CT 检查的特征性表现（5 分）。晚期可同时伴有肝硬化门静脉高压的相应改变,如不同程度的肝脏增大或缩小、肝裂增宽、肝叶比例失调、肝脏密度增高或降低、脾脏增大,以及门静脉、脾静脉、胃周静脉扩张和腹腔积液等(5分)。

三、要点与讨论

1. 病理　肝血吸虫病早期肝脏明显肿大,表面光滑或仅有粟粒状结节。后期肝脏门静脉分支内虫卵结节引起肝脏广泛性纤维组织增生和肝细胞萎缩,肝脏变硬、缩小,表面出现大小不等结节,形成血吸虫病肝硬化。门静脉分支血管壁可增厚,管腔变细,并常有炎性病变。病变处肝实质被破坏消失,但不形成肝细胞再生结节,所以没有"假小叶"形成。由于血吸虫卵主要阻塞于小叶间和汇管区的门静脉小分支,晚期引起类似肝外门静脉阻塞的窦前型门静脉高压,并出现腹腔积液。这与门静脉性肝硬化肝细胞再生结节自腔外压迫门静脉及肝静脉分支引起的门静脉高压不同。

2. 临床特征　患者有流行区疫水接触史。急性肝血吸虫病患者接触疫水的皮肤有痒感,并出现粟粒状红色丘疹。患者多畏寒、发热,伴有干咳,偶有痰中带血。可有腹痛、腹泻及食欲减退,肝脾大(以左叶为主)且有压痛。慢性肝血吸虫病主要表现为消瘦、贫血和体力减退。晚期可出现肝硬化表现。

3. 超声特征

(1)急性肝血吸虫病的肝脏声像图:肝脏形态可基本正常,各径线测值轻度增大,内部回声略不均匀。脾脏可轻度增大。

(2)血吸虫病肝硬化声像图:早期肝脏体积可增大,后期缩小,肝表面不光滑呈波浪状。肝内可见沿门静脉分布的带状高回声,呈树枝状或网格状,此为肝血吸虫病的特征性声像图改变,直接反映了肝血吸虫病肝脏沿门静脉系统的纤维化增生的病理特征。门静脉管壁回声增强、毛糙,内径可不均匀狭窄。肝静脉变细,回声模糊。伴有肝硬化和门静脉高压的病例出现肝硬化和门静脉高压的声像图特点。

四、临床思维拓展训练

1. 请简述超声弹性成像评价肝脏硬度的基本原理和常用方法(10分)。

超声弹性成像技术是一种基于正常组织与病变组织弹性系数的不同,在接受同等外力作用后引起应变(主要为形态学上的改变)不同的技术(2分)。在同等外力作用下,组织的弹性系数与引起的应变成反比(弹性系数越大,引起应变越小),故可以根据应变不同,对相应组织的弹性系数进行合理判断(3分)。超声弹性成像技术根据推力的不同可分为:瞬时弹性成像技术(transient elastography,TE)、声学辐射力脉冲技术(acoustic radiation force impulse,ARFI)和应变弹性成像技术(3分)。ARFI又可以细分为点剪切波弹性成像(point shear wave elastography,pSWE)和二维剪切波弹性成像(two-dimensional shear wave elastography,2D-SWE)(2分)。

2. 肝破裂有哪些类型? 主要的超声图像表现是什么(10分)?

(1)肝包膜下血肿:肝包膜与肝实质之间出现边界清楚的梭形无回声区,内部可伴有点絮状、条索状回声,后方回声可增强(3分)。

(2)肝中央破裂:肝区可见边界欠清的不规则低回声区,内部可伴小片状无回声区及不规则回声增强带(3分)。

（3）真性肝破裂：肝包膜回声中断，伴有向肝实质延伸的不规则无回声或低回声区，盆腹腔可见游离液体，呈无回声或伴点状回声（4 分）。

（王一娇）

病例 **16** 胆囊炎（cholecystitis）

一、临床资料

1. 病史　患者，女，83 岁，因"右上腹部疼痛一周，持续加重二天"就诊。一周前无明显诱因出现右上腹疼痛，并向腰背部放散，2 天前疼痛加重。查体：墨菲（Murphy）征阳性。

2. 超声资料（图 3-16-1～ 图 3-16-3）

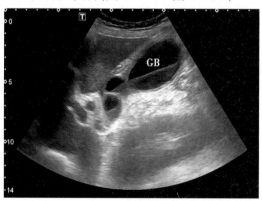

图 3-16-1　右上腹胆囊长轴二维图像
GB. gallbladder，胆囊

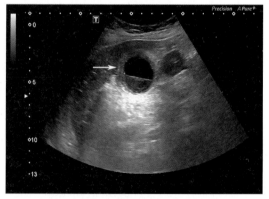

图 3-16-2　右上腹胆囊短轴二维图像
箭头所示为增厚的胆囊壁。

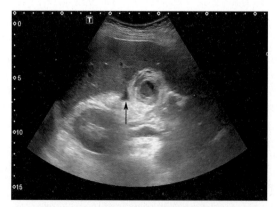

图 3-16-3　右上腹胆囊短轴二维图像
箭头所示为胆囊周围改变。

3. 其他检查资料　实验室检查：白细胞 $15 \times 10^9/L$（升高）。

二、思考题及参考答案

1. 请结合病史及超声图像表现作出诊断（10 分）。

临床表现：患者为老年女性，右上腹部疼痛，查体 Murphy 征阳性，实验室检查白细胞升高（2 分）。

超声所见：图 3-16-1、图 3-16-2 胆囊增大、形态饱满，胆囊壁增厚，厚约 0.7cm，回声粗糙，胆囊内可见细小点状回声（3 分）。图 3-16-3 胆囊周围可见积液（1 分）。

超声诊断：急性胆囊炎、胆囊周围积液（4 分）。

2. 请回答本病的鉴别诊断（10 分）。

（1）胆囊体积增大的鉴别：胆总管梗阻时，胆囊增大往往伴有肝内胆管扩张；长时间禁食或胃肠外营养的患者，胆囊增大常以长径为主，胆囊内可出现浓稠胆汁（4 分）。

（2）胆囊壁增厚的鉴别：肝硬化、右心衰竭及肾脏疾病均可引起胆囊壁水肿增厚，呈"双边影"，结合病史和临床表现，可以与急性胆囊炎相鉴别；厚壁型胆囊癌的胆囊壁多为不均匀增厚，内壁不光滑，易侵犯肝脏或发生肝内转移和淋巴结转移（3 分）。

（3）胆囊内沉积物的鉴别：化脓性胆囊炎囊内出现沉积物是以脓性分泌物和坏死组织细胞为主，回声杂乱不均；稠厚的胆汁呈密集的细小点状回声，分布均匀（3 分）。

3. 请简述胆囊的测量方法及注意事项（10 分）。

（1）胆囊长径的测量：清晰完整显示胆囊长轴切面，测量自胆囊颈部至底部内壁的间距，如胆囊折叠明显，应分段测量并相加（图 3-16-4）（4 分）。

（2）胆囊横径的测量：清晰完整显示胆囊长轴切面，在与胆囊长轴垂直方向测量胆囊最宽处内壁间距离（3 分）。

（3）胆囊壁厚度的测量：清晰显示胆囊长轴切面，在胆囊体部与超声声束垂直部位，测量胆囊前壁的内外壁间距离（3 分）。

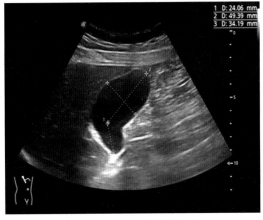

图 3-16-4　胆囊测量方法

三、要点与讨论

1. 病因病理及分型　急性胆囊炎是由于胆囊管阻塞和细菌侵袭而引起的胆囊炎症。约 95% 的患者合并有胆囊结石。根据炎症改变的程度不同，临床病理学可分为 3 种类型。①单纯性胆囊炎：病变开始时胆囊管梗阻，黏膜充血、水肿，胆囊内渗出液增加，胆囊肿大。②化脓性胆囊炎：病情进一步加重，病变波及胆囊壁全层，血管扩张，胆囊壁增厚，甚至出现浆膜炎症，有纤维素或脓性渗出。③坏疽性胆囊炎：如果胆囊管梗阻未解除，胆囊内压继续升高，胆管壁血管受压导致血供障碍，继而缺血坏疽。坏疽性胆囊炎常合并胆囊穿孔，多发生在胆囊底部和颈部。

胆囊炎症反复发作可发展为慢性胆囊炎，超过 90% 的慢性胆囊炎患者合并有胆囊结石。其病理特点是黏膜下和浆膜下的纤维组织增生及单核细胞浸润，随着炎症反复发作，可使胆囊与周围组织粘连，囊壁增厚并逐渐瘢痕化，最终导致胆囊萎缩，完全失去功能。

2. 临床特征　急性胆囊炎主要临床表现为右上腹部疼痛,伴阵发性加剧,常在饱食或进食油腻食物后发作。疼痛可放射至右肩和背部,伴有恶心、呕吐、发热等。查体时可有右上腹压痛和肌紧张,即 Murphy 征阳性。

慢性胆囊炎患者症状常不典型,多数有胆绞痛病史。患者常在饱食、进食油腻食物后出现腹胀、腹痛,疼痛程度不一,多在上腹部,可牵涉到右肩背部。

3. 超声特征

(1)急性胆囊炎,①胆囊大小:胆囊体积增大,张力增高。②胆囊壁:可正常或增厚,急性化脓性胆囊炎时,胆囊壁可弥漫性增厚,呈"双边影",合并胆囊穿孔时可见胆囊壁连续性中断。③胆囊内部:胆囊内胆汁可呈均匀无回声,也可因化脓性感染出现稀疏或密集的"云雾状"回声。常伴有胆囊结石,往往嵌顿于胆囊颈部。④其他:胆囊周围可见积液。

(2)慢性胆囊炎,①胆囊轮廓及大小:胆囊与周围组织粘连萎缩时,胆囊轮廓不清,胆囊可明显缩小,严重者囊腔消失,超声检查难以发现胆囊。②胆囊壁:稍增厚,呈均匀稍高回声,壁厚一般超过 0.3cm;增生性胆囊炎的胆囊壁显著增厚,可超过 1.5cm,壁呈低回声或等回声,多均匀增厚,也可结节样增厚,黏膜面表现光滑自然。③胆囊内部:胆囊内可见结石样强回声,胆囊内沉积物回声;部分病例合并充满型胆囊结石,胆囊壁低回声与结石强回声及结石声影构成囊壁 - 结石 - 声影三联征,即"WES"征(wall-echo-shadow)。

四、临床拓展思维训练

1. 结合患者临床症状及超声表现,还应重点扫查哪些部位或脏器(10 分)?

(1)胆囊颈部:急性胆囊炎常合并有胆囊结石,特别是胆囊颈部嵌顿结石,是大多数胆囊炎的重要间接征象(3 分)。

(2)胆囊壁的连续性:急性胆囊炎穿孔时,可显示胆囊壁的局部膨出或缺损(2 分)。

(3)胆总管:部分胆囊结石、胆囊炎患者同时合并有胆总管结石,因此,超声扫查过程中应同时注意胆总管是否存在扩张和结石(3 分)。

(4)胰腺:胆石症是急性胰腺炎的诱发因素之一,突发急性腹痛患者应首先排除胰腺炎(2 分)。

2. 该患者口服消炎药 2 周后,突发高热、寒战,体温 40.2℃,实验室检查:白细胞 18.5×10^9/L[正常值(3.5~9.5) $\times 10^9$/L],超声检查发现胆囊脏面胆囊壁局部回声不连续,其相邻肝右前叶可见 5.3cm × 4.8cm 囊实混合性包块,应考虑何种疾病(10 分)?

考虑急性胆囊炎合并胆囊穿孔及肝脓肿(2 分)。胆囊炎症未得到及时控制,进一步发展可导致胆囊穿孔(2 分)。胆囊脏面穿孔可感染邻近肝实质,引起局部肝脓肿形成(2 分)。因此,胆囊炎症较重时,既要全面观察胆囊壁的连续性及相邻肝实质是否受累(2 分),又要充分考虑胆囊炎的病史,勿将肝脏病灶误诊为肿瘤性病变(2 分)。

五、人文题

该患者在急诊排队等待时,因疼痛剧烈,患者家属多次冲进诊室,要求插队提前检查,你该如何处理(10 分)?

首先要态度和蔼安抚患者及其家属情绪(3 分)。换位思考,理解患者年纪较大,疼痛剧烈,耐心向其解释急诊患者量大、病情都比较紧急的状况(3 分)。解决问题:向候诊患者解释该患者确实年纪比较大，胆囊炎的症状比较重，请候诊患者理解并同意让其优先检查。如果候诊患者不同意让其插队，可联系其他诊室同事安排该患者进行优先检查（4分）。

（王　耀）

病例 **17** 胆囊结石（cholecystolithiasis）

一、临床资料

1. **病史**　患者，男，46岁，因"患乙型肝炎12年行定期门诊检查，"就诊。平素无腹痛腹胀。
2. **超声资料**（图3-17-1、图3-17-2）

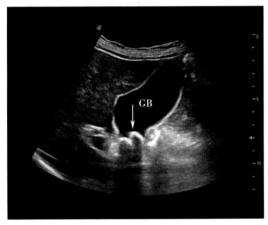

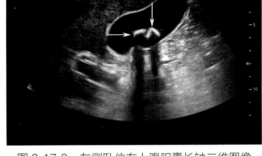

图3-17-1　平卧位右上腹胆囊长轴二维图像　　　　图3-17-2　左侧卧位右上腹胆囊长轴二维图像
　　　　　　箭头所示为病变。　　　　　　　　　　　　　　　　箭头所示为病变。
　　　　　　　　GB.胆囊

二、思考题及参考答案

1. 请结合病史及超声图像表现作出诊断（10分）。

临床表现：患者为中年男性，平素身体无明显不适，偶然检查发现（2分）。

超声所见：图3-17-1、图3-17-2胆囊内可见强回声团，后方伴声影，移动（+）（4分）。

超声诊断：胆囊结石（4分）。

2. 请回答本病的鉴别诊断（10分）。

（1）胆囊旁的肠道气体表现为强回声团及后方声影，改变探头位置，可发现其位于胆囊壁外，且位置不随体位改变移动，但当肠道蠕动时，其形态和位置可发生变化（3分）。

(2)胆囊非结石性高回声病变,如凝血块、脓性分泌物等,其后方无声影,当体位发生改变时,其运动缓慢(3分)。

(3)胆囊为位置表浅的囊性无回声结构,因旁瓣效应和部分容积效应,易在胆囊内形成多种伪像,诊断时需改变体位,多切面扫查,排除这类伪像(2分)。

(4)弯曲的胆囊颈本身可有与结石类似的回声,需仔细观察该处胆囊壁的连续性,避免误诊为结石(2分)。

3. 该患者半年后突发右上腹痛,合并轻度黄疸,胆道影像检查提示胆囊增大、肝内胆管扩张、胆总管正常,如何解释其原因(10分)?

结合患者胆囊结石病史和胆道影像表现,考虑患者为米里齐(Mirizzi)综合征(4分)。Mirizzi综合征是特殊类型的胆囊结石,形成的解剖因素是胆囊管与肝总管伴行过长或者胆囊管与肝总管汇合位置过低,持续嵌顿于胆囊颈部或胆囊管的结石压迫肝总管,引起肝内胆管扩张(4分),而胆总管不存在梗阻,所以胆总管正常(2分)。

三、要点与讨论

1. 病理及分型　按照组成成分胆石分为色素性结石、胆固醇性结石和混合性结石三种。色素性结石成分以胆红素钙为主,有泥沙样和沙粒状两种,多见于胆管。胆固醇性结石成分以胆固醇为主,多见于胆囊,常为单个,体积较大。混合性结石由两种或两种以上主要成分构成。

2. 临床特征　大多数患者无症状,称为无症状胆囊结石。胆囊结石的典型症状为胆绞痛,只有少数患者出现,其他常表现为急性或慢性胆囊炎。查体可见右上腹压痛,有时可触及充满结石的胆囊。

3. 超声特征　典型的胆囊结石的三大征象如下:

(1)胆囊腔内出现形态稳定的强回声团。

(2)后方伴声影。

(3)改变体位时,强回声团依重力方向移动。

四、临床拓展思维训练

1. 除急、慢性胆囊炎外,胆囊结石还可引起哪些疾病(10分)?

(1)小结石可通过胆囊管进入并停留于胆总管内成为胆总管结石(3分)。

(2)进入胆总管的结石通过奥迪(Oddi)括约肌可引起损伤或嵌顿于壶腹部导致胰腺炎,称为胆源性胰腺炎(3分)。

(3)因结石压迫引起胆囊炎症慢性穿孔,可造成胆囊十二指肠瘘或胆囊结肠瘘,大的结石通过瘘管进入肠道偶尔可引起肠梗阻称为胆石性肠梗阻(2分)。

(4)结石及炎症的长期刺激可诱发胆囊癌(2分)。

2. 某患者因肺炎住院,其间使用头孢曲松钠进行抗感染治疗,住院行肝胆脾超声提示胆囊结石,3个月后患者于门诊复查肝胆脾超声未见明显胆囊结石影像,该情况如何解释(10分)?

使用头孢曲松钠后,胆囊内会出现头孢曲松钙盐沉积(3分),声像图上多表现为多发,可呈粉末状、团状、悬浮状或沉沙状,后方声影较淡,并随体位改变而缓慢移动(4分),停药后这些沉积物在短期内会逐渐消失(3分)。

(王　耀)

病例 **18** 胆囊息肉样病变（polypoid lesion of gallbladder）

一、临床资料

1. 病史　患者，男，24岁，因"体检发现胆囊占位一周"就诊。平素健康，查体：无异常。
2. 超声资料（图 3-18-1~ 图 3-18-3）

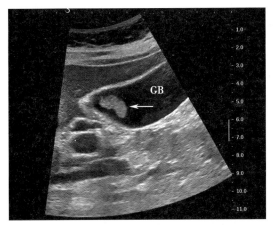

图 3-18-1　右上腹胆囊纵切二维图像
（胆囊内可见 1.9cm×1.0cm 中等回声团）
箭头所示为病变。
GB. 胆囊

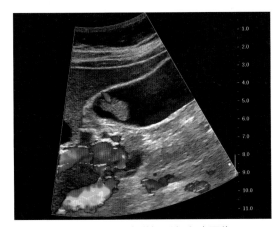

图 3-18-2　胆囊纵切彩色血流图像

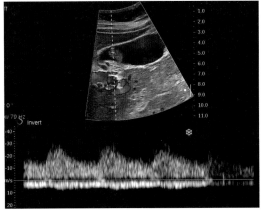

图 3-18-3　胆囊病灶频谱图像

二、思考题及参考答案

1. 请结合病史及超声图像表现作出诊断（10 分）。

临床表现：患者为年轻男性，平素健康无不适，查体无异常（2 分）。

超声所见:图 3-18-1 胆囊附壁可见 1.9cm×1.0cm 中等回声团,声影(−),移动(−),基底细,形态不规整(2 分)。图 3-18-2、图 3-18-3 基底部可检出动脉血流信号(2 分)。

超声诊断:胆囊息肉样病变(4 分)。

2. 请回答本病的鉴别诊断(10 分)。

(1)胆囊结石:当小结石黏附于胆囊壁且声影不明显时,与胆囊息肉不易鉴别,需要改变体位或敲打患者背部观察病变是否移动(3 分)。

(2)胆泥团:可随体位改变而移动,胆囊息肉样病变无移动(3 分)。

(3)息肉型胆囊癌:较大的胆囊息肉样病变与息肉型胆囊癌不易鉴别,胆囊癌基底部更宽大,血运丰富,基底部胆囊壁可出现增厚和破坏(4 分)。

3. 常规超声及超声造影检查该病重点观察的内容包括哪些(10 分)?

(1)二维:病变的大小、数量、回声、形态、与胆囊壁的界限、基底部宽度、基底部胆囊壁的厚度、有无合并结石等(5 分)。

(2)彩色多普勒:适当调节彩色标尺(scale)和增益后观察病变基底部及病变内部彩色血流情况(2 分)。

(3)频谱多普勒:在彩色多普勒最明显及稳定部位采集频谱多普勒,观察血流性质,测量血流速度及阻力指数(resistance index,RI)等(1 分)。

(4)超声造影:观察病变的增强时间、增强模式、增强程度(与胆囊壁相比较高增强 / 等增强 / 低增强)、病变内血管形态、消退时间、胆囊壁的完整性(2 分)。

三、要点与讨论

1. 病理分型

(1)肿瘤性息肉:主要包括腺瘤和腺癌,少见的还有平滑肌瘤、神经纤维瘤等。

(2)非肿瘤性息肉:主要包括胆固醇息肉、炎性息肉、腺肌增生等,少见的如黄色肉芽肿、异位胃黏膜等。

2. 临床特征　本病一般无症状,多在体检时由超声检查发现。少数患者可有右上腹疼痛,恶心呕吐,食欲减退等。

3. 超声特征　非肿瘤性息肉以胆固醇性胆囊息肉最多见,可见由胆囊壁向囊腔隆起的高回声或等回声小结节,体积多较腺瘤小,大者一般不超过 1cm,常见多发;多数有蒂,不随体位改变移动;一般无声影。

肿瘤性息肉以胆囊腺瘤多见,可见由胆囊壁向囊腔内隆起的等回声结节,内部回声均匀,基底较宽,但比瘤体的宽度要窄,偶可见蒂与胆囊壁相连;其基底部胆囊壁连续性完整,与周围组织分界清晰;无声影,不移动;平均大小多超过 1cm;肿瘤较大时,CDFI 可探及其内走行自然的细小血管。

四、临床拓展思维训练

1. 该患者未行手术治疗,定期随访观察,病变大小未见明显改变,8 年后超声复查时发现胆囊内病变明显增大,大小约 3.1cm×2.5cm,基底宽,血运显示丰富。实验室检查肿瘤标志物 CA19-9 67U/ml(正常值 0~37U/ml),应考虑何种疾病? 下一步应重点扫查哪些部位(10 分)?

考虑胆囊息肉恶变(3 分)。下一步应重点观察病变基底部胆囊壁是否增厚,浆膜层是否连续

（3分）。另外需仔细全面扫查肝脏排除肝内是否有转移病灶,胆囊癌恶性程度高,早期可出现转移（3分）；还要观察肝门部及腹膜后是否合并有肿大淋巴结（1分）。

2. 胆囊息肉样病变恶变的危险因素包括哪些（10分）？

年龄大于60岁（1分）,合并原发性硬化性胆管炎（1分）,印第安族裔（1分）,直径超过1cm（2分）,单发病变且基底部宽大（2分）,息肉逐渐增大（1分）,合并胆囊结石（1分）和胆囊壁增厚（1分）等。

（王 耀）

病例 **19** 胆囊腺肌增生症（gallbladder adenomyomatosis）

一、临床资料

1. 病史　患者,女,35岁,因"胃部不适半年"就诊。平素身体健康,查体：无异常。

2. 超声资料（图3-19-1、图3-19-2）

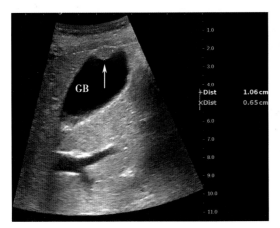

图3-19-1　右上腹胆囊长轴切面二维图像
箭头所示为病变。
GB.胆囊

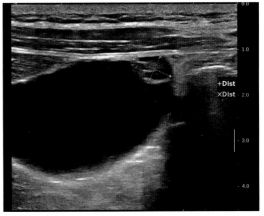

图3-19-2　右上腹高频超声胆囊长轴切面
二维图像

二、思考题及参考答案

1. 请结合病史及超声图像表现作出诊断（10分）。

临床表现：患者为青年女性,平素身体健康,临床症状不明显,查体无异常（2分）。

超声所见：图3-19-1胆囊底部局限性增厚,范围约1.06cm×0.65cm（2分）。图3-19-2其内可见数个小液性区(2分)。

　　超声诊断:胆囊底部局限性增厚,考虑胆囊腺肌增生症(4分)。

　　2. 请回答本病的鉴别诊断(10分)。

　　(1)胆囊癌:增厚胆囊壁内小的无回声区即罗-阿窦,是胆囊腺肌增生症区别于胆囊癌的重要特征,当罗-阿窦较小而超声未显示时,可以行超声造影检查提高罗-阿窦的显示率(5分)。

　　(2)慢性胆囊炎:增厚的胆囊壁回声粗糙,且壁内不会出现小的无回声区,另外还可观察脂餐后的胆囊收缩状态,胆囊腺肌增生症表现为收缩功能亢进,而慢性胆囊炎时胆囊收缩不明显(5分)。

　　3. 请简述该病的分型(10分)。

　　(1)局限型:常发生于胆囊底部,胆囊壁呈结节状增厚(4分)。

　　(2)节段型:胆囊壁节段性增厚隆起,多发生于胆囊体、颈部,于增厚的胆囊壁内有小的圆形液性囊腔(图 3-19-3)。可合并有胆囊壁内小胆固醇结晶,显示为强回声点,后方伴有声尾(3分)。

　　(3)弥漫型:病变累及整个胆囊(图 3-19-4)。脂餐试验显示胆囊收缩功能亢进(3分)。

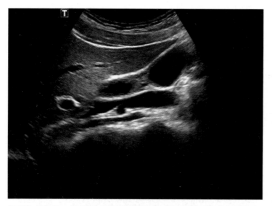
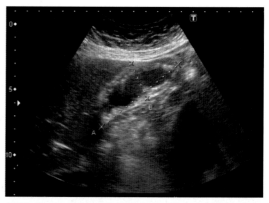

图 3-19-3　胆囊体部囊壁节段性增厚,其内可见小液性区(节段型)　　图 3-19-4　胆囊壁弥漫性增厚,其内可见多个强回声点,后方伴声尾(弥漫型)

三、要点与讨论

　　1. 病理　胆囊黏膜上皮不同程度的增生,增生的黏膜上皮深入肌层或接近浆膜层形成许多细小窦状结构,即罗-阿窦(Rokitansky-Aschoff sinus,RAS),其周围环绕数量不等的增生的平滑肌组织,肌层明显增厚,结构紊乱或被增生的腺体分隔。

　　2. 临床特征　本病好发于成年女性,男女比例为1:3,好发年龄 30~60 岁。通常症状不明显或与慢性胆囊炎、胆囊结石相似,可有消化不良、恶心、右上腹疼痛等症状。

　　3. 超声特征　胆囊腺肌增生症最常见的超声表现为增厚的胆囊壁内小的圆形液性囊腔及小点状强回声,后方伴声尾。局部胆囊壁浆膜层连续完整。

四、临床拓展思维训练

　　请简述超声造影在胆囊腺肌增生症诊断中的意义(10分)。

　　部分不典型的胆囊腺肌增生症与胆囊癌鉴别困难。超声造影可以显示病灶的血流灌注情况，有助于两者的鉴别（3 分）。

胆囊腺肌增生症典型的超声造影表现为动脉期与胆囊壁同时或稍晚于胆囊壁增强，多数由周边（黏膜面及浆膜面）向中心灌注，可以呈等增强或稍低增强，静脉期消退明显，病变内部表现为低增强；另外超声造影可以提高罗 - 阿窦的显示率，有助于胆囊腺肌增生症的诊断及鉴别诊断（4 分）。

胆囊癌典型的超声造影表现为病灶先于周围正常囊壁增强，呈明显高增强，静脉期消退较周围胆囊壁快，呈低增强（3 分）。

（王 耀）

病例 **20** 胆囊癌（carcinoma of gallbladder）

一、临床资料

1. 病史 患者，女，68 岁，因"右上腹持续性隐痛 6 个月，体重减轻 2 个月"就诊。
2. 超声资料（图 3-20-1~ 图 3-20-5）

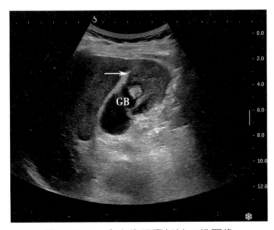

图 3-20-1 右上腹胆囊长轴二维图像
箭头所示为胆囊病变。
GB. 胆囊

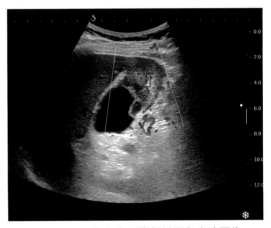

图 3-20-2 右上腹胆囊长轴彩色血流图像

3. 其他检查资料 实验室检查：肿瘤标志物 CA19-9 122U/ml（升高）；CEA、糖类抗原 12-5（carbohydrate antigen 12-5，CA12-5）正常。

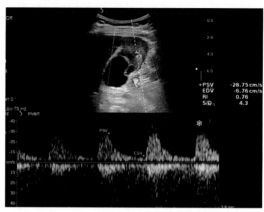

图 3-20-3 右上腹胆囊长轴频谱图像

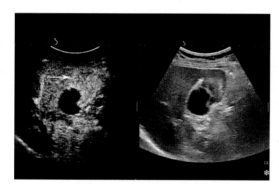

图 3-20-4 动脉期造影图像
箭头所示为胆囊病变动脉期表现。

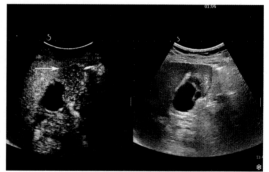

图 3-20-5 静脉期造影图像
箭头所示为胆囊病变静脉期表现。

二、思考题及参考答案

1. 请结合病史及超声图像表现作出诊断(10 分)。

临床表现:患者为老年女性,右上腹持续性隐痛并伴有体重减轻,肿瘤标志物 CA19-9 升高(2 分)。

超声所见:图 3-20-1 胆囊底部可见实性肿物,形态不规整,内呈不均匀低回声,与肝脏界限模糊(2 分)。图 3-20-2、图 3-20-3 胆囊底部肿物内可检出动脉血流信号,RI 0.76(1 分)。图 3-20-4、图 3-20-5 肿物动脉期呈不均匀高增强,浆膜层连续性中断,且肿物与肝组织界限不清,静脉期肿物内造影剂减退呈低增强(2 分)。

超声诊断:胆囊底部肿物,结合超声造影检查考虑胆囊癌(2 分),注意邻近肝实质受侵(1 分)。

2. 请回答本病的鉴别诊断(10 分)。

(1)慢性胆囊炎:胆囊壁多均匀增厚,内壁规则,且胆囊壁与周围组织分界清晰,胆囊癌多为不均匀增厚,内壁不平滑,若侵犯周围组织则分界不清(3 分)。

(2)胆囊腺肌增生症:增厚的囊壁内有小的液性区,有些壁内还有小强回声点,增厚胆囊壁外壁连续性完整,与周围组织分界清晰,胆囊癌内则很少伴有小液性区(3 分)。

(3)胆囊腺瘤:相对形态规则,瘤体的宽度往往较基底部宽,与周围组织分界清晰,而胆囊癌形态不规则,最宽处多在基底部,可侵犯周围组织(2分)。

(4)胆泥团、凝血块和脓团等,内部没有血流信号,且随体位改变移动,与胆囊癌较易鉴别(2分)。

3. 请简述该病的超声造影表现(10分)。

胆囊癌病灶动脉期多数早于周围正常囊壁增强,呈明显高增强,内部血管形态多不规则,静脉期消退较周围胆囊壁快,呈低增强;病变局部胆囊壁增厚可以观察到增厚的胆囊壁动脉期呈明显高增强;病变侵犯到浆膜层时,可以观察到胆囊壁浆膜层的连续性中断;当发生肝内转移时,肝内可探及"快进快退"的转移病灶。

三、要点与讨论

1. 病理及流行病学　胆囊癌是一种恶性程度较高的肿瘤,发病年龄绝大多数在50岁以上,平均年龄59.6岁,女性发病为男性的3~4倍。在胆道疾病中,胆囊癌仅占0.4%~3.8%,在肝外胆道癌中却占25%。

胆囊癌多发生在胆囊体和底部,少数在颈部。腺癌最常见,约占82%,其次为未分化癌,占7%,鳞状细胞癌占3%,混合癌占1%。胆囊癌扩散较快,可经淋巴、静脉、神经或胆管腔转移,癌细胞脱落可在腹腔种植转移,也可直接侵犯邻近器官。

2. 临床特征　早期无特异性症状,如有慢性胆囊炎或胆囊结石,发作时可出现腹痛、恶心呕吐、腹部压痛等。晚期可出现黄疸并且进行性加深,并有发热、腹腔积液等。

实验室检查 CEA、CA19-9、CA12-5 等均可升高,其中以 CA19-9 较为敏感,但无特异性。

3. 超声特征　根据病变形态,以往分为小结节型、覃伞型、厚壁型、混合型和实块型5种类型,但这种分型不便于理解和记忆,近年多采用息肉型、厚壁型和肿块型3种分型。

(1)息肉型:①呈小结节样,基底部宽,形态不规则,突向胆囊腔;②可单发或多发;③可合并有胆泥或结石;④ CDFI 常常检测不到血流信号。

(2)厚壁型:①胆囊壁不均匀增厚,呈弥漫性或局限性;②肿块形态不规则,表面不光滑,往往以胆囊颈部、体部增厚显著;③ CDFI 其内可检测到高阻血流信号。

(3)肿块型:①正常胆囊腔消失,可见不均匀回声实性肿块,一般以低回声为主,肿块形态多不规则,内可合并有结石;②往往侵犯肝脏及周围脏器,肿块与周围组织分界不清晰;③ CDFI 其内可检测到高阻血流信号;④压迫侵犯胆总管时,可导致肝内胆管扩张;⑤肝门部或胰头周围检查常常发现肿大淋巴结。

四、临床拓展思维训练

胆囊癌发病的主要危险因素包括哪些(10分)?

(1)胆囊结石:约85%的胆囊癌患者合并胆囊结石。胆囊结石的直径和数目与胆囊癌的发生呈正相关(3分)。

(2)胆囊息肉样病变:①直径大于10mm;②合并胆囊结石、胆囊炎;③单发息肉或无蒂息肉,息肉生长速度快(生长速度>3mm/6个月);④腺瘤样息肉。具备以上特征的胆囊息肉有恶变倾向(3分)。

(3)胆囊慢性炎症:胆囊慢性炎症伴有黏膜腺体内不均匀钙化或点状钙化被认为是癌前病变,约25%的慢性炎症导致胆囊壁钙化、僵硬形成的瓷性胆囊与胆囊癌发生高度相关(2分)。

（4）"保胆取石"术后胆囊："保胆取石"术后结石容易复发，而且胆囊癌变的胆囊炎基础依然存在（2 分）。

（王　耀）

病例 21 巴德 - 吉亚利综合征（Budd-Chiari syndrome）

一、临床资料

1. 病史　患者，男，56 岁，因"劳累后右上腹胀痛 6 个月，双下肢水肿 2 个月"就诊。
2. 超声资料（图 3-21-1~ 图 3-21-4）

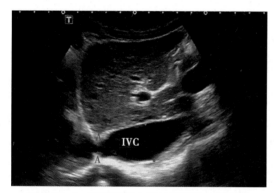

图 3-21-1　下腔静脉上段长轴切面二维图像
IVC. 下腔静脉

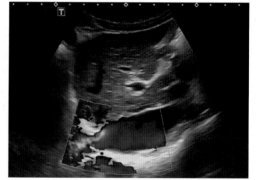

图 3-21-2　下腔静脉上段长轴切面
彩色血流图像

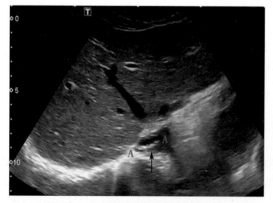

图 3-21-3　下腔静脉进右心房入口处
短轴切面二维图像
箭头所示为病变。

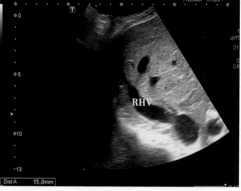

图 3-21-4　肝右静脉长轴切面二维图像
RHV. right hepatic vein，肝右静脉

二、思考题及参考答案

1. 请结合病史及超声图像表现作出诊断（10 分）。

临床表现：患者中老年男性，劳累后右上腹胀痛伴双下肢水肿（2 分）。

超声所见：图 3-21-1 下腔静脉进右心房入口处狭窄，远心端下腔静脉扩张（1 分）。图 3-21-2 CDFI 狭窄处可见五彩镶嵌血流（1 分）。图 3-21-3 下腔静脉进右心房入口处可见强回声（1 分）。图 3-21-4 肝右静脉扩张（1 分）。

超声诊断：符合 Budd-Chiari 综合征（4 分）。

2. 请回答本病的鉴别诊断（10 分）。

（1）肝硬化、门静脉高压：轻度肝硬化的肝脏表现有时与 Budd-Chiari 综合征有类似表现，需要结合患者有无乙型肝炎或丙型肝炎病史予以鉴别；另外肝静脉、下腔静脉的声像图表现对两者鉴别尤为重要，肝硬化的肝静脉及下腔静脉是通畅的，而 Budd-Chiari 综合征可见肝静脉和下腔静脉内异常回声或闭塞（5 分）。

（2）淤血肝：由于右心衰竭、下腔静脉回流障碍引起淤血肝时，可见三支肝静脉扩张，下腔静脉增粗且搏动减弱，但其内血流通畅；Budd-Chiari 综合征肝静脉扩张时，其第二肝门以上的下腔静脉存在堵塞或闭塞（5 分）。

3. 该病的定义是什么（10 分）？

Budd-Chiari 综合征是指各种原因引起的肝静脉或其开口以上的下腔静脉阻塞引起的门静脉高压或门静脉和下腔静脉高压为特征的综合征（5 分）。主要表现为肝脾大、进行性顽固性腹腔积液、门静脉高压、下肢水肿，与肝硬化相似（5 分）。

三、要点与讨论

1. 分型

（1）下腔静脉上段右心房入口处隔膜或管壁局部增厚造成下腔静脉管腔局部狭小（又称肝外型）。

（2）下腔静脉肝段梗阻（又称肝内型），肝静脉管壁增厚，管腔狭窄。

（3）原发性或继发性血栓或瘤栓形成造成下腔静脉狭窄或闭塞。

2. 临床特征　患者早期有劳累后右上腹胀痛、肝脾大，发展期有腹腔积液、双下肢水肿、胸腹壁乃至腰背部静脉曲张及食管静脉曲张以至破裂出血。

3. 超声特征　下腔静脉内异常回声，如隔膜、血栓等；梗阻段管腔狭窄，远心端扩张；可伴有五彩镶嵌血流或无血流信号；血栓或癌栓所致者管腔内可见实性回声，血流充盈缺损。肝脾大，可合并腹腔积液。侧支循环形成，包括肝静脉之间交通支、第三肝门开放、肝静脉通过包膜下静脉与体循环静脉相交通、肝静脉与门静脉相交通。

四、临床拓展思维训练

1. 引起腹腔大量积液的原因有哪些（10 分）？

（1）漏出性腹腔积液：常见原因有肝源性、心源性、静脉阻塞性、肾源性等（4 分）。

（2）渗出性腹腔积液：细菌性腹膜炎、癌性腹膜炎、结核性腹膜炎、胰源性腹膜炎等（3 分）。

(3)血性腹腔积液：腹腔恶性肿瘤破裂出血、外伤性破裂出血、动脉瘤破裂出血、宫外孕等(3分)。

2. 该患者行下腔静脉球囊扩张及支架术后3年,定期复查,超声发现肝右叶可见2cm×2cm低回声结节,可能的诊断包括哪些? 为明确诊断应进一步行何种影像学检查(10分)？

可能的诊断包括再生结节或肝细胞癌(4分),Budd-Chiari综合征由于肝静脉回流受阻,肝窦充血、出血,可导致肝细胞坏死、纤维组织增生,形成再生结节,进一步可发展为肝细胞癌(4分)。

下一步应行增强影像学检查,如超声造影、增强CT、增强MRI等(2分)。

(王 耀)

病例 22 肝内胆管结石(intrahepatic biliary stone)

一、临床资料

1. 病史 患者,男,33岁,因"上腹不适半年"就诊。
2. 超声资料(图3-22-1、图3-22-2)

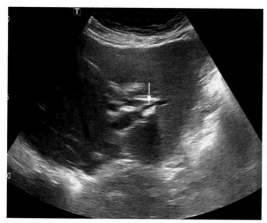 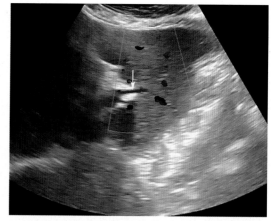

图3-22-1 右肋缘下肝斜切面二维图像 箭头所示为扩张胆管内强回声团。

图3-22-2 右肋缘下肝斜切面彩色血流图像 箭头所示为扩张胆管内强回声团。

3. 其他检查资料 碱性磷酸酶225U/L(升高); 总胆红素34.3μmol/L(升高)。

二、思考题及参考答案

1. 请结合病史及超声图像表现作出诊断(10分)。

临床表现:患者青年男性,上腹不适半年。(2分)。实验室检查显示碱性磷酸酶及总胆红素升高(2分)。

超声所见:图3-22-1、图3-22-2肝左叶胆管扩张,其内可见强回声团沿胆管走行分布,后方伴声影(3分)。

超声诊断:肝内胆管结石(3分)。

2. 请回答本病的鉴别诊断(10分)。

(1)肝内钙化灶:同样表现为肝内强回声团,后方可伴声影,但多在胆管分支(门静脉分支)间分布,不伴有胆管扩张(3分)。

(2)肝内胆管积气:多沿左肝管或二级胆管分布。表现为形态不稳定,边界不清,带状、星点状强回声。后方多数有多重气体反射,伴彗星尾征。左侧卧位后右肝管内增多。多有胆道手术史。(3分)。

(3)肝圆韧带:正常的肝圆韧带在横切面或斜切面时表现为肝左叶的高声团,后方常伴声影,纵切面时则与门静脉左支矢状部延续并向腹壁方向延伸出肝(2分)。

(4)肝内肿瘤:肝血管瘤等肝内肿瘤也可表现为肝内高回声团,但后方不伴声影,且不限沿左右肝管分布(2分)。

3. 在该病中最常见到哪种超声效应?其原理是什么(10分)?

肝内胆管结石最常见的超声效应为声影(4分)。声影是指声束在某一界面由于反射、吸收或折射导致组织或病灶后方回声显著减少或消失的声像图表现。高反射系数物体(如气体)及高吸收系数物体(如骨骼、结石、瘢痕)后方均可出现声影(6分)。

三、要点与讨论

1. 病理及流行病学 肝内胆管结石在我国、日本和东南亚地区的发病率较高,多为胆色素混合结石。其成因与胆道感染、胆道寄生虫、胆汁淤积、胆管解剖变异等因素有关。由于胆管解剖位置的原因,左叶结石比右叶常见,左叶最常见的部位为左外叶,右叶为右后叶,可单发也可多发。病理改变主要是结石造成肝内胆管的胆汁淤积、急慢性炎症、炎性狭窄和近端扩张。扩张的胆管积聚结石,进一步加重胆管梗阻,导致反复胆管炎、肝脓肿、全身脓毒症、胆道出血。长期的慢性炎症可诱发胆管癌,也可导致肝段或肝叶纤维化、肝硬化、门静脉高压。

2. 临床特征 肝内胆管结石的部位不同可导致临床表现各异。位于周围胆管的结石如无合并胆管扩张可无症状。大多数患者平日仅有肝区不适或轻度腹痛,如发生胆管炎则表现为腹痛、寒战高热,结石位于肝管汇合部可出现黄疸,严重炎症可出现全身感染如脓毒症、感染性休克。肝段或一侧肝叶的胆管结石,常因感染致肝脓肿,除表现为全身感染外,肝区的压痛和叩击痛较明显,局限的脓肿可出现腹壁水肿,甚至可能穿破膈肌至胸腔,形成胆管支气管瘘,咳出的痰含有胆汁或结石。胆管炎症及破溃可穿破伴行的肝动脉或门静脉,造成胆道出血;此外,晚期病例主要为肝硬化、门静脉高压等相关表现。

3. 超声特征

(1)在肝内沿胆管走行的强回声团,呈条索状、斑片状,形态不规则,后方伴有声影。

（2）可表现为孤立型、散在型或整合型。典型的声像图为当有淤滞的胆汁充盈肝内胆管时，在扩张的胆管腔内可见结石强回声团，周围伴宽窄不等液性暗区，胆管前后壁的亮线清晰。相反，若胆管内无淤滞的胆汁，结石仅表现为在肝实质中强回声团，胆管壁界线显示不清，此时可借助伴行的门静脉分支加以判断。

（3）结石近端的肝内胆管多有不同程度的扩张，与伴行的门静脉分支形成"平行管征"，重度扩张时可表现为分叉状，合并感染时可呈囊状。

（4）可伴有相应肝叶、肝段的萎缩，其余肝叶代偿性增大，导致肝脏形态不规则。合并胆汁淤积或炎症感染时，可表现为肝大、边缘变钝、肝实质回声粗糙不均或可见多发脓肿。

四、临床拓展思维训练

1. 请描述肝内胆管的三级分支（10 分）。

肝内胆管由肝内毛细胆管汇合成小叶间胆管（3 分），再汇合成段肝管（三级分支）（2 分）、叶肝管（即左内叶、左外叶、右前叶、右后叶胆管，为二级分支）（2 分），在近肝门处汇总成左、右肝管（一级分支）（3 分）。

2. 该病可导致哪些并发症（10 分）？

（1）胆管炎：结石造成肝内胆管的胆汁滞留、急慢性炎症、炎性狭窄和近端扩张。扩张的胆管进一步积聚结石，导致反复胆管炎症等（3 分）。

（2）肝脓肿：肝段或一侧肝叶的胆管结石，常因感染致肝脓肿，除表现为全身感染外，肝区的压痛和叩击痛较明显（3 分）。

（3）肝硬化：长期的慢性炎症可诱发肝段或肝叶的纤维化、肝硬化及门静脉高压（2 分）。

（4）胆管细胞癌：长期的慢性炎症亦可诱发胆管细胞癌（2 分）。

（王 阳）

病例 **23** 肝外胆管结石（extrahepatic biliary stone）

一、临床资料

1. **病史** 患者，女，80 岁，因"腹痛 1 个月加剧 7 天"就诊。1 个月前突发剧烈腹痛，自行服用抗感染药，症状有所缓解。7 天前腹痛加剧，腹胀。查体：未见明显异常。

2. **超声资料**（图 3-23-1~ 图 3-23-3）

3. **其他检查资料** 中性粒细胞百分比 79.1%（升高）；总胆红素 40.1μmol/L（升高）。

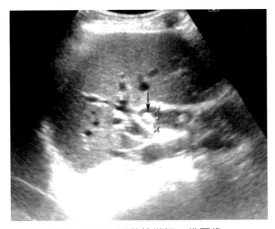

图 3-23-1　胆总管纵切二维图像
箭头所示为扩张胆总管内强回声团。

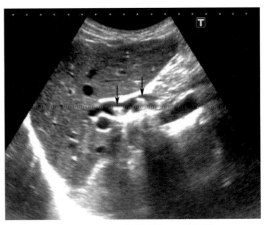

图 3-23-2　胆总管纵切二维图像
箭头所示为扩张胆总管内强回声团。

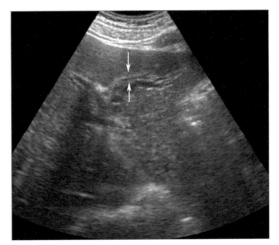

图 3-23-3　肋下斜切肝左叶二维图像
箭头所示为肝内胆管。

二、思考题及参考答案

1. 请结合病史及超声图像表现作出诊断（10 分）。

临床表现：患者老年女性，于 1 个月前突发剧烈腹痛，7 天前腹痛加剧，腹胀。查体未见明显异常（2 分）。实验室检查显示中性粒细胞百分比升高；总胆红素升高（2 分）。

超声所见：图 3-23-1、图 3-23-2 胆总管扩张，其内可见少许强回声团，后方伴声影（2 分）。图 3-23-3 肝内胆管轻度扩张，与伴行的门静脉支形成小"平行管征"（2 分）。

超声诊断：胆总管结石（2 分）。

2. 请回答本病的鉴别诊断（10 分）。

（1）肝外胆管肿瘤：可表现为胆管内的低回声团，一般无声影，与管壁分界不清，无移动特征（3 分）。

（2）胆道蛔虫：胆管扩张伴平行线状高回声带，不伴声影（3 分）。

(3)肝外胆管内的凝血块及胆泥等：可表现为类似结石的高回声及强回声团,但后方一般无声影(4分)。

3. 试述该病的假阳性及假阴性原因(10分)。

假阳性：部分容积效应使十二指肠气团、胆囊颈部结石、肝门部手术瘢痕、钙化淋巴结等形成肝外胆管结石伪像(5分)。

假阴性：①肠气干扰。②泥沙样结石、小结石不易显示。③透声性好的松软结石无声影,酷似肿瘤(5分)。

三、要点与讨论

1. 病理及流行病学 肝外胆管结石在我国和东南亚各国较多见,其来源有两种：一是在肝外胆管内形成,称为原发性肝外胆管结石,大多数为胆色素混合性结石,病因较多,主要包括胆道感染、胆汁狭窄、寄生虫等；二是由肝内胆管排出坠入肝外胆管,称为继发性肝外胆管结石。

2. 临床特征 肝外胆管结石常见的症状是胆管炎,典型发作症状为反复发作的腹痛、寒战高热及黄疸,称为查科(Charcot)三联征。①腹痛：为胆绞痛,疼痛部位多局限在剑突下和右上腹,可放射至右肩背部,重者可伴有冷汗、面色苍白、恶心与呕吐等症状；②寒战高热：因并发胆道细菌感染而引起寒战高热,体温可达40℃；③黄疸：一般在上腹绞痛、寒战高热后的12~24小时即可出现黄疸。发生黄疸的机制多是因结石嵌顿于壶腹部不能松动,胆总管梗阻所致。如梗阻性黄疸长期未得到解决,将会导致严重的肝功能损害。

3. 超声特征

(1)胆管腔内可见形态稳定的强回声团,后方伴声影。

(2)梗阻部位以上胆管及肝内胆管扩张,胆管内可有胆泥形成。

(3)强回声团与胆管壁之间分界清楚,典型的尚可见细窄的液性暗环包绕着结石强回声团。部分结石可在胆管内移动。

(4)部分结石呈泥沙样,体积小或松散,往往表现为稍高回声甚至等回声,后方声影不明显。

四、临床拓展思维训练

1. 请描述肝外胆管管径的扫查方法(10分)。

患者仰卧位或左侧卧位,探头置于右肋缘下斜切,显示门静脉及其腹侧的肝总管及胆总管上段长轴(3分)；患者仰卧位,探头置于上腹正中线右侧、下腔静脉水平纵切,对位于胰腺头部背侧的胆总管下段进行长轴扫查(3分)；患者仰卧位,探头置于上腹正中线右侧横切,对位于胰腺头部背侧的胆总管下段进行短轴扫查(4分)。

2. 请简述经引流管胆道超声造影联合生理盐水注入法检测胆总管取石术后残余结石的临床意义及价值(图3-23-4~图3-23-6)(10分)。

(1)经引流管注入生理盐水后胆总管显示的长度、宽度及胆总管的全程显示率均明显增加,扩大了诊断视野,提高了结石诊断的准确率。同时结合盐水流动的特点,动态观察胆总管残存结石数量和位置,减少气体干扰,使常规超声难以发现或漏诊的小结石得以显示(5分)。

(2)经引流管胆道超声造影能够提高胆总管全程显示率,清晰显示胆总管形态、位置及走行,为观察胆总管起到引导、定位作用,其基础上注入生理盐水有助于进一步观察胆总管内有无残石等情况；超声造影剂的使用极大地减少了注水量，降低了患者的痛苦及并发症风险（5分）。

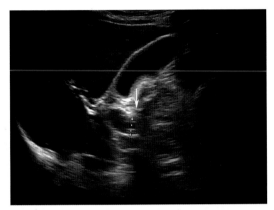

图 3-23-4　超声仅可显示胆总管上段
箭头所示为胆总管。

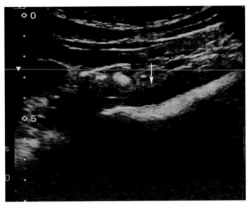

图 3-23-5　注入造影剂后可显示胆总管全程走行
箭头所示为胆总管。

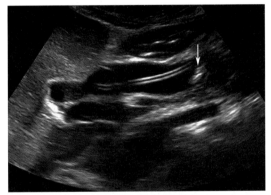

图 3-23-6　在造影剂引导下注入生理盐水，胆总管全程
显示清晰，胆总管下段可见强回声团
箭头所示为胆总管下段强回声团。

（王　阳）

病例 24　肝外胆管癌（extrahepatic cholangiocarcinoma）

一、临床资料

1. 病史　患者，男，77岁，因"皮肤、巩膜黄染，伴皮肤瘙痒1周"就诊。患病以来尿色加深，体重下降 5kg。

2. 超声资料（图 3-24-1~ 图 3-24-3）

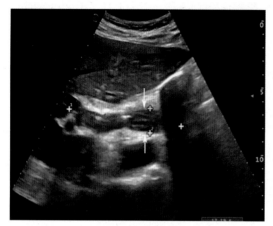

图 3-24-1　胆总管长轴切面二维图像
箭头所示为胆总管。

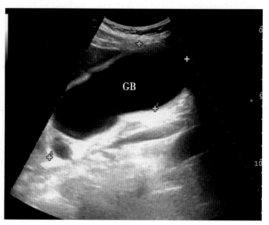

图 3-24-2　胆囊切面二维图像
GB. 胆囊

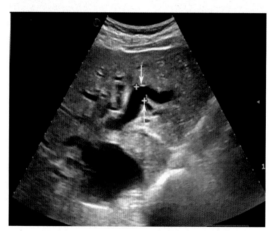

图 3-24-3　右肋缘下斜切面二维图像
箭头所示为肝内胆管。

3. 其他检查资料　血清总胆红素 324.4μmol/L（升高）；结合胆红素 254.7μmol/L（升高）；非结合胆红素 69.7μmol/L（升高）。

二、思考题及参考答案

1. 请结合病史及超声图像表现作出诊断（10 分）。

临床表现：老年男性，于 1 周前无明显诱因突然出现皮肤巩膜黄染，伴瘙痒，尿色加深，患病以来体重下降 5kg（2 分）。

超声所见：图 3-24-1 胆总管管壁回声粗糙，内见低回声团伴少许强回声（2 分）。图 3-24-2 胆囊增大，形态饱满（2 分）。图 3-24-3 肝内胆管扩张（2 分）。

超声诊断：肝外胆道梗阻（1 分）；胆总管内异常回声，不除外胆管癌（1 分）。

2. 请回答本病的鉴别诊断（10 分）。

（1）胆管结石：胆管内强回声团，后方多伴声影，管壁完整（3 分）。

（2）胰头癌：胰头区肿物，多为低回声，边界模糊。当胰头癌压迫胆总管下段时，可引起远端胆管扩张，胰腺癌常伴有胰管扩张。（4 分）。

（3）硬化性胆管炎：多表现为胆管壁的增厚及僵硬，胆管内不伴有低回声团。某些硬化性胆管炎与狭窄或截断型胆管癌难以鉴别，诊断有困难时应进一步行经皮经肝胆道引流术（percutaneous transhepatic cholangial-drainage，PTCD）或经内镜逆行胆胰管成像（endoscopic retrograde cholangiopancreatography，ERCP）等检查再行综合判断（3 分）。

3. 超声所见胆管癌的间接征象都有哪些（10 分）？

（1）病灶以上的胆道系统明显扩张。胆总管末端胆管癌可伴主胰管的增宽；胆囊可增大或缩小，与肿瘤累及部位有关，下段胆管癌者胆囊常增大，上段胆管癌者胆囊缩小（6 分）。

（2）肝脏不同程度肿大（2 分）。

（3）肝门淋巴结肿大或肝内有转移灶（2 分）。

三、要点与讨论

1. 病理、分型及流行病学　肝外胆管癌较少见，其发病率低于胆囊癌，占胆囊癌的 1/2~1/4，近年来发病率有增高的趋势。肝外胆管癌按组织学分级一般包含 4 级：未分化、低分化、中分化和高分化。其中大部分为腺癌，约占 80%，其余少数为鳞癌。肝外胆管癌按其病理形态学又可大致分为 3 型：浸润型、结节型以及乳头型。其中以浸润型最为多见。结节型及乳头型一般表现为沿胆管壁向腔内生长的结节或肿块，肿瘤长径一般小于 2cm；浸润型一般表现为沿胆管壁周径生长并可引起胆管的局限性狭窄，待肿瘤晚期则可发生胆道梗阻。根据发病部位又分为肝门部胆管癌和远端胆管癌。

2. 临床特征　主要临床表现为进行性无痛性黄疸，包括尿色深、皮肤、巩膜黄染、陶土便及瘙痒等，也可有厌食、恶心等症状。黄疸可进行性加重。如伴继发感染，可有高热、上腹剧痛、胃肠道症状。其他表现如体重减轻，身体瘦弱，乏力，肝大，有时能触及肿大胆囊，腹腔积液，恶病质等。

3. 超声特征　肝外胆管癌声像图表现可分为以下 2 类。

（1）胆管内肿块：扩张的胆管远端管腔内可见乳头状或团块状、呈中等或低回声，形态欠规整，与胆管壁分界不清，后方不伴声影。其病理类型多为乳头型或结节型。脂餐后或复查时病变位置、形态不变。

（2）胆管截断或狭窄：扩张的胆管远端突然截断或变细呈"鼠尾征"，阻塞端及其周围可见不规则高回声区，边界不清楚，与胆管壁分界不清，无明显肿块感，系癌组织浸润所致。部分可表现为胆管壁明显增厚、僵硬，回声增高，管腔闭塞。病理类型多为浸润型及硬化型。

彩色多普勒：胆管癌为少血供肿瘤，其内纤维成分较多，彩色多普勒多数难以显示血流。

四、临床拓展思维训练

1. 如何通过超声图像判断胆道梗阻的部位（10 分）？

（1）肝内胆管或左右肝管仅一侧扩张，而肝外胆管不扩张，甚至变窄，提示梗阻部位是在肝门部胆管（2 分）。

(2)左右肝管显示扩张而胆囊不大,提示梗阻部位在肝外胆管的上段(2分)。

(3)仅有胆囊肿大,肝内外胆管均未见扩张,提示胆囊管阻塞或胆囊自身病变(2分)。

(4)胆囊及肝外胆管均扩张,提示梗阻部位在肝外胆管中下段(2分)。

(5)若肝外胆管全程扩张,伴或不伴主胰管扩张,提示梗阻部位是在胆总管的末端或十二指肠法特(Vater)壶腹水平(2分)。

2. 请回答肝外胆管扩张的分级及特异征象(10分)。

(1)胆道阻塞引起的肝外胆管扩张多为均匀性扩张,但下段较上段、肝外较肝内明显。正常人肝外胆管上段内径≤6mm,内径为7~10mm为轻度扩张,>10mm为显著扩张(6分)。

(2)胆管扩张,管径与伴行的门静脉相似时,肝门部纵断面可出现"双筒猎枪征",是诊断肝外胆管扩张较特异的征象(4分)。

(王 阳)

病例 25 肝门部胆管癌(hilar cholangiocarcinoma)

一、临床资料

1. 病史 患者,男,76岁,因"皮肤、巩膜黄染1.5个月"就诊。患者1.5个月前发现黄疸。查体:全身有皮肤、巩膜黄染。体重2个月内下降4kg。

2. 超声资料(图3-25-1~图3-25-3)

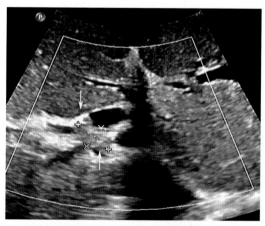

图3-25-1 肝门部二维图像
箭头所示为左右肝管汇合部低回声团。

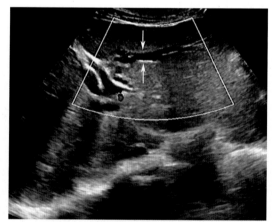

图3-25-2 肝左叶肋下斜切面彩色血流图像
箭头所示为肝内胆管。

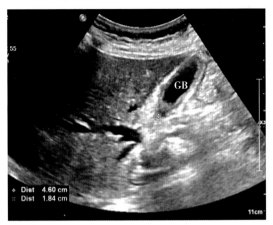

图 3-25-3　肝右叶肋间斜切面二维图像

GB. 胆囊

3. 其他检查资料　碱性磷酸酶 320U/L(升高);γ- 谷氨酰转移酶 241U/L(升高);总胆红素 211.0μmol/L(升高);结合胆红素 172.3μmol/L(升高);非结合胆红素 38.7μmol/L(升高)。

二、相关思考题

1. 请结合病史及超声图像表现作出诊断(10 分)。

临床表现:老年男性,皮肤、巩膜黄染 1.5 个月,查体可见全身皮肤、巩膜黄染(1 分)。碱性磷酸酶、γ- 谷氨酰转移酶、总胆红素、结合胆红素、非结合胆红素升高(1 分)。

超声所见:图 3-25-1 左右肝管汇合部见一低回声团,形态不规整,边界模糊。左右肝管不相通(2 分)。图 3-25-2 肝左叶胆管扩张(2 分)。图 3-25-3 胆囊形态欠饱满(1 分)。

超声诊断:肝门部胆道梗阻(1 分);肝门部低回声团,考虑胆管癌(2 分)。

2. 请回答本病的鉴别诊断(10 分)。

(1)邻近肝门的原发性肝癌:靠近肝区生长的原发性肝癌有时压迫肝管造成肝内胆管扩张,表现与肝门部胆管癌相似,但原发性肝癌多伴有肝炎、肝硬化等病史,并有 AFP 不同程度的升高(4 分)。

(2)混合型胆管结石:混合型结石由胆色素钙和胆固醇两种主要成分构成,其形态与软组织相似,但结石常与胆管壁分界清晰,肝内胆管扩张不及肿瘤明显(4 分)。

(3)肝转移癌:常伴有原发肿瘤病史,病灶多为多发,"牛眼征" 和 "靶环征" 是特征性图像表现;另外,转移癌很少造成肝内胆管扩张(2 分)。

3. 在超声检查时如何定义肝内胆管扩张程度(10 分)?

(1)正常左右肝管内径一般小于 2mm,或小于伴行的门静脉的 1/3。多数二级以上的正常肝内胆管显示不清(2 分)。

(2)肝内胆管内径大于 3mm 者可提示肝内胆管扩张(2 分)。

(3)轻度至中度肝内胆管扩张的特征是肝内胆管腔明显扩张,并与伴行的门静脉支形成小 "平行管征"(3 分)。

(4)重度扩张时,往往相应的门静脉支受压而显示不清。胆管极度扩张则呈 "树杈状" "放射状" 或 "丛状" 向肝门部汇集(3 分)。

三、要点与讨论

1. 病理及流行病学 肝门部胆管癌是指发生在左、右肝管及肝总管的恶性肿瘤,占胆管癌的 60%~80%。病因尚不清楚,与胆管慢性炎症、胆结石及胆汁淤滞可能有关。约 50% 的患者合并胆结石。硬化性胆管炎、胆总管囊肿、肝胆管结石及溃疡性结肠炎被认为是胆管癌发生的危险因素。大多数胆管癌为腺癌,分化好;少数为未分化癌、乳头状癌或鳞癌。

2. 临床特征 主要临床表现为进行性无痛性黄疸,包括深色尿、巩膜黄染、皮肤黄染、无胆汁大便(陶土便)及瘙痒等。也可有厌食、恶心等症状。

3. 超声特征

(1)左右肝内胆管广泛扩张。

(2)肝门部可见形态不规则、边界不清的低回声团块。

(3)肝门部胆管壁不清,追踪扫查改变切面可见肿块部分边缘伸至扩张胆管内。

(4)肝外胆管远段不扩张,胆囊无增大或不充盈。

(5)胆管癌彩色多普勒检查通常表现为少血供。

四、临床拓展思维训练

1. 请试述超声造影在该病中的应用价值(10 分)。

肝门部胆管癌在常规二维超声上表现为肝内胆管扩张,于肝门处截断,在肝门胆管内可见到实质性团块,但是当肝门部胆管癌突破胆管壁侵犯肝实质时病灶往往显示不清。研究发现,绝大部分肝门部胆管癌超声造影静脉期呈低增强,有助于判断肿瘤与正常肝组织间的界限及明确肿瘤对肝实质浸润范围(5 分)。同时操作者可于门静脉期与延迟期对全肝进行扫查。沿着胆管壁生长及转移为胆管癌的特性之一,全肝的扫查有助于发现除肝门病灶外的其他肝内播散病灶,是术前评估的重要组成部分(5 分)。

2. 请简述肝门部胆管癌的 Bismuth-Corlette 分型(10 分)。

Ⅰ型:累及肝总管(2 分)。

Ⅱ型:肝总管及左右肝管汇合部(2 分)。(累及一级胆管开口)

Ⅲa 型:肝总管、左右肝管汇合部、右肝管(2 分)。(累及一级胆管,右侧二级胆管开口)

Ⅲb:肝总管、左右肝管汇合部、左肝管(2 分)。(累及一级胆管,左侧二级胆管开口)

Ⅳ型:肝总管、汇合部和同时累及左右肝管(2 分)。(累及一级胆管,双侧二级胆管开口)

在此基础上,国内学者又将Ⅳ型增加Ⅳa 及Ⅳb 型。

Ⅳa:Ⅳ型基础上累及右前、右后支开口。(累及一级胆管,右侧二级胆管,左侧二级胆管开口)

Ⅳb:Ⅳ型基础上累及左内、左外支开口。(累及一级胆管,左侧二级胆管,右侧二级胆管开口)

(王 阳)

病例 26　先天性胆管囊状扩张症（congenital biliary cystic dilatation）

一、临床资料

1. 病史　患儿，男，5 岁，因"间歇性腹痛，伴恶心呕吐 7 天"就诊。7 天前突然出现间断性腹痛，脐周为甚，伴恶心呕吐，呕吐物开始为胃内容物，后转为绿色黏液。

2. 超声资料（图 3-26-1~ 图 3-26-3）

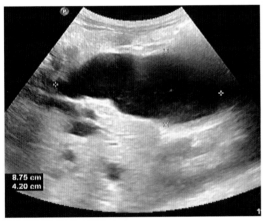

图 3-26-1　胆总管纵切二维图像

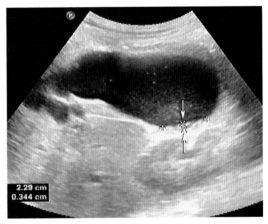

图 3-26-2　胆总管纵切二维图像
箭头所示为包块内强回声团。

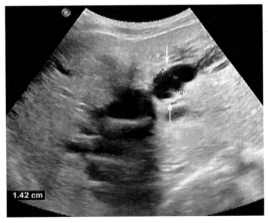

图 3-26-3　肝右肋缘下斜切二维图像
箭头所示为肝内胆管。

3. 其他检查资料　谷丙转氨酶 32U/L（正常），谷草转氨酶 38U/L（升高），白蛋白 56.0g/L（升高），碱性磷酸酶 353U/L（升高），γ- 谷氨酰转移酶 68U/L（升高）。

293

二、思考题及参考答案

1. 请结合病史及超声图像表现作出诊断(10分)。

临床表现:患儿,男,5岁,7天前突然出现间断性腹痛,脐周为甚,伴恶心呕吐,呕吐物开始为胃内容物,后转为绿色黏液(1分)。实验室检查显示谷草转氨酶、碱性磷酸酶及γ-谷氨酰转移酶升高(1分)。

超声所见:图3-26-1胆总管区可见一囊性包块,边界清,内呈液性伴细小点状回声(2分)。图3-26-2包块内见多个强回声团(1分)。图3-26-3肝内胆管呈串珠样扩张(2分)。

超声诊断:先天性胆管囊状扩张症(Ⅳa型)(2分);胆总管囊肿内结石(1分)。

2. 请回答本病的鉴别诊断(10分)。

(1)肝囊肿:表现为肝内圆形或类圆形无回声区,与胆管不相通(2分)。

(2)胰腺囊肿:胰腺假性囊肿多见,多有外伤史或急、慢性胰腺炎病史,囊性包块常与胰腺关系密切,囊壁略厚,形态一般不规则(2分)。

(3)双胆囊:双胆囊缺乏胆总管囊状扩张症的球体感,经多切面检查多数保持"梨形"(2分)。

(4)增大的胆囊:正常胆囊不显示,增大的胆囊与胆囊颈部相连,肝门部可见正常胆管影像。(2分)

(5)胆道肿瘤、结石所致的胆道扩张:胆道肿瘤可见胆管壁局部显示不清,内有实性低回声团或胆管内强回声团后伴声影,需与胆管囊状扩张症合并癌变鉴别(2分)。

3. 超声在该病的诊断中有何价值(10分)?

超声在先天性胆管囊状扩张症的诊断中有重要的临床价值,可显示肝内外胆管的扩张程度和范围(3分),进行分型(2分),判断有无结石及癌变(3分),为临床选择合理的治疗方案提供可靠的依据(2分)。

三、要点与讨论

1. 病理、分型　先天性胆管囊状扩张症又称先天性胆管囊性畸形。婴幼儿发病率最高,亦可见于年长儿童及青年人。女性发病率高于男性,比例约为4:1。多由于先天性胆管壁薄弱,胆道受不同程度的阻塞使胆管腔内压增高,扩大形成囊肿。一般可分为5型(图3-26-4)(图片来自第三版外科学):Ⅰ型为胆总管扩张,此型最为常见,包括三个亚型:Ⅰa型为胆总管囊肿,Ⅰb型为胆总管节段型扩张,Ⅰc型为胆总管弥漫型梭状扩张;Ⅱ型为肝胆管憩室;Ⅲ型为胆总管末端囊肿;Ⅳ型为胆管多发性扩张,包括两个亚型:Ⅳa型为肝内及肝外胆管多发性囊肿,Ⅳb型为肝外胆管多发性囊肿;Ⅴ型为肝内胆管单发性或多发性囊肿,又称Caroli病。

2. 临床特征　腹痛、黄疸、腹部包块三联症为先天性胆管囊状扩张症主要临床表现。该病多在婴幼儿、少年期即可发病,最常出现在3岁左右。腹痛位于中上腹或右下腹,疼痛性质及程度不一,多为阵发性,如伴感染可呈持续性疼痛。腹痛可为钝痛,如伴黄疸发生梗阻可出现剧烈疼痛,随着病情发展,多数患儿右上腹常可触及肿块,肿块边界清楚,表面光滑,有囊性感,有一定的弹性;肿块常可左右推动,但上下移动受限。并发感染时常有触痛。80%左右的病例可明确触及肿块,黄疸的深度与胆道出口是否通畅有关。

3. 超声特征　先天性胆管囊状扩张症的声像图表现为肝内外胆管内多发、单发的囊性包块,形态多规则,边界清,内为无回声,透声好,后方回声增强,胆管壁回声与囊壁的回声相同。与胆管相通是本病超声检查的特异性表现,当同时合并结石或继发肿瘤时表现出相应的声像图表现。

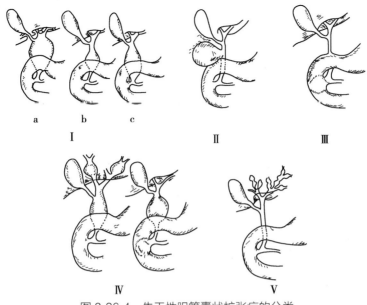

图 3-26-4　先天性胆管囊状扩张症的分类

(1)肝外胆管囊状扩张症:胆总管部位出现囊状扩张,以中上段多见,较大者可延及肝门或胰头区,直径 3~25cm,多呈球形、椭圆形或纺锤形,腔内可伴结石,壁较薄,胆囊由于受挤压多被推移至腹前壁,且呈萎缩状。

(2)肝内胆管囊状扩张症:囊肿沿左右肝管分布并与肝管相通,囊腔呈圆形或梭形。

四、临床拓展思维训练

1. 简述 Caroli 病与遗传性出血性毛细血管扩张症累及肝脏时在超声和临床上的鉴别要点(10 分)。

在超声上,二者均可表现肝实质内多发的囊性包块(1 分)。Caroli 病可见囊性包块沿左右肝管分布,并与肝管相通(3 分);遗传性出血性毛细血管扩张症累及肝脏时可见血管囊样迂曲、扩张,彩色多普勒显示其内血流速度明显增快,其他常见表现还有肝大、肝脏边缘结节化、筛网状结构的血管瘤、肝门区血管紊乱、肝静脉扩张及门静脉海绵样变等(3 分)。

在临床表现上,2000 年国际遗传性出血性毛细血管扩张症基金科学顾问委员会制定临床诊断标准如下。①鼻出血:反复自发性鼻出血;②皮肤黏膜毛细血管扩张:如嘴唇、口腔、手指和鼻部等处的多发毛细血管扩张;③内脏受累:包括胃肠毛细血管扩张(伴或不伴出血)、肺动静脉畸形、肝脏动静脉畸形、脑动静脉畸形和脊椎动静脉畸形等;④家族史:根据上述诊断,患者一级亲属中,至少有 1 位被诊断本病。符合上述 4 项中的 3 项或以上即诊断为本病,具备以上 2 项为可疑,少于 2 项可以排除本病(2 分)。而 Caroli 病多以腹痛为主要临床表现(1 分)。

2. 请回答 Caroli 病的分型(10 分)。

根据有无门静脉高压和肝内纤维化将 Caroli 病分为 Ⅰ、Ⅱ 型。Ⅰ 型为单纯型,表现为肝内胆管扩张,可伴有胆囊(管)炎、胆石症,少数可有胆总管囊肿。其临床症状可以表现为右上腹反复发作性疼痛、进行性加重,急性发作时畏寒高热,这些症状与胆囊炎、胆石症难以区别,故易误诊为胆囊炎、胆石症(5 分)。Caroli 病 Ⅱ 型为合并肝纤维化型,除肝内胆管扩张外,还有肝纤维化和门静脉高压,但无肝内近端胆管扩张以及胆管结石或胆管炎改变。临床症状常表现为食管静脉曲张破裂出血(5分)。

(王 阳)

病例 **27** 胆道蛔虫病(biliary ascariasis)

一、临床资料

1. 病史 患儿,男,9岁,因"阵发性腹部剧烈疼痛3小时"就诊。疼痛放射到腰、背、右肩胛,伴有恶心、呕吐,呕吐物为胆汁样物。阵痛之后,仍留有微痛,患儿异常疲乏。平时患儿食欲不佳、厌食,有异食癖(喜食炉渣、土块),夜间时常磨牙。

2. 超声资料(图3-27-1、图3-27-2)

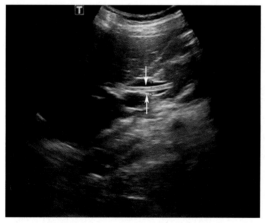 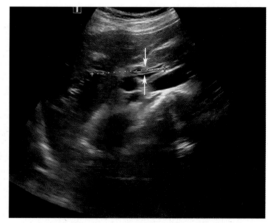

<table>
<tr><td>图3-27-1 胆总管纵切二维图像
箭头所示为胆总管内异常回声带。</td><td>图3-27-2 胆总管纵切二维图像
箭头所示为胆总管内异常回声带。</td></tr>
</table>

3. 其他检查资料 粪便查见虫卵;血尿常规,蛋白阴性、镜检阴性;血生化正常。

二、思考题及参考答案

1. 请结合病史及超声图像表现作出诊断(10分)。

临床表现:患儿,男,9岁。3小时前突然出现阵发性腹部剧烈疼痛,疼痛放射到腰、背、右肩胛,伴有恶心、呕吐,呕吐物为胆汁样物。平时患儿有异食癖(3分)。粪便查见虫卵(1分)。

超声所见:图3-27-1、图3-27-2胆总管内见平行双线状高回声带(3分)。

超声诊断:胆道蛔虫病(3分)。

2. 请回答本病的鉴别诊断(10 分)。

(1)胆道结石:蛔虫死后,虫体萎缩,破碎时看不到平行光带,与胆道结石不易鉴别,但胆道结石胆道扩张较重,范围广泛并常可以引起黄疸(4 分)。

(2)胆囊息肉样病变:胆囊内残存虫体团块应与胆囊息肉样病变鉴别,胆囊息肉样病变表现为胆囊内中等回声团块,不伴声影,不随体位移动,且不可见双线样结构(3 分)。

(3)先天性胆管囊性扩张症:可表现为胆总管处见一椭圆形或纺锤形囊肿,后壁回声增强,囊肿与近端胆管相连,内可见后方穿行的肝动脉回声,也似呈平行光带征,易造成误诊(3 分)。

3. 请分析可能造成该病的假阳性及假阴性因素(10 分)。

(1)胆管内缺少胆汁或内含陈旧性稠厚胆汁、脓团、胆泥以及无声影的结石时声像图不易诊断,易造成假阴性诊断;肝外胆管走行较长、解剖结构复杂或因前方肠气干扰导致假阴性出现,此时应注意嘱患者改变体位,控制呼吸等,仔细观察声像图结合临床表现进行分析,可提高检出率(5 分)。

(2)肝门区内有动静脉等多个管道系统,扫查中可以出现重叠现象,有时候类似蛔虫的现象,应多切面探查,尤其注意其解剖走向;另外,血管通道内均为透声好的无回声影,有时可见血液的流动,必要时可用彩色多普勒血流显像易于鉴别;胆道引流管也呈双线索条状结构,但图像有僵硬感,而且一般有手术史(5 分)。

三、要点与讨论

1. 病理及流行病学 胆道蛔虫病是肠蛔虫病的并发症。肠蛔虫病多见于 6~8 岁学龄儿童、农民和晚期孕妇,是我国最常见的蠕虫病,寄生于空肠和回肠的上段。多数病例仅有 1 条蛔虫,一般不超过 10 条,但也有多达 100 余条者,大量的成虫可缠结成团,引起肠梗阻。蛔虫具有钻孔的习性,当患儿出现消化功能紊乱、高热、腹泻、饥饿、驱虫不当等情况时可导致肠道蛔虫运动活跃,并钻入胆道而导致胆道蛔虫病。蛔虫多在肝外胆管,但也可钻入肝内小胆管及胆囊。

2. 临床特征 胆道蛔虫病的主要临床表现为突然右上腹或剑突下阵发性钻顶样剧烈绞痛,可放射到右肩部,同时伴呕吐,吐出蛔虫或胆汁;蛔虫钻入胆道后因为机械刺激,引起括约肌强烈痉挛和收缩,导致胆绞痛,患者出现急性钻顶样上腹痛,常常难以忍受,当蛔虫完全进入胆道或者退出后,疼痛可缓解或消失。在疼痛间歇期可完全无症状。查体时腹部体征轻微,无腹肌紧张及反跳痛。腹痛剧烈而体征轻微,二者不相称是本病的特点。若继发感染,可有寒战、发热;若虫体死亡,其残骸日后可成为结石的核心,虫体堵塞胆道,可出现黄疸。经解痉、驱虫治疗后复查可见蛔虫排出,患者症状、体征消失快。

3. 超声特征

(1)肝外胆管内蛔虫:肝外胆管呈现不同程度的扩张,胆囊不同程度肿大,肝内胆管部分有扩张。若是单条蛔虫,其内可见数毫米宽的双线状平行强回声带,中间为蛔虫的假体腔所构成的无回声液性暗带,活体蛔虫假体腔所构成的液性暗带内可见间断的点条状强回声,是蛔虫肠管所构成。若为多条蛔虫,可见多条双线状平行强回声带,如几十条蛔虫绞成团,堵塞胆管时可见胆管极度扩张。实时超声可显示活体蛔虫的蠕动是诊断性特征。蛔虫死后,中心暗带逐渐变得模糊甚至消失。

(2)肝内胆管蛔虫:主要表现为蛔虫所在的肝内胆管内被实性强光条所充填,虫体周围一般未见液性暗区。胆总管不扩张或扩张不明显。

(3)胆囊内蛔虫:胆囊内探及双线状高回声平行光带,多呈弧状或蜷曲状,如虫体死亡后,可见沉于胆囊内下方的条状强回声。

四、临床拓展思维训练

请简述经胆道超声造影的临床应用价值(10 分)。

经胆道超声造影是将造影剂经过 PTCD 引流管、T 管或其他胆道插管直接注入胆管腔内,显示胆管及其分支的形态和解剖结构信息,类似 X 线胆道造影(2 分)。超声造影剂主要用阳性超声对比剂如注射用六氟化硫微泡,根据不同仪器及检查目的将超声造影剂原液按不同比例稀释。可采用二维或三维模式行经胆管超声造影,二维模式可实时动态观察造影剂在胆管内充盈灌注情况,有利于观察胆管位置及走行,判断梗阻端形态及阻塞程度(3 分);而三维模式可直观显示胆管树状结构,有利于评价胆管解剖结构、判断梗阻部位(3 分)。经胆道超声造影在评价胆道解剖结构及变异,梗阻性黄疸的定位、定性诊断,明确胆瘘、指导置管引流等方面具有重要作用(2 分)。

(王 阳)

病例 **28** 脾梗死(splenic infarction)

一、临床资料

1. 病史 患者,女,63 岁,因"左上腹疼痛 3 天,伴恶心、呕吐"就诊。既往高血压、高脂血症 10 余年。查体:左上腹叩击痛,体温 38.1℃。

2. 超声资料(图 3-28-1~ 图 3-28-3)

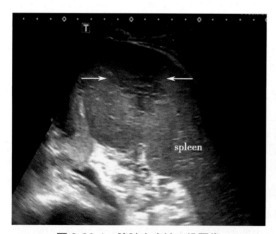

图 3-28-1 脾脏内病灶二维图像
箭头所示为病灶。
spleen. 脾脏

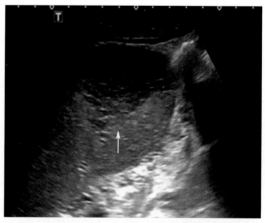

图 3-28-2 脾脏内病灶二维图像
箭头所示为病灶。

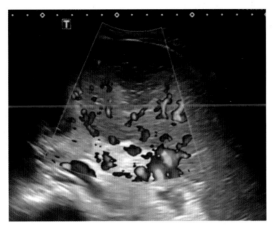

图 3-28-3　脾脏内病灶彩色血流图像

3. 其他检查资料　白细胞 15.4×10⁹/L(升高),血小板 390×10⁹/L(升高);活化部分凝血活酶时间 18.7 秒(降低)。

二、思考题及相关答案

1. 请结合病史及超声图像表现作出诊断(10 分)。

临床表现:老年女性,以"左上腹疼痛 3 天,伴恶心、呕吐"为主诉来诊,高血压、高脂血症 10余年。查体显示患者左上腹叩击痛,伴发热。实验室检查显示白细胞升高,提示可能存在炎症。血小板升高,活化部分凝血活酶时间缩短,提示有血栓形成的可能(2 分)。

超声所见:图 3-28-1、图 3-28-2 脾被膜下可见一异常回声灶,边界尚清晰,内呈低回声伴短线样高回声(2 分),病灶呈楔形,底部朝向被膜,尖端指向脾门(1 分)。图 3-28-3 病灶内未检出明显血流信号(2 分)。

超声诊断:符合脾梗死(3 分)。

2. 请回答本病例的鉴别诊断(10 分)。

(1)脾脓肿:当脾梗死伴有中央液化坏死时应与脾脓肿相鉴别。脾脓肿临床上常伴有高热等全身感染症状,脾区疼痛、叩击痛更加明显。超声上常表现为低回声或混合回声,边界模糊,边缘不规则。随着病情的进展,病灶内也可出现液化坏死,但形态不规则,囊壁较厚,可于囊壁检测到血流信号,偶见气体样强回声(4 分)。

(2)脾错构瘤:当陈旧性脾梗死表现为不均匀高回声团块时应与脾错构瘤相鉴别。脾错构瘤表现为脾内圆形或椭圆形病变,边界清晰,可表现为多种回声,以高回声或稍强回声多见,内部回声不均,CDFI 显示病灶内丰富血流信号,周边可见血管绕行(3 分)。

(3)脾淋巴瘤:当脾梗死表现为脾脏内部不规则片状低回声区时应与脾淋巴瘤相鉴别。脾淋巴瘤常表现为脾脏内单发或多发、边界清晰、形态规整的低回声团块,部分为极低回声,病灶内可显示血流信号。偶可见脾门部淋巴瘤肿大(3 分)。

3. 诊断该病时需要重点观察二维图像上的哪些表现(10 分)?

(1)病变的分布:由于动脉栓塞多发生于脾动脉的终末细小分支处,因此病灶多位于脾被膜下(3 分)。

(2)病变的形态:由于脾动脉在实质内分支呈扇形分布,故病灶多呈楔形。当出现不同形态的梗死灶时,应注意是否与扫查方向有关(3分)。

(3)病变无占位效应:由于病变为脾实质局部缺血坏死所致,故无占位效应(2分)。

(4)"亮带征":病变内的短线样高回声,为脾梗死后残存的纤维性脾小梁(2分)。

三、要点与讨论

1. 病理及流行病学　脾梗死是脾动脉及其分支阻塞所致相应部位的脾脏坏死。脾动脉分支是没有相互交通的终末支动脉,因而易发生栓塞。随着年龄增长,脾血管的弯曲程度逐渐增加,加上动脉硬化的出现,更易导致脾梗死。该病病因复杂,涉及循环、血液、消化、外科等多学科,加之脾梗死临床症状、体征均不具有特异性,属临床少见病,因此常发生漏诊、误诊。脾梗死的发病与年龄及性别具有相关性,好发于老年人,以男性多见,但年轻人也可以罹患。

2. 临床特征　轻度脾梗死大多无明显症状,或仅有低热,严重时可表现为左上腹剧烈疼痛,可伴有恶心、呕吐。

3. 超声特征

(1)二维超声表现:由于脾动脉的分支在脾实质内呈扇形分布,故典型者呈楔形,底部朝向被膜,位于脾包膜面,尖端指向脾门;也可表现为形态不规则的异常回声区,边界较清。在病程的不同时期,内部回声表现不同:早期呈较均匀低回声或弱回声,周边偶见极低回声晕环,随着病情的进展,病灶内出现短线样光条,后可因纤维化或钙化出现不同程度的高回声或强回声。当病灶发生液化坏死时,可见不规则无回声区。

(2)彩色多普勒超声:病灶内无彩色血流显示。

(3)超声造影:梗死区域内始终无增强,与周边明显强化的正常脾组织形成鲜明对比(图3-28-4)。

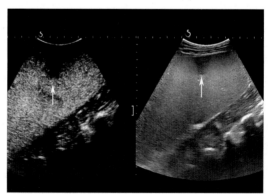

图 3-28-4　脾梗死超声造影图像(38 秒):病灶始终呈
无增强,超声造影病变范围大于二维超声范围
箭头所示为病灶。

四、临床拓展思维训练

1. 诱发该病的常见原发病有哪些(10分)?

(1)心源性:心房颤动、感染性心内膜炎、心脏肿瘤、心肌梗死等(2分)。

(2)血管源性:腹主动脉瘤、血栓闭塞性脉管炎、肠系膜静脉血栓等(2分)。

（3）消化系统：胰腺炎、胰腺假性囊肿等（2分）。

（4）血液系统：骨髓增生性疾病、淋巴瘤、急性白血病、镰状细胞贫血等（2分）。

（5）其他：恶性肿瘤、外伤、医源性、药源性等（2分）。

2. 请简述脾脏的正确测量方法及脾脏正常值（10分）。

测量指标包括脾脏厚径、长径和宽径。患者采取右侧卧位或平卧位，配合患者呼吸进行测量（1分）。

（1）脾厚径：显示脾长轴标准切面，以脾动、静脉为标志，测量脾门至脾被膜的垂直距离。男性正常值不超过4.0cm，女性正常值不超过3.8cm（3分）。

（2）脾长径：显示脾长轴标准切面，测量脾脏上下极间的最大间距。正常值范围为8~12cm（3分）。

（3）脾宽径：垂直于脾长轴切面，在脾门处测量其最大横径。正常值范围为5~7cm（3分）。

（张潇月）

病例 **29** 脾囊肿（splenic cyst）

一、临床资料

1. 病史　患者，女，30岁，因"体检发现脾内占位1周"就诊。既往身体状况良好。否认畜牧疫区接触史，查体：腹软，无压痛，无发热。

2. 超声资料（图3-29-1~图3-29-3）

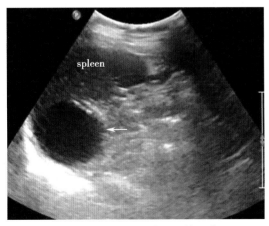

图 3-29-1　脾脏内病灶二维图像

箭头所示为病灶。

spleen. 脾脏

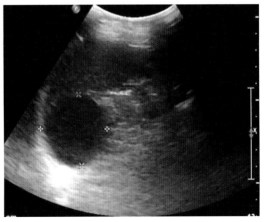

图 3-29-2　脾脏内病灶二维图像

病灶大小4.3cm×4.3cm。

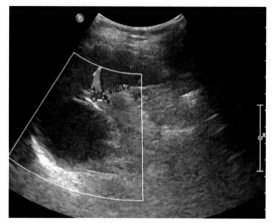

图 3-29-3　脾脏内病灶彩色血流图像

3. 其他检查资料　血常规结果正常。

二、思考题及参考答案

1. 请结合病史及超声图像表现作出诊断(10 分)。

临床表现：青年女性，以"体检发现脾内占位 1 周"为主诉来诊。无其他异常临床表现(2 分)。

超声所见：图 3-29-1、图 3-29-2 脾脏近上极可见一类圆形病灶，大小约 4.3cm×4.3cm，向外突出，边界清晰，囊壁光滑、菲薄，内呈液性(2 分)，后方组织回声增强(1 分)。图 3-29-3 病灶内未检出明显血流信号(2 分)。

超声诊断：符合单纯性脾囊肿(3 分)。

2. 请回答本病例的鉴别诊断(10 分)。

(1)脾包膜下血肿：患者近期有外伤史，脾区疼痛。超声声像图多呈新月形，内部可见细小点状回声(2 分)。

(2)脾脓肿：病灶边界模糊，形态不规整，囊壁厚、回声强且厚薄不均，内部可见云雾样点絮状回声，囊壁可见血流显示。患者多有全身感染症状，伴脾区疼痛(2 分)。

(3)脾动脉瘤：多位于脾门处，CDFI 显示瘤内充满彩色血流信号，频谱呈动脉血流(2 分)。

(4)胰尾区假性囊肿：患者有胰腺炎或外伤病史。鉴别要点是仔细探查无回声区与脾脏的关系(2 分)。

(5)脾包虫囊肿：脾内圆形或椭圆形的液性区，囊壁厚，较光滑，边界清晰，可见"双边"结构。二维图像表现多种多样，可呈单囊型、多房型等。此外还可出现内囊分离、塌陷、囊壁钙化等表现(2 分)。

3. 超声在该病诊疗中的作用(10 分)？

超声检查是脾囊肿首选的影像学检查方法(3 分)。彩色多普勒显像有助于确定或除外酷似脾囊肿的少见病(如脾动脉瘤)(3 分)。超声造影可以显示病灶内微血流灌注情况，进一步明确诊断(2 分)。对于体积较大且临床上有症状的脾囊肿，介入超声有助于进一步诊断和治疗(2 分)。

三、要点与讨论

1. 病理、分型及流行病学　脾囊肿临床少见，在人群中发病率为 0.07%，以青年人多见。脾囊肿根据病理类型分为寄生虫性和非寄生虫性。寄生虫性脾囊肿又称脾包虫病,常见于疫区,由细粒棘球蚴引起。非寄生虫性脾囊肿根据囊壁有无内衬上皮进一步分为真性囊肿和假性囊肿。真性脾囊肿包括先天性(表皮样、皮样、单纯性)和肿瘤性(血管瘤、淋巴管瘤)。假性脾囊肿占所有脾囊肿的80%,多由脾外伤、脾出血、脾梗死或感染发展而来。

2. 临床特征　脾囊肿无特异性临床表现,病灶较小时无自觉症状,当囊肿较大时可因压迫周围脏器出现腹痛、腹胀、呼吸困难等不适症状。

3. 超声特征　二维超声表现如下。

(1)脾包虫囊肿:按 Lewall 氏分型,脾包虫囊肿可分为5型。Ⅰ型,单纯型:脾脏增大,脾内圆形或椭圆形无回声区,囊壁完整、光滑,可见"双边征",内部可见包囊砂呈"落雪状",后方回声增强;Ⅱ型,内囊破裂型:囊壁不光滑、增厚,内囊壁破裂,可见内囊壁在囊液中飘动;Ⅲ型,多子囊型:母囊内出现大小不等、数目不一的子囊、孙囊,可呈蜂房样;Ⅳ型,实变型:囊肿内部出现混杂回声,囊壁增厚,与周围组织界限不清,后方回声衰减不明显;Ⅴ型,钙化型:囊壁及内部出现钙化。

(2)真性脾囊肿:脾内大小不等的圆形或椭圆形无回声区,囊壁光滑、菲薄,其后壁及后方组织回声增强。当囊肿合并出血或感染时,内部可见弥漫点状或絮状回声,可见分隔,也可见囊壁不均匀增厚,偶见囊壁钙化。当脾囊肿体积较大时,可致脾脏外形不规则,周围组织受挤压变形。

(3)假性脾囊肿:多位于脾包膜下,也可见于脾实质内,呈圆形或不规则形。囊壁不光整,常厚薄不均,内部可见细点状或带状回声,囊壁可发生钙化。

彩色多普勒超声:囊内无血流显示,部分病例可于囊壁检出少许血流信号。

超声造影:囊肿内无造影剂填充,始终呈无增强(图 3-29-4)。

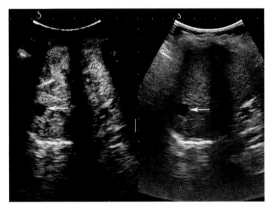

图 3-29-4　脾囊肿超声造影图像(16 秒):病灶始终呈无增强
箭头所示为病灶。

四、临床拓展思维训练

1. 请简述单纯性脾囊肿的外科手术指征(10 分)。

目前国内外关于脾囊肿的手术指征存在争议。一般认为,对于成年患者,当囊肿≥5cm 或有临床症状时建议手术治疗,囊肿<5cm 时可密切随访。但也有外国学者研究显示,缺乏证据表明脾囊肿>5cm 时破裂等并发症风险会增大,囊肿大小不应作为外科干预的指征(6 分)。儿童活泼好动,且保护能力较弱,易受外伤撞击,为防止囊肿破裂,建议对儿童进行更为积极的外科干预(4 分)。

2. 请列举至少 5 种常见的超声伪像,并举例说明(10 分,每项 2 分)。

(1)混响效应:多见于充满液体的空腔脏器,如膀胱前壁、胆囊底,易误诊为壁增厚或占位等。

(2)振铃效应:常见的包括肝内胆管的气体、胆囊壁的胆固醇晶体、节育器等。

(3)镜像效应:最常见于横膈附近。一个占位性病变可在横膈的两侧同时显示。

(4)侧壁失落效应:对于有光滑、菲薄包膜的囊肿或肿瘤,超声常可清晰显示其前、后壁,而不能显示侧壁。由于声束对侧壁的入射角过大,回声未能返回探头,致使侧壁回声失落。

(5)声影:一种是具有高反射系数物体,如气体;另一种是具有高吸收系数物体,如骨骼、结石、瘢痕。

(6)侧后折射声影:在胆囊的纵切面中,胆囊底部及胆囊颈部常伴侧后声影,易误诊为结石。

(7)旁瓣效应:常在检查膀胱、胆囊、横膈等处发生。表现为膀胱液性暗区内的薄纱状弧形带、胆囊液性暗区内的细淡光点及多条横膈线段。

(8)部分容积效应:多见于小液性病灶,表现为小液性病灶内部出现细小回声,此时需注意与实质性肿块相鉴别。

(9)折射重影效应:在上腹部剑突下横切扫查时,可显示腹主动脉呈 2 个并列的血管重影。

(张潇月)

病例 **30** 脾血管瘤(splenic hemangioma)

一、临床资料

1. 病史 患者,女,57 岁,因"左上腹酸胀感 20 天,加重 10 天"就诊。20 天前无明显诱因出现左上腹酸胀感,劳动后加重,近 10 天症状出现较前频繁、加重。患病以来无发热寒战,无恶心呕吐,二便正常。

2. 超声资料(图 3-30-1~ 图 3-30-3)

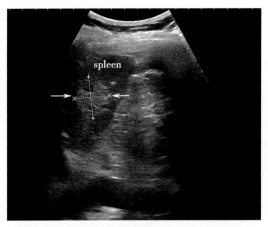

图 3-30-1 脾脏内病灶二维图像
箭头所示为病灶。
spleen. 脾脏

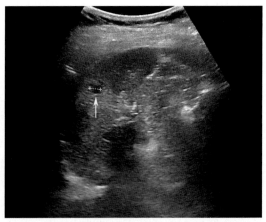

图 3-30-2 脾脏内病灶二维图像
箭头所示为病灶。

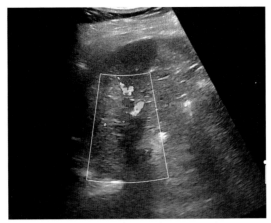

图 3-30-3　脾脏内病灶彩色血流图像

二、思考题及参考答案

1. 请结合病史及超声图像表现作出诊断（10 分）。

病例表现：中老年女性，以"左上腹酸胀感 20 天，加重 10 天"为主诉来诊，无其他异常临床表现（2 分）。

超声所见：图 3-30-1、图 3-30-2 脾脏中部可见大小约 3.1cm×2.8cm 高回声团，边界较清晰，内部回声不均，伴少许小液性区（3 分）。图 3-30-3 CDFI 仅于病灶周边检出少许点状血流信号（2 分）。

超声诊断：符合脾血管瘤（3 分）。

2. 请回答本病例的鉴别诊断（10 分）。

(1) 脾错构瘤：呈圆形或椭圆形，边界清晰，根据其组织成分不同，可表现为低回声、等回声或高回声，少数可伴钙化或囊性变。脾脏良性肿瘤的超声图像一般表现为血流信号稀少，而脾错构瘤往往显示丰富血流信号，这是与脾血管瘤的主要鉴别点（4 分）。

(2) 脾转移瘤：当脾转移瘤表现为低回声或混合回声时较易鉴别，当表现为高回声时二者往往鉴别困难，需结合病史进行判断。也可应用超声造影进一步诊断，脾血管瘤和脾转移瘤均有特征性的超声造影表现（3 分）。

(3) 淋巴管瘤：包括囊性淋巴管瘤和海绵状淋巴管瘤，前者多见，表现为囊性或以囊性为主型病灶。而海绵状淋巴管瘤表现为边界清晰的高回声病灶，较少显示血流信号，不易与血管瘤鉴别。超声造影常表现为呈树枝样增强后逐渐填充整个病灶，增强持续时间较长，造影剂消退较慢（3 分）。

3. 请简述超声在该病诊疗中的作用（10 分）。

超声造影有助于脾血管瘤的鉴别诊断。常规超声对诊断高回声型脾血管瘤有较高的准确性，但对低回声型脾血管瘤的符合率较低，可以应用超声造影加以鉴别（5 分）。此外，对拟行手术切除的病例，超声可精确测定病灶的大小、部位及其与脾脏包膜、脾门的位置关系，做好充分的术前准备（5 分）。

三、要点与讨论

1. 病理、分型及流行病学　脾血管瘤是最常见的脾脏良性肿瘤，其发病基础为脾脏血管组织的胚胎发育异常。尸检报道其发生率在 0.14%~0.16%，以中青年居多。血管瘤病理类型可分为海绵状血管瘤、毛细血管瘤、淋巴管混合型血管瘤、窦岸细胞血管瘤、多结节性血管瘤等。最常见的类型是海绵状血管瘤，其次是毛细血管瘤。

2. 临床特征　脾血管瘤的临床表现不典型，多数患者无症状，往往于体检时发现，个别可有因肿瘤挤压导致的腹痛、腹胀等不适，亦可有脾功能亢进导致的贫血表现。脾血管瘤生长缓慢，但 2%~10% 有自发破裂倾向，可造成腹腔内大出血，甚至危及生命。

3. 超声特征

(1) 二维超声表现：脾内单个或数个圆形或椭圆形病灶，边界清晰，形态较规整，以高回声多见，亦可呈低回声或混合回声，少数病灶内可见液性区，可伴有轻度后壁回声增强。有时可见病灶周围有血管进入病灶内部，出现边缘裂隙现象。

(2) 彩色多普勒超声：病灶内多无血流显示，有时可在病灶周边探及点状或短条状血流信号。

(3) 超声造影：动脉相病灶周边呈环形高增强，而后表现为快速向心性或弥散性增强，增强持续时间较长，呈"快进慢退"模式(图 3-30-4、图 3-30-5)。

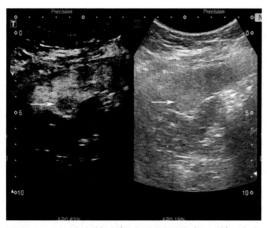 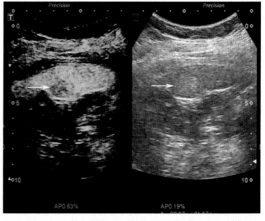

图 3-30-4　脾血管瘤超声造影图像(16 秒)：动脉相，病灶周边呈环形增强，增强程度与周围正常脾组织相近

箭头所示为病灶。

图 3-30-5　脾血管瘤超声造影图像(2 分 7 秒)：病灶内部造影剂呈向心性填充，逐渐充满整个病灶，病灶整体增强程度始终略低于正常脾组织

箭头所示为病灶。

四、临床拓展思维训练

1. 脾血管瘤的手术指征有哪些？超声检查应重点描述哪些方面(10 分)？

脾血管瘤虽生长缓慢，恶变率低，但仍有相当一部分肿瘤自发破裂而危及生命，故需合理选择临床干预时机以减少创伤、改善预后，目前多数学者认为有症状或存在破裂危险的脾血管瘤需要临床干预。一般认为，肿瘤直径超过 4cm 时破裂风险明显升高，尤其是位于脾包膜下或突出于脾表面的病灶。当肿瘤位于脾脏上极或下极、距脾门较远时，经腹腔镜部分脾切除术是安全有效的手术方式(4 分)。因此超声应准确测量肿瘤的大小，同时描述肿瘤在脾脏内的部位、与脾脏包膜及脾门的关系(6 分)。

2. 为什么脾血管瘤内的彩色血流信号通常显示不明显（10 分）？

（1）脾血管瘤是先天性血管发育异常所致，内部为血窦样结构，血流速度极其缓慢，低于彩色多普勒能显示的最低血流速度，因此在检查时，病灶内常常无明显的血流信号显示（5 分）。

（2）对机器调节的操作不当。二维图像的增益、彩色血流的增益、取样框的大小、血流速度的量程等都直接影响病灶内血流显示的效果（3 分）。

（3）病灶位置深在或扫查方法不正确，未能获得满意图像，使得彩色多普勒不能较好地显示低速血流信号（2 分）。

（张潇月）

病例 **31** 脾转移瘤（splenic metastases）

一、临床资料

1. 病史　患者，男，92 岁，因"左肩部持续疼痛伴活动受限，加重 1 个月"就诊。患病以来无发热，二便正常，睡眠稍差，近 1 个月体重下降 3kg。既往无手术史。查体：患者左侧胸部呼吸减弱，余未见明显异常。

2. 超声资料（图 3-31-1～图 3-31-3）

3. 其他检查资料　胸部增强 CT 显示左侧胸腔占位，左肺下叶略膨胀不良；左侧肩胛骨、双侧锁骨、胸椎及肋骨多发骨质破坏。

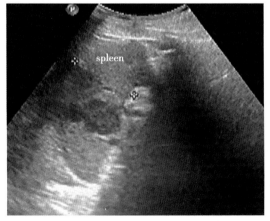

图 3-31-1　脾脏内病灶二维超声图像

spleen. 脾脏

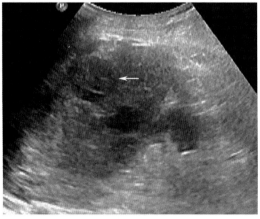

图 3-31-2　脾脏内病灶二维超声图像

箭头所示为病灶。

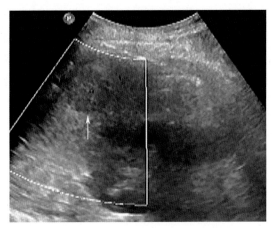

图 3-31-3　脾脏内病灶血流图像

箭头所示为病灶。

二、思考题及参考答案

1. 请结合病史及超声图像表现作出诊断(10 分)。

临床表现:老年男性,以"左肩部持续疼痛伴活动受限,加重 1 个月"为主诉来诊。患病以来体重下降明显,查体发现左侧胸部呼吸减弱。胸部增强 CT 显示左侧胸腔占位,同时伴有多处骨质破坏,考虑左侧肺部恶性肿瘤伴骨转移可能性大(2 分)。

超声所见:图 3-31-1、图 3-31-2 脾脏稍大,其内可见数个低回声团,边界较清晰,呈类圆形(3 分)。图 3-31-3 病灶内可检出少许血流信号(2 分)。

超声诊断:脾转移瘤(3 分)。

2. 请回答本病例的鉴别诊断(10 分)。

(1)脾淋巴瘤:在缺乏临床病史和未找到原发灶的情况下,脾淋巴瘤和转移瘤的鉴别极为困难。二者都可以表现为单一或多个均质低回声结节,边界较清,病灶内少见血流显示,即使发现腹腔淋巴结肿大也常无助于鉴别。此时可以采用超声引导下穿刺活检,来进一步明确诊断。此外,脾恶性淋巴瘤对放疗、化疗等治疗反应特别敏感,也可加以鉴别(4 分)。

(2)脾结核:脾结核的声像图表现属于非特异性,当表现为单发或多个低回声结节时,往往与脾转移瘤难以鉴别。脾结核病灶内常见小片无回声区(提示结核脓肿液化坏死)和斑点状、斑块状强回声,后方常伴有声影(提示钙化灶)。此外,应着重结合临床,脾结核患者常有午后低热和夜间盗汗等临床表现,实验室检查显示红细胞沉降率加快,结核抗体阳性(3 分)。

(3)脾脓肿:早期表现为脾内单一或散在低回声病灶,边界模糊,形态常不规整。患者常见左上腹疼痛及发热表现,可见白细胞增多、C 反应蛋白(C-reactive protein,CRP)升高。动态观察,脾脓肿短期内声像图变化较大,有助于鉴别诊断(3 分)。

3. 请简述超声在该病诊疗中的作用(10 分)。

常规超声能早期发现病灶,但对肿瘤的定性诊断存在一定困难(2 分)。CDFI 可以反映病灶内的血流情况,有助于鉴别诊断(2 分)。超声造影可以反映病灶内微血流灌注的情况,从而发现二维图像未显示的病灶,提高病灶的检出率。同时,脾转移瘤的超声造影模式也具备一定的特异性(3 分)。还可以应用超声引导下穿刺活检病变组织进一步明确诊断(3 分)。

三、要点与讨论

1. 病理、分型及流行病学　脾转移瘤仅指转移到脾脏的上皮来源的恶性肿瘤,而不包括造血系统的恶性肿瘤。与肝、肺易受累器官相比,脾转移瘤在临床上属于罕见病变,但在病理尸检中不算罕见,尸检材料中恶性肿瘤脾转移占 1%~7%。传统观点认为,脾转移瘤多为晚期癌广泛扩散的结果,在有 4 个以上器官受累的病例中,50% 有脾转移。脾转移瘤大体分型包括结节型、弥漫型、粟粒型和被膜型 4 型,其中结节型最为多见,包括单结节型和多结节型,其次为弥漫型,粟粒型罕见。国内脾转移瘤主要来自卵巢癌、肝细胞癌、结肠癌、肺癌、胰腺癌和胃癌,与国外报道的主要来自肺癌、乳腺癌、结肠癌、卵巢癌、黑色素瘤有一定差异,表明不同国家和地区脾转移瘤的流行情况、发病率和检出率存在差异。

2. 临床特征　多数脾转移瘤患者无临床特征性表现。有时可出现上腹部持续疼痛或压痛,偶可触及左上腹包块或不同程度脾大,少数患者可伴有消瘦、贫血、恶心、呕吐等症状。

3. 超声特征

(1) 二维超声表现:多与原发灶的病理结构相关,表现为脾内单个或多发异常回声区,可为低回声、高回声或混合回声,周边可见低回声晕环,部分呈"牛眼征",少数内部可见囊性变。偶见脾门淋巴结肿大。

(2) 彩色多普勒超声:病灶内常无明显血流显示,部分病灶周边可见高阻型动脉血流。

(3) 超声造影:动脉早期病灶周边呈环状高增强,随后造影剂逐渐向病灶内部填充,病灶内造影剂常在短时间内消退,且回声常低于周围正常脾组织。增强晚期病灶与周围实质的回声差异更为明显,以此来发现二维超声中不易显示的小病灶。

四、临床拓展思维训练

1. 请简述脾转移瘤少见的可能原因(10 分)。

(1) 解剖学特异性:脾动脉自腹腔干发出呈锐角、脾输入淋巴管少、脾动脉曲折弯曲,使得瘤栓很难进入到脾脏(2 分)。

(2) 生理学方面:脾的节律性收缩可将癌细胞挤压出去,不利于癌细胞进入脾内和在脾内停留、生长(2 分)。

(3) 免疫监视和抗肿瘤活性:脾脏为免疫器官,在癌肿的播散中具有十分重要的滤过和抑制作用,其免疫监视作用和抗肿瘤免疫活性的存在阻止了癌细胞的繁殖(2 分)。

(4) 生化方面:脾内低碳水化合物、高氧不利于癌肿的生长(2 分)。

(5) 客观原因:临床上取脾送检的相对较少,对所切除的脾不一定都送检。另外,病理医生对脾病变的肉眼观察重视不够,检查欠仔细,取材不够全面,也可能造成漏诊(2 分)。

2. 请简述脾转移瘤的转移途径(10 分)。

(1) 血行转移:以肺癌、乳腺癌、卵巢癌、大肠癌、胃癌、肾细胞癌等为原发病灶较为多见(3 分)。

(2) 淋巴道转移:以腹腔脏器为原发病灶常见,常伴脾周淋巴结肿大(3 分)。

(3) 腹腔种植转移或邻近脏器直接侵犯(4 分)。

(张潇月)

病例 **32** 脾淋巴瘤（splenic lymphoma）

一、临床资料

1. 病史 患者，男，61岁，因"上腹部疼痛2个月"就诊。患病以来无发热寒战，自述间断腹痛，无呼吸困难，无恶心呕吐，饮食及睡眠尚可，大、小便正常。否认肝炎、结核、糖尿病等病史。查体：触及左上腹包块。

2. 超声资料（图3-32-1~图3-32-3）

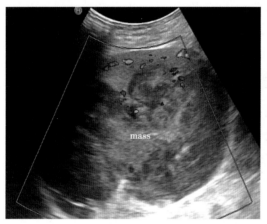

图3-32-1 脾脏内病灶彩色血流图像
mass.肿物

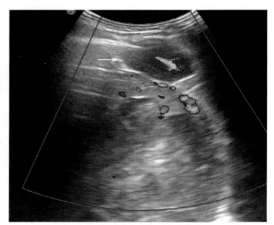

图3-32-2 脾脏周围病灶彩色血流图像
箭头所示为病灶。

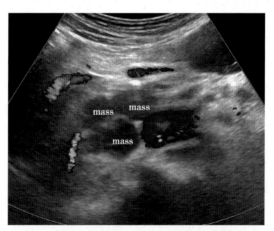

图3-32-3 腹主动脉旁病灶彩色血流图像
mass.肿物

3. 其他检查资料 乳酸脱氢酶（lactate dehydrogenase，LDH）1550U/L（升高），血清 β_2 微球蛋白（β_2-microglobulin，β_2-MG）6.33mg/L（升高），CA12-5 232.8U/ml（升高）。

二、思考题及参考答案

1. 请结合病史及超声图像表现作出诊断（10 分）。

临床表现：老年男性，以"上腹部疼痛 2 个月"为主诉来诊。查体发现左上腹包块。实验室检查显示 LDH、β_2-MG、CA12-5 升高，提示淋巴瘤肿瘤负荷较高（2 分）。

超声所见：图 3-32-1 脾脏明显增大，其内可见一实性肿物，边界清晰，形态不规整，呈分叶状，内呈不均质中低混合回声（2 分），CDFI 病灶内可检出血流信号（1 分）。图 3-32-2、图 3-32-3 腹腔扫查另可见多发肿大淋巴结，边界清，内呈极低回声，CDFI 于部分肿大淋巴结内可检出血流信号（1 分）。

超声诊断：脾脏内实性肿物，符合脾淋巴瘤（3 分）；腹腔淋巴结肿大（1 分）。

病理诊断：非霍奇金弥漫大 B 细胞淋巴瘤，非生发中心起源。

2. 请回答本病例的鉴别诊断（10 分）。

（1）脾血管瘤：血管瘤多数呈高回声，内部可见筛窦样或管道样结构（2 分）。

（2）脾囊肿：当淋巴瘤表现为极低回声时应与脾囊肿相鉴别。此时应调高二维增益。淋巴瘤内可见密集细小点状回声，常可检出血流信号（2 分）。

（3）脾转移癌：较少见，常表现为多发低密度灶，典型者呈"牛眼征"，大多有明确的原发肿瘤病史，而且脾脏有转移时肝脏一般均已有转移（2 分）。

（4）脾淋巴管瘤：淋巴管瘤为淋巴系统的先天性良性畸形，常见于颈部及腋窝，累及脾脏者少见。脾淋巴管瘤表现为脾脏内囊性病灶，内有细条状回声呈多房样结构，边界清晰，后壁回声增强，较少显示彩色血流信号（2 分）。

（5）脾脓肿：脾脓肿常有液化坏死，且囊壁较厚，内壁不光整，液性部分伴有点状或片状回声；而脾淋巴瘤通常表现为边界清晰的低回声区，肿瘤间可见融合成分叶状，内部回声不均（2 分）。

3. 当超声显示脾脏弥漫性肿大时，可否排除此种疾病？此时应与什么疾病进行鉴别（10 分）？

不能排除脾淋巴瘤（1 分）。脾淋巴瘤的病理类型为弥漫浸润型时，其超声表现为脾脏弥漫性肿大，内部回声略粗糙，但无明显占位性病变显示（3 分）。应与以下两种类型脾大相鉴别。

（1）感染性脾大：感染引起的脾大往往有相应的原发症状，且疾病好转后，脾脏声像图可恢复正常，常无脾门区或腹膜后淋巴结肿大（3 分）。

（2）淤血性脾大：常有肝硬化、心源性疾病等病史，脾门部脾静脉可见扩张（3 分）。

三、要点与讨论

1. 病理及分型　淋巴瘤是免疫系统的恶性肿瘤，通常以实体瘤的形式生长于淋巴组织丰富的组织器官，脾脏是最易受累的部位之一。脾淋巴瘤是起源于淋巴组织和残留造血组织的少见恶性肿瘤，仅占全身恶性肿瘤的 1%，而在脾脏恶性肿瘤中居首位。脾淋巴瘤分为原发性和继发性，前者罕见，发病率较低，约占淋巴瘤的 1%，后者主要由血行播散而来。

淋巴瘤主要分为霍奇金淋巴瘤（Hodgkin lymphoma，HL）和非霍奇金淋巴瘤（non-Hodgkin lym-phoma，NHL）两大类。HL 包括：结节性淋巴细胞为主型 HL 和经典型 HL（结节硬化型、富于淋巴细胞型、混合细胞型等）。NHL 包括：弥漫性大 B 细胞淋巴瘤、边缘区淋巴瘤、滤泡性淋巴瘤、Burkitt 淋巴瘤等。

2. 临床特征　临床早期多数患者无特殊症状,或仅有左上腹不适、乏力等。当脾大压迫周围组织脏器后,常可表现为左上腹胀痛、腹部不适及腹部包块,常出现脾功能亢进,外周血白细胞和血小板减少,部分患者伴有发热、乏力、食欲减退等,易与脾功能亢进、脾脓肿及肝硬化等病混淆。

3. 超声特征

(1)二维超声表现,弥漫浸润型:脾脏弥漫性增大,回声粗糙;小结节型:直径小于1cm,表现为多发散在分布的低回声结节;大结节型:直径为1~3cm;大块型:直径大于3cm,大者可达10cm以上。

此种分类具有一定的临床意义。一般而言,弥漫浸润型和小结节型多倾向于相对低度恶性的淋巴瘤,而大结节型和大块型更倾向于高度侵袭性的恶性淋巴瘤。同时,当怀疑脾淋巴瘤时,应常规扫查腹膜后及颈部等浅表部位,常伴有上述部位淋巴结的肿大,有助于诊断。

(2)彩色多普勒超声:肿瘤周边及内部可显示血流信号,频谱多普勒显示为高速高阻动脉血流频谱。

(3)超声造影:呈"快进快退"的增强模式。

四、临床拓展思维训练

1. 请简述脾脏弥漫性肿大的病因,并举例说明(10 分)。

(1)感染性脾大:伤寒、副伤寒、流行性出血热、各种原因引起的高热持续不退、肝炎等(4 分)。

(2)淤血性脾大:肝硬化、慢性充血性右心衰竭、脾门静脉血栓等(3 分)。

(3)增生性脾大:白血病、恶性淋巴瘤、骨髓增生异常性疾病、系统性红斑狼疮等(3 分)。

2. 脾大程度是如何判断的(10 分)?

根据脾脏增大的程度可分为轻度、中度和重度脾大(1 分)。

(1)轻度脾大:仅表现为脾脏各径线测量值超过正常范围,仰卧位平静呼吸时脾脏下极不超过左侧肋缘线,深吸气时可达肋缘下 2~3cm,脾脏形态未发生明显改变。(3 分)。

(2)中度脾大:脾脏明显增大,仰卧位平静呼吸时脾脏下极超过左侧肋缘线,深吸气时超过肋缘下 3cm,但未超过脐水平,未对周围脏器造成明显挤压移位(3 分)。

(3)重度脾大:脾前缘可超过左锁骨中线,甚至达腹正中线,脾下缘可超过脐水平,甚至达盆腔,对周围脏器造成挤压移位、变形或伴横膈明显抬高(3 分)。

3. 如何应用实时剪切波弹性成像(shear wave elastography,SWE)技术测量脾脏硬度,间接评估肝硬化门静脉高压的程度? 从病理生理的角度简述其原理是什么(10 分)?

肝硬化进展到一定程度时,会出现门静脉压力增大,由于脾静脉汇入门静脉,导致脾静脉扩张,脾脏的血流灌注增多,形成充血性脾大(3 分)。随着脾脏血流量增多,脾窦内压力不断增高,进一步导致脾脏髓索增粗、脾脏组织增生、纤维化,引起脾脏硬度(即弹性)增加(3 分),故可以通过测量脾脏弹性值间接反映肝硬化门静脉高压的情况(1 分)。此外,还可以通过这种间接手段来避免因肝脏脂肪沉积或炎症改变对直接测量肝硬度所造成的干扰(3 分)(图 3-32-4、图 3-32-5)。

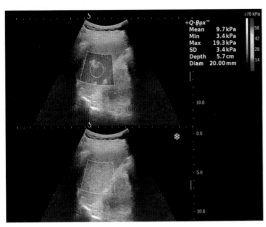

图 3-32-4　正常脾脏弹性模量值测量剪切
波弹性成像（SWE）图像

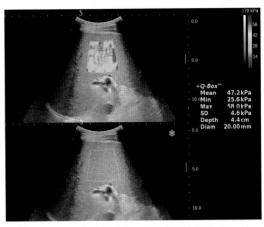

图 3-32-5　脾脏增大（肝硬化所致）弹性模量值
测量剪切波弹性成像（SWE）图像

（张潇月）

病例 **33** 脾破裂（splenic rupture）

一、临床资料

1. 病史　患者，男，28 岁，因"摔倒后左上腹疼痛 3 天，加剧 1 天"就诊。患者 3 天前骑车摔倒，左半身着地，回家后感左上腹疼痛，可忍受。今日疼痛加剧，故来急诊室行腹部超声检查。患者既往健康，否认家族遗传病史。

2. 超声资料（图 3-33-1~ 图 3-33-5）

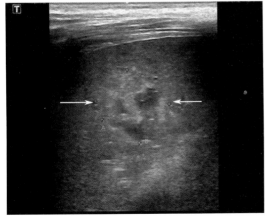

图 3-33-1　脾脏内部病灶二维图像
箭头所示为病灶。

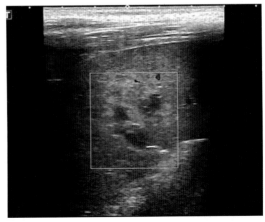

图 3-33-2　脾脏内部病灶彩色血流图像

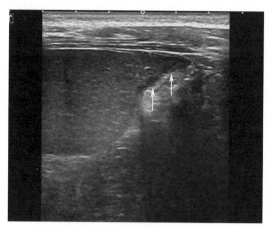 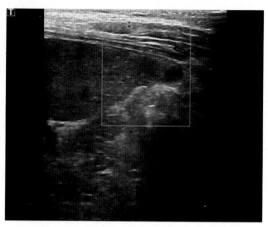

图 3-33-3　脾脏下极病灶二维图像
箭头所示为病灶。

图 3-33-4　脾脏下极病灶彩色血流图像

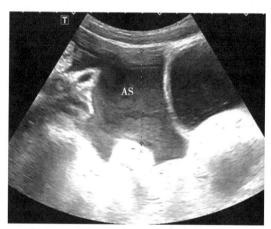

图 3-33-5　腹腔纵切面二维图像
AS. ascites,腹水(即腹腔积液)

3. 其他检查资料　血红蛋白 101g/L(降低),红细胞 3.81×10¹²/L(降低)。

二、思考题及参考答案

1. 请结合病史及超声图像表现作出诊断(10 分)。

临床表现:青年男性,有明确的外伤史,血红蛋白浓度和红细胞总数下降,提示有轻度贫血,考虑脾破裂伴出血的可能性大(2 分)。

超声所见:图 3-33-1 脾脏内见一异常回声灶,边界不清,内呈不均质中等回声,内伴散在大小不等液性区。图 3-33-2 该异常回声灶内未检出明显血流信号。图 3-33-3 脾脏下极另见一异常回声灶,边界模糊,内呈不均质略低回声,脾被膜局部显示不连续、模糊(2 分)。图 3-33-4 异常回声灶内未检出明显血流信号(1 分)。图 3-33-5 腹腔可见积液影像,内伴较多细小点状回声,提示血性腹腔积液的可能。(1 分)

超声诊断:符合脾破裂(3 分);腹腔积液(1 分)。

2. 请回答本病例的鉴别诊断(10 分)。

(1)脾分叶畸形：为深陷的脾切迹,表现为自脾表面向内延伸的裂隙状回声带,脾脏呈分叶状,脾脏内部回声均匀正常(3 分)。

(2)脾脓肿：中央型破裂应与脾脓肿相鉴别。脾脓肿临床上常伴有高热等全身感染症状。超声上病灶表现为不均质低回声或高低混合回声,边界模糊、不规则。随着病情进展病灶声像图变化较大,病灶内也可出现液化坏死,囊壁往往较厚,可于实性部分检出较丰富血流信号,偶见气体样强回声(3 分)。

(3)脾梗死：脾内低回声灶,边界清,脾被膜下常见,多呈楔形,尖端指向脾门,后期梗死区回声增强(2 分)。

(4)脾囊肿：脾实质内类圆形无回声区,边界清晰,内呈无回声,后方回声增强。患者常无外伤史,动态观察时声像图无明显改变(2 分)。

3. 请简述脾破裂的分类(10 分)。

脾破裂分为自发性和外伤性 2 种。自发性脾破裂可见于肿瘤、感染、炎症、凝血功能障碍等,外伤性脾破裂为腹部外伤常见的病症之一。脾破裂根据其损伤的部位和范围可分为 3 种类型(图 3-33-6)(1 分)。

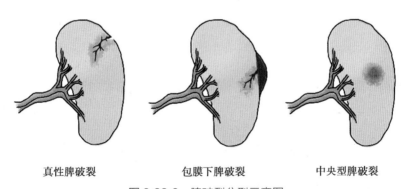

真性脾破裂　　　　　包膜下脾破裂　　　　　中央型脾破裂

图 3-33-6　脾破裂分型示意图

(1)真性脾破裂：为脾实质和包膜同时破裂,轻者为自脾包膜延伸至脾实质内的线样破裂,重者为粉碎性破裂,可发生腹腔内急性大出血。真性脾破裂是临床最常见的类型(3 分)。

(2)中央型脾破裂：为脾实质内部破裂,脾包膜完整,可在脾实质内形成血肿,致使脾脏增大。患者有左上腹疼痛的症状,而腹腔未见明显积液影像(3 分)。

(3)包膜下脾破裂：为脾包膜下脾实质破裂出血,血液积聚于完整的包膜下。出血量较小时,形成的小血肿可被自行吸收,形成囊肿或纤维化。出血量较大时,形成张力性血肿,可在数小时至数天后,自发或因外力致使包膜破裂,造成腹腔内急性大出血(3 分)。

三、要点与讨论

1. 病理及分型　脾破裂常由于外伤或在脾脏本身某些慢性病理改变基础上发生,其中外伤性脾破裂是外科常见的急腹症。临床根据脾破裂的部位将其分为中央型脾破裂、包膜下脾破裂和真性脾破裂 3 型。其中,真性脾破裂的诊断相对容易,常可通过腹腔诊断性穿刺抽出不凝固的血液加以诊断。上述 3 种类型可同时存在于一位患者,也可随着病情的进展而相互转化,如中央型脾破裂,当出血增多或损伤加重时,可发展为包膜下血肿;包膜下血肿若出血增多、张力过高可进一步发展为真性脾破裂。

2. 临床特征　脾破裂的临床表现与破裂类型、失血量和速度有关。患者可有不同程度的腹痛、左上腹压痛、左肩牵涉痛和肌紧张等。当存在腹腔内急性大出血时,患者可出现贫血貌、心率加快、腹腔移动性浊音等。脾周围血肿被网膜包绕时,可于左上腹叩出固定浊音区。

3. 超声特征

(1)二维超声表现,真性脾破裂:脾包膜连续性中断,破裂处脾实质出现裂隙,回声杂乱不均,可见液性暗区伴细小点状或云雾状回声,严重者,脾脏失去正常形态。真性脾破裂往往伴随脾脏出血,可在脾周探及无回声或弱回声区,出血量较大时,盆腹腔可见大量积液。

中央型脾破裂(脾挫伤):脾实质内局部回声杂乱不均,边界模糊,内伴单个或多个片状弱回声区。可通过动态观察声像图变化与其他脾脏肿瘤相鉴别。

包膜下脾破裂(脾包膜下血肿):脾脏包膜完整,脾包膜下见梭形或不规则形弱回声区,局部可见隆起。当其内伴有条索状或团絮状杂乱回声时,提示陈旧性血肿。

(2)彩色多普勒超声:病灶内常无明显血流信号。

(3)超声造影:造影早期病变区域表现为边缘清晰的轻度增强或无增强区,在增强晚期更为明显。在超声造影的过程中如果发现造影剂外溢至脾周,或浓聚的形态发生改变,提示存在脾脏活动性出血。

四、临床拓展思维训练

1. 请回答超声造影在脾破裂的诊断中的意义(10 分)。

常规超声对于脾外伤的诊断主要在于发现腹腔积液,部分病例因脾脏图像不典型而诊断困难(2 分)。超声造影可以显示病灶内的血流灌注情况(2 分)。由于脾实质损伤区局部血管痉挛、断裂,或损伤区组织水肿压迫血管,该区域的血流灌注减少或停止(2 分)。超声造影下病灶始终呈低至无增强,与周围正常组织境界对比明显,十分容易检出(2 分)。超声造影能显示脾脏损伤病变的部位、大小和范围,从而明确脾脏损伤类型并作出分级诊断,显著提高脾破裂的诊断率。即使微小的实质改变,也会明确显示实质损伤的准确位置(2 分)。

2. 对于高度怀疑脾破裂的患者,在进行超声检查的过程中应注意哪些问题(10 分)？

由于脾破裂属于腹部闭合性损伤,超声检查除应注意脾脏及其周围外,还应常规检查胆囊、胰腺、双肾等器官,以及腹腔间隙及腹膜后等区域,同时仔细观察有无胸腔积液(2 分)。有些受伤后迅速接受急诊超声检查的患者,由于伤后时间短,脾破裂伤口较小且浅,声像图显示不明显(2 分)。如果超声显示腹腔内存在游离液体,尽管超声图像显示脾脏无明显异常,在明确无其他脏器破裂的情况下,不能轻易排除脾破裂的可能(2 分)。因此,对于伤后超声检查脾脏无明显异常的患者,不宜过早排除脾破裂的发生,应在 72 小时内连续进行超声检测(2 分),在伤后4 周内密切注意观察病情变化情况,以免出现延迟性脾破裂或隐匿性脾破裂,导致漏诊及误诊(2 分)。

(张潇月)

病例 **34** 急性胰腺炎（acute pancreatitis，AP）

一、临床资料

1. 病史　患者，女，30 岁，因"和同事聚餐后 6 小时发生剧烈腹痛"就诊。疼痛呈持续性、无缓解，伴恶心、呕吐、胃胀。

2. 超声资料（图 3-34-1～图 3-34-3）

3. 其他检查资料　血淀粉酶 1 553U/L（升高）。全腹 CT（图 3-34-4）。

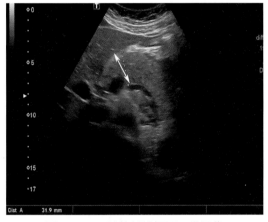

图 3-34-1　胰腺长轴切面二维图像
（测量胰头厚度）

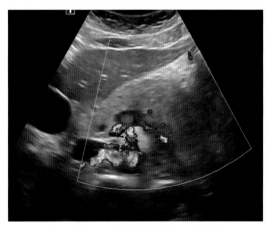

图 3-34-2　胰腺长轴彩色血流图像

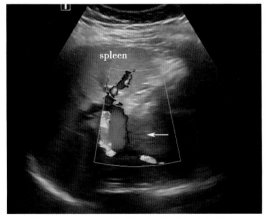

图 3-34-3　经脾门显示胰尾彩色血流图像
箭头所示为胰尾。

spleen. 脾脏

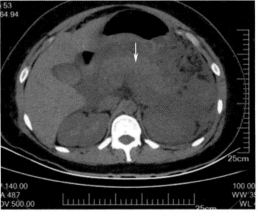

图 3-34-4　全腹 CT：胰腺肿胀（箭头所示）、密度不均，胰周及腹腔内可见散在渗出、积液

二、思考题及参考答案

1. 请结合病史及超声图像表现,作出诊断(10分)。

临床表现:和同事聚餐后6小时发生剧烈腹痛,伴恶心、呕吐。血淀粉酶明显升高(2分)。

超声所见:图3-34-1胰腺形态饱满,其内回声略粗糙、减低,胰体前方见少量渗出积液,主胰管未见扩张(2分)。切线测量法测量胰头厚约3.2cm(1分)。图3-34-2胰腺后方的脾静脉血流充盈较好(1分)。图3-34-3胰尾增大、形态饱满(1分)。

超声诊断:符合急性胰腺炎(3分)。

2. 请结合声像图表现,作出鉴别诊断(10分)。

(1)胰腺癌:胰腺炎后方回声无衰减,包块内可见胰管贯穿,大多数主胰管内径正常(1分),包块大小和回声可发生变化(1分),实验室检查有血清尿淀粉酶和/或脂肪酶升高(1分)。而胰腺癌局部形态失常,肿块以低回声为主,后方回声可伴衰减,胰头癌多伴胰管和胆总管扩张(1分)。弥漫性肿大的急性胰腺炎需与弥漫性胰腺癌鉴别,声像图的动态变化和临床实验室检查有助于鉴别(1分)。

(2)慢性胰腺炎:急性发作期需与急性胰腺炎鉴别,二者临床表现相似。前者一般病史较长,有腹痛、腹胀反复发作、淀粉酶升高病史,典型超声表现为胰管结石或胰腺实质钙化、胰管不规则扩张等(3分)。

(3)消化道穿孔:两者临床均有腹膜刺激征。消化道穿孔因受气体影响,胰腺常显示不清,血、尿淀粉酶正常,发现膈下游离气体可作出诊断。急性胰腺炎患者血、尿淀粉酶和/或脂肪酶升高(2分)。

3. 胰腺的测量方法有哪些?正常值是多少(10分)?

常见的胰腺测量方法有切线测量法和最大前后径测量法,均在下腔静脉前方测量胰头,在肠系膜上动脉/或腹主动脉前方测量胰体,在脊柱左侧缘前方测量胰尾(4分)。

(1)切线测量法:胰腺长轴切面在前缘画出切线、做垂直线测量胰腺厚度。成人正常值:胰头正常<2.0cm,2.1~2.5cm可疑异常,>2.6cm为异常;胰体、尾正常<1.5cm,1.6~2.0cm可疑异常,>2.1cm为异常;胰管内径正常<0.2cm,0.2~0.3cm可疑异常,>0.3cm为异常(3分)。

(2)最大前后径测量法:胰腺长轴切面自腺体前缘至后缘垂直于水平线测量。成人正常值:胰头最大前后径(2.2 ± 0.3)cm;胰体最大前后径(1.8 ± 0.3)cm(3分)。

三、要点与讨论

1. **病理与分型**　急性胰腺炎是由胆石症、高甘油三酯血症和饮酒等多种病因引发胰腺分泌的胰酶在胰腺内被激活,导致胰腺及胰周围组织自我消化,出现胰腺局部水肿、出血甚至坏死的炎症反应。急性胰腺炎按病情严重程度分为以下类型。

(1)轻症急性胰腺炎:没有器官衰竭,也没有局部或全身性并发症。

(2)中症急性胰腺炎:短暂性器官衰竭(48小时内缓解)和/或局部或全身性并发症。

(3)重症急性胰腺炎:可能累及1个或多个器官的持续性器官衰竭。

2. **临床特征**　急性胰腺炎患者在发病前常有饮酒、饱食或高脂餐史,有些患者既往有胆石症。腹痛是急性胰腺炎的主要症状,多为急性发作,呈持续性。其他症状包括恶心、呕吐、腹胀、腹膜炎体征、肠麻痹,还有黄疸、发热、腹腔积液、胸腔积液、出血及休克等,甚至猝死。

3. **超声特征**　包括以下内容。①大小:半数左右的急性水肿型胰腺炎有不同程度的胰腺肿大，多呈弥漫性肿大。②边缘：水肿型胰腺炎多边缘光滑、清晰；出血坏死型多边缘不规则、模糊不清。③回声：水肿型胰腺炎内部回声多减低；出血坏死型内部回声不均匀，可伴有坏死、液化区。④主胰管：大多数主胰管内径正常，少数轻度扩张。⑤彩色多普勒血流显像：充血期胰腺的血流显示增多，坏死区血流消失。

四、临床拓展思维训练

1. 急性胰腺炎的并发症有哪些？超声检查可提供哪些信息（10 分）？

（1）局部并发症，①急性胰周液体积聚：发生在病程早期，表现为胰腺内、胰周或胰腺远隔间隙液体积聚。胰外积液最常见于小网膜囊、肾前旁间隙及结肠间隙（1 分）。②急性坏死物积聚：发生在病程早期，表现为混合的液体和坏死组织（1 分）。③胰腺假性囊肿：通常发生在起病 4 周以后，由完整非上皮性包膜包裹的液体积聚，内含胰腺分泌物、肉芽组织、纤维组织等（1 分）。④包裹性坏死：通常发生在起病 4 周以后，包含胰腺和 / 或胰周坏死组织（1 分）。

（2）全身并发症：包括全身炎症反应综合征、多器官功能障碍综合征、脓毒症、腹腔内高压或腹腔间隔室综合征等（2 分）。

超声检查可直接显示胰腺本身及周围组织回声改变，胰腺内部回声增高、不均匀、出现液性区，提示有出血、坏死的可能；胰腺周围可见液性区，部分伴有网膜囊和腹腔积液（4 分）。

2. 如何结合实验室的检查指标诊断急性胰腺炎（10 分）？

急性胰腺炎诊断标准：急性、突发持续剧烈的上腹部疼痛，可向背部放射（1 分）；血清淀粉酶和 / 或脂肪酶活性 ≥ 正常参考值上限 3 倍（4 分）；影像学检查（增强 CT、MRI 或经腹超声）发现急性胰腺炎的典型表现（胰腺水肿或胰周渗出积液）（3 分）。临床上符合上述 3 项标准中的 2 项，即可诊断为急性胰腺炎。血清淀粉酶活性一般在急性胰腺炎发作后 6~12 小时内升高，3~5 天恢复正常；血清脂肪酶活性一般在急性胰腺炎发作后 4~8 小时内升高，24 小时达峰值，8~14 天恢复正常（2 分）。

（黄丽萍）

病例 **35** 慢性胰腺炎（chronic pancreatitis，CP）

一、临床资料

1. 病史　患者，女，52 岁，因"上腹部胀痛伴发热 2 天，皮肤及巩膜黄染 1 天"就诊。2 天前上腹部胀痛伴发热，最高体温 38.9℃，伴恶心呕吐。当地医院给予抗炎、抑酸等治疗后，症状未见明显改善。今日患者出现皮肤及巩膜黄染。

2. 超声资料（图 3-35-1~ 图 3-35-4）

3. 其他检查资料　血淀粉酶 503U/L（升高），血脂肪酶 836U/L（升高）。上腹部增强 CT（图 3-35-5）。

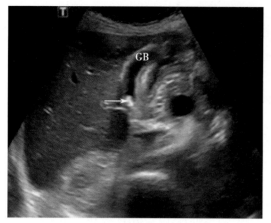

图 3-35-1 胆囊长轴二维图像
箭头所示为胆囊结石。
GB. 胆囊

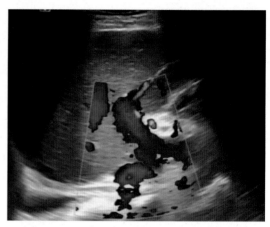

图 3-35-2 门静脉主干长轴彩色血流图像

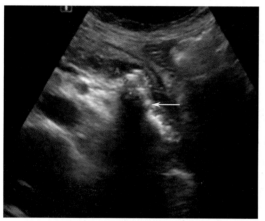

图 3-35-3 胰尾长轴二维图像
箭头所示为胰管内结石或钙化。

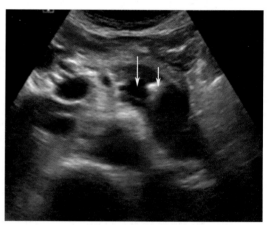

图 3-35-4 胰尾长轴二维图像
短箭头所示为胰尾内强回声团,长箭头所示
为强回声团边缘见液性区。

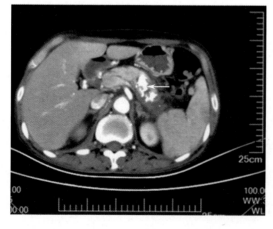

图 3-35-5 上腹部增强 CT:胰腺形态饱
满,体、尾部多发结节状及团块状钙化灶
(箭头所示),周围见囊性低密度包块形成,
胰管未见扩张,胰周散在絮状渗出

二、思考题及参考答案

1. 请结合病史及超声图像表现，作出诊断（10 分）。

临床表现：患者上腹部胀痛，伴发热、恶心呕吐。血淀粉酶和脂肪酶升高。增强 CT 提示慢性胰腺炎合并钙化、假性囊肿，伴胰周渗出（2 分）。

超声所见：图 3-35-1 胆囊壁厚、回声粗糙，其内见一强回声团（1 分）。图 3-35-2 门静脉血流充盈良好，胆总管未见扩张（1 分）。图 3-35-3 胰尾部多个强回声团集聚，后方伴声影（1 分）。图 3-35-4 强回声团（短箭头所示）边缘见液性区（长箭头所示）（2 分）。

超声诊断：胰尾部结石或钙化、伴其边缘液性区，注意慢性胰腺炎急性发作（2 分）；胆囊结石、胆囊炎（1 分）。

2. 请结合声像图表现，作出鉴别诊断（10 分）。

（1）局限性胰腺炎与胰腺癌：前者后方回声无衰减，肿块内有胰管贯穿，其边界不清，胰管扩张不明显或仅有轻度扩张，占位效应不明显；随着临床症状的减轻或加重，肿块大小和回声可发生变化（2 分）。而胰腺癌局部形态失常，肿块以低回声为主，后方回声可伴衰减，多伴胰管和胆总管扩张（2 分）。

（2）弥漫性胰腺癌：表现为胰腺弥漫性回声减低，表面不平，部分病例可有胰腺形态失常，引起周围血管受压、移位或浸润等有助鉴别（1 分）。慢性胰腺炎一般病史较长，有腹痛、腹胀反复发作、淀粉酶升高病史（1 分）；弥漫性胰腺癌病史短，乏力、消瘦明显，必要时行穿刺活检（1 分）。

（3）自身免疫性胰腺炎：可表现为无痛性梗阻性黄疸，胰腺弥漫性增大或有胰腺肿块，血清 IgG 4 水平升高（>280mg/dl）高度提示该病。超声内镜引导下活检有助于诊断该病，糖皮质激素对该病的疗效好（3 分）。

3. 除超声外诊断慢性胰腺炎的影像学检查方法有哪些（10 分）？

（1）X 线：部分可见胰腺区域的钙化灶、阳性结石影（2 分）。

（2）CT/MRI/ 磁共振胆胰管成像（magnetic resonance cholangiopancreatography，MRCP）：CT 典型表现为胰腺钙化、胰管扩张、胰腺萎缩，MRI 对钙化和结石的显示不如 CT，MRCP 主要用于检查胆、胰管的病变（4 分）。

（3）超声内镜（endoscopic ultrasonography，EUS）：EUS 引导下的细针穿刺活检主要用于肿块型慢性胰腺炎与胰腺癌的鉴别（2 分）。

（4）经内镜逆行胆胰管成像（ERCP）：是诊断慢性胰腺炎的重要依据，在诊断困难或需要治疗操作时选用（2 分）。

三、要点与讨论

1. 病因及病理　慢性胰腺炎（CP）是一种由遗传、环境等因素引起的胰实质和胰管的不可逆慢性炎症损害，其特征是反复发作的上腹部疼痛伴进行性胰腺内、外分泌功能减退或丧失。

（1）病因：长期大量饮酒和吸烟是慢性胰腺炎最常见的危险因素。此外，遗传、自身免疫、各种原因造成的胰管梗阻均可能与本病发生有关。

（2）病理：典型的病理改变是胰腺腺体萎缩、纤维化和钙化，呈不规则结节样硬化。胰管狭窄伴节段性扩张，可伴有胰管结石、胰腺实质钙化、胰腺假性囊肿形成等。少数患者可发生癌变。

2. 临床特征　腹痛最常见，多呈反复发作的上腹部疼痛，饮酒、饱餐可诱发，可有食欲减退和体重下降。通常将腹痛、体重下降、糖尿病和脂肪泻称为慢性胰腺炎的四联症。

3. 超声特征

(1)大小：正常、弥漫性肿大或局限性肿大。少数患者病程晚期胰腺可缩小。

(2)形态和边缘：形态可轻度不规则，有的边缘不整。

(3)回声：实质回声增高，部分病例因胰实质内钙质沉着引起钙化，表现为斑点状强回声。

(4)胰腺结石：对慢性胰腺炎有确诊价值。结石大小不一，常多发，沿胰管走行分布，表现为胰管内点状/团块状强回声，后方伴声影。

(5)胰管扩张：不规则扩张、粗细不均。

(6)胰腺假性囊肿：可发生在胰腺内和胰周，呈类圆形或不规则形，大多为单房，少数有分隔。

(7)胆管扩张：因胰头纤维增生或局限性炎性肿块等出现胆管扩张。

(8)彩色多普勒血流显像：胰腺血流信号多减少。

四、临床拓展思维训练

请回答慢性胰腺炎的并发症，并简述超声的临床应用价值(10分)。

(1)假性囊肿：约10%的患者会出现假性囊肿，多与胰管系统相通，含有高浓度的消化酶(2分)。

(2)胆管和/或十二指肠梗阻：5%~10%的患者会出现胆管和/或十二指肠梗阻(1分)。

(3)胰源性腹水和胸腔积液：胰管破裂导致形成连通腹部或胸部的瘘管，或假性囊肿破裂后胰液漏至腹腔或胸腔(1分)。

(4)假性动脉瘤形成：是少见并发症，受累血管包括脾动脉、肝动脉、胃十二指肠动脉及胰十二指肠动脉(1分)。

(5)脾静脉血栓形成：发病率约11%，可并发左侧门静脉高压而出现胃静脉曲张(1分)。

(6)胰源性糖尿病：30%~50%的患者最终会出现胰腺内分泌功能不全(1分)。

经腹超声可清晰显示胰腺的大小、形态、回声、是否有钙化或结石，以及胰管扩张、胰管结石、胰腺假性囊肿等情况，是慢性胰腺炎首选的、常规的影像检查方法，但其对早期慢性胰腺炎的敏感性较低(3分)。

(黄丽萍)

病例 36 胰腺假性囊肿(pancreatic pseudocyst, PPC)

一、临床资料

1. 病史 患者，男，26岁，因"进食烤鸭后夜间出现剑突下疼痛9天"就诊。9天前进食烤鸭后夜间出现剑突下疼痛，呈绞痛，伴恶心呕吐，于某医院就诊，给予患者抑酸、抑酶等对症治疗后,症状好转。5 天前出现腹胀、排气、无排便。

2. 超声资料(图 3-36-1~ 图 3-36-4)

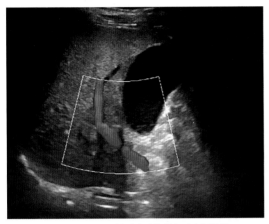

图 3-36-1　门静脉长轴彩色血流图像

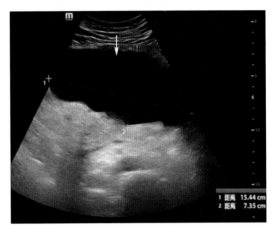

图 3-36-2　胰腺长轴切面二维图像
箭头所示为囊性包块。

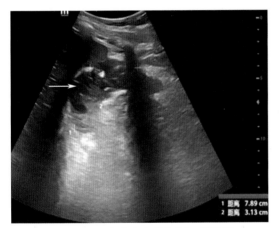

图 3-36-3　左上腹部纵切面二维图像
箭头所示为囊性包块。

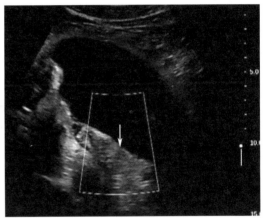

图 3-36-4　上腹部横切面彩色血流图像(2 周后复查)
箭头所示为胰体部前方囊性包块内见低回声团。

3. 其他检查资料　血淀粉酶 1 234U/L(升高)。外院腹部增强 CT 所见:胰腺弥漫增大、胰腺轮廓模糊不清,胰腺周围、网膜囊、肾前间隙见多个水样密度影。

二、思考题及参考答案

1. 请结合病史及超声图像表现,作出诊断(10 分)。

临床表现:进食烤鸭后夜间出现剑突下疼痛,呈绞痛,伴恶心呕吐。血淀粉酶增高。外院 CT 提示急性胰腺炎伴假性囊肿(2 分)。

超声所见:图 3-36-1 门静脉血流充盈良好,肝外胆管未见扩张(1 分)。图 3-36-2 胰腺形态饱满、回声略粗糙,胰体部前方见大小约 15.4cm×7.4cm 囊性包块,壁薄(2 分)。图 3-36-3 左上腹部见约 7.9cm×3.1cm 囊性包块,内伴散在低弱回声及少许点状强回声(1 分)。2 周后复查超声,

图 3-36-4 胰体部前方囊性包块内见低回声团(箭头所示),彩色多普勒血流因位置较深显示不理想,未检出明显血流信号(1 分)。

超声诊断:符合急性胰腺炎(1 分);胰体部前方及左上腹囊性包块,注意假性囊肿(2 分)。

2. 请结合声像图表现,作出鉴别诊断(10 分)。

(1)胰腺真性囊肿:位于胰腺实质内或与胰腺相连,表现为单发或多发的圆形或椭圆形无回声区,一般较小,壁薄、光滑;无急、慢性胰腺炎病史,无手术、外伤病史。假性囊肿临床有相关病史,多位于胰腺外,与胰腺相连或不相连(2 分)。

(2)肠系膜或网膜囊肿:壁薄、光滑,内多呈无回声,与胰腺不相连,呼吸运动囊肿与胰腺运动不一致。临床无急、慢性胰腺炎,无手术或外伤等病史(2 分)。

(3)胰腺囊腺瘤或囊腺癌:二者声像图均可表现为胰腺内单房囊性或少分隔的多房囊性,囊腺瘤一般无症状、临床无相关病史,而假性囊肿有胰腺炎、外伤或手术等病史,超声造影无强化(4 分)。EUS 结合细针抽吸活检可帮助鉴别(2 分)。

3. 超声及超声新技术对胰腺假性囊肿的诊断价值有哪些(10 分)?

(1)超声可观察囊肿与胰腺的解剖关系(1 分)。

(2)超声可观察囊肿内是否有分隔及其他异常回声,CDFI 可观察囊壁及囊内血流情况(2 分)。

(3)假性囊肿合并出血、继发感染时,其内出现点状和/或团块状回声,超声造影无强化,有助于与胰腺囊性肿瘤鉴别(3 分)。

(4)超声引导下穿刺抽出囊液的淀粉酶水平升高,提示假性囊肿(2 分)。

(5)EUS 结合细针抽吸活检可帮助鉴别假性囊肿和囊性肿瘤(2 分)。

三、要点与讨论

1. 病理 胰腺假性囊肿是最常见的胰腺囊性病变,多继发于急、慢性胰腺炎,以及外伤或手术等,由于胰腺组织破坏或胰管破裂导致胰液渗漏积聚,被周围组织及器官包裹后形成囊肿,其病理特点是囊内壁无上皮细胞覆盖,故称为假性囊肿,内含胰腺分泌物、肉芽组织、纤维组织等。

2. 临床特征 胰腺炎或上腹部外伤后,上腹逐渐膨隆、腹胀,囊肿体积大时可压迫胃、十二指肠引起恶心、呕吐。如合并出血、继发感染形成脓肿,临床有发热和腹部压痛。囊肿内出现气体提示合并感染,也可能是囊肿破裂入消化道所致。

3. 超声特征

(1)假性囊肿大多为单发,少数为 2~3 个,多位于胰腺外,与胰腺相连或不相连。

(2)大小不等,呈类圆形或不规则形,大多为单房,少数有分隔。囊壁可轻度增厚,偶见伴散在钙化点。

(3)其内多呈无回声,合并出血、坏死或继发感染时,囊内可见点状和/或团块状回声。

(4)大囊肿常挤压、推移胰腺周围的脏器,并与之粘连。

四、临床拓展思维训练

1. 穿刺抽出囊液的淀粉酶升高,是否可以确诊胰腺假性囊肿?为什么(10 分)?

假性囊肿积液与胰管系统相通时,囊液的淀粉酶水平会升高。因此,囊液的淀粉酶水平升高可提示假性囊肿或潴留囊肿,潴留囊肿是小的扩张胰管侧支,由梗阻导致(6 分)。

囊性肿瘤(如侧支胰腺导管内乳头状黏液瘤)的淀粉酶水平也会升高(2 分)。

因此,仅有囊液淀粉酶水平升高不足以确诊,应结合临床病史及相关实验室、影像学检查结果综合判断(2 分)。

2. 胰腺炎的血管并发症(也是胰腺假性囊肿行内镜引流的绝对禁忌证)是什么?其临床表现有哪些?如何确诊(10 分)?

胰腺假性动脉瘤是内镜引流的绝对禁忌证(除非首先进行动脉栓塞),内镜引流后可发生严重甚至是致死性的出血。假性动脉瘤可能出血进入相关假性囊肿中致其破裂、到达腹腔,或通过胰管到达肠腔(1 分)。

(1)以下临床特征提示可能存在假性动脉瘤:原因不明的消化道出血;胰周积液突然扩大;原因不明的血红蛋白和血细胞比容下降(6 分)。

(2)受累血管邻近胰腺,包括脾动脉、肝动脉、胃十二指肠动脉及胰十二指肠动脉(2 分)。

(3)血管造影可确定诊断(1 分)。

(黄丽萍)

病例 37　胰腺癌（pancreatic carcinoma）

一、临床资料

1. 病史　患者,男,66 岁,因"皮肤黄染 3 个月余,逐渐加重"就诊。伴后腰部痛,以夜间明显。

2. 超声资料(图 3-37-1~ 图 3-37-5)

3. 其他检查资料　血 CA19-9 82U/ml(升高)。增强 CT(图 3-37-6)。

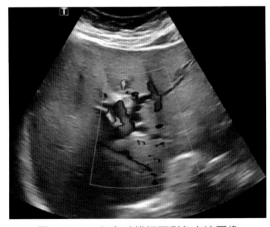

图 3-37-1　肝左叶横切面彩色血流图像

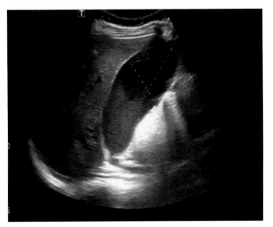

图 3-37-2　胆囊长轴二维图像

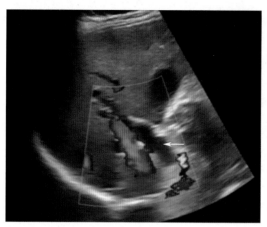

图 3-37-3 门静脉长轴彩色血流图像
箭头所示为胆总管扩张。

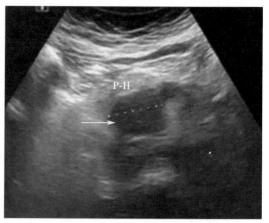

图 3-37-4 胰腺长轴二维图像
箭头所示为肿物。
P-H. Pancreatic head,胰头

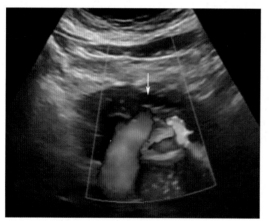

图 3-37-5 胰腺长轴彩色血流图像
箭头所示为主胰管扩张。

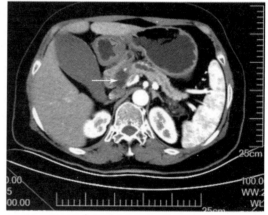

图 3-37-6 增强 CT：胆囊增大。胰头增大，增强扫描可见强化程度低于周围胰腺实质（箭头所示），胰管可见明显扩张

二、思考题及参考答案

1. 请结合病史及超声图像表现，作出诊断（10 分）。

临床表现：患者为老年男性，皮肤黄染逐渐加重，伴后腰部痛；增强 CT 扫查提示胰头占位伴胰管扩张，符合梗阻性黄疸的表现；血 CA19-9 升高（2 分）。

超声所见：图 3-37-1 肝左叶肝内胆管扩张（1 分）。图 3-37-2 胆囊增大，胆囊内胆汁淤积呈点状弱回声（1 分）。图 3-37-3 胆总管扩张（1 分），内径与门静脉相似。图 3-37-4 胰头见实性低回声肿物，肿物大部分位于钩突，形态较规整，边界较清（1 分）。图 3-37-5 主胰管扩张（1 分）。

超声诊断：胰头实性肿物合并肝外胆道下段梗阻（2 分），考虑癌症可能大（1 分）。

病理诊断：胰腺腺癌（中分化）（图 3-37-7）。

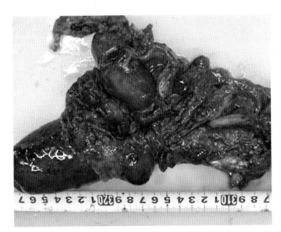

图 3-37-7　大体：胰腺组织部分已剖开，胆总管末端胰腺组织中约
3.5cm×3.0cm×1.8cm 区域为棕黄色，质略脆，界不清的组织

2. 请结合声像图表现，作出鉴别诊断（10 分）。

（1）壶腹癌：通常病灶较小时临床就出现黄疸，超声图像显示肿瘤位于胆总管末端管腔内，非外压性；胰头大小及回声多无异常（2 分）。

（2）胰腺局限性炎性肿块：见病例 35 鉴别诊断之 1（4 分）。

（3）无功能神经内分泌肿瘤：小于 5cm 肿瘤多呈圆形均匀低回声，边界清，有包膜，后方回声无衰减；大的肿瘤内部可因出血、囊性变出现液性区，胰管无扩张或轻度扩张，CDFI 血流信号较胰腺癌丰富（2 分）。

（4）自身免疫性胰腺炎：见病例 35 鉴别诊断之 3（2 分）。

3. 对胰腺钩突部的扫查注意事项有哪些（10 分）？

胰腺超声检查受胃肠气体干扰，可让受检者饮无气的水充盈胃行透声窗检查（3 分）。

胰头下部经肠系膜上静脉后方向左突出至肠系膜上动脉右侧，称钩突。胰头长轴切面扫查，应从其上缘的门静脉主干向下连续横切面或斜切面至十二指肠水平部；经胰头矢状切面扫查（图 3-37-8），应显示胰头短轴和下腔静脉长轴系列切面。胰头长轴及短轴切面均可显示钩突部（7 分）。

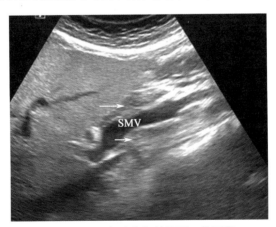

图 3-37-8　经胰头矢状切面二维图像
长箭头所示为胰头，短箭头所示为钩突。
SMV. superior mesenteric vein，肠系膜上静脉

三、要点与讨论

1. 病理、分型及流行病学　胰腺癌以导管腺癌最常见(占90%),其次为腺泡细胞癌。男性发病率高于女性,40岁以上好发。其高危因素首推吸烟,还有肥胖、高脂摄入等。70%~80%的胰腺癌发生在胰头部,体、尾部次之,少数为弥漫性胰腺癌。

导管腺癌的病理大体:质硬、边界不清的肿块,切面黄白色。组织病理学:大部分导管腺癌由分化好和中分化的腺体或管状结构组成,纤维组织明显增生。

2. 临床特征

(1)上腹部疼痛、不适:常为首发症状。中晚期肿瘤侵及腹腔神经丛,出现持续性剧烈腹痛,向腰背部放射。

(2)黄疸:特点是进行性加重,由于胰头癌肿压迫或浸润胆总管所致,引起高胆红素血症(以结合胆红素升高为主)。

(3)消化道症状:如食欲下降、腹胀、腹泻等,部分患者出现脂肪泻。

(4)消瘦、乏力和体重下降,晚期可出现恶病质。

3. 超声特征

(1)直接征象:小于2cm的肿瘤多为圆形或类圆形,内呈均匀低回声;肿块较大时胰腺表现为局限性肿大,低回声多见,部分可伴出血、坏死、液化或钙化,后方回声常衰减;弥漫性胰腺癌表现为胰腺弥漫性肿大,形态失常,回声减低。

(2)间接征象:①主胰管扩张。②胆管扩张。③淋巴结转移:部分伴胰周淋巴结肿大。④血行转移:可转移至肝脏,表现为低或高回声的转移灶。⑤肿块可浸润周围器官,如十二指肠、胃、脾、胆囊等。

(3)彩色多普勒血流显像:小的胰腺癌内较少能检出血流信号,肿块增大时可检出血流信号,胰腺周围大血管可被推移、变形、浸润,或管腔内癌栓形成。

四、临床拓展思维训练

胰腺癌常用肿瘤标志物有哪些?还有哪些其他检查方法有助诊断和鉴别诊断(10分)?

(1)CA19-9是最常用的胰腺癌诊断标志物,血清CA19-9大于37U/ml时诊断胰腺癌的灵敏度和特异度分别为78.2%和82.8%;约10%的胰腺癌患者CA19-9不升高,需结合其他肿瘤标志物,如CA12-5和/或CEA等(2分)。

(2)影像学检查方法,①增强CT:能清晰显示肿瘤大小、位置、密度及血供情况(2分);②MRI除显示胰腺肿瘤解剖学特征外,还可清晰显示胰周淋巴结和肝内有无转移病灶,磁共振胆胰管成像(MRCP)可进一步明确胰管、胆管的扩张及受累情况(2分);③PET/CT或PET/MRI:在发现胰外转移方面具有明显优势(2分)。

(3)超声、EUS或CT引导下穿刺活检;腹腔积液脱落细胞学检查;腹腔镜或开腹手术下探查活检,可获得组织病理学或细胞学结果(2分)。

(黄丽萍)

病例 38 胰腺神经内分泌肿瘤（pancreatic neuroendocrine neoplasm）

一、临床资料

1. 病史　患者，女，57岁，因"中上腹隐痛4个月，疼痛加剧6天"就诊。4个月前无明显诱因出现中上腹部隐痛，进食后腹痛减轻。6天前疼痛加剧呈持续性、不缓解。

2. 超声资料（图3-38-1~图3-38-4）

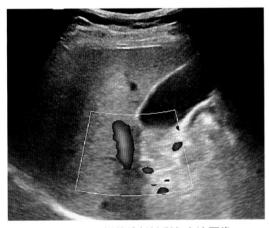

图 3-38-1　门静脉长轴彩色血流图像

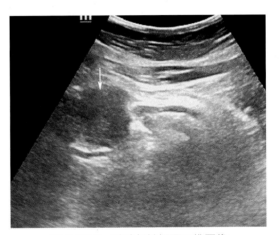

图 3-38-2　胰腺长轴切面二维图像
箭头所示为肿物。

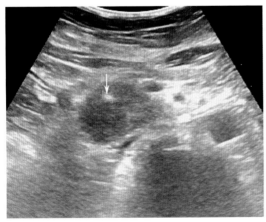

图 3-38-3　胰头纵切面二维图像
箭头所示为肿物内钙化。

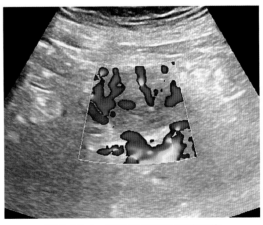

图 3-38-4　胰头纵切彩色血流图像

3. 其他检查资料(图 3-38-5)

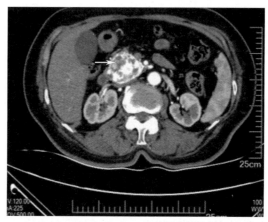

图 3-38-5 增强 CT: 胰头区见类圆形稍低密度肿块, 动脉期明显不均匀强化(箭头所示), 内见局限性多发低密度区, 远端胰腺实质变薄, 胰管未见扩张

二、思考题及参考答案

1. 请结合病史及超声图像表现, 作出诊断(10 分)。

临床表现: 中年女性患者。中上腹部隐痛 4 个月, 6 天前疼痛加剧呈持续性, 增强 CT 检查提示"胰腺占位"(1 分)。

超声所见: 图 3-38-1 门静脉血流充盈良好、胆总管未见扩张(1 分)。图 3-38-2 胰头见一实性肿物, 形态较规则, 边界清, 内呈低回声, 主胰管未见明显扩张(3 分)。图 3-38-3 肿物内见一强回声团(1 分)。图 3-38-4 CDFI 肿物内可检出较丰富血流信号(1 分)。

超声诊断: 胰头富血供实性肿物(2 分), 建议进一步除外胰腺神经内分泌肿瘤(1 分)。

病理诊断: 胰腺神经内分泌肿瘤, G2(中级别)(图 3-38-6)。

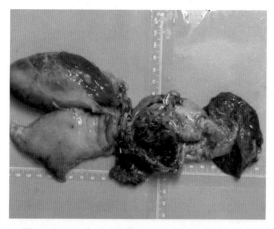

图 3-38-6 大体: 肿物 3.8cm×3cm×2cm, 切面暗红, 质略韧, 坏死样, 界尚清

2. 请结合声像图表现，作出鉴别诊断（10 分）。

（1）胰腺实性假乳头状瘤：与无功能性胰腺神经内分泌肿瘤比较，两者在肿瘤较小时均可表现为均匀低回声，边界清，肿瘤较大时均可因发生出血、坏死多呈囊实性，声像图上难以鉴别。功能性胰腺神经内分泌肿瘤临床表现为反复发作的空腹低血糖，超声图像多数边界清晰、圆形或椭圆形、均匀低回声（4 分）。

（2）胰腺癌：局部形态失常，肿块以低回声为主，后方回声可伴衰减，肿块内无胰管结构，多伴胰管和胆总管扩张，肿块可压迫和 / 或浸润周围组织及血管，胰周淋巴结常肿大（3 分）。而胰腺神经内分泌肿瘤多边界清，呈圆形或椭圆形，内呈均匀低回声，不伴后方回声衰减，CDFI 血流显示较胰腺癌丰富（3 分）。

3. 除超声外，还有哪些影像学检查可评估胰腺神经内分泌肿瘤（10 分）？

（1）增强 CT：大多数胰腺神经内分泌肿瘤为富血供病灶，动脉早期增强，门静脉期造影剂多廓清（3 分）。

（2）MRI：在肝脏和胰腺病变的定位、定性诊断，以及判断可切除性方面更具优势（3 分）。

（3）内镜超声（EUS）：检测肿瘤的敏感性较高，同时 EUS 引导的细针抽吸活检可对胰腺神经内分泌肿瘤作出组织学诊断（2 分）。

（4）分子影像学检查：^{18}F- 氟代脱氧葡萄糖（^{18}F-fluorode-oxyglucose^{18}F-FDG）PET/CT 和生长抑素受体显像（2 分）。

三、要点与讨论

神经内分泌肿瘤（neuroendocrine tumor）是起源于分布全身的神经内分泌细胞的少见肿瘤，以胃肠胰神经内分泌肿瘤最常见，约占所有神经内分泌肿瘤的 2/3。中国人胃肠胰神经内分泌肿瘤的好发部位依次为胰腺、直肠和胃，小肠非常少见。

胰腺神经内分泌肿瘤也称胰岛细胞瘤（该术语使用已减少），是胰腺内分泌组织出现的罕见肿瘤，占所有胰腺肿瘤的 1%~2%，30~60 岁多见，无性别差异。根据激素的分泌状态和临床表现，将胰腺神经内分泌肿瘤分为功能性（约占 20%）和无功能性（占 75%~85%）两种类型。胰腺神经内分泌肿瘤发生在胰腺任何部位，某些功能性类型轻度倾向于发生在胰头（胃泌素瘤）或胰尾（胰血管活性肠肽瘤，即 VIP 瘤）。手术切除的非功能性胰腺神经内分泌肿瘤约 2/3 位于胰头。病理大体所见：大部分为边界清楚的单个结节，质软肉样或致密纤维化，大的肿瘤有出血和坏死。

实验室检查：血清嗜铬粒蛋白 A（chromogranin A，CgA）是目前神经内分泌肿瘤最常用、最具临床意义的肿瘤标志物，其特异度和灵敏度均为 60%~90%。神经元特异性烯醇化酶（neuron specific enolase，NSE）是高分化神经内分泌肿瘤的标志物。

（一）功能性胰腺神经内分泌肿瘤

1. 流行病学　胰岛素瘤在功能性胰腺神经内分泌肿瘤中最常见，女性略多于男性，高发年龄为 40~50 岁，大多为良性，90% 为单发，体积小，直径一般为 1~2cm。

2. 临床特征　胰岛素瘤临床以反复发作的空腹低血糖为特点，主要表现为低血糖对中枢神经系统的影响和低血糖引起的儿茶酚胺过度释放，症状常出现在清晨和运动后。患者常有头痛、焦虑、饥饿、复视、健忘等，儿茶酚胺的释放引起出汗、心慌、震颤、脉速和面色苍白等。

3. 超声特征

(1)多边界清晰,圆形或椭圆形,均匀低回声,部分为等回声,少数为高回声。

(2)较大肿瘤内可出现液性区(合并出血或囊性变),偶见强回声钙化灶。

(3)一般无胰管扩张、无胆管扩张以及周围脏器的压迫征象。

(4)CDFI 内部血流信号丰富。

(二)无功能性胰腺神经内分泌肿瘤

1. 病理 指具有胰岛细胞组织学特征,而无特异性内分泌激素过多所致临床综合征的肿瘤,44%~67% 为恶性。

2. 临床特征 常见症状为腹痛、体重减轻、厌食和恶心。较少见的体征包括梗阻性黄疸、肠梗阻、腹腔内出血。多发生于中青年,女性多见。常为多发,大多数为良性。肿瘤体积一般较大,大者可达 10cm 以上。

3. 超声特征 与胰岛素瘤相似,但其体积较胰岛素瘤大。

(1)直径小于 5cm 的肿瘤多为圆形或椭圆形,低回声多见,边界清。

(2)大的肿瘤呈类圆形或不规则形,呈低回声或混合回声。恶性肿瘤一般体积较大,常有局部浸润、周围淋巴结和肝内转移等征象。

(3)CDFI 可检出血流信号。

四、临床拓展思维训练

1. 胰腺神经内分泌肿瘤如何分类？包括哪些疾病(10 分)？

根据激素的分泌状态和临床表现,将胰腺神经内分泌肿瘤分为功能性和无功能性两种类型(2 分)。

常见的功能性胰腺神经内分泌肿瘤包括胰岛素瘤和胃泌素瘤,胰岛素瘤一般位于胰腺,胃泌素瘤多位于十二指肠或胰腺;胃泌素瘤出现卓 - 艾综合征表现:顽固、多发或非典型部位消化性溃疡,腹痛、腹泻、胃食管反流等(4 分)。

其余的功能性胰腺神经内分泌肿瘤少见,包括生长激素瘤、胰高血糖素瘤、生长抑素瘤等(2 分)。

无功能性神经内分泌肿瘤指无激素综合征引起的临床症状,其分泌的蛋白因为各种原因未产生特异性的临床症候群,一般只有在肿瘤较大以致压迫或侵入周围器官时才会引发非特异性的临床症状,包括腹痛、体重减轻、厌食恶心、腹腔内出血、梗阻性黄疸等,因此在发现时肿瘤已较晚期。(2 分)

2. 胰岛素瘤的临床定性诊断标准是什么(10 分)？

患者有典型的惠普尔(Whipple)三联征表现应考虑本病,三联征包括:空腹或运动后出现低血糖症状(心悸、出汗、肢体震颤或易激惹等);症状发作时血糖低于 2.2mmol/L;进食或静脉推注葡萄糖可迅速缓解症状(8 分)。

如无低血糖症状发作,可进行 72 小时饥饿诱发试验(2 分)。

(黄丽萍)

病例 **39** 胰腺实性假乳头状瘤（pancreatic solid pseu-dopapillary neoplasm）

一、临床资料

1. 病史　患者,女,13 岁,因"上腹部不适 3 个月"就诊。无恶心、呕吐。
2. 超声资料（图 3-39-1~ 图 3-39-3）
3. 其他检查资料（图 3-39-4）。

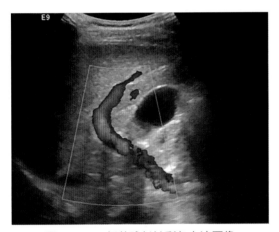

图 3-39-1　门静脉长轴彩色血流图像

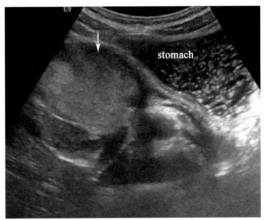

图 3-39-2　胰腺长轴二维图像
箭头所示为肿物。

stomach. 胃

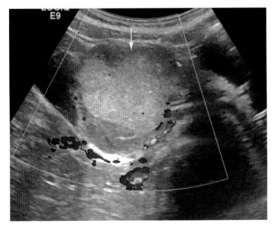

图 3-39-3　胰腺长轴彩色血流图像

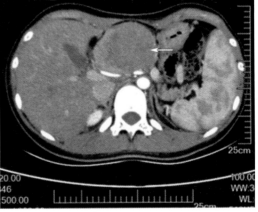

图 3-39-4　增强 CT：胰头部见一不均匀软组织肿块,增强扫描强化程度低于正常胰腺实质,呈轻度不均匀强化（箭头所示）,远侧胰腺轻度萎缩,胰管轻度扩张

二、思考题及参考答案

1. 请结合病史及超声图像表现,作出诊断(10 分)。

临床表现:青少年女性患者。上腹部不适 3 个月,增强 CT 提示胰头占位(2 分)。

超声所见:图 3-39-1 门静脉血流充盈良好,胆囊大小正常,肝外胆管未见扩张(1 分)。图 3-39-2 胰头区见一肿物,呈类圆形,形态规整,边界清,其内大部分呈较均匀中等回声,局部呈低回声(3 分)。图 3-39-3 CDFI 肿物周边可检出血流信号(1 分)。

超声诊断:胰头部肿物(1 分),不除外实性假乳头状瘤(2 分)。

病理诊断:(胰头)实性假乳头状瘤(图 3-39-5)。

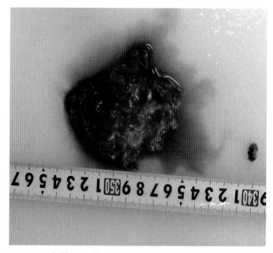

图 3-39-5　大体:不整形组织,部分囊壁样,部分暗红坏死样

2. 请结合声像图表现,作出鉴别诊断(10 分)。

(1)胰腺癌:胰腺实性假乳头状瘤体积小者多为实性,需与胰腺癌鉴别。胰腺实性假乳头状瘤多呈低回声,有包膜,一般不伴有主胰管扩张。胰腺癌局部形态失常,肿块以低回声为主,后方回声可伴衰减,多伴胰管和胆总管扩张(3 分)。

(2)神经内分泌肿瘤(NET):胰腺实性假乳头状瘤体积小者多为实性,需与功能性 NET 鉴别。功能性 NET 临床表现为反复发作的空腹低血糖;胰腺实性假乳头状瘤体积较大者因发生出血、坏死多呈囊实性,超声表现与无功能性 NET 相似,鉴别有难度(3 分)。

(3)胰腺囊腺瘤/囊腺癌:胰腺实性假乳头状瘤体积大者多为囊实性,部分可因高度囊性变表现为囊性病灶,液性区内可伴分隔,需与胰腺囊腺瘤/囊腺癌鉴别。部分声像图表现相似、鉴别有难度,胰腺实性假乳头状瘤多见于女性青少年及年轻女性,黏液性囊腺瘤多见于中年女性,浆液性囊腺瘤多见老年患者、女性略多(4 分)。

3. 请简述胰腺实性假乳头状瘤的超声造影表现(10 分)。

肿瘤外周边缘等增强,内部不均匀增强伴"快进快出"增强模式,伴坏死和出血时存在不增强区(4 分)。病灶内不均匀增强及等增强的包膜是胰腺实性假乳头状瘤的主要诊断特征(4 分)。超声造影在静脉相可见瘤体内造影剂消退,超声造影可准确显示病变内的血流特征(图 3-39-6、图 3-39-7)(2 分)。

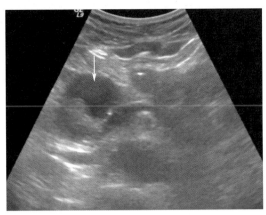

图 3-39-6　胰腺长轴二维图像，胰头肿物呈囊实混合回声（箭头所示）

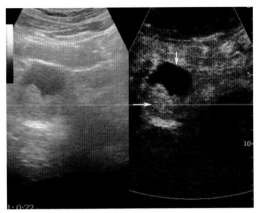

图 3-39-7　胰腺长轴超声造影图像，胰头肿物实性部分呈等增强（长箭头）、周边见包膜（短箭头）

三、要点与讨论

1. 病理及流行病学　胰腺实性假乳头状瘤是低级别恶性肿瘤，预后一般良好。肿瘤多向胰腺外生长，大多数有完整包膜。胰腺实性假乳头状瘤病变起始为实性肿瘤，随着肿瘤生长以及细胞因缺乏血供而凋亡或坏死，肿瘤通常变为囊实性或囊性。

病理大体：肿瘤为巨大、圆形肿物，多有包膜。肿物切面呈分叶状，可见出血、坏死区。肿瘤壁可有钙化。组织病理学：远离血管的肿瘤细胞退变并脱落，使小血管周围的细胞围绕小血管形成假乳头状排列。

2. 临床特征　较少见，约占胰腺囊性肿瘤的 5%。女性青少年及年轻女性多见（女性约占90%，20~30 岁为好发年龄）。以局部生长为主，少数患者可发生肝转移。常见的临床症状有中上腹不适、隐痛，其次是恶心、呕吐。

3. 超声特征

（1）肿瘤体积小者多为实性低回声，有包膜，向外凸。

（2）肿瘤体积较大者因发生出血、坏死多呈囊实性，部分可因高度囊性变表现为囊性病灶，液性区内可伴分隔。

（3）肿瘤引起胰管及胆管扩张比例小且程度相对轻，约 20% 的肿块可伴有不规则粗大钙化，极少浸润周围组织或血管。

（4）CDFI 实性部分可检出血流信号，多为少血流。

四、临床拓展思维训练

1. 临床上胰腺囊性病变如何分类？主要包括哪些疾病（10 分）？

胰腺囊性病变分为非肿瘤性和肿瘤性（1 分）。前者主要包括胰腺炎相关的假性囊肿、先天性囊肿、潴留性囊肿、寄生虫性囊肿等（4 分）。后者称胰腺囊性肿瘤。

胰腺囊性肿瘤主要包括浆液性囊性肿瘤、黏液性囊性肿瘤、导管内乳头状黏液瘤、实性假乳头状瘤等（5 分）。

2. 超声造影对胰腺病变有哪些临床应用价值(10分)?

(1)确定肿瘤性病变的大小和边缘,及其与邻近大血管的关系(3分)。

(2)识别急性胰腺炎和肿瘤中的坏死区域、鉴别胰腺假性囊肿和肿瘤,以及评估囊性肿瘤内分隔、附壁实性组织的血供等(3分)。

(3)鉴别胰腺实性病变(4分)。①胰腺导管腺癌在所有时相中大多数呈低增强(图3-39-8、图3-39-9)。②神经内分泌肿瘤动脉相多呈高增强,病变较小时呈均匀强化,较大肿瘤中合并出血、坏死时其内出现无增强区。静脉相造影剂多较快消退呈低增强(图3-39-10、图3-39-11)。③实性假乳头状瘤的特征表现:病灶内不均匀增强及等增强的包膜。④自身免疫性胰腺炎、局灶性胰腺炎、浆液性微囊性肿瘤、转移瘤等,动脉相多呈高增强。

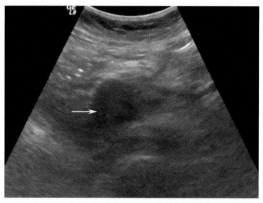

图 3-39-8　胰腺导管腺癌二维图像,胰头肿物呈低回声(箭头所示)

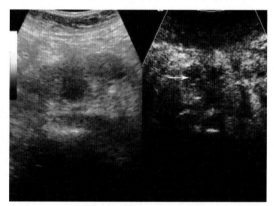

图 3-39-9　胰腺导管腺癌超声造影图像,胰头肿物动脉相呈低增强(箭头所示)

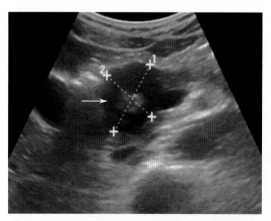

图 3-39-10　胰腺神经内分泌肿瘤二维图像,胰头肿物(箭头所示)周边呈低回声、中心呈高回声

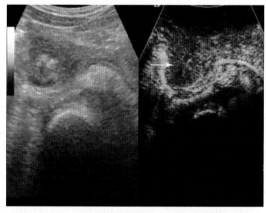

图 3-39-11　胰腺神经内分泌肿瘤超声造影图像,胰头肿物动脉相呈等增强(箭头所示)

(黄丽萍)

病例 **40** 胰腺囊腺瘤（pancreatic cystadenoma）

一、临床资料

1. 病史　患者,女,49岁,因"体检发现胰腺占位6天"就诊。无发热,无黄疸。
2. 超声资料(图3-40-1~图3-40-4)

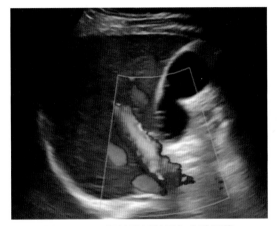

图 3-40-1　门静脉长轴彩色血流图像

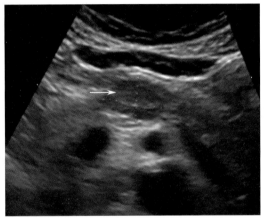

图 3-40-2　胰腺长轴二维图像
箭头所示为肿物。

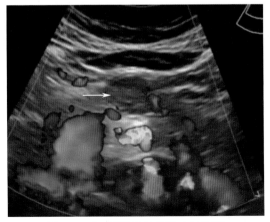

图 3-40-3　胰腺长轴彩色血流图像
箭头所示为肿物。

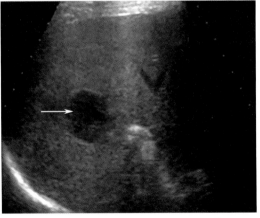

图 3-40-4　肝右叶肋间斜切二维图像
箭头所示为肝内低回声团。

3. 其他检查资料　外院全腹CT发现胰体不整形低密度影,增强扫描呈不均匀强化,内多发分隔。肝内多发稍低密度结节影,较大者位于右叶,增强扫描动脉期边缘环状及结节状强化,随后强化向心性填充,门静脉期强化程度略减低,但仍高于肝实质。

二、思考题及参考答案

1. 请结合病史及超声图像表现,作出诊断(10 分)。

临床表现:中年女性患者。6 天前体检发现胰腺占位。增强 CT 提示胰体部多房囊性占位(1 分)。

超声所见:图 3-40-1 门静脉长轴 CDFI 切面显示胆总管未见扩张(1 分)。图 3-40-2 胰腺长轴切面显示肿物位于胰腺体部,边界清,形态较规整,内呈中低回声,隐约见小液性区(3 分)。图 3-40-3 CDFI 肿物内未检出明显血流信号(1 分)。图 3-40-4 肝右叶见低回声团,边界清(1 分)。

超声诊断:胰体部肿物(1 分),不除外浆液性囊腺瘤(1 分);肝内低回声团,建议进一步行超声造影检查(1 分)。

病理诊断:胰腺浆液性微囊性腺瘤(图 3-40-5)。

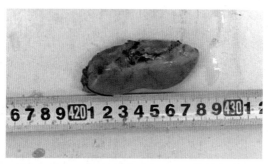

图 3-40-5 大体:肿物直径 2cm,外被包膜,
切面黄白质软略透明

2. 请结合声像图表现,作出鉴别诊断(10 分)。

(1)黏液性囊腺瘤:浆液性囊腺瘤多数表现为多房囊性病灶,小囊直径通常<2cm;病灶中心部瘢痕和囊壁可见钙化;微囊型可表现为类似实性肿块。黏液性囊腺瘤由单囊腔或少数较大囊腔构成,囊腔直径通常>2cm,内壁光滑或见乳头状实性组织突入腔内(2 分)。

(2)胰腺实性假乳头状瘤:见病例 39 鉴别诊断之 3(3 分)。

(3)胰腺导管内乳头状黏液性肿瘤:表现为多房囊性或囊性为主的囊实性病灶,病变均与扩张的胰管相连或位于其内,大多数胰管扩张明显(3 分)。

(4)胰腺癌:浆液性囊腺瘤表现为类实性肿块时需与胰腺癌鉴别。前者提高探头频率或放大图像扫查,其内可见到小液性区。胰腺癌肿块后方回声可伴回声衰减,多伴胰管和胆总管扩张(2 分)。

3. 结合增强 CT 表现(见其他检查资料),请对该患者的肝脏占位作出诊断,并通过超声及超声造影与肝转移癌鉴别(10 分)。

肝脏占位边界清,其内为均匀低回声(1 分)。增强 CT 表现:动脉期边缘环状及结节状强化,随后逐渐向心性填充,门静脉期强化程度略减低,但仍高于肝实质,符合肝血管瘤表现(3 分)。

肝转移癌表现为肝内多发(也可单发)、回声相似的结节,其回声与原发癌灶有关,周边可见低回声晕(3 分)。超声造影动脉相环状高增强(也可整体高增强),门静脉相早期造影剂快速消退至低增强(3 分)。

三、要点与讨论

1. 病理及分型　胰腺囊腺瘤与囊腺癌（pancreatic cystadenocarcinoma）通常认为其起源于胰腺大导管的上皮细胞,占胰腺囊性病变的 10%~13%。

（1）胰腺浆液性囊性肿瘤的病理大体:通常是单个、边界清楚、圆形肿物,直径 1~25cm;切面呈海绵状,由众多小囊组成;囊腔通常围绕中央致密纤维结节状瘢痕排列,中央瘢痕可发生钙化。

（2）胰腺黏液性囊性肿瘤的病理大体:表面光滑,有纤维性假包膜;偶有钙化;肿物平均 6~10cm;切面为单房或多房囊肿。

2. 临床特征　胰头部的肿块可压迫胆总管,引起梗阻性黄疸;胰体、尾部巨大肿块可压迫脾静脉,导致脾大甚至食管 - 胃底静脉曲张。

胰腺浆液性囊腺瘤:平均发病年龄 60 岁,女性略多,50%~70% 发生在胰体尾部。绝大多数为良性,恶变倾向很低。

胰腺黏液性囊腺瘤:多见于中年女性,80%~90% 发生在胰体尾部,具有恶变倾向。临床表现取决于肿瘤大小。

3. 超声特征　胰腺浆液性囊腺瘤与黏液性囊腺瘤、胰腺囊腺瘤与囊腺癌超声鉴别有难度。

（1）大多数胰腺浆液性囊腺瘤超声表现为多房囊性病灶,且小囊直径通常<2cm,病灶中央瘢痕和囊壁可见钙化。微囊型可表现为类似实性肿块。

（2）胰腺黏液性囊腺瘤 / 癌由单囊腔或少数较大囊腔构成,囊腔直径通常>2cm,可见乳头状实性组织突入腔内。囊腺癌可合并浸润周围脏器、局部淋巴结和肝脏转移。

（3）彩色多普勒血流显像:肿块内实性部分和囊壁可检测到血流信号。

四、临床拓展思维训练

1. 本例胰腺浆液性囊腺瘤为多囊性病变,为何超声表现为类实性肿块？应如何鉴别（10 分）？

当浆液性囊腺瘤其内分隔较多、囊腔较小时,由于囊壁的纤维组织与囊液间有较大的声特性阻抗差,形成较多的声反射界面,故表现为类实性肿块（4 分）。

浆液性囊腺瘤的后方回声增强;提高探头频率或放大图像扫查,其内可见到小的液性区（3 分）。超声造影有助于显示肿块内的多发强化的分隔,以及不强化的小囊腔（3 分）。

2. 胰腺囊性肿瘤的恶性风险升高的因素有哪些（10 分）？

囊性肿瘤体积大;其内存在实性成分;主胰管扩张;囊壁增厚或不规则（6 分）。囊性肿瘤的恶性潜能还取决于其病理类型:浆液性囊性肿瘤（serous cystic neoplasm,SCN）发展为恶性的风险极低,而黏液性囊性肿瘤（mucinous cystic neoplasm,MCN）、实性假乳头状瘤（solid pseudopapillary neoplasm,SPN）及某些导管内乳头状黏液瘤（intraductal papillary mucinous neoplasm,IPMN）发展为恶性的风险为中至高度,其中主胰管型 IPMN 发展为恶性的风险高达 70%（4 分）。

（黄丽萍）

病例 **41** 胃石症（gastrolithiasis）

一、临床资料

1. 病史　患者,男,23岁,因"反复上腹胀痛1周"就诊。患者1周前空腹进食大量柿子,进食后不久出现胃部不适,1周来反复上腹胀痛,伴恶心、呕吐。查体:上腹部压痛。

2. 超声资料(图3-41-1、图3-41-2)

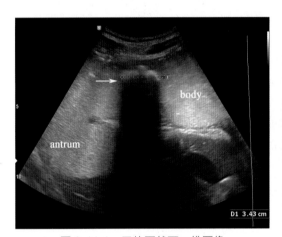

图3-41-1　胃体冠状面二维图像
箭头所示为病灶。
body. 胃体; antrum. 胃窦

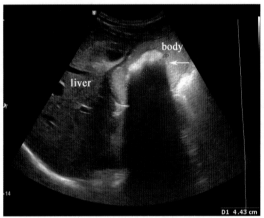

图3-41-2　胃体短轴二维图像
箭头所示为病灶。
liver. 肝脏; body. 胃体

二、思考题及参考答案

1. 请结合病史及声像图表现作出诊断(10分)。

临床表现:年轻患者,1周前空腹进食大量柿子后发病,反复上腹胀痛,伴恶心、呕吐(2分)。

超声所见:图3-41-1和图3-41-2显示胃内可见一强回声团块,后方伴声影,可随体位移动(4分)。

超声诊断:胃石症(4分)。

2. 请回答本病例的鉴别诊断(10分)。

(1)胃异位胰腺:表现为胃壁内稍高回声团块,常起源于黏膜下层,因质地软,常呈梭形(3分)。

(2)胃间质瘤:起源于胃壁内的低回声肿块,虽然较大的胃间质瘤位置也会随体位变化而发生改变,但病变起源于胃壁的解剖关系不会改变(3分)。

(3)胃息肉:表现为起源于胃壁黏膜层的附壁中等或稍高回声肿块,与胃壁的附壁关系固定(4分)。

3. 针对该病,胃超声检查需要观察哪些内容(10分)?

胃超声检查需要重点观察胃腔内胃石的大小(2分),还需注意观察胃壁(2分)及腹腔(1分)

情况,因为胃石滚动可对胃壁造成刺激和损伤,并引发胃溃疡(1分)、胃糜烂(1分)等,甚至造成胃穿孔(1分)、腹膜炎(1分)、胃肠梗阻(1分)等并发症。

三、要点与讨论

1. 病因及病理　胃石是由于食入的某些食物成分、毛发或某些矿物质在胃内不被消化,凝结成块而形成。常见原因多为柿子、山楂、黑枣等,因为柿子含有丰富的鞣酸,可在胃酸的作用下形成结石;山楂等富含果胶,在胃酸下也可发生胶凝,形成结石。胃石可呈褐色、黑色、黄色等。结石可以是单发,也可以是多发。形成的结石可小至5mm,亦可超过10cm,其大小也可随时间发生变化。因为胃石滚动常摩擦胃黏膜,所以通常会引起胃黏膜糜烂和溃疡。因为胃石症是在胃酸作用下形成的,所以胃石症的治疗主要以口服碳酸氢钠等碱性药物为主,多数胃石可溶解,预后较好,可以治愈。然而,对少数体积较大、坚硬难溶者,可行内镜下碎石,极少数患者需手术治疗。

2. 临床特征　较大的胃石若不能通过幽门排出,患者通常会有食欲减退、恶心、呕吐、腹胀、腹痛等症状。部分患者可合并胃溃疡,甚至消化道出血、胃穿孔、腹膜炎等;部分患者可触及活动的质硬包块。若胃石堵塞小肠腔,亦可引起小肠梗阻。小而光滑的胃石可随胃肠蠕动经由粪便排出体外,不产生症状。

3. 超声特征　胃内可见一个或数个强回声团块,后方伴声影,可随体位移动。

四、临床拓展思维训练

请简述胃超声扫查胃窦幽门长轴切面的手法及所获得的超声标准切面所见(10分)。

扫查胃窦幽门长轴切面,患者平卧位(1分),探头斜置于右上腹右肋缘下(2分),探头略朝向左上方行倾斜扫查(1分),可获得胃窦幽门区的长轴切面(图3-41-3)。在胃窦长轴的基础上侧动探头扫查(1分),便可基本完整扫查幽门区,该切面的扫查手法与扫查胆囊非常相似(2分)。有时,幽门的位置较深,于右肋缘下扫查幽门并不完整,可将探头置于右侧肋间,先显示胆囊颈体部,将胆囊作为透声窗,于胆囊后方扫查幽门(2分)。该标准切面上可见胃窦、幽门及十二指肠球部(1分)。

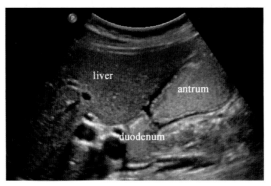

图 3-41-3　胃窦幽门长轴标准切面
liver. 肝脏; duodenum. 十二指肠; antrum. 胃窦

(刘治军)

病例 **42** 卵巢克鲁肯贝格瘤（Krukenberg tumor）

一、临床资料

1. 病史 患者,女,35岁,因"上腹胀痛半年"就诊。有恶心、呕吐,时有黑便,无呕血、无发热。查体:腹部可触及包块。

2. 超声资料(图 3-42-1~图 3-42-5)

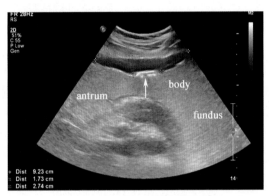

图 3-42-1 胃体长轴二维图像
箭头所示为增厚胃壁。
body. 胃体; fundus. 胃底; antrum. 胃窦

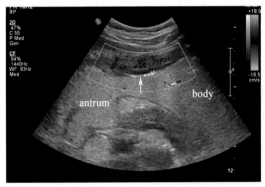

图 3-42-2 胃体长轴彩色血流图像
箭头所示为增厚胃壁。
body. 胃体; antrum. 胃窦

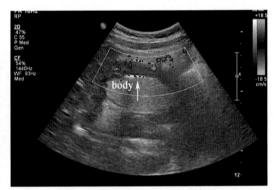

图 3-42-3 胃体短轴彩色血流图像
箭头所示为增厚胃壁。
body. 胃体

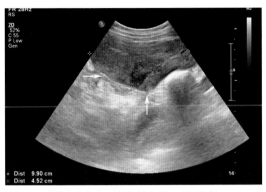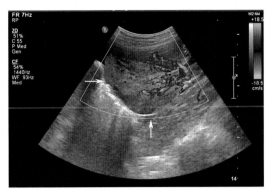

图 3-42-4　左附件占位二维图像
箭头所示为左附件区占位。

图 3-42-5　右附件占位彩色血流图像
箭头所示为右附件区占位。

二、思考题及参考答案

1. 请结合病史及声像图表现作出诊断（10 分）。

临床表现：年轻女性患者，上腹胀痛等症状，并有上消化道出血（2 分）。

超声所见：图 3-42-1～图 3-42-3 胃壁明显增厚，呈低回声，可检出丰富血流信号，环管腔约 1/2 周，表面凹凸不平，胃壁层次结构消失（2 分）。图 3-42-4、图 3-42-5 双附件区可见实性肿物，大小约 10cm，呈低回声，肿物内可检出丰富血流信号（2 分）。

超声诊断：胃占位，双附件区实性占位，符合克鲁肯贝格（Krukenberg）瘤（4 分）。

2. 请回答本病例的鉴别诊断（10 分）。

（1）卵巢原发肿瘤，通常表现为一侧卵巢，有时亦可累及双侧卵巢，而 Krukenberg 瘤累及双侧卵巢多见。Krukenberg 瘤边界更清晰，多呈实性，且回声较均匀。结合原发肿瘤病灶，可进一步明确鉴别（5 分）。

（2）胃恶性间质瘤：表现为胃内实性椭圆形低回声肿块，通常起源于胃壁固有肌层，内部可伴液化坏死和钙化等，表面黏膜可有破溃。本病胃壁病灶以胃壁弥漫性增厚为主，可鉴别（5 分）。

3. Krukenberg 瘤的原发肿瘤有哪些（10 分）？

Krukenberg 瘤中原发肿瘤以胃癌最多见（3 分），其次是结肠癌（2 分）、乳腺癌（2 分）、胆囊癌（1 分）、泌尿系肿瘤（2 分）等。

三、要点与讨论

1. 病理　Krukenberg 瘤是指来源于生殖道以外的卵巢转移瘤，常由胃肠道转移到双侧卵巢，预后极差。德国人克鲁肯贝格于 1896 年报道了这种独特形态的卵巢转移瘤，病变卵巢均匀增大呈肾形或椭圆形，表面有一层厚的包膜，癌细胞在包膜内卵巢髓质中生长。镜下可见印戒状黏液细胞，间质伴有肉瘤样浸润。对于 Krukenberg 瘤，手术时应尽可能积极地切除肿瘤灶，术后辅助化疗或放疗，然而通常预后极差。

2. 临床特征　患者有胃肠道、乳腺等恶性肿瘤病史，并在双侧卵巢发现肿物者，需警惕 Krukenberg 瘤。Krukenberg 瘤起病隐匿，恶性程度高，预后极差，多数患者于确诊一年内死亡。临床表现缺乏特异性，可表现为腹部肿块、腹痛、腹胀、腹腔积液等。Krukenberg 瘤好发于生育期妇女，年龄一般小于原发卵巢癌患者，此期卵巢功能旺盛且血运丰富，适宜转移瘤生长。

3. 超声特征

(1)绝大多数病例为双侧卵巢对称性生长,体积通常较大,边界较清,可表现为实性、囊实混合性或囊性。

(2)卵巢转移性肿瘤的超声表现与原发肿瘤有关,从胃癌转移的肿瘤,多表现为实性;而从结肠、乳腺、小肠、膀胱、肾脏转移的肿瘤,可表现为囊实混合性或囊性。

四、临床拓展思维训练

1. 请简述胃超声的扫查步骤(10分)。

可通过五步法扫查(图3-42-6)。

第一步(2分):嘱患者平卧位,主要扫查贲门区。

第二步(2分):嘱患者平卧位或左半卧位,扫查胃底区。

第三步(2分):嘱患者右侧卧位,扫查胃底、胃体、胃窦部的连续短轴切面。

第四步(2分):嘱患者右侧卧位,扫查胃底、胃体、胃窦部的连续冠状切面。

第五步(2分):嘱患者平卧位或左半卧位,扫查胃窦及幽门长轴切面。

2. 请简述胃超声扫查贲门区的手法及所获得的超声标准切面所见(10分)。

扫查贲门区,患者平卧位(1分),探头斜置剑突下左季肋缘(1分),于肝左叶与腹主动脉之间可见贲门(贲门前方为肝左叶,后方为腹主动脉)(2分)。贲门与腹主动脉的解剖关系相对固定,通常可以先找到腹主动脉,其前方仔细寻找便可发现贲门(2分)。探头向左肋缘稍侧动(1分),可显示贲门与胃底和胃体相连接(1分),形似"喇叭口"(图3-42-7)(2分)。

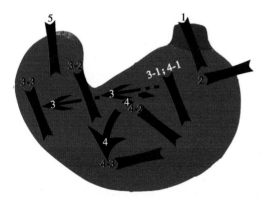

图3-42-6　五步法扫查胃示意图

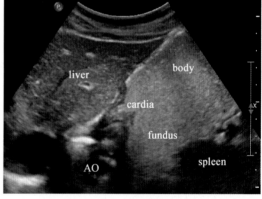

图3-42-7　贲门标准切面

liver. 肝脏;AO. aorta,主动脉;spleen. 脾脏;body. 胃体;fundus. 胃底;cardia. 胃贲门

(刘治军)

病例 **43** 胃癌（gastric carcinoma）

一、临床资料

1. 病史　患者，女，75 岁，因"上腹胀痛半年"就诊。有呕血和黑便，无发热。

2. 超声资料（图 3-43-1、图 3-43-2）

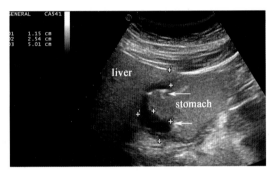

图 3-43-1　胃角短轴二维图像
箭头所示为病变部位。
liver. 肝脏；stomach. 胃

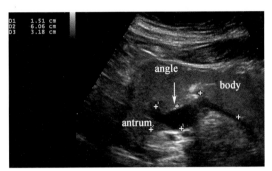

图 3-43-2　胃角冠状面二维图像
箭头所示为病变部位。
body. 胃体；angle. 胃角；antrum. 胃窦

二、思考题及参考答案

1. 请结合病史及声像图表现作出诊断（10 分）。

临床表现：老年患者，上腹胀痛，并有上消化道出血（2 分）。

超声所见：图 3-43-1 及图 3-43-2 显示胃壁明显增厚，回声减低，厚度 1.2~1.5cm，范围 5~6cm，表面可见凹陷，凹陷宽度约 3cm，凹陷表面伴斑点状强回声（4 分）。

超声诊断：胃壁增厚伴凹陷性病变，癌症？建议进一步胃镜活检（4 分）。

病理诊断：胃癌。

2. 请回答本病例的鉴别诊断（10 分）。

（1）良性胃溃疡：患者临床表现为餐后定时的周期性上腹痛。超声表现为胃壁增厚伴凹陷（图 3-43-3），胃溃疡好发于胃小弯尤其是胃角附近。胃溃疡从活动期到愈合期，病程约 2 个月，随着溃疡的愈合，胃超声可显示水肿增厚的胃壁逐渐变薄，中央凹陷逐渐变浅直至消失（4 分）。

（2）急性出血糜烂性胃炎：超声表现为胃壁增厚伴黏膜不平，胃壁增厚常较均匀且对称（图 3-43-4）。患者发病前常有服用非甾体抗炎药、酗酒及烧伤、大手术、颅脑外伤、重要脏器功能衰竭等应激状态病史，短期复查发现胃壁明显变薄是重要鉴别要点（3 分）。

（3）胃淋巴瘤：超声表现为胃壁增厚，胃淋巴瘤可见多处病灶，且回声更低，血流更加丰富，由于胃淋巴瘤质地偏软，所以淋巴瘤造成胃腔狭窄通常不明显（3 分）。

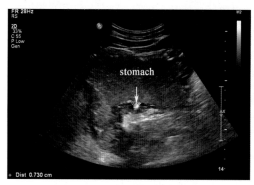

图 3-43-3 胃溃疡超声图像
箭头所示为增厚胃壁凹陷处。
stomach. 胃

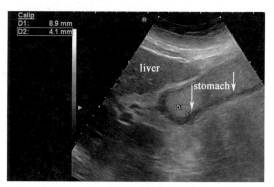

图 3-43-4 急性出血糜烂性胃炎超声图像
箭头所示为均匀增厚的胃壁。
liver. 肝脏；stomach. 胃

3. 请简述胃超声对胃癌的 T 分期价值(10 分)。

胃超声分层与胃壁病理分层有较好的对应关系,由内向外分别对应于:第一层高回声为黏膜浅层及其界面回声(1 分);第二层低回声为黏膜深层(1 分);第三层高回声为黏膜下层(1 分);第四层低回声为固有肌层(1 分);第五层高回声为浆膜层(1 分)。因此,胃超声在胃癌 T 分期具有较好的应用价值。胃癌病理 T 分期,T_1:肿瘤局限于黏膜或黏膜下层(1 分);T_2:肿瘤浸润超过黏膜下层,但局限于固有肌层(1 分);T_3:肿瘤浸润超过固有肌层,但局限于浆膜下组织(1 分);T_{4a}:肿瘤侵犯浆膜(脏腹膜)(1 分);T_{4b}:肿瘤侵犯邻近组织结构(1 分)。

三、要点与讨论

1. 病理、分型及流行病学 全球范围内胃癌发病率在恶性肿瘤中居第五位,其死亡率居第三位。胃癌发病有明显的地域性差别,中国、日本、韩国等国是全球胃癌的"重灾区"。组织病理学可分为腺癌、腺鳞癌、鳞癌等,绝大多数是腺癌。按细胞分化程度不同,可分为高分化、中分化、低分化。胃癌可发生于胃的任何部位,多发生于贲门、胃角及胃窦幽门处。胃癌的高危因素包括幽门螺杆菌感染、长期摄入含亚硝酸盐等腌制食物、高盐食物、烧烤熏煎炸食品、吸烟、饮酒等。胃癌的预后与胃癌的病理分期、部位、组织类型、生物学行为以及治疗措施有关。

胃癌根据浸润深度是否超过黏膜下层,分为早期胃癌和进展期胃癌。早期胃癌指癌浸润未超过黏膜下层,不论有无淋巴结转移。早期胃癌内镜下分为三个亚型:Ⅰ 型为隆起型,可见明显的隆起;Ⅱ 型为表浅型,未见明显的隆起和凹陷;Ⅲ 型为凹陷型,可见明显的凹陷病变。进展期是指癌组织浸润深度已突破黏膜下层累及肌层的胃癌,其大体分型按照博尔曼(Borrmann)分型分为四类:息肉型、局限溃疡型、浸润溃疡型和弥漫浸润型。胃癌的扩散和转移途径包括直接浸润、血行转移、腹膜种植转移和淋巴转移。

2. 临床特征 早期胃癌患者多无明显症状,或仅出现上腹不适、嗳气等非特异性症状,与胃炎、胃溃疡等胃慢性疾病症状相似,易被忽略。疼痛与体重减轻是进展期胃癌最常见的临床症状。当肿瘤破坏血管后,可有呕血、黑便等消化道出血症状。随着病情进展,贲门癌可有进行性吞咽困难;胃癌累及幽门可表现为幽门梗阻。

3. 超声特征

(1)胃癌的超声表现主要是胃壁的异常增厚,增厚的胃壁多呈不均匀低回声,胃壁层次结构被破坏。

（2）根据胃癌不同的大体形态，超声下亦可表现为胃壁隆起肿块、胃壁增厚伴溃疡性病变、胃壁弥漫性浸润增厚，或者几种形态混合。

（3）胃腔可见狭窄、变形，狭窄的胃腔与增厚的胃壁形成"靶环征"或"假肾征"。造成幽门梗阻者可见胃内食物潴留。

（4）胃癌脏器转移者可见脏器转移灶，转移至肝脏可见肝内大小不等肿物呈"牛眼征"。

（5）胃癌可经淋巴结转移至胃周淋巴结，包括腹腔干及肠系膜上动脉旁、肝门及脾门周围等，亦可转移至左锁骨上淋巴结。

（6）肿瘤种植到大网膜可见大网膜增厚，其内可见散在低回声结节。

四、临床拓展思维训练

1. 请简述双重超声造影技术的定义及其在胃癌中的应用价值（10分）。

（1）口服胃超声造影剂充盈胃腔与静脉超声造影联合应用称为双重超声造影技术（2分）。

（2）双重超声造影技术不但可观察胃癌的二维灰阶图像及血流信息情况，还可以利用静脉造影进一步显示胃壁不同层次间及其病灶的血流灌注差别，获得胃癌的血流灌注特点及时间-强度曲线等信息（4分）。

（3）双重超声造影技术对胃癌分期（尤其是T分期）具有较高的诊断符合率，具有较高的临床应用价值（4分）。

2. 简述进展期胃癌的博尔曼（Borrmann）分型（10分）。

Borrmann Ⅰ型（结节型）：肿瘤呈结节状隆起，主要向胃腔内生长，界限较清楚（2分）；Borrmann Ⅱ型（溃疡局限型）：肿瘤较局限，表面溃疡较深，边缘隆起，周围浸润不明显，界限较清楚（3分）；Borrmann Ⅲ型（浸润溃疡型）：肿瘤边缘不清楚，溃疡较深，周围及深部浸润明显，界限不清（2分）；Borrmann Ⅳ型（弥漫浸润型）：肿瘤呈弥漫浸润性生长，浸润的胃壁增厚变硬，皱襞消失，若累及全胃，则形成皮革胃（3分）。

（刘治军）

病例 44 胃淋巴瘤（gastric lymphoma）

一、临床资料

1. 病史　患者，男，58岁，因"上腹胀痛半年"就诊。有恶心、呕吐，有呕血和黑便，无发热。

2. 超声资料（图3-44-1~图3-44-3）。

3. 其他检查资料（图3-44-4）。

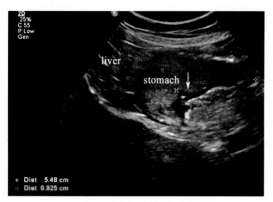

图 3-44-1　胃角冠状面二维图像
箭头所示为增厚胃壁。
liver. 肝脏；stomach. 胃

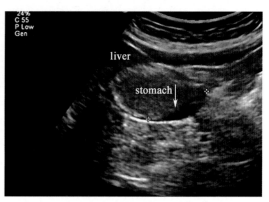

图 3-44-2　胃体短轴二维图像
箭头所示为病灶。
liver. 肝脏；stomach. 胃

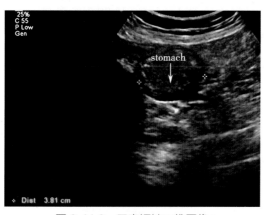

图 3-44-3　胃窦短轴二维图像
箭头所示为病灶。
stomach. 胃

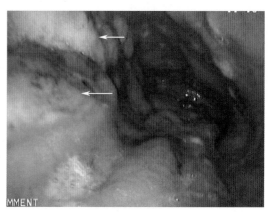

图 3-44-4　胃镜图像：显示胃内多发浅表
溃疡性病变，表面黄白苔
箭头所示为病灶。

二、思考题及参考答案

1. 请结合病史及声像图表现作出诊断(10 分)。

临床表现：中老年男性，有上腹胀痛等症状，并伴消化道出血(2 分)。

超声所见：图 3-44-1~ 图 3-44-3 显示胃角、胃体、胃窦均可见胃壁低回声增厚，约 1.0cm，范围约 5.5cm，表面不平(4 分)。

超声诊断：多处胃壁增厚，建议进一步胃镜活检(4 分)。

病理诊断：胃淋巴瘤。

2. 请回答本病例的鉴别诊断(10 分)。

(1)胃癌：亦表现为胃壁增厚，胃癌造成的胃腔狭窄比胃淋巴瘤更明显；而胃淋巴瘤的侵犯范围更广，并可见多处病灶，且回声更低(5 分)。

(2)胃良性溃疡：表现为胃壁增厚伴中央凹陷，一般溃疡型胃淋巴瘤增厚程度及范围会比胃溃疡更明显(5 分)。

3. 请简述胃淋巴瘤的大体形态分型(10 分)。

(1)溃疡型：最常见，溃疡较表浅，可呈多发溃疡，直径数厘米至十余厘米不等(2 分)。

（2）浸润型：表现为胃壁局限性或弥漫性的浸润肥厚（2分）。

（3）结节型：呈多发散在的大小不等结节状，表面黏膜可伴破溃（2分）。

（4）息肉型：较少见，形成局限性肿块向胃腔内突起呈息肉状，表面黏膜常有溃疡形成（2分）。

（5）混合型：同时存在两种或多种上述类型（2分）。

三、要点与讨论

1. 病理　原发性胃淋巴瘤起源于胃壁内淋巴组织，发生在黏膜下层，中老年男性多见。胃淋巴瘤可发生在胃的各个部位，多见于胃窦部和胃体部小弯侧和后壁。病变开始时常局限于黏膜下层，后可累及胃壁全层，可伴胃周淋巴结转移。发病时一般病变较大，有时为多中心性。继发性胃淋巴瘤为全身恶性淋巴瘤的一部分。胃淋巴瘤的病理类型主要为弥漫性大B细胞淋巴瘤和黏膜相关淋巴组织淋巴瘤。其病因和发病机制尚不清楚，幽门螺杆菌感染可能是重要原因之一。

2. 临床特征　胃淋巴瘤最常见的症状是腹痛，其症状多与胃溃疡相似。体重减轻、呕血和黑便亦较为常见。继发性的胃淋巴瘤可出现发热、体重减轻、肝脾大等全身症状。少部分患者亦可无明显症状。

3. 超声特征　胃壁局限性或弥漫性增厚，正常层次结构消失，内部呈均匀低回声，接近无回声。肿物质地较软，虽然胃壁增厚明显，但胃腔狭窄的程度较轻。根据不同的大体形态，超声可表现为胃壁溃疡、浸润肥厚、结节状、息肉状，或者几种形态混合。

四、临床拓展思维训练

1. 请简述胃超声扫查胃连续短轴的手法及所获得的超声标准切面所见（10分）。

扫查胃底、胃体、胃窦部的连续短轴切面，患者右侧卧位（1分），探头自左肋缘沿着胃的轮廓走行向右下（侧）方移动扫查（2分）可先后获得胃底（1分）、胃体（1分）、胃窦（1分）部的连续短轴切面（图3-44-5）。当扫查到胃角横切面时，胃腔切面呈现出"双环状"（2分），靠近探头的为胃体腔（1分），另一个为胃窦腔（1分）。

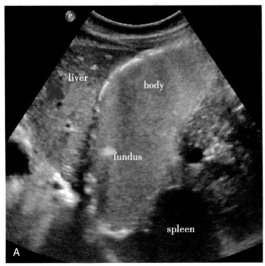
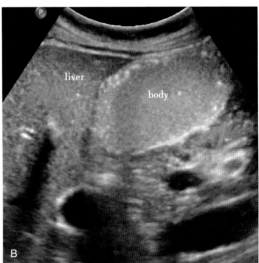

图3-44-5　胃连续短轴的标准切面
A. 胃底胃体短轴呈"立椭圆形"；B. 胃体短轴切面呈"正圆形"；
liver. 肝脏；spleen. 脾脏；body. 胃体；fundus. 胃底

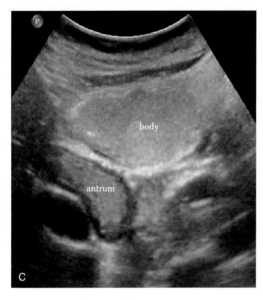

图 3-44-5　胃连续短轴的标准切面(续)
C. 胃体和胃窦短轴呈"双环状"。
body. 胃体；antrum. 胃窦

2. 请简述胃超声扫查胃连续冠状面的手法及所获得的超声标准切面所见(10 分)。

扫查胃底、胃体、胃窦部的连续冠状切面,患者右侧卧位(1 分),探头斜置于左肋弓下(1 分),同时探头倾斜约 45°(2 分),以探头尾侧端为轴逆时针缓慢地旋转探头连续扫查(2 分),即可先后获得胃底(1 分)、胃体(1 分)、胃角(1 分)、胃窦(1 分)的连续冠状切面(图 3-44-6)。

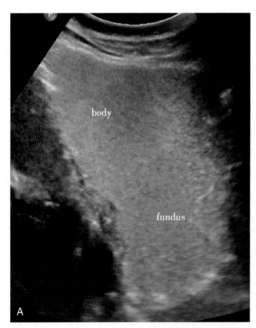
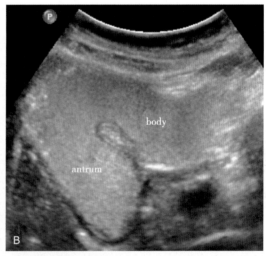

图 3-44-6　胃连续冠状面的标准切面
A. 胃底胃体冠状面；B. 胃体和胃窦冠状面。
body. 胃体；fundus. 胃底；antrum. 胃窦

(刘治军)

病例 **45** 胃间质瘤（gastric stromal tumor）

一、临床资料

1. 病史　患者,女,75 岁,因"上腹胀痛 1 年"就诊。伴有恶心和呕吐,有呕血和黑便,无发热。查体:腹部可触及包块。

2. 超声资料（图 3-45-1~ 图 3-45-3）

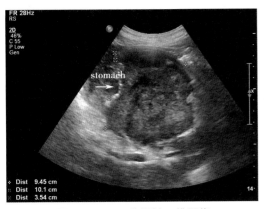

图 3-45-1　胃体短轴二维图像

箭头所示为胃内病灶。

stomach. 胃

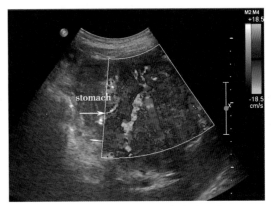

图 3-45-2　胃体短轴彩色血流图像

箭头所示为胃内病灶。

stomach. 胃

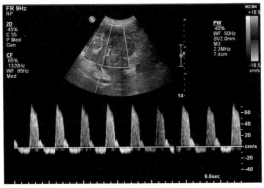

图 3-45-3　胃体短轴频谱图像

3. 其他检查资料　胃镜可见胃内一隆起性病变,表面破溃。

二、思考题及参考答案

1. 请结合病史及声像图表现作出诊断（10 分）。

临床表现:老年患者,有上腹胀痛等症状,伴消化道出血（2 分）。

超声所见:图 3-45-1~图 3-45-3 胃内可见低回声肿物,表面破溃,内伴无回声区,CDFI 可检出丰富血流信号(4 分)。

超声诊断:胃肿物,不除外胃间质瘤(4 分)。

2. 请回答本病例的鉴别诊断(10 分)。

(1)胃平滑肌瘤:表现为胃壁内低回声团块,起源于固有肌层,边界清晰,形态规整(图 3-45-4)。形态可呈椭圆形、三角形、梭形、哑铃形等,属良性肿瘤,病变直径大小多小于 3cm,少数可达 5cm 以上。表面黏膜常光滑,内部回声常均匀,一般不伴液化、钙化等。然而,胃平滑肌瘤与低风险度的胃间质瘤通过超声常难以准确鉴别(5 分)。

(2)胃异位胰腺:通常多位于胃黏膜下层(图 3-45-5),亦可同时累及黏膜层及固有肌层等两个或多个层次,部分病例中央表面可见脐样凹陷。多表现为梭形增厚,亦可表现为息肉样团块,内部回声特点可与胰腺回声类似。大多数的异位胰腺位于胃窦大弯侧(3 分)。

(3)胃息肉:胃内附壁异常回声团块,起源于胃壁黏膜层,可呈高回声、等回声或低回声,彩色多普勒于蒂部可检出血流(图 3-45-6)(2 分)。

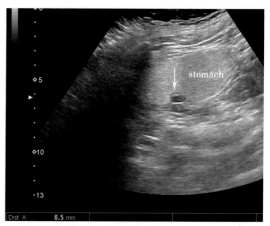

图 3-45-4 胃平滑肌瘤超声图像
箭头所示为胃内低回声团块。
stomach. 胃

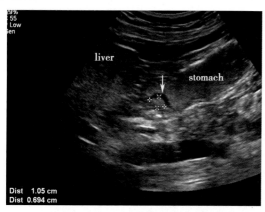

图 3-45-5 胃异位胰腺超声图像
箭头所示为胃内中等回声团块。
liver. 肝脏;stomach. 胃

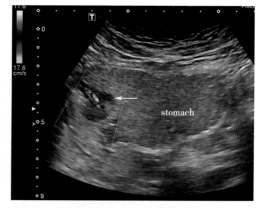

图 3-45-6 胃息肉超声图像
箭头所示为胃内低回声团块。
stomach. 胃

3. 对该类病灶的检查方法有哪些?各种检查方法有何优缺点(10 分)?

检查方法包括胃镜检查(1 分)、内镜超声检查(1 分)、CT(1 分)、钡餐透视(1 分)、经腹胃超声(1 分)等。胃镜检查可见胃隆起性病变,难以判断病灶的起源层次(1 分)。内镜超声检查可准确显示病灶的大小、起源层次,尤其对于较小的病灶该检查更有优势(1 分)。CT 可显示病灶的大小,起源和周围脏器的解剖关系(1 分)。钡餐透视检查可显示为胃腔内充盈缺损,难以判断病灶的起源层次(1 分)。经腹胃超声检查优点是无创、无放射性,患者依从性好,便于随访观察,然而对于较小的病灶，经腹胃超声可能漏诊（1 分）。

三、要点与讨论

1. 病理　胃间质瘤是一种胃间叶源性肿瘤，现在多认为其病因与酪氨酸激酶受体（c-kit）或血小板源性生长因子受体 α（platelet-derived growth factor receptor alpha，*PDGFRA*）基因突变有关。胃间质瘤病理表现为梭形细胞，夹杂上皮样细胞，免疫组化 CD117 和 CD34 阳性。胃间质瘤发生于胃体或胃底多见，胃窦少见。因其具有非定向分化的特征，它是一种有潜在恶性倾向的肿瘤。

2. 临床特征　大多数无明显临床症状，多在体检中意外发现。当肿瘤较大或伴表面溃疡形成时，可出现消化道出血等临床症状，并可在上腹部触及肿块。

3. 超声特征

（1）多表现为起源于胃壁固有肌层的低回声团块，伴或不伴表面黏膜破溃。

（2）生长方式包括腔外型（多见）、腔内型、内生型及混合型。

（3）极低风险度的胃间质瘤一般直径小于 2cm，表面黏膜光滑无破溃，呈均匀的低回声，边界清楚。

（4）高风险度的胃间质瘤一般较大，表面黏膜破溃，呈不均匀的低回声，其内部可伴坏死及钙化，血流丰富，与周边界限不清，甚至可出现肝脏转移等征象。

四、临床拓展思维训练

1. 请简述胃肠间质瘤的危险度分级（10 分）。

主要根据肿瘤大小以及病理检查的核分裂象数，将其危险度分成四级，包括极低危险度、低危、中危和高危险度（2 分）。极低危险度：肿瘤<2cm，病理性核分裂象数 ≤5/HPF（2 分）；低危险度：肿瘤 2~5cm，核分裂象数 ≤ 5 个/HPF（2 分）；中危险度：肿瘤>5~10cm 且核分裂象数 ≤ 5 个/HPF，或肿瘤<5cm 且核分裂象数 6~10 个/HPF（2 分）；高危险度：肿瘤>10cm 不计核分裂象数，或肿瘤>5cm 且核分裂象数>5/HPF，或肿瘤核分裂象数 ≥10/HPF，不计大小（2 分）。

2. 请简述胃超声扫查胃底区的手法及所获得的超声标准切面所见（10 分）。

扫查胃底部，患者平卧位（若是平卧位时胃底显示欠完整，可嘱患者左侧半卧位）（2 分），将探头斜置于左侧第 9~10 肋间扫查（2 分）。超声图像的右半侧即胃底区（1 分），胃底区呈半圆形（1 分），位于脾脏下方与腹主动脉之间的区域（1 分）（图 3-45-7）。在该标准切面基础上侧动探头（1 分），可基本扫查呈半球形的胃底（1 分），受左侧肋骨的遮挡，超声扫查胃底会有小部分的盲区（1 分）。

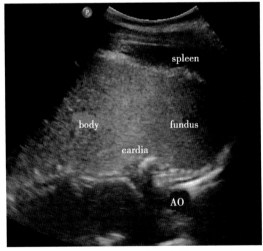

图 3-45-7　胃底标准切面

AO. 主动脉；spleen. 脾脏；body. 胃体；fundus. 胃底；cardia. 胃贲门

（刘治军）

病例 46 阑尾黏液性肿瘤（appendiceal mucinous tumour, AMT）

一、临床资料

1. 病史 患者，女，55岁，因"自觉腹胀10天"就诊。无腹痛、腹泻。大便习惯无改变，无血便。当地妇科及右下腹超声检查，子宫及双卵巢显示清晰，发现右下腹肿物。

2. 超声资料（图3-46-1~图3-46-4）

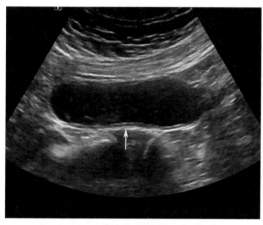

图3-46-1 右下腹肿物纵切二维图像
箭头所示为病灶。

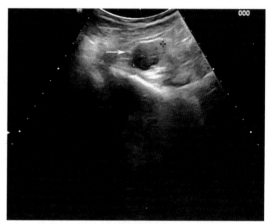

图3-46-2 右下腹肿物横切二维图像
箭头所示为病灶。

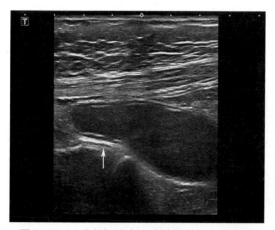

图3-46-3 高频探头右下腹肿物纵切二维图像
箭头所示为病灶。

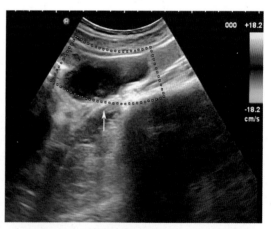

图3-46-4 右下腹肿物纵切彩色血流图像
箭头所示为病灶。

3. 其他检查资料　实验室检查白细胞正常。

二、思考题及参考答案

1. 请结合病史及声像图表现，作出诊断（10 分）。

临床表现：中年女性，自觉腹胀（1 分）。

超声所见：图 3-46-1~ 图 3-46-3 右下腹腔可见一囊性肿物，边界清晰，呈"腊肠形"，内呈液性伴絮状回声（4 分）。图 3-46-4 囊壁可检出血流信号（2 分）。

超声诊断：右下腹囊性肿物，考虑阑尾黏液性肿瘤，不除外阑尾黏液性囊腺瘤（3 分）。

病理结果：阑尾黏液性囊腺瘤。

2. 请给出鉴别诊断（答 2 种即可，10 分）。

(1) 单纯性阑尾炎：以右下腹局限性压痛和转移性右下腹痛作为主要临床症状，患者伴有血象升高情况，同时也伴有胃肠道症状。超声声像图特征表现为：阑尾出现轻度肿胀，黏膜或黏膜下层加厚，存在炎性水肿或渗出，管腔有低回声或无回声，管壁连续性好，层次结构清晰，管腔内常伴有强回声粪石。

(2) 阑尾周围脓肿（化脓性阑尾炎）：有发热，右下腹压痛、反跳痛病史，实验室检查白细胞比例增高。超声检查可见右下腹包块回声多杂乱，形态不规则，透声性不如阑尾黏液性囊腺瘤，CDFI 血流显示比阑尾黏液性囊腺瘤丰富。

(3) 右输卵管积水：超声表现为右附件区囊性包块，形态多不规则，呈迂曲管状，内部多伴不全分隔。

3. 请简述超声在该病诊断中的意义（10 分）。

超声能够准确定位（2 分）肿物，判断肿物囊实性质（2 分）、形态（2 分）、血流（2 分）等情况，可对具有典型图像特征的该病作出正确诊断（2 分）。

三、要点与讨论

1. 病因及病理　阑尾黏液性肿瘤分为阑尾黏液性囊腺瘤、低级别阑尾黏液性肿瘤、阑尾黏液腺癌。阑尾黏液腺癌和低级别阑尾黏液性肿瘤还可形成其来源的腹膜播散性肿瘤和腹膜假黏液瘤。阑尾黏液性肿瘤的发病率极低，据文献报道其占阑尾切除标本的 0.2%~0.5%，其发病高峰人群为 50~60 岁，以女性患者多见。其病因可能与阑尾长期受到炎症刺激及浸润有关。

2. 临床特征　临床上无特异性表现，瘤体较小者无任何症状和体征，常在行其他腹部检查或手术时偶然发现。部分患者以右下腹无痛性肿块为唯一体征；有症状者，临床上酷似急性、慢性阑尾炎或阑尾周围脓肿。当肿瘤发生破裂形成腹膜假黏液瘤时，患者可出现腹腔积液、腹胀、肠梗阻等表现。

3. 超声特征　阑尾黏液性囊腺瘤表现为右中、下腹囊性包块，一端与阑尾相延续或与盲肠紧贴，形态呈腊肠形、长茄子形或类圆形，短径大于 2cm，囊壁完整且较厚，壁上无实性结节，与周边组织分界清，少数与周边肠管粘连，囊腔内囊液多见细点状及絮状低回声，或为高低相间的回声分层排列，呈现典型的"洋葱皮"样改变。

低级别阑尾黏液性肿瘤黏液可突破黏膜肌层到达阑尾壁内，肿瘤上皮具有低级别细胞学特征；阑尾黏液腺癌为浸润性病变，肿瘤细胞异型性明显。两者均可突破浆膜形成腹膜假黏液瘤，与周边组织粘连,可伴远处腹膜、大网膜及肠系膜等多发种植转移病灶,超声表现多样,包块大小、形态差异较大,容易误诊。

四、临床思维拓展训练

请简述超声造影对阑尾黏液性肿瘤诊断的意义(10 分)。

超声造影可准确评估患者阑尾黏液性肿瘤病变位置、肿瘤大小及性质,以及与周围组织的关系,提高阑尾黏液性肿瘤的诊断准确性,较超声诊断效能更高,可为疾病的诊断及治疗提供参考(6 分)。临床上,在采用超声检查阑尾病变的过程中,必要时应联合超声造影检查,为临床手术及治疗方法的选择提供较为可靠的诊断依据(4 分)。

(齐 旭)

病例 47 肠道间质瘤(intestinal stromal tumor)

一、临床资料

1. 病史 患者,女,59 岁,因"便不成形 8 年,肛门异物感 5 个月"就诊。便不成形 8 年,5个月前出现肛门异物感,伴排便习惯改变,每天排便 2~3 次,无血便,无里急后重,无下腹部坠痛感。直肠指诊于直肠肛管交界处触及质硬包块。

2. 超声资料(图 3-47-1~ 图 3-47-4)

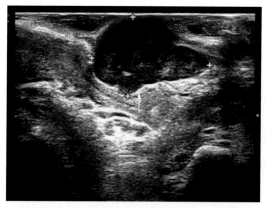

图 3-47-1 经直肠高频探头直肠肿物二维图像
箭头所示为病灶。

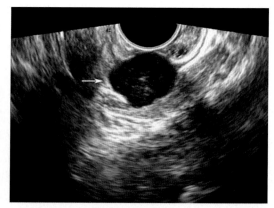

图 3-47-2 经直肠凸阵探头直肠肿物二维图像
箭头所示为病灶。

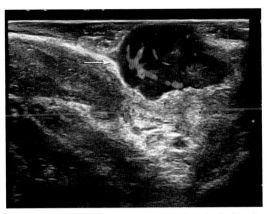 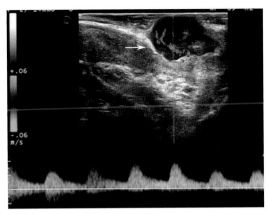

图 3-47-3　经直肠高频探头直肠肿物彩色血流图像　　　图 3-47-4　经直肠高频探头直肠肿物频谱图像
　　　　　　箭头所示为病灶。　　　　　　　　　　　　　　　　　箭头所示为病灶。

二、思考题及参考答案

1. 请结合病史及声像图表现，作出诊断（10 分）。

临床表现：中老年女性，肛门有异物感，排便不成形，直肠指诊于直肠肛管交界处触及质硬包块（1 分）。

超声所见：图 3-47-1、图 3-47-2 直肠肛管交界处可见一肿物，边界清晰，形态不规则，内呈低回声（3 分）。图 3-47-3 肿物内可检出丰富血流信号。图 3-47-4 可检出动脉血流频谱，呈高阻力（3 分）。

超声诊断：直肠实性肿物，考虑间质瘤（3 分）。

病理诊断：直肠间质瘤。

2. 请给出鉴别诊断（答 2 种即可，10 分）。

（1）直肠癌：直肠壁明显增厚、呈块状向直肠腔内突入生长，呈低回声或等回声，表面凹凸不平，内部回声不均匀，肿瘤形态不规则，肠壁各层回声可显示不连续，常伴盆腔淋巴结转移。CDFI 血流信号显示较丰富。

（2）直肠腺瘤：直肠腔内隆起性肿物，突出于黏膜表面，形态多规则，可见蒂与肠壁相连。

（3）骶尾部脊索瘤：表现为直肠后方实性肿物，突向盆腔，与骶尾骨关系密切。肿物边缘多光滑，一般无包膜，内部呈低回声，可伴有强回声团（骨块），CDFI 内部多无血流信号，周边可有少许血流信号。需仔细观察其与直肠肠壁的关系。

3. 请简述经直肠超声检查对直肠肿物的诊断价值（10 分）。

经直肠超声检查将探头置于直肠内能够更加直观地观察肿物的大小、形态、边界等情况（4 分）。能够对肿物及周边组织进行动态的观察，可以判断肿物浸润肠壁的深度和有无周围组织浸润及淋巴结转移等情况（3 分）。同时能够观察肿物内部的血流灌注情况，有助于肿物病理性质及良恶性的判断（3 分）。

三、要点与讨论

1. 病理及流行病学　胃肠道间质瘤（gastrointestinal stromal tumors，GIST）是胃肠道最常见

的间叶组织肿瘤,大部分胃肠道间质瘤发生于胃(60%~70%)和小肠(20%~30%),结直肠间质瘤相对少见(10%~20%)。小肠间质瘤由于部位及临床症状隐匿,常发现较晚,发现即多为高度复发风险,预后不佳。结直肠间质瘤多发生于中老年患者,男女发病率无明显差异。

2. 临床特征　小肠间质瘤多数为单发。较大的肿瘤可出现中央缺血性坏死并引起肠壁溃疡、出血甚至穿孔,约15%可发生恶变。小肠间质瘤临床表现并不明显,偶有便血、腹部不适等症状。

结直肠间质瘤主要表现为腹痛、消化道出血或梗阻等相关症状,约20%患者无症状,个别患者以腹部肿块就诊。肿瘤生长速度不一,小的肿瘤患者常无症状而延误诊断及治疗,外生性肿瘤往往长到很大才出现症状。

3. 超声特征　肠道间质瘤多表现为圆形或椭圆形的肿块,偶有不规则形,位于肠壁肌层或黏膜肌层,向肠腔或肠壁外突起,呈低回声,边界清晰,表面光滑;瘤体较大伴液化坏死者可出现不规则液性无回声区,肿瘤不随肠壁运动而浮动,与其相连的肠壁层次清晰,无破损。小肠间质瘤(图 3-47-5)瘤体直径一般<5cm,可并发肠套叠。

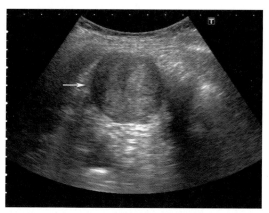

图 3-47-5　小肠间质瘤二维图像
箭头所示为小肠间质瘤。

当瘤体最大径 ≥5cm,内部回声混乱不均匀时常提示恶性可能。恶性间质瘤声像图显示为肿块外形不规则、呈分叶状、表面不光滑、与肠壁界限不清晰,瘤体内部见液化灶,向肠壁周围浸润生长,相连肠壁连续性中断。

四、临床拓展思维训练

小肠间质瘤与小肠炎性疾病的鉴别要点有哪些(10 分)?

(1)肠结核:小肠间质瘤可见团块样低回声;而肠结核一般肠壁明显增厚,无节段性,具有结核病史,80% 具有肠道外结核史(5 分)。

(2)克罗恩(Crohn)病:肠壁一般明显增厚,厚度可达 1.5cm,呈低回声,常伴脓肿,可形成瘘管,瘘管内可见条状气体强回声闪烁和液体流过(5 分)。

(齐　旭)

病例 **48** 直肠癌（rectal cancer）

一、临床资料

1. 病史　患者，女，54 岁，因"排便时肿物脱出伴便血半个月"就诊。有里急后重及排便不尽感，大便频，每日 2~3 次，间断便血，为鲜血。大便便条变细。

2. 超声资料（图 3-48-1～图 3-48-4）

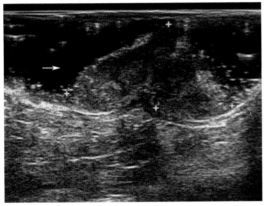

图 3-48-1　经直肠高频探头直肠肿物二维图像
箭头所示为病灶。

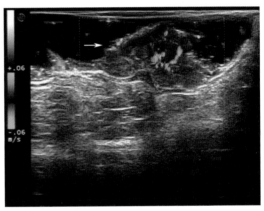

图 3-48-2　经直肠高频探头直肠肿物彩色血流图像
箭头所示为病灶。

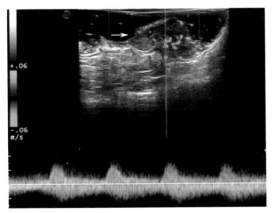

图 3-48-3　经直肠高频探头直肠肿物频谱图像
箭头所示为病灶。

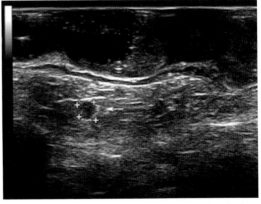

图 3-48-4　经直肠高频探头直肠周围软组织内
低回声占位二维图像
箭头所示为软组织内低回声占位。

3. 其他检查资料　肠镜检查：距离肛门 3cm 处可见肿物。

二、思考题及参考答案

1. 请结合病史及声像图表现,作出诊断(10 分)。

临床表现:中年女性,排便时有肿物脱出伴便血,便条细(1 分)。

超声所见:图 3-48-1 距肛门约 3cm 处直肠腔内可见一肿物,边界较清晰,内呈低回声。肿物呈弥漫性生长,未见明显蒂状回声。肿物浸润深度达浆膜层。图 3-48-2、图 3-48-3 肿物可检出丰富血流信号,可见动脉频谱,阻力较高(3 分)。图 3-48-4 直肠周围软组织内可见一枚淋巴结,边界清,内呈低回声(2 分)。

超声诊断:直肠肿物,考虑直肠癌(2 分);直肠周围淋巴结可见,不除外转移癌(2 分)。

病理结果:直肠腺癌。

2. 请给出该病的 TNM 分期(10 分)。

T_3:根据图 3-48-1 肿瘤浸润深度穿透固有肌层达浆膜层下,因此 T 分期为 T_3 期(4 分)。

N_1:根据图 3-48-4 直肠周围可见淋巴结转移,且仅有 1 枚,因此 N 分期为 N_1 期(3 分)。

M_0:依据病史没有发现其他脏器组织的转移扩散,因此 M 分期为 M_0 期(3 分)。

3. 经直肠超声检查的注意事项有哪些(10 分)?

检查前需要做肠道准备,保证肠腔清洁(3 分);无直肠超声检查禁忌证,如严重痔疮、肠壁水肿脆弱(4 分);检查过程中手法要轻柔避免肠壁穿孔(3 分)。

三、要点与讨论

1. **病因病理及分型**　直肠癌病因尚未完全明确,可能与下列因素有关:高脂、高蛋白饮食和膳食纤维摄入不足是直肠癌的诱发因素。慢性炎症如溃疡性结肠炎、血吸虫病使肠黏膜反复破坏和修复而癌变。癌前病变如直肠腺瘤,尤其是绒毛样腺瘤。近年来遗传因素参与的证据正不断增加,主要表现在多发性大肠腺瘤。

(1)大体分型,①溃疡型:多见,形状为类圆形,中心凹陷,边缘隆起,向肠壁深层浸润性生长,易出血。该型分化程度较低,转移发生较早。②隆起型:也称髓样癌或菜花型癌。肿块向肠腔内突出,表面可有溃疡,向周围浸润较少,预后相对较好。③浸润型:亦称硬癌或浸润性癌。癌肿沿肠壁浸润性生长,致肠腔狭窄,分化程度低,转移早,预后差。

(2)组织学分型,腺癌最为多见,占 75%~85%;其次为黏液腺癌:占 10%~20%;其他少见类型包括未分化癌、鳞状细胞癌等。

(3)直肠癌的 TNM 分期,Tis:原位癌(局限于腺上皮内或侵犯固有层);T_1:肿瘤侵犯黏膜下层;T_2:肿瘤侵犯固有肌层;T_3:肿瘤穿透固有肌层到达浆膜下层,或侵犯无腹膜覆盖的直肠旁组织;T_4:肿瘤侵犯直肠周围组织或器官,和 / 或穿透脏腹膜。

N_0:无淋巴结转移;N_1:有 1~3 枚区域淋巴结转移;N_2:区域淋巴结转移 ≥ 4 枚。

M_0 无远处转移;M_1 有远处转移。

2. **临床特征**　直肠癌起病隐匿,早期常仅见便隐血阳性,随后出现下列临床表现。

(1)直肠刺激症状:排便习惯改变伴里急后重。晚期出现腹痛,以下腹部为主。

(2)肠腔狭窄症状:大便形状变细,肠管部分梗阻时,有腹痛、腹胀、肠鸣音亢进等不完全肠梗阻表现。

(3)癌破溃感染症状:大便表面带血及黏液甚至出现脓血便。

（4）癌肿侵犯症状：癌肿侵犯前列腺、膀胱，可出现尿频、尿痛、血尿。侵犯前神经可出现骶尾部持续剧痛。出现肝转移时可出现腹腔积液、肝大、黄疸、恶病质等。

3. 超声特征　二维超声表现如下。

（1）T₁期：病灶侵犯黏膜层或黏膜下层，超声表现为肠壁局限性增厚，壁内见低回声肿物，局限于黏膜层及黏膜下层，外形不规则，无包膜，边界不清或尚清，肠壁肌层的低回声带连续性良好。

（2）T₂期：肿瘤侵犯固有肌层，超声表现为肠壁明显增厚，肠壁固有肌层连续性中断，而最外层高回声带连续性完整。

（3）T₃期：肿瘤穿透肌层至浆膜或直肠周围脂肪组织，超声表现为正常肠壁层次结构消失，最外层高回声带受侵，有毛刺状、角状隆起。浸润范围较大时，可于直肠旁见不规则实性低回声与直肠病灶相连。

（4）T₄期：肿瘤穿透浆膜层，侵犯直肠邻近器官或组织，超声表现为直肠病灶与周围脏器界限不清，受侵脏器边缘回声中断或消失。

（5）黏液癌除上述表现外，于肠腔内常可见大量呈低至无回声的黏液成分。

CDFI 显示直肠癌病灶内充满点状、线状及迂曲紊乱的蚯蚓状血流信号，呈搏动性。病变愈进展，血供愈丰富，病灶基底部与病灶周围有丰富的动、静脉血流信号，脉冲多普勒显示病灶内呈低速低阻的血流频谱，阻力指数较正常肠壁动脉低。

淋巴结转移：受探头分辨率和穿透力的影响，腔内超声对直肠周围转移性淋巴结的诊断准确性远低于对病灶本身的分期。转移性淋巴结多呈类圆形的低回声，纵横比>0.5，多与直肠癌灶相邻。

四、临床拓展思维训练

请简述正常直肠肠壁及直肠癌的超声造影表现（10 分）。

在增强的情况下正常直肠肠壁分为三层（1 分）：内层高增强为黏膜及黏膜下层（1 分）；中间层低增强为肌层（1 分）；外层高增强为浆膜层或浆膜外组织（1 分）。

直肠癌病灶先于周边正常肠壁开始增强，呈弥漫性快速填充的表现（2 分），5~10 秒增强达峰，强度呈明显高增强，峰值强度高于病灶周边正常肠壁（2 分），达峰持续 3~5 秒后迅速减退。相对正常肠壁呈现出"快进快退"的表现（2 分）。

（齐　旭）

病例 49 直肠息肉（rectal polyp）

一、临床资料

1. 病史　患者，男，67 岁，因"便血 3 天"就诊。3 天前无明显诱因出现大便带血，鲜血多附于便表面，无发热，无明显腹胀、腹痛，无排便困难及里急后重表现，排便规律，日排稀便 2 次。

2. 超声资料(图 3-49-1~ 图 3-49-4)

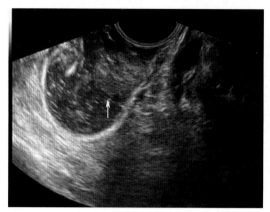

图 3-49-1　经直肠凸阵探头肿物二维图像
箭头所示为病灶。

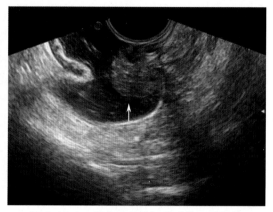

图 3-49-2　经直肠凸阵探头肿物二维图像
箭头所示为病灶。

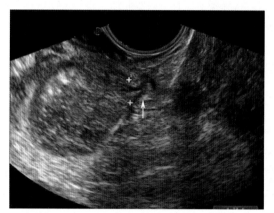

图 3-49-3　经直肠凸阵探头肿物二维图像
箭头所示为病灶蒂部。

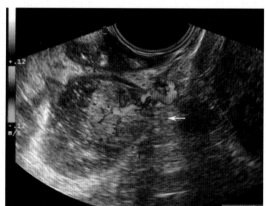

图 3-49-4　直肠凸阵探头肿物彩色血流图像
箭头所示为病灶蒂部血流。

3. 其他检查资料　肠镜检查:距肛门约 5cm 处可见隆起性病变。

二、思考题及参考答案

1. 请结合病史及声像图表现,作出诊断(10 分)。

超声所见:图 3-49-1、图 3-49-2 距离肛门约 5cm 处可见一肿物,边界清晰,形态规则,内呈中等回声(3 分)。图 3-49-3 可见蒂样回声与肠壁相连(2 分)。图 3-49-4 可检出由蒂伸向肿物内部的血流信号(2 分)。

超声诊断:直肠息肉(3 分)。

病理诊断:直肠腺瘤。

2. 请给出鉴别诊断(答 2 种即可,10 分)。

(1)直肠癌:直肠壁明显增厚、呈块状向直肠腔内突入生长,一般呈低回声或等回声,表面凹凸不平,内部回声不均匀,肿瘤形态不规则,肠壁各层回声可显示不连续,常伴盆腔淋巴结转移。

CDFI 显示直肠癌的血流信号较丰富。

（2）直肠黑色瘤：直肠腔内隆起性肿物，多呈低回声，肿物一般较小。

（3）直肠间质瘤：多为圆形或椭圆形的低回声肿块，边界清晰，位于肠壁肌层或黏膜肌层，向肠腔或肠壁外突起，黏膜层被隆起。

3. 图 3-49-3 中所测量的为何结构？有何临床意义（10 分）？

测量部分为肿物与肠壁相连的蒂状结构（4 分）。蒂状结构为肿物与肠壁相连的相对肿物本身细小的组织结构，肠道肿物通过其与正常肠壁相连，超声检查可见肿物以蒂为支点随着肠壁的运动而摆动，CDFI 可见彩色血流经蒂状结构进入到肿物内部（3 分）。有此结构，多数情况下考虑为良性肿物（3 分）。

三、要点与讨论

1. 病因病理及分型　息肉形成与基因突变和遗传因素密切相关，长期炎症刺激直肠黏膜也可导致息肉形成。粪便残渣和异物长期刺激肠黏膜上皮，或其他原因造成直肠黏膜损伤，使细胞出现异常增生，可形成息肉。饮食因素与直肠息肉的形成亦有一定关系，尤其是细菌和胆酸相互作用，可能是腺瘤性息肉形成的基础。

直肠息肉的病理类型有多种，可表现为腺瘤，分为管状腺瘤、绒毛状腺瘤和管状绒毛状腺瘤，以管状腺瘤多见；亦可表现为炎症刺激引起的增生和修复性反应，或局部黏膜的增生和肥厚。

2. 临床特征　直肠息肉主要表现为血便、直肠脱垂、肠道刺激等症状。无痛性血便是直肠息肉的主要临床表现，血便的特点为粪便带血，而不发生滴血。息肉体积较大或数量较多时，由于重力或压力作用牵拉肠黏膜使其逐渐与肌层分离，患者排便动作可加重肠壁牵拉及肠蠕动，从而导致直肠脱垂。肠蠕动牵拉息肉时，可出现肠道刺激症状，如腹部不适、腹痛、腹泻、脓血便、里急后重等。

3. 超声特征

（1）肠壁黏膜面突向肠腔的实质性肿块，呈等回声或低回声，边界清晰，呈圆形、椭圆形或分叶状。肠壁黏膜下层连续完整，周围肠壁层次结构清晰。部分有蒂息肉可随肠壁运动而浮动，而广基底的息肉活动度较小。

（2）CDFI 直肠息肉病灶内可探及血流信号，有蒂息肉可见由蒂伸入息肉内部的带状血流信号，息肉 >2cm 时血流信号多较丰富。

（3）直肠息肉有恶变倾向者，声像图表现为肿块直径 >2cm，基底部较宽且活动度小，肿物表面不光滑，内部出现液化灶。

四、临床拓展思维训练

请简述经直肠超声检查与普通肠镜相比的优势（10 分）。

（1）经直肠超声可从不同切面实时动态观察，对判定病变位置及周围组织关系有很大优势（5 分）。

（2）与普通肠镜相比超声能够显示肿物浸润肠壁层次及周围组织情况，同时超声能够显示肿物内部的血流灌注情况，有助于肿瘤良恶性的鉴别。对恶性肿瘤有无周围淋巴结转移进行观察，有助于恶性肿瘤的分期判断（5 分）。

（齐　旭）

病例 **50** 肠套叠(intussusception)

一、临床资料

1. 病史 患儿,女,18月龄,因"阵发性哭闹,呕吐伴血便1天"就诊。查体:患儿右上腹扪及包块。

2. 超声资料(图3-50-1、图3-50-2)

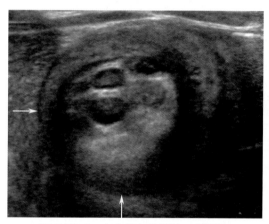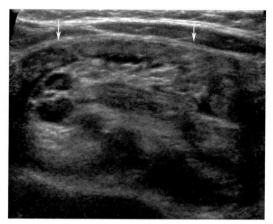

图3-50-1 右上腹包块短轴二维图像
箭头所示为横切面鞘部肠壁回声。

图3-50-2 右上腹包块长轴二维图像
箭头所示为纵切面鞘部肠壁回声。

二、思考题及相关答案

1. 请结合病史及超声图像表现作出诊断(10分)。

临床表现:阵发性哭闹,呕吐伴血便1天,右上腹扪及包块(2分)。

超声所见:图3-50-1右上腹部可见"同心圆"包块,其内可见多个肿大淋巴结及高回声系膜。图3-50-2纵切面(包块长轴)呈"套筒征",并于其内可见多个肿大淋巴结及高回声系膜(4分)。

超声诊断:肠套叠(4分)。

2. 请回答本病例的鉴别诊断(10分)。

(1)急性胃肠炎:多是病毒或细菌感染引起,表现为呕吐、腹泻、腹痛等症状,超声可表现为肠壁无明显异常或右下腹回盲部肠壁增厚,回声减低,肠系膜淋巴结肿大,未见明显包块影像(3分)。

(2)肠扭转:是一段肠管甚至全部小肠及其系膜沿系膜轴扭转360°以上,发病急,超声表现为系膜根部螺旋状包块,呈分层样改变,近端肠管扩张(3分)。

(3)胃肠道肿瘤:超声表现为"靶环征"和"假肾征",但形态多不规则,包块中心部可见气体强回声,肠壁厚薄不一,CDFI包块内可检出丰富血流信号(4分)。

3. 请简述超声在肠套叠诊断中的临床应用价值(10分)。

小儿肠套叠的主要症状和体征为阵发性腹痛、呕吐、血便和腹部包块,如有上述表现,临床诊断并不困难,但发病早期或症状不典型者临床诊断较困难。超声检查简便无创,声像图典型,目前已经成为临床上诊断肠套叠的首选检查方法(5分)。同时超声还可以准确测量套叠肠壁的厚度,显示套叠内有无积液,CDFI可显示套入部肠壁和肠系膜血流的情况,为临床治疗提供有价值的信息。实时超声监视下水压灌肠治疗小儿急性肠套叠,国内文献报道复位成功率可达94.5%以上,是目前临床上首选的治疗方法(5分)。

三、要点与讨论

1. 病因病理及分型　肠套叠可分为原发性和继发性两大类。原发性肠套叠病因不明,可能与以下原因有关:小儿回盲部系膜固定不完善,回盲部活动度较大;病毒感染;肠痉挛、肠蠕动紊乱;自主神经功能失调等。继发性肠套叠多由肠道器质性病变诱发,如梅克尔憩室、肠重复畸形、肠息肉、肠道肿瘤等。

肠套叠分为外层的鞘部和内层的套入部,套入部进入鞘部的最远点肠管称为套叠的套头。

分型:回盲型及回结型(最多见,占85%~90%);小肠型;回回结型;结肠型。

2. 临床特征　肠套叠的典型症状有腹部阵发性绞痛,果酱样血便和腹部包块。此外,还有呕吐、腹胀、发热、休克等一般肠梗阻症状。

3. 超声特征　所有类型肠套叠均具有相似的超声表现,即横切面呈"同心圆"或"靶环征",纵切面呈"套筒征"。当套入阑尾、淋巴结等时,呈偏心的同心圆征。小肠套叠可有"新月征"。继发性肠套叠除具有上述肠套叠征象外,还可以显示附加占位性病变的回声,为病理性先驱物的诱发点。

四、临床拓展思维训练

关于继发性肠套叠,其超声诊断思路及诊断要点有哪些(10分)?

当肠套叠患儿反复复套,患儿年龄不是肠套叠的好发年龄,比如年龄偏大,肠套叠的包块位置不在常见的右侧腹,而发生在左侧腹或脐周时,我们应该警惕继发性肠套叠的可能(4分)。继发性肠套叠除具有横切呈"同心圆"、纵切呈"套筒征"的超声表现外,还可显示附加占位性病变的回声,为病理性先驱物的诱发点(3分)。常见的诱发疾病有梅克尔憩室、肠息肉、肠重复畸形、过敏性紫癜、淋巴瘤及肠壁肿瘤等,不同诱发肠套叠的疾病亦有各自特征性的超声表现(3分)。

(张 尧)

病例 **51** 阑尾炎（appendicitis）

一、临床资料

1. 病史　患儿，男，9岁，因"腹痛5小时，伴有发热及呕吐"就诊，查体：右下腹压痛、拒按，肌紧张，肠鸣音消失。

2. 超声资料（图3-51-1~ 图3-51-3）

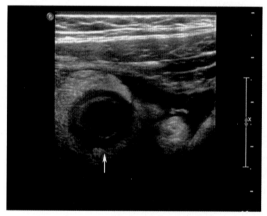

图 3-51-1　右下腹包块横切面二维图像
箭头所示为肿胀增粗的阑尾管腔。

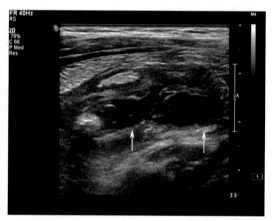

图 3-51-2　右下腹包块纵切面二维图像
箭头所示为增粗不连续的阑尾管腔及其旁渗出积液。

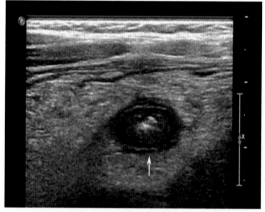

图 3-51-3　右下腹包块横切面二维图像
箭头所示为增粗的阑尾及网膜包裹。

3. 其他检查资料　白细胞 13.9×10^9/L（升高），中性粒细胞 9.3×10^9/L（升高）；CRP 69mg/L（升高）。

二、思考题及参考答案

1. 请结合病史及超声图像表现作出诊断（10 分）。

临床表现：男性患儿，腹痛 5 小时，伴有发热及呕吐就诊，查体右下腹压痛，肌紧张，肠鸣音消失。白细胞计数增高，CRP 增高，说明患儿有较严重的炎症反应（1 分）。

超声所见：图 3-51-1 右下腹可探及囊性包块，其旁可见高回声网膜包绕及渗出积液（2 分），图 3-51-2 包块内伴点状及絮状回声，并可见强回声团，后方伴声影（2 分），图 3-51-3 包块周围可见增厚高回声网膜包绕，形成"网膜包裹征"（1 分）。

超声诊断：化脓性或坏疽性阑尾炎（3 分）伴粪石（1 分）。

2. 请回答本病例的鉴别诊断（10 分）。

（1）肠系膜淋巴结炎：多因肠道炎症淋巴结反应性增大所致，有时症状与阑尾炎的症状相似，此时，除了可见到右下腹肠系膜肿大的淋巴结外，可以检出正常的阑尾影像（4 分）。

（2）梅克尔憩室炎：临床上经常将梅克尔憩室炎误诊为阑尾炎。阑尾炎经常发生在右下腹，而梅克尔憩室常发生于脐周。阑尾炎的形态多呈腊肠样，化脓时可见阑尾增粗，饱满，内伴密集点状回声及粪石影像；而梅克尔憩室形态多样，最常见的是一端为盲端的指状包块，内伴有花瓣样黏膜回声增强（6 分）。

3. 请简述超声在小儿阑尾炎诊断中的临床应用价值（10 分）。

对于小儿阑尾炎，由于小儿腹壁薄，超声可以显示并诊断儿童各个病理时期的阑尾炎及正常阑尾影像，位置变异的阑尾也可以在实时超声的反复寻找下发现。超声检查阑尾简便易行、经济、无创、无射线，是诊断小儿阑尾炎的首选检查方法（10 分）。

三、要点与讨论

1. 病因病理及分型　阑尾炎的病因如下。

（1）阑尾腔阻塞：最常见的阻塞原因是阑尾腔内粪石梗阻，阻塞后阑尾腔内分泌物引流不畅，造成阑尾肿胀，继而影响阑尾壁血运，导致感染的发生。

（2）感染因素：致病菌多为金黄色葡萄球菌。

阑尾炎的分型：单纯性阑尾炎、化脓性阑尾炎、坏疽性阑尾炎、阑尾周围脓肿。

2. 临床特征　阑尾炎的典型临床表现是转移性右下腹痛，早期为上腹痛或脐周痛，伴有恶心呕吐，数小时后转移至右下腹阑尾所在部位。但新生儿、孕妇及老年人阑尾炎症状有时不典型。当阑尾化脓坏疽并有扩散性腹腔感染时，可有寒战及高热症状。盆腔有脓肿时可出现刺激性腹泻。

3. 超声特征

（1）单纯性阑尾炎：可表现为阑尾管径略增粗，大于 6mm，但小于 10mm，部分病例仅表现为盲端增粗。

（2）化脓性阑尾炎：阑尾全程增粗，阑尾外径多大于 10mm，形态饱满，纵切面呈腊肠形，阑尾腔内可见粪石。

（3）坏疽性阑尾炎：阑尾形态不规整，明显增大，可见管壁因坏死穿孔而有回声中断，阑尾局部周围有不规则液性暗区。周围常伴有"网膜包裹征"。

（4）阑尾周围脓肿：阑尾结构显示不清，阑尾萎瘪，病变区显示为不规整的囊性为主包块，内呈液性伴有细小点状回声及絮状回声,可见形态不规则脓肿形成,脓肿也可位于肠间或盆腔。

四、临床拓展思维训练

当形成阑尾周围脓肿时,其超声诊断思路及鉴别诊断有哪些(10 分)?

当形成阑尾周围脓肿时,阑尾腔多已萎瘪,阑尾结构显示不清,阑尾周围及局部肠间隙可见不规则的片状低回声,早期为脓液,后期为粘连,可见系膜明显肿胀、增厚,有时可见形态不规则的脓肿形成,脓肿可位于肠间,还可蔓延至盆腔直肠膀胱陷凹。有时脓肿内的液体与肠间积液相似,脓肿形态也与肠管形态类似,此时需要与肠管进行区别。低位的阑尾周围脓肿表现为盆腔混合回声包块,女性患儿有时可见卵巢及子宫粘连于包块旁,需要与卵巢肿瘤相鉴别。

(张　尧)

病例 52　先天性肥厚性幽门狭窄(hypertrophic pyloric stenosis)

一、临床资料

1. 病史　患儿,男,出生后 23 天,因"呕吐 1 周,加重 2 天"就诊。呕吐呈喷射样,呕吐物为无色胃内容物。查体:患儿呈脱水貌,上腹部膨隆,下腹部平坦、柔软,上腹部可扪及橄榄形肿块。

2. 超声资料(图 3-52-1、图 3-52-2)

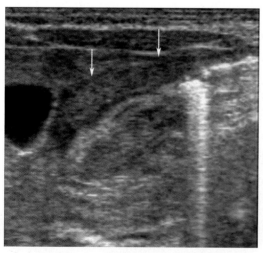
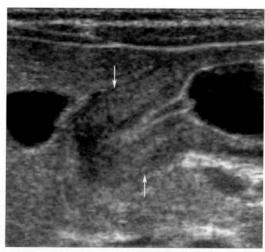

图 3-52-1　上腹部扫查幽门二维图像　　　　图 3-52-2　患儿饮水后上腹部扫查幽门二维图像
　　　　箭头所示为幽门。　　　　　　　　　　　　箭头所示为幽门长轴图像,呈"宫颈征"。

3. 其他检查资料（图 3-52-3）。

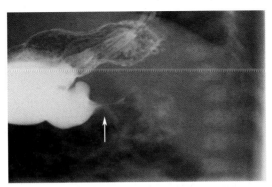

图 3-52-3　上消化道造影
箭头所示为幽门管狭窄呈"线样征"。

二、思考题及参考答案

1. 请结合病史及超声图像表现作出诊断（10 分）。

临床表现：新生儿喷射性呕吐 1 周。查体脱水貌，上腹部膨隆并扪及橄榄形肿块，图 3-52-3 上消化道造影显示幽门管狭窄呈"线样征"（2 分）。

超声所见：图 3-52-1 上腹部幽门纵切显示幽门肌层增厚，幽门管细长。图 3-52-2 患儿饮水后胃内液体充盈，幽门管狭窄，未见明显开放（4 分）。

超声诊断：先天性肥厚性幽门狭窄（4 分）。

2. 请回答本病例的鉴别诊断（10 分）。

（1）幽门痉挛：先天性肥厚性幽门狭窄应重点与幽门痉挛相鉴别。幽门痉挛患儿临床表现为间歇性呕吐，超声显示幽门的厚度和长度可正常亦可为不典型的管壁肌层略增厚，管腔轻度狭窄，持续右侧卧位连续观察可显示局部管壁的蠕动缓慢（3 分）。

（2）幽门闭锁或幽门瓣膜：该病出生后即剧烈呕吐，呈喷射性，而先天性肥厚性幽门狭窄的呕吐多在生出后 2~4 周，且进行性加重。超声显示幽门的厚度和长度可正常亦可为不典型的管壁略增厚，回声减低，幽门管近端可见膜样结构附着于幽门管，胃明显扩张，可见剧烈蠕动及逆蠕动（3 分）。

（3）先天性肠旋转不良：两者的临床表现都是呕吐，但两者呕吐物的性质不一样，前者（先天性肥厚性幽门狭窄）呕吐物不含胆汁，后者（先天性肠旋转不良）含有胆汁。前者多在生后 2~4 周发生呕吐，而出生时无明显呕吐，后者多出生即呕吐。先天性肠旋转不良的超声表现为上腹部螺旋状包块，包块中心为肠系膜上动脉，肠系膜上静脉、肠系膜及伴行的肠管以肠系膜上动脉为中心的顺时针旋转形成（4 分）。

3. 请简述超声在扫查新生儿幽门时的注意事项（10 分）。

幽门无明显狭窄时，由于胃腔内气体较多，幽门有时显示不清，可嘱家属给患儿喂奶（水）后检查，同时可让患儿右侧卧位，胃内液体作为透声窗，幽门可显示清楚（5 分）。当幽门狭窄时，由于幽门管壁增厚、幽门增大，往往可以清晰显示（5 分）。

三、要点与讨论

1. 病因病理 先天性肥厚性幽门狭窄是一种常见的新生儿外科疾病,病因不明,可能与神经异常、遗传和激素紊乱等因素有关,是新生儿器质性呕吐的最常见病因之一。主要病理改变是幽门环肌肥厚,致使幽门管高度狭窄。

2. 临床特征 症状主要为呕吐,出生时多无症状,主要发生在出生后 2~4 周。呕吐逐渐加剧,可呈喷射性。呕吐液内不含胆汁。由于长时间脱水及营养不良,患儿出生后体重不重反轻,皮肤干燥、粗糙,呈现典型的"枯老头样"面容。

体征包括上腹部膨隆,下腹部则平坦柔软,右上腹扪及橄榄形肿块是幽门肥厚狭窄的特有体征。

3. 超声特征 正常幽门管横切面外层低回声环是幽门肌。小儿正常幽门管厚度 1~2mm、多<3mm,幽门管长度<15mm。

幽门肥厚时,幽门部肌层增厚呈低回声环,厚度>3mm,长轴断面幽门管长度多>16mm,横断面呈"面包圈"样改变。纵切面可见幽门管细长,肌层增厚呈"宫颈征",胃内可见较多滞留液呈液性无回声。

四、临床拓展思维训练

关于先天性肥厚性幽门狭窄,超声检查与上消化道造影相比优势有哪些(10 分)?

上消化道造影显示胃排空时间延长,钡剂残留,幽门、胃窦呈鸟嘴状改变,幽门管腔呈"线样征"(3 分),但术前钡剂很难完全排空,还需要通过胃肠减压将残留钡剂排空(1 分)。而超声检查不但简便、无创,可以直观地观察幽门肌层的厚度和长度,还可以动态观察幽门管是否开放及狭窄程度,应该视超声为该病的首选检查方法(6 分)。

(张 尧)

病例 53 先天性肠旋转不良(congenital intestinal malrotation)

一、临床资料

1. 病史 患儿,男,出生后 3 天,因"间歇性呕吐"就诊。呕吐物为奶液混有胆汁样物,伴有上腹胀,有胎便排出。

2. 超声资料（图 3-53-1～ 图 3-53-3）

3. 其他检查资料（图 3-53-4）。

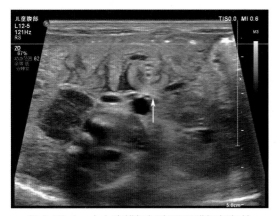

图 3-53-1　中上腹横切扫查肠系膜根部包块
　　　　　二维图像（箭头所示）

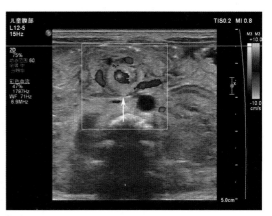

图 3-53-2　中上腹横切扫查包块彩色
　　　　　血流图像（箭头所示）

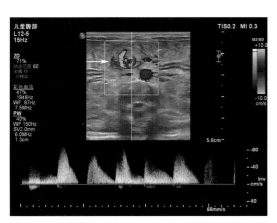

图 3-53-3　中上腹横切扫查包块中心部血管频谱
　　　　　图像（箭头所示）

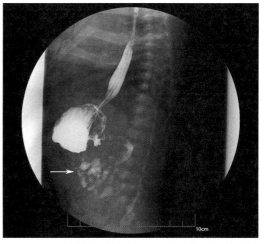

图 3-53-4　上消化道造影：胃及十二指肠近端略扩
张，十二指肠降部狭窄，回肠位置异常，位于左侧腹
腔（箭头所示）

二、思考题及参考答案

1. 请结合病史及超声图像表现作出诊断（10 分）。

临床表现：新生儿男性患儿，呕吐，呕吐物为奶液混有胆汁样物，上腹胀，有胎便排出，上消化
道造影显示胃及十二指肠近端略扩张，十二指肠降部狭窄，回肠位置异常，位于左侧腹腔（2 分）。

超声所见：图 3-53-1 上腹部肠管、肠系膜及肠系膜上静脉围绕肠系膜上动脉形成的螺旋状
包块。图 3-53-2 CDFI 包块内显示螺旋状血流信号，中心为肠系膜上动脉，肠系膜上静脉环绕。
图 3-53-3 频谱多普勒见包块中心部动脉频谱（4 分）。

超声诊断：先天性肠旋转不良（4 分）。

2. 请回答本病例的鉴别诊断(10分)。

新生儿期引起呕吐的疾病都需要与先天性肠旋转不良相鉴别(2分)。

(1)先天性肥厚性幽门狭窄:临床表现多为非胆汁性呕吐,一般发生在出生后2~4周,而先天性肠旋转不良的呕吐为胆汁性呕吐,且往往出生后即呕吐(2分)。

(2)十二指肠闭锁或膜式狭窄:出生后即呕吐。超声显示十二指肠及胃扩张,张力增高,产前可见"双泡征"(2分)。

(3)环状胰腺:出生后即呕吐。超声显示十二指肠及胃扩张,十二指肠降部变窄,典型者胰头形态失常,可见"鱼口状"半包绕十二指肠降部(2分)。

(4)空回肠闭锁:出生后即呕吐。产前超声显示胎儿腹腔肠管扩张(2分)。

3. 请简述肠梗阻的超声诊断要点(10分)。

肠梗阻的超声表现主要有三个方面:肠管扩张,肠壁变薄,张力增高,典型者可见"钢琴征"(4分);肠蠕动异常,扩张肠管的近端肠蠕动增强且频繁,可见逆蠕动(4分);腹腔可见积液(2分)。

三、要点与讨论

1. 胚胎发育　胚胎第6~8周因中肠生长迅速,突向体外的脐腔,形成生理性脐疝,中肠继续生长并以肠系膜上动脉为轴逆时针旋转90°,第10周中肠从脐腔退回腹腔,并逆时针再转180°。正常旋转后,升、降结肠由结肠系膜附着于腹后壁,盲肠降至右髂窝,若此旋转过程中受到致畸因素影响,产生以复发性肠扭转为特点的肠旋转不良。

2. 临床特征　呕吐是先天性肠旋转不良的主要临床表现。十二指肠梗阻可分为不完全性与完全性梗阻。完全性肠梗阻多发生在新生儿期,患儿于出生后3~5天出现胆汁性呕吐,婴儿多有生长落后、体重不增或下降。不完全性肠梗阻多发生于幼儿或学龄儿童时期,可表现为不同程度的腹痛及反复间断呕吐。

3. 超声特征　合并中肠扭转的典型肠旋转不良特有的超声表现为"漩涡征"。漩涡征是肠管、肠系膜及肠系膜上静脉围绕肠系膜上动脉的顺时针旋转而形成。二维超声可在肠系膜上动、静脉的根部探及螺旋样包块,中央为肠系膜上动脉,周围是肠系膜及肠系膜上静脉形成的分层样回声。不合并中肠扭转时仅存在肠系膜上静脉与肠系膜上动脉位置关系异常。

四、临床拓展思维训练

新生儿十二指肠梗阻三大主因都有哪些? 各自的超声表现是什么(10分)?

先天性肠旋转不良、环状胰腺及十二指肠膜式狭窄是新生儿十二指肠梗阻的三大主要原因(3分)。

先天性肠旋转不良的超声表现如前所述。合并有中肠扭转的典型肠旋转不良特有的超声表现为"漩涡征",是肠管、肠系膜以及肠系膜上静脉围绕肠系膜上动脉的顺时针旋转而形成(3分)。

环状胰腺的典型超声表现是胰头形态失常,呈"鱼口样"半包绕十二指肠降部,十二指肠近端扩张梗阻(2分)。

十二指肠膜式狭窄的超声表现是十二指肠近端扩张梗阻,十二指肠降部可见隔膜,有时可见隔膜上的小孔,直径1~5mm。梗阻远端小肠空虚、萎瘪(2分)。

（张 尧）

病例 **54** 小肠闭锁（small intestinal atresia）

一、临床资料

1. 病史　患儿，男，出生后 1 天，因"出生后未排便，呕吐伴上腹胀"就诊。产前超声提示肠管扩张。

2. 超声资料（图 3-54-1~ 图 3-54-3）。

3. 其他检查资料（图 3-54-4）。

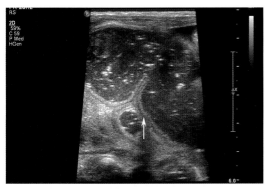

图 3-54-1　左上腹小肠肠管二维图像
箭头所示为扩张的小肠。

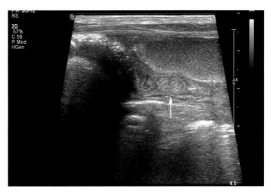

图 3-54-2　右下腹小肠肠管二维图像
箭头所示为萎瘪的小肠。

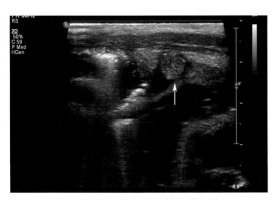

图 3-54-3　左上腹肠管二维图像
箭头所示为细小萎瘪的降结肠。

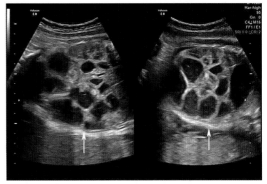

图 3-54-4　产前超声（孕 36 周）：胎儿肠管扩张二
维图像（箭头所示）

二、思考题及参考答案

1. 请结合病史及超声图像表现作出诊断（10 分）。

临床表现：新生儿男性患儿，出生后未排便，呕吐伴上腹胀。产前超声提示肠管扩张（2 分）。

超声所见：图 3-54-1 左上腹肠管积液扩张，肠管张力高。图 3-54-2 右下腹小肠肠管萎瘪，横断面细小，呈"苹果皮"样改变。图3-54-3左上腹结肠左曲细小萎瘪，无明显肠气影像，呈"胎儿型结肠"改变(4分)。

超声诊断：先天性小肠闭锁、肠梗阻(4分)。

病理诊断：小肠闭锁(图3-54-5)。

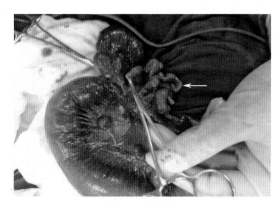

图3-54-5 大体：回肠多发闭锁，呈现
"苹果皮"样改变(箭头所示)

2. 图3-54-3中箭头所指向的为何解剖结构(10分)？

箭头所指为"胎儿型结肠"表现(5分)，箭头所示为降结肠，结肠细小，结肠内无明显气体及肠内容物(5分)。

3. 请简述超声在肠梗阻中的诊断要点(10分)。

(1)肠管扩张，肠壁变薄，张力增高，典型者呈"钢琴征"(4分)。

(2)肠蠕动异常，扩张肠管的近端肠蠕动增强且频繁，可见逆蠕动(4分)。

(3)腹腔可见积液(2分)。

三、要点与讨论

1. 病因 胚胎早期的肠闭锁由于消化道空化不全造成，男性略多于女性。胚胎后期发生的闭锁多为宫内发生的肠扭转、穿孔、坏死、内疝、胎粪性腹膜炎等造成，此种闭锁远端肠管内可有胎粪。

2. 临床特征 患儿出生后呕吐，不排便，腹部膨胀饱满，以上腹部明显。

3. 超声特征

(1)梗阻(闭锁)平面以上肠管积液扩张。

(2)梗阻(闭锁)平面小肠萎瘪、僵硬，典型者呈"苹果皮"或"小麻花"样外观。回盲部呈"蘑菇头"样改变。

(3)梗阻(闭锁)平面以下肠腔萎瘪，回肠闭锁时可见胎儿型结肠表现，即两侧腹腔可看到萎瘪细小的升、降结肠，肠腔内无明显气体及肠内容物。

四、临床拓展思维训练

小肠闭锁合并胎粪性腹膜炎时，其临床及超声表现有哪些(10分)？

胎粪性腹膜炎是新生儿常见的急腹症之一，往往由于肠狭窄、肠闭锁等原因导致的肠道穿孔,胎粪进入腹腔引起的无菌性和化学性腹膜炎肠粘连,进而导致肠梗阻引起呕吐等症状(5分)。胎粪性腹膜炎可导致肠套叠,引起罕见的新生儿肠套叠。小肠闭锁合并胎粪性腹膜炎时,可显示小肠梗阻的声像图表现,表现为近端小肠扩张,张力增高,病变远端肠管萎瘪,结肠萎瘪,呈胎儿型结肠表现(3分),同时可见胎粪包裹段,表现为蛋壳样钙化,包裹性积液等(2分)。

(张　尧)

病例 **55** 梅克尔憩室(Meckel diverticulum)

一、临床资料

1. 病史　患儿,男,3.5岁,因"血便4天"就诊。血便呈暗红色,偶有低热,腹痛,脐周压痛,轻度贫血貌。

2. 超声资料(图3-55-1、图3-55-2)

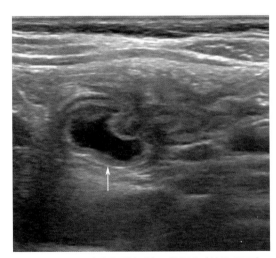 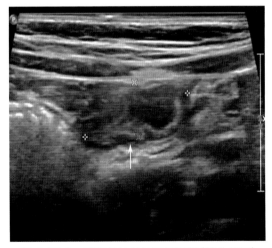

图 3-55-1　脐旁包块短轴二维图像(箭头所示)　　图 3-55-2　脐旁包块长轴二维图像(箭头所示)

3. 其他检查资料　ECT显示脐周偏右异常浓聚。

二、思考题及参考答案

1. 请结合病史及超声图像表现作出诊断(10分)。

临床表现:学龄前期男性患儿,暗红色血便,查体脐周有压痛,应考虑梅克尔憩室的可能(2分)。

超声所见:图 3-55-1 右中腹可见一形态异常的厚壁囊性包块,囊壁回声与消化道回声相似,呈分层样改变,黏膜增厚,回声增强。图 3-55-2 其一端为盲端,囊腔内可见液性区(4 分)。

超声诊断:梅克尔憩室(4 分)。

2. 请回答本病例的鉴别诊断有哪些(10 分)。

(1)阑尾炎:梅克尔憩室炎最需要与阑尾炎相鉴别,阑尾炎经常发生在右下腹,而梅克尔憩室经常发生于脐周。阑尾炎的形态多呈腊肠样,化脓时可见阑尾增粗,饱满,内伴密集点状回声,而梅克尔憩室形态多样,最常见的是一端为盲端的指状包块,内伴有花瓣样黏膜回声增强,黏膜增厚。所以在诊断梅克尔憩室的时候,要追踪右下腹阑尾的结构是否显示清楚,如果探及正常阑尾结构,结合超声表现,梅克尔憩室诊断较明确,如果无法探及阑尾结构,这时诊断梅克尔憩室要慎重(5 分)。

(2)肠重复畸形:梅尔克憩室与肠重复畸形相似,具有完整的消化道壁结构,但肠重复畸形多发生于右下腹回盲部附近,病变在肠系膜侧,而梅克尔憩室一般发生距离回盲部 40~60cm 的脐周,肠系膜的对侧。肠重复畸形的囊肿往往相对梅克尔憩室更大(5 分)。

3. 请简述超声在诊断梅克尔憩室时的注意事项(10 分)。

梅克尔憩室多数无症状,无症状的憩室一般超声很难检出(2 分),当出现并发症时,包括肠道出血、憩室炎引起腹痛和憩室穿孔引起肠梗阻时,此时由于炎症导致周围系膜增厚并粘连,超声容易检出并诊断梅克尔憩室(6 分)。但诊断时需要与阑尾炎相鉴别,这时需要特别注意右下腹阑尾的情况(2 分)。

三、要点与讨论

1. 胚胎发育 卵黄管在胚胎第 8 周时闭锁、退化。卵黄管在闭塞或吸收过程中发生障碍,导致卵黄管退化不全,在肠端残留腔隙,形成梅克尔憩室,为回肠的肠系膜对侧的憩室样突起,以距离盲肠 40~60cm 处最常见,多与肠腔相通。

2. 病理 梅克尔憩室壁与回肠壁相同,25%~30% 的憩室壁内有异位组织,最常见的是胃黏膜,其次是胰腺组织,分泌胃酸和消化酶,引起肠组织的腐蚀,形成溃疡、出血、穿孔等引起肠梗阻或诱发肠套叠等,其病理基础均为憩室内的异位组织分泌消化酶引起的并发症。

3. 临床特征 梅克尔憩室多数无症状,当出现并发症时,可出现相应的临床表现,如憩室炎时表现酷似阑尾炎。形成溃疡时表现为无痛性血便,血色暗红,严重者可出现贫血,此表现临床最多见。粘连或形成内疝时可出现小肠梗阻的症状。

4. 超声特征 梅克尔憩室的声像图表现呈多样性,其典型超声表现是肠间显示黏膜增厚并回声增强的团块或指状包块时,其一端为盲端,高度怀疑梅克尔憩室,有炎症或穿孔时可见周围系膜增厚形成粘连,此时易显示。形成囊肿时,囊壁呈分层样,合并异位胃黏膜时可见囊壁增厚,黏膜回声增强。

四、临床拓展思维训练

1. 关于卵黄管畸形,其分型及胚胎基础是什么(10 分)?

卵黄管退化不全,在肠的一端残留腔隙,则形成位于回肠系膜对侧的梅克尔憩室(4 分)。在卵黄管的中段残留囊腔形成卵黄管囊肿。在脐端闭合不全则形成脐窦(2 分)。肠端及脐端均不闭合,则形成脐肠瘘(2 分)。卵黄管闭合后,其脐端黏膜未完全消失,在小儿脐部出现的息肉样增生物叫脐茸（2分）。

2. 哪种影像学检查对梅克尔憩室的诊断有意义？其临床应用价值有哪些（10分）？

CT 及 MRI 对该病检出率极低，临床较少应用，目前临床上通常用放射性核素扫描和超声检查。前者适用于含有异位胃黏膜者，但该检查阳性结果有意义，阴性结果并不能完全除外该病（4分）。超声检查目前是梅克尔憩室最简便、准确的诊断方法，是首选检查方法，但有时受肠气干扰，憩室较小、炎症较轻时显示困难，需要用高频探头逐级加压扫查，可提高病变的检出率（6分）。

（张　尧）

病例 **56** 坏死性小肠结肠炎（necrotizing enterocolitis，NEC）

一、临床资料

1. 病史　患儿，男，出生后 15 天，因"腹胀伴肠鸣音弱"就诊。早产儿，孕 28^{+6} 周生产，现出生后 15 天，一般状态差，腹胀伴肠鸣音弱，血 CRP 增高，血便 14 小时。

2. 超声资料（图 3-56-1～图 3-56-3）

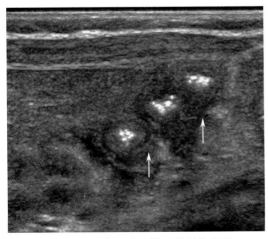

图 3-56-1　右下腹肠管二维图像表现
箭头所示为增厚的肠壁伴黏膜下积气。

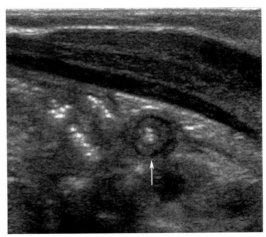

图 3-56-2　左侧腹肠管二维图像表现
箭头所示为增厚的降结肠肠壁。

3. 其他检查资料　X 线立位腹平片显示部分肠管肠壁囊泡样积气，右下腹明显。

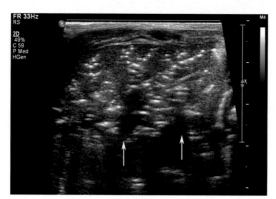

图 3-56-3　肝脏的二维图像表现

箭头所示为门静脉分支内积气。

二、思考题及参考答案

1. 请结合病史及超声图像表现作出诊断(10 分)。

临床表现:早产儿,出生后 15 天出现腹胀伴肠鸣音弱,血便 14 小时,血 CRP 增高。X 线立位腹平片显示部分肠管肠壁积气(2 分)。

超声所见:图 3-56-1 右下腹可见多发肠壁增厚,回声减低,黏膜下可见簇状囊泡样积气。图 3-56-2 左侧腹降结肠亦受累。图 3-56-3 肝内可见门静脉主干及分支内积气(4 分)。

超声诊断:坏死性小肠结肠炎(4 分)。

2. 请简述该病门静脉积气形成的原因及机理(10 分)。

炎症等因素导致早产儿不成熟的胃肠道黏膜损伤,肠腔内气体(或产气菌感染引起)进入黏膜下、肌层甚至浆膜下(6 分)。气体可以沿肠系膜上静脉进入门静脉主干及分支内(4 分)。

3. 请回答该病的鉴别诊断(10 分)。

本病常需要与其他导致肠壁积气及肠梗阻的疾病相鉴别。肠壁积气征除了见于坏死性小肠结肠炎外,还可见于各种急慢性腹泻病,在营养不良的婴儿中尤其常见(5 分)。迟发坏死性小肠结肠炎导致的肠梗阻需要与先天性小肠闭锁相鉴别,后者多见于足月儿,出生后就有腹胀及呕吐等症状,超声可见肠管扩张及闭锁肠管呈"苹果皮"样改变;而前者多见于早产儿,出生后可见胎粪排出,炎症期可见肠壁增厚及肠壁积气,炎症后期可见肠狭窄及肠梗阻(5 分)。

三、要点与讨论

1. 病因病理　坏死性小肠结肠炎病因目前尚未完全明确,存在多种假说,多数学者认为其可能与窒息、缺氧、感染、高渗喂养、红细胞增多症及先天性畸形有关。目前公认的坏死性小肠结肠炎发病的基础是不成熟的胃肠道对多种有害因素出现的一种综合反应。

坏死性小肠结肠炎可累及单段或多段肠管,最常累及末端回肠,其次结肠。病理表现为黏膜或黏膜下凝固样坏死。

2. 临床特征　临床出现以腹胀为首发症状,同时伴有便血、呕吐、腹泻等特异性消化系统表现,以及有食欲缺乏、血压下降、精神萎靡等非特异性临床表现。

3. 超声特征

(1)肠壁均匀性增厚:肠壁回声减低,后期可有肠壁回声增强。多发生于右下腹回肠末端。

（2）肠壁积气：黏膜下及浆膜下可见点状、簇状、条状积气影像。有时可见门静脉积气。

（3）肠壁及周围粘连包块：在多发肠壁增厚的基础上可见粘连包块，多发生于右下腹。

（4）肠穿孔及肠狭窄。

（5）腹腔积液。

四、临床拓展思维训练

关于迟发坏死性小肠结肠炎肠狭窄导致的肠梗阻与先天性小肠闭锁，二者的鉴别要点及思路是什么（10 分）？

迟发坏死性小肠结肠炎肠狭窄导致的肠梗阻与先天性小肠闭锁的鉴别点：后者多见于足月儿，产前超声可见肠管扩张，出生后就有腹胀及呕吐等症状，出生后超声可见近端肠管扩张及闭锁处肠管呈"苹果皮"样改变，闭锁远端的回盲部呈"蘑菇头"样改变，同时结肠瘪小、无肠气，呈"胎儿型结肠"改变（5 分）。而前者多见于早产儿，出生后可见胎粪排出，炎症期可见肠壁增厚及肠壁积气，炎症后期可见肠狭窄导致近端小肠扩张的肠梗阻表现，远端结肠虽然空虚，但其内可见气体影像（5 分）。

（张 尧）

病例 57 幼年性息肉（juvenile polyp）

一、临床资料

1. 病史　患儿，男，3 岁，因"无痛性鲜血便 2 个月"就诊。

2. 超声资料（图 3-57-1、图 3-57-2）

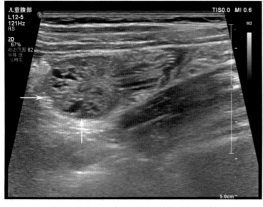

图 3-57-1　左下腹扫查二维图像
箭头所示为病灶。

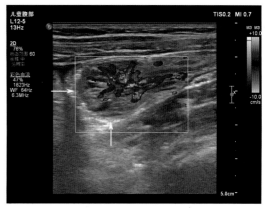

图 3-57-2　包块彩色血流图像
箭头所示为病灶。

二、思考题及参考答案

1. 请结合病史及超声图像表现作出诊断(10 分)。

临床特点:男性患儿,无痛性鲜血便 2 个月(2 分)。

超声所见:图 3-57-1 左下腹肠腔内可见一低回声结节伴有筛网状液性暗区,其旁可见蒂与结节相连,典型者呈现"蘑菇征"。图 3-57-2 彩色多普勒显示结节内及蒂内血流丰富,呈"树枝状"改变(4 分)。

超声诊断:结肠幼年性息肉(4 分)。

病理诊断:幼年性息肉(图 3-57-3)。

2. 该患儿血便表现应与临床上哪些疾病相鉴别(10 分)?

引起小儿血便的疾病都需要与该病相鉴别,包括梅克尔憩室,炎症性肠病,腹型过敏性紫癜等(3 分)。结肠幼年性息肉为无痛性鲜血便,而梅克尔憩室为暗红色血便或黑便,炎症性肠病为黏液脓血便,腹型过敏性紫癜为血便伴有腹痛(7 分)。

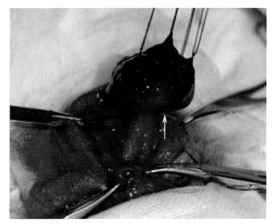

图 3-57-3　大体:病变呈蘑菇头样改变
箭头所示为病变呈蘑菇头样改变。

3. 请简述儿童肠息肉的好发年龄及好发部位(10 分)。

幼年性息肉是儿童期胃肠道最常见的息肉。发病高峰为 3~5 岁(3 分)。70% 发生于直肠,15% 发生于乙状结肠,余者散发在结肠近端与盲肠之间,发生于小肠者极少见(4 分)。发生于胃及小肠者多见于黑斑息肉病,又称波伊茨 - 耶格综合征(Peutz-Jeghers syndrome,P-J 综合征)(3 分)。

三、要点与讨论

1. 病理、分型　儿童肠道息肉分 2 类:错构瘤样息肉、腺瘤样息肉。错构瘤样息肉更为多见且多见于小儿,分为幼年性息肉和 P-J 综合征。腺瘤样息肉多见于成人。

2. 临床特征　无痛性血便是最常见的临床表现,由息肉感染和溃疡引起。息肉位于直肠及乙状结肠时,血便多鲜红色,位于结肠近端的息肉血便呈暗红色。部分肠息肉合并肠套叠及肠梗阻,具有肠套叠的临床表现,但息肉继发肠套叠,有时没有原发性肠套叠的症状明显。

3. 超声特征　息肉的超声表现是低回声结节伴有筛网状液性暗区,伴有蒂样结构的结节样突起突向肠腔内,典型者呈现"蘑菇征"。特征性的囊状液性暗区在组织病理学上证实是黏液填充的腺体。CDFI 息肉及蒂内血运显示丰富,呈"树枝状"改变。

四、临床拓展思维训练

请简述幼年性息肉与 P-J 综合征的鉴别要点(10 分)。

(1)息肉个数:幼年性息肉单发多见;P-J 综合征息肉通常多发,多于 5 个(2 分)。

(2)息肉位置:幼年性息肉多位于乙状结肠及直肠;P-J 综合征息肉多位于小肠及胃内

（2 分）。

（3）家族性：幼年性息肉无明显家族遗传性；P-J 综合征常染色体显性遗传（*SMAD4* 或 *BMPR1A* 位点基因突变）（2 分）。

（4）临床表现：幼年性息肉表现为无痛性血便和继发肠套叠；P-J 综合征除血便和继发肠套叠外，还伴有皮肤黏膜色素沉着（2 分）。

（5）超声表现：幼年性息肉表现为伴有大小不一的筛网状液性暗区的结节样突起，蒂往往较长，CDFI 可检出树枝状血流；P-J 综合征息肉的大小不一，其内液性暗区较小，蒂较短（2 分）。

（张 尧）

病例 **58** 肾盂输尿管连接部狭窄（narrowed ureteropelvic junction）

一、临床资料

1. 病史　患儿，男，2 岁，因"胎儿期发现左肾积水，出生后复查"就诊。患儿无发热、腹痛，无尿频、尿急等尿路刺激症状。

2. 超声资料（图 3-58-1~ 图 3-58-3）

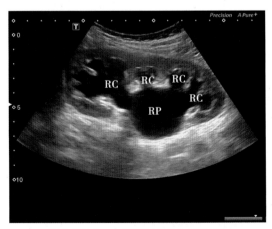

图 3-58-1　左肾长轴切面二维图像
RP. renal pelvis，肾盂；RC. renal calice，肾盏

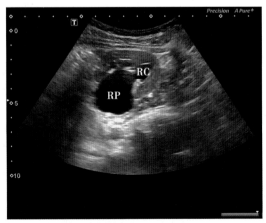

图 3-58-2　左肾短轴切面二维图像
RP. 肾盂；RC. 肾盏

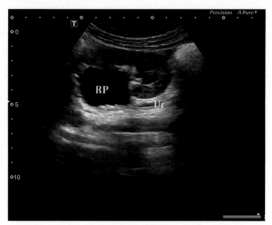

图 3-58-3　左肾盂输尿管连接部二维图像

RP. 肾盂；Ur. ureter，输尿管

3. 其他检查资料　血、尿常规正常。

二、思考题及参考答案

1. 请结合病史及超声图像表现作出诊断（10 分）。

临床表现：男性患儿，2 岁。胎儿期发现左肾积水，出生后复查。患儿无发热、腹痛，无尿频、尿急等尿路刺激症状（2 分）。

超声所见：图 3-58-1、图 3-58-2 左肾形态饱满，肾盂肾盏明显扩张，肾实质略变薄（4 分）。图 3-58-3 左输尿管未见明显扩张（2 分）。

超声诊断：左肾积水，符合左肾盂输尿管连接部狭窄（2 分）。

2. 请简述肾积水时肾盂前后径和肾实质厚度的测量方法（10 分）。

在肾脏的横断面上进行肾盂前后径的测量（3 分），测量肾内部分的最大肾盂前后径，不要测量肾外部分（3 分）（图 3-58-4）；肾实质厚度的测量是分别测量肾脏上、中、下极的肾实质厚度后取平均值作为最终测量结果（4 分）。

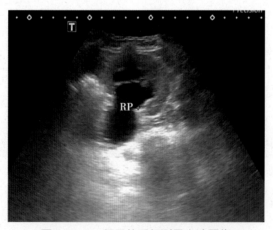

图 3-58-4　肾盂前后径测量方法图像

RP. 肾盂

3. 请回答本病的鉴别诊断（10 分）。

(1)肾盂输尿管连接部瓣膜(2 分)：输尿管瓣膜是胎儿期输尿管上段皱襞先天性发育停滞，由近端的黏膜、肌肉折叠所形成。该病早期多无特异性临床症状和体征，随着病情的进展可表现为患侧的腰腹痛、恶心、呕吐、泌尿系感染等症状，在绞痛及合并结石时常有血尿；多合并肾积水(1 分)。超声表现：中等回声的横行黏膜皱褶突出于输尿管腔内，瓣膜近端输尿管扩张(2 分)。

(2)肾盂输尿管连接部息肉(2 分)：输尿管息肉是源自输尿管中胚层的良性增生性病变，常见于大儿童，其主要临床表现为腰痛、血尿等(1 分)。超声表现：在扩张的输尿管腔内可见中等回声团，形态不规则，边界清晰；可随输尿管蠕动而在尿液中漂动，形态可变，有时似飘带样；多数 CDFI 显示其内有血流信号；合并肾积水(2 分)。

三、要点与讨论

1. 病理、流行病学　肾积水是通过产前超声检查出来的最为常见的泌尿系统异常，而肾盂输尿管连接部狭窄是引起先天性梗阻性肾盂积水最常见的病因。男孩发病率高，左侧多见。

肾盂输尿管连接部狭窄多因肾内尿液排出不畅而压力逐渐增高引起肾积水，常引起肾盂和/或肾盏扩张，随着病情的进展肾实质会有不同程度的变薄，甚至患侧肾功能减退等，若同时存在双侧梗阻，则可能出现尿毒症，后果严重。

2. 临床特征　本病一般无特异性临床症状或体征，多由产前超声检查时发现。积水严重时可能出现患侧腰部胀痛；并发感染可有畏寒、发热、脓尿；重度积水可于患者腰部触及囊性包块；双肾受累梗阻严重时可能出现慢性肾功能不全。

3. 超声特征　患侧肾形态饱满或外形增大；肾盂扩张，前后径大于 1cm 或肾盂肾盏同时扩张；同侧输尿管无扩张；肾盂输尿管连接部形成"鸟嘴样"(轻度)或"漏斗状"(重度)改变；肾实质的厚度根据积水量的多少可正常或不同程度地变薄。

四、临床拓展思维训练

1. 儿童发现肾积水，为了明确病因诊断，超声需要重点检查哪些部位(10 分) ？

(1)肾盂输尿管连接部，观察有无狭窄、结石及管腔内外是否有占位性病变(4 分)。

(2)输尿管全程：有无扩张及扩张的程度和范围；扩张的输尿管远端管腔内外是否有狭窄、结石及占位性病变(3 分)。

(3)输尿管膀胱连接部：是否位于膀胱内；是否有狭窄、反流、结石及占位性病变等(3 分)。

2. 请说出引起小儿肾盂输尿管连接部梗阻的常见病因(10 分)。

最常见的引起小儿肾盂输尿管连接部梗阻的病因有以下三点：一是外源性异常，如索带、粘连以及横跨的迷走血管和副血管等的压迫(3 分)；二是内源性异常，最常见的是肾盂输尿管连接部狭窄，也是小儿肾积水最常见的病因(4 分)；三是腔内型梗阻，常见的是输尿管息肉和瓣膜等(3 分)。

（时　博）

病例 59 马蹄肾（horseshoe kidney）

一、临床资料

1. 病史　患儿，男，3岁，因"超声发现左肾积水"就诊。患儿因腹痛于当地行腹部超声检查时发现左肾积水。无尿频、尿急、尿痛等表现。

2. 超声资料（图3-59-1~图3-59-4）

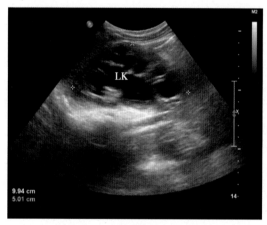

图3-59-1　左肾长轴切面二维图像
LK. left kidney，左肾

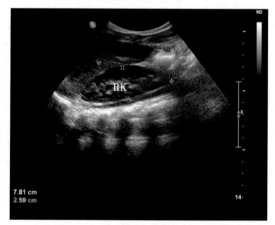

图3-59-2　右肾长轴切面二维图像
RK. right kidney，右肾

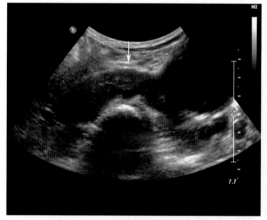

图3-59-3　脊柱前方横切二维图像
箭头所示为双肾于脊柱前方连接部分。

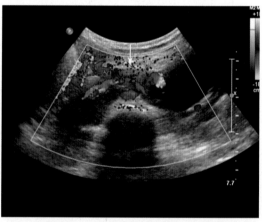

图3-59-4　脊柱前方横切彩色血流图像
箭头所示为双肾于脊柱前方连接部分。

3. 其他检查资料　血、尿常规及肾功能正常。

二、思考题及参考答案

1. 请结合病史及超声图像表现作出诊断（10分）。

临床表现：男性患儿，3岁。因腹痛于当地行腹部超声检查时发现左肾积水，无尿频、尿急、尿痛等表现。血、尿常规及肾功能正常（2分）。

超声所见：图3-59-1左肾形态饱满，肾盂肾盏明显扩张，肾实质变薄（2分）。图3-59-2右肾大小形态正常，皮髓质界限清晰（1分）。图3-59-3双肾于脊柱前方相连，相连部分为肾实质（2分）。图3-59-4双肾相连部分可检出血流信号，与双肾内血流关系密切（1分）。

超声诊断：马蹄肾合并左肾积水（2分）。

2. 请回答本病的鉴别诊断（10分）。

（1）L形融合肾：也是融合肾的一种，为一侧肾异位到对侧，而同侧肾窝未见肾脏显示。L形融合肾患者异位的肾脏较多斜卧或者横卧于椎体前缘，其解剖学上极与对侧肾下极相融合，可能合并肾积水、异位输尿管开口及结石等其他泌尿系统异常（2分）。

（2）肾积水：当马蹄肾合并肾积水时需与单纯肾积水鉴别。单纯肾积水超声表现为患侧肾形态饱满或外形增大，肾盂扩张或者肾盂肾盏同时扩张，扩张的肾盏可能压迫肾实质，引起肾实质变薄。但是双肾之间并无相连之处，肾轴向多数也是正常的（3分）。

（3）腹膜后肿瘤：超声表现为肿瘤贴近后腹壁，位置深在、固定，不随呼吸及体位改变而移动；肿瘤邻近的腹膜后大血管及其分支可受压变细、变形及移位；腹腔器官可受肿瘤推挤前移；但是肿物内无皮髓质及集合系统等肾脏结构，且与双肾无关联，可据此与马蹄肾鉴别（3分）。

（4）主动脉旁肿大淋巴结：炎症反应性淋巴结数量少，体积小，呈扁圆形，边界清，多数独立存在，很少融合，容易鉴别；而恶性淋巴结数量较多，形态饱满，体积增大，内部回声多不均匀，淋巴结门结构显示不清，当彼此相互融合时易与马蹄肾相混淆，但融合的多个淋巴结内无肾脏结构，可据此鉴别（2分）。

3. 除超声外，清简述其他影像学检查对本病的诊断价值（10分）。

（1）静脉肾盂造影：可显示脊柱前方融合的两肾下极和肾盂的位置，如合并肾盂积水时，可同时显示积水的程度（3分）。

（2）CT和MRI：可清晰地显示肾轮廓，不仅可显示马蹄肾在脊柱前融合的两肾下极，还能分辨融合的峡部是肾实质还是纤维结缔组织；可同时发现有无积水、感染、肾结石和肿瘤等并发症及异常表现；可明确双肾与周围邻近组织及脏器的关系（4分）。

（3）肾核素扫描：可观察肾的形态、血流灌注，计算肾小球滤过率，真实反映肾功能，但诊断马蹄肾的价值有限（3分）。

三、要点与讨论

1. 胚胎发育　胚胎早期，肾位于盆腔内，由于其生长速度低于脊柱和盆腔内的其他脏器，导致两侧发育未成熟的肾相互靠近的时间过长，上升过程受阻于肠系膜下动脉根部，引起两肾下极融合，形似马蹄。

2. 病理、流行病学　马蹄肾是一种较常见的先天性肾畸形，发病率为1:（600~1 800）。马蹄肾是指两侧肾的上极或下极在脊柱大血管前相互融合，是最常见的融合肾畸形，以下极融合更多见。融合的部位称之为峡部，大部分为肾实质，也可为纤维结缔组织。马蹄肾因其解剖结构发生改变,导致双肾长轴呈倒"八"字形,肾盂向前旋转,从而导致肾盂输尿管交界部位置较高,输尿管跨越峡部前方向下走行,引起相对狭窄,导致肾盂积水和结石等并发症。

3. 临床特征 临床上大部分马蹄肾的患者无任何症状,但其更易患感染、结石、肾盂输尿管交界处梗阻或者肾脏肿瘤等泌尿系统的并发症,其临床症状也多由并发症引起,如腰痛、尿频、下腹部包块等。

4. 超声特征 从两侧腰部扫查可见双肾下极显示不清,向中线处延伸;经前腹壁扫查,于椎体前缘、主动脉和下腔静脉前可见融合的双肾下极,融合部分较厚者多为实质性峡部,可检出血流信号,而较薄者多为纤维性峡部。背部探查可发现双肾轴排列异常,呈倒置的"八"字形改变。

四、临床拓展思维训练

1. 超声对该病可能漏诊的原因有哪些?如何减少漏诊(10 分)?

(1)患者腹壁过厚或者腹部肠道内气体较多可能影响对双肾全貌的显示,尤其是影响双肾下极的显示(2 分)。

(2)当本病合并其他肾先天畸形时,由于超声诊断思维的单一化,可能忽略马蹄肾的存在(2 分)。

(3)由于本病相连的部位(峡部)多位于脊柱前方,位置一般比较深,尤其是当峡部较薄时,超声检查有时很难将其完整显示(2 分)。

因此,我们应提高对马蹄肾的认识。超声检查时,要连续、全面地对双肾进行纵、横切面扫查,重点关注肾两极(尤其是下极)的结构与形态(2 分);当发现双肾门指向异常、肾盂输尿管交界部走行异常时,应仔细跟踪扫查,注意脊柱及腹主动脉前方有无相连的双肾下极或者上极,考虑是否可能为马蹄肾(2 分)。

2. 马蹄肾的临床处理及预后如何(10 分)?

马蹄肾在不合并其他泌尿系统畸形的状态下,功能同正常肾一样,不需要治疗,预后良好(3分);有严重肾盂积水导致尿路梗阻从而影响工作和生活者,可考虑手术治疗,预后取决于肾盂积水和尿路梗阻的程度(4 分);如并发结石或严重感染者,则应进行相应处理,甚至在必要时切除或部分切除肾(3 分)。

(时 博)

病例 60 异位肾(ectopic kidney)

一、临床资料

1. 病史 患儿,男,4 岁,因"外院发现肾脏异常 1 周"就诊。排尿时无异常,无尿频、尿急等症状。

2. 超声资料（图 3-60-1~ 图 3-60-3）

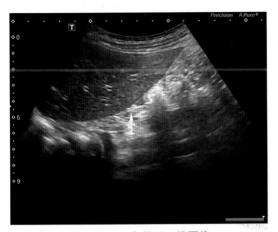

图 3-60-1　右肾区二维图像
箭头所示为肝脏下方右肾区。

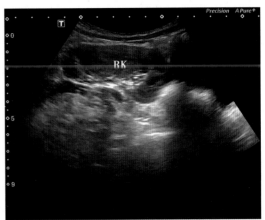

图 3-60-2　膀胱右上方肾二维图像
RK. 右肾

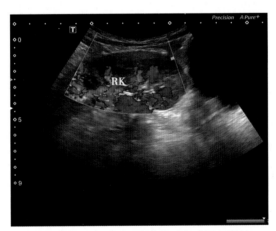

图 3-60-3　膀胱右上方肾彩色血流图像
RK. 右肾

3. 其他检查资料　血、尿常规及肾功能正常。

二、思考题及参考答案

1. 请结合病史及超声图像表现作出诊断（10 分）。

临床表现：男性患儿，4 岁。外院发现肾脏异常 1 周。排尿时无异常，无尿频尿急等症状（2 分）。

超声所见：图 3-60-1 右侧肾区未见肾脏影像（2 分）。图 3-60-2 膀胱右上方见肾，肾门指向背侧（2 分）。图 3-60-3 膀胱右上方的肾内彩色多普勒血流（2 分）。

超声诊断：右侧盆腔异位肾（2 分）。

2. 请回答本病的鉴别诊断（10 分）。

（1）单侧肾缺如：同侧肾区及盆腹腔均未见肾显示。但是超声诊断单侧肾缺如要慎重，需要排除肾严重发育不良，体积过小导致超声无法显示或者肾异位至盆腹腔以外的位置，如胸腔的可能性(2分)。

(2)交叉异位肾:患侧肾区未见肾显示,而在对侧肾区可见2个相对独立的肾轮廓及肾门结构,异位的肾常合并肾轴异常,其解剖学上极多与对侧肾的下极融合(3分)。

(3)腹后壁肿物:肿物位于腹膜后,与腹膜后脏器及血管邻近,最常见的为淋巴管瘤、畸胎瘤及神经源性肿瘤等。不同的病理类型表现为不同的超声图像特点,但是均无肾窦、肾实质及肾门部血管回声(3分)。

(4)肠道肿瘤:肠壁正常层次结构消失,不规则增厚,回声减低;形成肿块时,形态多不规则,虽可形成"假肾征",但其中心部强回声为偏移的气体线而不是肾窦回声,肿瘤周围肠壁层次清晰可见,形成对比(2分)。

3. 请说出异位肾的常见位置(10分)。

(1)盆腔异位肾:是异位肾最常见的位置,指肾位于主动脉分叉以下的盆腔(3分)。

(2)腰部或髂部异位肾:指肾位于髂嵴以上和第二腰椎(L_2)与第三腰椎(L_3)水平以下的位置(1分)。

(3)胸腔肾:指肾位于胸腔,罕见(3分)。

(4)交叉异位肾:是指一侧肾跨越中线异位至对侧,而输尿管膀胱开口位于原侧(3分)。

三、要点与讨论

1. 胚胎发育　正常情况下两肾于胚胎期第8周末达第2腰椎水平。异位肾的形成是由于胚胎发育第4~8周肾上升过程中,输尿管芽发生生长障碍、血供异常或中肾管[又称沃尔夫(Wolffian)管]过速生长等原因,致使肾停止上升、上升过速或误升向对侧,常伴旋转不良,也可能合并肾轴倾斜,甚至横位。

2. 病理、分型及流行病学　异位肾是指发育成熟的肾未达到肾窝的正常位置,相对少见,发生率约1/1200,文献报道以左侧多见,好发于男性。异位肾多为单侧,双侧罕见。

根据部位将异位肾一般分为3类:盆腔异位肾、交叉异位肾及胸腔异位肾,其中以盆腔异位肾多见,多位于盆腔、下腹部,接近膀胱的位置,而胸腔异位肾罕见。

3. 临床特征　多无临床症状,多为患者行影像学检查时偶然发现,部分可伴发多种泌尿系统畸形,这些先天性泌尿系畸形所表现的各种临床症状和体征也往往是患者就诊的主要原因;也可因尿路感染或结石等泌尿系统疾病就诊时偶然发现。

4. 超声特征　患侧肾窝未探及肾影像,同侧肾上腺呈"平卧"征。异位肾严重发育不良时,对侧肾出现代偿性增大。

盆腔异位肾:于盆腔见肾,大小正常、稍小或者发育不良,常合并旋转不良,也可能合并肾轴异常,如果发现与之相连同侧输尿管可确诊。

交叉异位肾:一侧肾缺如,对侧肾区可见2个肾轮廓,伴或不伴融合,2个肾有各自独立的肾门及肾血管,异位的输尿管斜跨过脊柱中线开口于膀胱的正常位置。

胸腔异位肾:多借助其他影像学检查,如CT、MRI等确诊。

四、临床拓展思维训练

1. 异位肾常合并的畸形有哪些(10分)?

一部分异位肾可能合并发育不良、输尿管异位开口、输尿管囊肿、交叉异位融合和旋转不良等单一泌尿系统畸形（5分）；也有一部分异位肾可能同时合并多种畸形，甚至伴有泌尿系统外的其他畸形（1分）。其中盆腔异位肾在男性患儿中多合并尿道下裂、隐睾等生殖系统异常（2分）；在女性患儿中多合并双阴道、阴道闭锁或双子宫等（2分）。

2. 请简述超声在此疾病诊疗中的作用（10分）。

异位肾无合并症时多无特异性临床症状和体征，其就诊的主要原因是其可能伴发的其他泌尿系统畸形（1分）。因此不仅要诊断异位肾，更要准确判断是否合并其他畸形。超声对异位肾的诊断有极其重要的意义：明确异位肾的位置、大小及发育情况（3分）；明确肾的轴向及是否合并旋转不良（2分）；诊断其合并的其他泌尿系统畸形，如发育不良、肾积水、输尿管扩张和异位开口等（3分）。相对于其他影像学检查，超声检查无创、易操作、可重复性强，而且无放射性损伤，可作为诊断异位肾的首选检查方法（1分）。

（时 博）

病例 61 重复肾（duplex kidney）

一、临床资料

1. **病史** 患儿，男，5月龄，因"产前检查发现左肾异常，出生后复查"就诊。足月剖宫产。

2. **超声资料**（图3-61-1~图3-61-3）

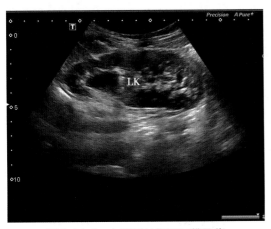

图 3-61-1 左肾长轴切面二维图像
LK. 左肾

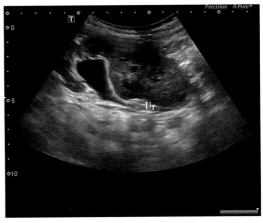

图 3-61-2 左侧上位输尿管起始部二维图像
Ur. 输尿管

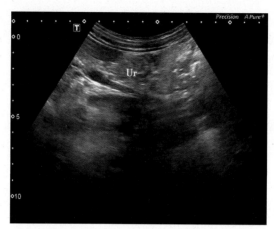

图 3-61-3 左侧下位输尿管起始部二维图像

Ur. 输尿管

3. 其他检查资料 血、尿常规及肾功能正常。

二、思考题及参考答案

1. 请结合病史及超声图像表现作出诊断（10 分）。

临床表现：男性患儿，足月剖宫产。产前检查发现左肾异常，出生后复查来诊。血、尿常规及肾功能正常（2 分）。

超声所见：图 3-61-1 左肾长径略增大，肾窦区（集合系统）被肾实质分成上下两部分，其中上部分合并肾盂积水（2 分）。图 3-61-2 上部分肾有其独立的输尿管（2 分）。图 3-61-3 下部分肾有其独立的输尿管（2 分）。

超声诊断：左侧重复肾合并上位肾积水（2 分）。

2. 请回答本病的鉴别诊断（10 分）。

（1）肾上极囊肿（2 分）：上位肾合并重度肾积水的重复肾需与肾上极囊肿鉴别，前者在积水的无回声区周围可见肾实质回声，而下位肾轮廓线完整，如果寻找到与之相连的输尿管即可确诊（2 分）；而单纯的肾上极囊肿，无论起源于肾实质还是肾盂，囊肿壁一般菲薄，且无与之相连的输尿管（1 分）。

（2）肾积水（2 分）：重复肾合并上位肾积水时需与单纯的肾积水鉴别。后者的患侧肾一般合并肾盂及不止一组肾盏扩张，肾盂肾盏相连通（1 分）。而重复肾合并的上位肾积水是孤立的，不与下位肾的肾盂肾盏相通，两者之间有清晰的肾实质相隔（2 分）。

3. 请试述各影像学检查对重复肾的诊断价值（10 分）。

超声及核磁共振尿路造影是重复肾畸形的必要检查，其不仅能良好显示肾、输尿管及膀胱的形态，而且无创伤、无放射性（2 分）；静脉肾盂造影可清楚显示泌尿系统的解剖结构和是否存在梗阻，也能反映肾的功能（2 分）；排尿期膀胱尿道造影检查可了解膀胱、尿道形态，评估膀胱尿道功能，还可明确有无膀胱输尿管反流（2 分）；CT 尿路造影可提供泌尿系统解剖形态（2 分）；放射性核素肾扫描是评价肾功能的金标准，可显示重复肾区域的皮质厚度和核素摄取情况（2 分）。

三、要点与讨论

1. **胚胎发育**　重复肾畸形的发生是由于胚胎时期同一侧输尿管芽远端分支过早或中肾管同时发出两个输尿管芽所致，前者形成不完全性重复肾畸形，后者形成完全性重复肾畸形。

2. **病理、分型及流行病学**　儿童重复肾畸形临床发病率低，约为 0.7%，女性多见，左侧多于右侧。其根据发育的形态分为三型：发育型、积水型和发育不良型，常发生于上位肾。重复肾畸形又分为完全型和不完全型：如果可见两条输尿管，且分别开口于膀胱或其他部位，为完全型；如果两条输尿管在进入膀胱前汇合，形成一个共同的开口，则表现为"Y"形输尿管，为不完全型。不同的病理分型治疗方式也不相同。

3. **临床特征**　不完全型重复肾患儿多无明显的临床症状，常为体检发现；完全型重复肾常合并其他泌尿系统畸形，如肾盂积水、输尿管囊肿、输尿管异位开口和膀胱输尿管反流等，常引起泌尿系感染，偶见腰痛，合并输尿管开口异位者，男性患者多表现为异位部位的疼痛或者感染，而女性患者多表现为尿滴沥。

4. **超声特征**

(1) 发育型的重复肾可见患侧肾外形正常或稍增大，肾表面光滑或有一浅沟；肾窦为由肾实质间隔的互不相连的两组高回声；起始部有一条或两条输尿管。

(2) 发育不良型的重复肾患侧肾大小正常或稍小；上极可见一轮廓模糊的类圆形包块，无正常肾轮廓，体积明显小，肾实质明显减少；下位肾的上极变平或者略凹陷，上极被膜线显示不清。

(3) 积水型的重复肾上位肾积水是孤立的，不与下位肾的肾盂肾盏相通，两者之间有清晰的肾实质相隔；在积水的无回声区周围可见肾实质回声，而下位肾轮廓线完整，如果寻找到与上、下位肾分别相连的输尿管即可确诊。

四、临床拓展思维训练

1. 我们在对该病进行超声检查时，还应注意哪些问题（10 分）？

由于该病常伴发多种畸形，因此我们在对重复肾患儿进行超声检查时，要同时确定有无合并症（2 分）。重复肾畸形最常见的合并症主要发生在上位肾和上位输尿管：发生在上位肾者，主要有上位肾积水和发育不良（3 分）；而发生在上位输尿管者主要有末端狭窄或囊肿、异位开口和膀胱输尿管反流等（3 分）（图 3-61-4、图 3-61-5）。也有部分重复肾的上、下位肾同时合并肾积水，而重复肾仅发生下位肾积水者罕见（2 分）。

2. 结合临床和诊断，如何选择重复肾的治疗方案（10 分）？

目前，重复肾在不合并其他畸形的情况下，无特异性临床症状和体征，不需要临床处理。重复肾的治疗往往根据其并发其他畸形的病理状态决定治疗方案（4 分）。治疗前需全面评估患儿泌尿系统的形态及功能（2 分），同时结合患儿的临床症状和体征（2 分），参考监护人意愿及医生的技术水平等，综合考虑，尽量制定个体化治疗方案（2 分）。

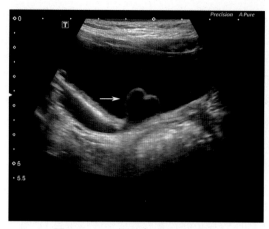

图 3-61-4　右侧输尿管末端囊肿
箭头所示为输尿管末端囊肿。

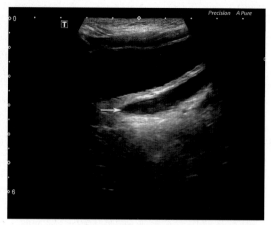

图 3-61-5　左侧输尿管异位开口于膀胱颈远端
箭头所示为输尿管开口处。

（时　博）

病例 62　多囊性肾发育不良（multicystic dysplastic kidney）

一、临床资料

1. 病史　患儿,女,45 天,因"产前超声发现左肾多发囊肿"就诊。足月儿,患儿出生后排尿正常。

2. 超声资料(图 3-62-1～图 3-62-4)

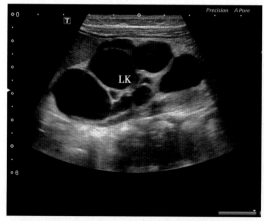

图 3-62-1　左肾长轴切面二维图像
LK. 左肾

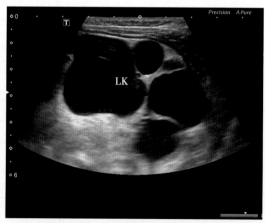

图 3-62-2　左肾短轴切面二维图像
LK. 左肾

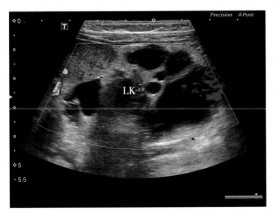
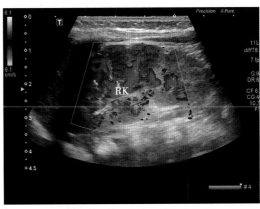

图 3-62-3　左肾彩色血流图像　　　　　　　　图 3-62-4　右肾彩色血流图像
LK. 左肾　　　　　　　　　　　　　　　　RK. 右肾

3. 其他检查资料　尿常规及肾功能正常。

二、思考题及参考答案

1. 请结合病史及超声图像表现作出诊断(10 分)。

临床表现：女性患儿,45 天,为足月婴儿。产前超声发现左肾多发囊肿,患儿出生后排尿正常(2 分)。

超声所见：图 3-62-1、图 3-62-2 患儿左肾失去正常形态(1 分),由紧密排列的大小不等的多个液性区组成(1 分),边界清,内呈无回声,彼此之间互不相通(1 分),未见正常肾实质及集合系统回声(1 分)。图 3-62-3 未显示呈树枝状分布的肾内血流,仅于残存的实质部分可见少量血流(1 分)。图 3-62-4 显示右肾结构及血流分布正常(1 分)。

超声诊断：左侧多囊性肾发育不良(2 分)。

2. 请回答本病例的鉴别诊断(10 分)。

(1) 常染色体显性遗传多囊肾病：本病又称成人型多囊肾病,为双肾受累,有家族史,多于成年后发病,且预后不良,儿童发病少见。常同时合并多囊肝、多囊脾、多囊胰等。超声表现为双肾明显增大,形态失常,表面凹凸不平；肾实质变少甚或未见明显正常肾实质显示；肾内密布大小不等的多发薄壁囊肿,彼此间互不相通,囊肿附壁可见后方伴声尾的强回声点。对于儿童疑似该病时,应询问家属是否有人患此病,综合分析得出诊断(3 分)。

(2) 重度肾积水：常见于男性儿童,主要是由肾盂输尿管连接部梗阻引起,单侧多见。患儿多无临床症状和体征,也可能腰腹部不适,合并尿路感染等。重度肾积水的超声表现为患侧肾明显增大,肾盂肾盏明显扩张,呈多个大的无回声区,但各无回声区间彼此相通；肾实质受压明显变薄；同侧输尿管多无扩张(3 分)。

(3) 单纯性肾囊肿：又称为孤立性肾囊肿,无家族史,多无特异性临床症状和体征,成人发病多见。本病多发存在时,需要与多囊性肾发育不良鉴别。单纯性肾囊肿的超声表现为患侧肾内多个类圆形液性区,彼此不相通,与肾盂亦不相通；孤立存在于肾皮质或髓质内,囊壁较薄,边界清楚；囊肿外肾组织回声正常,可见正常肾实质(2 分)。

(4) 获得性肾囊肿：本病多见于尿毒症或接受透析的慢性肾衰竭的患者,以多发常见。超声表现为双肾明显缩小,肾实质可见,回声普遍增强,皮髓质界限模糊,呈弥漫性肾损伤改变；囊肿形态欠规整；囊壁较单纯性肾囊肿厚，且毛糙不光滑(2分)。

3. 超声在此疾病诊疗中的作用(10分)？

多囊性肾发育不良由于肾多为无功能肾，因此在静脉肾盂造影检查中不显影。而超声对肾的显示不受肾功能影响(1分)，通过仔细观察能明确诊断该病(3分)，随访观察病变的进展程度(3分)，同时还可以了解对侧肾的生长发育情况(3分)。

三、要点与讨论

1. 胚胎发育　肾发育是 Wolffian 管(后期为输尿管芽)与后肾胚基相互作用的结果。输尿管芽分支末端与间充质细胞群之间相互作用太少，或者集合管与发育中的肾单位之间缺乏连续性，将会导致肾在结构上的发育始终处于幼稚状态，也即存在肾发育早期出现的原始小管，形成诸如肾发育不良等疾病。有时在发育不良的肾或在发育不良的区域中有一些囊性改变，当发育不良和囊性改变这两种病变影响到整个肾时，就被认为是多囊性肾发育不良。这种病变一般没有明确的肾形态，集合系统发育不成熟或缺乏。

2. 病理、流行病学　典型的多囊性肾发育不良呈葡萄样外观，常伴有同侧输尿管闭锁，可合并对侧泌尿系统的发育异常，如肾盂输尿管连接部梗阻，膀胱输尿管反流等，也可伴有肾外畸形。该病是婴幼儿肾最常见的囊性发育异常性疾病，为非遗传性完全性肾发育不良，其发生率约为1/3 000。患侧肾多无功能，因此单侧发病多见。

3. 临床特征　单侧多囊性肾发育不良患儿多无特异性临床症状和体征，预后良好；如果同时合并对侧泌尿系统发育异常，则预后取决于对侧异常的严重程度，伴有其他肾外畸形时，则预后不良。双侧多囊性肾发育不良罕见，因患儿多不能存活。

4. 超声特征　患侧肾失去原有形态；可见多个大小不一囊肿，彼此间互不相通，囊壁较薄；囊肿间无或仅有少部分肾实质，可能是由于结缔组织增生所致；同侧输尿管多不显示。

四、临床拓展思维训练

1. 请简述肾发育不良的类型和超声图像特点(10分)。

肾发育不良为一种先天性泌尿系统发育畸形，以小儿多见，主要表现为微小残肾或多囊性肾发育不良两种类型(2分)。

微小残肾：超声表现为肾体积明显缩小，各径线明显小于正常值，轮廓模糊，肾结构显示不清，呈中等回声多见，血流信号稀疏。(4分)

多囊性肾发育不良：超声表现为患侧肾失去正常肾结构及轮廓，形态欠规整，内部被大小不一的多个囊肿所取代，囊肿间彼此互不相通，仅有小部分或无肾实质回声。(4分)

2. 为了有效评估该病的预后，超声随访检查时需要注意哪些方面(10分)？

本病的患侧肾可随时间推移而发生退化，最终演变为小瘤样组织，一般不需要临床处理(2分)。但是，当该病合并巨大囊肿时则需手术切除，因此，对患肾囊肿大小的评估至关重要，超声需要随访观察患侧肾内各个囊肿的大小变化(3分)。该病的预后主要取决对侧肾的功能及是否合并肾外畸形(2分)。因此，对本病患者进行超声随访观察时，不仅要评估患侧肾的变化，更应仔细观察对侧肾是否发育正常及有无肾外畸形的存在，如果本病同时伴有肾外畸形，则提示预后不良(3分)。

(时　博)

病例 **63** 输尿管癌（carcinoma of ureter）

一、临床资料

1. 病史　患者,女,65 岁,因"发现肉眼血尿 1 个月"就诊。
2. 超声资料(图 3-63-1~ 图 3-63-3)

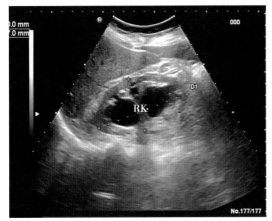

图 3-63-1　右肾长轴切面二维图像
RK. 右肾

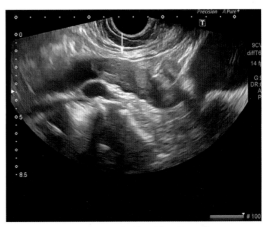

图 3-63-2　右输尿管二维图像
箭头所示为右输尿管中段内病灶。

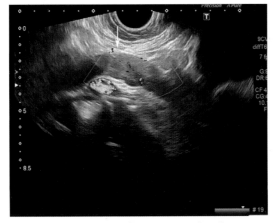

图 3-63-3　右输尿管彩色血流图像
箭头所示为右输尿管中段内病灶。

3. 其他检查资料　尿隐血(+++)。

二、思考题及参考答案

1. 请结合病史及超声图像表现作出诊断(10 分)。
临床表现:老年女性患者,发现肉眼血尿 1 个月,尿隐血(+++)(2 分)。

超声所见：图 3-63-1 右肾积水，肾盂明显扩张（2 分）。图 3-63-2 右输尿管中段近第二狭窄处可见中等回声肿物；形态欠规整，边界模糊，与输尿管壁分界欠清，其近端输尿管扩张（3 分）。图 3-63-3 肿物内可检出点条状血流信号（1 分）。

超声诊断：右输尿管癌合并右肾积水（2 分）。

病理诊断：输尿管浸润性尿路上皮癌，高级别，浸润肌层（图 3-63-4）。

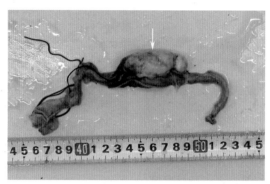

图 3-63-4　大体标本：输尿管距膀胱断端 6cm、距肾盂断端约 10cm 见隆起形肿物，切面粉白质脆，似侵全层，界不清，余输尿管黏膜光滑

箭头所示为肿物。

2. 请回答超声对本病的诊断价值（10 分）。

超声检查无创、无痛、简便、易普及，而且无放射性，是本病首选的影像学检查方法（2 分）。通过超声检查可以了解原发肿瘤病灶的情况，如大小、形态、边界、肿瘤内血流情况等（3 分）；可了解病灶与输尿管壁的关系（2 分）；也可较早地发现肾盂积水及输尿管扩张，确定梗阻的部位（3 分）。因此，超声对输尿管癌的诊断及鉴别诊断具有较高的价值。

3. 简述超声造影对输尿管癌的诊断价值和优势（10 分）。

常规超声虽然是泌尿系疾病的首选影像学检查方法，但是由于各种因素的影响对输尿管癌的诊断效能受限。而超声造影是近些年来发展起来的新的超声诊断技术，对病变或组织内的微循环状态可以很好地显示。大多数输尿管癌在超声造影上表现为高增强，回声较均匀（2 分），肿瘤很少合并坏死区域，因此未见明显无增强区（2 分）；超声造影能更清晰地显示肿瘤的边界和形态（2 分），提高肿瘤显示率且能准确地测量肿瘤大小（2 分）；输尿管壁的增强形态可辅助输尿管癌的分期（2 分）。

三、要点与讨论

1. 病理、流行病学　原发性输尿管癌发生率低，临床上相对少见，主要病理类型为移行上皮细胞癌，往往不能在早期得到诊断，预后较差。本病可在任何年龄发病，以老人居多。该病癌细胞生长时常在局部形成肿块，近端产生梗阻性输尿管扩张及肾积水。肿瘤细胞可向下播散，因此输尿管中下段肿瘤发病率明显高于上段，少数可累及输尿管全程，位于近输尿管膀胱入口处的肿瘤，多呈低回声菜花样，突向膀胱。

2. 临床特征　输尿管癌的临床表现缺乏特异性，肿瘤较小时一般无症状；肿块较大时由于大量新生血管的出现，患侧常出现无痛性肉眼血尿，也会有腰部不适等临床表现。

3. 超声特征　输尿管内可见实性等回声或低回声肿物，与管壁分界不清，管壁僵硬；肿物近端可见患侧肾积水及输尿管扩张；彩色多普勒检查可于肿物内检出血流信号。

四、临床拓展思维训练

1. 请简述超声对该病可能漏诊的原因（10 分）。

（1）输尿管癌病灶在灰阶二维超声上多表现为输尿管腔内的低回声或等回声团，而该类患者常伴发血尿，可能导致输尿管腔内透声性减低，从而影响病灶的显示（3 分）。

（2）当输尿管管腔未被肿瘤完全堵塞时，形成的输尿管扩张或肾盂积水不明显，从而忽视了对输尿管的详细扫查（4 分）。

（3）由于输尿管为腹膜后位器官，位置深在，超声检查过程中可能由于受到腹腔内肠道气体的干扰，导致输尿管显示困难，尤其是对于输尿管中段病变，漏诊的可能性更大（3 分）。

2. 如何提高超声诊断输尿管癌的准确性（10 分）？

第一，应该熟练掌握输尿管癌的临床症状和体征：对于反复出现无痛性血尿或腰部不适的患者，如果经超声检查发现肾积水甚或输尿管扩张，在排除其他泌尿系病变如结石等的情况下，应反复仔细检查输尿管全程，判断是否为输尿管癌（3 分）。第二，检查前的准备工作要完善：患者必须充分憋尿使膀胱充盈良好，必要时可行清洁灌肠以减少腹腔内肠道气体的干扰，力求清晰地显示输尿管全程（3 分）。第三，对于肾盂积水较轻，集合系统分离小于 1cm 的患者，不要轻易排除输尿管癌的可能（2 分）。第四，使用低频探头排除肠道内气体干扰，同时利用高频探头分辨率高的优点，对患者进行多角度、多体位、多切面探查，仔细观察输尿管内是否存在癌变（2 分）。

（时　博）

病例 **64** 输尿管结石（ureteral calculus）

一、临床资料

1. 病史　患者，男，31 岁，因"恶心、呕吐，右下腹部绞痛 4 小时"就诊。
2. 超声资料（图 3-64-1~ 图 3-64-3）
3. 其他检查资料　尿隐血（+++）。

二、思考题及参考答案

1. 请结合病史及超声图像表现作出诊断（10 分）。

临床表现：男性成年患者，恶心、呕吐，右下腹部绞痛 4 小时（2 分）。

超声所见：图 3-64-1 集合系统分离，提示右肾盂积水（2 分）。图 3-64-2 右输尿管末端见直径约 0.8cm 强回声团，后方伴声影（2 分）。图 3-64-3 CDFI 于强回声团上可见彩色镶嵌的快闪伪像（2 分）。

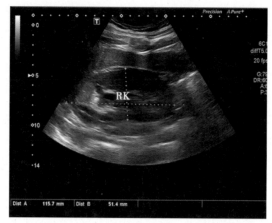

图 3-64-1 右肾长轴切面二维图像

RK. 右肾

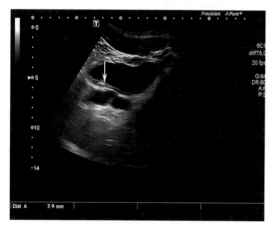

图 3-64-2 右输尿管末端二维图像

箭头所示为右输尿管末端强回声团。

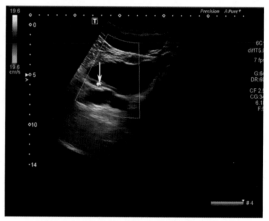

图 3-64-3 右输尿管末端彩色血流图像

箭头所示为右输尿管末端强回声团。

超声诊断:右输尿管末端结石合并右肾积水(2 分)。

2. 请简述输尿管结石的好发部位(10 分)。

输尿管结石可发生在输尿管的任何部位(1 分),但最常见于输尿管的三个生理性狭窄处:肾盂输尿管连接部(3 分)、输尿管跨越髂血管部(3 分)和输尿管膀胱连接部(3 分)。

3. 如何提高超声对输尿管结石的检出率(10 分)?

超声对输尿管结石的诊断有较高的符合率,但有时受患者过厚的腹壁及腹腔肠道内气体等因素影响可能导致漏诊。对于肠道内有过多气体的患者,可以嘱患者先排气排便后再行检查(2 分)。输尿管结石虽然可发生在输尿管的任何部位,但最常见于输尿管的各生理性狭窄处,尤其是输尿管末端最常见,是超声检查的重点部位(2 分)。此外,疑似上段结石,经腹壁扫查阴性者应当补行经背部或侧腰部扫查(2 分);疑似中、下段结石应注意沿扩张的输尿管向下追踪扫查(2 分);必要时辅以加压和 CDFI 检查,均可提高结石检出率(2 分)。

三、要点与讨论

1. 病理、流行病学　输尿管结石呈椭圆形，多数与输尿管长轴平行，大部分是由于肾内结石在输尿管走行过程中受阻不能继续下行所致，通常位于输尿管的三个生理性狭窄处。该病是泌尿系统常见疾病之一，男性发病率高于女性，40~60 岁为发病高发年龄，饮水量少，肥胖的人易发生此病。

2. 临床特征　输尿管结石典型症状为肾绞痛，即以腰背部疼痛为首发症状，同时出现下腹部及大腿内侧疼痛、恶心呕吐、面色苍白、血尿等，也有少数患者无症状，双侧结石嵌顿在输尿管狭窄处可因无尿导致急性肾衰竭。

3. 超声特征

(1)输尿管腔内可见强回声团或强回声点，后方伴声影，与管壁间有清楚分界，多发生在输尿管的三个生理性狭窄处，其中最多见于输尿管末端。

(2)结石所在部位以上的输尿管及肾盂发生积水扩张，结石体积小时，可无明显输尿管扩张。

(3)结石表面及内部可见彩色镶嵌的快闪伪像，此征象对声像图不典型、声影不显著的结石诊断颇为有用。

四、临床拓展思维训练

1. 如果临床高度怀疑输尿管结石，而超声检查阴性时，还应该行哪些检查(10 分)？

应结合腹部 X 线平片(3 分)、磁共振尿路造影(3 分)或 CT 检查(3 分)等进行诊断，但是以上检查存在假阴性，可能漏掉不显影的阴性结石(1 分)。

2. 女性患者因为右下腹痛来诊，除了考虑输尿管结石外，超声还应该除外哪些疾病(答 5 种即可，共 10 分)？

急性阑尾炎、腹部外伤致肠破裂、急性输卵管卵巢炎、急性盆腔炎、卵巢黄体破裂、卵巢肿瘤蒂扭转、异位妊娠破裂等。

五、人文题

当本例患者出现以下情况时，超声医生应该如何与他进行有效沟通(10 分)？

患者自述下腹部剧烈疼痛，喝水即吐，因此拒绝憋尿，要求医生马上对他进行超声检查明确腹痛原因，此时，你该如何处理？

首先我们必须体谅患者的心情，认真聆听患者的倾诉，安抚患者的情绪(2 分)。然后我们让患者躺在检查床上，除外其他的急腹症(2 分)。如果超声显示患者膀胱充盈不佳，无法作出准确诊断，我们可以对患者作出以下沟通。

(1)鉴于您目前的临床表现，高度怀疑您输尿管下段有结石，而该处的结石必须在膀胱适度充盈状态下才更容易显示。我刚刚给您检查过了，输尿管下段显示不清，为了获得更准确的检查结果，需要您配合憋尿(2 分)。

(2)如果疼痛难忍或者喝水即吐，您可以咨询临床医生帮您解决这些问题(2 分)。

(3)如果您不能继续憋尿进行超声检查，也可以咨询临床医生，帮您开具其他影像学检查(2 分)。

（时　博）

病例 **65** 肾母细胞瘤（nephroblastoma）

一、临床资料

1. 病史　患儿,女,2岁,因"体检发现右肾肿物1周"就诊。查体:右上腹部可触及质硬包块,约10cm×6cm,上界触不清,不活动,无触痛,双肾区无叩痛。无尿频、尿急,无腹痛、发热。

2. 超声资料(图3-65-1~图3~65-3)

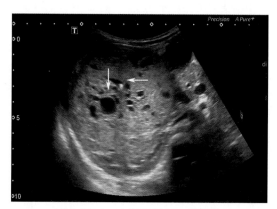

图 3-65-1　右肾区横切二维图像
箭头所示为肿物内小液性区及强回声点。

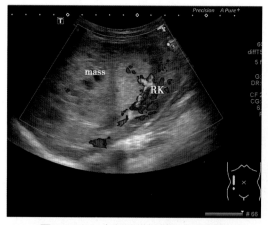

图 3-65-2　右肾区纵切彩色血流图像
RK. 右肾; mass. 肿物

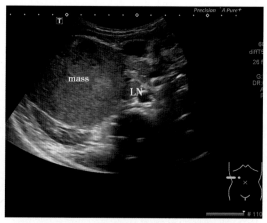

图 3-65-3　肿物左旁腹后壁二维图像
LN. lymph node,淋巴结; mass. 肿物

3. 其他检查资料　血、尿常规及肾功能正常。

二、思考题及参考答案

1. 请结合病史及超声图像表现作出诊断（10分）。

临床表现：患儿为2岁女性小儿，体检发现右肾肿物1周。查体时右上腹部可触及质硬包块，约10cm×6cm，上界触不清，不活动，无触痛，双肾区无叩痛。无尿频、尿急，无腹痛、发热（2分）。

超声所见：图3-65-1右肾区可见1个巨大肿物，边界较清，以实性中等回声为主，其内可见散在小液性区及强回声点，肿物旁可见残存肾组织（2分）。图3-65-2肿物由肾供血，实性部分内可检测出血流信号（2分）。图3-65-3肿物左旁（肾门部）可见1个肿大淋巴结，边界清，内呈中等回声（2分）。

超声诊断：符合肾母细胞瘤伴肾门部淋巴结肿大（2分）。

病理诊断：右肾母细胞瘤伴肾蒂旁1枚淋巴结转移（图3-65-4、图3-65-5）。

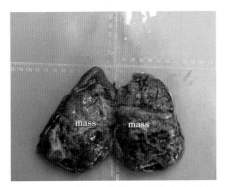

图3-65-4　大体：右肾切面大部分被肿物占据，切面部分粉红，部分暗红质软，似见黏液，肾盂肾盏结构不清，见少许肾实质

mass.肿物

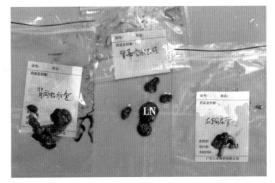

图3-65-5　大体：肾蒂旁淋巴结7个，最大者为融合结节；右输尿管黏膜光滑，其内未见明显肿物；肾周脂肪囊内未见肿物

LN.淋巴结

2. 请回答本病例的鉴别诊断（10分）。

（1）肾细胞癌：多见于成人。小儿相对少见，一般发生在5岁以后，平均年龄12岁。临床多以全程无痛性血尿就诊。超声声像图表现取决于肿瘤的大小及其侵犯范围。大多数病灶瘤体较小，表现为实性低回声或中等回声，边界较清楚。当瘤体较大时，可能合并出血、坏死，肿瘤呈以低回声为主的囊实混合回声，在肿瘤旁可见残存的肾组织，术前易误诊为肾母细胞瘤，诊断时须结合年龄特点及临床表现，避免误诊（3分）。

（2）多房囊性肾瘤：该病是一种良性病变，呈多房囊性，由间质和上皮组织细胞形成，是肾比较少见的良性肿瘤，需要与以囊性为主的肾母细胞瘤进行鉴别。临床症状无特异性，多发生于2岁以内的男性患儿，在腰腹部触及或临床体检时偶然发现肿物就诊。肿瘤多发生于左肾，通常较大，为类圆形或椭圆形的多房囊性肿物，无实质性成分，内含较多纤细分隔，有包膜，边界清楚，囊内均为无回声，CDFI于囊壁及分隔上均检测不到血流信号，而未受累的肾组织正常；而囊性为主的肾母细胞瘤，多是由于肿瘤内部出现出血、坏死形成，但是仍可见实质性成分。因此，实质性成分的有无是两者超声图像的主要鉴别点。（4分）

(3)血管平滑肌脂肪瘤:是一种比较常见的肾良性肿瘤。临床分2型,一型合并结节性硬化症,以青少年多见,为双肾多发大小不等的结节,较大者呈不均匀高回声,较小者呈高回声或强回声光点。另一型多发生于成人,多为单侧单发的高回声结节,边界清晰,与肾母细胞瘤容易鉴别(3分)。

3. 结合本病的临床与诊断,本病的治疗原则是什么(10分)?

目前,肾母细胞瘤的治疗采取手术和化疗联合应用的原则(3分)。如果术前评估肿瘤可以完整切除,则一般建议先手术再化疗(2分);对于术前评估肿瘤存在手术切除困难的可能,则一般建议先化疗再手术(2分);如果术前疑似肿瘤为非肾母细胞瘤,一般建议先对病灶进行组织学活检,待病理学检查确诊后,再依据病理类型进行化疗(3分)。

三、要点与讨论

1. 病理、分型及流行病学　肾母细胞瘤大体上多表现为类圆形的肿块,以实性为主,边界较清,质地较软,切面呈灰白色,可合并出血、坏死及囊性变等。肿瘤体积一般较大,直径多超过5cm。

肾母细胞瘤是儿童最常见的原发于肾的恶性肿瘤,所有儿童恶性肿瘤中约占6%,常见于5岁以下小儿,2~3岁是发病高峰年龄,单侧发病多见,也有双侧发病。本病也可能合并睾丸下降不全、尿道下裂、虹膜裂等其他先天性发育异常。

肾母细胞瘤的分型取决于镜下病理组织学的结构。典型的肾母细胞瘤镜下可见原始肾胚芽、上皮和间质3种组织成分,根据3种成分在各肿瘤间比例不同,可分为胚芽型、上皮型、间叶型及混合型4种类型。

2. 临床特征　绝大多数患儿表现为无症状的腹部肿块,由家属无意中发现;部分患儿可有镜下血尿、体重下降和贫血等;肿瘤压迫左肾静脉引起左精索血管梗阻造成继发性精索静脉曲张;肿瘤瘤栓从下腔静脉生长至右心房导致心功能不全;肿瘤破裂导致急腹症。

3. 超声特征　肿瘤体积一般较大,边界清楚,声像图主要有3种表现。

(1)以实性中低回声为主,伴有大小不等的囊腔,如本病例,此型最常见。

(2)完全实性,无明显囊性变及液化坏死区。

(3)囊性为主,呈多房分隔的囊腔,分隔薄厚不均,仅见少许或无明显实性成分。部分肿瘤合并钙化,多位于坏死区边缘。

四、临床拓展思维训练

1. 对该病进行超声检查时,除了需要准确描述并诊断原发病灶外,还需要重点检查哪些部位,注意哪些问题(10分)?

本病为恶性肿瘤,可经血行转移至其他脏器,其中肺转移最多见,肝转移比较少见;可经淋巴转移至肾门部及腹主动脉旁淋巴结;可形成瘤栓经肾静脉延伸至下腔静脉及右心房。因此,对疑似肾母细胞瘤患儿进行超声检查时,除了要仔细检查肿瘤原发病灶外,还需要重点检查患侧肾的肾门部、腹主动脉旁、左肾静脉、下腔静脉及肝脏等(4分),除外有无肾门部及腹主动脉旁淋巴结转移(2分),有无肾静脉、下腔静脉内瘤栓及有无肝转移灶等(2分)。对于剧烈腹痛患儿,还要注意观察肿瘤有无破裂、破裂口大小及腹腔积液的情况等(2分)。

2. 对于高度怀疑儿童肾肿瘤为非肾母细胞瘤时,可在超声引导下穿刺活检,请说出其适应证(10分)。

(1)影像学检查为非典型的肾母细胞瘤改变或各影像学检查结果矛盾(2分)。

（2）肿瘤较大，不能手术切除或者患儿家属不愿手术，需明确病理分型（2分）。

（3）对于需要先化疗再手术的患儿，需明确病理分型（2分）。

（4）血清学检查发现血钙升高或乳酸脱氢酶升高的患儿（2分）。

（5）既往其他部位有恶性肿瘤的病史等（2分）。

（时　博）

病例 **66** 肾细胞癌（renal cell carcinoma）

一、临床资料

1. 病史　患者，男，29岁，因"体检发现右肾肿物2个月"就诊。既往肾病综合征20年，透析4年。

2. 超声资料（图3-66-1、图3-66-2、视频3-66-1）

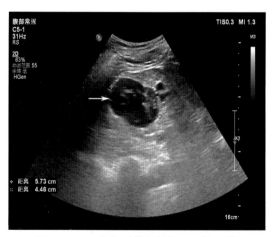

图 3-66-1　右肾肿物长轴切面二维图像
箭头所示为病灶。

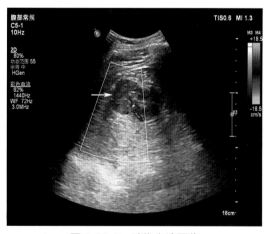

图 3-66-2　肿物血流图像
箭头所示为病灶。

视频 3-66-1

3. 其他检查资料　血肌酐 847μmol/L(升高)。

二、思考题及参考答案

1. 请结合病史及超声图像表现作出诊断(10 分)。

临床表现：成年男性患者,肾病综合征及肾透析病史多年(2 分)。

超声所见：图 3-66-1 右肾实质回声粗糙增强,其内可见肿物,形态规整,边界较清,呈低回声,突向肾外(2 分)。图 3-66-2 肿物内血运丰富(1 分)。视频 3-66-3 肿物超声造影表现为快速增强及高增强,肿物周围可见假包膜样回声(2 分)。

超声诊断：符合弥漫性肾损伤改变(1 分);右肾实性肿物,考虑肾细胞癌(2 分)。

病理诊断：右乳头状肾细胞癌(Ⅰ型)。

2. 请结合声像图表现,作出鉴别诊断(10 分)。

(1)正常肾柱：肾柱是由肾皮质伸向肾窦的软组织,无明显的占位效应,CDFI 肾血管走行未见异常(2 分)。

(2)肾表面分叶：常为双侧性。当分叶较大,叶间沟较深,易被误认为肿瘤。但此处回声与肾血管走行未见异常(2 分)。

(3)肾移行细胞癌：多位于肾的中心部位,肾外形多不发生改变;血运多不丰富(3 分)。

(4)黄色肉芽肿性肾盂肾炎：局灶性黄色肉芽肿性肾盂肾炎声像图表现为肾轻度增大,肾内可见均匀或不均匀性结节回声。晨尿沉渣找泡沫细胞以及超声引导下穿刺活检有助于明确诊断(3 分)。

3. 超声在该病诊断中会起到什么作用(10 分)？

超声适用于肾肿瘤的普查,有助于早期发现 ≤3cm 的小肾癌,普查中小肾癌的发现率为 9%~38%(4 分)。超声对肾细胞癌的诊断能力低于增强 CT(3 分)。CDFI 对于确诊肾静脉及下腔静脉瘤栓具有较高的临床价值,准确率可达 87% 和 100%(3 分)。

三、要点与讨论

1. 病理及流行病学　肾细胞癌占肾恶性肿瘤的 86%~90%,男女比例为 3∶1,好发年龄在 50 岁以上。主要的病理类型为肾透明细胞癌。

2. 临床特征　早期 60% 患者无明显的临床表现。晚期可表现为典型的腰痛、血尿、腹部肿块三联征。

3. 超声特征

(1)肾脏外形改变：肾细胞癌可引起肾局部肿大,隆起,包膜不规则及正常肾实质和中央区(肾盂肾盏)明显的压迹和浸润。

(2)肾细胞癌的回声类型：有低回声型;等回声型;高回声型;混合型或囊性变型。

(3)肾细胞癌的彩色多普勒血流图：体积较小的肿物可检出丰富血流信号,而体积较大的肿物可为少血供型。

(4)肾细胞癌的超声造影：动脉期快速增强。

(5)小肾癌：体积 ≤3cm 的肾细胞癌为小肾癌,多数为等回声或稍高回声,可伴有斑点状小钙化;可有假包膜回声,肿物有明显的占位效应;也可呈不典型囊肿表现(囊壁厚、附壁乳头样结节);CDFI 显示囊壁或间隔血流信号增多。

（6）囊肿型肾细胞癌：单房或多房，壁较厚而不规则，内部可见斑点状钙化和多个厚的分隔。CDFI于囊壁、分隔和实性成分内可检出血流信号。

（7）肾细胞癌的转移征象：常发生肾静脉、下腔静脉瘤栓。仔细扫查也可见到肾门部和腹膜后的肿大淋巴结。

四、临床拓展思维训练

1. 肾细胞癌的超声造影有何表现（10分）？

肾细胞癌的超声造影灌注模式为"快进快退"，主要表现为肿瘤皮质相的快速增强以及快速廓清（3分）。与周围肾皮质比较大部分肿瘤为高增强，时间强度曲线中肾细胞癌的始增时间和达峰时间低于肾皮质，达峰强度和曲线下面积高于肾皮质（2分）。肾细胞癌超声造影下多有假包膜显示，是指肿瘤与正常肾组织之间出现的环形增强带，呈"快进慢出"的表现（3分）。超声造影检查中出现液性坏死区对肾细胞癌的诊断有一定价值（2分）。

2. 请简述肾细胞癌的转移途径（10分）。

肾细胞癌的转移方式有血行转移、直接蔓延及淋巴结转移（2分）。

血行转移：约有30%的病例可形成肾静脉癌栓，其中部分可侵及下腔静脉（2分）。肿瘤可以经血行转移至肺、骨骼、肝脏、肾上腺等（2分）。

直接蔓延：肿瘤直接浸润肾盂肾盏或者穿破肾包膜直接侵犯肾周组织（2分）。

淋巴结转移：最先累及肾门部淋巴结，而后为腹膜后淋巴结（2分）。

（富 崴）

病例 67 肾盂癌（renal pelvic tumor）

一、临床资料

1. 病史 患者，女，54岁，因"发现肉眼血尿2个月"就诊。

2. 超声资料（图3-67-1～图3-67-4）

3. 其他检查资料 尿常规红细胞（+++）。大体病理（图3-67-4）。

二、思考题及参考答案

1. 请结合病史及超声图像表现作出诊断（10分）。

临床表现：中年女性患者，2个月肉眼血尿病史及尿常规红细胞（+++）（2分）。

超声所见：图3-67-1左肾集合系统内可见肿物，边界模糊，形态不规整，内呈中等回声，肿物局部与肾盂壁分界不清。图3-67-2、图3-67-3显示肿物内可检出少许血流信号（4分）。

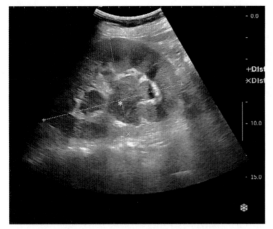

图 3-67-1 左肾长轴切面二维图像

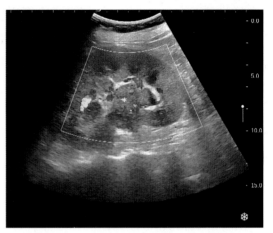

图 3-67-2 左肾长轴切面彩色血流图像

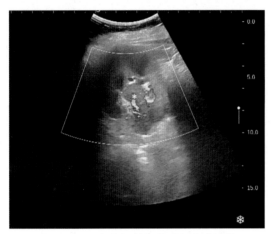

图 3-67-3 左肾短轴切面彩色血流图像

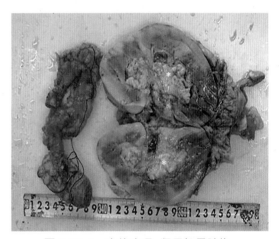

图 3-67-4 大体病理：肾盂处见肿物，
切面白色，质略软

超声诊断：左肾集合系统内肿物，考虑肾盂癌（4 分）。

病理诊断：左肾盂浸润性尿路上皮癌，高级别，浸润肾实质。

2. 请结合声像图表现，作出鉴别诊断（10 分）。

（1）肾积水：肾积水呈无回声，CDFI 无血流信号显示（2 分）。

（2）肾窦脂肪增生：见于部分老年人及肥胖者，双侧对称，无血尿和任何症状，CT 检查可以确诊（3 分）。

（3）肾细胞癌：肾细胞癌起源于外周肾实质，多为偏心、浸润性生长，边界不清；肿瘤血运较丰富；易发生肾外形改变；易侵犯肾静脉及下腔静脉；而肾盂癌一般位于肾中心部，肾外形一般不发生改变，肿物血运不丰富（3 分）。

（4）肾盂内凝血块：血块回声呈均匀性的低回声，轮廓不清，CDFI 其内无血流信号显示（2 分）。

3. 请简述肾盂癌的超声造影表现及其优势（10 分）。

肾盂癌超声造影表现为肾窦内低灌注、缓慢增强的肿物（4 分）。

灰阶超声可显示的肾盂癌超声造影多表现为晚于肾皮质的等增强或低增强,可为均匀或不均匀增强,均无周边环状高增强征象(3 分)。可与肾盂内凝血块相鉴别,肾盂内凝血块在整个造影过程中呈无增强(1 分)。

超声造影的优势:造影模式下可清晰显示肿块边界、形态、大小,可以更明确地判断肿物与周边组织的浸润情况(2 分)。

三、要点与讨论

1. 病理、分型及流行病学　肾盂癌主要为移行细胞癌,病理分为乳头型和浸润型两类。乳头型最常见,附着在黏膜上,有蒂,呈高分化,浸润慢,转移迟,预后较好,最常见的转移途径为瘤细胞脱落种植于输尿管及膀胱;浸润型呈浸润性生长,基底较宽,可出现黏膜增厚,肿瘤低分化,进展快,预后较差,其转移途径为沿淋巴转移到肾门部及腹膜后的淋巴结。发病者老年居多,男女比例为 4∶1。肾盂癌可因肿瘤梗阻造成肾积水,晚期可浸润肾实质,引起血行转移。

2. 临床特征　75% 肾盂癌可出现间歇性无痛性肉眼血尿。

3. 超声特征　肾窦内显示肿块回声是肾盂癌的声像图特征。无尿路梗阻的小肿瘤,不引起集合系统分离,超声不易识别;肿物较大时,集合系统可见分离,其内显示低回声的肿物,CDFI 仅显示很少的血流信号,频谱多普勒可检出低速动脉血流信号。超声造影表现为肾窦内低灌注,缓慢等增强或低增强的肿物;当肿物阻塞尿路时可引起继发肾盂肾盏扩张。弥漫性浸润生长型肾移行细胞癌是肾盂癌的一种特殊类型,超声表现为肾盂肾盏充满实性低回声肿物,肿物向肾实质弥漫浸润性生长,引起肾弥漫性肿大,肾实质增厚,皮髓质无明显界限。

四、临床拓展思维训练

1. 患者发现肉眼血尿来诊,其可能的病因是什么(10 分)?

(1)尿路肿瘤,包括肾移行细胞癌、输尿管癌、膀胱癌等(3 分)。

(2)尿路结石,包括肾结石,输尿管结石,膀胱结石,尿道结石(2 分)。

(3)肾细胞癌及其他肾肿瘤:当肿瘤体积较大时,侵犯集合系统,也可引起血尿(2 分)。

(4)内科肾疾病:急性、慢性肾小球肾炎,成人型多囊肾病、高血压肾病,左肾静脉受压综合征等(3 分)。

2. 请简述各种影像学方法在肾盂癌诊断中的价值(10 分)。

由于肾窦回声复杂,肾盂癌的诊断一直是临床上的难点。超声对早期肾盂癌检出率较低,超声造影检查可提高检出率(3 分)。CT 和 MRI 检查对早期肾盂癌的诊断优于超声检查(2 分)。肾盂癌是一种少血供的肿瘤,肾动脉造影和核素扫描对肾盂癌的诊断价值有限(2 分)。对阻塞型肾盂癌可进行超声引导下肾盂穿刺,注入造影剂检查,能够清楚显示肾盂内肿物,也可对抽出液进行脱落法细胞学检查(3 分)。

(富 崴)

病例 **68** 肾结石（renal calculus）

一、临床资料

1. 病史 患者,男,46岁,因"间断血尿1个月"就诊。查体:右肾区叩痛。
2. 超声资料(图3-68-1~图3-68-3)

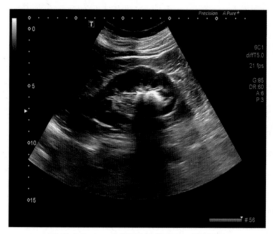

图3-68-1 右肾长轴切面二维图像
箭头所示为病灶。

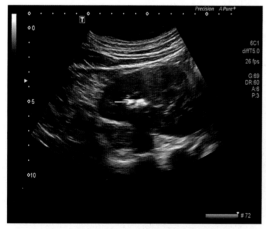

图3-68-2 右肾长轴切面二维图像
箭头所示为病灶。

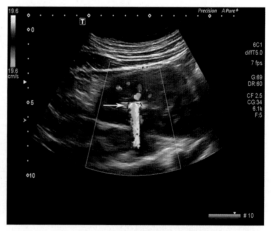

图3-68-3 右肾彩色血流图像
箭头所示为病灶。

3. 其他检查资料 尿常规红细胞(+++)。

二、思考题及参考答案

1. 请结合病史及超声图像表现作出诊断（10 分）。

临床特点：中年男性患者，间断血尿，右肾区叩痛及尿常规红细胞（+++）（2 分）。

超声所见：图 3-68-1、图 3-68-2 右肾集合系统内可见多个强回声团，后方伴声影（2 分）。图 3-68-3 彩色多普勒超声可见快闪伪像（2 分）。

超声诊断：右肾结石（4 分）。

2. 请结合声像图表现，作出鉴别诊断（10 分）。

（1）肾结核（自截肾）：自截肾没有正常的肾实质回声，甚至仅显示弧形的强回声，无肾实质显示（3 分）。

（2）髓质海绵肾：双肾受累多见，肾大小正常或稍大。病变局限于肾乳头，超声表现为肾锥体呈放射状分布的高回声区，肾锥体呈花瓣样排列（3 分）。

（3）肾钙质沉着症：是钙质在组织内沉着所致，多发生于高钙血症，成人可见于甲状旁腺功能亢进，肾小管酸中毒等。超声表现为双肾大小形态正常，轮廓清晰，肾髓质沿肾锥体排列呈弥漫性强回声点，似梅花瓣形，无声影。而结石强回声位于肾集合系统内，后方可见声影或特征性的快闪伪像（4 分）。

3. 请简述超声测量肾大小的切面及方法（10 分）。

（1）肾上下径：腰部冠状切面显示肾最大冠状切面，自肾上极的上缘侧至肾下极的下缘（图 3-68-4）（3 分）。

（2）肾宽径：腰部冠状切面显示经肾门处的冠状切面，或腰部横切显示经肾门处的横切面，自肾门内缘侧至肾外缘（图 3-68-4）（3 分）。

（3）肾厚径：腰部横切显示经肾门处的横切面，在最厚部位垂直于宽径，自肾前缘侧至肾后缘（图 3-68-5）（4 分）。

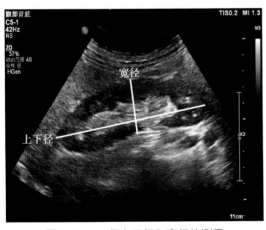

图 3-68-4　肾上下径和宽径的测量

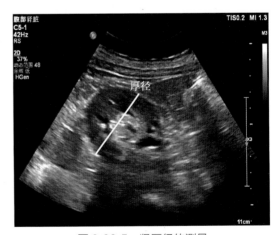

图 3-68-5　肾厚径的测量

三、要点与讨论

1. 病理、分型及流行病学　肾结石好发于 20~40 岁男性患者，主要位于肾集合系统，可为双侧性。80% 的肾结石为草酸钙及磷酸钙结石，X 线可显影；少部分为尿酸结石及胱氨酸结石，X

线不易显影。超声检查有助于本病的诊断。

2. 临床特征 单纯无梗阻性肾结石一般不产生疼痛。结石下行至输尿管可引起肾盂、输尿管平滑肌强烈收缩产生剧烈的肾绞痛。肉眼和镜下血尿较常见。有症状的肾结石可伴有肾积水，并继发尿路感染。

3. 超声特征 肾窦区可出现点状、团块状或弧形强回声，后方伴声影。可单发或多发。多数结石 CDFI 或能量多普勒血流显像(power Doppler imaging, PDI)检查可见特征性的快闪伪像，出现率约为 80%。当肾结石继发肾积水时，可出现梗阻性肾盂肾盏扩张。

四、临床拓展思维训练

1. 请简述肾钙质沉着症的临床和超声特点(10 分)。

肾钙质沉着症可由多种原因引起，常见于高钙血症及高钙尿症，常继发于肾小管酸中毒，甲状旁腺功能亢进，肾盂肾炎等;小儿患者也可见于先天性泌尿系统畸形，维生素 D 中毒，先天性醛固酮增多症，范科尼综合征等(3 分)。钙质沉积于肾髓质中的肾小管，因此本病多表现为沿肾锥体排列的强回声团(2 分)。

典型的肾钙质沉着症超声表现为双肾沿肾髓质分布的"花瓣样"排列的强回声团，轮廓模糊(3 分)。超声除了能发现钙质沉着，对肾钙质沉着症的病因诊断也有较高的价值，超声可以发现甲状旁腺腺瘤或增大，肾弥漫性病变，肾结石以及泌尿系畸形(图 3-68-6)(2 分)。

2. 请简述髓质海绵肾的临床和超声特点(10 分)。

髓质海绵肾是一种先天性疾病，有家族史，大多为中年患者，男女比例约为 2.5∶1，多因肾乳头先天性发育异常所致(2 分)。表现为乳头管和集合管梗阻，出现梭形或小囊状扩张，这种解剖学上的异常可引起尿液滞留，尿盐沉积在扩张的集合管或乳头管内，并发感染时可形成结石(3 分)。

按声像图的差异分为海绵样增强型和强回声团块型 2 类。海绵样增强型病变部位的髓质回声强度接近于肾窦回声，部分肾锥体内可以看到筛网状结构回声，在内部可以显示砂粒状高密度结石影像。强回声团块型的病变部位的肾髓质，呈现为"花瓣样"排列的强回声团块，边缘毛糙，大小一致，后方伴有浅声影(图 3-68-7)(5 分)。

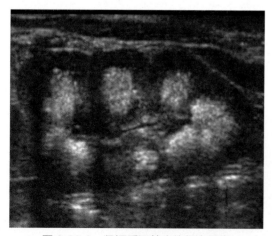

图 3-68-6 肾钙质沉着症的超声图像

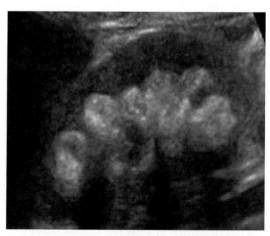

图 3-68-7 髓质海绵肾的超声图像

(富 崴)

病例 **69** 多囊肾（polycystic kidney）

一、临床资料

1. 病史　患者,男,48 岁,因"腹胀、腹痛 6 个月,加剧 10 天"就诊。
2. 超声资料（图 3-69-1～图 3-69-4）

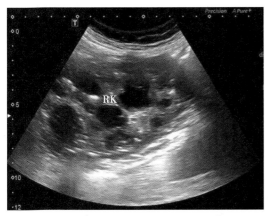

图 3-69-1　右肾长轴切面二维超声图像
RK. 右肾

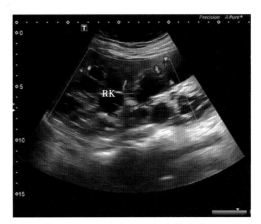

图 3-69-2　右肾彩色血流图像
RK. 右肾

3. 其他检查资料　尿红细胞（+++）;肌酐 236μmol/L（升高）。大体病理（图 3-69-4）。

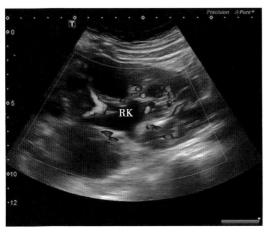

图 3-69-3　右肾彩色血流图像
RK. 右肾

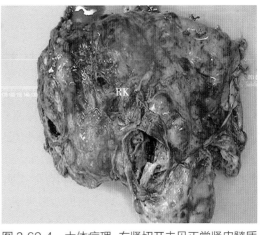

图 3-69-4　大体病理:右肾切开未见正常肾皮髓质结构,切面见多房囊腔,直径 0.7～9cm,内含褐色液,部分内含巧克力样物

RK. 右肾

二、思考题及参考答案

1. 请结合病史及超声图像表现作出诊断(10分)。

临床表现:患者长时间腹胀、腹痛病史及尿红细胞(+++)、肌酐升高(2分)。

超声所见:图3-69-1肾体积明显增大,形态不规整,其内密布大小不等的液性区。残存肾实质回声粗糙增强。肾内另可见多个强回声团。图3-69-2肾内血流信号明显减少。图3-69-3集合系统轻度分离(4分)。

超声诊断:符合成人型多囊肾病表现(4分)。

2. 请结合声像图表现,作出鉴别诊断(10分)。

(1)多发性单纯性肾囊肿:肾囊肿数量较少,发生在肾皮质,残余肾实质正常,肾窦回声比较完整(4分)。

(2)重度肾积水:扫查肾冠状切面时,可于肾周边找到厚薄不均的肾实质回声,肾内的各个囊腔可见相通(2分)。

(3)多囊性肾发育异常:本病属于非遗传性胚胎期发育异常。常为单侧肾累及,患肾无功能。本病好发于围产期胎儿、新生儿和2岁以内的婴幼儿,患肾多在数年内逐渐自然退化。超声表现为一侧肾区未见正常肾显示,可见一多囊性肿物,囊肿大小不等,肾实质、肾窦以及闭锁的集合系统显示不清。对侧肾代偿性增大,回声正常(4分)。

3. 请简述成人型多囊肾病和婴儿型多囊肾病的鉴别诊断要点(10分)。

成人型多囊肾病为常染色体显性遗传病(1分),发生率较高,为1/(500~1 000),发病年龄为40~60岁(2分)。超声表现为肾体积增大,肾表面不平,轮廓不清,肾实质回声粗糙增强,肾内可见多个大小不等的液性区,肾窦可显示不清,可合并多囊肝,多囊脾和多囊胰(2分)。

婴儿型多囊肾病为常染色体隐性遗传病(1分),发生率低,为1/(6 000~14 000),发病年龄为婴儿期及围产期(2分)。肾体积增大,轮廓清晰,肾实质回声增强(无法显示无数微小囊肿),皮髓质界限分界不清,可伴有肝囊肿和肝脏门静脉周围纤维化-门静脉高压(2分)。

三、要点与讨论

1. 病理、分型及流行病学 多囊肾根据遗传学特点分为常染色体显性遗传性多囊肾病(即成人型多囊肾病)及常染色体隐性遗传性多囊肾病(即婴儿型多囊肾病)。

2. 临床特征 成人型多囊肾病多数于40岁左右发病,表现为腰部胀痛,甚至出现肾绞痛。腹部可触及腹部包块。患者可有血尿和尿路感染症状,可有高血压症状。

婴儿型多囊肾病临床表现主要为肾功能不全,特点为发病越早,进展越快。肾功能进展缓慢者,可出现门静脉高压和肝功能不全。

3. 超声特征 成人型多囊肾病肾体积明显增大,轮廓不规整,肾内可见多个大小不等的囊肿,当合并出血或感染时,囊肿内可见密集细小点状回声。部分囊肿壁可见钙化。肾实质回声粗糙增强,肾盂变形,有时可见肾盂肾盏梗阻积液。

婴儿型多囊肾病表现为肾弥漫性增大,甚至占据大部分腹腔,肾轮廓饱满,肾实质回声粗糙增强,皮髓质界限不清,肾盂显示欠清晰。围生期型除了肾表现外还有肾周径接近腹部周径60%,同时,合并胎儿膀胱不充盈,胎肺血流减少,羊水少。少年型者常合并肝脏回声粗糙增强以及门静脉高压的一系列改变。

四、临床拓展思维训练

1. 请简述婴儿期多囊肾病的分型及预后（10 分）。

（1）围生期型：胎儿肾明显增大，90% 集合管受累，胎肺发育不全，羊水少，胎儿多于出生前死亡（3 分）。

（2）新生儿型：病变累及 60% 集合管，出生后 1 个月左右开始出现症状，伴有门静脉周围纤维化，常数月内死亡（2 分）。

（3）婴儿型：病变累及 25% 集合管，出生后 3~6 个月后出现症状，儿童期死亡（2 分）。

（4）少年型：累及少于 10% 集合管，病变较轻，13~19 岁出现症状，肾衰竭出现的不多，但常死于严重门静脉周围纤维化，门静脉高压和肝功能不全（3 分）。

2. 请简述肾囊实性肿物的 Bosniak 分级（10 分）。

对于肾的囊性肿物或囊实性肿物，判断病变良恶性的重要依据就是 Bosniak 分级，该分级是基于 CT 平扫和增强，被放射线科和泌尿外科医生广泛接受。

Ⅰ级：指良性单纯性肾囊肿，影像学表现为边界清楚，壁薄，注入造影剂后无增强（1 分）。

Ⅱ级：良性轻微复杂性囊肿，影像学表现如下。

（1）囊肿内可有少许发丝样分隔（厚度<1mm）。

（2）囊壁或分隔处可有细小或短粗钙化。

（3）囊肿内可见密集细小点状回声或絮状回声，直径<3cm，注入造影剂后无增强（2 分）。

ⅡF 级：95% 为良性，但需要随访，影像学表现如下。

（1）囊肿合并较明显较多的发丝样分隔。

（2）囊壁或分隔光滑性略厚，结节状钙化，但没有明显强化。

（3）囊肿内可见密集细小点状回声或絮状回声，直径>3cm，注入造影剂后无增强（2 分）。

Ⅲ级：不能确定病变的良性和恶性，影像学表现为病变出现规则或不规则的厚壁和分隔，注入造影剂后囊壁和分隔可出现强化（2 分）。

Ⅳ级：肾癌的可能性极大，影像学表现为囊壁或分隔可见强化的实性结节，可伴或不伴有Ⅲ级中所述的影像表现，此时肾癌的可能性极大（3 分）。

（富　崴）

病例 **70** 肾血管平滑肌脂肪瘤（renal angiomyolipoma）

一、临床资料

1. **病史**　患者，女，56 岁，因"腹胀，右侧腰痛 6 个月，血尿 1 周"就诊。

2. 超声资料(图 3-70-1~ 图 3-70-4)

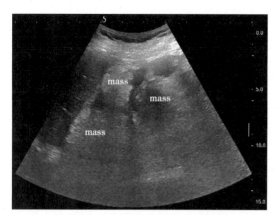

图 3-70-1　右肾长轴切面二维图像
mass. 肿物

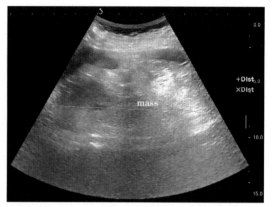

图 3-70-2　右肾肿物超声二维图像
mass. 肿物

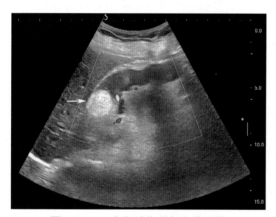

图 3-70-3　右肾肿物彩色血流图像
箭头所示为肿物

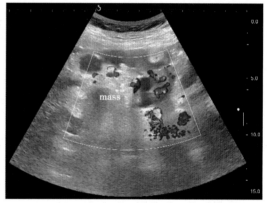

图 3-70-4　右肾肿物彩色血流图像
mass. 肿物

3. 其他检查资料　尿红细胞(+++)。

二、思考题及参考答案

1. 请结合病史及超声图像表现作出诊断(10 分)。

临床表现:6 个月腹胀、腰痛病史及血尿 1 周,尿红细胞(+++) (2 分)。

超声所见:图 3-71-1~ 图 3-71-3 右肾明显增大,形态不规整,肾内可见多个大小不等的肿物,边界较清,呈不均质高回声(2 分)。图 3-70-3、图 3-70-4 小肿物内未检出明显血流信号,较大肿物内可检出较丰富血流信号(2 分)。

超声诊断:右肾多发肿物,考虑肾血管平滑肌脂肪瘤(4 分)。

病理结果:肾血管平滑肌脂肪瘤。

2. 请简述肾血管平滑肌脂肪瘤的诊疗新进展(10 分)。

1996 年 Mai 等第一次报道了恶性肾血管平滑肌脂肪瘤(2 分)。

2004 年世界卫生组织(World Health Organization,WHO)泌尿和男性生殖器官肿瘤分类将肾血管平滑肌脂肪瘤分为两类：一类为经典型肾血管平滑肌脂肪瘤（renal angiomyolipoma，RAML），另一类为肾上皮样血管平滑肌脂肪瘤（renal epithelioid angiomyolipoma，REAML）（2分）。

经典型肾血管平滑肌脂肪瘤是一种良性间叶性肿瘤，由脂肪组织、梭形和上皮样平滑肌细胞以及厚壁血管构成（2分）。

肾上皮样血管平滑肌脂肪瘤属于血管周上皮样细胞肿瘤（perivascular epithelioid cell tumor，PEComa）家族成员，呈浸润、破坏性生长，是具有恶性潜能的间叶性肿瘤（2分）。

肾上皮样血管平滑肌脂肪瘤起病隐匿，临床上缺乏特异性的表现。肿瘤大于5cm时可能会出现发热、腰腹痛、腰酸、腹部肿块、血尿等临床症状。有肿瘤破裂出血的病例报道（2分）。

3. 请简述肾的良性病变及其超声诊断（10分）。

（1）肾血管平滑肌脂肪瘤：是肾最常见的良性肿瘤，超声表现为高回声或高低混合回声的肿物，边界清楚，可单发或多发，后方回声可有不同程度的衰减（2分）。

（2）肾血管瘤：一般体积较小，回声类似肾血管平滑肌脂肪瘤，超声难以对其进行鉴别（2分）。

（3）肾脂肪瘤：位于肾窦附近的或包绕肾实质的高回声团，呈分叶状（2分）。

（4）肾腺瘤：起源于肾小管。超声表现多数为圆形实性高回声结节，少数为低回声结节，与肾腺癌回声相似（2分）。

（5）肾球旁细胞瘤：分泌肾素，多见于年轻女性，临床上以头痛、高血压、低血钾、高肾素及高醛固酮症为特征。超声表现为肾包膜下高回声团，体积一般较小（2分）。

三、要点与讨论

1. 病理、分型及流行病学　肾血管平滑肌脂肪瘤是最常见的肾良性肿瘤，由不同比例的血管、脂肪和平滑肌构成，多数脂肪为主，大小相差很大，可由1cm到20cm，可单发、可多发、可双侧发生，生长缓慢。

2. 临床特征　4cm以下的肾血管平滑肌脂肪瘤一般没有明显的临床表现，如果肿物长大可能因瘤体出血产生腰痛和血尿。

3. 超声特征　肿物为圆形或椭圆形，边界清楚，无声晕，内呈高回声或高低混合回声，体积较大的肾血管平滑肌脂肪瘤后方衰减明显，后方还可伴有模糊声影。

四、临床拓展思维训练

请简述肾血管平滑肌脂肪瘤及其变异体的病理学分类（10分）。

（1）经典型肾血管平滑肌脂肪瘤（RAML）（2分）：组织学上，它由脂肪组织、梭形及上皮样平滑肌细胞以及异常的厚壁血管构成，脂肪组织占优势。可出现区域淋巴结受累，代表多灶性生长模式而非转移。有转化为肉瘤的病例报道。超声表现为边界清楚的高回声肿物，后方回声可见衰减。

（2）肾上皮样血管平滑肌脂肪瘤（REAML）（2分）：占所有手术切除的血管平滑肌脂肪瘤的4.6%，文献报道其中22.5%具有侵犯性生物学行为。目前病理对其良恶性的判断仅能给出方向性提示，而无法完全确定诊断。肾上皮样血管平滑肌脂肪瘤没有特异性的超声表现。

（3）肾血管平滑肌脂肪瘤伴上皮性囊肿（2分）：肿瘤呈囊实混合性回声，其中囊腔可以是单一或多个，有时可有附壁结节。伴有上皮囊肿的肾血管平滑肌脂肪瘤很少包含脂肪组织。

（4）肾硬化性血管平滑肌脂肪瘤（2分）：以前称为"包膜瘤"，是腹膜后的肾血管平滑肌脂肪瘤，绝大部分位于肾周围。

(5)肾显微血管平滑肌脂肪瘤(2分):即微错构瘤,显微镜下显示肾血管平滑肌脂肪瘤小结节。当大量病变占据大部分肾实质时,宏观可能类似于浸润性生长的肿物。

(富　崴)

病例 **71** 肾外伤(renal trauma)

一、临床资料

1. **病史**　患儿,女,6岁,因"摔倒后出现右腰部疼痛2天"就诊。2天前晚间奔跑时摔倒,自述右腰部疼痛,伴呕吐,呕吐物为胃内容物,1天前腹痛无缓解。

2. **超声资料**(图3-71-1~图3-71-5)

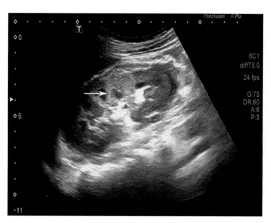

图3-71-1　右肾长轴切面二维图像
箭头所示为病灶。

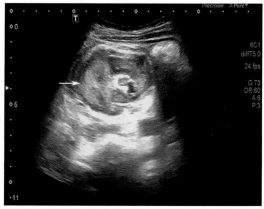

图3-71-2　右肾短轴切面二维图像
箭头所示为病灶。

二、思考题及参考答案

1. 请结合病史及超声图像表现作出诊断(10分)。

临床表现:外伤病史伴右腰部疼痛、呕吐胃内容物(2分)。

超声所见:图3-71-1、图3-71-2显示右肾轮廓模糊,中部回声增高,边界模糊,略突向肾外,该处肾被膜不完整,肾周可见少量积液。图3-71-3肾内回声增高区血运较丰富。图3-71-4右肾下极周围包块,边界模糊,内呈低弱回声伴小液性区,包块包绕肾脏下极。图3-71-5腹腔游离液体(4分)。

超声诊断:右肾中部回声增高伴肾周包块,考虑肾挫裂伤合并肾周血肿(3分);腹腔积液(1分)。

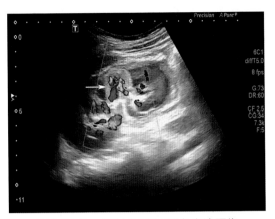

图 3-71-3　右肾长轴切面彩色血流图像
箭头所示为病灶。

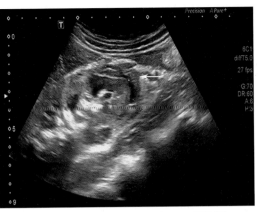

图 3-71-4　右肾下极周围切面二维图像
箭头所示为病灶。

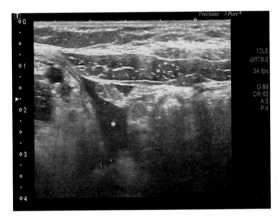

图 3-71-5　下腹腔肠管切面二维图像

2. 请简述超声造影在肾外伤活动性出血诊断中的价值（10 分）。

肾外伤活动性出血的超声造影表现因创伤严重程度的不同而有很大的差别。《中国超声造影临床应用指南》（2012）中指出当仅为肾叶间动脉以下破裂时，造影剂自破损处呈"烟花状"溢出（2 分）。当肾被膜破裂、创伤累及肾段动脉时，造影剂微泡自肾被膜破口处向肾外呈条形涌出（2 分）；活动性出血区呈高增强，但较正常肾实质增强稍延迟（2 分）；创伤累及肾集合系统时，出血常与尿液混杂，集合系统及输尿管内可见高增强的造影剂微泡，或患侧膀胱输尿管开口可见间断性喷射状高增强的造影剂微泡（4 分）。

3. 请简述 Kawashima 等对肾外伤的实用分类方法（10 分）。

Ⅰ轻度：包括肾实质挫伤，包膜下小血肿，小的肾皮质撕裂（2 分）。

Ⅱ重度：包括撕裂伤延伸至集合系统，有肾节段性坏死或梗死（2 分）。

Ⅲ灾难性损伤：包括血管蒂和粉碎性损伤（2 分）。

Ⅳ肾盂输尿管连接部撕裂伤（2 分）。

其中Ⅰ类适合保守治疗；Ⅱ类既可以保守治疗也可以手术治疗，取决于外伤的严重程度；Ⅲ类和Ⅳ类伤势严重，需紧急手术治疗（2 分）。

三、要点与讨论

1. 病因病理、分型及流行病学 肾外伤的病因为直接外力作用,如外伤、输尿管插管、穿刺等;也可由积水、肿瘤自发性破裂造成。闭合性肾损伤可以分为肾挫伤、肾实质裂伤、肾盂、肾盏撕裂、肾广泛性撕裂伤(全层损伤甚至肾蒂断裂)。

2. 临床特征 肾创伤的主要临床表现是伤侧腰腹部肿痛或强直。80% 的患者可出现镜下或肉眼血尿。创伤较重者可出现出血性休克或死亡。

3. 超声特征

(1)肾实质挫伤:肾包膜完整,局部肾实质回声增强伴散在小低弱回声区,边界模糊。当包膜下有少量出血时,可出现包膜下新月形或梭形低回声或中低混合回声区。

(2)肾实质裂伤:肾破裂处可见包膜中断,局部肾实质内可见血肿引起的局部低回声,肾包膜外有无回声或低回声包绕,大量出血时可见肾被无回声包绕。

(3)肾盏撕裂伤:肾包膜完整,形态饱满,肾实质回声异常伴小片状低回声区。肾中央区扩大伴不规则回声,与肾实质边界模糊。集合系统如果有血块堵塞时可见肾盂扩张,其内充满低回声或中低回声。

(4)肾广泛性撕裂伤:可同时合并多种肾损伤改变,其中特征性的表现是肾周大量积液(积血或尿液);肾结构模糊不清;CDFI 有助于诊断肾内血管分布异常区域,当无血流显示时,代表出现了梗死。

四、临床拓展思维训练

1. 请简述超声造影在肾外伤类型和分级诊断中的价值(10 分)。

肾超声造影检查可以更加清晰地显示肾损伤的范围、有无梗死及活动性出血,对肾外伤的诊断更加准确。为便于更好地判断器官的损伤程度,指导治疗,在《中国超声造影临床应用指南》(2012)中,将伤情分为 Ⅰ~Ⅲ类。

Ⅰ类伤情:肾挫伤或未累及肾髓质的肾实质裂伤,肾周、肾内或包膜下非膨胀性血肿(3 分)。

Ⅱ类伤情:肾实质裂伤向外累及肾被膜,向内累及集合系统,伴或不伴活动性出血;Ⅰ类伤情伴有活动性出血者(4 分)。

Ⅲ类伤情:肾实质完全碎裂,或创伤累及肾门部大血管导致大部或整个肾实质无造影剂灌注(3 分)。

2. 请简述 1996 年美国创伤外科协会器官损伤定级委员会对肾外伤的分级标准(10 分)。

(1)Ⅰ级:肾挫伤/非扩展性包膜下血肿(无肾实质裂伤)(2 分)。

(2)Ⅱ级:非扩展性肾周血肿或肾实质裂伤,深度<1cm(2 分)。

(3)Ⅲ级:肾实质裂伤>1cm,但无尿液外渗(2 分)。

(4)Ⅳ级:肾实质裂伤累及集合系统(有尿液外渗),节段性肾动脉或静脉损伤,或主干肾动脉或静脉损伤伴局限性血肿(2 分)。

(5)Ⅴ级:肾碎裂、肾蒂撕裂伤或主干肾动脉栓塞(2 分)。

(富 崴)

病例 **72** 肾结核（renal tuberculosis）

一、临床资料

1. 病史 患者，女，42 岁，因"尿急、尿频、尿液浑浊 6 个月，加重 2 周"就诊。患病以来常有低热，体重略减轻。查体：左肾区叩痛。

2. 超声资料（图 3-72-1~ 图 3-72-5）

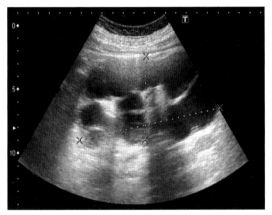

图 3-72-1 左肾纵切面二维图像

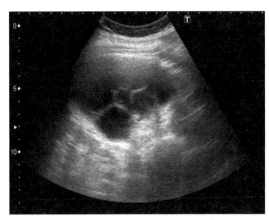

图 3-72-2 左肾横切面二维图像

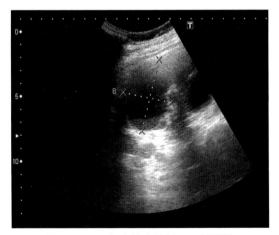

图 3-72-3 肾内较大液性区二维图像

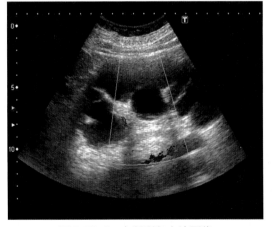

图 3-72-4 左肾彩色血流图像

3. 其他检查资料 结核菌素实验阳性。大体病理（图 3-72-5）。

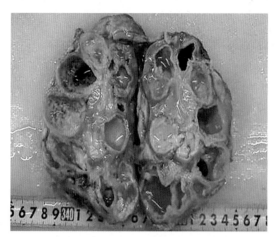

图 3-72-5　大体病理：肾盂肾盏扩张，内含淡黄干酪样物

二、思考题及参考答案

1. 请结合病史及超声图像表现作出诊断（10 分）。

临床表现：尿急、尿频、尿液浑浊的病史较长，常有低热，体重略减轻，伴左肾区叩痛，结核菌素实验阳性（2 分）。

超声所见：图 3-72-1、图 3-72-2 显示肾体积明显增大，肾内可见多个大小不等的囊性包块，轮廓模糊，囊壁厚薄不均，囊性包块围绕肾集合系统分布，似与集合系统相通；残存肾实质回声粗糙增强（2 分）。图 3-72-3 囊性包块内囊液浑浊，伴较多点状及絮状回声（1 分）。图 3-72-4 肾内血运明显减少（1 分）。

超声诊断：肾异常回声改变，考虑肾结核（4 分）。

病理诊断：肾肉芽肿性病变，结核可能性大。

2. 请结合声像图表现，作出鉴别诊断（10 分）。

（1）肾囊肿：当囊肿合并感染出血时，易与结核空洞混淆，但囊肿一般囊壁较光滑，且不引起肾盂肾盏改变；而肾结核空洞囊壁极不光滑，且均合并肾盂肾盏改变（3 分）。

（2）肾积水：重度肾积水可以观察到明确的梗阻或狭窄的部位，肾盂肾盏扩张，肾盂肾盏壁无明显增厚，积水清亮；而肾结核可出现肾盂肾盏壁不规则增厚或因坏死而出现连续性中断（3 分）。

（3）肾细胞癌：患者可有明显肉眼血尿，肿物来源于肾实质，常偏心性生长，占位效应明显，为边界清晰的肿物，内部回声可为低回声，混合回声或高回声，其中混合回声多见，肿物内血运显示丰富，应与结节型肾结核相鉴别（3 分）。

（4）肾结石：与自截肾内的钙化回声相似，但肾实质回声基本正常（1 分）。

3. 超声在该病诊断中会起到什么作用（10 分）？

超声对肾结核的早期诊断无很大帮助（3 分）。

当肾由于结核性病变严重受损时，超声对其具有很高的诊断价值，能对病灶的大小、范围、程度和并发症进行全面的评价，还可协助检查对侧肾有无受累或合并肾积水，同时可以观察膀胱容积有无明显改变（3 分）。

超声引导下组织学活检或抽液检查可以提供明确的诊断（2分）。

超声引导下穿刺注入造影剂进行肾盂输尿管造影检查，可以全面评价肾结核的病变程度（2分）。

三、要点与讨论

1. 病理、分型及流行病学　肾结核在泌尿系结核中最为常见。临床上肾结核多发生于一侧肾，当结核分枝杆菌经输尿管蔓延至膀胱时，可以引起膀胱结核，而后引起对侧肾积水改变。肾的病理改变从肾盂黏膜炎，到形成髓质空洞和肾盂肾盏积脓，严重者肾形成多个空洞，与肾盏相通。肾盂输尿管受累时，可形成肾积水或积脓。结核病灶内的钙化是因为病灶内有大量的钙盐沉着。肾结核向下蔓延，可以引起膀胱结核，睾丸结核。

2. 临床特征　肾结核早期无明显的临床表现，当病变进一步发展可出现尿急、尿频、尿痛、血尿和脓尿。当肾破坏严重时引起肾周炎或肾积脓时，患者可出现腰痛。当合并其他脏器结核感染时，可出现全身的症状。

3. 超声特征　根据结核病灶的病理改变，声像图特征可以分为以下类型。

(1)结节型：早期肾结核及肾结核急性期时，肾实质内可见局限性回声异常区域，呈边界清楚的等回声或高回声，当病灶较大时，呈杂乱回声，肾窦无明显改变。

(2)早期空洞型：结核分枝杆菌侵及肾乳头，形成髓质空洞。在肾髓质区域可见边缘不规则的低回声或无回声区。肾窦局部回声增强或减低。

(3)结核性肾积脓：肾重度破坏，肾内淤积大量脓液。肾体积明显增大，包膜不光滑或凸凹不平，肾盂肾盏明显扩张，肾盂肾盏壁明显增厚，其内可见云雾状点状回声，肾内可见不规则斑点状强回声点，后方伴不典型声影。

(4)混合型：此型合并有肾实质结节、肾髓质空洞和结核性肾积脓这几种类型的超声特点。

(5)钙化型：肾外形不规则，包膜隆突不平，肾盂肾盏显示不清，肾内可见团状、片状强回声，后方伴声影。或者肾无法显示，仅可见一弧形光带，后方伴声影，常见于肾结核病灶内大量钙盐沉着，致整个肾病变广泛钙化。当肾功能完全丧失时，称为肾自截或油灰肾。

四、临床拓展思维训练

1. 请简述放射线检查在肾结核诊断中的价值（10分）。

(1)X线平片可以检出部分中晚期肾结核，表现为肾外形增大和其内斑片状或环形钙化，斑片状钙化与结石和肾肿瘤钙化无法区分，所以在肾结核中的诊断价值有限（3分）。

(2)X线静脉或逆行尿路造影是诊断肾结核的主要诊断方法，其典型的表现为肾盏破坏，边缘呈虫蚀样破坏，更严重者可出现肾盏变形或消失，当结核进一步侵破肾实质时，可显示脓腔。但当肾破坏严重时，肾可不显影，这限制了X线静脉或逆行尿路造影在临床上的应用（4分）。

(3)CT对肾结核的诊断具有很高的临床价值，可以清楚地显示肾内结构的改变，特别是对肾盂肾盏壁增厚的显示率高于其他检查（3分）。

2. 超声检查一侧肾不显示，应考虑哪些疾病及检查注意哪些事项（10分）？

超声一侧肾不显示可能是由以下疾病造成的。

(1)肾缺如：肾不存在，多数无输尿管，少数存在原始输尿管（1分）。

(2)肾不发育：在形态上肾不发育，仅有残缺的后肾组织，没有任何功能；或在胚胎期退化，肉眼无可见的肾组织。同侧输尿管发育不全或有缺陷,无空腔(1分)。

(3)游走肾:游走肾的肾位置不固定,游走肾可以位于同侧腹腔或对侧肾窝以外的位置,可旋转,也可以还纳于原肾窝,肾内部回声正常(1分)。

(4)肾下垂:与游走肾相似,只是其活动幅度较游走肾小,于站立位下降到盆腔,但不越过脊柱,其血供来源正常,与盆腔异位肾截然不同(1分)。

(5)异位肾:盆腔异位肾,交叉异位肾及胸腔异位肾常被误诊为肾缺如(1分)。

(6)同侧融合肾:仅在一侧显示一个外形较长的大肾,两个集合系统相互独立,对侧或其他部位无肾回声,两条输尿管分别从膀胱两侧注入(1分)。

当正常肾区未探及肾回声时,不能轻易作出肾缺如的诊断(1分)。首先,应测量对侧肾的大小帮助判断是否发生代偿(1分)。其次,要仔细扫查腹腔和盆腔,注意肾的活动度,与肾下垂、游走肾及异位肾相鉴别(1分)。另外,异位肾往往同时合并多种畸形,在进行肾检查时,应同时检查盆腔超声,排除合并的畸形(1分)。

(富　崴)

病例 73 慢性膀胱炎(chronic cystitis)

一、临床资料

1. 病史　患者,男,75岁,因"反复发作尿频、尿急、尿痛伴排尿困难3年余"就诊。无明显血尿,偶有发热。平素身体健康,患病以来体重无明显减轻,偶有下腹不适。

2. 超声资料(图3-73-1~图3-73-5)

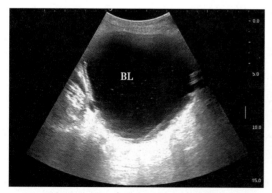

图3-73-1　膀胱横切面二维图像
BL. bladder 膀胱

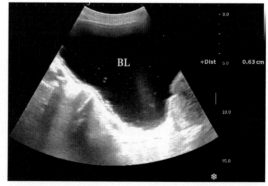

图3-73-2　膀胱纵切面二维图像
BL. 膀胱

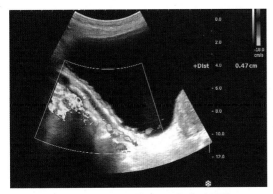

图 3-73-3　膀胱纵切面彩色血流图像

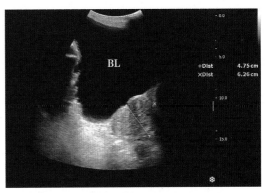

图 3-73-4　前列腺纵切面二维图像
BL. 膀胱

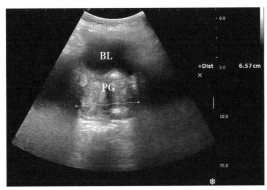

图 3-73-5　前列腺横切面二维图像同意
BL. 膀胱；PG. prostate gland，前列腺

3. 其他检查资料　尿常规检查：白细胞 150/μl（升高），细菌 340/μl（升高）。血清前列腺特异性抗原（prostate specific antigen，PSA）2.15μg/L（正常）。

二、思考题及参考答案

1. 请结合病史及超声图像表现作出诊断（10 分）。

临床表现：老年男性患者，反复发作尿频、尿急、尿痛伴排尿困难 3 年余。尿常规实验室检查白细胞及细菌升高（1 分）。

超声所见：图 3-73-1、图 3-73-2 膀胱黏膜广泛增厚，回声增强（2 分）。膀胱外壁连续完整，膀胱黏膜层与肌层可辨（2 分）。尿液内出现疏密不等的游移性小光点，静态观察时可沉积在膀胱后壁或悬浮于尿液中（1 分）。图 3-73-3 膀胱壁血流无明显增多（1 分）。图 3-73-4、图 3-73-5 前列腺增大，可能为膀胱炎发病因素（1 分）。

超声诊断：慢性膀胱炎（1 分）；前列腺增大（1 分）。

2. 请简述膀胱大小的测量切面及测量方法（10 分）。

膀胱最大纵切面测量上下径及前后径，膀胱最大横切面测量左右径（2 分）。图 3-73-6A 蓝色及红色线条分别代表膀胱上下及前后径（5 分），图 3-73-6B 黄色线条代表膀胱左右径（3 分）。

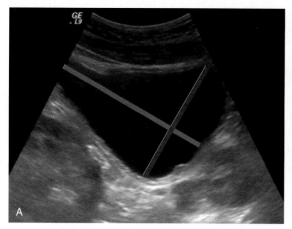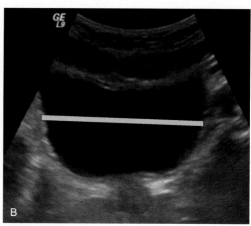

图 3-73-6 膀胱测量切面示意图

3. 请简述该病的鉴别诊断(10 分)。

本病需与膀胱癌、膀胱结核及腺性膀胱炎相鉴别(2 分)。

(1)膀胱癌多呈实性低回声,基底部与膀胱壁分界不清,肿瘤可浸润甚至穿破膀胱壁向外生长,而慢性膀胱炎的外壁完整,回声连续,分层结构基本可辨(3 分)。

(2)膀胱黏膜弥漫性增厚的慢性膀胱炎应与膀胱结核鉴别,后者膀胱壁明显增厚,膀胱容积明显减少,尿液中有较粗大的密集光点,若患者同时患有泌尿系统其他部位的结核,则为重要的间接诊断依据(3 分)。

(3)膀胱黏膜局灶性增厚的慢性膀胱炎应与腺性膀胱炎鉴别,腺性膀胱炎是一种黏膜增生性病变,其病灶内可见小囊状无回声暗区的特征性表现,且黏膜表面较光整,而重度慢性膀胱炎的隆起处呈较疏松的中低水平均匀回声,黏膜表面毛糙(2 分)。

三、要点与讨论

1. 病因病理、分型　膀胱炎分急性细菌性膀胱炎及慢性细菌性膀胱炎,急性细菌性膀胱炎女性多见。慢性细菌性膀胱炎常是上尿路急性感染的迁移或慢性感染所致,亦可诱发或继发于某些下尿路病变,如良性前列腺增生、慢性前列腺炎等。

病理表现为膀胱黏膜苍白、变薄或肥厚,有时呈颗粒或小囊状,偶见溃疡。镜下可见固有膜内有较多浆细胞、淋巴细胞浸润和结缔组织增生。

2. 临床特征　反复发作或持续存在尿频、尿急、尿痛,并有耻骨上膀胱区不适,膀胱充盈时疼痛较明显。尿液浑浊。

3. 超声特征　早期声像图无明显变化,慢性迁延可有如下表现。

(1)黏膜回声改变,轻者黏膜回声无明显异常,随病情发展可表现为黏膜广泛性增厚,回声增强,重者呈团块样或扁平样突起。

(2)膀胱壁肌层及浆膜层回声连续完整。

(3)尿液透声性,尿液内见较多漂浮点状回声,随体位改变而移动。

(4)轻者膀胱容量改变不明显,重者膀胱腔的容量显著减少。

(5)部分患者可伴肾积水,输尿管扩张等继发改变。

四、临床拓展思维训练

1. 请简述经腹壁与经直肠超声诊断膀胱炎的特点（10 分）。

经腹壁超声可以全面观察膀胱壁的厚薄，异常回声的范围，可大范围观察（2 分）。经直肠超声探头频率高，分辨力强，图像显示较清晰（2 分）。同时，经直肠超声声束从膀胱后方或侧壁进入膀胱，减少了伪像干扰和多次反射后的衰减，使膀胱侧壁的显示更加清晰（2 分）。经腹壁超声对侧壁和顶壁的检查有一定的局限性，经直肠超声可以弥补（2 分）。对于膀胱较深处的观察，经直肠超声有明显的优势。二者结合应用诊断慢性膀胱炎更全面、客观（2 分）。

2. 请简述膀胱壁增厚性病变的超声诊断思维（10 分）。

膀胱壁增厚性病变在临床中比较常见，病因多为炎性及肿瘤，超声诊断除了要对病变位置作出准确描述，还需鉴别增厚的膀胱壁为炎性病变还是肿瘤（4 分）。如果为炎性病变，需进一步判断感染为特异性还是非特异性炎症（2 分）。如怀疑为肿瘤，需初步判断肿瘤的良恶性，如果肿瘤具有典型的超声特征可给出方向性提示，结合临床特点及实验室检查作出诊断（4 分）。

（杨　晔）

病例 **74** 膀胱结石（bladder calculus）

一、临床资料

1. 病史　患者，男，75 岁，因"尿频、尿急伴排尿困难 3 年余"就诊。无发热，下腹隐痛，偶有血尿。患病以来体重无减轻，无肿瘤病史。

2. 超声资料（图 3-74-1~ 图 3-74-4）

3. 其他检查资料　尿红细胞 20 639/μl（升高），尿白细胞 105/μl（升高）。血白细胞 10.3×10^9/L（升高），中性粒细胞 84.3%（升高）。

二、思考题及参考答案

1. 请结合病史及超声图像表现作出诊断（10 分）。

临床表现：老年男性患者，存在尿频、尿急伴排尿困难 3 年余，尿白细胞及红细胞升高（2 分）。

超声所见：图 3-74-1 膀胱内可见强回声团，边界清晰，后方伴声影。图 3-74-2、图 3-74-3 强回声团随患者体位改变而移动。图 3-74-4 强回声团后方伴彩色多普勒闪烁伪像（6 分）。

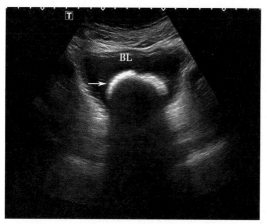

图 3-74-1 膀胱横切面二维图像(仰卧位)
箭头所示为病灶。
BL. 膀胱

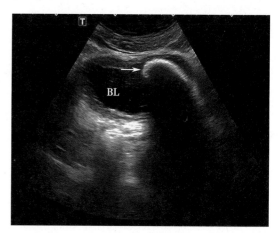

图 3-74-2 膀胱横切面二维图像(左侧卧位)
箭头所示为病灶。
BL. 膀胱

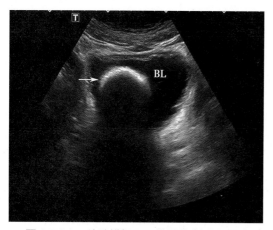

图 3-74-3 膀胱横切面二维图像(右侧卧位)
箭头所示为病灶。
BL. 膀胱

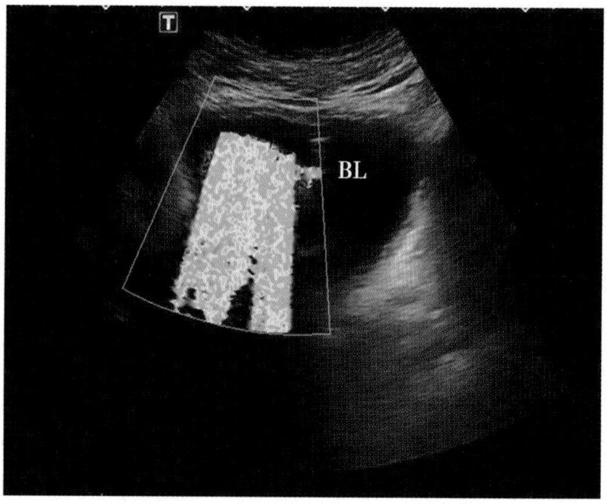

图 3-74-4 膀胱彩色血流图像
BL. 膀胱

超声诊断:膀胱结石(2 分)。

2. 本病例就诊过程中,患者着急行检查,但患者膀胱始终未充盈,我们该如何处理(10 分)?

(1)耐心向患者解释膀胱充盈对于疾病诊断的重要性,嘱患者继续憋尿(2 分)。

(2)向该诊室候诊区患者解释情况,避免造成误解(2 分)。

(3)在保证就诊秩序的前提下,可适当为憋尿患者增加检查次数(3 分)。

(4)老年患者憋尿有困难者,可协商适当提前看诊,以人为本(3 分)。

3. 请回答本病的鉴别诊断(10 分)。

(1)膀胱异物:可表现为强回声后方伴声影,但是膀胱异物有明确的异物置入史,需结合临床病史特点诊断(5 分)。

(2)膀胱癌伴表面钙化:部分膀胱癌表面可见斑片状钙质沉着,后方伴声影,然而大部分膀胱癌超声下可观察到自膀胱壁伸入肿瘤的血流信号,且不随体位改变而移动,可鉴别(5 分)。

三、要点与讨论

1. 分型及流行病学 膀胱结石约占整个尿路结石的 5%。多见于老年男性和儿童,男性明显多于女性,约 27:1。近几十年来,发病率逐年下降。膀胱结石分为原发性膀胱结石和继发性膀胱结石两类。

2. 临床特征 膀胱结石的典型症状为排尿突然中断,疼痛反射至远端尿道及阴茎头部,伴排尿困难、膀胱刺激症状和血尿;排尿中断时须取蹲位或卧位才能继续排尿。结石发生嵌顿时,排尿困难加剧或发生急性尿潴留。膀胱结石合并感染时可出现尿频、尿急、排尿终末性疼痛,加上结石对膀胱的机械性刺激,导致膀胱黏膜充血、水肿、溃疡,可出现血尿或者血块。

3. 超声特征 膀胱内强回声团伴后方声影,依结石大小及形状的不同可表现为点状、弧形或团块状强回声。结石可单发,亦可多发或聚集成团。强回声团可随体位改变而移动,仰卧位或侧卧位时结石受重力影响向低位移动。

四、临床拓展思维训练

1. 超声检查阴性是否可排除膀胱结石(10 分)?

小于 3mm 的膀胱结石常无典型声影,超声检查难度较大(3 分)。部分小结石嵌入膀胱黏膜内,无移动性,小结石的强回声容易与膀胱黏膜层高回声混淆,存在小结石漏诊的可能(4 分),因此膀胱超声阴性不能完全排除膀胱结石(3 分)。

2. 超声诊断膀胱结石时还需要注意哪些问题(10 分)?

(1)继发性膀胱结石比原发性膀胱结石多见。多由于下尿路梗阻所致,如良性前列腺增生、膀胱憩室、神经源性膀胱、尿道狭窄等,其次为异物和感染。此外,肾、输尿管结石排入膀胱可以导致继发性膀胱结石的形成。因此超声检查在明确膀胱结石的情况下,应积极寻找原发病(6 分)。

(2)膀胱结石长期刺激可导致膀胱尿路上皮癌生,因此,超声明确膀胱结石后需留意膀胱内是否合并肿瘤发生(4 分)。

(杨 晔)

病例 **75** 膀胱憩室(bladder diverticula)

一、临床资料

1. 病史 患者,男,69岁,因"排尿困难伴尿不净5年余"就诊。无血尿,无发热。患病以来体重无减轻,无肿瘤病史。

2. 超声资料(图3-75-1~图3-75-3)

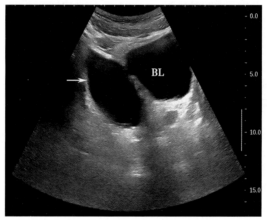

图 3-75-1 膀胱纵切面二维图像
箭头所示为病灶。
BL. 膀胱

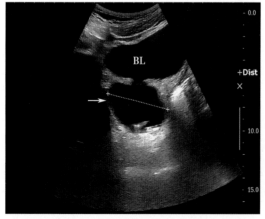

图 3-75-2 膀胱横切面二维图像
箭头所示为病灶。
BL. 膀胱

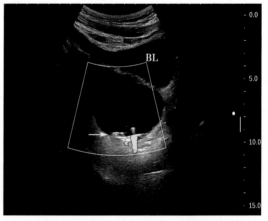

图 3-75-3 膀胱彩色血流图像
箭头所示为病灶。
BL. 膀胱

3. 其他检查资料　血、尿常规无异常。

二、思考题及参考答案

1. 请结合病史及超声图像表现作出诊断（10 分）。

临床表现：老年男性患者，无血尿，无发热，有排尿困难及尿不净病史（2 分）。

超声所见：图 3-75-1、图 3-75-2 膀胱外侧、紧靠膀胱壁处见囊状无回声区，类椭圆形，囊壁薄，边界清晰，光滑，囊状无回声区与膀胱相通，该处膀胱壁回声中断，囊状无回声区内可见多个强回声团。图 3-75-3 强回声团后方伴彩色闪烁（6 分）。

超声诊断：膀胱憩室伴结石（2 分）。

2. 在进行超声检查时，应重点观察哪些内容（10 分）？

（1）膀胱憩室以后天性多见，多因膀胱肌层菲薄并伴有慢性尿道机械性梗阻所致，如前列腺增生、尿道狭窄等，因此检查过程中要寻找梗阻的原因（5 分）。

（2）膀胱憩室常合并憩室内结石及膀胱慢性炎症，可同时合并憩室内肿瘤，超声检查中应避免漏诊（5 分）。

3. 请回答本病的鉴别诊断（10 分）。

（1）盆腔囊性肿物邻近膀胱时，虽呈圆形或椭圆形，可有完整的包膜，但无论行何切面检查均不与膀胱相通，排尿后膀胱轮廓缩小或模糊，而肿物大小形态无改变（5 分）。

（2）输尿管囊肿发生于输尿管口，有周期性膨大和缩小的特征，与膀胱憩室不难鉴别（5 分）。

三、要点与讨论

1. 病因病理、分型　膀胱憩室是一种膀胱壁局部囊袋状外凸的表现。发生的原因有先天性和后天性两种。先天性膀胱憩室是由于胚胎期膀胱肌肉发育缺陷所致，并无下尿路梗阻症状，多见于 10 岁以下儿童，憩室一般较大，常单发，可位于膀胱的侧壁、后壁或膀胱顶部，壁与正常膀胱壁连续，结构为膀胱壁，又称真性憩室。后天性膀胱憩室多为下尿路梗阻病变引起，膀胱内压力增高导致膀胱壁肌层断裂，黏膜向外膨出，此类憩室多发生在膀胱三角区两侧及后壁，憩室壁由黏膜和结缔组织组成，又称假性憩室。

2. 临床特征　临床上所见绝大多数为后天性膀胱憩室，由前列腺增生和尿路狭窄等下尿路梗阻性疾病引起，还有小梁小房等改变，多见于老年男性。膀胱憩室约有 5% 合并憩室内结石，偶见憩室内有肿瘤生长。膀胱憩室的主要临床表现为尿频、尿急、排尿不尽或"两次排尿"，合并感染时，出现膀胱刺激症状，憩室内合并结石或肿瘤时，多伴有血尿。

3. 超声特征　膀胱憩室的声像图表现为在膀胱壁外显示紧靠膀胱壁的囊状无回声区，呈圆形或椭圆形，囊壁薄，边界清晰，光滑，颇像囊肿，仔细探查该囊状无回声区与膀胱腔相连通，相通处即为"憩室口"，"憩室口"是诊断膀胱憩室的必要条件。

四、临床拓展思维训练

1. 超声诊断膀胱憩室的优势有哪些（10 分）？

超声能准确显示膀胱憩室的存在和部位，还能检测憩室的数目，憩室排空的状态，憩室腔内有无结石、肿瘤等合并症，且可重复性高，价格低廉（5 分）。同时超声检查不受患者条件限制，简便,无痛,诊断迅速准确,是诊断本病首要的理想检查方法,为临床提供非常有价值的影像信息(5分)。

　　2. 憩室较大时,如何区分膀胱腔及憩室腔(10分)?

　　(1)通过二维超声寻找输尿管口,有输尿管口的为膀胱腔(3分)。

　　(2)应用彩色多普勒观察输尿管口排尿加以区别,凡直接向囊腔内喷尿者,则该腔为膀胱腔(4分)。

　　(3)通过二维超声寻找尿道内口及前列腺,与之相连的囊腔为膀胱腔(3分)。

(杨 晔)

病例 **76** 膀胱内翻性乳头状瘤(inverted papilloma of bladder)

一、临床资料

1. 病史　患者,男,48岁,因"体检发膀胱肿1周"就诊。无血尿,无尿频、尿急。

2. 超声资料(图3-76-1~ 图3-76-4)

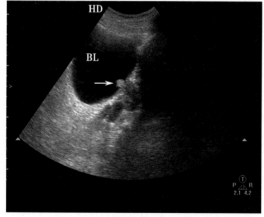
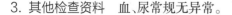

图 3-76-1　膀胱纵切面二维图像
箭头所示为病灶。
BL. 膀胱

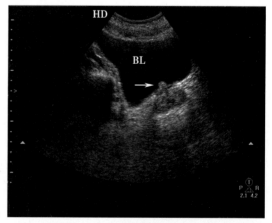

图 3-76-2　膀胱横切面二维图像
箭头所示为病灶。
BL. 膀胱

3. 其他检查资料　血、尿常规无异常。

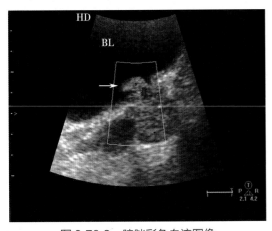
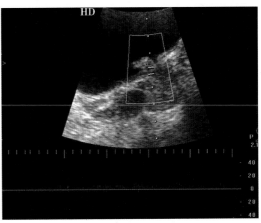

图 3-76-3 膀胱彩色血流图像 　　　　　图 3-76-4 膀胱结节血流频谱图像

箭头所示为病灶。

BL. 膀胱

二、思考题及参考答案

1. 请结合病史及超声图像表现作出诊断(10分)。

临床表现:中年男性患者,无血尿,无尿频、尿急。血常规及尿常规检查无异常(2分)。

超声所见:图 3-76-1、图 3-76-2 尿道内口处结节,中等均匀回声,窄基底,纵径大于横径,呈带状突向膀胱腔内,结节处膀胱壁回声连续,后方无衰减(4分)。图 3-76-3 结节内可检出点条状血流信号。图 3-76-4 低速低阻血流频谱(2分)。

超声诊断:膀胱内翻性乳头状瘤(2分)。

2. 该病的诊断方法有哪些(10分)?

本病术前诊断依赖影像学及膀胱镜检查,确诊有赖于活组织病理检查(3分)。超声检查简单、无创,与 CT、MRI 相比可以多体位、重复检查,动态观察病变(3分)。如果超声发现膀胱壁乳头状结节,有蒂,表面光滑、内部回声较均匀,局部膀胱壁完整,可以给出膀胱内翻性乳头状瘤的初步判断(4分)。

3. 请简述该病的鉴别诊断(10分)。

本病需与膀胱癌及腺性膀胱炎鉴别(2分)。

(1)膀胱癌来源于尿路上皮,生长迅速,声像图表现为不均匀回声肿块,CDFI 显示肿块内可见较丰富血流信号;而膀胱内翻性乳头状瘤多呈带蒂乳头状,形态较规则,肿块表面较光滑,内部回声大多较均匀,部分结节内部可有点状强回声(5分)。

(2)本病与结节型腺性膀胱炎在声像图上鉴别较困难,均表现为中高回声结节,内部回声均匀,表面光滑,局部膀胱壁完整;但病变内见小囊状无回声区是腺性膀胱炎的特征性声像改变,另外腺性膀胱炎有尿频、尿痛、下腹和会阴疼痛、排尿困难及血尿等特异性的临床表现,可与本病相鉴别(3分)。

三、要点与讨论

1. 病理、分型及流行病学　膀胱内翻性乳头状瘤是一种较为少见的、以内翻性生长为特征的尿路上皮良性肿瘤,为膀胱表面移行上皮向固有层内生性生长。发病率占膀胱肿瘤的2.2%~6.0%,男女之比为(3~7)∶1。

大体检查常为表面光滑的、有蒂或无蒂的息肉样病变,一般直径小于3cm,镜下见瘤组织表面被覆正常的尿路上皮,增生的上皮巢向下凹陷呈内生性生长。

根据声像学表现分为结节型、条带型、不规则型。

2. 临床特征　临床表现缺乏特异性,多数表现为无痛性肉眼血尿或排尿不适。

3. 超声特征　结节多位于膀胱三角区及周围,膀胱壁回声连续,后方无衰减。少数结节可见在膀胱腔内摆动。按照内部回声可分为3种类型。

(1)回声均匀。

(2)回声不均匀,边缘或内部散在点状强回声。

(3)回声不均匀,周边回声强,内部回声低。

CDFI多数结节内无明显血流信号,少数结节测及点状或条状血流信号。

四、临床拓展思维训练

1. 请简述膀胱内翻性乳头状瘤的发病机制(10分)。

其发病机制目前仍不明确(2分),目前认为是由于膀胱慢性炎症刺激和膀胱颈口梗阻引起膀胱黏膜上皮向下凹陷增生形成上皮细胞巢(4分),并向上突起形成肿瘤,吸烟等化学因素与本病有密切关系(4分)。

2. 膀胱内翻性乳头状瘤与膀胱尿路上皮癌的超声造影表现有何不同(10分)?

膀胱尿路上皮癌常见的超声造影模式为"快进慢退"高增强(2分),而膀胱内翻性乳头状瘤的超声造影模式为相对"快进快退"低增强(2分),分析原因可能与以下因素有关。

(1)膀胱尿路上皮癌常浸润肌层且血供丰富,因此表现为高增强;而膀胱内翻性乳头状瘤血供较少,因此膀胱内翻性乳头状瘤常呈低增强表现(3分)。

(2)膀胱尿路上皮癌的新生血管迂曲,间质水肿致造影剂在血管内聚集滞留,故膀胱尿路上皮癌常呈"慢退";而膀胱内翻性乳头状瘤新生血管迂曲较轻,血管走行尚规则,造影剂消退较快(3分)。

(杨　晔)

病例 77　膀胱子宫内膜异位症(endometriosis of bladder)

一、临床资料

1. 病史　患者,女,32岁,因"体检发现子宫峡部前方实性肿物1个月"就诊。周期性经期血尿伴下腹部不适。月经规律。平素体健，既往行剖宫产术。

2. 超声资料（图 3-77-1～图 3-77-4）

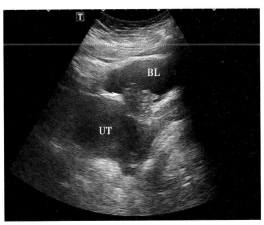

图 3-77-1　经腹膀胱纵切面二维图像
箭头所示为病灶。
BL. 膀胱；UT. uterus，子宫

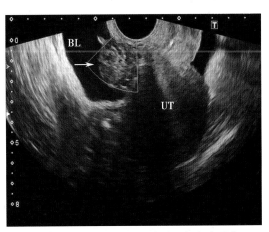

图 3-77-2　经阴道超声膀胱彩色血流图像
箭头所示为病灶。
BL. 膀胱；UT. 子宫

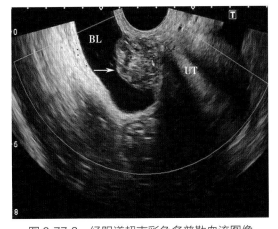

图 3-77-3　经阴道超声彩色多普勒血流图像
（包块及子宫前壁下段）
箭头所示为病灶。
BL. 膀胱；UT. 子宫

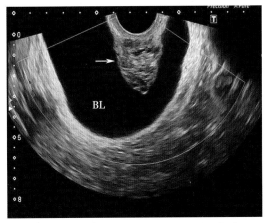

图 3-77-4　经阴道超声膀胱彩色多普勒血
流图像（包块横切面）
箭头所示为病灶。
BL. 膀胱

3. 其他检查资料　尿红细胞 55.0/μl（升高）。

二、思考题及参考答案

1. 请结合病史及超声图像表现作出诊断（10 分）。

临床表现：经产妇女性患者，既往行剖宫产术。患者周期性血尿伴下腹部不适，与经期相关。尿红细胞升高（2 分）。

超声所见：图 3-77-1 膀胱后壁包块，呈中等回声伴散在小液性区（筛孔状），形态较规整，基底部宽,该处膀胱壁回声层次结构不清,包块与子宫前壁下段关系密切(4分)。图3-77-2~图3-77-4包块内可检出少许血流信号(2分)。

超声诊断:膀胱子宫内膜异位症(2分)。

2. 对于该病的诊断,膀胱镜及超声有哪些优势(10分)?

对于膀胱子宫内膜异位症,膀胱镜活检是最有临床价值的诊断方法,但当异位在膀胱黏膜与肌层之间时,膀胱镜活检因深度难以掌握,很少能确诊,不能作为首选检查(4分)。

而超声检查弥补了膀胱镜的不足,尤其对于膀胱镜检查易漏诊的外在型病灶,超声检查更具临床意义(2分)。其"筛孔样"典型征象对于疾病的诊断具有重要意义(4分)。

3. 请简述该病的鉴别诊断(10分)

该病主要需与膀胱癌及腺性膀胱炎等相鉴别(2分)。

(1)膀胱子宫内膜异位症与膀胱癌的鉴别点:膀胱子宫内膜异位症由外向内侵犯,较少累及黏膜层,内部可探及小的无回声,即"筛孔状"改变,无黏膜破坏,彩色多普勒检查无或少血流信号。而膀胱癌膀胱壁层次紊乱,彩色多普勒检查时肿块内部可测及动脉频谱。结合患者年龄,有无痛性肉眼血尿及是否与经期有关等症状可鉴别(3分)。

(2)与腺性膀胱炎的鉴别点:腺性膀胱炎的膀胱壁可增厚,主要累及黏膜层,膀胱壁结节性增厚多见。膀胱子宫内膜异位症团块型与结节型的病灶一般为单发,基底较宽;腺性膀胱炎的乳头状突起常为多发,基底一般较窄。结合患者有长期慢性膀胱炎及下尿路梗阻史可相互鉴别(3分)。

此外,膀胱子宫内膜异位症还应与嗜铬细胞瘤等鉴别(2分)。

三、要点与讨论

1. 病理、分型 发生于泌尿系统的子宫内膜异位症比较罕见,占1%~2%,其中70%~80%为膀胱病变,最常见于膀胱后壁及顶壁,少数位于膀胱三角区。根据病灶侵犯部位可分为腔内型(约20%)和腔外型(约80%),二者可单独存在,亦可同时出现。

2. 临床特征 其典型临床表现包括周期性腰痛、尿痛、尿急、泌尿系感染以及肉眼血尿。在膀胱受累的患者中,周期性的下尿路症状、下腹及盆腔疼痛是最常见的表现。

3. 超声特征 膀胱子宫内膜异位症的典型征象为膀胱后壁或顶壁的局限性隆起性病变,表面光滑,内部回声不均匀,局部可呈"筛孔样"改变。彩色多普勒表现为病灶内点状血流信号,较小病灶可无血流信号显示。

四、临床拓展思维训练

1. 请简述膀胱子宫内膜异位症的发生机制(10分)。

膀胱子宫内膜异位症发生机制尚未明确(1分),目前有以下理论学说。

(1)胚胎理论,膀胱子宫内膜异位症可能起源于米勒管残余物(2分)。

(2)迁移或转移理论,月经血通过输卵管逆行反流到盆腔,然后植入膀胱壁(2分)。

(3)移植理论,子宫腺肌病结节直接延伸穿过子宫壁,或通过淋巴及血管途径侵犯膀胱壁(2分)。

(4)医源理论,剖宫产术中子宫内膜细胞扩散所致(2分)。

另外,激素影响、免疫以及局部环境等因素也起着重要作用(1分)。

2. 请简述膀胱子宫内膜异位症的治疗原则(10 分)。

膀胱子宫内膜异位症的治疗取决于患者年龄、生育要求、病变范围等(2 分)。

(1)药物保守治疗包括高效孕激素、避孕药及促性腺激素释放激素类似物,仅用于病变范围较小、无泌尿系症状或不适合手术者的治疗(2 分)。

(2)手术治疗是主要的治疗措施,经尿道电切术是早期治疗膀胱子宫内膜异位症的常用方法(2 分)。膀胱部分切除术是目前膀胱子宫内膜异位症的首选治疗方法(2 分)。

如果患者还存在盆腔其他部位病变,可根据患者年龄、生育要求等综合考虑,行保留生育功能、保留卵巢功能或根治性手术(2 分)。

(杨　晔)

病例 **78** 膀胱癌(carcinoma of bladder)

一、临床资料

1. 病史　患者,女,76 岁,因"无痛性肉眼血尿 2 月余"就诊。无发热,无腰痛,无尿频、尿急、尿痛,无恶心呕吐。既往体健,无肿瘤病史。

2. 超声资料(图 3-78-1~ 图 3-78-4)

3. 其他检查资料　尿红细胞 30.58/μl(升高)。

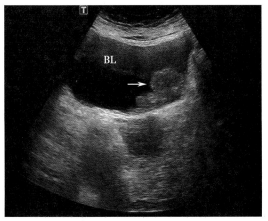

图 3-78-1　经腹膀胱横切面二维图像
箭头所示为病灶。
BL.膀胱

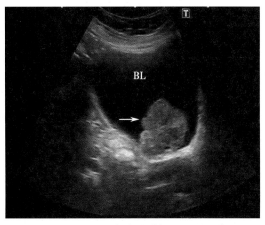

图 3-78-2　经腹膀胱纵切面二维图像
箭头所示为病灶。
BL.膀胱

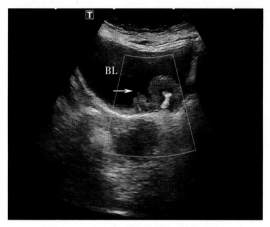

图 3-78-3　膀胱肿物彩色血流图像
箭头所示为病灶。
BL.膀胱

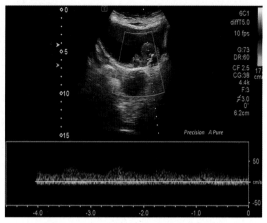

图 3-78-4　膀胱肿物血流频谱图像

二、思考题及参考答案

1. 请结合病史及超声图像表现作出诊断（10 分）。

临床表现：老年女性患者，无痛性肉眼血尿病史，尿红细胞升高（2 分）。

超声所见：图 3-78-1、图 3-78-2 肿物位于膀胱左后壁，呈中等回声，形态不规则，宽基底，与膀胱壁界限不清楚。图 3-78-3 粗大血流信号自膀胱壁向肿物内部延伸。图 3-78-4 肿物低阻动脉血流频谱（6 分）。

超声诊断：膀胱癌（2 分）。

2. 该病在超声检查过程中应注意哪些内容（10 分）？

（1）膀胱需适度充盈，膀胱充盈过度或未充盈均会影响疾病诊断（2 分）。

（2）完整扫查膀胱各壁，尤其是膀胱三角区（2 分）。

（3）体位移动时，观察肿物的位置是否发生变化（3 分）。

（4）彩色多普勒观察肿物血流及频谱特点（3 分）。

3. 请回答本病的鉴别诊断（10 分）。

（1）腺性膀胱炎呈结节型或乳头型时容易误诊，可以通过彩色血流信号加以鉴别（2 分）。

（2）膀胱结核的膀胱壁增厚一般范围较广泛，且常伴有肾结核或前列腺结核的超声表现（2 分）。

（3）膀胱内血凝块常以中高回声为主，似棉絮状或不规则状，CDFI 无血流信号，移动幅度较大（3 分）。

（4）部分膀胱癌表面被覆强回声，易误诊为膀胱结石，通过 CDFI 特点及转动体位等可予以鉴别（3 分）。

三、要点与讨论

1. 病理、分型及流行病学　膀胱癌主要包括尿路上皮癌、鳞状细胞癌和腺癌，较少见的有小细胞癌、混合型癌等。

膀胱癌估计发病率为 5.87/10 万,男性发病率为女性的 3~4 倍,发病率随年龄增长而增加。

2. 临床特征　无痛性血尿为膀胱癌最常见的临床症状,往往出现最早。尿频、尿急、尿痛等膀胱刺激症状是第二大常见症状,常因肿瘤坏死、溃疡或并发感染所致。

3. 超声特征　膀胱壁黏膜层局限性增厚,呈结节状、息肉样或菜花样突入腔内,浸润型肿瘤呈弥漫性增厚。肿物以低回声或中等回声居多,部分瘤体表面附有小结石或钙化时,后方可出现声影。CDFI 小肿瘤可见基底部出现彩色血流信号,较大肿瘤常见树状分支和弥漫分布的动脉高速低阻血流信号。

四、临床拓展思维训练

1. 请简述超声在可疑膀胱癌患者中的应用特点(10 分)。

超声是血尿患者筛查的首选影像学检查方法,具有廉价、无创、易操作、重复性好及应用广泛等优点,适合膀胱癌的初筛检查(3 分)。直径大于 5mm 的膀胱肿瘤大多可以被发现,并可观察肿瘤的部位、数目、大小及浸润深度(2 分)。超声检查可通过经腹、经直肠、经尿道三种途径进行(2 分)。经腹部超声诊断膀胱癌的敏感性和特异性均较高。经直肠超声可以更加清晰地显示膀胱三角区、膀胱颈和前列腺。经尿道膀胱内超声检查影像清晰,分期准确性较高,但患者需要麻醉(3 分)。

2. 请简述膀胱癌的超声分期表现(10 分)。

依据国际抗癌联盟拟定 TNM 膀胱癌分期方法,T_1 期:肿瘤基底部局限于黏膜或表浅层,肌层未受侵犯。肿瘤基底较窄呈细蒂状,膀胱壁黏膜的高回声线连续(3 分);T_2 期:肿瘤基底处膀胱壁毛糙或呈锯齿样改变,但肌层低回声带连续,且不增厚(2 分);T_3 期:肿瘤基底处膀胱外壁高回声层缺损,被肿瘤低回声占据,无远处转移(2 分);T_4 期:肿瘤基底处膀胱壁完全断裂,肿瘤低回声浸润到膀胱周围,有远处转移征象(3 分)。

(杨　晔)

病例 79 良性前列腺增生（benign prostatic hyperplasia）

一、临床资料

1. 病史　患者,男,66 岁,因"尿频,尿急,夜尿频,排尿困难 5 年余"就诊。无血尿,无发热。患病以来体重无减轻,无肿瘤病史。

2. 超声资料(图 3-79-1~ 图 3-79-4)

3. 其他检查资料　血清前列腺特异性抗原(prostate-specific antigen,PSA)1.62μg/L(正常);血、尿常规检查无异常。

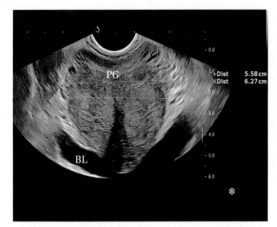

图 3-79-1 经直肠前列腺横切面二维超声图像
BL. 膀胱；PG. 前列腺

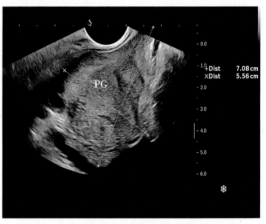

图 3-79-2 经直肠前列腺纵切面二维超声图像
PG. 前列腺

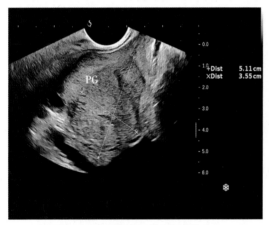

图 3-79-3 经直肠前列腺纵切面
二维超声图像（内腺测量）
PG. 前列腺

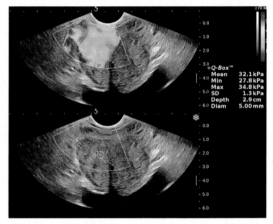

图 3-79-4 前列腺剪切波弹性成像图（偏软的组织
显示为蓝色，偏硬的组织显示为红色，介于二者之间
的组织显示为黄绿色）

二、思考题及参考答案

1. 请结合病史及超声图像表现作出诊断（10 分）。

临床表现：老年男性患者，尿频，尿急，夜尿频，排尿困难 5 年余，无血尿。血清 PSA 在正常范围（2 分）。

超声所见：图 3-79-1~图 3-79-3 经直肠扫查前列腺增大呈球形，大小约 7.1cm×6.3cm×5.6cm，形态规整，左右对称，前列腺包膜回声连续、无局部隆起，前列腺内腺及外腺分界清楚，回声较均匀。内腺增大，内外腺比例失调。图 3-79-4 剪切波弹性成像所示前列腺内腺最大杨氏模量为 34.8kPa，无异常高硬度区域（6 分）。

超声诊断：前列腺增大，考虑良性前列腺增生可能（2 分）。

2. 请简述前列腺测量切面及测量方法（10 分）。

经腹及经直肠超声测量前列腺大小时，前列腺纵切面测量上下径及前后径，前列腺横切面测量左右径。前列腺纵切面需清晰显示尿道内口及尿道,图 3-79-5A、图 3-79-5C 黄线所示为前列腺上下径,蓝线所示为前列腺前后径(6 分)。

于前列腺最大横切面测量前列腺左右径,图 3-79-5B、图 3-79-5D 红线所示为前列腺左右径(4 分)。

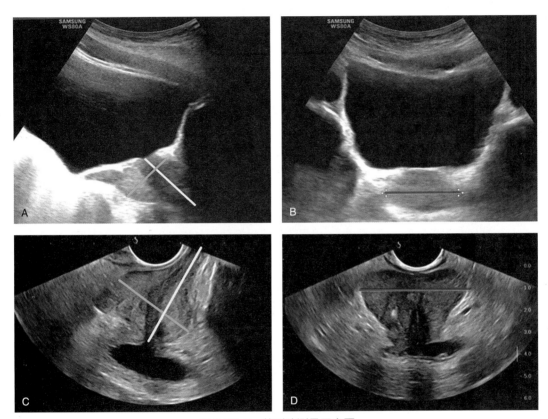

图 3-79-5 前列腺测量示意图
图 A、图 B 为经腹超声前列腺纵切面及横切面;图 C、图 D 为经直肠超声前列腺纵切面及横切面。

3. 请回答本病的鉴别诊断(10 分)。

(1)前列腺癌,早期前列腺癌病灶较小,无局限性隆起,左右对称,病灶可表现为中等回声,超声造影可表现为局部微灌注异常,超声弹性成像可表现为局部硬度增大,血清 PSA 多升高(4 分)。

(2)前列腺炎,前列腺大小可正常或增大,回声多不均匀,但是前列腺内腺及外腺分界清楚,血清 PSA 可升高(4 分)。

鉴别困难时需依赖前列腺穿刺活检(2 分)。

三、要点与讨论

1. 病理及流行病学 良性前列腺增生(benign prostatic hyperplasia,BPH)是老年男性的常见疾病,可造成尿路梗阻症状。BPH 患病率随年龄增长而升高。

BPH 始于围绕尿道精阜的腺体,即移行区,移行区由紧靠前列腺前括约肌外的腺体组成。

BPH 是指增生而不是肥大的组织学过程,即细胞数量增多而不是细胞体积增大。

2. 临床特征　BPH 多在 50 岁以后出现症状。主要临床表现是引起膀胱刺激症状、梗阻症状。

3. 超声特征

(1)各径线增大。

(2)形态改变:前列腺形态呈圆球形或椭圆球形。

(3)前列腺突向膀胱内。

(4)内外腺比例失常:内外腺比例升高。

(5)包膜整齐、左右对称、内部回声均匀。

(6)超声造影表现:内腺增强早于外腺,呈快速增强,内腺的造影峰值强度明显高于外腺,内外腺分界清楚,造影剂分布均匀。

(7)前列腺结石排列形态的改变:前列腺结石推移到内、外腺之间排列成弧形。

(8)出现增生结节。

(9)膀胱壁小梁小房形成。

(10)尿潴留的出现。

(11)其他并发症的出现:膀胱结石、输尿管扩张以及两侧肾积水。

四、临床拓展思维训练

1. 请简述 BPH 临床进展的危险因素(每项 2 分,共 10 分,答出任意 5 项即可)。

研究资料表明患者年龄、血清 PSA、前列腺体积、最大尿流率、残余尿量、症状评分、前列腺慢性炎症、代谢综合征及膀胱内前列腺突出程度等因素与 BPH 临床进展相关。

2. 请简述超声在该病诊断中的应用价值(10 分)。

(1)超声可直接测量前列腺大小,估测前列腺体积,计算内外腺比例,对于评估患者的病情及制定治疗方案有重要作用(4 分)。

(2)剪切波弹性成像可定量测量内腺组织杨氏模量,评估尿路梗阻程度(3 分)。

(3)多模态超声可精确引导前列腺穿刺活检,是前列腺增生鉴别诊断的重要手段(3 分)。

(杨　晔)

病例 80　前列腺结石(prostatic calculus)

一、临床资料

1. 病史　患者,男,62 岁,因"尿频、尿急伴排尿困难 2 年余"就诊。无血尿,无发热。患病以来体重无减轻，无肿瘤病史。

2. 超声资料（图 3-80-1~ 图 3-80-3）

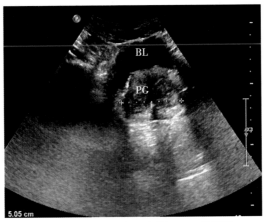

图 3-80-1　经腹前列腺横切面二维图像

BL. 膀胱；PG. 前列腺

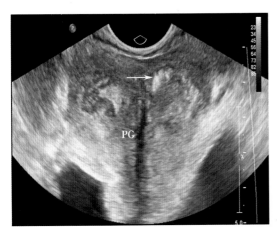

图 3-80-2　经直肠前列腺横切面二维图像

箭头所示为病灶。

PG. 前列腺

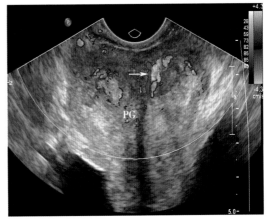

图 3-80-3　经直肠前列腺彩色血流图像

箭头所示为病灶。

PG. 前列腺

3. 其他检查资料　血清 PSA 2.66μg/L（正常）；血、尿常规检查无异常。

二、思考题及参考答案

1. 请结合病史及超声图像表现，作出诊断（10 分）。

临床表现：老年男性患者，尿频，尿急伴排尿困难。血清 PSA 正常范围，血、尿常规无异常（2 分）。

超声所见：图 3-80-1 经腹超声及图 3-80-2 经直肠超声显示前列腺内强回声团聚集，位于前列腺内腺及外腺之间，后方伴淡声影（4 分）。图 3-80-3 CDFI 强回声团未检出血流信号，后方可见彩色闪烁(2分)。

超声诊断：前列腺内外腺间强回声团，考虑前列腺结石(2分)。

2. 请简述本病的超声分类(10分)。

(1)散在小结石型，表现为前列腺内多个1~3mm散在斑点状强回声，无声影，前列腺大小在正常范围内(2分)。

(2)弧形结石型，前列腺不同程度增大，结石出现在内腺与外腺的交界处，许多小结石呈弧形排列，多数无声影或较淡声影(4分)。

(3)成堆小结石型，10余个强回声小结石聚集成堆(2分)。

(4)单个大结石型，表现为前列腺不增大或缩小，单个强光团约5mm或更大，后方伴有声影。最常见的为弧形结石型(2分)。

3. 请回答本病的鉴别诊断(10分)。

超声诊断前列腺结石时，应与前列腺钙化、前列腺管内淀粉样小体、慢性前列腺炎和前列腺假性结石(后尿道结石)等相鉴别(2分)。

(1)前列腺钙化由前列腺结核钙化、肿瘤钙化等在前列腺病灶内出现，并可见原发病灶的声像图改变(2分)。

(2)前列腺管内淀粉样小体呈散在分布的小点状强回声，酷似小结石，声像图表现与前列腺小结石不易鉴别，应结合临床资料和其他检查予以确诊(2分)。

(3)在慢性前列腺炎严重时可表现为前列腺轻度增大，包膜回声增强或不光滑，内部点状回声增粗、增强，分布不均匀，不难与前列腺结石作出鉴别诊断(2分)。

(4)后尿道结石位于尿道前列腺部，多为肾结石及输尿管结石脱落所致，患者可有绞痛、血尿及排尿困难等症状，可与前列腺结石鉴别(2分)。

三、要点与讨论

1. 病理、分型　前列腺结石是指在前列腺腺泡内或腺管内的真性结石，多发生于40岁以上人群。按照声像图分型，可分为散在小结石型、弧形结石型、成堆小结石型和单个大结石型。

2. 临床特征　前列腺结石一般无症状。

3. 超声特征　好发部位为前列腺内腺与外腺交界处，声像图表现为大小不等的强回声，较大结石多伴后方声影，小结石可不伴声影或伴有较淡声影。

四、临床拓展思维训练

1. 请简述前列腺结石与良性前列腺增生之间的关系(10分)。

(1)尿道周围的内腺增生，挤压尿道，使前列腺管和腺泡发生扩张和淤滞促使前列腺结石的形成(5分)。

(2)前列腺结石一般散在于内腺，在良性前列腺增生伴有前列腺结石时，由于内腺增生，把结石推移到内、外腺之间排列成弧形，此为前列腺增生的一个特征(5分)。

2. 请简述超声新技术在前列腺结石中的应用价值(10分)。

三维超声、超声造影及超声弹性成像等新技术在前列腺疾病的鉴别诊断中具有一定价值，文献报道其在前列腺结石中的应用较少(2分)。

（1）三维超声可直观地显示结石与周围结构的关系，特别是与尿道的关系，判断结石位置（2分）。

（2）超声造影可显示组织微灌注状态，当前列腺组织回声局部增高与结石难以鉴别时，可应用超声造影进行分析，结石内无造影剂充盈，而前列腺高回声组织内可见造影剂充填（3分）。

（3）超声弹性成像显示结石部位较周围组织硬度明显增大，可提高稍高回声类型结石的诊断准确性。但结石较小时弹性成像可无明显异常（3分）。

（杨　晔）

病例 **81** 急性前列腺炎（acute prostatitis）

一、临床资料

1. 病史　患者，男，51岁，因"尿频、尿急6天，伴排尿困难4天"就诊。6天前患者无明显诱因出现尿频、尿急，偶有尿痛，无血尿。体温37.9℃。

2. 超声资料（图3-81-1~图3-81-4）

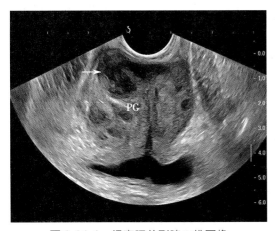

图3-81-1　经直肠前列腺二维图像
箭头所示为病灶。
PG. 前列腺

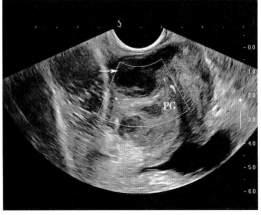

图3-81-2　经直肠前列腺彩色血流图像
箭头所示为病灶。
PG. 前列腺

3. 其他检查资料　血清总PSA 10.28μg/L（升高）；血常规中性粒细胞百分比82.8%（升高）；尿常规白细胞86.74/μl（升高），细菌59 914.9/μl（升高）。

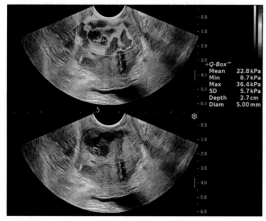
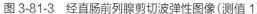
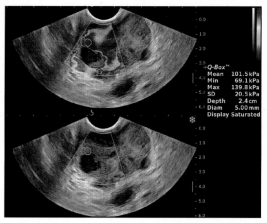

图 3-81-3　经直肠前列腺剪切波弹性图像（测值 1）　图 3-81-4　经直肠前列腺剪切波弹性图像（测值 2）

二、思考题及参考答案

1. 请结合病史及超声图像表现作出诊断（10 分）。

临床特点：中老年男性患者，尿频、尿急伴排尿困难。中性粒细胞百分比升高，尿常规白细胞升高，尿细菌升高（2 分）。患者体温升高（37.9℃），急性发病（2 分）。

超声所见：图 3-81-1 前列腺形态饱满，左右不对称，包膜连续完整，实质回声不均匀，内伴多个大小不等不规则液性区，边界尚清，液性区透声差，伴粗大点状回声。图 3-81-2 前列腺中等回声区可检出血流信号，液性区内无血流信号。图 3-81-3、图 3-81-4 粗大点状回声区域硬度较低，其旁中等回声区域硬度较高，剪切波弹性成像最大杨氏模量达 139.8kPa（4 分）。

超声诊断：急性前列腺炎（脓肿形成）（2 分）。

2. 请简述超声在该病中的应用价值（10 分）。

经直肠超声检查对于前列腺脓肿的诊断具有较高的准确率（3 分）。经直肠超声引导下穿刺前列腺引流加抗生素灌洗保留术不仅可尽早排出脓液，迅速缓解临床症状，减轻患者痛苦，而且通过穿刺针把药物直接注入前列腺病灶内，克服了前列腺被膜和脓肿壁的屏障作用，药代动力学效率更高（7 分）。

3. 请简述该病的鉴别诊断（10 分）。

（1）前列腺囊肿，表现为无回声，壁薄光滑，无回声透声好，其内无粗大点状回声（4 分）。

（2）前列腺癌，病灶可表现为低回声，与前列腺脓肿的低弱回声相似，但是前列腺癌病灶多位于外腺，局部外突及包膜回声不连续，而前列腺脓肿一般无包膜中断，CDFI 前列腺癌病灶多表现为血流丰富，无发热及尿细菌升高等临床症状，可予以鉴别（6 分）。

三、要点与讨论

1. 病理　急性前列腺炎多数为急性细菌性前列腺炎。急性细菌性前列腺炎根据疾病发展、病理改变程度可分为不同阶段。

2. 临床特征　全身症状有高热、寒战、疲乏无力等，有时可掩盖局部症状。局部症状主要表现为耻骨上区及会阴部疼痛、下腹部坠胀等。

3. 超声特征

(1)前列腺外形饱满,体积轻度或中度增大,左右两侧可不完全对称。

(2)包膜回声完整,十分清晰。

(3)内部回声均匀减低,或有不规则回声减低区和无回声区,无回声区内有液体流动征象。

(4)CDFI 多数可见病变区域脓肿周围及整个前列腺内丰富血流信号。

四、临床拓展思维训练

1. 请简述急性前列腺炎的感染途径(10 分)。

(1)尿路逆行感染,感染尿液逆流进入前列腺管(3 分)。

(2)血行感染,包括呼吸道感染灶、扁桃体等(3 分)。

(3)邻近组织器官,如直肠等邻近的组织器官感染经淋巴途径蔓延至前列腺。

急性前列腺炎患者往往伴有糖尿病等其他基础病变,强物理刺激、全身感染等均可诱发急性前列腺炎(4 分)。

2. 请简述超声弹性成像在前列腺良恶性疾病诊断中的价值(10 分)。

超声弹性成像根据力的产生方式分为应变弹性成像与剪切波弹性成像(2 分)。应变弹性成像依靠外部应力成像,可半定量测量病变与正常组织的弹性比值(2 分)。剪切波弹性成像通过超声探头自动产生的剪切波对组织产生压力,可定量测值。剪切波弹性成像可通过平均杨氏模量和最大杨氏模量等指标反映病变的硬度,目前研究得出的前列腺良恶性病变诊断临界值不尽相同,国内外尚无统一标准,但普遍认为前列腺癌的弹性值大于良性病变,然而部分良性病变如炎症等可与恶性病变的弹性值存在交叉(4 分)。弹性成像可作为前列腺良恶性病变鉴别的重要辅助方法,在前列腺疾病的诊断中有较高的应用价值(2 分)。

(杨　晔)

病例 **82** 前列腺癌（prostate cancer）

一、临床资料

1. 病史　患者,男,73 岁,因"排尿困难 10 年余,体检发现前列腺占位 1 周"就诊。无血尿,无发热。平素体健,患病以来体重无明显减轻,无四肢疼痛。

2. 超声资料(图 3-82-1~ 图 3-82-4)

3. 其他检查资料　血清 PSA 20.23μg/L(升高)。

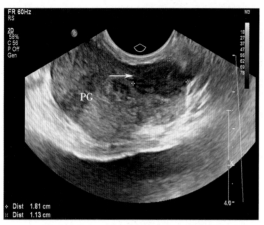

图 3-82-1 前列腺横切面二维图像
箭头所示为病灶。
PG. 前列腺

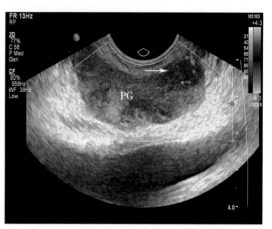

图 3-82-2 前列腺横切面彩色血流图像
箭头所示为病灶。
PG. 前列腺

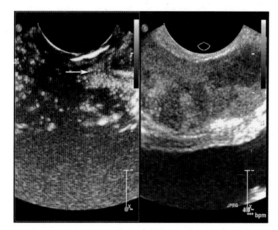

图 3-82-3 前列腺横切面造影图像
箭头所示为病灶。

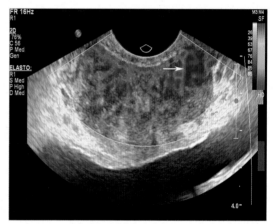

图 3-82-4 前列腺弹性图像(偏软的组织显示为红色,偏硬的组织显示为蓝色)
箭头所示为病灶。

二、思考题及参考答案

1. 请结合病史及超声图像表现作出诊断(10 分)。

临床表现:老年男性患者,无血尿,无发热。血清 PSA 值升高(2 分)。

超声所见:图 3-82-1 前列腺左右对称,包膜回声连续,左叶外腺结节,边缘模糊,形态略不规整,呈低回声,结节处内外腺分界不清(2 分)。图 3-82-2 前列腺血流不对称,左叶结节血流丰富(1 分)。图 3-82-3 左叶结节呈不均匀高灌注(1 分)。图 3-82-4 前列腺硬度不均,左叶结节硬度高(2 分)。

超声诊断:前列腺癌(2 分)。

病理诊断:前列腺癌,Gleason 分级 4+4=8,预后等级组 4 级。

2. 该病与前列腺增生的声像图有哪些不同(10 分)?

(1)前列腺增生好发于内腺,而前列腺癌多数起源于外腺(2 分)。

（2）前列腺增生内腺呈圆形或椭圆形增大，外腺不同程度萎缩，二者分界清晰，而前列腺癌病变使内腺受压变形，内外腺组织界限模糊（2 分）。

（3）前列腺增生包膜完整光滑，而前列腺癌包膜可隆起，不规则（1 分）。

（4）前列腺增生内部回声较均匀，前列腺癌结节回声不均匀（1 分）。

（5）前列腺增生大多左右对称，而进展期前列腺癌左右多不对称（2 分）。

（6）前列腺增生不侵犯邻近器官（2 分）。

3. 超声在本病中的应用价值如何（10 分）？

根据二维超声所见结节位置、回声特点，结节 CDFI 及超声造影（contrast-enhanced ultrasound，CEUS）表现，结节弹性成像特点，结合血清 PSA 等水平，超声可初步判断前列腺病变的良恶性（5 分）。

对于超声所见的可疑癌结节，在超声引导下穿刺取材，行病理组织学诊断（5 分）。

三、要点与讨论

1. 病理及流行病学　前列腺癌发病率居男性恶性肿瘤第二位。前列腺癌 95% 以上为腺泡腺癌，起源于腺上皮细胞，其他少见类型包括鳞癌、导管腺癌、黏液腺癌、小细胞癌等。

2. 临床特征　前列腺癌患者主要是老年男性，早期前列腺癌多无明显临床症状，随着肿瘤生长，前列腺癌可表现为下尿路梗阻症状。前列腺癌可经血行、淋巴扩散或直接浸润邻近器官。最常见的转移部位为淋巴结及骨骼等。

3. 超声特征

（1）早期前列腺癌声像图通常为低回声结节，位于外腺区，结节边界模糊不清，较大结节有包膜隆起，腺体基本左右对称或轻度不对称。CDFI 结节血流信号增多。CEUS 结节性前列腺癌多表现为快进、快出、高增强模式。

（2）进展期前列腺癌表现为前列腺各径增大，轮廓外形呈不规则隆起，包膜不完整，回声连续性中断，双侧常不对称。内部回声不均匀，内外腺结构分界不清，邻近器官受累，CDFI 病变区血流信号增多。CEUS 弥漫性前列腺癌多表现为内外腺分界不清的弥漫性快速非均匀增强模式。

四、临床拓展思维训练

1. 请简述 CEUS 在前列腺病变中的应用价值（10 分）。

CEUS 可以动态观察前列腺组织的血流灌注特征，前列腺病变血管被强化后，前列腺癌的检出率随之提高（2 分）。由于前列腺良恶性病灶的血管生成不同，导致超声造影剂微泡灌注特点不同，其增强模式也存在差异（3 分）。

结节性前列腺癌多表现为快进、快出、高增强，弥漫性前列腺癌多表现为内外腺分界不清的弥漫性快速非均匀增强（2 分）。

但是，前列腺癌的部位、前列腺动静脉分布及前列腺癌组织内微血管密度、微血管结构等特征可能影响前列腺癌 CEUS 表现，且前列腺癌新生血管也存在不同程度的结构及分布异常，如形成动静脉瘘等，部分病灶增强模式可不典型。另外，当前列腺癌病灶微小时，尚未形成新生血管网，CEUS 可能漏诊（3 分）。

2. 请简述 PSA 在前列腺病变中的意义(10 分)。

PSA 具有器官特异性,是临床最常用的前列腺癌筛查工具。然而在前列腺增生、前列腺炎等病理状态下也会升高,不具有肿瘤特异性(3 分)。

《中国前列腺癌筛查与早诊早治指南(2022,北京)》推荐首选 PSA 作为前列腺癌筛查手段,血清 PSA 4μg/L 为临界值。临床研究发现 PSA 介于 4~10μg/L 时,前列腺炎及前列腺增生的患者比例较高,前列腺癌比例较低。当 PSA>1μg/L 时,随着 PSA 的升高,患前列腺癌的可能性随之增加(5 分)。

PSA 不能确诊前列腺癌,可联合其他检查应用于前列腺癌的筛查(2 分)。

(杨 晔)

病例 **83** 肾上腺良性肿瘤(adrenal benign tumor)

一、临床资料

1. 病史 患者,男,64 岁,因"头晕 1 天"就诊。2 年前体检发现高血压(最高 165/110mmHg)。1 天前出现头晕。查体:无异常。否认糖尿病、心脏病史。否认过敏史、外伤输血史。否认肿瘤病史及手术史。

2. 超声资料(图 3-83-1~ 图 3-83-3)

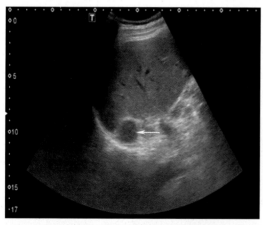

图 3-83-1 肾上腺区结节二维图像
箭头所示为病灶,直径约 2cm。

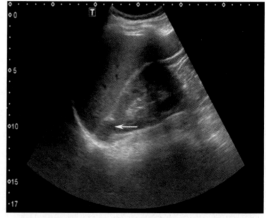

图 3-83-2 肾上腺区结节二维图像
箭头所示为病灶。

3. 其他检查资料 垂体增强 CT 扫描无明显异常。实验室检查 24 小时尿香草扁桃酸(vanillylmandelic acid,VMA)7.55mg(升高)。大体病理(图 3-83-4)。

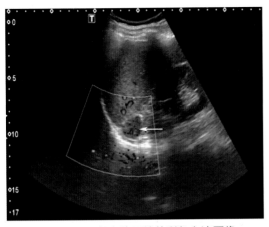

图 3-83-3　肾上腺区结节彩色血流图像
箭头所示为病灶。

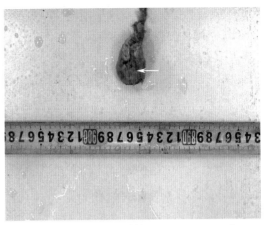

图 3-83-4　大体病理：肿物 3cm×2.5cm×2cm，
切面金黄质软，似有包膜

二、思考题及参考答案

1. 请结合病史及超声图像表现作出诊断（10 分）。

临床特点：老年男性患者，发现高血压 2 年，头晕 1 天（2 分）。

超声所见：图 3-83-1、图 3-83-2 右肾上腺区可见一低回声结节，直径约 2cm，边界清晰，形态规则。图 3-83-3 结节内部可见少许血流信号（5 分）。

超声诊断：肾上腺皮质腺瘤（3 分）。

病理诊断：肾上腺皮质腺瘤。

2. 肾上腺皮质腺瘤实验室检查中有哪些常见改变（10 分）？

多数肾上腺皮质腺瘤实验室检查会有改变。皮质醇腺瘤患者尿游离皮质醇升高（3 分）。醛固酮腺瘤患者醛固酮含量往往升高，肾素含量下降（3 分）。少部分肾上腺腺瘤为无功能性腺瘤，实验室检查无明显异常（1 分）。

肾上腺激素还可以影响人体代谢，久之会出现血糖升高、血脂升高和电解质紊乱（3 分）。

3. 结合病史，请回答本病需重点鉴别的疾病（10 分）。

（1）需要注意与肾上腺皮质腺癌相鉴别，腺瘤瘤体相对小，边界清晰，有包膜；腺癌瘤体大，多分叶状，无包膜，回声不均匀（5 分）。

（2）患者有高血压病史，还需要与嗜铬细胞瘤相鉴别。嗜铬细胞瘤起源于肾上腺髓质，多伴有高血压和高血压引起的头痛、心悸等症状。此外，嗜铬细胞瘤尿 VMA 常升高，超声表现为瘤体境界清晰，中等回声多见，瘤体增大时回声可不均匀（5 分）。

三、要点与讨论

1. 病理、分型　肾上腺是人体重要的内分泌器官，位于两肾的上方，左肾上腺呈半月形，右肾上腺呈三角形。肾上腺由周围的皮质和内部的髓质两部分组成，两者在发生、结构与功能上均不相同，是两种内分泌腺体。肾上腺和肾共同包绕在肾筋膜内，但各有自己的纤维囊和脂肪囊，所以，肾上腺不随肾的滑动而运动。

肾上腺皮质腺瘤是肾上腺最常见的肿瘤，单侧发病，属于皮质细胞良性的上皮肿瘤，可分为功能性腺瘤和无功能性腺瘤。功能性腺瘤主要分为皮质醇腺瘤和醛固酮腺瘤,分别引起皮质醇分泌增多和醛固酮分泌增多。

2. 临床特征 无功能性腺瘤没有分泌功能,一般无临床症状。皮质醇腺瘤患者可表现为满月脸、向心性肥胖、皮肤紫纹、水牛背、乏力、多毛和面部痤疮等;醛固酮腺瘤可表现为高血压、肌无力、麻痹、夜尿增多、血及尿醛固酮水平增高、血钾减低或肾素水平下降。

3. 超声特征 多数肾上腺腺瘤体积较小,直径在3cm以内,形态以圆形或卵圆形最常见。瘤体边界清晰,可以看到完整的包膜,内部为均匀低回声。功能性腺瘤对侧肾上腺可能会萎缩,无功能性腺瘤对侧肾上腺没有变化。

四、临床拓展思维训练

1. 超声检查中如何查找肾上腺(10分)?

肾上腺很薄,因此超声检查中不能显示所有肾上腺。检出率主要取决于患者的年龄、体型、肾周脂肪厚度及肝脾位置,与检查者经验和机器调节也有密切关系(5分)。

超声检查肾上腺必须确保对肾上腺区的全面扫查,可以以一些重要的毗邻结构作为参照。右侧参照结构有:右肾、右膈肌角和上腔静脉;左侧参照结构有:左肾上极、左膈肌角、腹主动脉、胰尾和脾门(5分)。

2. 请简述常见肾上腺髓质良性肿瘤的临床和超声表现(10分)。

(1)髓样脂肪瘤:主要由成熟脂肪组织和骨髓造血组织构成,大者直径可超过10cm,但通常小于4cm,可发生于肾上腺皮质和髓质,以髓质多见,偶尔可发生于肾上腺外组织。病理上髓样脂肪瘤可分为两型:Ⅰ型,脂肪和结缔组织成分较多,骨髓造血组织极少,呈淡黄色;Ⅱ型,骨髓造血组织丰富,呈红色。髓样脂肪瘤好发于成年人,占肾上腺偶发瘤的7%~15%。男女发病率没有明显差异。多数髓样脂肪瘤因体积较小和无功能而没有临床症状和体征。体积较大的肿瘤可因压迫周围组织器官引起腰腹部不适、疼痛或酸胀,还可以因腹部包块或自发性腹膜后出血就诊,肿瘤内出血坏死可引起发热,也有表现为血尿、尿路感染及高血压,这些临床症状在肿瘤切除后多能改善。少数髓样脂肪瘤可能会影响正常肾上腺组织的功能,也可能合并肾上腺皮质增生或肾上腺腺瘤,表现为内分泌功能异常,因而,患者应常规行肾上腺内分泌功能相关检查(2分)。

髓样脂肪瘤超声表现(图3-83-5):瘤体近似圆形或椭圆形,包膜完整光滑,较大肿瘤的深部因回声衰减而边界模糊。瘤体中成熟脂肪组织的含量和分布决定其声像图表现:以成熟脂肪组织为主且脂肪分布均匀时肿瘤表现为均匀的高回声,此类型最常见;如果脂肪组织分布不均,存在以造血组织为主的区域,肿瘤表现为不均匀中低混合回声;如瘤体以造血组织为主,脂肪含量极少,肿瘤表现为均匀低回声,此时不易与其他肾上腺肿瘤鉴别。CDFI一般无血流信号(3分)。

(2)嗜铬细胞瘤:最常发生于肾上腺髓质,亦可发生于肾上腺外的交感神经节、副交感神经节或其他部位的嗜铬组织。肿瘤持续或间断释放大量儿茶酚胺(去甲肾上腺素、肾上腺素、多巴胺),引起发作性高血压伴交感神经兴奋的临床表现。严重者可引起心脑血管意外而危及患者生命。也存在少数无功能嗜铬细胞瘤,这类肿瘤多无临床症状(2分)。

嗜铬细胞瘤超声表现(图3-83-6):呈圆形或卵圆形,轮廓清晰,边缘光滑,直径大小不一,多为3~5cm,内部为中等回声。当肿瘤出现出血、坏死时可表现为不均匀回声(3分)。

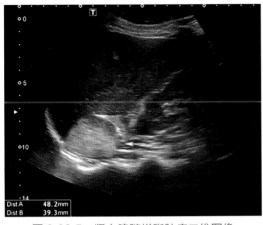

图 3-83-5　肾上腺髓样脂肪瘤二维图像
箭头所示为肾上腺髓样脂肪瘤。

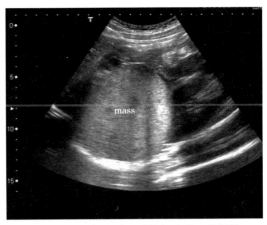

图 3-83-6　肾上腺区嗜铬细胞瘤二维图像
mass. 肿物

（鞠　浩）

病例 **84** 神经母细胞瘤（neuroblastoma）

一、临床资料

1. 病史　患儿，男，出生后 12 天，因"分娩当天胎儿彩超发现腹部占位"就诊。足月分娩，查体：无异常发现。

2. 超声资料（图 3-84-1~ 图 3-84-3）

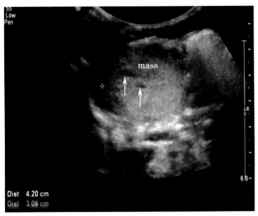

图 3-84-1　左侧肾上腺区肿物二维图像
箭头所示为病灶内小液性区。
mass. 肿物

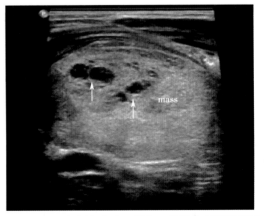

图 3-84-2　左侧肾上腺区肿物二维图像（高频探头）
箭头所示为病灶内小液性区。
mass. 肿物

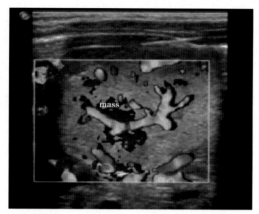

图 3-84-3　左侧肾上腺区肿物彩色血流图像

mass. 肿物

二、相关思考题

1. 请结合病史及超声图像作出诊断（10 分）。

临床表现：新生儿，产前发现胎儿腹部包块（3 分）。

超声所见：图 3-84-1、图 3-84-2 左侧肾上腺区可见一 4.20cm×3.09cm 肿物，边界模糊，内呈中等回声伴多个小液性区。图 3-84-3 肿物内部可见丰富血流信号（4 分）。

超声诊断：左侧肾上腺神经母细胞瘤（3 分）。

2. 诊断神经母细胞瘤时，还应注意哪些器官的扫查（10 分）？

肾上腺神经母细胞瘤易发生肝脏及周围淋巴结转移，应重点扫查肝脏有无结节（3 分）；注意腹膜后、脊柱周围及大血管旁有无肿大淋巴结或肿块（4 分）；少数神经母细胞瘤可转移到对侧肾上腺，应仔细扫查对侧肾上腺区（3 分）。

3. 超声检查中神经母细胞瘤需要与哪些疾病相鉴别（10 分）？

（1）神经节细胞瘤是肾上腺区的良性肿瘤，通常边界清晰，形态规则，回声均匀，生长相对缓慢。但与较小的肾上腺神经母细胞瘤不易区分，可随访或穿刺活检加以鉴别（4 分）。

（2）腹膜后神经纤维瘤多表现为边界清晰的低回声肿块，呈圆形或类圆形，回声均匀并少有钙化是主要鉴别点（3 分）。此外，神经纤维瘤常合并皮肤色斑（1 分）。

（3）腹膜后横纹肌肉瘤边界清晰，内部回声不均匀，多伴有液性区；少数瘤体为实性并伴有钙化，此时与神经母细胞瘤鉴别困难（2 分）。

三、要点与讨论

1. 病理及流行病学　神经母细胞瘤是婴幼儿最常见的肿瘤，约占儿童肿瘤的 10%，大约 50% 的神经母细胞瘤发生在 2 岁以内。神经母细胞瘤属于神经内分泌性肿瘤，可以起源于交感神经系统的任意神经脊组织，其最常见的发生部位是肾上腺，也可发生在后纵隔、颈部、腹部以及盆腔。

2. 临床特征　目前神经母细胞瘤病因尚不清楚。一些遗传易感因素可能与神经母细胞瘤的发病相关。家族型神经母细胞瘤可能与间变性淋巴瘤激酶的体细胞突变有关。*N-myc* 基因的扩增突变往往与神经母细胞瘤细胞迁移相关。*LMO1* 基因也被证明与肿瘤的恶性程度相关。怀孕期间的接触化学危险品、吸烟、饮酒、药物、感染等也被怀疑与肿瘤的发生有关，尚待研究证实。

神经母细胞瘤的初发症状不典型，通常以触及腹部肿块就诊，也可以出现贫血、发热。肿瘤侵犯骨骼时可出现腿痛、背痛，颅内侵犯时可见头部包块、突眼；侵犯椎管可出现神经压迫症状，包括下肢瘫痪、排便排尿障碍等。大部分神经母细胞瘤在出现临床表现前，已发生广泛转移。

神经母细胞瘤是一种死亡率很高的恶性肿瘤，可迅速增大和转移。同时该肿瘤也具有广泛的肿瘤异质性，偶尔可自发消退，或分化为神经胶质瘤、节细胞神经瘤等良性肿瘤。

3. 超声特征　肿物体积通常较大，呈类圆形、不规则形或分叶状，常越过中线生长，有时可侵犯邻近脏器或包绕腹膜后大血管；内部回声杂乱，见分布不均匀的点状、片状或团块状强回声；合并坏死囊变时可见液性区；多数病变在彩色多普勒检查可显示丰富血流信号。

四、临床拓展思维训练

1. 24 小时尿香草扁桃酸（VMA）在神经母细胞瘤的诊断中有何价值（10 分）？

VMA 是肾上腺素和去甲肾上腺素经单胺氧化酶和儿茶酚胺甲基转移酶甲基化和脱氨基而产生的降解产物，主要从尿中排出（3 分）。肾上腺髓质的嗜铬细胞和交感神经细胞末梢均源于胚胎期神经嵴，这两种组织能合成儿茶酚胺，含有相同的酶。一旦这类组织增殖，则尿中 VMA 就会增高，所以 VMA 常被认为是神经母细胞瘤、神经节瘤和嗜铬细胞瘤的标志物（3 分）。有 70%~90% 神经母细胞瘤的患儿有 VMA 增高（4 分）。

2. 请说出国际神经母细胞瘤分期系统（International Neuroblastoma Staging System，INSS）中神经母细胞瘤的具体分期（10 分）。

INSS 是基于肿瘤的原发器官以及转移情况进行的分期。1 期：局部肿瘤可完全切除，无残留转移灶（2 分）；2A 期：次全切除的单侧肿瘤，同侧和对侧淋巴结明确无转移（1 分）；2B 期：次全切除或者是全切除单侧肿瘤，同侧淋巴结有明确转移，对侧淋巴结明确无转移（1 分）；3 期：不能切除的单侧肿瘤跨中线侵袭，伴随或未伴随局部淋巴结转移，或者肿瘤未跨越中线，伴有对侧淋巴结转移，或者跨中线生长的肿瘤并伴有双侧淋巴结转移（2 分）；4 期：远处淋巴结、骨、骨髓、肝脏或其他器官转移（除 4S 期所定义的器官之外）（2 分）；4S 期：小于 1 岁患儿，且肿瘤原发病灶较小，且肿瘤扩散于肝脏、皮肤或骨髓（2 分）。

（鞠　浩）

病例 85　新生儿肾上腺出血（neonatal adrenal hemorrhage，NAH）

一、临床资料

1. 病史　患儿，男性，出生后 5 天，因"黄疸 3 天"就诊。足月出生，顺产。

2. 超声资料(图 3-85-1~ 图 3-85-4)

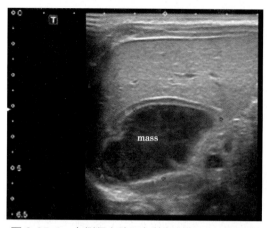

图 3-85-1　右侧肾上腺区包块长轴切面二维图像
mass. 肿物

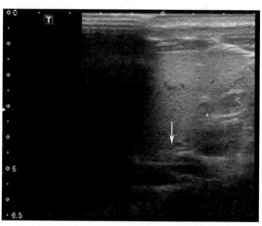

图 3-85-2　左侧肾上腺区二维图像
箭头所示为左侧肾上腺。

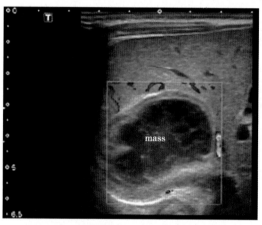

图 3-85-3　右侧肾上腺区彩色血流图像
mass. 肿物

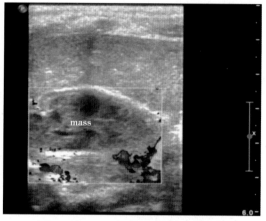

图 3-85-4　出生后 12 天复查右侧肾
上腺区包块彩色血流图像
mass. 肿物

二、思考题及参考答案

1. 请结合病史及超声表现作出诊断(10 分)。

临床表现:患儿出生后 5 日龄,黄疸 3 天(2 分)。

超声所见:图 3-85-1 右侧肾上腺区囊性包块,壁厚,内伴絮状回声。图 3-85-2 左侧肾上腺区未见异常。图 3-85-3 右侧肾上腺区囊性包块内无血流信号显示(5 分)。图 3-85-4 复查右侧肾上腺区包块内回声增高,无血流信号显示(3 分)。

超声诊断:右侧肾上腺出血(2 分)。

2. 请回答本病的鉴别诊断(10 分)。

(1)婴儿肾上腺肿瘤:本病需要与神经母细胞瘤、节细胞神经瘤等肾上腺肿瘤相鉴别。肾上腺肿瘤实性多见,少数为囊实混合性,实性部分均可检出血流信号(5分)。

(2)肾上极肾母细胞瘤:肾母细胞瘤瘤体通常很大,多为实性,可检出血流信号;肾上极被膜连续,结合患儿的呼吸可发现肾与肿物无相对运动(5分)。

3. 新生儿肾上腺出血的检查要点有哪些(10分)?

(1)本病多单侧发病,双侧对比分析有利于对病变的识别(3分)。

(2)充分利用高频线阵探头具体观察分析:新生儿腹壁薄,肾上腺体积相对大,高频线阵探头可以清晰地显示肾上腺组织,有助于囊实性及血供情况的观察和判断(3分)。

(3)动态观察病变与周围组织的关系:肾上腺区占位需要鉴别肾上腺来源或是肾来源,鉴别的要点即观察病变与肾的相对运动和肾被膜的连续性(4分)。

三、要点与讨论

1. 病理及流行病学 新生儿肾上腺出血多为单侧,双侧约占10%。新生儿肾上腺的解剖特点决定了其容易发生出血。新生儿期肾上腺大小为肾的1/3,比例明显大于成人;其毛细血管极其丰富、壁薄、周围无间质且通透性高;新生儿低凝血因子等促发因素极易发生微循环障碍导致肾上腺缺血,形成弥漫性出血、变性和坏死,甚至迅速发生急性肾上腺功能不全或衰竭。

2. 临床特征 新生儿肾上腺出血是新生儿期相对少见的疾病,早产儿多于足月儿。肾上腺出血的病因目前尚不明确,主要见于产程延长、围生期缺氧、产伤、难产、窒息、心动过缓、严重感染、败血症休克、出血性疾病的患儿。

新生儿肾上腺出血大多发生于出生后3周内,也可发生于胎儿期。出血往往无特殊症状,可伴黄疸、血清胆红素增高、上腹部包块(但因位于腹膜后位置深,往往很难触及)。出血量大时可伴有贫血、腹胀、局部皮肤青紫、低血压、发绀、嗜睡及反应差等。绝大多数新生儿肾上腺出血经保守治疗后可治愈,肾上腺功能多可逐渐恢复,但少数可继发肾上腺功能减退、皮质醇分泌不足。

3. 超声特征 超声可早期诊断新生儿肾上腺出血。出血灶大小取决于出血量的多少,内部回声强弱则与出血时间长短有关。出血早期肿块为尚清晰的无回声区;开始形成血凝块时表现为云雾样的稍低回声区;血凝块形成后内部显示为不均质的团块状高回声;血肿液化时为囊实性的混合回声,其无回声区中含细小点状回声,周边部分为实质高回声分隔环绕;血肿开始吸收后范围逐渐缩小,直至肾上腺恢复正常形态,部分病例血肿最终形成钙化。

四、临床拓展思维训练

1. 对于新生儿黄疸,作为超声医生应该注意哪些疾病(10分)?

新生儿黄疸的原因很多,除了生理性黄疸,所有导致胆红素生成过多、肝脏代谢障碍以及胆汁排除障碍的疾病都可以引起病理性黄疸(2分)。

超声检查中要注意观察肾上腺有无出血包块以排除肾上腺出血(2分);要观察肝脏回声、大小和脾脏大小及肝门区有无肿大淋巴结,排除新生儿病毒感染或新生儿黄疸性肝炎(3分);观察肝内外胆道情况及胆囊大小和形态,早期诊断胆道闭锁(3分)。

2. 超声能否确诊肾上腺出血,如果不能明确诊断,您会建议患者如何进一步检查(10分)?

超声可以确诊大多数肾上腺出血。少数出血机化时回声接近实性,超声诊断应该慎重(2分)。

当超声检查到的肾上腺包块不能明确诊断肾上腺出血时,可建议患者进行血清胆红素检查来明确胆红素升高(2分)。还可进行超声造影检查或增强 CT 检查,明确包块内血供情况,肾上腺血肿无血流(2分)。MRI 检查对肾上腺血肿的亚急性和慢性期显示较常规超声和 CT 敏感,有助于肾上腺出血的诊断(2分)。肾上腺出血的回声随着时间变化快,体积通常逐渐减小,因此短期复查对该病的诊断同样有很大价值(2分)。

(鞠 浩)

病例 86 先天性肾上腺皮质增生症(congenital adrenal hyperplasia,CAH)

一、临床资料

1. 病史 患儿,男性,出生后 37 天,因"吃奶差 2 天,呼吸费力 10 小时"就诊。足月出生。
2. 超声资料(图 3-86-1、图 3-86-2)

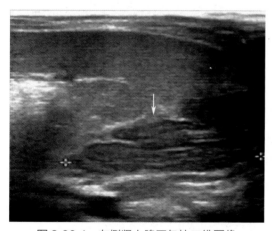

图 3-86-1 左侧肾上腺区包块二维图像
箭头所示为病灶。

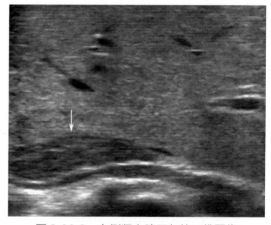

图 3-86-2 右侧肾上腺区包块二维图像
箭头所示为病灶。

3. 其他检查资料 24 小时尿 VMA 4.37mg(正常);皮质醇 5.72μg/dl(降低);促肾上腺皮质激素>2 000ng/L(升高);醛固酮 647.812ng/L(升高)。

二、思考题及参考答案

1. 请结合病史及超声表现作出诊断(10分)。
临床表现:患儿,出生后 37 天,吃奶差 2 天,呼吸费力 10 小时(1分)。皮质醇降低,促肾上腺皮质激素、醛固酮升高(4分)。

超声所见:图 3-86-1、图 3-86-2 双侧肾上腺皮质增厚,迂曲增大,呈团块样(3 分)。

超声诊断:先天性肾上腺皮质增生症(2 分)。

2. 请回答本病的鉴别诊断(10 分)。

本病需要与肾上腺实质肿瘤相鉴别(4 分)。

肾上腺皮质肿瘤体积小时多呈类圆形,形态规则,被膜光滑。较大的肿瘤边缘可能有分叶,但边缘多为钝角,同时瘤体挤压周围组织结构。神经母细胞瘤可向中线蔓延并侵犯周围脏器(3 分)。肾上腺皮质增生症表现为肾上腺体积增大,皮质增厚,有"折叠感",表面可呈现波浪样,对周围结构挤压效应不明显,不累及周围结构,也不会出现转移(3 分)。

3. 请简述肾上腺结构特点和对应的功能(10 分)。

肾上腺由外部的皮质和内部的髓质组成(2 分)。肾上腺皮质,分为三个主要区域:球状带、束状带和网状带(3 分)。其中球状带中产生盐皮质激素(如醛固酮);束状带中合成糖皮质激素;网状带产生雄激素(3 分)。肾上腺髓质产生儿茶酚胺(2 分)。

三、要点与讨论

1. 胚胎发育 肾上腺皮质来源于体腔上皮(中胚层),髓质和交感神经共同来源于神经冠(外胚层),胎儿时期皮质和髓质相互靠近,共同形成肾上腺。在胚胎发育过程中,少数肾上腺皮质和髓质可以移行到异常位置,形成异位肾上腺。

2. 病理、病因及流行病学 肾上腺皮质由球状带、束状带、网状带组成。球状带位于最外层,占皮质的 5%~10%,是盐皮质激素(醛固酮)的来源;束状带位于中间层,是最大的皮质带,约占 75%,是皮质醇和少量盐皮质激素的合成场所;网状带位于最内层,主要合成雄激素和少量雌激素。正常肾上腺以胆固醇为原料合成三类主要激素,其过程极为复杂,必须经过一系列酶催化,因此,一些酶是一类或几类激素合成过程中所共同需要的。当某一种皮质醇的合成酶缺乏时,会导致血清皮质醇减少,经过下丘脑和垂体的一系列反馈,使得肾上腺激素释放激素增加,引起肾上腺皮质增生,同时导致其他激素分泌增多,出现一系列症状。肾上腺皮质增生症以女孩多见,男女之比约为 1:2。肾上腺皮质增生症主要由于肾上腺皮质激素生物合成过程中所必需的酶存在缺陷(21-羟化酶缺乏最多见)所致。

3. 临床特征 肾上腺皮质可以分泌包括皮质醇在内的多种激素,肾上腺皮质增生症常常出现雄激素过多,引起不同程度的肾上腺皮质功能减退伴有女孩男性化或男孩性早熟,此外尚可有低钾高钠或高血压等多种综合征。

4. 超声特征 正常肾上腺纵切大致呈人字形,周边为低回声的皮质,中心的髓质回声略高(图 3-86-3)。

肾上腺皮质增生症的表现为肾上腺皮质增厚,腺体厚度明显增加,有"折叠感",常形成轮廓不规则的团块,表面呈现波浪样,最大直径往往不大于 4cm,对周围结构挤压效应不明显(图 3-86-4)。

四、临床拓展思维训练

1. 肾上腺在胚胎期发育中出现异位,是否一定需要治疗(10 分)?

肾上腺异位比较常见,约 50% 的新生儿和婴幼儿可出现异位肾上腺组织,较常见于睾丸(残基瘤)、精索、腹膜后、肾及腹腔内,此外在颅脑、脊柱、肝胆胰、肺部、心包膜等部位也有报道(4 分)。

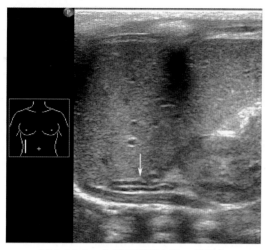

图 3-86-3　右侧正常肾上腺二维图像
箭头所示为右侧肾上腺。

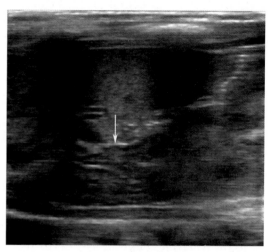

图 3-86-4　右侧肾上腺皮质增生症二维图像
箭头所示为右侧肾上腺皮质增厚。

异位肾上腺组织虽然发生率不低,但大多数异位肾上腺组织常不具有分泌功能,随着年龄的增长会逐步萎缩消失,临床中检出率低,容易被忽略(2 分)。少数异位肾上腺组织可与原位肾上腺一样发生增生或肿瘤,当其产生如醛固酮、皮质醇或雄激素时,可能引起相应症状,此时需要及时诊断和治疗(4 分)。

2. 如何鉴别肝脏右叶外凸性肿瘤与肾上腺肿瘤(10 分)？

观察肿瘤被膜与肝被膜之间的关系,肝脏外凸性肿瘤表面的被膜与肝被膜相延续,肾上腺肿瘤被膜与肝被膜之间不相连,呈锐角(3 分)。配合呼吸观察肿物与肝脏间是否存在相对运动,前者没有相对运动,后者则存在相对运动(3 分)。多普勒血流信号或超声造影检查中,一些肝脏外凸性肿瘤可以观察到供血血管来自肝内,而肾上腺肿瘤极少出现此情况(2 分)。婴儿肾上腺大多数可以在超声检查中显示,一些肾上腺肿瘤边缘可以看到正常的肾上腺组织,有助于判断肿物来源(2 分)。

(鞠　浩)

病例 87　肾上腺恶性肿瘤(adrenal malignant carcinoma,AMC)

一、临床资料

1. 病史　患者,女性,65 岁,因"体检发现右肾上腺区肿物 9 天"就诊。否认高血压、糖尿病、心脏病史。否认过敏史、外伤输血史。否认肿瘤病史及手术史。

2. 超声资料（图 3-87-1~ 图 3-87-4）

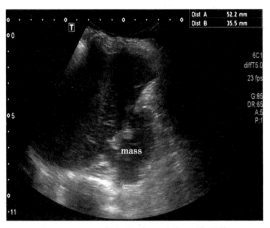

图 3-87-1　右肾上腺区肿物二维图像

mass. 肿物

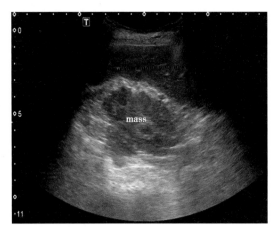

图 3-87-2　右肾上腺区肿物二维图像

mass. 肿物

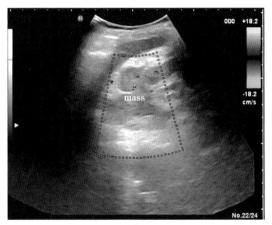

图 3-87-3　右肾上腺区肿物彩色血流图像

mass. 肿物

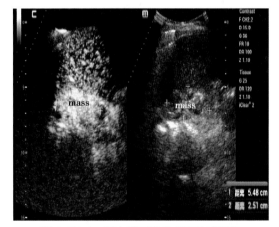

图 3-87-4　肾上腺区肿物超声造影图像

mass. 肿物

3. 其他检查资料　24 小时尿 VMA 4.37mg（正常）；皮质醇 27.24μg/dl（升高）；促肾上腺皮质激素<1ng/L（降低）；醛固酮 64.01ng/L 正常。大体标本（图 3-87-5）。

二、思考题及参考答案

1. 请结合病史及超声图像表现作出诊断（10 分）。

临床表现：老年女性患者，体检发现右肾上腺区肿物，皮质醇升高，促肾上腺皮质激素降低（2 分）。

超声所见：图 3-87-1、图 3-87-2 右肾上腺区可见一低回声肿物，大小约 5.2cm×3.6cm。边界欠清，形态不规则，内部回声不均匀。图 3-87-3 肿物内可检出血流信号。图 3-87-4 超声造影呈高灌注（6 分）。

超声诊断：右肾上腺区实性肿物，考虑肾上腺皮质腺癌（2 分）。

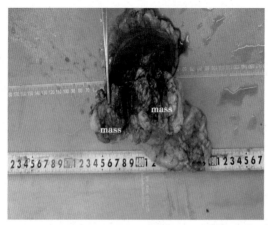

图 3-87-5　大体标本见肿物切面金黄质中,与肾组织分界欠清,
远离该组织肾周脂肪中另见肿物 1.5cm,外被包膜,切面金黄质中
mass. 肿物

病理诊断:肾上腺皮质腺癌。

2. 请回答本病例的鉴别诊断(10 分)。

(1)较小的肾上腺皮质腺癌不易与肾上腺腺瘤相鉴别。由于肿瘤早期没有临床症状,发现时肿物往往较大,当超声显示肾上腺区大于 3cm 肿物时,应该考虑到肾上腺皮质腺癌的可能,且体积越大,可能性越大(3 分)。

(2)嗜铬细胞瘤:为边界光滑的等回声或高回声,结合临床有儿茶酚胺分泌增多引起的高血压和代谢异常等表现可以鉴别(2 分)。

(3)肾上腺结核:多为双侧,少数为单侧。受累部位可见边界模糊的低回声团,回声杂乱,不会引起皮质醇增多,严重者反而引起皮质醇减少;抗结核治疗有效(2 分)。

(4)该病还需与肾上腺外的肿瘤鉴别,比如淋巴瘤、腹膜后纤维肉瘤、肝脏边缘肿瘤或肾上极肿瘤,主要根据位置关系进行鉴别(3 分)。

3. 部分肾上腺皮质腺癌具备内分泌功能,成人最常见的是皮质醇分泌增加。请说出皮质醇长期增加的临床表现(10 分)。

皮质醇分泌得过多可引起蛋白质、脂肪、糖、电解质代谢的严重紊乱,并干扰了其他激素的分泌,形成一系列临床综合征,称为皮质醇增多症,又称库欣(Cushing)综合征(2 分)。临床表现可能有:向心性肥胖(1 分)、糖尿病或糖耐量减低(1 分)、高血压(1 分)、骨质疏松(1 分)、泌尿系统结石(1 分)、性腺功能异常(1 分)、精神症状(1 分)及感染(1 分)等。

三、要点与讨论

1. 病理及流行病学　肾上腺皮质腺癌是罕见的原发性肾上腺恶性肿瘤,发病可能与部分遗传性疾病和相关基因有关。本病可发生于任何年龄,并呈现出双峰样分布,分别集中在 40~50 周岁的成人和 5 周岁以内的儿童或婴幼儿,且以前者更为常见,女性多于男性。肿瘤一般瘤体较大,形态不规则,内部容易出血,还可向外侵犯下腔静脉或肾静脉。

2. 临床特征　肾上腺皮质腺癌多为单侧发病,常无明显特异性表现,可在体检时发现,当患者因高血压、腹痛、呕吐或女性男性化而就诊时,肿瘤体积往往已较大。虽然影像学对肾上腺皮质腺癌有较高的诊断价值，但病理学仍然是诊断该病的"金标准"。功能性肾上腺皮质腺癌常表现为 Cushing 综合征；Cushing 综合征多系因皮质醇分泌增多引起，其典型的临床表现主要有向心性肥胖、满月脸、水牛背、四肢瘦小、多血质，类固醇性糖尿病，高血压和低血钾等。男性患者因雄激素过多而引起的临床症状常不显著，女性患者恰恰相反，可有多毛、月经异常、痤疮以及明显男性化。一些患者可以在没有症状的情况下出现肿瘤转移，以肝、肺转移最常见，其次为淋巴结及骨转移。

3. 超声特征　肾上腺皮质腺癌的声像图与瘤体大小相关。3~5cm 的腺癌与肾上腺腺瘤回声相近，呈圆形或卵圆形，也可呈分叶状，表面不光整，内部呈低回声或不均匀回声。大于 5cm 的肿瘤往往与肝、脾、肾紧贴在一起，形成压迹。边界可清楚，也可模糊，内部回声杂乱，有出血坏死形成的高回声团或无回声区，部分肿物可见强回声的钙化。肾上腺皮质腺癌大多血供丰富，还可能引起肾静脉或下腔静脉癌栓，表现为静脉内的低回声团块。

四、临床拓展思维训练

1. 肾上腺淋巴瘤有哪些临床和超声特征（10 分）？

原发性肾上腺淋巴瘤罕见，仅占结外恶性淋巴瘤的 3%，其中 B 细胞型占 78.0%，T 细胞型占 28.6%。临床诊断标准为组织学证实的单侧或双侧肾上腺淋巴瘤，无其他部位淋巴瘤病史（3 分）。患者以中老年男性多见，中位年龄 65.5 岁，男女比例约 3：1。淋巴瘤临床表现无特征性，可表现为发热、消瘦、乏力、局部肿瘤压迫出现腹部不适和疼痛等，部分患者无任何症状，发现时肿瘤常较大，预后较差（3 分）。

超声检查中淋巴瘤较小时肾上腺可保持正常轮廓，类似肾上腺增生，表现为肾上腺形态正常，局限性或弥漫性增厚，但由于本病多发于成人，此时超声检出率低。肿瘤较大时常呈肿块形（图 3-87-6），以椭圆形或类圆形低回声肿物多见，肿物内可检出血流信号（4 分）。

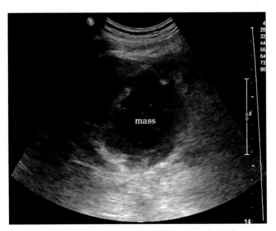

图 3-87-6　肾上腺淋巴瘤二维超声图像
mass. 肿物

2. 肾上腺区肿物是否都适合采用超声引导下穿刺活检？（10 分）

肾上腺区肿物穿刺活检对于术前诊断有重要价值，但是并不是所有肿物都适合进行穿刺活检（4 分）。

具有内分泌功能的肿瘤往往发现较早,体积较小,结合影像学和实验室检查往往可以确诊,不必进行穿刺活检(2分)。一些功能性肿瘤在穿刺的刺激下可能会释放儿茶酚胺等激素入血,导致严重的并发症,甚至危及生命(2分)。因此,临床上一般只推荐对怀疑没有内分泌功能的肿瘤或转移瘤进行穿刺活检(2分)。

(鞠 浩)

病例 **88** 腹膜后纤维化(retroperitoneal fibrosis,RPF)

一、临床资料

1. **病史** 患者,男,52岁,因"左腰痛1周"就诊。无明显不适。否认高血压、糖尿病、心脏病史。否认过敏史、外伤输血史。否认肿瘤病史、手术史。

2. **超声资料**(图3-88-1~图3-88-4)

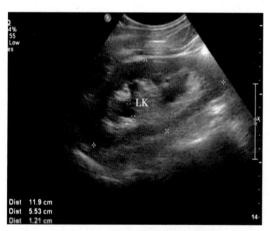

图3-88-1 左肾冠状切面二维图像
LK. 左肾

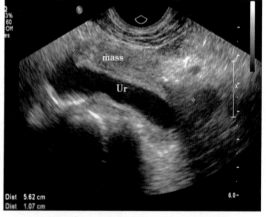

图3-88-2 左侧输尿管长轴二维图像
Ur. 输尿管;mass. 肿物

3. **其他检查资料**(图3-88-5、图3-88-6)。

二、相关思考题

1. 请结合病史及超声图像表现作出诊断(10分)。

临床表现:中年男性患者,左腰痛1周(1分)。

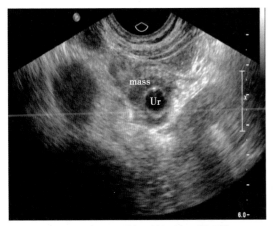

图 3-88-3　左侧输尿管短轴二维图像
Ur. 输尿管；mass. 肿物

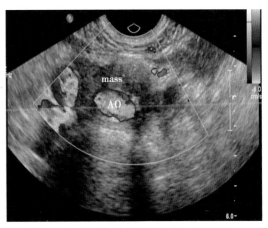

图 3-88-4　腹主动脉短轴彩色血流图像
AO. 主动脉；mass. 肿物

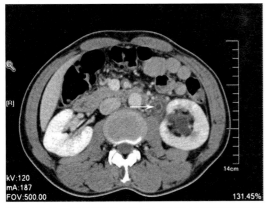

图 3-88-5　腹部增强 CT：左侧输尿管管壁明显增厚，浆膜面毛糙，增强扫描未见明显强化，如箭头所示

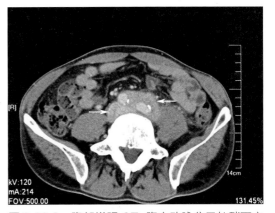

图 3-88-6　腹部增强 CT：腹主动脉分叉处稍下方血管间隙内见软组织密度影，增强未见明显强化，如箭头所示

　　超声所见：图 3-88-1 左肾大小约 11.9cm×5.5cm，集合系统分离约 1.2cm（2 分）。图 3-88-2 左侧输尿管上段扩张，管壁明显增厚，前壁前方可见约 5.6cm×1.1cm 低回声包块，边界模糊，与输尿管壁界限不清（1 分）。图 3-88-3 输尿管管壁增厚，回声减低（1 分）。图 3-88-4 腹膜后腹主动脉周围可见低回声包块，边界模糊，形态不规则，内部未检出血流信号（2 分）。结合增强 CT 图 3-88-5 和图 3-88-6 所见（2 分）。

　　超声诊断：腹膜后纤维化（1 分）。

　　2. 请回答本病例的鉴别诊断（10 分）。

　　（1）腹主动脉瘤并血栓形成：腹主动脉瘤表现为管腔局限性扩张，外界清晰，血栓位于动脉管腔内。腹膜后纤维化患者腹主动脉内膜清晰，病灶位于腹主动脉的前方及两侧，范围较大（4 分）。

　　（2）腹膜后肿瘤、转移性淋巴结及淋巴瘤：腹膜后恶性肿瘤对大血管的作用多为推挤压迫而非包绕；淋巴瘤及淋巴结转移灶多呈结节融合状，内部血流丰富（3 分）。

　　（3）大动脉炎：大动脉炎多见于青年女性，超声显示受累动脉血管壁正常结构消失、不规则增厚，管腔狭窄或闭塞等（3 分）。

3. 本病属于腹膜后疾病,请回答腹膜后间隙的解剖界限(10分)。

腹膜后间隙位于腹后壁腹膜与腹内筋膜之间,其上界为横膈(2分);下界为盆膈(2分);两侧相当于腰大肌外缘(2分);前界为腹后壁的腹膜壁层、肝右叶裸区、十二指肠、升降结肠、直肠等(2分);后界为脊柱、腰大肌和腰方肌(2分)。

三、要点与讨论

1. 病理及流行病学　腹膜后纤维化又称 Ormond 病,表现为腹膜后纤维脂肪组织增生,引起腹膜后广泛纤维化,进而使空腔脏器受压产生梗阻,属于非特异性非化脓性炎症。大体病理可见腹膜后致密的灰白色纤维斑块,包绕腹主动脉、髂动脉和下腔静脉,并向侧方扩展,可达输尿管和腰大肌。

腹膜后纤维化发病高峰为 40~60 岁,但儿童也有发病。原发性腹膜后纤维化占 60%~70%,男性多于女性,具体病因不明确,可能与腹主动脉、髂总动脉的动脉粥样硬化斑块经变薄的动脉壁渗入腹膜后形成不溶性类脂质所引起的自身免疫反应有关。继发性腹膜后纤维化可能由药物、恶性肿瘤、感染、出血、放射线治疗等引起。

2. 临床特征　腹膜后纤维化起病隐匿,早期可有腰背部疼痛、下腹痛、全身乏力等非特异性的临床表现,临床诊治过程中常被误诊为腹膜后肿瘤性病变。随着疾病的进展,患者可能出现阴囊水肿、下肢肿胀、肾盂积水以及梗阻性的肾功能不全等相关临床表现,对患者身体健康的危害极大。输尿管阻塞、肾盂积水及肾功能不全是腹膜后纤维化最早和最常见的脏器受累表现。

3. 超声特征　直接征象:腹主动脉及下腔静脉周围被条索状、弥漫性低弱或中高回声包绕,被包绕血管无明显移位,管腔清晰。范围广泛,上达双肾动脉,下至髂总动脉甚至分叉以下。界限欠清楚,形态不规则,回声均匀,非结节融合状,CDFI 病灶内无明显血流信号。包绕但不推移和侵犯邻近脏器是该病的特征性表现。间接征象:最常见的是输尿管受累造成的肾积水。此外,下腔静脉、肠管系膜血管、肾血管可发生外压性狭窄。

四、临床拓展思维训练

1. 肾积水的常见原因有哪些(10分)?

(1)先天性结构异常:如输尿管狭窄、肾旋转不良、尿道瓣膜、膀胱输尿管反流等(3分)。

(2)神经功能异常:神经源性膀胱,脊髓栓系综合征等(2分)。

(3)内源性因素梗阻:输尿管炎、输尿管息肉、前列腺增生、输尿管结石、膀胱结石等(3分)。

(4)外源性因素梗阻:腹部或盆腔肿物压迫输尿管、妊娠子宫压迫输尿管、肿瘤侵犯输尿管等(2分)。

2. 超声检查中如何判定病灶位于腹膜腔内还是腹膜后(10分)?

腹膜后间隙有胰腺、肾、腹主动脉、下腔静脉、腹后壁淋巴结等器官结构,腹膜后病灶包绕或者位于这些结构后方,有时可见腹腔肠管被病灶向前或向侧方推挤(4分)。腹腔内的病灶往往在呼吸运动中随着肠管等结构上下运动;腹膜后病灶不随呼吸运动,有时可见腹腔内脏器与病灶存在相对运动(3分)。必要时,可以采用胸膝位检查,此时腹腔内病灶会因重力作用远离腹后壁,而腹后壁病灶与腹后壁位置几乎不变(3分)。

(鞠　浩)

第四章

妇 产

病例 处女膜闭锁(imperforate hymen)

一、临床资料

1. 病史 患儿,女,11岁,因"周期性下腹痛半年,进行性加重"就诊。未有月经初潮。

2. 超声资料(图4-1-1~图4-1-4)

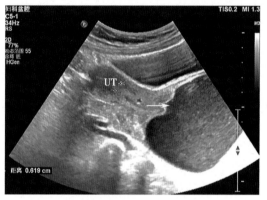

图4-1-1 经腹扫查子宫长轴切面二维图像,子宫颈下方可见液性区(箭头所示)

UT. uterus,子宫

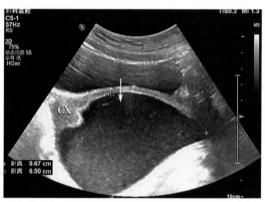

图4-1-2 经腹扫查子宫颈下方二维图像,子宫颈下方可见液性区(箭头所示)

CX. cervix,子宫颈

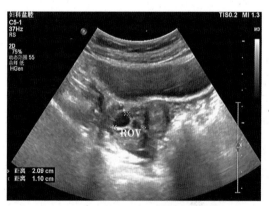

图4-1-3 经腹扫查右卵巢二维图像

ROV. right ovary,右卵巢

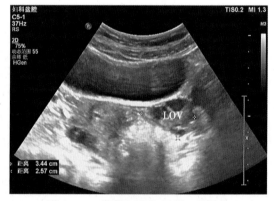

图4-1-4 经腹扫查左卵巢二维图像

LOV. left ovary,左卵巢

二、思考题及参考答案

1. 请结合病史及超声图像表现作出诊断(10分)。

临床表现:青春期女童,无月经初潮,并进行性加重的规律性下腹痛。(2分)。

超声所见:图4-1-1、图4-1-2 盆腔内子宫颈下方长圆形囊状液性暗区,内呈细小密集的云雾状低回声,为扩张的阴道,宫腔内未见液性暗区(4分)。图 4-1-3、图 4-1-4 双侧卵巢发育正常(1分)。

　　超声诊断:符合处女膜闭锁(3分)。

　　2. 请回答本病的鉴别诊断(10分)。

　　(1)阴道闭锁:可分为阴道下段闭锁和阴道完全闭锁。阴道完全闭锁时,尿道后方直肠前方仅见低回声的阴道壁,无阴道气体线;另外患者多合并子宫颈发育不良、子宫体发育不良或子宫畸形,通过扫查子宫可以帮助鉴别;阴道下段闭锁时,阴道下段呈低回声,阴道气体线显示不清或很细,阴道上段可扩张积血,妇科检查无阴道开口,且阴道内包块最低点比处女膜闭锁位置高(4分)。

　　(2)阴道横隔:可分为完全性横隔(横隔无孔)和不完全性横隔(横隔有小孔)。完全性横隔可以导致经血潴留,但是积血位于横隔上方,妇科检查处女膜正常(3分)。

　　(3)阴道斜隔综合征:常伴有同侧泌尿系发育异常,多为双子宫体、双子宫颈。可分为三个类型:Ⅰ型为无孔斜隔、Ⅱ型为有孔斜隔、Ⅲ型为无孔斜隔合并子宫颈瘘管。其中Ⅰ型斜隔上方子宫与外界及另一侧子宫不相通,积血积聚在隔后腔。妇科检查处女膜正常(3分)。

　　3. 应如何结合其他检查方法进一步诊断(10分)?

　　可进行 MRI 检查和妇科检查。MRI 检查软组织分辨率高,可见阴道内的积血,积血信号混杂,T_1WI 呈高信号,T_2WI 呈低信号,处女膜闭锁梗阻最低点位于耻骨联合水平,通过梗阻部位可帮助鉴别诊断(6分);妇科检查可见处女膜呈紫蓝色,并向外膨出(4分)。

三、要点与讨论

　　1. 胚胎发育　阴道的起源分为两部分。上部与子宫同源,最终形成阴道上 2/3,下部起源于尿生殖窦,最终形成阴道下 1/3。在妊娠第 3 个月末,上下两部分形成窦阴道球,窦阴道球进一步增生形成阴道板。到妊娠第 5 个月,阴道板完全腔化,上端与子宫相通,下端通过处女膜缘连于阴道前庭。

　　2. 临床特征　绝大多数患者至青春期发生周期性下腹坠痛,进行性加剧。严重者可引起肛门胀痛和尿频等症状。

　　3. 超声特征　盆腔内子宫、子宫颈下方见长圆形囊状液性暗区,内为无回声或细小密集的云雾状低回声,为扩张的阴道;当伴有宫腔积血时,子宫颈可扩张,宫腔内的液性暗区与阴道内液性暗区相通。严重时可导致输卵管积血和卵巢子宫内膜样囊肿。

四、临床拓展思维训练

　　1. 请简述先天性无子宫的超声图像特点(10分)。

　　先天性无子宫是双侧中肾旁管中下段未发育以及未汇合所致,常伴有阴道发育不全,但可有正常输卵管、卵巢(5分)。超声表现:在适度充盈膀胱的情况下,在膀胱后方无论是纵切还是横切均不能显示子宫影像,有时在膀胱两侧可见卵巢结构(5分)。

　　2. 请简述女性子宫形态、大小随年龄的变化(10分)。

　　女性从出生到生育期,正常子宫发育规律为子宫体增大速度较子宫颈快,因此子宫体与子宫颈长度比例从 1:2 → 1:1 → 2:1(5分);绝经后,随着时间增加,子宫体逐渐萎缩变小,子宫体与子宫颈比例逐渐接近 1:1(5分)。

(王鑫璐)

病例 **2** 纵隔子宫（septate uterus）

一、临床资料

1. 病史 患者,女,24 岁,因"自然流产 2 次"就诊。已婚未育,无明显其他症状。

2. 超声资料(图 4-2-1、图 4-2-2)

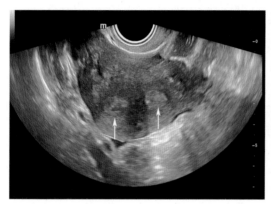

图 4-2-1 经阴道扫查子宫横切面二维图像
箭头所示为子宫内膜。

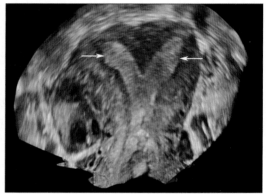

图 4-2-2 子宫冠状面三维图像
箭头所示为子宫内膜。

二、思考题及参考答案

1. 请结合病史及超声图像表现作出诊断(10 分)。

临床表现:育龄期女性,自然流产 2 次(2 分)。

超声所见:图 4-2-1 子宫外形正常,子宫底横径增宽,子宫中部可见低回声肌性结构,形成两个宫腔内膜线(3 分)。图 4-2-2 三维超声子宫冠状面图像可见宫腔呈"Y"形,子宫底未见明显凹陷(2 分)。

超声诊断:符合不全纵隔子宫(3 分)。

2. 请回答本病的鉴别诊断(10 分)。

(1)完全纵隔子宫:子宫外形正常,子宫底横径增宽,子宫底未见明显凹陷或凹陷<1cm。子宫中部可见低回声肌性结构,形成两个宫腔内膜线,肌性结构达到子宫颈内口或以下;三维超声子宫冠状面图像可见宫腔呈"V"形(4 分)。

(2)双角子宫:子宫底部横切面呈蝶状或分叶状,两个子宫角分别可见单角状子宫内膜回声,子宫体下段及子宫颈无明显异常;三维超声子宫冠状面图像可见子宫体底部浆膜层凹陷(凹陷深度>1cm)及双角状内膜腔形态(图 4-2-3)(3 分)。

(3)双子宫:盆腔连续纵切面扫查时可见两个独立不连续的子宫体,横向扫查时,可在同一切面显示双子宫体的横切面。两子宫体大小相近或其中之一较大,分别呈单角子宫声像图表现(3 分)。

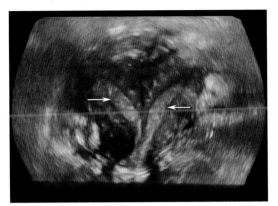

图 4-2-3　三维图像冠状面显示为双角子宫，
内膜呈双角状(箭头所示)，子宫底可见明显凹陷

3. 对于该疾病还可以做哪些辅助检查帮助诊断(10 分)？

宫腹腔镜检查、MRI 检查、子宫输卵管 X 线碘油造影、子宫输卵管超声造影(2 分)。子宫畸形诊断最准确的方法是宫腹腔镜联合检查(2 分)。三维超声可以弥补二维超声无法显示子宫冠状面的缺陷，其与 MRI 都能清晰显示宫腔及子宫底形态，诊断价值较高(3 分)。而子宫输卵管 X 线碘油造影和子宫输卵管超声造影仅能显示宫腔形态，且属于有创检查，故诊断价值较低(3 分)。

三、要点与讨论

1. 女性生殖系统胚胎发育　无论男性还是女性，胚胎早期都同时存在中肾管(又称沃尔夫管，Wolffian duct)和中肾旁管(又称米勒管，Müllerian duct)。由于女性胎儿缺少抗米勒管激素的作用，在雌激素的作用下，最终中肾管退化为卵巢冠、卵巢旁体及加特纳(Gartner)囊肿，中肾旁管发育为输卵管、子宫体、子宫颈及阴道上段。正常妊娠第 6 周，胚胎体内左右两侧各出现一条中肾旁管。此时的中肾旁管可分为三部分，起始部呈漏斗形，开口于体腔，上段较长，位于中肾管外侧；中段经中肾管腹侧向内弯曲横行，在中线与对侧中肾旁管相遇；下段并列下行，其末端为盲端，突入尿生殖窦背侧壁，形成窦结节。最终中肾旁管的中上段形成输卵管，下段融合形成子宫及阴道上段。两侧中肾旁管下段融合后，由实性开始腔道化，产生两个由隔膜分开的管道，此隔膜在妊娠 9 周左右开始吸收，到 20 周可以完全被吸收，形成子宫。

2. 子宫畸形分类　女性生殖道畸形的国际分类方法很多，被广泛接受及使用的是 1988 年美国生育协会(American Fertility Society，AFS)建立的米勒管缺陷分类系统。它是最早的全球共识，其中以胚胎发育为基础将子宫畸形分为七种类型(图 4-2-4)。AFS 分类系统简单清晰，涵盖了大部分临床常见子宫畸形，但是不能满足多部位组合性畸形的分类。2013 年欧洲人类生殖与胚胎协会(European Society of Human Reproduction and Embryology，ESHRE)和欧洲妇科内镜协会(European Society of Gynaecological Endoscopy，ESGE)发表了女性生殖道发育异常分类共识，它是以解剖学为基础，胚胎学为次要参考标准，将最常见也最重要的子宫发育异常分为七型，各型又分出不同亚型，并按严重程度从轻到重进行排序；子宫颈及阴道发育异常则单独分型

（图 4-2-5）。虽然两种分型都各有优势,但生殖道畸形复杂多样,两种分型都不能完全涵盖所有的畸形类型。

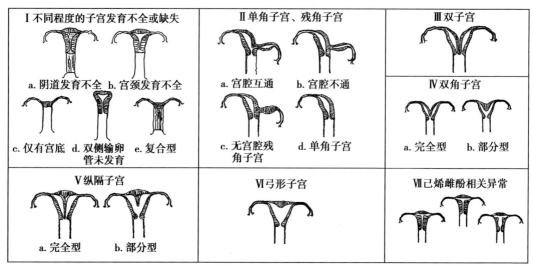

图 4-2-4　美国生育协会（AFS）分类示意图

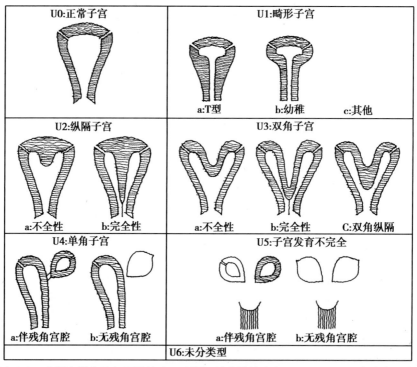

图 4-2-5　欧洲人类生殖与胚胎协会 / 欧洲妇科内镜协会（ESHRE/ESGE）分类示意图

　　3. 临床特征　闭经；生殖器完全梗阻导致的痛经和周期性下腹痛；不良妊娠结局，如流产、早产等；性交困难；泌尿生殖系统发育异常；部分患者会合并骨骼系统、心脏、耳、眼等其他多发性畸形而出现相应症状。

　　4. 超声特征　常见子宫畸形声像图特征，①先天性无子宫：见第四章病例1。②幼稚子宫：子宫各径线测值均较正常者小，可分辨子宫体和子宫颈，内膜菲薄，回声纤细或显示不清；子宫体与子宫颈等大或稍长，双侧卵巢发育正常。③单角子宫及残角子宫：子宫轮廓呈梭形，横径小，从子宫底到子宫颈扫查宫腔内膜呈管状，向一侧弯曲（图4-2-6），常合并对侧残角子宫（图4-2-7）。根据残角子宫有无内膜可分为有内膜型和无内膜型，进一步根据内膜与单角子宫有无相通分为有内膜相通型和有内膜不相通型。④双子宫：见思考题第2题。⑤双角子宫：见思考题第2题。⑥纵隔子宫：子宫横径稍增宽，子宫底可似正常或略凹陷（凹陷深度<1cm）。从子宫底至子宫颈连续扫查，显示子宫中部低回声肌性结构纵贯宫腔，达到子宫颈内口或以下水平为完全纵隔子宫，内膜可呈"V"形；达到子宫颈内口以上水平为不全纵隔子宫，内膜可呈"Y"形。

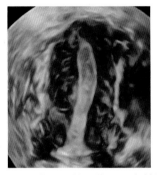

图4-2-6　冠状面三维图像显示为单角子宫

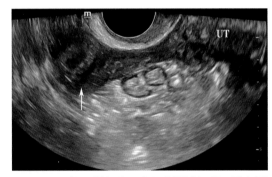

图4-2-7　经阴道扫查子宫颈水平横切面可见右侧残角子宫（箭头所示）

UT. 子宫

四、临床拓展思维训练

　　1. 请简述先天性子宫阴道缺如（Mayer-Rokitansky-Kuster-Hauser，MRKH）综合征的特点（10分）。

　　MRKH综合征是双侧中肾旁管未发育或其尾端发育停滞而未向下延伸所致的以始基子宫、无阴道为主要临床表现的综合征，患者一般染色体核型正常（4分）。该综合征可以分为两型：Ⅰ型为单纯型，仅子宫、阴道发育异常，子宫多为无子宫或始基子宫（3分）；Ⅱ型为复杂型，除子宫、阴道发育异常外，还伴有泌尿系统或骨骼系统发育畸形（3分）。

　　2. 子宫畸形为什么常合并泌尿系统畸形（10分）？

　　泌尿、生殖系统同时起源于中胚层的泌尿生殖嵴（1分）。正常女性生殖器官发生始于胚胎第6周，由双侧中肾旁管完全融合发育形成子宫、输卵管及阴道上部（3分）。胚胎第4周中肾管已发育成泌尿生殖窦，到第13周中肾管发育基本完成。中肾管不仅参与肾脏的形成，还诱导中肾旁管的融合。如果致畸因素作用于胚胎第4~12周，可导致中肾管发育中断，同侧中肾旁管也同时停止发育。若仅影响一侧中肾管和中肾旁管，另一侧仍可继续发育形成不对称性生殖道畸形。

如果致畸因素作用于胚胎第 13 周之后,中肾旁管融合基本完成,此时多为对称性生殖道畸形且不伴有泌尿系统畸形(6 分)。

(王鑫璐)

病例 **3** 子宫肌瘤(uterine myoma)

一、临床资料

1. 病史　患者,女,37 岁,因"月经量明显增多 1 年"就诊。孕 2 产 1,月经量明显增多,白带略带血丝。

2. 超声资料(图 4-3-1~ 图 4-3-4)

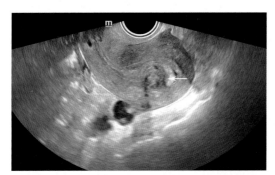

图 4-3-1　经阴道扫查子宫长轴切面二维图像,前壁肌瘤明显突向宫腔(箭头所示)

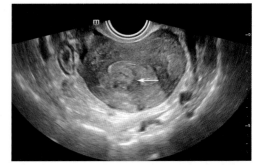

图 4-3-2　经阴道扫查子宫横切面二维图像,前壁肌瘤明显突向宫腔(箭头所示)

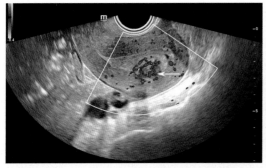

图 4-3-3　经阴道扫查子宫长轴彩色血流图像(箭头所示)

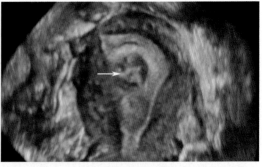

图 4-3-4　子宫冠状切面三维图像,显示肌瘤大部分位于宫腔内(箭头所示)

二、思考题及参考答案

1. 请结合病史及超声图像表现作出诊断（10 分）。

临床表现：育龄期女性，月经量明显增多，白带略带血丝（2 分）。

超声所见：图 4-3-1、图 4-3-2 子宫内膜变形，可见子宫前壁一边界清晰的不均质低回声结节明显突向宫腔（2 分）。图 4-3-3 CDFI 于结节周边及内部可检出较丰富血流信号（2 分）。图 4-3-4 子宫三维冠状切面可见结节大部分位于子宫腔内（1 分）。

超声诊断：符合子宫黏膜下肌瘤（3 分）。

2. 请回答本病的鉴别诊断（10 分）。

（1）子宫内膜息肉：宫腔内水滴状、梭形中等或稍高回声，可使宫腔线变形但内膜基底线正常。CDFI 可显示条状彩色血流信号（3 分）。

（2）子宫内膜增生：子宫内膜厚度超过正常范围（育龄期内膜厚度一般不超过 12mm，绝经后内膜厚度不超过 5mm）。单纯型内膜回声多呈均匀高回声，复杂型其内可见散在小囊状或筛孔状无回声暗区（3 分）。

（3）子宫内膜癌：内膜回声不均匀、杂乱。当肌层受累时可显示内膜与肌层分界不清，局部肌层呈低而不均匀回声。CDFI 于内膜与受累肌层内可检出异常低阻动脉血流频谱（4 分）。

3. 该疾病按照生长部位及与肌壁关系可如何分类（10 分）？

按照肌瘤生长部位可分为子宫体肌瘤（2 分）和子宫颈肌瘤（2 分）；按肌瘤与子宫肌壁的关系可分为肌壁间肌瘤（2 分）、浆膜下肌瘤（2 分）、黏膜下肌瘤（2 分）。

三、要点与讨论

1. 病理及流行病学　子宫肌瘤是女性生殖器最常见的良性肿瘤。常见于 30~50 岁妇女，20 岁以下少见。肌瘤为实质性球形包块，表面光滑，压迫周围肌壁纤维形成假包膜。

2. 临床特征　多无明显症状，仅在体检时发现。症状与肌瘤部位、大小和有无变性相关。可表现为经量增多、经期延长、下腹包块、白带增多及压迫症状。肌瘤红色变性时常有急性下腹痛，伴呕吐、发热及肿瘤局部压痛；浆膜下肌瘤蒂扭转可有急性腹痛。

3. 超声特征

（1）子宫增大，形态失常。

（2）肌瘤声像图特点：多呈低回声，也可呈等回声或高回声，伴衰减。浆膜下肌瘤表现为子宫肌层内低回声结节向浆膜下突出，使子宫变形（图 4-3-5）。完全突出子宫体的浆膜下肌瘤，仅与子宫以一蒂相连。黏膜下肌瘤表现为肌层内见低回声结节并突向宫腔。

（3）彩色多普勒表现：肌瘤周边可有环状或半环状血流信号，并呈分支状进入瘤体内部。

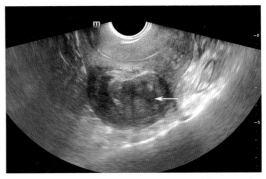

图 4-3-5　子宫浆膜下肌瘤二维图像（箭头所示）

四、临床拓展思维训练

1. 请简述常见的子宫肌瘤变性，及其声像图特点(10分)。

(1)玻璃样变性：又称透明变性。超声图像无特异性表现(2分)。

(2)囊性变：子宫肌瘤玻璃样变性继续发展。超声图像表现为瘤体内出现大小不等、不规则无回声区(2分)。

(3)红色变性：多见于妊娠期或产褥期，为肌瘤的一种特殊类型坏死。超声图像表现为瘤体增大，内部回声偏低，呈细花纹状，无明显衰减(2分)。

(4)肉瘤变：较少见，仅为0.4%~0.8%。超声图像表现为瘤体快速增大，边界不清，回声减低，内部回声杂乱不均，CDFI于肿物内可检出丰富血流信号(2分)。

(5)脂肪变性：多是钙化的前驱表现。超声表现为肌瘤内呈均质团状高回声(图4-3-6)(1分)。

(6)钙化：多见于蒂部细小、血供不足的浆膜下肌瘤或绝经后妇女的肌瘤。超声图像表现为瘤体内环状或斑点状强回声，伴明显声衰减(图4-3-7)(1分)。

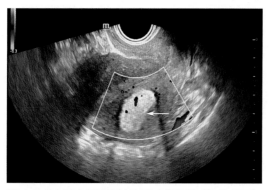

图4-3-6 子宫后壁肌瘤脂肪变性图像(箭头所示)：呈均匀高回声，边界清，CDFI可检出少许血流信号

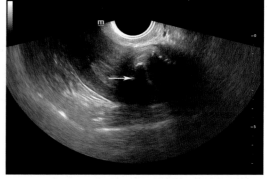

图4-3-7 子宫肌瘤钙化图像(箭头所示)：肌瘤内可见点状强回声

2. 请简述子宫静脉内平滑肌瘤病(intravenous leiomyomatosis，IVL)声像图特点(10分)。

子宫IVL根据瘤体形态及分布位置的不同可分为3种类型(1分)。实体型：表现为子宫颈旁或子宫旁体积较大的实性低回声肿物，其内可有大小不同的狭缝样厚壁血管，需与浆膜下肌瘤相鉴别(3分)；静脉型：表现为沿子宫静脉管腔走行分布的串珠样多发结节，CDFI可检出来源于血管壁的血流信号(3分)；活动性瘤栓型：肿物呈条索样沿子宫旁静脉走行并进入髂静脉，或呈蠕虫样外观生长于下腔静脉，肿物质地极柔软(3分)。

(王鑫璐)

病例 **4** 子宫腺肌病(adenomyosis)

一、临床资料

1. 病史　患者,女,41岁,因"经期腹痛并进行性加重3年"就诊。孕2产1,平素月经规律,需服用止痛药来缓解疼痛。

2. 超声资料(图4-4-1~图4-4-3)

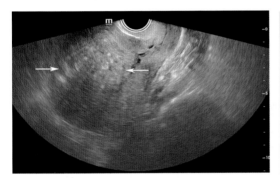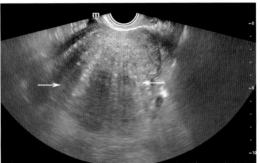

图4-4-1　经阴道扫查子宫长轴切面二维图像,子宫肌层回声粗糙,以前壁增厚为明显(箭头所示)

图4-4-2　经阴道扫查子宫横切面二维图像,子宫壁回声粗糙(箭头所示)

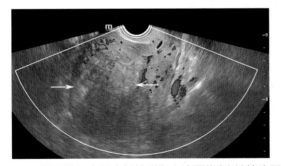

图4-4-3　经阴道扫查子宫长轴彩色血流图像(病灶箭头所示)

二、思考题及参考答案

1. 请结合病史及超声图像表现作出诊断(10分)。

临床表现:育龄期女性,经期腹痛并进行性加重3年(2分)。

超声所见:图4-4-1、图4-4-2子宫呈球形增大,肌层回声普遍粗糙、增厚,以前壁增厚更明显,呈不均匀分布的粗颗粒状回声,伴栅栏状声衰减(3分)。图4-4-3 CDFI显示病灶处肌层血流减少(2分)。

超声诊断:符合弥漫性子宫腺肌病(3分)。

2. 请回答本病的鉴别诊断(10 分)。

(1)子宫肥大:是平滑肌细胞肥大。超声表现为子宫均匀性增大,肌层回声稍不均匀,有无痛经病史可帮助鉴别(5 分)。

(2)子宫腺肌病合并感染与子宫肉瘤鉴别:合并感染时病灶内血流异常丰富,而子宫肉瘤表现为肌层内边界不清病灶,血流异常丰富。两者鉴别需结合病史,必要时可进行超声造影检查或超声引导下穿刺活检辅助诊断(5 分)。

3. 当该疾病表现为局灶型时需与哪些疾病相鉴别(10 分)?

子宫肌瘤:与子宫肌层分界清晰,患者多无明显临床症状;CDFI 显示子宫肌瘤可见典型的环状、半环状血流信号(5 分)。子宫内膜癌侵犯子宫肌层:子宫内膜癌常发生于围绝经或绝经女性,当子宫内膜癌侵犯肌层时,可导致局部肌层回声粗糙不均;但患者常合并异常流血,且没有痛经的病史,CDFI 显示病灶内常可检出低阻动脉血流信号(5 分)。

三、要点与讨论

1. 病理 当子宫内膜腺体及间质侵入子宫肌层时,称为子宫腺肌病。多次妊娠及分娩、人工流产、慢性子宫内膜炎等都可造成子宫内膜基底层损伤,与腺肌病发病密切相关。

2. 临床特征 主要症状是经量过多、经期延长和逐渐加重的进行性痛经。子宫腺肌病患者中月经过多发生率为 40%~50%。子宫腺肌病痛经的发生率为 15%~30%。

3. 超声特征 根据病灶的范围和回声特点可分为弥漫型和局灶型。

(1)弥漫型:子宫呈球形增大,三径之和常大于 15cm,宫腔内膜线居中,病变肌层增厚,多呈不均匀分布的粗颗粒状回声,伴栅栏状衰减。病变也可以整个前壁或后壁肌层为主,以后壁为主较多见,子宫呈不对称性增大,宫腔内膜线后/前移,后/前壁肌层回声相对正常。

(2)局灶型:子宫不规则增大,子宫形态欠规整。肌层病灶呈瘤样结节,内为不均质高回声,可伴栅栏状声衰减,与子宫正常肌层分界不清,又称子宫腺肌瘤。病灶也可呈多囊状(图 4-4-4)。

(3)多普勒超声表现:CDFI 显示病灶区星点状或放射状血流信号(图 4-4-5)。

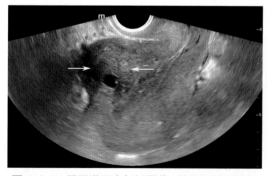

图 4-4-4 经阴道子宫长轴图像:前壁局灶型腺肌增生症(箭头所示)

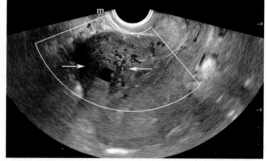

图 4-4-5 经阴道子宫长轴图像:病灶区可检出星点状血流图像(箭头所示)

四、临床拓展思维训练

该疾病除了可累及子宫,还可以异位到哪些部位(10 分)?

该疾病可以异位到卵巢形成卵巢异位囊肿,也称巧克力囊肿(3 分);可以异位到浅表组织,如腹壁切口（3 分）；可以异位到深部组织，如膀胱、阴道、直肠阴道隔、子宫骶韧带、肠管等（4 分）。

（王鑫璐）

病例 **5** 子宫内膜癌（endometrial carcinoma）

一、临床资料

1. 病史 患者，女，60 岁，因"绝经后阴道排液 4 个月，发现子宫内膜增厚"就诊。孕 1 产 1，绝经 7 年，阴道排液 4 个月，外院检查发现子宫内膜增厚约 1.6cm。患病以来无发热，无腹胀、腹痛。

2. 超声资料（图 4-5-1、图 4-5-2、视频 4-5-1）

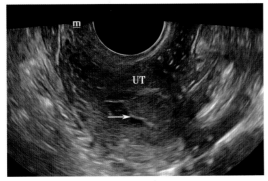

图 4-5-1 经阴道扫查子宫长轴切面二维图像
箭头所示为病灶。
UT. 子宫

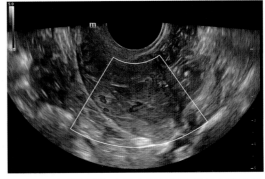

图 4-5-2 经阴道扫查子宫长轴切面彩色血流图像

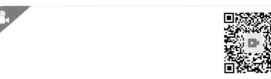

视频 4-5-1

3. 其他检查资料 血清肿瘤标志物检测结果：糖类抗原 12-5（carbohydrate antigen 12-5，CA12-5）55.35U/ml（升高），糖类抗原 19-9（carbohydrate antigen 19-9，CA19-9）25.41U/ml（正常），癌胚抗原（carcinoembryonic antigen，CEA）2.98μg/L（正常），甲胎蛋白（alpha fetoprotein，AFP）4.5μg/L（正常）。

二、思考题及参考答案

1. 请结合病史及超声图像表现作出诊断(10 分)。

临床表现:绝经后女性,阴道排液 4 个月,发现子宫内膜增厚约 1.6cm,血清 CA12-5 增高(2 分)。

超声所见:图 4-5-1 子宫内膜增厚,以后壁内膜增厚明显且与子宫肌层分界不清。图 4-5-2 增厚内膜血流显示丰富。宫腔可见积液。视频 4-5-1 超声造影显示后壁内膜较周围肌层提前强化,呈不均匀高增强,增强范围较灰阶显示增大(5 分)。

超声诊断:子宫内膜异常增厚、宫腔积液,结合超声造影检查符合子宫内膜癌(3 分)。

病理诊断:子宫内膜癌(图 4-5-3)。

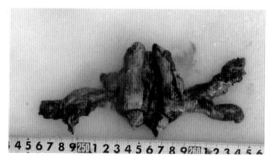

图 4-5-3　大体病理:宫内溃疡型肿物,切面灰黄质脆

2. 请回答本病的鉴别诊断(10 分)。

(1)局限型子宫内膜癌与子宫内膜息肉:内膜息肉界限清晰,内膜基底层完整;内膜癌界限不清,常有肌层浸润。内膜息肉血流信号稀少;内膜癌血流丰富,可检出低阻动脉频谱(4 分)。

(2)弥漫型子宫内膜癌与子宫内膜增生:内膜增生中内膜基底层与子宫肌层分界清晰,内膜轮廓完整;内膜癌中内膜厚薄不均、回声杂乱,累及肌层时,与肌层分界不清。内膜癌血流丰富(4 分)。

(3)子宫内膜癌与子宫肉瘤:多数情况下子宫肉瘤发生于肌层,子宫内膜间质肉瘤可发生于内膜,鉴别需依赖病理检查(2 分)。

3. 请描述子宫内膜癌的超声造影表现(10 分)。

典型子宫内膜癌超声造影表现为:增强早期,病变内膜显示快速高增强,开始增强时间、达峰时间明显早于周围正常肌层(4 分);增强晚期,癌肿区域造影剂可表现为快速消退也可表现为延迟消退,特异性不明显(3 分)。可根据造影剂分布变化,勾画出病变范围及侵入肌壁的深度与范围,对临床治疗及分期有一定指导意义(3 分)。

三、要点与讨论

1. 病理、流行病学　子宫内膜癌是发生于子宫内膜的一组上皮性恶性肿瘤,以腺癌最常见,占女性生殖道恶性肿瘤的 20%~30%。内膜癌大体可分为 2 型,①弥漫型:整个子宫内膜不规则增厚伴乳头状隆起,表面可有溃疡、出血、坏死。②局灶型:多见于子宫底或子宫角部,部分子宫内膜不规则增厚、隆起，呈息肉或菜花状。

2. 临床特征　子宫内膜癌多发生在更年期和绝经期妇女。症状为绝经后阴道流血、异常阴道排液、腹痛。

3. 超声特征　子宫内膜癌早期多无明显声像改变。中、晚期子宫内膜癌超声表现如下。

（1）子宫增大。

（2）子宫内膜增厚，育龄期内膜厚度大于 12mm，绝经后大于 5mm，呈局灶性或弥漫性回声不均；癌组织阻塞子宫颈管时可表现宫腔积液、积脓或积血。

（3）病变累及肌层时局部内膜与肌层分界不清。受累肌层回声减低。大部分肌层受侵时宫区回声杂乱，正常子宫结构消失。

（4）病变累及子宫颈时，可出现子宫颈增大或变形，子宫颈管结构模糊不清。

（5）盆腔受侵时常可于子宫的一侧或双侧探及肿块，亦可见腹腔积液或远处转移征象。

（6）CDFI：内膜癌周边或内部可见较丰富点状、条状或团状血流，频谱多普勒呈低阻血流特征，阻力指数（resistance index，RI）小于 0.4。

四、临床拓展思维训练

1. 超声检查诊断子宫内膜癌的价值和局限性有哪些（10 分）？

早期子宫内膜癌多无异常超声所见，难以根据子宫内膜超声图像进行诊断（2 分）。中晚期子宫内膜癌声像表现随肿瘤部位、大小、浸润范围、转移情况的不同而差异较大（3 分）。经阴道超声检查对判断子宫内膜癌肌层浸润深度及子宫颈受累情况的准确率较高，还可评估有无其他脏器以及淋巴结转移等（3 分）。超声造影检查有助于子宫内膜癌的诊断和分期（2 分）。

2. 还有哪些影像学检查可以辅助诊断子宫内膜癌（答 3 种即可，5 分）？

MRI 可以描述病灶向肌层浸润的深度和范围，从而对子宫内膜癌的分期进行评估，对盆腔较小转移灶及淋巴结转移诊断尚不理想（2 分）；CT 对肿瘤大小、范围可准确测出，在诊断子宫内膜癌伴盆腔或腹主动脉旁淋巴结转移方面，CT 的敏感性优于 MRI（2 分）；正电子发射体层成像（positron emission tomography，PET）用于肿瘤全身转移的评估（1 分）。

（姜　罗）

病例 **6** 子宫颈癌（cervical carcinoma）

一、临床资料

1. 病史　患者，女，66 岁，因"绝经后出现排尿后阴道流血"就诊。孕 3 产 1，绝经 15 年，近期出现排尿后阴道流血,无尿频、尿急、尿痛。

2. 超声资料(图 4-6-1~ 图 4-6-4)

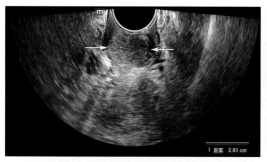

图 4-6-1　经阴道扫查子宫颈占位
二维图像(箭头所示)

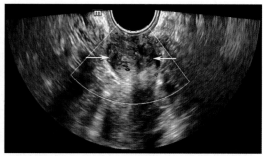

图 4-6-2　经阴道扫查子宫颈占位 CDFI 血流图像
(箭头所示)

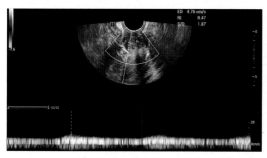

图 4-6-3　经阴道扫查子宫颈占位频谱多普勒及阻
力指数测量图像

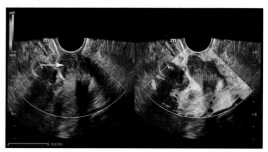

图 4-6-4　经阴道扫查子宫颈占位应变弹性图像
(病灶箭头所示)(偏软的组织显示为蓝色;偏硬的组
织显示为红色,介于二者之间的组织显示为绿色)

二、思考题及参考答案

1. 请结合病史及超声图像表现作出诊断(10 分)。

临床表现:绝经后女性,阴道不规则流血(2 分)。

超声所见:图 4-6-1 子宫颈见不均质低回声肿物,边界不清,形态不规整,子宫颈管结构消失(3 分)。图 4-6-2 CDFI 可检出丰富血流信号。图 4-6-3 可探及低阻动脉血流信号。图 4-6-4 弹性图像显示病灶硬度升高(2 分)。

超声诊断:考虑宫子颈癌可能性大(3 分)。

2. 请回答本病的鉴别诊断(10 分)。

(1)子宫颈肌瘤:边界清,形态规整,内呈不均质低回声,肌瘤较大时会导致子宫颈管结构不清,周边可检出环形或半环形血流信号(4 分)。

(2)子宫颈息肉:位于子宫颈管内,子宫颈结构无异常,CDFI 可检出单支蒂样供血血管(3 分)。

(3)子宫内膜癌:一般局限在子宫内膜。当内膜癌晚期浸润至子宫颈时,不易鉴别肿块来源(3 分)。

3. 图 4-6-4 采用了哪种超声技术？目前可以分为哪几类（10 分）？

采取弹性成像技术（2 分）。临床常用的弹性成像主要为应变弹性成像和剪切波弹性成像两种（2 分），前者通过力对组织产生的形变来判断组织硬度，由于压缩力无法量化，主观性强，受操作者经验影响较大，仅可进行定性或半定量评估（3 分）；后者是通过力对组织产生剪切波速度的计算得到弹性值判断组织硬度，既可以定性，也可以进行定量评估，对操作者依赖少，可重复性好（3 分）。

三、要点与讨论

1. 病理、分型及流行病学　子宫颈癌是最常见的妇科恶性肿瘤。子宫颈鳞状上皮内病变（cervical squamous intraepithelial lesion, SIL）是与子宫颈癌密切相关的一组病变，SIL 常发生于 25~35 岁女性，病理分为低级别和高级别。低级别鳞状上皮内病变相当于宫颈上皮内瘤变 1 级（cervical intraepithelial neoplasia 1, CIN 1），高级别鳞状上皮内病变包括 CIN 3 和大部分 CIN 2。

子宫颈癌高发年龄为 50~55 岁。子宫颈癌主要包括浸润性鳞状细胞癌和腺癌。随病变发展可形成外生型、内生型、溃疡型和颈管型。

2. 临床特征　SIL 无特殊症状。早期子宫颈癌常无明显症状和体征。随病变发展可有以下表现。

（1）阴道流血：常表现为接触性出血，也可表现为不规则阴道流血、经期延长、经量增多。一般外生型癌出血较早、量多；内生型癌出血较晚。

（2）阴道排液：多数患者有白色或血性、稀薄如水样或米泔样、有腥臭味的阴道排液。

（3）晚期症状：病灶累及范围不同可出现不同症状。

3. 超声特征

（1）宫颈肿物超声表现：SIL 超声检查无明显病灶；早期子宫颈癌病灶过小，超声检查显示子宫颈大小、形态、子宫颈管结构均正常。此时超声检查对诊断的意义不大，重点是扫查子宫颈外的子宫附件有无其他病变。外生型子宫颈癌于子宫颈外口，可见实性不均质低回声肿物，边界模糊，子宫颈管结构可存在，此时经阴道超声操作应尽量轻柔，避免引起出血；内生型子宫颈癌的子宫颈管结构消失，子宫颈呈不均质实性低回声，也可表现为子宫颈管内膜弥漫性增厚，可伴宫腔积液。

（2）子宫颈癌浸润子宫体：子宫下段内膜及肌壁与子宫颈分界不清，应与内膜癌向下浸润子宫颈相鉴别。

（3）子宫颈癌宫旁侵犯：肿瘤向前生长可侵犯膀胱导致膀胱壁回声不连续；肿瘤向两侧生长可压迫或侵犯输尿管，导致输尿管扩张及肾盂积水。

（4）多普勒超声表现：CDFI 显示子宫颈病灶内血流信号增多，呈散在条状、分支状，可探及低阻动脉血流信号。

四、临床拓展思维训练

为什么子宫颈癌患者常要重点扫查双侧输尿管？其解剖学基础是什么（10 分）？

输尿管盆段走行在子宫颈外侧约 2.0cm，从子宫动脉下方穿过，于子宫颈阴道上部的外侧 1.5~2.0cm 处，斜向前内方穿越输尿管隧道进入膀胱（5 分）。因此当子宫颈癌肿物向宫旁浸润时易累及输尿管，引起输尿管梗阻、肾盂积水（5 分）。

（王鑫璐）

病例 **7** 流产后胚胎组织残留(residual fetal tissue after abortion)

一、临床资料

1. 病史 患者,女,35岁,因"流产后阴道不规则少量流血20天"就诊。孕4产2,妊娠40天实施药物流产,流产后阴道不规则少量流血20天。患病以来无发热,下腹轻微胀痛。

2. 超声资料(图4-7-1~图4-7-4、视频4-7-1)

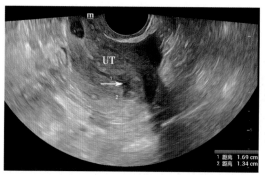

图4-7-1 经阴道扫查子宫长轴切面二维图像
箭头所示为病灶。
UT.子宫

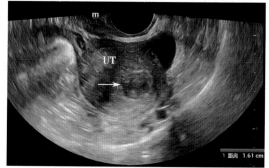

图4-7-2 经阴道扫查子宫横切面二维图像
箭头所示为病灶。
UT.子宫

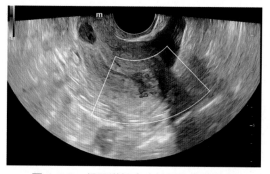

图4-7-3 经阴道扫查病灶彩色血流图像

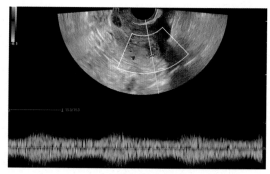

图4-7-4 经阴道扫查病灶血流频谱图像

视频4-7-1

3. 其他检查资料　血清学检测结果人绒毛膜促性腺激素（human chorionic gonadotrophin，hCG）600IU/L（升高）。

二、思考题及参考答案

1. 请结合病史及超声图像表现作出诊断（10 分）。

临床特点：育龄女性，孕 4 产 2，妊娠 40 天实施药物流产，流产后阴道不规则少量流血 20 天。患病以来无发热，下腹轻微胀痛，hCG 600IU/L（2 分）。

超声所见：图 4-7-1、图 4-7-2 宫腔内不均质低回声团，形态不规整，与肌层分界不清。图 4-7-3 低回声团内可检出散在血流。图 4-7-4 频谱显示为低阻动脉频谱。视频 4-7-1 超声造影显示宫腔内包块大部分未见强化，与肌层相邻部分可见提前强化，呈高增强（5 分）。

超声诊断：宫腔内异常回声团，结合超声造影检查符合流产后胚胎组织残留（3 分）。

2. 请回答本病的鉴别诊断（10 分）。

（1）多量组织物残留需与恶性滋养细胞肿瘤鉴别：恶性滋养细胞肿瘤的子宫肌层回声明显不均，呈蜂窝状，血流信号异常丰富，可记录到极低阻的动静脉瘘性频谱，hCG 水平较高（4 分）。

（2）少量组织物残留与子宫内膜息肉鉴别：内膜息肉表现为宫腔内高或等回声团，形态、边界较规则，CDFI 显示点、条状血流，无停经史、流产史、hCG 阴性（3 分）。

（3）少量组织物残留与子宫内膜癌鉴别：内膜癌为宫腔内不均质回声团块，形态不整，边界不清，可侵及肌层，血流显示丰富，无停经史、流产史、hCG 阴性（3 分）。

三、要点与讨论

1. 病理　孕早期行手术或药物流产及孕中期引产后，妊娠组织排出不全可导致宫腔内妊娠组织残留。病理检查残留的组织物大多数为变性的绒毛组织。

2. 临床特征　临床表现为人工流产后或药物流产后阴道流血不止，量多，hCG 持续阳性。

3. 超声特征　根据妊娠组织物残留量和残留时间不同，宫腔内回声多样化。

（1）多量组织物残留：宫腔内可见不规则的高回声或不均质低回声团，局部胎盘绒毛附着处与正常肌层分界不清。可合并宫腔积血声像。

（2）少许绒毛组织残留：内膜回声稍不均匀，局灶性不均回声团，与子宫肌层无明显界限。

（3）多普勒超声表现：显示局灶性丰富彩色血流信号，可记录到低阻力型滋养层血流频谱。

四、临床拓展思维训练

1. 请简述正常子宫的超声造影表现（5 分）。

注射造影剂后 10~20 秒，子宫动脉主干及分支首先灌注，随之子宫肌层增强，增强顺序为浆膜层—肌层（由外至内）—内膜层，子宫颈与子宫体同步或稍晚于子宫体增强（2 分）。造影剂分布均匀，肌层强度稍高于内膜层（1 分）。消退顺序与之相反，即子宫内膜先消退，子宫肌层及子宫颈随后同步消退（2 分）。

2. 请简述胚物残留的超声扫查要点及临床意义（10 分）。

胚物残留是指流产或分娩后胚胎组织或胎盘组织仍残留在子宫内。经阴道彩色多普勒超声检查可以观察宫内残留物的位置、大小、血流状况等,临床结合影像学检查、血 hCG、患者症状等选择治疗方式(2分)。

超声扫查要点包括以下内容。

(1)判断宫内残留物位置:宫腔结构异常(纵隔子宫、双角子宫、宫腔粘连等)、妊娠部位异常(子宫角妊娠、瘢痕妊娠、子宫颈妊娠等)是导致胚物残留的重要原因,超声对残留物位置的判断可避免重复手术的失败和盲目清宫引起大出血。(2分)

(2)判断残留物范围及与肌层的界限:胚物残留并非都需手术治疗,范围较小的血块、蜕膜,甚至胎盘组织可经药物治疗自然排出。胎盘残留时需观察残留组织与肌层界限,胎盘粘连残留时,肌层回声正常;胎盘植入残留时,与局部宫壁分界不清,局部宫壁变薄。(2分)

(3)判断残留物的血流状况:未检出血流信号考虑为宫内凝血块或残留组织坏死、机化;检出血流信号可能为残留物部分滋养细胞存在活性的证据,但当子宫内膜及凝血块发生炎症时也可有血流显示,需结合血 hCG 检查判断。当对血流判断不明确时可进一步超声造影检查。超声造影可定位残留病灶的位置、范围、与子宫肌层的界限。残留病灶表现为增强早期的快速高增强,提示残留有活性的胚胎组织,如果表现为无造影剂灌注,则为宫内无活性组织。(2分)

(4)判断是否合并子宫动静脉瘘:胚物残留患者反复性阴道流血,血 hCG 值下降缓慢,需仔细观察残留组织周围的血流是否具有动静脉瘘的特征。灰阶超声显示子宫肌层不规则管道状无回声区,界限不清;彩色多普勒显像可见异常回声区内五彩镶嵌的血流信号,波动性频谱呈毛刺样改变是动静脉瘘的特异性多普勒表现。超声造影对动静脉瘘的识别具有一定价值。(2分)

(姜 罗)

病例 8 宫内节育器位置异常(abnormal IUD position)

一、临床资料

1. 病史 患者,女,48岁,因"月经不规律1年余"就诊。既往月经规律,12岁初潮,周期28~30天,持续4天,月经量正常,无血块,偶有轻微痛经。2019年开始出现月经不规律,正常月经干净后2~3个月再次月经来潮,末次月经2020-11-15,量色同前。白带量多,稀薄,无异味。患病以来无发热,偶有下腹痛,无头晕头痛,无心慌乏力,饮食睡眠良好,无接触性出血。

2. 超声资料（图 4-8-1、图 4-8-2）

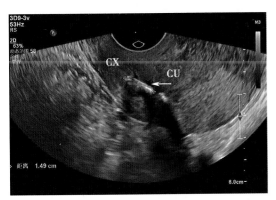

图 4-8-1　经阴道扫查子宫长轴切面二维图像
箭头所示为异位宫内节育器。
CX. 子宫颈；CU. corpus uteri 子宫体

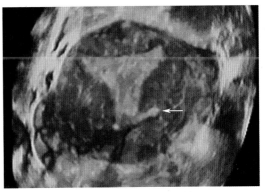

图 4-8-2　子宫三维图像
箭头所示为异位宫内节育器。

3. 其他检查资料（图 4-8-3）

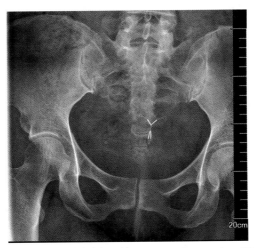

图 4-8-3　数字 X 射线摄影（digital radiography，DR）宫
内节育器定位：盆腔内一金属影距正中偏左 0.8cm，距耻骨
联合上缘 5.7cm

二、思考题及参考答案

1. 请结合病史及超声图像表现作出诊断（10 分）。

临床表现：育龄期女性，月经不规律 1 年余，白带量多，患病以来无发热，偶有下腹痛，无接触性出血（2 分）。

超声所见：图 4-8-1 及图 4-8-2 子宫颈部可见宫内节育器影像，部分位于子宫颈管内，部分位于左侧子宫颈肌层内，显示长度约 1.5cm（5 分）。

超声诊断：宫内节育器位置下移，部分嵌顿于子宫颈肌层内（3分）。

2. 请回答本病的鉴别诊断（10分）。

（1）宫内节育器下移：节育器不在宫腔中心而向下移位，节育器下缘达子宫颈内口或内口以下。有时节育器可下移至子宫颈管内，或脱出子宫颈外口至阴道（5分）。

（2）宫内节育器移位至子宫外：节育器穿透子宫肌壁、浆膜层造成穿孔而致节育器移位至宫外。超声显示宫腔内无节育器强回声，在宫旁、直肠子宫陷凹或腹腔内见节育器声像（5分）。

3. 请简述超声检查在宫内节育器显示中的作用（10分）。

超声检查可直观显示宫内节育器在宫内的位置，借此可判断宫内节育器有无下移、嵌顿、脱落、带器妊娠（3分）。节育器嵌入子宫肌层，应观察嵌入肌层的部位、深度、与宫腔及浆膜层的关系。某些节育器安放的位置为插入两侧子宫角，应注意辨别不能误诊为节育器嵌入肌层（3分）。三维超声能够显示宫内节育器的全面信息，是超声诊断的重要补充（2分）。节育器部分残留及移位至子宫外应结合病史诊断，必要时可借助 X 线辅助诊断（2分）。

三、要点与讨论

1. 临床特征　宫内节育器是一种安全、有效、简便、经济、可逆的节育方法。当宫内节育器位置异常时，患者可无临床症状或表现为月经不规律、异常阴道流血等。

2. 超声特征

（1）正常宫内节育器的超声表现：宫内节育器的形状、质地不同，超声表现不尽相同。金属圆环节育器表现为子宫纵切面宫腔内两个分离的强回声，后方为"彗尾征"；T 形节育器表现为子宫纵切面显示为宫腔内线状或串珠状强回声；塑料节育器不同切面表现为宫腔内强回声，不伴"彗尾征"。三维超声透明成像可显示节育器的立体形状。正常位置的节育器应全部位于宫腔内，最下缘不低于子宫颈内口，上缘达子宫底部。

（2）宫内节育器嵌顿的超声特征：由于节育器过大或置放时操作不当损伤宫壁，导致部分或全部节育器嵌入子宫肌层内，为节育器嵌顿。声像表现为节育器偏离宫腔中心部位，嵌入肌层或接近浆膜层。三维超声成像，能更清楚显示节育器嵌顿的程度和部位。

四、临床拓展思维训练

请简述带器妊娠的超声影像特征及结局（10分）。

当节育器与宫腔大小不符或节育器位置下移时，可出现受精卵在宫内着床（2分）。妊娠囊一般位于节育器上方或一侧。节育器的位置与妊娠囊的关系决定其对妊娠的影响（2分）。若妊娠囊和节育器两者较近，或节育器突入妊娠囊内，将影响胚胎发育，甚至引起流产，应定期监测，观察节育器位置变化。若节育器继续下移，将不影响妊娠结局（6分）。

（姜 罗）

病例 **9** 卵巢黄体囊肿（ovarian corpus luteum cyst）

一、临床资料

1. 病史　患者,女,32 岁,因"月经延迟 1 周"就诊。平素月经规律。左下腹隐痛,无发热,无恶心及呕吐,二便正常。

2. 超声资料(图 4-9-1~ 图 4-9-4)

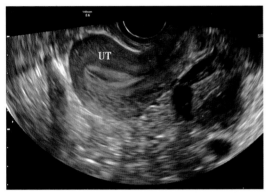

图 4-9-1　经阴道扫查子宫纵切二维图像
UT. uterus,子宫

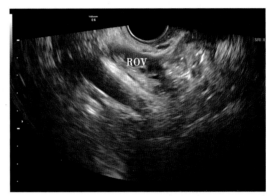

图 4-9-2　经阴道扫查右卵巢二维图像
ROV. right ovary,右卵巢

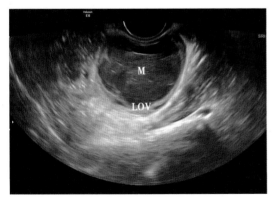

图 4-9-3　经阴道扫查左卵巢二维图像
LOV. left ovary,左卵巢; M. mass,病灶

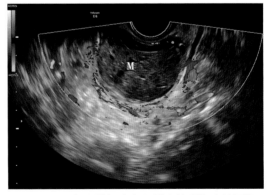

图 4-9-4　经阴道扫查左卵巢病灶彩色血流图像
M. mass,病灶

3. 其他检查资料　血 HCG(−)。

二、思考题及参考答案

1. 请结合病史及超声图像表现作出诊断(10 分)。

临床表现:年轻女性患者,平素月经规律,此次月经延迟 1 周。左下腹隐痛,无发热,无恶心及呕吐,二便正常,血 HCG(-),首先可除外妊娠相关疾病(2 分)。

超声所见:图 4-9-1 见前倾位子宫,子宫内膜较厚,符合分泌期内膜改变,宫壁未见明显占位性病变(1 分)。图 4-9-2 见右卵巢大小、回声未见明显异常(1 分)。图 4-9-3 左卵巢内见一囊性病灶,其内有纤细分隔及较多絮状回声(2 分)。图 4-9-4 彩色血流图像显示左卵巢囊性病灶囊壁可检出呈环状较丰富血流信号,囊内无血流信号显示(2 分)。

超声诊断:符合左卵巢黄体囊肿(2 分)。

2. 请结合声像图表现作出鉴别诊断(答出 3 种即可,10 分)。

(1)卵巢单纯性囊肿:通常为壁薄,界清,无回声囊性病变,CDFI 通常无血流信号显示。黄体囊肿通常壁厚,内伴点絮状回声,CDFI 囊壁可检出丰富环状血流是其特征。

(2)卵巢囊腺瘤:通常边界清楚,包膜完整,囊内可有乳头状突起,CDFI 附壁突起内可检出血流信号。随访观察过程中囊肿可逐渐增大或变化不大。

(3)卵巢子宫内膜样囊肿:常有痛经病史,超声可见厚壁囊性包块,内伴密集点状回声,病变常与周围组织粘连,CDFI 囊壁可检出少许点状血流,并且随访观察过程中图像可随月经周期演变,但囊肿大小及回声均变化不大,更少有自行消失者。

(4)卵巢囊性畸胎瘤:超声可表现为卵巢内囊性病变,内伴高回声团,高回声团位置固定,回声较强,有时伴声影,随访观察过程中图像一般无变化,CDFI 通常无血流信号显示。

(5)输卵管积液:常有盆腔炎症表现,可见正常卵巢结构,病变呈迂曲管道样,伴不全分隔,CDFI 囊壁及分隔可检出少许血流信号。

3. 请简述卵巢囊性肿物的分类(10 分)。

卵巢囊性肿物分为:非赘生性囊肿和赘生性囊肿两大类(2 分)。

(1)非赘生性囊肿包括:滤泡囊肿、黄体囊肿、黄素囊肿、多囊卵巢,还有卵巢子宫内膜样囊肿及卵巢过度刺激改变等(4 分)。

(2)赘生性囊肿有良性、恶性及交界性肿瘤,按病理组织学分类包括:上皮性肿瘤,如浆液性囊腺瘤或癌、黏液性囊腺瘤或癌;生殖细胞肿瘤,如畸胎瘤等;间叶组织肿瘤;混合性上皮和间叶组织肿瘤;转移性肿瘤(4 分)。

三、要点与讨论

1. 病理　正常育龄期女性,排卵后会逐渐形成黄体,这是一个新的暂时性内分泌结构,主要功能是分泌孕激素和雌激素。这些激素促使子宫内膜形态及功能变化。黄体囊肿是黄体形成过程中,进入黄体内的卵泡膜血管破裂所形成的黄体血肿液化所致;或黄体因垂体促性腺激素平衡失调,黄体功能活跃,囊腔较大,含有较多液体,直径超过 3cm,即为黄体囊肿;亦可能在正常黄体退化成为白体时,由于某种因素而形成囊肿。囊液为透亮或褐色浆液或含血液。

2. 临床特征　多数无明显症状,部分患者可表现为月经周期延迟,轻微腹痛等症状。

3. 超声特征　一侧卵巢内囊性包块,回声多样性,其内可有分隔光带或片状高回声区,典型者有蜘蛛网样结构。囊肿内径 3cm 左右,一般不超过 5cm。CDFI 囊壁可检出环状较丰富血流信号,血流频谱呈高阻型。直肠子宫陷凹内可有少量积液。

四、临床拓展思维训练

1. 卵巢黄体囊肿破裂的诱发因素有哪些（10 分）？

(1) 性交（2 分）。

(2) 凝血机制异常，原有基础性血液病，或长期进行抗凝治疗（2 分）。

(3) 腹内压增高，如剧烈跳跃、奔跑、用力咳嗽或大便（2 分）。

(4) 盆腔炎症（2 分）。

(5) 腹部外伤（1 分）。

(6) 医源性操作（1 分）。

2. 超声扫查时妊娠黄体如何与未破裂异位妊娠包块鉴别（10 分）？

(1) 妊娠黄体位于卵巢内，可突出于卵巢表面（1 分），内呈液性伴有分隔光带或片状高回声区，周边呈中等回声（1 分），边界较清，形态规整（1 分），CDFI 可检出环状较丰富血流信号（2 分）。

(2) 未破裂异位妊娠包块一般表现为一侧卵巢旁囊实性或实性包块，形态不规则，边界模糊（1 分），内呈中低混合回声或"面包圈征"（1 分），CDFI 大多数呈点状或条状的血流信号，或无血流信号显示（1 分）。探头加压扫查可发现包块与卵巢有一定相对运动（1 分）。在同侧卵巢内经常会看到有妊娠黄体存在（1 分）。

五、人文题

患者自述 1 个月前于外院检查超声显示右附件区直径 6cm 囊肿，这次本来打算进行手术治疗，但检查时没有对超声医生说明此情况。拿到检查报告后，看到结果是"左卵巢黄体囊肿伴盆腔积液"，患者非常生气。

(1) 质问医生"你是不是给我看错了？"

(2) 经解释，患者疑惑"是不是上一家医院给我看错了？"

(3) "我该怎么办啊？"

如果你是当班医生将如何应对（10 分）？

首先，态度和蔼，安抚患者，核对患者信息无误（1 分）。

其次，对检查结果予以肯定。向患者说明现在病变确实在左卵巢，右卵巢大小、回声正常，右附件区未见明显占位性病变。我们采用经腹及经阴道超声检查方法给患者予以扫查，也可请其他医生进一步确诊（2 分）。

再次，对患者病情给予耐心细致的解释。向患者说明卵巢有一些囊肿是生理性囊肿，比如我们现在发现的卵巢黄体囊肿。正常育龄期女性，每个月经周期通常一侧卵巢排卵，排卵后会逐渐形成黄体，黄体囊肿是黄体形成过程中，黄体血肿液化所致。一般内径不超过 4cm，偶可达 10cm。4~6 周多可自行消退，一般无须治疗。患者之前右附件区直径 6cm 囊肿现自行消退，很有可能也是黄体囊肿（4 分）。

最后对患者提出建议。建议患者可继续随访观察，注意如果出现腹痛加剧等情况需警惕黄体囊肿破裂或扭转可能，应及时就医。日常避免剧烈运动或重体力劳动，避免剧烈咳嗽、大力排便等增加腹压易引起黄体囊肿破裂的诱因。提醒患者携带检查结果向临床医生进行具体咨询（3 分）。

（林　琳）

病例 **10** 卵巢子宫内膜样囊肿（ovarian endometrioid cyst）

一、临床资料

1. 病史 患者，女，32岁，因"经期腹痛并进行性加重3年"就诊。平素月经规律，现月经干净1周来诊，二便正常。

2. 超声资料（图4-10-1~图4-10-4）

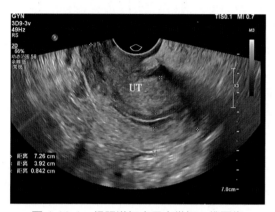

图4-10-1 经阴道扫查子宫纵切二维图像
UT. uterus，子宫

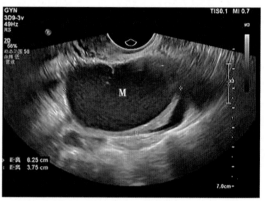

图4-10-2 经阴道扫查右卵巢内囊肿二维图像
M. mass，病灶

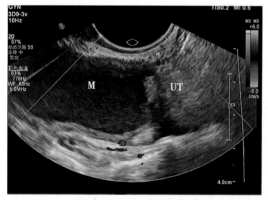

图4-10-3 经阴道扫查右卵巢内囊肿彩色血流图像
M. mass，病灶；UT. uterus，子宫

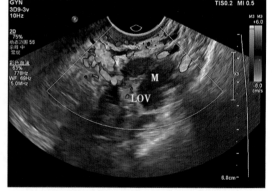

图4-10-4 经阴道扫查左卵巢彩色血流图像
M. mass，病灶；LOV. left ovary，左卵巢

二、思考题及参考答案

1. 请结合病史及超声图像表现作出诊断（10分）。

临床表现：育龄期女性，经期腹痛并进行性加重3年，余无明显不适（1分）。

超声所见：图4-10-1见后倾位子宫，宫壁未见明显占位性病变（1分）。图4-10-2见右卵巢增大,其内见一囊性包块,边界清,壁略厚,内伴密集细小点状回声及一分隔(2分)。图 4-10-3 CDFI 显示右卵巢囊性包块内未见血流显示(1分),并见囊肿与子宫分界欠清,该处子宫浆膜层回声减低(提示与子宫有粘连)。图 4-10-4 见左卵巢内一较小囊性包块,内伴密集细小点状回声及分隔,CDFI 显示病灶内无血流显示(2分)。

超声诊断:双卵巢内囊性包块,考虑卵巢子宫内膜样囊肿(3分)。

2. 请结合声像图表现作出鉴别诊断(10分)。

(1)卵巢单纯性囊肿:通常为壁薄,界清,无回声;卵巢子宫内膜样囊肿通常为壁比较厚,与周围组织粘连,内伴密集细小点状回声(2分)。

(2)卵巢囊腺瘤:通常边界清楚,包膜完整,与周围组织无粘连,并且随访图像一般不会变化;而卵巢子宫内膜样囊肿声像图可随月经周期演变(2分)。

(3)卵巢黄体囊肿:囊肿壁较厚,内壁毛糙,囊内回声可多样性,CDFI 显示囊壁可检出丰富环状血流是其特征,并且在随访观察过程中囊肿可自行溶解、吸收或明显缩小。卵巢子宫内膜样囊肿常有痛经病史,CDFI 囊壁仅可检出少许点状血流,并且随访观察过程中图像可随月经周期演变,但囊肿大小及回声均变化不大,更少有自行消失者(2分)。

(4)输卵管积脓:常有盆腔炎症表现,仔细扫查可见管道样结构,伴不全分隔,CDFI 囊壁及分隔血运较丰富,抗感染治疗可见病灶缩小,症状体征好转。(2分)。

(5)卵巢恶性肿瘤:卵巢子宫内膜样囊肿囊壁及内部通常很难检出血流信号,但卵巢恶性肿瘤实性部分血流较丰富,可记录高速低阻血流频谱,超声造影表现多为早增强、高增强、早消退(2分)。

3. 对于该疾病临床常见的治疗方法有哪些(10分)?

(1)手术治疗(2分)。

(2)药物治疗,有非甾体抗炎药,口服避孕药,高效孕激素等(2分)。

(3)中医中药治疗(2分)。

(4)介入治疗,超声引导下穿刺硬化治疗(2分)。

(5)辅助生殖治疗(2分)。

三、要点与讨论

1. 病理　卵巢子宫内膜样囊肿是指具有周期性生长功能的子宫内膜组织异位到卵巢所形成的囊性病变,又称巧克力囊肿,其中 50% 以上患者存在双侧卵巢子宫内膜样囊肿。囊内为巧克力样陈旧性血液。

2. 临床特征　常见有痛经、持续性下腹部疼痛、不孕、月经失调及性交痛等症状。痛经常是继发性,进行性加重。

3. 超声特征　二维声像图分为以下类型。

(1)单纯囊肿型:肿块为圆形或椭圆形液性区,边界较清晰,壁稍厚,囊内可伴少许细小光点回声。

(2)多囊型:囊肿为多个圆形或不规则形液性区,其间有粗细不等的间隔回声,囊壁略厚,内壁欠光滑。

(3)囊内均匀光点型:肿块内充满均匀细小光点回声,呈"磨玻璃样",囊壁增厚,且后壁毛糙,或囊内底部光点沉积,上方为无回声区,呈"分层"征。

（4）囊内团块型：肿块内有散在细小光点回声，于肿块后壁或中部有中高回声团块，且形态多变。

（5）混合型：肿块为混合回声，多为液性与不规则云雾状中等回声相间的杂乱回声。

彩色多普勒表现：囊内无血流信号，囊壁或分隔上见少许血流。

四、临床拓展思维训练

1. 超声检查时当发现一侧卵巢怀疑卵巢子宫内膜样囊肿时，除了观察病灶位置、大小，还应注意观察什么（10分）？

（1）观察病灶内部回声特点，是否有实性成分或乳头状突起，同时观察血流情况（3分）。

（2）观察病灶与周围组织的粘连情况，可通过超声双合诊的方法，观察滑动征，推动病灶观察其与周围组织是否有相对运动（2分）。

（3）观察子宫是否同时有腺肌病情况，对侧卵巢是否也有病灶（3分）。

（4）观察盆腔其他部位是否有深部浸润型子宫内膜异位症病灶，如子宫骶韧带、肠管、膀胱、输尿管等部位（2分）。

2. 临床哪些情况应警惕卵巢子宫内膜样囊肿恶变（10分）？

（1）病史长，10~15年（1分）；绝经后又复发，痛经的疼痛节律改变，痛经进展或呈持续性不痛（1分）。

（2）年龄>45岁或诊断时已经绝经（2分）。

（3）血清CA12-5>200kU/L，并除外感染及子宫腺肌病（1分）。

（4）卵巢子宫内膜样囊肿过大，直径>10cm，或者有明显的增大趋势（2分）。

（5）影像学检查发现，卵巢囊肿内有实质性或乳头样结节或病灶，血流丰富，阻力指数低（3分）。

（林　琳）

病例 **11** 卵巢浆液性囊腺癌（ovarian serous cystad-enocarcinoma）

一、临床资料

1. 病史　患者，女，41岁，因"发现盆腔包块、盆腔积液半个月"就诊。既往月经规律，半个月前自觉左下腹轻度隐痛，偶有腹胀不适感，检查发现盆腔包块、盆腔积液。患病以来无发热，无阴道流血，二便正常，体重无明显下降。

2. 超声资料(图4-11-1~图4-11-3)

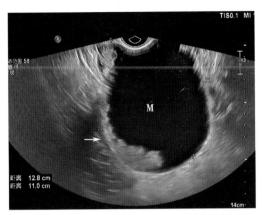

图4-11-1　经阴道扫查左附件区肿物二维图像

箭头所示为病灶。

M. 病灶

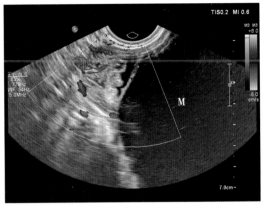

图4-11-2　经阴道扫查肿物血流图像

M. 病灶

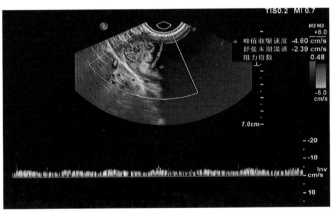

图4-11-3　经阴道扫查肿物频谱多普勒图像

3. 其他检查资料　血清肿瘤标志物检测：CA12-5 587U/ml(升高)；CEA 1.23μg/L(正常)。

二、思考题及参考答案

1. 请结合病史及超声图像表现作出诊断(10分)。

临床表现：育龄期女性患者，半个月前自觉左下腹轻度隐痛，偶有腹胀不适感，检查发现盆腔包块、盆腔积液，患病以来无其他不适症状。CA12-5明显增高(2分)。

超声所见：图4-11-1左附件区可见12.8cm×11.0cm囊实性肿物，边界尚清晰，形态尚规整，内呈液性伴分隔及不规整实性组织回声。图4-11-2、图4-11-3可检出丰富低阻动脉血流信号(5分)。

超声诊断：左附件区囊实性肿物(1分)，考虑恶性可能性大(1分)，不除外卵巢浆液性囊腺癌(1分)。

病理诊断：左卵巢浆液性囊腺癌(图4-11-4)。

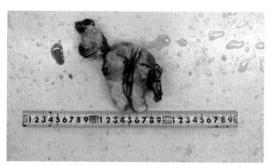

图 4-11-4　大体病理：囊肿内含棕黄色液，
内壁见乳头样隆起，乳头棕黄质软

2. 请回答本病的鉴别诊断（10 分）。

（1）卵巢浆液性乳头状囊腺瘤：囊肿囊壁光滑，附壁有大小不一乳头状结构突向囊内；乳头数量少，形态较规整，肿瘤的囊壁、囊内间隔以及乳头上可探及点状血流信号（2 分）。

（2）卵巢黏液性囊腺瘤：肿瘤轮廓清，囊壁均匀增厚；囊内有细弱光点及间隔光带，呈多房结构，房腔大小不一；肿瘤体积较大，多大于 10cm，可见局限性光团或乳头突向囊内或壁外（2 分）。

（3）卵巢黏液性囊腺癌：肿瘤边界厚且不规则；囊腔内有较多分隔，不均匀增厚，散在光点、光团；肿瘤轮廓不规整，多伴腹腔积液（2 分）。

（4）卵巢子宫内膜样囊肿：回声复杂的卵巢子宫内膜样囊肿表现为卵巢内囊性占位，边界清，囊壁较厚，囊内出现不规则实性回声和粗细不等的间隔，很难检出血流信号。患者多有痛经的临床症状（2 分）。

（5）卵巢黄体囊肿：黄体出血早期表现为囊内杂乱不均质低弱回声，中期可表现为囊内粗细不等的网状结构，晚期囊内可见少量分隔或附壁实性回声，CDFI 于囊内分隔及实性回声均无法检出血流信号（2 分）。

3. 卵巢肿瘤相关的标志物有哪些（10 分）？

（1）血清 CA12-5、CA19-9、CEA：卵巢上皮性肿瘤标志物（3 分）。

（2）血清 AFP：对卵巢卵黄囊瘤、未成熟畸胎瘤、无性细胞瘤有协助诊断意义（3 分）。

（3）性激素：颗粒细胞瘤、卵泡膜细胞瘤可产生较高水平的雌激素（2 分）。

（4）鳞癌相关抗原（squamous cancinoma-associated antigen，SCC）：成熟畸胎瘤恶变时可升高（2 分）。

三、要点与讨论

1. 病理、流行病学　浆液性囊腺癌是最常见的卵巢恶性肿瘤，占卵巢上皮性癌的 50%，好发于 40~60 岁，预后差。肿瘤大小为 5~10cm，多为部分囊性、部分实性，常伴出血坏死。

2. 临床特征　肿瘤较小时可以无任何症状，较大可表现为腹部肿物、腹胀、腹痛或压迫症状。

3. 超声特征　一侧或双侧附件区出现圆形无回声区，内伴光点；囊壁不均匀增厚，有分隔时，分隔较厚且不均，可见乳头状光团突入囊腔或侵犯壁外；晚期可见子宫、肠管浸润或腹膜广泛性转移，可见腹腔积液

四、临床拓展思维训练

1. 如何提高早期卵巢癌超声诊断的准确性（10 分）？

早期卵巢癌、卵巢交界性肿瘤、卵巢良性肿瘤在超声图像特点上存在重叠，鉴别起来较困难（1 分）。对绝经期女性和有家族遗传史者，常规定期超声监测卵巢大小有助于早期诊断（3 分）。一旦发现卵巢体积增大，形态异常或盆腔积液增多，应提高警惕（3 分）。腔内超声检查结合肿瘤标志物，可使早期卵巢癌诊断特异性明显增高，另外结合超声造影等新技术也可以提高早期诊断准确性（3 分）。

2. 为提高卵巢肿瘤的诊断率还可以应用哪些影像学技术（5 分）？

应用超声造影检查可提供更丰富的卵巢肿瘤血流灌注信息（2 分）；超声引导下肿瘤组织穿刺活检可帮助明确肿瘤病理组织类型（2 分）；还可以应用增强 CT、MRI、正电子发射计算机体层显像仪（positron emission tomography and computed tomography，PET/CT）等放射影像技术辅助诊断（1 分）。

（姜 罗）

病例 12 卵巢黏液性囊腺癌（ovarian mucinous cyst-adenocarcinoma）

一、临床资料

1. 病史 患者，女，25 岁，因"右卵巢囊肿切除术后 1 年，复查发现左附件区囊实混合性肿物"就诊。患者平素月经规律。1 年前于外院行右卵巢囊肿切除术，术后病理提示：右卵巢交界性黏液性乳头状囊腺瘤，局灶癌变。现偶有活动时下腹痛。患病以来无发热，二便正常，体重未见明显减轻。

2. 超声资料（图 4-12-1~ 图 4-12-4）

3. 其他检查资料 血清肿瘤标志物检测：CA12-5 111U/ml（升高）；CEA 0.923μg/L（正常）。

二、思考题及参考答案

1. 请结合病史及超声图像表现作出诊断（10 分）。

临床表现：育龄期女性患者，平素月经规律。1 年前于外院行右卵巢囊肿切除术，术后病理提示右卵巢交界性黏液性乳头状囊腺瘤，局灶癌变。现偶有活动时下腹痛。患病以来无其他不适症状。血清 CA12-5 升高（2 分）。

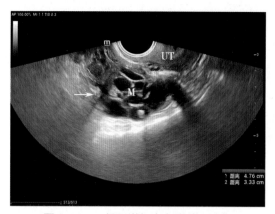

图 4-12-1　经阴道扫查左附件区肿物
纵切面二维图像
箭头所示为病灶。
M. 病灶；UT. 子宫

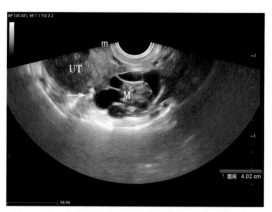

图 4-12-2　经阴道扫查左附件区肿物
横切面二维图像
箭头所示为病灶。
M. 病灶；UT. 子宫

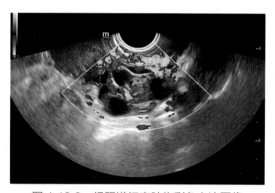

图 4-12-3　经阴道扫查肿物彩色血流图像

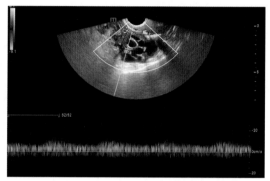

图 4-12-4　经阴道扫查肿物频谱多普勒图像

超声所见：图 4-12-1、图 4-12-2 左附件区可见约 4.8cm×4.0cm×3.3cm 囊实性肿物，局部与周围组织分界不清，内呈液性伴多个分隔及实性中低回声，分隔粗细不等且不规整。图 4-12-3 实性部分及分隔可检出较丰富血流。图 4-12-4 血流 RI<0.4（5 分）。

超声诊断：左附件区囊实性肿物（1 分），考虑恶性可能性大（1 分），不除外卵巢黏液性囊腺癌（1 分）。

病理诊断：卵巢交界性黏液性囊腺瘤，局灶恶度（黏液性囊腺癌，呈扩张性侵袭）。

2. 请回答本病的鉴别诊断（10 分）。

（1）卵巢黏液性囊腺瘤：肿瘤边缘光滑，轮廓清，囊壁均匀增厚；液性区内散在细弱光点及间隔光带回声，呈多房结构；肿瘤体积较大，内径多>10cm；少数肿瘤囊壁上可见局限性光团呈乳头突向囊内或壁外（3 分）。

（2）卵巢浆液性囊腺癌：肿瘤囊壁不均匀增厚，有分隔时，分隔较厚且不均，可见乳头状光团突入囊腔或侵犯壁外；晚期可见子宫、肠管浸润或腹膜广泛性转移，可见腹腔积液（3 分）。

（3）卵巢未成熟畸胎瘤：好发于儿童和青年女性，大多表现为囊实混合性肿块，可含有实性高回声团，有时伴声影。肿物血流丰富，可检出高速、低阻动脉血流频谱。临床有血清 AFP 升高表现（2分）。

（4）子宫内膜样腺癌：肿瘤大小不等，多为囊性，有乳头生长，常并发子宫内膜癌（2分）。

3. 黏液性囊腺癌还可见于哪些脏器或组织（10分）？

胰腺（2分）、肝脏（2分）、阑尾（2分）、腹膜（2分）及腹膜后（2分）。

三、要点与讨论

1. 病理、流行病学　黏液性囊腺癌约占卵巢上皮性癌的 40%，肿瘤多为单侧，双侧为 15%。瘤体圆形或分叶状，切面为囊性、实性，囊内壁见乳头，囊腔内见血性胶状黏液，实性区常见出血、坏死。

2. 临床特征　最常见的症状是腹胀、腹痛；部分患者有阴道流血或月经不规则；部分患者没有任何症状。

3. 超声特征　肿瘤呈椭圆形或分叶状液性区，边界厚且不规则；囊腔内有较多分隔，不均匀增厚，散在光点、光团；增厚的囊壁可向周围浸润，轮廓不规整；多伴腹腔积液。CDFI 肿瘤囊壁、间隔及实性部分可检出较丰富的血流信号。

四、临床拓展思维训练

1. 请归纳卵巢恶性肿瘤常见的声像学特征（10分）。

（1）卵巢恶性肿瘤多数体积较大，边界不清，形态不规整（2分）。

（2）肿块多为囊实性，形态可不规整，囊壁厚薄不均，囊腔内有乳头或菜花样实性突起，内部回声杂乱（2分）。

（3）实性为主的肿块往往形态不整，椭圆形或肾形，包膜大多完整，内部回声杂乱不均匀，实性回声中夹有不规则形无回声区（2分）。

（4）常合并腹腔积液（2分）。

（5）多普勒超声表现为肿瘤囊壁、间隔及实性部分可见较丰富的条状、网状血流信号，频谱多普勒可检出高速、低阻动脉频谱，RI 常<0.4（2分）。

2. 请简述超声在鉴别卵巢肿瘤良恶性中的局限性（5分）。

不同类型的卵巢恶性肿瘤声像图有相似之处，需结合临床及肿瘤标志物综合分析，最后的诊断依赖于病理检查（2分）。

对早期卵巢癌超声诊断困难，结合病史及家族史、肿瘤标志物检查以提高早期卵巢癌诊断的特异性。对于晚期卵巢癌，应经阴经腹超声结合扫查，扩大扫查范围，有助于卵巢癌的临床分期（3分）。

（姜　罗）

病例 **13** 卵巢卵泡膜纤维瘤（ovarian fibrothecoma）

一、临床资料

1. 病史　患者，女，58岁，因"绝经后出现右下腹痛1个月"就诊。绝经13年，既往月经规律。绝经后无异常阴道流血、流液，患者1个月前无明显诱因出现右下腹轻微疼痛，腹痛可自行缓解但持续存在。患病以来无发热，近期体重减轻1kg。

2. 超声资料（图4-13-1~图4-13-4、视频4-13-1）

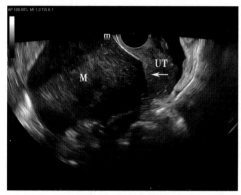

图 4-13-1　经阴道扫查子宫右前方肿物二维图像
　　　　　　箭头所示为病灶。
　　　　　　M. 病灶；UT. 子宫

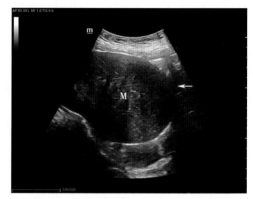

图 4-13-2　经腹扫查子宫右前方肿物二维图像
　　　　　　箭头所示为病灶。
　　　　　　M. 病灶

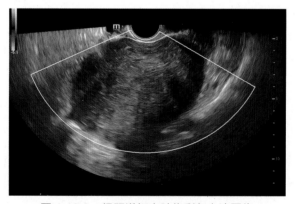

图 4-13-3　经阴道扫查肿物彩色血流图像

视频 4-13-1

3. 其他检查资料　血清肿瘤标志物检测：CA12-5 39.91U/ml(升高)；CA19-9 15.54U/ml(正常)；CEA 0.885μg/L(正常)；AFP 3.0μg/L(正常)。

二、思考题及参考答案

1. 请结合病史及超声图像表现作出诊断(10分)。

临床表现：绝经期女性患者，绝经后无异常阴道流血、流液，1个月前无明显诱因出现右下腹轻微疼痛，腹痛可自行缓解但持续存在。患病以来无发热，近期体重减轻1kg。血清CA12-5略升高(2分)。

超声所见：图4-13-1、图4-13-2子宫右上方可见13.3cm×9.4cm×9.6cm肿物，边界清，内呈低回声，后方回声轻度衰减。图4-13-3 CDFI肿物内可检出点状血流信号。盆腔可见游离液体。视频4-13-1超声造影显示肿物内造影剂呈极低灌注(5分)。

超声诊断：右附件区实性肿物(1分)，考虑良性可能性大(1分)，不除外卵巢卵泡膜纤维瘤(1分)。

病理诊断：卵巢卵泡膜纤维瘤(图4-13-4)。

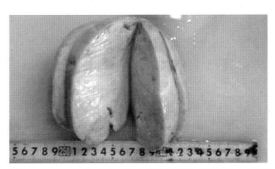

图4-13-4　大体病理：肿物外被包膜，切面粉白质韧

2. 请回答本病的鉴别诊断(10分)。

(1)卵巢颗粒细胞瘤：肿块边界清晰、形态多规则；肿块以实性不均质回声为主，无明显声衰减，实性成分内含囊性结构，表现为多房分隔。肿瘤内实性部分血流信号丰富(2分)。

(2)卵巢卵黄囊瘤：肿瘤为囊实混合性，形态不规整，实质部分血流显示丰富，阻力减低。临床有AFP升高表现(2分)。

(3)卵巢转移癌：常累及双侧卵巢，卵巢增大，呈肾形或长圆形，边界轮廓清晰。内部呈实质性，绝大部分转移瘤可检出丰富血流信号。常有原发肿瘤的相关病史和临床表现(3分)。

(4)子宫浆膜下肌瘤：瘤体向子宫外隆起，与子宫无明显边界，与子宫同步运动，CDFI可见子宫肌壁内血流信号延伸至浆膜下肌瘤内。同侧卵巢显示正常(3分)。

3. 请简述卵巢良性实性肿瘤超声造影典型特征(10分)。

超声造影显示瘤体内造影剂呈中低强度的均匀性增强(4分)，开始增强时间晚于子宫肌层，多呈向心性增强(3分)。瘤体内一般不出现异常的粗大血管。部分瘤体内部无造影剂灌注(3分)。

三、要点与讨论

1. 病理、流行病学　卵泡膜细胞瘤 - 纤维瘤组肿瘤属于性索间质肿瘤,占所有卵巢肿瘤的1%~4%。根据卵泡膜细胞和成纤维细胞含量的不同,病理分为 3 个亚型:卵泡膜细胞瘤、卵泡膜纤维瘤、纤维瘤。

2. 临床特征　早期瘤体较小时无特殊症状,肿瘤增至中等大小时,可出现下腹部不适感或腹胀。患者血清 CA12-5 水平升高与肿瘤直径>10cm 及合并梅格斯综合征(Meige syndrome)显著相关。

3. 超声特征　一侧附件区见实性或以实性为主的肿物,圆形,分叶状,边界规整,内呈较均质的高或低回声,也可回声不均,后方伴衰减,血运不丰富,少数患者可伴胸腹腔积液。

四、临床拓展思维训练

1. 请简述 Meige 综合征的诊断标准(5 分)。

Meige 综合征是一种少见的妇科合并症,多见于绝经后妇女(1 分)。其诊断标准如下。

(1)患者附件区可见纤维瘤或类似的良性肿瘤[如卵泡膜细胞瘤、颗粒细胞瘤、良性布伦纳(Brenner)瘤等]。(2 分)

(2)存在腹腔积液或同时存在腹腔积液和胸腔积液。(1 分)

(3)肿物切除后胸腹腔积液症状消失(1 分)。

2. Meige 综合征应与哪些疾病相鉴别(5 分)?

Meige 综合征伴血清 CA12-5 水平增高时,常被误诊为卵巢上皮性恶性肿瘤,囊腺癌多表现为形态不规则的囊实混合性包块,囊壁及分隔不规则增厚,实性部分血流信号丰富且为低阻力指数,常伴有邻近器官受侵及腹膜种植转移灶(3 分)。

还需要与假性 Meige 综合征相鉴别,即其他病理类型的盆腔良恶性肿瘤伴良性胸腹腔积液的情况,去除盆腔肿块后,积液消退。如卵巢畸胎瘤、卵巢甲状腺肿、子宫平滑肌瘤等(2 分)。

(姜　罗)

病例 **14** 卵巢成熟畸胎瘤(ovarian mature teratoma)

一、临床资料

1. 病史　患者,女,36 岁,因"体检发现右附件区混合回声包块 2 天"就诊。平素月经规律,无痛经史。无异常阴道流血,未感其他不适。

2. 超声资料(图 4-14-1~ 图 4-14-3)

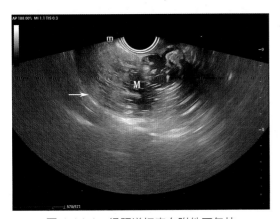

图 4-14-1 经阴道扫查右附件区包块
纵切面二维图像
箭头所示为病灶。
M. 病灶

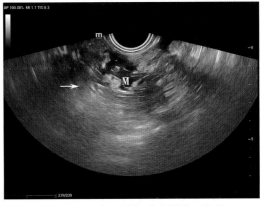

图 4-14-2 经阴道扫查右附件区包块
横切面二维图像
箭头所示为病灶。
M. 病灶

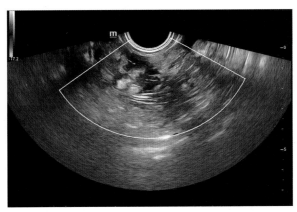

图 4-14-3 经阴道扫查右附件区彩色血流图像

3. 其他检查资料 血清肿瘤标志物检测: CA12-5 12.68U/ml(正常)。

二、思考题及参考答案

1. 请结合病史及超声图像表现作出诊断(10 分)。

临床表现:育龄期女性,体检发现右附件区占位。无异常阴道流血,未感其他不适。平素月经规律,无痛经史(2 分)。

超声所见:图 4-14-1、图 4-14-2 右附件区囊性肿物,边界尚清,形态较规则,内呈液性伴细小光点、高回声团及短线状强回声。图 4-14-3 CDFI 肿物内未检出明显血流信号(5 分)。

超声诊断:右附件区囊性肿物,考虑卵巢成熟畸胎瘤(3 分)。

2. 请回答本病的鉴别诊断(答出 3 种即可,10 分)。

(1)卵巢未成熟畸胎瘤:肿瘤往往较大,出血坏死常见,呈囊实混合性,囊内实性成分不规则,可检出明显血流信号。

（2）卵巢囊腺瘤：包括浆液性和黏液性囊腺瘤。浆液性囊腺瘤通常为圆形或椭圆形的无回声区，单房或多房，肿块形态规则，边界清晰，壁薄光滑；黏液性囊腺瘤常呈多房性，内含较多光点。

（3）卵巢黄体囊肿：有时可表现为液性区内伴高回声团，随访观察可见囊肿自行溶解、缩小或自行消失。

（4）盆腔炎性病变：临床常表现为腹痛、发热等，超声可提示盆腔积液以及盆腔包块，常呈不均质囊实性回声，血流显示丰富，抗感染治疗有效。

3. 请简述卵巢成熟畸胎瘤常见的漏诊原因（10分）。

部分肿瘤内部回声与肠管回声相似（4分），肿块与周围组织界限不清（4分）；早期瘤体较小，经腹扫查显示困难（2分）。超声扫查要多切面、多角度动态观察，经腹和经阴道结合以确认肿物存在，诊断困难者可嘱患者肠道准备后复查。

三、要点与讨论

1. 病理、流行病学 卵巢成熟畸胎瘤为生殖细胞肿瘤，占所有卵巢畸胎瘤的95%以上。可发生于任何年龄，瘤体大小不等，呈圆形，表面光滑，常为单房。肿瘤内容物由2个或3个胚层的多种成熟组织所形成，包括皮肤、皮脂腺、毛发，部分含牙齿及神经组织，亦可见脂肪、软骨。

2. 临床特征 卵巢成熟畸胎瘤一般无症状，除非肿瘤较大，压迫邻近器官。肿瘤容易并发蒂扭转，出现急腹症的临床表现。

3. 超声特征 声像图类型可分为囊性型、混合型和实性型。较特异性的征象有：①壁立结节征；②脂液分层征；③面团征；④瀑布征；⑤囊肿内部散在星花点状高回声、平行短线状回声或多种回声特征混杂。

CDFI显示绝大多数为少血流或无血流信号。个别瘤体实性成分内可检测到血流。

四、临床拓展思维训练

1. 卵巢生殖细胞肿瘤主要有哪些（答3种即可，5分）？

（1）畸胎瘤，包括成熟畸胎瘤、未成熟畸胎瘤、卵巢甲状腺肿。

（2）无性细胞瘤，属于卵巢生殖细胞恶性肿瘤，好发于儿童及青年女性。

（3）卵黄囊瘤又称内胚窦瘤，高度恶性，多见于儿童及青少年。血清中可检出高浓度AFP。

（4）胚胎癌，高度恶性肿瘤，主要发生于20~30岁青年人。

2. 请简述彩色多普勒血流信号的Adler分级（5分）。

彩色多普勒血流信号的Adler分级共4级（1分）。

（1）0级：病灶内无血流（1分）。

（2）Ⅰ级：少量血流，即病灶内见1~2处点状血流信号（1分）。

（3）Ⅱ级：中量血流，即病灶内见几条小血管或一条主要血管，长度超过病灶的半径（1分）。

（4）Ⅲ级：丰富血流，即病灶内见4条或以上的血管，或是多条血管相互交织成网状（1分）。

（姜 罗）

病例 **15** 克鲁肯贝格瘤(Krukenberg tumor)

一、临床资料

1. 病史 患者,女,53 岁,因"绝经后自觉腹部包块 2 个月"就诊。绝经 3 年,患病以来无腹痛,无发热,无阴道异常流血流液。近期腹泻明显,体重明显减轻。

2. 超声资料(图 4-15-1~ 图 4-15-4)

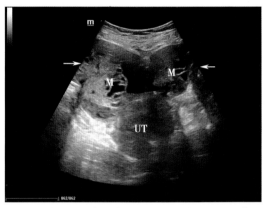

图 4-15-1 经腹扫查双侧附件区肿物二维图像
箭头所示为病灶。

M. 病灶;UT. uterus,子宫

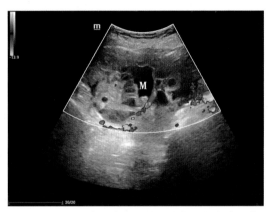

图 4-15-2 经腹扫查右附件区肿物彩色血流图像
M. 病灶

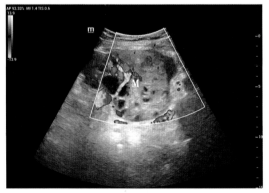

图 4-15-3 经腹扫查左附件区肿物彩色血流图像
M. 病灶

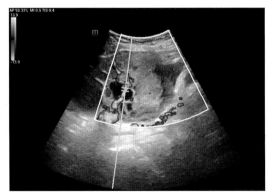

图 4-15-4 肿物内血流频谱图像

3. 其他检查资料 血清肿瘤标志物检测:CA12-5 96.43U/ml(升高);CA19-9 272.9U/ml(升高);CEA 15.8μg/L(升高);AFP 1.98μg/L(正常)。PET/CT 提示升结肠增厚伴 ^{18}F-FDG 高代谢,考虑恶性,肠癌伴周围腹膜及淋巴结转移可能性大。双附件区囊实混合性肿物伴 FDG 代谢增高,考虑恶性。

二、思考题及参考答案

1. 请结合病史及超声图像表现作出诊断(10 分)。

临床表现:绝经期女性患者,2 个月前自觉腹部包块,近期腹泻明显,体重明显减轻。PET/CT 提示:升结肠增厚伴 FDG 高代谢,肠癌伴周围腹膜及淋巴结转移可能性大。双附件区囊实混合性肿物伴 FDG 代谢增高,考虑恶性。血清 CA12-5、CA19-9、CEA 明显升高(2 分)。

超声所见:图 4-15-1 右附件区可见 11.4cm×7.5cm×7.1cm 囊实性肿物,左附件区可见 5.3cm×3.6cm×4.0cm 囊实性肿物,边界尚清,形态不规整,大部分呈实性中低回声,伴不规则液性区及分隔。图 4-15-2~图 4-15-4 CDFI 可检出丰富血流信号。盆腔可见游离液体(5 分)。

超声诊断:双侧附件区囊实混合性肿物(1 分),考虑恶性(1 分),注意除外卵巢转移癌(1 分)。

2. 请回答本病的鉴别诊断(10 分)。

(1)原发性卵巢癌:一侧或双侧附件区囊性或囊实性肿物,囊壁不均匀增厚,分隔较厚且不均,可见乳头状光团突入囊腔或侵犯壁外;晚期可见子宫、肠管浸润或腹膜广泛性转移,可见腹腔积液(2.5 分)。

(2)卵巢颗粒细胞瘤:肿块边界较为清晰、形态多规则;肿块以实性不均质回声为主,实性成分内含多房分隔囊性结构,血流信号丰富(2.5 分)。

(3)卵巢卵黄囊瘤:肿瘤为囊实混合性,形态不规整,实性部分低或等回声,血流显示丰富,阻力减低。临床有 AFP 升高表现(2.5 分)。

(4)附件区炎性包块:附件区可见边界不清、形态不规整囊实性包块影像,与周围组织粘连,血流显示较丰富,消炎后包块可缩小(2.5 分)。

3. 请简述卵巢转移癌的超声造影表现(10 分)。

来源于胃肠道的卵巢转移癌常有如下表现:注入造影剂后肿瘤内部较大的供血动脉首先增强,而后向周边分支扩散,肿瘤灌注血管呈“树枝状”(5 分)。伴盆壁转移时,癌肿浸润部位和增厚腹膜呈现恶性肿瘤的同样灌注特点(5 分)。

三、要点与讨论

1. 病理、流行病学 克鲁肯贝格瘤是一种罕见的继发性卵巢肿瘤。大多数源自胃肠道的原发性肿瘤。病理大体多为双侧不对称增大的卵巢,肿块边界清楚,有假包膜呈肾形,可见多发囊性结构。

2. 临床特征 临床表现缺乏特异性,多见于绝经前女性,下腹部肿块,生长迅速伴有腹痛、腹胀,晚期可出现胸腹腔积液。有些肿瘤可引起月经不调或不规则阴道流血。

3. 超声特征 常累及双侧卵巢,卵巢增大,呈肾形或长圆形,边界轮廓清晰。内部呈实质性不均质回声,肿瘤内部坏死时,可见不规则液性暗区。绝大部分转移瘤可检出丰富血流信号。

四、临床拓展思维训练

1. 克鲁肯贝格瘤的辅助检查包括哪些(5 分)?

(1)肿瘤标志物:可有血清 CEA 及 CA12-5 水平升高(1 分)。

（2）影像学检查：超声表现卵巢呈肾形，肿块边界清楚，内部呈不均匀回声，并可见不规则液性区（1分）。CT检查显示卵巢增强明显，并可伴有周围脂肪浸润（1分）。MR图像上，显示异质性信号强度。PET/CT检查可协助发现原发病灶（1分）。

（3）胃肠镜检查（1分）。

2. 请简述克鲁肯贝格瘤的治疗和预后（5分）。

克鲁肯贝格瘤的治疗，如细胞减灭术、辅助化疗和/或热性腹腔化疗。临床推崇完全细胞减灭术与热性腹腔化疗联合治疗（2分）。

胃源性克鲁肯贝格瘤的患者预后较差。在结直肠癌患者中有3%~14%的患者发展或合并有克鲁肯贝格瘤。未来治疗可能聚焦分子靶向治疗等方向（3分）。

（姜　罗）

病例 **16** 输卵管积水（hydrosalpinx）

一、临床资料

1. 病史　患者，女，47岁，因"CIN 3 一月余"就诊。无发热，无阴道流血。平素月经规律，现月经周期第9天，无明显不适。

2. 超声资料（图4-16-1~ 图4-16-4）

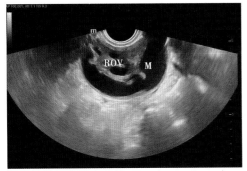

图4-16-1　经阴道扫查右卵巢及
右附件区包块二维图像
ROV. right ovary，右卵巢；M. mass，病灶

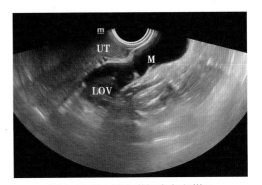

图4-16-2　经阴道扫查左卵巢及
左附件区包块二维图像
UT. uterus，子宫；LOV. left ovary，左卵巢；
M. mass，病灶

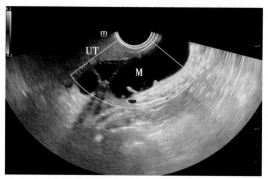

图 4-16-3 经阴道扫查左附件区包块彩色血流图像

UT. uterus,子宫；M. mass,病灶

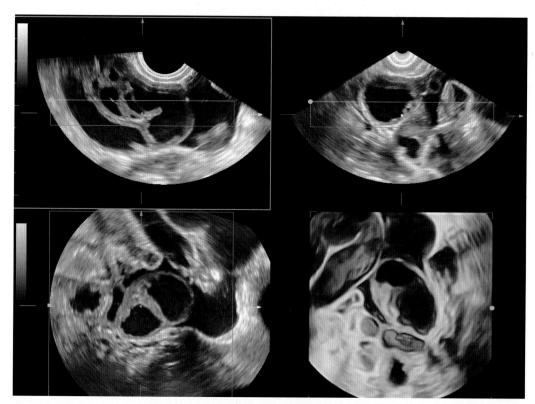

图 4-16-4 经阴道扫查右附件区包块三维图像

3. 其他检查资料 实验室检查：白细胞（white blood cell，WBC）$4.4 \times 10^9/L$。

二、思考题及参考答案

1. 请结合病史及超声图像表现作出诊断（10 分）。

临床表现：育龄期女性患者，子宫颈病变，月经规律，无明显症状，血常规正常（1 分）。

超声所见：图 4-16-1 右卵巢正常显示，卵巢周围见囊性包块，包块呈管状，包绕卵巢，形态较规整，内呈液性伴不全分隔，囊壁及分隔稍厚，囊内伴少许点状回声（2 分）。图 4-16-2 左卵巢正常显示,卵巢旁可见一囊性包块,包块呈迂曲管状,长椭圆形,形态规整,内呈液性伴不全分隔,囊内回声清晰,囊壁及分隔菲薄而光滑(2 分)。图 4-16-3 CDFI 于左附件区包块囊壁内可检出血流信号(1 分)。图 4-16-4 三维成像显示右附件区囊性包块呈迂曲管样,内呈液性伴不全分隔,边界清楚(2 分)。

超声诊断:双附件区囊性包块,考虑为双侧输卵管积水(2 分)

2. 请结合声像图表现作出鉴别诊断(答 3 种即可,10 分)。

(1)卵巢非赘生性囊肿:一般没有盆腔炎的病史,单侧或双侧,囊性肿物边界清,这些囊肿均位于卵巢内,通常为圆形或椭圆形,可自行吸收;而输卵管积水时通常能显示正常卵巢结构,包块呈迂曲管状或曲颈瓶状。

(2)卵巢冠囊肿:声像图显示可与卵巢分离的囊肿,圆形或椭圆形,二者囊性包块形状不同。

(3)输卵管积脓:临床有下腹痛,白带增多,发热等症状。声像图表现一侧或双侧附件区可见一囊性包块,包块呈迂曲管状或曲颈瓶状,囊壁较厚而毛糙,囊内回声不清晰伴密集点状回声,呈云雾状或呈不均质低回声,CDFI 于囊壁及分隔内可检出较丰富血流信号。

(4)包裹性积液:是腹膜腔炎性疾病或术后粘连而形成的局限性积液。声像图表现为形态与盆腔边缘形态相似,卵巢变形并附着在积液的中央或周边,囊液可能是无回声或弱回声,内伴分隔。

(5)巨输尿管:多单侧发病,输尿管显著扩张,以中下段为主,内径 3~5cm,可能有结石伴声影。二者鉴别主要注意囊性包块起始端,巨输尿管与膀胱相连,输卵管积水与子宫角部相连。

(6)盆腔淤血综合征:临床表现为下腹痛。声像图显示在卵巢和子宫周围有多个液性回声,多普勒超声显示为扩张的静脉回声,血流缓慢或伴有反流。

3. 请分析该病易误诊为卵巢囊肿的原因(10 分)。

(1)病史采集不够全面,忽视了其急性发病前较远时段曾有腹痛伴发热、抗感染治疗有效病史(2 分)。

(2)没有仔细寻找观察正常卵巢结构(2 分)。

(3)对病变细微结构观察不仔细,如包块形状呈迂曲管状或曲颈瓶状,病灶内不全分隔,与周围粘连等(2 分)。

(4)当超声检查盆腔包块血流信号丰富时,首先考虑卵巢肿瘤可能(2 分)。

(5)检查时,对炎性包块界限不清楚、质韧、活动差、压痛明显特点体会不深刻(2 分)。

三、要点与讨论

1. 病理　输卵管积水为输卵管内膜炎症纤维渗出引起输卵管伞端粘连闭锁,管腔内渗出液积聚而成。部分为急性输卵管炎治疗不彻底转化为慢性过程,随着急性炎症渗出吸收之后,腔内的脓性积液逐渐被蛋白水解变为浆液性,则为输卵管积水。

2. 临床特征　可无明显临床症状,多为轻微下腹痛、腰痛、腰骶部酸痛、白带增多等,可有继发性不孕。

3. 超声特征　一侧或双侧卵巢旁见迂曲管状或腊肠状囊性包块,近端起源于子宫角部,壁薄而光滑,内呈无回声,卵巢显示正常。囊内见不完全分隔带突起,部分呈串珠样改变。可伴有盆腔少量积液。CDFI 通常囊壁、分隔见少许点状血流显示,囊内无血流信号显示。

四、临床拓展思维训练

1. 请简述临床诊断输卵管通畅性的常用方法及优缺点(10 分)。

(1)X 线子宫输卵管造影：临床最常用的检测输卵管通畅性方法，目前仍是首选方法，具有便捷、费用低廉等优点；但对术者及患者均有 X 线辐射，增加了患者检查顾虑，部分患者还会出现碘油过敏，且有导致肺栓塞的风险，并有一些假象，假阳性率较高(3 分)。

(2)经阴道子宫输卵管超声造影：优点是安全、准确、可重复，无辐射、无须避孕，省时，易于操作、经济，医生和患者均乐于接受，并对输卵管有一定疏通作用，还能同时观察宫腔及盆腔病变；缺点是有一定假象，比较依赖检查者经验(3 分)。

(3)宫腹腔镜下输卵管亚甲蓝通液：是目前诊断输卵管通畅性的金标准，其优点是直观观察，同时可进行微创治疗；缺点是有创、有麻醉风险、费用高，作为二线诊断方法(2 分)。

(4)输卵管通液术：最早用于输卵管通畅性的检查方法之一，易于操作、安全、经济，对输卵管有一定疏通作用，可大致通过推注压力及盆腔积液量增加等判断输卵管通畅性；属于盲法操作，不能区分是一侧还是双侧输卵管通畅，且难以明确堵塞部位，存在较强的主观性，易出现漏诊、误诊情况。(2 分)。

2. 输卵管积水对辅助生殖不利影响的主要原因有哪些(10 分)？

(1)输卵管积水的回流可将胚胎从种植点冲走，从而不利于胚胎的正常着床(3 分)。

(2)输卵管积水是输卵管管壁微血管的漏出液，含有组织碎片、淋巴细胞或者微生物和有毒分子，这些物质与胚胎直接接触后，可能会抑制胚胎的发育，甚至导致胚胎死亡(3 分)。

(3)输卵管积水损害子宫内膜容受性，导致宫腔环境的改变而不利于胚胎着床(2 分)。

(4)输卵管积水可以压迫输卵管的部分血管，减少卵巢的血供，影响卵巢的功能，使卵巢对促性腺激素的反应降低，从而导致卵泡募集减少、卵泡发育迟缓、获卵数减少(2 分)。

(林 琳)

病例 **17** 输卵管癌(carcinoma of the fallopian tube)

一、临床资料

1. 病史 患者，女，61 岁，因"绝经后阴道排液 1 周"就诊。49 岁时绝经。无发热，无腹痛，无恶心呕吐，饮食睡眠可。

2. 超声资料(图 4-17-1~ 图 4-17-4)

3. 其他检查资料 实验室检查：CA12-5 529U/ml。

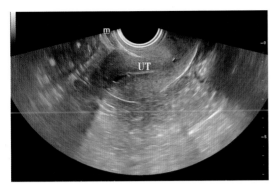

图 4-17-1　经阴道扫查子宫长轴二维图像
UT. uterus，子宫

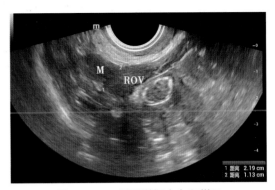

图 4-17-2　经阴道扫查右卵巢及
右附件区肿物二维图像
ROV. right ovary，右卵巢；M. mass，病灶

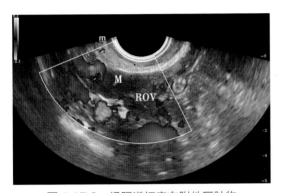

图 4-17-3　经阴道扫查右附件区肿物
彩色血流图像
ROV. right ovary，右卵巢；M. mass，病灶

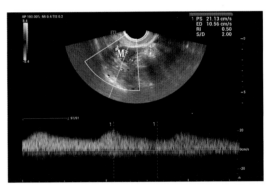

图 4-17-4　经阴道扫查右附件区肿物
频谱多普勒图像
M. mass，病灶

盆腔 MR（图 4-17-5、图 4-17-6）右附件区见等 T_1 稍长 T_2 信号结节，大小约 1.2cm×1.0cm×1.1cm，增强扫描明显强化，强化程度与周围肠管强化程度大致相同，分界欠清晰。诊断为右附件区包块。

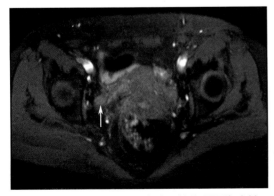

图 4-17-5　盆腔 MR T_1 加权：箭头所示为病灶

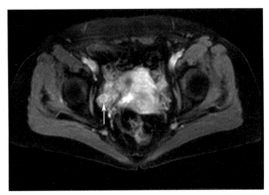

图 4-17-6　盆腔 MR T_2 加权：箭头所示为病灶

二、思考题及参考答案

1. 请结合病史及超声图像表现作出诊断(10分)。

临床表现:老年女性,已绝经多年,近1周出现阴道排液(1分),实验室检查结果显示 CA12-5 明显升高(1分),需注意妇科恶性肿瘤可能。

超声所见:图 4-17-1 子宫前倾位,缩小,宫壁未见明显占位性病变,宫腔内见少量积液(1分)。图 4-17-2 右卵巢显示清晰,于其旁可见一实性肿物,类椭圆形,边界较清,内呈不均匀低回声(1分)。图 4-17-3 及图 4-17-4 右附件区肿物内 CDFI 可检出较丰富血流信号(2分)。肿物内血流频谱 RI 为 0.5,呈偏低阻血流(1分)。

超声诊断:右附件区实性肿瘤,注意右输卵管来源,恶性肿瘤不除外(2分);宫腔少量积液(1分)。

病理诊断:(右)输卵管高级别浆液性癌。

2. 请结合声像图表现作出鉴别诊断(10分)。

(1)与卵巢肿瘤鉴别:两者均可表现为附件区囊实性或实性肿块。①卵巢肿瘤囊实性肿块较常见,多较大且为类圆形改变,可见分隔及大小不等附壁结节,囊壁及囊内分隔厚度不均匀,其形态为圆形或椭圆形,有一定轮廓和张力;而输卵管癌多为走形迂曲的管状结构,似腊肠状或扁条形,也可见输卵管皱褶及不完全分隔(2分)。②发现盆腔肿块,如果在肿块一侧见到正常卵巢结构,则肿块来自输卵管的可能性大(1分)。③腹腔积液。原发性输卵管癌一般无腹腔积液或晚期才有少量腹腔积液,而卵巢癌多有中等量或大量腹腔积液(1分)。④应详细询问病史,有无不规则阴道排液等临床症状,有助于诊断(1分)。

(2)与化脓性输卵管炎鉴别:①临床表现不同,化脓性输卵管炎多见于生育年龄妇女,有分娩、人工流产等手术史,患者腹痛明显,有发热等盆腔炎症状及阴道脓性分泌物;而输卵管癌多为老年绝经后女性发病,患者症状不明显,阴道阵发性排液或流血为特点,血清 CA12-5 显著升高,有助于鉴别(2分)。②声像图上化脓性输卵管炎表现为附件区迂曲管状、腊肠状囊性包块,囊壁增厚,内壁粗糙,无乳头状突起,囊内见细密点样回声及絮样稍高回声,边缘模糊,肿块周围结构常有肠壁增厚、粘连等改变,还可见包裹性积液;而输卵管癌伴积水,扩张的输卵管内可见实性成分,生长方式以管内生长为主,边界较清,与周围组织粘连较轻(2分)。③化脓性输卵管炎抗感染治疗后超声随访可见变化明显,包块缩小,囊壁渐光整,囊内液性暗区内透声渐好,症状体征好转可鉴别二者(1分)。

3. 对于该病例超声检查时应注意哪些问题(10分)?

该病例主要应注意包块的定位及定性诊断。

(1)同侧卵巢的检查,检查时应以手法推动肿瘤使其移位,仔细寻找正常卵巢(2分)。

(2)对肿物整体形态的观察,特征性腊肠样表现有助于定位诊断(2分)。

(3)注意与周围脏器关系,检查时应以手法推动肿瘤使其移位,观察周围脏器是否随肿瘤同步移动,以判断两者关系及粘连情况(2分)。

(4)需仔细观察肿块与周围组织解剖结构及血供的关系,并结合多切面观察肿瘤血供来源及血供情况,并进一步进行频谱分析,必要时进一步超声造影检查(2分)。

(5)观察有无腹腔积液情况及周围淋巴结肿大情况(2分)。

三、要点与讨论

1. 病理 原发性输卵管癌多发生于绝经后妇女,约占妇科恶性肿瘤的0.5%。输卵管癌单侧多见,起源于输卵管的黏膜层,肿瘤位于输卵管管腔内,多发生于输卵管远侧段黏膜,好发于壶腹部,外观输卵管肿大,似积水或积脓,漏斗部多封闭,管腔中为灰白色质脆菜花状组织,常有少量黄色或血性积液。最常见的输卵管肿瘤是腺癌。

2. 临床特征 早期无特征性症状和体征。肿瘤进展可出现:不规则阴道排液,下腹痛,下腹部肿块等,晚期约10%的病例伴有腹腔积液。

3. 超声特征 原发性输卵管癌二维超声图像可分为3种类型。

(1)囊性输卵管癌:癌肿使输卵管伞端闭塞,输卵管因积水或积血而扩张,病变输卵管声像图为腊肠形或曲颈瓶样包块,可见附壁乳头或不均匀增厚的囊壁。

(2)实性输卵管癌:附件区实性团块,腊肠形、条形或不规则形,轮廓不光整,回声不均匀。

(3)混合性输卵管癌:附件区囊实性团块,回声不均匀,部分为不规则突起,呈"菜花状",或实性肿块内见不规则无回声区,肿块形态不规则,多为腊肠形。

子宫内常伴有宫腔积液征象。

彩色多普勒超声显示肿块实性部分、囊壁及分隔内见散在血流信号,血流呈低阻力型。

四、临床拓展思维训练

1. 该疾病的转移方式有哪些(10分)?

(1)直接扩散:癌细胞可经过输卵管伞端口或直接穿过管壁而蔓延到腹腔、卵巢、肝脏、大网膜等处。经过输卵管子宫口蔓延到子宫腔,甚至到对侧输卵管(4分)。

(2)淋巴管:因子宫和卵巢与输卵管间有密切的淋巴管沟通,故可转移到腹主动脉旁淋巴结及髂、腰、腹股沟等淋巴结(3分)。

(3)癌细胞充塞输卵管的淋巴管后,淋巴回流将癌细胞带到对侧输卵管形成双侧输卵管癌(1分)。

(4)血行转移:最常见转移器官是肺脏(2分)。

2. 超声在该疾病诊疗中起到什么作用(10分)?

(1)二维超声可进行初步定位诊断及肿物囊实性的确定,结合临床给出良恶性的方向性提示(3分)。

(2)彩色及能量多普勒超声可观察肿物内血流分布及频谱,输卵管癌通常血流较丰富,阻力指数多小于0.4(3分)。

(3)超声造影可帮助进一步明确诊断,输卵管癌造影模式通常为早增强早消退(2分)。

(4)超声引导下穿刺活检获取病理,有利于明确诊断,为后续治疗提供依据(2分)。

(林 琳)

病例 **18** 卵巢囊肿蒂扭转（torsion of ovarian cyst）

一、临床资料

1. **病史**　患者，女，15 岁，因"左下腹痛 12 天，加重一天"就诊。未婚，无性生活。平素月经欠规律，周期 15~30 天，持续 4~5 天。末次月经半个月前，量色同前，有痛经。12 天前开始左下腹痛，隐痛，今天加重，活动时明显，休息后稍缓解，二便正常，无发热及恶心呕吐。既往 3 年前因右卵巢囊肿蒂扭转行右附件切除术。查体：下腹压痛（+），反跳痛（+），肌紧张（+/−），左下腹为主。

2. **超声资料**（图 4-18-1~ 图 4-18-4）

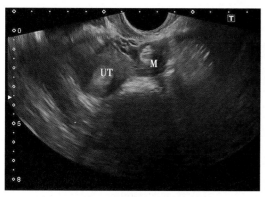

图 4-18-1　经直肠扫查子宫及
左侧宫旁包块二维图像
UT. uterus，子宫；M. mass，病灶

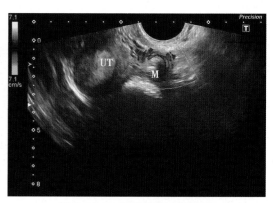

图 4-18-2　经直肠扫查子宫及
左侧宫旁包块彩色血流图像
UT. uterus，子宫；M. mass，病灶

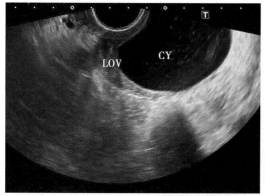

图 4-18-3　经直肠扫查左卵巢二维图像
LOV. left ovary，左卵巢；CY. cyst，囊肿

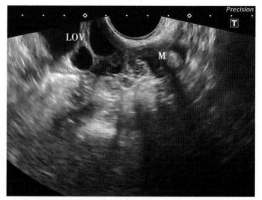

图 4-18-4　经直肠扫查部分左卵巢
及其旁包块二维图像
LOV. left ovary，左卵巢；M. mass，病灶

3. **其他检查资料**　实验室检查 WBC 8.5×10^9/L。

二、思考题及参考答案

1. 请结合病史及超声图像表现作出诊断(10 分)。

临床表现:青少年女性,无发热,左下腹痛,活动后加重,休息后缓解。白细胞计数正常,未婚,无性生活,可初步除外妊娠相关疾病及炎性病变(2 分)。

超声所见:图 4-18-1 子宫左旁见一较小实性包块,边界清,内呈高低相间旋涡样回声(2 分)。图 4-18-2 CDFI 于左宫旁较小实性包块内可检出血流信号,并呈螺旋样走行(2 分)。图 4-18-3 左卵巢内见中等大小囊性回声,呈球形,形态饱满、规整,边界清,囊壁稍厚,囊内伴少许点状回声(2 分)。图 4-18-4 左卵巢内囊肿伴分隔,并可见其旁实性包块,边界清,内呈高低相间旋涡样回声。

超声诊断:左卵巢囊肿伴蒂扭转(2 分)。

手术腹腔镜探查见:左卵巢增大,蒂扭转 2 周,内含囊肿大小约 6.0cm×5.0cm,呈多房多囊样改变,壁略厚,内容物为黄色清亮液体。

病理诊断:符合(左)卵巢黏液性囊肿。

2. 请结合声像图表现作出鉴别诊断(答 3 种即可,10 分)。

(1)卵巢子宫内膜样囊肿:临床表现为周期性下腹疼痛,且进行性加重。声像图表现为盆腔一侧或双侧可见圆形或椭圆形囊性肿物,边界清,壁较厚,内呈液性伴密集细小点状回声,呈毛玻璃样,肿物与子宫和周围组织粘连。囊肿内通常不能检出血流信号,且随着月经周期的变化囊肿的大小及回声可发生改变。

(2)卵巢黄体囊肿破裂:由于黄体破裂血肿形成,多表现为形态不规则团块,多为混合回声,包膜显示不明显。团块周围、盆腔或下腹部可见液性暗区,并内伴点状回声。

(3)输卵管积脓:常有急性炎症症状。超声表现为附件区厚壁囊性肿块,迂曲管状,边缘模糊,囊壁较厚,内壁粗糙,无乳头状突起,囊内见细密点样回声及絮样稍高回声。CDFI 增厚的囊壁可见较丰富的血流信号。肿块周围结构常有肠壁增厚、粘连等改变。

(4)异位妊娠:有停经史或阴道不规则流血史,突然下腹痛,尿、血中 hCG 阳性。声像图表现为盆腔一侧卵巢旁可见到囊实性或实性包块,形态不规则,边界模糊,内呈中低混合回声,盆腔液性暗区内伴点状回声,穿刺为暗红色不凝固血液。

3. 引起右下腹痛的常见原因有哪些(10 分)?

(1)卵巢囊肿合并囊内出血、感染、扭转、破裂(2 分)。

(2)卵巢子宫内膜样囊肿(1 分)。

(3)附件炎或脓肿(1 分)。

(4)附件区恶性肿瘤(2 分)。

(5)异位妊娠(2 分)。

(6)其他:阑尾炎、输尿管结石、肠梗阻、憩室炎、炎症性肠病、肾盂肾炎及膀胱炎、腹股沟疝、闭孔疝气等(2 分)。

三、要点与讨论

1. 病理　附件扭转在妇科急腹症中排第 5 位,扭转包括卵巢、输卵管之一或者二者均发生扭转。扭转通常出现在有病灶的附件,如卵巢囊肿或输卵管积水,约 10% 卵巢肿瘤并发蒂扭转。

扭转也可发生在正常卵巢,更常见于儿童和青少年。

附件扭转的蒂由骨盆漏斗韧带、卵巢固有韧带和输卵管组成。这些韧带的扭曲会导致静脉充血、水肿、动脉受压,最终导致卵巢供血不足。发生急性扭转后静脉回流受阻,瘤内极度充血或血管破裂瘤内出血,致使瘤体迅速增大,后因动脉血流受阻,肿瘤发生坏死变为紫黑色,可破裂和继发感染。

2. 临床特征

(1)腹痛,通常为单侧。疼痛可表现为持续性或间歇性。

(2)恶心和呕吐也很常见,其次为腰痛和发热,通常为低热。

(3)腹膜炎。

(4)附件肿块。

3. 超声特征

(1)卵巢自发扭转:超声多表现为一侧卵巢明显增大,卵巢失去卵圆形而变成圆形或呈团块状,团块边缘存在小囊泡样结构,卵巢内部回声可不均匀,回声明显有别于对侧。

(2)附件肿块扭转:二维超声多表现为附件区见一大一小双包块。大者肿块位置多较高,内部回声多以囊性或囊实性混合为主,肿块多大于 5cm,张力较大,大部分形态规则,边界清晰,囊壁因水肿而增厚且衰减,包括黏膜皱褶及隔;小者为同侧附件区可见一条索状的实性包块,实性包块靠近子宫,形态不规则,轮廓欠清晰,多呈中低混合回声或中等回声伴细条样低回声,呈"蜗牛壳征""靶环征""旋涡征",动态观察呈螺旋样走行,此实性包块乃是扭转的血管蒂部所在,为蒂扭转的特征性声像图表现。

(3)彩色多普勒超声:包块或蒂扭转根部血流信号减少或消失,双侧对比更有意义。蒂部扭曲走行,蒂的周围可见淤血扩张的血管。

(4)其他间接征象:包块及其蒂部区域探头检查触痛试验阳性。子宫多向患侧移位。盆腔可见积液。

四、临床拓展思维训练

1. 临床上哪些情况容易发生附件扭转(10 分)?

(1)年轻女性,青少年,妊娠期、产褥期女性,接受生育治疗的患者(2 分)。

(2)诱因:剧烈活动、体位骤变、腹压的突然变化等(2 分)。

(3)附件区有中等大小(多大于 5cm)的囊肿或良性肿瘤(1 分),表面光滑无粘连,活动度良好(2 分),瘤蒂长,不均质而重心偏移(1 分),如中等大小的卵巢囊性畸胎瘤、浆液性或黏液性囊腺瘤、输卵管系膜囊肿、输卵管积水等(2 分)。

2. 附件区肿物多普勒超声检查可检出血流频谱是否能排除附件扭转(10 分)?

不能排除附件扭转可能(2 分)。

因为附件扭转通常会先导致静脉充血、水肿,之后才有动脉受压,因此发生扭转时常能探测到血流信号的存在,尤其是动脉血流(2 分)。

附件区肿物大多数来源于卵巢,而卵巢肿物有双重血液供应:一支是起自腹主动脉的卵巢动脉,沿卵巢悬韧带由卵巢上方进入卵巢;另一支是起自髂内动脉前干的子宫动脉的卵巢支,沿卵巢固有韧带由卵巢下方进入卵巢,因此发生附件扭转时常能探测到血流信号的存在(4 分)。

另外,在不完全扭转时也经常能探测到血流信号的存在,只是血流有所减少,血流阻力增加,因此不能据此排除附件扭转可能(2 分)。

（林　琳）

病例 **19** 完全性葡萄胎（complete hydatidiform mole）

一、临床资料

1. 病史　患者,女,26 岁,因"停经 3 个月,阴道流血 2 周"就诊。孕 1 产 0。既往月经正常,无痛经等临床症状。

2. 超声资料(图 4-19-1~ 图 4-19-3)

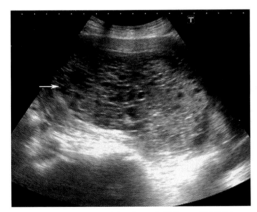

图 4-19-1　经腹扫查子宫纵切二维图像
箭头所示为宫腔内病灶。

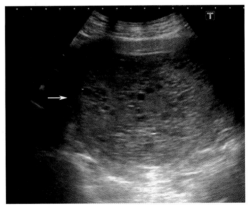

图 4-19-2　经腹扫查子宫横切二维图像
箭头所示为宫腔内病灶。

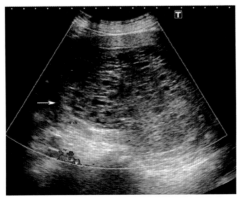

图 4-19-3　经腹扫查病灶彩色多普勒图像
箭头所示为宫腔内病灶。

3. 其他检查资料 血 hCG 370 101U/L（升高）。

二、思考题及参考答案

1. 请结合病史及超声图像表现作出诊断（10分）。

临床表现：患者为停经3个月的女性，阴道流血2周。血 hCG 显著升高（2分）。

超声所见：图 4-19-1、图 4-19-2 子宫增大，宫腔内充满大小不等的液性无回声区，似蜂窝状；宫腔内无妊娠囊、胎儿、胎盘影像；子宫壁薄，但可见正常宫壁肌层回声。图 4-19-3 CDFI 显示病灶内点状血流信号（4分）。

超声诊断：考虑完全性葡萄胎（4分）。

病理诊断：绒毛水肿（图 4-19-4）。

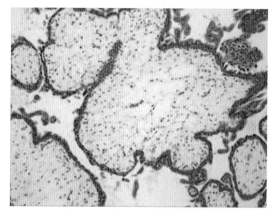

图 4-19-4 镜下：绒毛水肿，中央池形成，滋养叶细胞增生，
失去极向（HE 染色，×100）

2. 请回答本病的鉴别诊断（10分）。

（1）部分性葡萄胎：宫腔内可见妊娠囊，有/没有胚胎，或者可见胎儿（有/无胎心搏动）。可见部分正常胎盘组织，部分胎盘内出现蜂窝样液性区（4分）。

（2）稽留流产：宫腔内回声混杂，可见实性回声团及无回声区等，葡萄胎呈蜂窝样或落雪样改变；CDFI 稽留流产宫内异常回声周边子宫肌层血流信号丰富，而葡萄胎血流信号不明显。此外，稽留流产血 hCG 水平较低（3分）。

（3）子宫内膜重度囊性增生：子宫内膜增生可表现为子宫内膜增厚，内伴散在小液性区。患者血或尿 hCG 测定正常（3分）。

3. 葡萄胎清宫后可能继发的滋养细胞疾病有哪些，如何鉴别（10分）？

葡萄胎排空后应警惕滋养细胞肿瘤的发生。葡萄胎排空后半年以内的妊娠滋养细胞肿瘤多数为侵蚀性葡萄胎，一年以上者多数为绒毛膜癌，半年至一年者，二者皆有可能（5分）。二者鉴别最终依靠病理诊断。若在子宫肌层内或子宫外转移灶组织中见到绒毛或退化的绒毛阴影，则诊断为侵蚀性葡萄胎；若仅见成片滋养细胞浸润及坏死出血，未见绒毛结构，则诊断为绒毛膜癌（5分）。

三、要点与讨论

1. 病理　完全性葡萄胎的大体检查可见水泡状物大小不一，直径数毫米至数厘米不等，其中有纤细的纤维素连接，常混有血块蜕膜碎片。水泡状物占满整个宫腔，胎儿及其附属物缺如。镜下可见胚胎或胎儿组织缺失、绒毛水肿、弥漫性滋养细胞增生。

2. 临床特征

(1) 停经后阴道流血：80% 以上患者会出现阴道流血，为最常见症状。

(2) 子宫异常增大、变软。

(3) 妊娠剧吐。

(4) 子痫前期征象。

(5) 甲状腺功能亢进。

(6) 腹痛。

(7) 卵巢黄素化囊肿。

实验室检查：葡萄胎时，hCG 滴度值明显高于正常孕周的相应值，且在 8~10 周后持续上升。

3. 超声特征

(1) 子宫增大，大于停经月份。

(2) 子宫腔内大小不等的液性区，似蜂窝状，合并出血时可见不规则液性区伴细小点状回声。

(3) 宫腔内无妊娠囊、胎儿、胎盘影像。

(4) 子宫壁薄，但可见正常宫壁肌层回声。

(5) CDFI 显示病灶内点状血流信号。

(6) 常可见双侧卵巢黄素化囊肿，表现为双附件区薄壁多房囊肿。

四、临床拓展思维训练

请简述葡萄胎的处理及随访（10 分）。

(1) 葡萄胎的处理（5 分）：①清宫，刮出物送组织学检查；②预防性化疗，对有恶变高危因素的葡萄胎患者进行预防性化疗；③子宫全切术，对年龄接近绝经、无生育要求者可行子宫全切术，两侧卵巢可保留；④卵巢黄素化囊肿的处理，囊肿在清宫后会自行消退，一般不需处理。若发生急性蒂扭转，可在超声或腹腔镜下行穿刺吸液，囊肿也能自然复位。若扭转时间过长发生坏死，则需切除患侧附件。

(2) 葡萄胎患者的随访（5 分）：葡萄胎患者清宫后必须定期随访，以便尽早发现滋养细胞肿瘤并及时处理。清宫后，定期测定血 hCG，随访时间为血 hCG 恢复正常后 6 个月。

（陈骊珠）

病例 **20** 部分性葡萄胎（partial hydatidiform mole）

一、临床资料

1. 病史 孕妇，女，31岁，孕1产0，停经10周，因"阴道流血1周"就诊。外院超声提示宫内早孕，未见胎心搏动。

2. 超声资料（图4-20-1～图4-20-5）

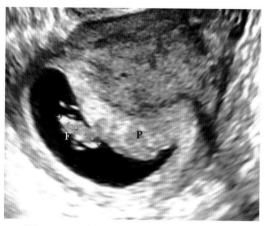

图4-20-1 经阴道扫查子宫纵切二维图像
P. placenta，胎盘；F. fetus，胎芽

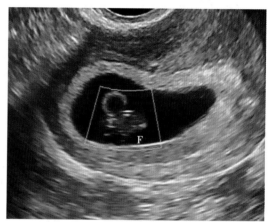

图4-20-2 经阴道扫查彩色多普勒图像
F. 胎芽

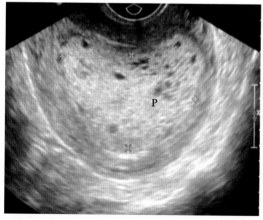

图4-20-3 经阴道扫查子宫底部横切二维图像
P. 胎盘

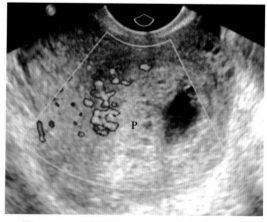

图4-20-4 经阴道扫查子宫彩色多普勒图像
P. 胎盘

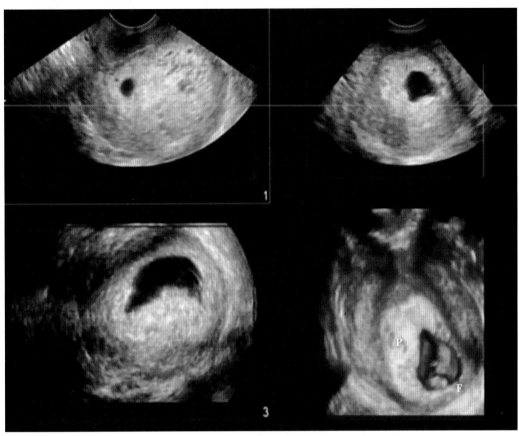

图 4-20-5　宫腔三维图像

P. 胎盘；F. 胎芽

3. 其他检查资料　血 hCG 270 100U/L（升高）。

二、思考题及参考答案

1. 请结合病史及超声图像表现作出诊断（10 分）。

临床表现：孕妇，停经 10 周，有阴道流血史。血 hCG 显著升高（3 分）。

超声所见：图 4-20-1、图 4-20-2 宫腔内可见妊娠囊，其内可见一中等回声胎芽，CDFI 未检出明显胎心搏动，可见部分正常胎盘，部分胎盘可出现局部增厚，或有水泡样变（或"蜂窝样"改变）。图 4-20-3 子宫底部胎盘内可见大小不一的液性无回声区，呈蜂窝状。图 4-20-4 CDFI 于胎盘后方可检出略丰富血流信号。图 4-20-5 三维成像可见妊娠囊、胎芽及胎盘，部分胎盘内可见液性区（3 分）。

超声诊断：早孕，胚胎停止发育（2 分）；胎盘异常回声，考虑部分性葡萄胎（2 分）。

2. 请回答该疾病最常见的染色体核型（10 分）。

部分性葡萄胎的染色体核型 90% 以上为三倍体，通常为父源三倍体，合并存在的胎儿也为三倍体（4 分）。最常见的核型是 69,XXY（2 分），其余为 69,XXX（2 分）或 69,XYY（2 分）。

3. 部分性葡萄胎清宫后是否需要监测 hCG 的变化？如果半年内出现 hCG 再次升高,应考虑哪种疾病可能(10 分)？

对于葡萄胎排除后的随访,每周应验血 hCG,滴度应呈对数下降,8~12 周恢复正常(3 分)。正常后再随访血 hCG 3~4 次,之后应该每个月监测 1 次,至少 6 个月(3 分)。葡萄胎随访期间应可靠避孕,如果清宫后半年内避孕期间出现 hCG 异常升高,应警惕滋养细胞肿瘤侵蚀性葡萄胎的发生(4 分)。

三、要点与讨论

1. 病理　仅部分绒毛呈水泡状,合并胚胎或胎儿组织,胎儿多已死亡,且常伴发育迟缓或多发畸形,合并足月儿极少。镜下见:胚胎或胎儿组织存在;局限性滋养细胞增生,绒毛大小及其水肿程度明显不一。

2. 临床特征　部分性葡萄胎常表现为停经后阴道流血,有时与不全流产或稽留流产过程相似。其他症状较少,程度也较完全性葡萄胎轻。

3. 超声特征

(1)子宫增大,大于停经月份。

(2)子宫腔内部分胎盘呈蜂窝状改变,部分胎盘回声未见异常,宫内可见胎儿影像。

(3)附件区有时可见卵巢黄素化囊肿。

四、临床拓展思维训练

如何鉴别部分性葡萄胎和双胎之一完全性葡萄胎(10 分)？

双胎之一完全性葡萄胎为完全性葡萄胎和正常胎儿共存,临床上此型葡萄胎有较高的并发症和恶变风险,但可有健康的新生儿(2 分)。超声表现为宫腔内正常发育的胎儿、胎盘,另可见正常胎盘旁葡萄胎声像图,与正常胎盘分界多清晰,葡萄胎侧可合并宫腔积液(3 分)。

部分性葡萄胎的染色体核型 90% 以上为三倍体,子宫腔内部分胎盘呈蜂窝状改变,部分胎盘回声未见异常,二者界限不清,宫内可见胎儿影像,可存活也可死亡(5 分)。

(陈骊珠)

病例 21　绒毛膜癌(choriocarcinoma)

一、临床资料

1. 病史　患者,女,29 岁,因"人工流产术后,间断阴道流血 1 个月"就诊。孕 1 产 0,人工流产术后 9 个月,间断阴道流血 1 个月,时多时少,偶有血块。咳嗽咳血 6 天。

2. 超声资料（图 4-21-1~ 图 4-21-4）

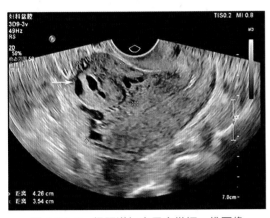

图 4-21-1　经阴道扫查子宫纵切二维图像
箭头所示为病灶。

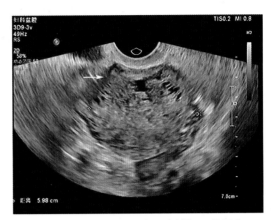

图 4-21-2　经阴道扫查子宫横切二维图像
箭头所示为病灶。

3. 其他检查资料　血 hCG 282 743U/L（升高）。胸部 CT（图 4-21-4）。

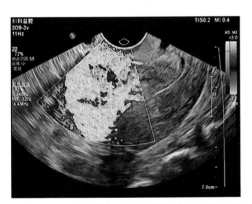

图 4-21-3　经阴道扫查子宫纵切彩色血流图像

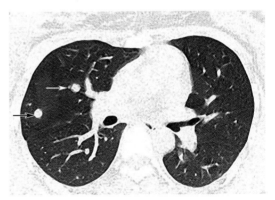

图 4-21-4　胸部 CT：双肺散在大小不等结节影，
较大者直径约 2.3cm
箭头所示为病灶。

二、思考题及参考答案

1. 请结合病史及超声图像表现作出诊断（10 分）。

临床表现：育龄期女性患者，人工流产术后 9 个月，阴道间断流血 1 个月，偶有血块，血 hCG 显著升高。咳嗽咳血病史，胸部 CT 见双肺多发大小不等结节（3 分）。

超声所见：图 4-21-1、图 4-21-2 子宫前壁及子宫底部回声不均，范围约 4.3cm×3.5cm，内呈低回声伴蜂窝样液性区。图 4-21-3 CDFI 可检出丰富的五彩镶嵌的彩色血流信号（3 分）。

超声诊断：符合滋养细胞肿瘤（4 分）。

病理诊断：符合绒毛膜癌（图 4-21-5）。

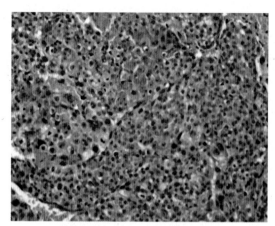

图 4-21-5　镜下：滋养叶细胞增生，未见绒毛（HE 染色，×100）

2. 请回答本病的鉴别诊断（10 分）。

（1）人工流产或药物流产后残留：超声检查见宫腔内异常回声团块，与子宫肌层分界模糊，局部肌层可检出较丰富血流信号，但患者血 hCG 不是很高，宫腔镜活检或诊断性刮宫病理检查可明确诊断（4 分）。

（2）瘢痕妊娠：患者有剖宫产病史，病灶通常位于子宫前壁颈峡部切口区域（3 分）。

（3）子宫内膜癌：发生在绝经前后妇女，子宫内膜增厚、回声不均、血 hCG 阴性（3 分）。

3. 哪些情况下可能发生本病（答 4 种即可，10 分）？

绒毛膜癌可继发于任何妊娠，即葡萄胎、侵蚀性葡萄胎、人工流产、异位妊娠流产、自然流产、足月分娩。

三、要点与讨论

1. 病理　妊娠滋养细胞肿瘤基本病理改变是滋养细胞过度增生、侵犯子宫肌层和破坏血管，子宫肌层血管增多、扭曲、扩张和动静脉吻合形成，并伴有出血、坏死，在子宫壁形成单个或多个病灶，呈紫蓝色结节，质脆、易出血。

2. 临床特征

（1）无转移性妊娠滋养细胞肿瘤：阴道持续性不规则流血；子宫复旧不全或不均匀性增大；两侧或一侧卵巢出现黄素化囊肿；腹痛，当子宫病灶穿破浆膜层时可引起急性腹痛和腹腔内出血的症状；肿瘤分泌 hCG 及雌、孕激素，可引起假孕症状。

（2）转移性妊娠滋养细胞肿瘤：主要经血行播散，转移发生早而广泛，最常见的转移部位是肺，其次是阴道、盆腔、肝和脑等，并出现相关系统的症状。

3. 超声特征

（1）子宫轻度或明显增大，形态饱满，外形可不规则。

（2）宫区回声不均，肌层有不规则液性暗区。

（3）可合并卵巢黄素化囊肿。

（4）彩色多普勒血流显像：子宫肌层异常回声区内可见丰富的五彩镶嵌的彩色血流信号，此为妊娠滋养细胞肿瘤的特征性表现。肌壁大片不均质低回声中无血流信号时，提示局部组织出血坏死。

(5)频谱多普勒:动脉阻力降低,动静脉瘘等。

(6)肿瘤穿透肌层侵及宫旁组织时,表现为受侵血管异常扩张,如有穿孔,腹腔内可见游离液体。

四、临床拓展思维训练

1. 请简述转移性妊娠滋养细胞肿瘤的特点(10分)。

(1)转移性妊娠滋养细胞肿瘤易继发于非葡萄胎妊娠,或经组织学证实的绒毛膜癌。肿瘤主要经血行播散,转移发生早而且广泛。最常见的转移部位是肺(80%),其次是阴道(30%)、盆腔(20%)、肝(10%)和脑(10%)等。局部出血是各转移部位症状的共同特点(5分)。

(2)转移性妊娠滋养细胞肿瘤可以同时出现原发灶和继发灶症状,但也有不少患者原发灶消失而转移灶发展,仅表现为转移灶症状,容易造成误诊(5分)。

2. 请简述超声检查对于诊断妊娠滋养细胞肿瘤的临床价值(10分)。

妊娠结束后 hCG 持续不降、阴性后又转阳性或葡萄胎清除后血 hCG 测定持续升高,超声检查排除宫内妊娠后,应考虑妊娠滋养细胞肿瘤的可能性(2分)。其超声图像主要表现为子宫肌层回声异常伴丰富的五彩镶嵌的彩色血流信号,频谱多普勒检测到动静脉瘘性血流频谱为其特征性表现(3分)。可同时出现原发灶和继发灶症状,但也有不少患者原发灶消失而继发灶发展,临床仅表现为转移灶症状,而超声检查未显示子宫原发灶,因此超声检查不能否定妊娠滋养细胞肿瘤的诊断(3分)。另外,超声检查能观察化疗期间病灶大小及转移灶的消长情况,对指导治疗和判定疗效有一定的帮助(2分)。

(陈骊珠)

病例 **22** 胎儿内翻足(talipes equinovarus)

一、临床资料

1. 病史　孕妇,26 岁,孕 1 产 0,孕 28 周,因"行常规产前超声检查"就诊。既往月经正常,无痛经等不适。体格检查及实验室检查无异常。

2. 超声资料(图 4-22-1)

二、思考题及参考答案

1. 请结合病史及超声图像表现作出诊断(10分)。

临床表现:孕妇,孕 1 产 0,孕 28 周,无特殊临床病史(2分)。

超声所见:图 4-22-1 胎儿左侧胫腓骨与左侧足底在同一切面显示(4分)。

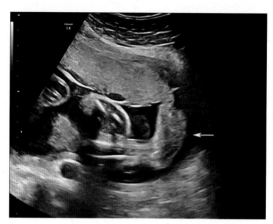

图 4-22-1　胎儿左下肢及左足二维图像
箭头所示为胎儿左足。

超声诊断：胎儿左侧内翻足（4分）。

2. 请回答作出该诊断的时间范围及诊断时需注意的内容（10分）。

内翻足的诊断适宜孕周为18~28周（3分）。在胎儿颈后透明层厚度（nuchal translucency，NT）检查时期或孕中期早期足踝图像类似足内翻不可轻易诊断（2分）；同时，孕晚期胎儿体位受限，受子宫宫壁压迫及羊水相对较少影响，容易造成假阳性诊断（2分）。在诊断内翻足时应动态观察，胎儿姿势持续不变方可诊断，如果胎儿可出现正常姿势不可诊断（3分）。

3. 发现该异常后，还应关注哪些部位，进行哪些检查（10分）？

检出胎儿足畸形后，应对胎儿颅内、脊柱、骨骼等器官进行详细检查，以排除可能合并的结构畸形，如肌肉骨骼系统畸形、关节弯曲综合征、遗传综合征、中枢神经系统畸形等（5分）。同时，还应进行遗传咨询，排除合并染色体畸形（5分）。

三、要点与讨论

1. 病理、流行病学　胎儿内翻足畸形主要是跟骨及其他跗骨之间的关系异常，受累的跗骨有距骨、跟骨、舟骨和骰骨，从而导致前足内收、跟骨内收、足底或跟跖屈。内翻足畸形是常见的胎儿肢体畸形，发病率为1/1 000~1/250。

2. 临床特征　内翻足出生后一侧或双侧足显示程度不等的内翻下垂畸形。轻者足前部内收、下垂、足跖面出现褶皱，背伸外展有弹性阻力，小儿学走路后畸形逐渐加重，足部及小腿肌力平衡失调，健康肌挛缩，加之体重影响，足内翻下垂加重；重者出现步态不稳、跛行，足背外缘着地致足前部向后内翻，足背负重部位产生胼胝及滑囊引起胫骨内旋加重。

3. 超声特征　胎儿内翻足诊断标准为：超声在显示小腿骨骼长轴切面的同时，可显示足底尤其是前足足底切面，即足底切面与同侧胫腓骨切面在同一切面显示，且这种关系持续存在，不随胎动而改变。

四、临床拓展思维训练

请简述足内翻的预后及处理（10分）。

先天性马蹄内翻足若合并多发畸形或染色体及基因异常，往往预后不良（5分）。若为单纯性马蹄内翻足,可在出生后进行治疗。目前认为越早开始治疗越能获得更好的治疗效果。治疗方法包括手术及保守治疗(5 分)。

(王晓光)

病例 23　胎儿桡骨发育不良(fetal radial dysplasia)

一、临床资料

1. 病史　孕妇,23 岁,孕 1 产 0,孕 28 周因"行常规产前超声检查"就诊。既往月经正常,无痛经等不适。体格检查及实验室检查无特殊。

2. 超声资料(图 4-23-1、图 4-23-2)

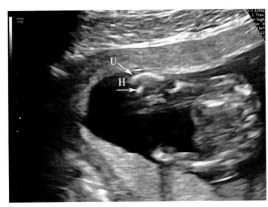

图 4-23-1　胎儿右前臂及右手二维图像
箭头所示为右前臂及右手
U.尺骨;H.手

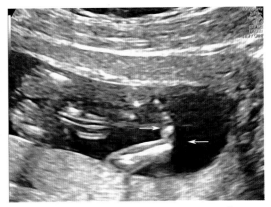

图 4-23-2　胎儿左前臂及左手二维图像
箭头所示为左前臂及左手

二、思考题及参考答案

1. 请结合病史及超声图像表现作出诊断(10 分)。

临床表现:孕妇,孕 1 产 0,孕 28 周,无特殊临床病史(2 分)。

超声所见:图 4-23-1 胎儿右前臂桡骨短小,尺骨弯曲,右手姿势异常,与前臂成角,呈钩状。图 4-23-2 左前臂未见明显异常(4 分)。

超声诊断:胎儿右上肢桡骨发育不良(4 分)。

2. 请回答本病的鉴别诊断(10 分)。

桡骨发育不良属于纵行肢体缺陷,应该与其他上肢纵行肢体缺陷相鉴别。

(1)肱骨纵行缺陷:肱骨部分或完全缺失,前臂(尺桡骨)及手存在,前臂连于躯干。

(2)手纵行缺陷:腕骨、掌骨和指骨部分缺失,尺桡骨正常。

(3)混合型纵行缺陷:如海豹肢畸形。可合并有桡骨发育不良。

3. 该疾病易出现在哪些综合征(列举 3 种即可,10 分)?

遗传性心血管上肢畸形综合征(又称心手综合征)、血小板减少无桡骨综合征、VACTERL 综合征、18- 三体综合征、海豹肢畸形等。

三、要点与讨论

1. 病理、流行病学　先天性桡骨发育不全或缺如,由桡骨先天发育不全或不发育所致。围生儿发生率约 1/30 000,可单侧或双侧发病。

2. 临床特征　先天性桡骨发育不全或缺如可分为 3 型:Ⅰ型,桡骨完全缺如,占 50% 以上,桡骨完全未发育,腕部由于缺乏桡骨的支持而导致严重的桡偏畸形,手可呈直角或接近前臂桡侧表面。Ⅱ型,桡骨部分缺如,常是桡骨的远侧部未发育而缺如,近侧部发育不全,并与尺骨融合。Ⅲ型桡骨发育不全,轻者仅桡骨轻度缩短,腕关节向桡侧轻度偏斜,手舟骨发育不良,拇指有时发育不良或缺如;重者桡骨中度缩短,尺骨变粗弯曲,凹面向桡侧,腕关节向桡侧偏斜明显。

3. 超声特征　桡骨缺如,前臂冠状切面和横切面上均只能显示一根骨回声,而不能显示双骨回声;桡骨发育不全或部分缺如,可显示桡骨明显缩短,超声图像上正常尺桡骨基本平行的两骨声像特征消失。此外,可出现不同程度的手畸形,或合并有其他器官的异常。

四、临床拓展思维训练

1. 请简述心手综合征(10 分)。

心手综合征:常染色体显性遗传病(4 分),表现为骨骼系统及心血管系统畸形,主要包括桡骨缺失或发育不全(3 分),合并先天性心脏畸形如继发孔型房间隔缺损、室间隔缺损等(3 分)。

2. 产前如何对尺桡骨异常作出准确诊断(10 分)?

尺桡骨完全缺如产前超声诊断并不困难,但部分缺如产前诊断较为困难,采用连续顺序追踪扫查法检查每一肢体从近端直至肢体最末端,可明显提高畸形的检出率(4 分)。桡骨发育不全或缺如常合并其他结构畸形或染色体异常,或是某些综合征的一个表现,产前除常规结构检查外,应对胎儿肛门、食管、心脏、脊柱、肾、颜面部等进行针对性检查,寻找相关异常(4 分)。此外,了解家族史、近亲婚配、母体接触致畸原、胎儿染色体及基因检测、胎儿血常规等有助于某些综合征或联合征、染色体异常的诊断(2 分)。

(陈骊珠)

病例 **24** 胎儿成骨不全（fetal osteogenesis imperfecta）

一、临床资料

1. 病史　孕妇,32 岁,孕 1 产 0,孕 19 周,因"行常规产前超声检查"就诊。既往月经正常,无痛经等不适。体格检查及实验室检查无特殊。

2. 超声资料(图 4-24-1~ 图 4-24-4)

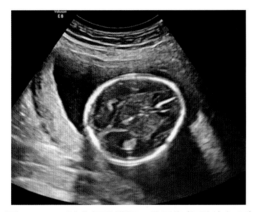

图 4-24-1　胎儿颅脑横切二维图像(探头未加压)

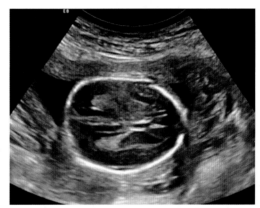

图 4-24-2　胎儿颅脑横切二维图像(探头加压)

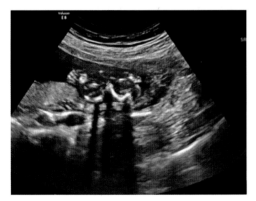

图 4-24-3　胎儿股骨长轴二维图像,股骨测量值
1.65cm(−4.7*SD*)

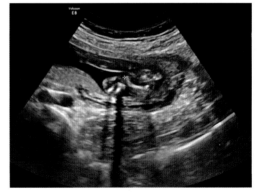

图 4-24-4　胎儿肱骨长轴二维图像,肱骨测量值
2.26cm(−2.5*SD*)

二、思考题及参考答案

1. 请结合病史及超声图像表现作出诊断(10 分)。

临床表现:孕妇,孕 1 产 0,孕 19 周,无特殊临床病史(2 分)。

超声所见:图 4-24-1、图 4-24-2 探头加压后胎头颅骨可变形(2 分)。图 4-24-3、图 4-24-4 股骨、肱骨短小,股骨长度低于相应孕周 4*SD* 以上,股骨成角弯曲变形(2 分)。

超声诊断：符合胎儿成骨不全（Ⅱ型）（4分）。

2. 请回答本病的鉴别诊断（10分）。

（1）应与致死性骨骼发育不良的其他类型鉴别。①致死性侏儒：长骨明显短缩，胸腔狭窄，胸围明显缩小，腹部明显膨隆，胸部腹部移行处有明显分界，头颅大，前额向前突出（2分）。②软骨发育不全：四肢严重短小，胸腔狭窄，腹部明显膨隆，可有腹腔积液，锥体骨化极差呈低回声，腰骶部更明显，横切时无法显示三角形的骨化中心，头颅增大，30%胎儿可有全身水肿、浆膜腔积液等表现（2分）。③肢体屈曲症：长骨弯曲是本病的特征性声像图表现，下肢长骨弯曲较多见（2分）。

（2）应与非致死性骨骼发育不良鉴别。主要有杂合子软骨发育不良，成骨不全Ⅰ型、Ⅲ型等。超声声像图主要表现为：轻-中度短肢，骨化可正常。产前较难分辨非致死性骨骼发育不良的具体类型，需定期观察（4分）。

3. 该疾病的预后如何（10分）？

成骨不全Ⅱ型是产前超声检查最易发现的类型，胎儿期表现为严重四肢短肢畸形、多发性骨折、长骨弯曲成角、颅骨骨化不全（受压可发生形变）、胸廓狭窄，通常在胎儿期发生死亡，即使出生后也不能存活，常因胸廓变形狭小，肺发育不良而于新生儿期死亡（5分）。其余类型为非致死性成骨不全，患儿骨质脆弱，易发生骨折（5分）。

三、要点与讨论

1. 病理及流行病学 成骨不全的主要特征是骨质减少、多发性骨折。其基本病理改变是在网织纤维形成后，胶原不成熟，成骨不全的胶原似网状纤维。干骺端骨小梁变薄、变细，充塞细胞性结缔组织或纤维性骨髓。正常的密质骨被纤维样不成熟的骨组织所代替。

成骨不全发生率约为1/25 000。本病病因尚不完全清楚，有多种分类法。Sillence 将其分为4大类型。

Ⅰ型：为常染色体显性遗传，发生率约为1/29 000，为非致死性成骨不全。其主要表现为轻度短肢或无明显短肢，胎儿期较少骨折，5%的病例在出生时骨折，多数在出生以后发生骨折。可有长骨弯曲、增粗。骨质脆弱，蓝巩膜。

Ⅱ型：常染色体显性（新突变）或隐性遗传，发生率约为1/62 000。此型为致死性成骨不全。表现为严重短肢畸形、骨化差，胎儿期即可出现多发性骨折，长骨不规则弯曲变形，胸腔狭窄，肋骨骨折，蓝巩膜。

Ⅲ型：常染色体显性（新突变）或隐性遗传，发生率约为1/69 000。为非致死性成骨不全。中度到严重短肢畸形、下肢受累较上肢更多，长骨增粗、弯曲变形，不规则，骨化差。可有多发性骨折。出生后可因多次骨折导致骨骼畸形进行性加重，可出现蓝巩膜但听力正常。

Ⅳ型：常染色体显性遗传，发生率不详。为非致死性成骨不全。中度短肢畸形，晚孕期短肢更严重，偶尔有骨折，钙化正常，巩膜和听力正常，但骨质脆弱。

2. 超声特征 成骨不全Ⅱ型是产前超声检查最易发现的类型，典型表现如下。

（1）四肢严重短小，长骨短而粗、弯曲，且有多处骨折表现，骨折后成角、弯曲变形，骨折愈合后局部变粗，钙化差。

（2）胸部变形，胸腔横切面因肋骨骨折而导致胸部变形，肋骨可有多处骨折表现。

（3）因骨化差或不骨化，胎儿颅骨薄，回声明显低于正常，颅骨回声强度较脑中线回声低，近探头侧脑组织及侧脑室等结构可显示清晰。实时超声下探头对胎儿头部略加压，即可见到胎头变形,颅骨柔软。

(4)可伴有羊水过多。

四、临床拓展思维训练

1 产前超声可以检出哪些类型成骨不全(10分)?

成骨不全Ⅱ型在产前超声检查时是最易发现的类型,此型超声表现典型,妊娠15周即可发现(5分)。其他3型产前诊断有不同程度的困难,24周以前超声可表现正常(5分)。

2. 请简述产前超声在诊断胎儿骨骼发育异常中的作用(10分)。

产前超声是评价胎儿骨骼系统发育的主要影像学方法。产前超声常常不能准确区分骨发育不良的具体类型,应重视对胎儿致死性骨发育不良与非致死性骨发育不良的鉴别(5分)。根据长骨缩短的严重程度、心胸比例、特殊声像图改变等区分致死性与非致死性骨发育不良(5分)。

（陈骊珠）

病例 25 胎儿致死性骨骼发育不良（lethal skeletal dysplasia）

一、临床资料

1. 病史　孕妇,30岁,孕1产0,孕24⁺⁶周,因"行常规产前超声检查"就诊。既往月经正常,无痛经等不适。体格检查及实验室检查无特殊。

2. 超声资料(图4-25-1～图4-25-4)

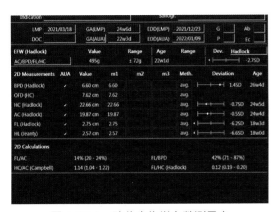

图4-25-1　胎儿生物学参数测量表

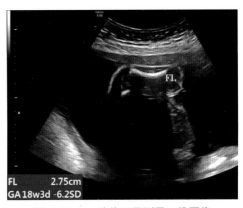

图4-25-2　胎儿股骨测量二维图像
FL. femur length,股骨长

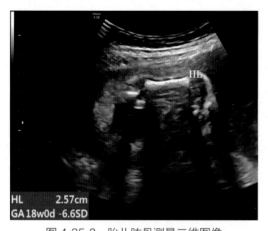

图 4-25-3 胎儿肱骨测量二维图像
HL. humerus length,肱骨长

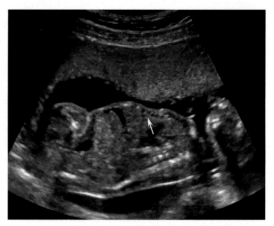

图 4-25-4 胎儿胸腹部纵切二维图像
箭头所示为胸腹切迹

二、思考题及参考答案

1. 请结合病史及超声图像表现作出诊断(10 分)。

临床表现:30 岁孕妇,孕 1 产 0,孕 24^{+6} 周(1 分)。

超声所见:图 4-25-1 胎儿肢体的生物学测量值明显小于相应孕周参考值。图 4-25-2、图 4-25-3 胎儿股骨、肱骨明显短小,测量值小于 4SD 以上。图 4-25-4 胸腹部纵切面可见胸廓狭窄,腹部膨隆,胸腹切迹明显(3 分)。胎儿长骨长度明显小于相应孕周参考值,胸廓狭窄,腹部膨隆,胸腹切迹明显,FL/AC(abdomen circumference,腹围)值约为 0.14(2 分)。

超声诊断:致死性骨骼发育不良(4 分)。

2. 该疾病是否属于产前必须检出的畸形?《产前诊断技术管理条例》规定中孕期必须检出的 6 大畸形有哪些(10 分)?

该疾病属于产前必须检出的畸形(4 分)。《产前诊断技术管理条例》规定中孕期必须检出的 6 大致死性畸形包括无脑儿、严重脑膨出、严重开放性脊柱裂、严重胸腹壁缺损伴内脏外翻、单腔心、致死性软骨发育不良(6 分)。

3. 该类畸形包括哪些疾病(10 分)?

较常见的致死性骨骼发育不良包括:致死性侏儒(3 分)、软骨不发育(3 分)、成骨不全 Ⅱ 型等(3 分);少见的致死性骨骼发育不良有先天性低磷酸酯酶症、肢体屈曲症、骨骼点状发育不良、短肋多指综合征等(1 分)。

三、要点与讨论

1. 病理及流行病学 胎儿骨骼发育异常的病因包括:遗传学骨骼发育不良;染色体水平异常;物理机械性因素、药物、先天性病毒感染、血管因素等亦可引起胎儿骨骼系统发育异常。

致死性骨骼发育不良的发生率为 1/11 000~1/5 000。

2. 超声特征

(1)严重四肢均匀短小畸形,四肢所有长骨长度均低于正常胎儿预测值的 4SD。

(2)严重胸部发育不良:常导致肺发育不良和胎儿死亡。

(3)某些特殊征象:常与某些特定类型的致死性骨骼发育不良畸形有关,如致死性侏儒具有典型的三叶草形头;多发性骨折为成骨发育不全的特征。

四、临床拓展思维训练

1. 超声卜如何区分致死性与非致死性骨骼发育不良(10 分)?

(1)严重四肢均匀短小畸形:四肢所有长骨长度均低于正常孕周平均值的 4SD。股骨长 / 腹围(FL/AC)比值<0.16,对诊断严重短肢畸形有帮助(4 分)。

(2)严重胸部发育不良:胸围(thorax circumference,TC)低于正常孕周平均值的第 5 百分位数、心胸比例>60%(除外心脏畸形)、胸围 / 腹围(TC/AC)比值<0.89,均提示胸腔狭窄(4 分)。

(3)某些特殊征象:常与某些特定类型的致死性骨骼发育不良畸形有关,如致死性侏儒具有典型的三叶草形头;多发性骨折为成骨发育不全的特征(2 分)。

2. 请简述致死性骨骼发育不良胎儿的处理建议(10 分)。

对于胎儿骨骼发育不良等胎儿疾病,遗传咨询很重要(4 分)。致死性骨骼发育不良的胎儿因骨骼发育异常导致胸廓狭小、肺功能发育差以及心脏舒张功能受限,预后差,可建议终止妊娠,早期确诊可降低母体引产的风险(4 分)。部分致死性骨骼发育不良胎儿确诊孕周较大,若近足月孕周则需注意分娩时表现出相对的大头畸形,需要谨慎评估胎儿的分娩方式(2 分)。

(陈骊珠)

病例 **26** 胎儿 NT 增厚(nuchal translucency thickness)

一、临床资料

1. 病史　孕妇,25 岁,孕 1 产 0,孕 13^{+1} 周,因"行常规产前超声检查"就诊。既往月经正常,无痛经等不适。体格检查及实验室检查无特殊。

2. 超声资料(图 4-26-1、图 4-26-2)

二、思考题及参考答案

1. 请结合病史及超声图像表现作出诊断(10 分)。

病例临床表现:孕妇,孕 1 产 0,孕 13^{+1} 周,无特殊临床病史(2 分)。

超声所见:图 4-26-1 胎儿冠 - 臀长约为 74mm,相当于 13^{+4} 周,在 NT 检查时间范围内。图 4-26-2 在胎儿处于自然姿势下测得 NT 增厚(4 分)。

超声诊断:宫内妊娠,单胎;胎儿 NT 增厚(4 分)。

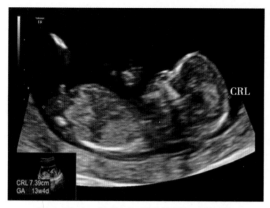

图 4-26-1 胎儿冠 - 臀长测量二维图像
CRL. crown-rump length,冠 - 臀长

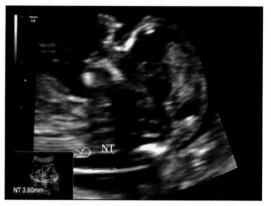

图 4-26-2 胎儿颈后透明层测量二维图像
NT. 胎儿颈后透明层厚度

2. 请简述 NT 测量孕周、测量标准切面及测量方法(10 分)。

NT 测量孕周为 11~13^{+6} 周,此时冠 - 臀长范围在 45~84mm,可用经腹部超声测量,亦可用经阴道超声测量(3 分)。

标准切面:胎儿正中矢状切面,此切面亦是测量冠 - 臀长的标准切面,显示此切面时,尽可能将图像放大,放大后的图像被胎儿头颈部、颈部和上胸部填充,胎儿颈部自然姿势,不可俯屈或仰伸。清楚显示并确认胎儿背部皮肤,不可与羊膜混淆,在颈部皮肤高回声带的前方显示无回声或低回声带即为 NT(4 分)。

测量方法:在 NT 的最宽处测量垂直于皮肤强回声带的距离,测量游标的内缘应与 NT 的强回声线的内缘相重叠,测量 3 次取最大值(3 分)。

3. 该疾病应考虑可能合并哪些异常(10 分)?

NT 增厚主要与胎儿染色体非整倍体畸形有关,是目前提示胎儿染色体异常最敏感和最特异的超声指标,主要为 21- 三体(4 分)。即使染色体核型正常,随后的发育过程仍可能出现结构异常,发生胎儿死亡、流产或其他不良妊娠结局(3 分)。因此,NT 增厚的胎儿应进行染色体核型的分析,并在随后的超声检查中关注其是否存在结构异常(3 分)。

三、要点与讨论

1. 胚胎发育 颈后透明层是指胎儿颈后皮下组织内液体积聚的厚度。14 周前胎儿的淋巴系统发育不完全,淋巴液在颈背部淋巴囊和淋巴管内聚集形成透明层;到 14 周左右时,胚胎的左右淋巴管与颈静脉窦相通以后,则透明层逐渐变薄消失。NT 增厚与多种胎儿先天性异常都有较密切的关系,如染色体异常、心血管系统异常等。

2. 临床特征 当发现 NT 增厚应建议孕妇行胎儿染色体检查,排除相关染色体异常。除染色体异常外,NT 增厚还可见于先天性心脏病或各种原因引起的胸腔压力增高、骨骼肌畸形、淋巴系统异常、羊水过多、宫内感染、贫血等。若未见其他异常,胎儿正常概率可达 90% 以上。

3. 超声特征 NT 超声测量标准如下。

(1)胎儿冠 - 臀长在 45~84mm,孕周为 11~13^{+6} 周。

（2）正中矢状切面，放大图像，显示胎儿头部与胸腔上部，使胎儿占屏幕的 2/3，测量精确度为 0.1mm。

（3）测量键放置在透明层双侧强回声线的内侧边缘上，测量颈后透明层筋膜至皮肤之间的最大距离，测量 3 次，取最大值。

四、临床拓展思维训练

1. 11~13^{+6} 周胎儿进行 NT 超声检查时必须存储的切面包括哪些（10 分）？

冠 - 臀长标准切面、NT 测量标准切面、侧脑室 / 脉络丛切面、脐带腹壁入口切面、肢体切面（各 2 分）。

2. 超声可在 NT 筛查时期检出哪些畸形（回答 5 种即可，10 分）？

常可检出的缺陷：无脑儿、前脑无裂畸形、露脑畸形、脑膨出、严重的胸腹壁缺损、脐膨出、体蒂异常、肢体缺失、联体双胎等。

（陈骊珠）

病例 27　胎儿颈部水囊状淋巴管瘤（cystic hygroma of the neck）

一、临床资料

1. 病史　孕妇，22 岁，孕 1 产 0，孕 18^{+2} 周，因"行常规产前超声检查"就诊。既往月经正常，无痛经等不适。体格检查及实验室检查无特殊。

2. 超声资料（图 4-27-1、图 4-27-2）

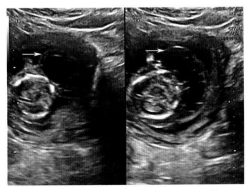

图 4-27-1　胎儿头颈部横切二维图像
箭头所示为病灶。

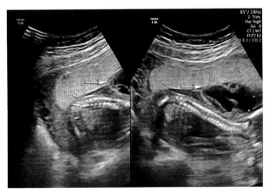

图 4-27-2　胎儿头颈部纵切二维图像
箭头所示为病灶。

二、思考题及参考答案

1. 请结合病史及超声图像表现作出诊断(10分)。

临床表现：孕妇，孕1产0，孕 18^{+2} 周，无特殊临床病史(2分)。

超声所见：图4-27-1、图4-27-2胎儿颈部横切面及纵切面可见颈后囊性包块，内呈液性伴分隔(4分)。

超声诊断：胎儿颈部囊性包块，考虑颈部水囊状淋巴管瘤(4分)。

2. 胎儿颈部水囊状淋巴管瘤常合并哪些异常(10分)？

胎儿颈部水囊状淋巴管瘤常合并染色体异常、心血管畸形及胎儿水肿(3分)。最常见的染色体畸形为特纳(Turner)综合征，其次为18-三体及21-三体(3分)。可伴发心血管畸形，如主动脉缩窄(2分)。有水囊状淋巴管瘤的染色体正常胎儿常常会发生胎儿水肿(2分)。

三、要点与讨论

1. 病理　水囊状淋巴管瘤是指运输组织液至静脉系统的网状淋巴管先天畸形，表现为淋巴管扩张，呈单腔或多腔囊性改变，常发生在颈背部。水囊状淋巴管瘤较小时呈小囊袋样，也可是大量的组织液聚集形成大的囊性包块，范围可自头顶部至肩背部。囊性肿块表面可平滑或不规则，不规则者常为多腔的囊性肿块。

2. 临床特征　多在出生后即可见到颈部肿物，胸锁乳突肌后缘的锁骨上窝处颈后三角区为好发部位，少数也可发生在颈前三角区。肿物光滑而柔软，波动感明显，无触痛，边缘多不清楚，覆盖的皮肤可无明显改变或因皮下积液而呈淡蓝色，透光实验呈阳性。水囊状淋巴管瘤过大时可使头颈部活动受限。向内扩展可压迫喉部及气管，引起呼吸困难。水囊状淋巴管瘤具有潜在和长期缓慢生长的特征，发生呼吸道感染时可突然增大。

3. 超声特征　发生在胎儿颈后部或颈后三角区的伴有多个细小分隔的囊性、无回声或低回声区域，或混合部分的高回声。多普勒超声可见肿瘤内无血流，而周边血流丰富。上方可达耳下，前可达颈前甚至超过颈中线，可有气管或食管的压迫，后方可达枕后，下可达胸腔或前纵隔。

四、临床拓展思维训练

1. 请简述胎儿NT增厚与颈部水囊状淋巴管瘤的鉴别(10分)。

胎儿NT增厚与颈部水囊状淋巴管瘤均表现为胎儿颈后软组织的增厚，而NT增厚表现为胎儿颈后透明层的单纯增厚(5分)，而颈部水囊状淋巴管瘤表现为颈后的囊性包块，内呈液性伴分隔(5分)。

2. 该疾病的预后如何(10分)？

胎儿颈部水囊状淋巴管瘤常伴有染色体异常，以Turner综合征多见(3分)；伴有胎儿水肿者，预后极差，其总的病死率高达80%~90%(3分)；单纯水囊状淋巴管瘤不伴其他异常且染色体核型正常者，预后较好，可在新生儿期手术切除后治愈(2分)；如果水囊状淋巴管瘤发生时间较晚，在孕晚期才表现出来，则预后较好(2分)。

（王晓光）

病例 **28** 无脑畸形（anencephaly）与露脑（exencephaly）

一、临床资料

1. 病史　孕妇，36 岁，因"阴道少量流血 1 天"就诊。孕 1 产 0，平素月经规律，双胎妊娠，体外受精 - 胚胎移植（in vitro fertilization-embryo transfer，IVF-ET）术后，孕 13⁺⁵ 周来诊。1 天前出现阴道少量流血，暗红色，少于月经量，无腹痛，不规律腹部紧缩感，阴道无组织物排出。

2. 超声资料（图 4-28-1~ 图 4-28-3）

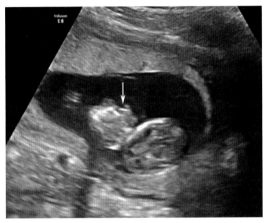

图 4-28-1　宫内妊娠双胎胎头横切面二维图像（其间有羊膜相隔），箭头示其中之一

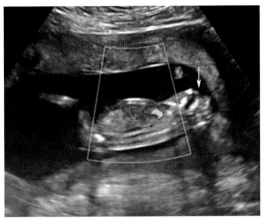

图 4-28-2　其一胎儿正中矢状切面彩色血流图像，箭头示胎儿头部

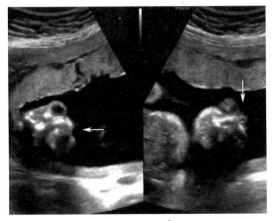

图 4-28-3　上图同一胎儿 24⁺⁵ 周胎头二维图像，箭头示双眼水平横切面（左）及冠状切面（右）

3. 其他检查资料　羊水细胞染色体核型分析结果：320~400 条带，G 显带水平分析核型为：47，XN，+9 ［1］/46，XN ［49］；拷贝数变异（copy number variant，CNV）可检测范围未见明显异常。

二、思考题与参考答案

1. 请结合病史及超声图像表现作出诊断(10分)。

临床表现:本例为IVF-ET双胎妊娠,孕妇有阴道少量流血。胎儿染色体核型:47,XN,+9[1]/46,XN[49](2分)。

超声所见:图4-28-1宫腔内见双胎儿影像,头部横切一胎儿颅骨强回声光环未显示。图4-28-2异常胎儿矢状切脊柱头侧未显示颅骨强回声环及脑组织(4分)。图4-28-3双眼横切面及颜面冠状切面显示双眼突出,眶上水平脑组织和颅骨缺失(2分)。

超声诊断:符合无脑畸形(2分)。

2. 请回答本病的鉴别诊断(10分)。

本例为单绒毛膜双胎之一无脑畸形,需与单胎相关畸形及单绒毛膜双胎并发症鉴别。

(1)露脑:其超声特征为颅骨缺失,胎儿头部无椭圆形颅骨强回声环,颅内脑组织缺如或仅有少量脑组织,胎儿眶上的不规则中等回声团块为脑组织回声。如脑组织较完整或者部分存在,表面有脑膜覆盖。常合并其他畸形,如脊柱裂等,常合并羊水过多(图4-28-4、图4-28-5)(5分)。

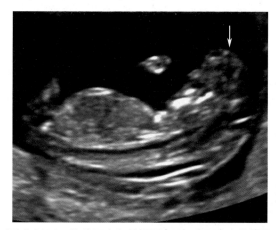 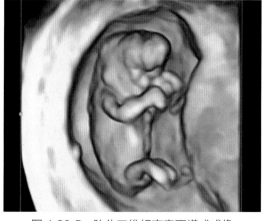

图4-28-4　胎儿正中矢状切面(CRL切面)二维图像　　　图4-28-5　胎儿三维超声表面模式成像
　　　　　　箭头所示为胎儿头部。

(2)小头畸形:胎头颅骨光环完整,无缺损,脑组织结构可辨别,双顶径及头围可测量,符合小头畸形诊断标准(3分)。

(3)双胎反向动脉灌注序列征(TRAPs):特发于单绒毛膜双胎。一胎为无心胎,双胎儿脐带入口近,泵血儿脐动脉分支供应无心胎,无心胎通常为单脐动脉,入心血流方向(2分)。

3. 请简述该病的超声诊断时机(10分)。

正常胎儿颅骨光环最早可在妊娠9周时经阴道超声观察(5分)。经腹超声诊断通常是在妊娠12周左右,此时颅骨光环均能清晰显示(5分)。可在孕早期进行无脑畸形和露脑的诊断。

三、要点与讨论

1. 胚胎发育 前神经孔在受孕后第 25 天闭合，后神经孔的闭合要迟 2 天。受孕后 25~27 天神经管闭合失败会导致神经管缺陷（neural tube defect，NTD）。无脑畸形因排卵后第 25 天左右前神经孔未闭合，发育中的前脑和脑干暴露，从而导致其发育停滞或被破坏。

2. 病理 颅骨缺如，伴大脑、小脑及覆盖颅骨的皮肤缺如，但面骨、脑干、部分枕骨存在，眼球突出呈"蛙样"面容。多伴有脊柱裂，可伴有足畸形等。

3. 临床特征 预后极差，一般在出生后数小时内死亡。

4. 超声特征

(1) 颅骨缺失，胎儿头部无椭圆形颅骨强回声环，面部扫查眼眶部上方无额骨，双眼突出，呈"蛙眼征"。

(2) 常合并其他畸形，如足畸形、脊柱裂、脑膜膨出、唇腭裂等。

(3) 常合并羊水过多。

四、临床拓展思维训练

1. 神经管畸形分几类？如何预防神经管畸形发生（10 分）？

神经管畸形可为开放性或闭合性（2 分）。开放性神经管畸形占 80%，最常见的开放性神经管畸形是脊髓脊膜膨出（脊柱裂）、脑（脊）膜膨出、脑膨出和无脑畸形（2 分）。神经管畸形的危险因素包括：缺乏叶酸；使用丙戊酸或叶酸拮抗剂，如甲氧苄啶、卡马西平等；叶酸依赖性酶编码基因的多态性；其他因素还有母亲糖尿病及部分遗传综合征（3 分）。预防推荐在围受孕期补充叶酸，对于在使用抗癫痫药的女性或既往有过神经管畸形妊娠史的女性，通常推荐补充更大剂量的叶酸，可降低神经管畸形的发生率（3 分）。

2. 结合临床与诊断，应如何判断无脑畸形与露脑的预后（5 分）？

无脑畸形与露脑是极端的开放性神经管缺损，可造成新生儿死亡（3 分）。目前尚无有效的治疗方法，不论孕周，确诊后应引产（2 分）。

（王晓光）

病例 29 脑膨出（encephalocele）

一、临床资料

1. 病史 孕妇，36 岁，因"产前超声发现胎儿畸形"就诊。孕 2 产 1，孕 16 周。患者于外院行超声检查提示胎儿颅骨缺损，脑膜脑膨出。孕期无恶心呕吐等早孕反应。孕期无药物及放射线接触史。

2. 超声资料(图 4-29-1～ 图 4-29-3)

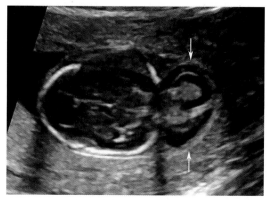

图 4-29-1　胎头横切面二维图像,箭头示枕部包块

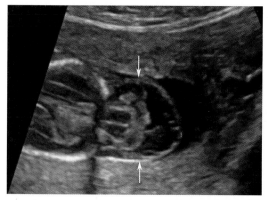

图 4-29-2　胎头枕后部横切面二维图像,
箭头示枕部包块

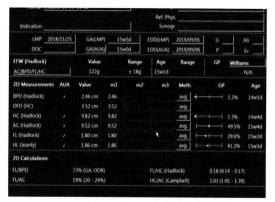

图 4-29-3　胎儿生长发育各参数值

3. 其他检查资料　无创产前筛查低风险,口服葡萄糖耐量试验(oral glucose tolerance test,OGTT)正常,血压正常。

二、思考题及参考答案

1. 请结合病史及超声图像表现作出诊断(10 分)。

临床表现:无临床症状。胎儿 16 周超声检查提示胎儿颅骨缺损,脑膜脑膨出(2 分)。

超声所见:图 4-29-1 枕部颅骨强回声环局部缺损、回声中断(2 分)。图 4-29-2 缺损部位可见膨出包块,外被覆皮肤;包块内见部分实性脑组织(3 分)。图 4-29-3 胎儿双顶径及头围小于相应孕龄参考值(1 分)。

超声诊断:符合(脑膜)脑膨出(2 分)。

2. 请回答本病的鉴别诊断（10 分）。

脑膨出需与相应部位其他头部中线或颈部肿块相鉴别，如颈部水囊状淋巴管瘤（2 分）、颈部肿瘤如囊性畸胎瘤等（2 分）、血肿（2 分）、鳃源性囊肿（2 分）等。如果怀疑是脑膨出，需确认颅骨缺损（2 分）。

3. 请简述脑膨出诊断注意事项（10 分）。

颅顶中线至后枕部均可发生，75% 发生在枕部，需要注意其他部位，如顶部（4 分）；颅骨缺损较小时，缺损处和包块不易显示，易漏诊（3 分）；只有脑膜膨出时称为脑膜膨出，但当膨出的脑组织较少时，脑膨出与脑膜膨出难以区分（2 分）；偶有动态观察消失，过一段时间再现（1 分）。

三、要点与讨论

1. 病理及流行病学　神经管缺陷（NTD）的一种形式。颅骨缺损伴有脑膜和脑组织从缺损处膨出。膨出物表面大多有皮肤覆盖，内容物为脑膜、脑脊液和 / 或脑组织。常伴有小头畸形、脑积水、脊柱裂等，发生在额部者可伴有面部中线结构畸形。发病率约为 0.8/10 000。

2. 临床特征　婴幼儿可见膨出肿物，轻者无明显神经系统症状，重者可依受损程度表现为智力低下、不同程度瘫痪及相应的感觉障碍等，可伴脑脊液鼻漏，出现反复脑膜炎或颅内感染。

3. 超声特征

（1）颅骨强回声环不连续，局部缺损。

（2）缺损处有脑组织膨出，通常被皮肤覆盖，枕部脑膨出的超声表现是胎头后方的包块，通过颅骨缺损与脑内部分相连。

（3）头围和双顶径比预期小。

四、临床拓展思维训练

请简述发现胎儿脑膨出的产前诊断思路及预后判断（10 分）。

发现脑膨出之后要系统扫查胎儿的其他器官结构，确认是孤立性的脑膨出还是合并有其他异常（2 分）。

孤立性的脑膨出预后取决于膨出的部位、大小、膨出的脑组织量，对于孤立性、病变部位较小者可生后手术治疗（2 分）。

脑膨出常合并其他异常或是遗传综合征的一部分。脑膨出可能合并出现的颅内畸形包括小脑发育不良、胼胝体发育不全、Dandy-Walker 畸形、前脑无裂畸形和小脑扁桃体下疝（Arnold-Chiari）畸形等（2 分）。其他相关畸形还包括肢体畸形、脊柱裂、心脏畸形等（2 分）。脑膨出与染色体异常相关，如 13、18 和 21- 三体；与多种遗传综合征相关，如 Meckel-Gruber、Walker-Warburg综合征等，产前超声诊断医生要了解这些主要染色体异常和遗传综合征的畸形谱及超声表现，发现线索建议孕妇进行遗传咨询（2 分）。非孤立性的脑膨出预后取决于合并畸形的严重程度及相关的遗传学检查结果，必要时可经多学科会诊给出建议。

（杨泽宇）

病例 **30** 脑积水（hydrocephalus）

一、临床资料

1. 病史　孕妇,23 岁,孕 1 产 0,因"外院超声提示胎儿结构畸形"就诊。孕 23 周。平素月经规律,定期产前检查。孕期饮食睡眠良好,大小便正常。患者现无腹痛,无阴道流血排液。

2. 超声资料（图 4-30-1、图 4-30-2、视频 4-30-1）

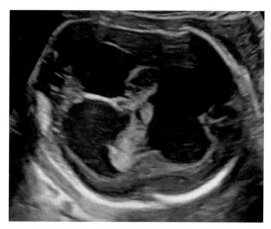
图 4-30-1　胎儿侧脑室横切面二维图像

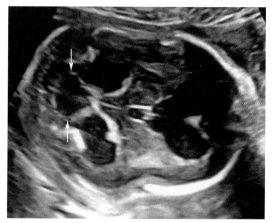
图 4-30-2　小脑水平横切面二维图像,
箭头所示为小脑

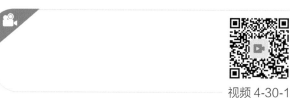
视频 4-30-1

3. 其他检查资料　无创产前筛查结果为低风险,OGTT 正常,血压正常。

二、思考题及参考答案

1. 请结合病史及超声图像表现作出诊断（10 分）。

临床表现:无临床症状。外院超声提示胎儿脑积水,小脑形态异常。无创产前筛查结果为低风险（2 分）。

超声所见:图 4-30-1 双侧侧脑室扩张,呈无回声区,脉络丛似"悬挂"于脑室内（3 分）。图 4-30-2 侧脑室及第三脑室扩张,第四脑室显示不清,小脑半球形态异常,两小脑半球融合呈三角形,小脑蚓部显示不清（2 分）。视频 4-30-1 大脑镰回声中断。脑组织受压变薄（1 分）。

超声诊断:符合重度脑积水（1 分）;符合小脑蚓部发育不全,菱脑融合（或小脑形态异常）（1 分）。

2. 请回答本病的鉴别诊断（10 分）。

（1）积水性无脑畸形：表现为颅脑内充满液体，看不见脑中线回声，不能显示大脑镰及大脑半球，不规则的脑干组织突入囊腔内，呈所谓的"空头颅"声像（3 分）。

（2）前脑无裂畸形所致的单一巨大侧脑室（4 分）。

（3）菱脑融合的鉴别诊断：Dandy-Walker 畸形、Joubert 综合征等（见本章病例 33 Dandy-Walker 畸形部分内容）（3 分）。

3. 请回答胎儿侧脑室宽度测量方法，侧脑室扩张及脑积水的诊断标准（10 分）。

侧脑室测量方法（图 4-30-3）。

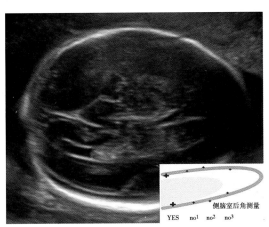

图 4-30-3　侧脑室测量方法：经侧脑室横切面，显示侧脑室后角，在最宽处垂直于侧脑室内侧壁测量（4 分）

侧脑室扩张及脑积水的诊断标准：正常侧脑室内径<10mm（2 分）；侧脑室内径 ≥10mm，而<15mm 诊断为侧脑室扩张（2 分）；侧脑室内径 ≥15mm 诊断为脑积水（2 分）。

三、要点与讨论

1. 病理　脑脊液循环通路上的任何环节出现问题，均可导致侧脑室扩张及脑积水。病因包括先天发育异常、感染因素、颅内出血及肿瘤等。

2. 临床特征　婴幼儿脑积水表现为头颅快速、进行性增大，额部前突，额部和颞部静脉怒张，眼球向下看时上边白色巩膜暴露，精神萎靡，可伴有大脑功能障碍如癫痫、视力及嗅觉异常、智力障碍等。婴儿头颅代偿性强，故颅内压增高的症状可不明显。

3. 超声特征

（1）脑积水最主要的超声表现：脑室系统扩张，呈无回声区，脉络丛似"悬挂"于脑室内。

（2）可表现为单侧或双侧侧脑室、第三脑室扩大，或侧脑室、第三脑室及第四脑室均扩大。

（3）脑积水严重时，可见脑组织受压变薄。

（4）胎儿双顶径可较同孕周大，其生长率亦可高于正常。

（5）一侧重度脑积水时，脑中线可向健侧偏移。

（6）合并畸形：常伴发脊柱裂、Dandy-Walker 畸形、胼胝体发育不全、颅内出血等。第四脑室扩张或颅后窝池扩大时，注意小脑蚓部探查，此时多为小脑蚓部缺失即 Dandy-Walker 畸形。

四、临床拓展思维训练

1. 产前超声检查发现脑积水需进行哪些相关检查(10 分)?

脑积水的病因复杂多样,超声发现脑积水后要补充其他相关检查。①胎儿心脏等其他部位的畸形筛查:超半数脑积水病例合并胎儿其他畸形(3 分);②头部 MRI 检查:具有良好的组织对比,能够观察脑组织的病理变化,准确判断胎儿脑积水程度,同时排除其他脑部畸形(3 分);③胎儿染色体及基因检测:胎儿脑积水是由基因异常引起或为染色体异常综合征的表型之一,应告知家属相关风险并完善检查(2 分);④ TORCH 检查:弓形虫感染及巨细胞病毒感染是脑积水发生的环境因素(2 分)。

2. 如何结合临床判断脑积水的预后(5 分)?

脑积水胎儿的预后与其是否伴发畸形,伴发畸形的类型有密切关系(2 分)。单纯侧脑室扩张一般预后良好。脑积水对大脑皮质的压迫,对胎儿神经系统的发育势必会造成影响,但压迫程度并不能预示其智力的好坏(3 分)。

（杨泽宇）

病例 31　前脑无裂畸形(holoprosencephaly)

一、临床资料

1. **病史**　孕妇,34 岁,孕 1 产 0。因"产前筛查提示 21- 三体高风险"就诊。孕 18 周。末次月经(last menstrual period,LMP):2018-01-29,外院唐氏综合征产前筛查(即唐氏筛查)提示 21- 三体高风险(1/39),要求行羊膜腔穿刺。

2. **超声资料**(图 4-31-1、图 4-31-2)

3. **其他检查资料**　引产后标本染色体核型分析为 13- 三体。

二、思考题及参考答案

1. 请结合病史及超声图像表现作出诊断(10 分)。

临床表现:无临床症状。孕 18 周来诊,外院血清产前筛查提示 21- 三体高风险(1/39)。引产后标本染色体核型分析为 13- 三体(2 分)。

超声所见:图 4-31-1 大脑半球融合未分开,大脑镰、半球裂隙、透明隔腔等中线结构缺失,仅见单一脑室,丘脑融合(4 分)。图 4-31-2 透明隔腔、胼胝体等中线结构消失,颅内大部分呈液性区,脑组织变薄。合并面部中线结构畸形——鼻畸形(2 分)。

超声诊断:符合无叶型前脑无裂畸形(全前脑)(2 分)。

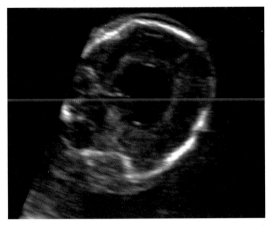

图 4-31-1　胎儿颅脑横切面二维图像

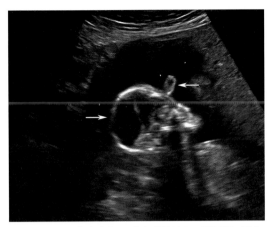

图 4-31-2　胎儿头部正中矢状切面二维图像，箭头分别指示颅内结构（左）及鼻部（右）

2. 请回答本病的鉴别诊断（10 分）。

（1）积水型无脑畸形：在积水型无脑畸形中，尚存在一些中线结构（大脑镰、半球间裂、第三脑室）等的残留物（3 分）。

（2）重度脑积水：应与继发性透明隔及大脑镰破裂的重度脑积水相鉴别。无叶型前脑无裂畸形侧脑室前角顶部形状平坦，而重度脑积水仍可识别侧脑室前角及部分大脑镰结构（4 分）。

（3）单纯透明隔腔缺如或视 - 隔发育不良：需要与叶状型前脑无裂畸形鉴别，单纯透明隔腔缺如或视 - 隔发育不良侧脑室前角被很好地分开，胼胝体和胼胝体周围动脉形态正常（3 分）。

3. 前脑无裂畸形的产前诊断除超声外，还需做哪些检查（10 分）？

进一步行胎头 MRI 检查，明确诊断及分型，评估大脑皮质发育情况、中线结构（如胼胝体）等的发育异常（5 分）。行染色体核型分析、基因检测等（5 分）。

三、要点与讨论

1. 病理、分型　前脑无裂畸形为前脑未完全分开成左右两叶而导致的一系列脑及面部畸形。大脑皮质发育异常、眼畸形、鼻畸形、正中唇腭裂等。前脑无裂畸形的 3 种典型类型，按严重程度由重到轻依次为无叶型、半叶型和叶状型。

2. 临床特征　前脑无裂畸形是严重的颅脑发育异常，存活者可表现为严重的智力障碍、癫痫、内分泌疾病、运动障碍等。

3. 超声特征

（1）无叶型：超声表现包括单一脑室腔和缺乏中线结构，如半球间裂、大脑镰、胼胝体和透明隔腔等。此外，丘脑融合、面部轮廓、眼眶、鼻和唇可能出现异常。

（2）半叶型：侧脑室前角和透明隔缺失，前部呈单一脑室，前角平坦。但侧脑室后角分开，枕后叶部分形成。

（3）叶状型：侧脑室前角融合，透明隔缺如。冠状切面，前角顶部平坦。可见两半球间的裂隙和大脑镰状结构。胼胝体存在，但尚未完全发育。后角发育良好。大脑前动脉接近大脑表面走行。彩色多普勒矢状切面上可呈"蛇行"血流信号。

四、临床拓展思维训练

1. 请简述前脑无裂畸形的相关异常（10分）。

13-三体是与前脑无裂畸形相关的最常见的染色体异常（2分）。三倍体、18-三体及其他三体也可以发生在前脑无裂畸形中（2分）。前脑无裂畸形与多种异常有关，如颅面畸形、神经管缺陷、Dandy-Walker畸形、菱脑融合和脑积水（3分）。3种类型的前脑无裂畸形均可出现小头畸形。颅外畸形包括肾囊肿和发育不良、脐膨出、心血管畸形、马蹄内翻足、脊髓脊膜膨出和肠道异常等（3分）。

2. 结合临床与诊断，应如何判断前脑无裂畸形的预后（10分）？

前脑无裂畸形新生儿的总体预后取决于脑部和颅面畸形的严重程度以及是否有染色体或其他综合征（3分）。无叶型前脑无裂畸形被认为是一种致命的畸形（2分）。半叶型和叶状型前脑无裂畸形的儿童中，超过50%的儿童在1岁时存活但存在神经系统的功能损害、癫痫和脑性瘫痪等（3分）。其他包括吞咽困难、胃排空障碍、胃食管反流、便秘、下丘脑功能障碍和内分泌问题等（2分）。

（杨泽宇）

病例 32 胼胝体缺失（agenesis of corpus callosum）

一、临床资料

1. 病史 孕妇，29岁，因"超声提示胎儿室间隔缺损"就诊。孕1产0，孕32周。胎儿系统超声检查提示胎儿室间隔缺损。孕期无恶心呕吐等早孕反应。孕期无药物及放射线接触史。孕期定期产前检查，NT筛查结果无异常。

2. 超声资料（图4-32-1、图4-32-2、视频4-32-1）

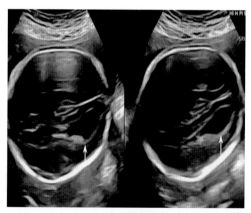

图4-32-1 胎头侧脑室横切面二维图像，箭头示侧脑室后角形态

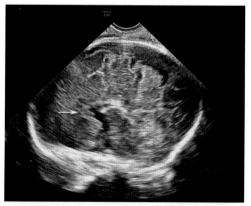

图4-32-2 胎儿头部正中矢状切面二维图像，箭头示胼胝体解剖区域

视频 4-32-1

3. 其他检查资料　胎儿头部 MRI 提示颅脑发育异常。无创产前筛查提示低风险。羊膜腔穿刺 22 号染色体长臂 0.22Mb 的拷贝数重复，无明确致病性。

二、思考题及参考答案

1. 请结合病史及超声图像表现作出诊断（10 分）。

临床表现：无临床症状。孕 32 周来诊。超声提示胎儿室间隔缺损。胎儿头部 MRI 提示颅脑发育异常（2 分）。

超声所见：图 4-32-1 透明隔腔未显示，侧脑室前角间距增大，侧脑室后角增宽，侧脑室呈"泪滴状"，可见中线液性区（3 分）。图 4-32-2 透明隔腔及其上方的胼胝体未显示，可见中线液性区的矢状断面（2 分）。视频 4-32-1 胼胝体周围动脉走行异常（1 分）。

超声诊断：符合完全性胼胝体缺失（2 分）。

2. 请回答本病的鉴别诊断（10 分）。

完全性胼胝体缺失需要与其他表现为透明隔腔未显示及侧脑室扩张的疾病相鉴别。

（1）侧脑室扩张与脑积水：完全性胼胝体缺失的侧脑室呈"泪滴状"的特殊形态，与单纯的侧脑室扩张及脑积水不同，后者正中矢状切面可观察到正常的胼胝体结构（3 分）。

（2）前脑无裂畸形：分为无叶型、半叶型及叶型，因为是前脑发育异常，表现为无脑中线及不同程度的脑实质融合，常合并独眼、喙鼻、正中唇裂等其他颜面部畸形及伴有染色体异常（3 分）。

（3）视 - 隔发育不良：包括视神经发育不良、中线结构异常（agenesis of corpus callosum，ACC）、内分泌异常的综合征，视神经或视交叉发育不良及内分泌异常产前诊断困难（2 分）。

（4）单纯透明隔腔缺失：排除上述中线结构异常、前脑无裂畸形、视 - 隔发育不良等异常，单纯的透明隔腔不显示时考虑单纯透明隔腔缺失，同时需注意是否合并其他结构畸形（2 分）。

3. 请简述正常胎儿胼胝体的扫查切面及测量方法（10 分）。

正中矢状切面显示胼胝体的嘴、膝、体、压各部分，进行测量胼胝体长度及各部分厚度（6 分）。横切面及冠状切面上也可以观察到部分的胼胝体结构（2 分）。常规二维扫查获得正中矢状面困难时，可以由三维容积数据重建获得，或者孕中晚期头位胎儿由经阴道超声扫查获得（2 分）。

三、要点与讨论

1. 胚胎发育　胼胝体的胚胎发育开始较晚，一般 20 周左右完全辨认胼胝体，胼胝体与透明隔在胚胎发育上关系密切，多数学者认为胼胝体缺失则透明隔也不发育。

2. 病理、分型与流行病学　胼胝体完全缺失引起侧脑室向尾侧扩张，前角距离增大，第三脑室上移，有时合并半球间囊肿。胼胝体缺失引起第三脑室顶部周围脑沟呈放射状排列。胼胝体缺失分为完全性和部分性,部分性缺失多发生在尾侧,即压部和体部,也有前半部分缺失和形态异常。普通人群发病率 0.3%~0.7%,在发育异常人群中为 2%~3%。

3. 临床特征 不合并其他畸形的孤立性胼胝体缺失可无症状或仅表现为轻微的神经系统异常,比如局部感觉异常,也有部分长期随访存在学习困难等。合并其他异常时可有癫痫、智力障碍以及精神疾病等。

4. 超声特征

(1)直接征象:在矢状切面及冠状切面看不到胼胝体。胼胝体完全缺失时,胼胝体上缘弧形走行的胼胝体周围动脉消失,大脑前动脉向上直线走行,其分支呈放射状分布。

(2)间接征象:透明隔腔消失;侧脑室前角间距增宽,后角增宽,侧脑室内壁呈平行状,侧脑室呈泪滴状;大脑间裂增宽,呈"三线征";第三脑室不同程度增大,且向上移位;扣带回消失,孕晚期可观察到脑沟回呈放射状分布;合并出现脑中线区域的囊肿或脂肪瘤。

四、临床拓展思维训练

1. 孕中期胎儿超声筛查一定要常规扫查正中矢状切面观察胼胝体结构吗(10 分)?

常规的孕中期胎儿颅脑筛查切面包括经侧脑室水平横切面、丘脑水平横切面、小脑水平横切面(5 分),在这 3 个切面上均可以显示透明隔腔及胼胝体膝部横切面,当这些结构出现异常时,需进一步获得正中矢状切面观察胼胝体(5 分)。

2. 结合临床与诊断,应如何判断完全性胼胝体缺失的预后(10 分)?

胼胝体缺失往往不是孤立的,近半数合并有其他畸形,如脑实质发育异常、颅后窝结构异常等,18% 合并染色体异常,这种情况下预后取决于合并异常的情况(5 分)。对于超声诊断的孤立性完全性胼胝体缺失,建议进一步产前 MRI 检查及出生后随访除外其他合并异常。胼胝体缺失与智力、视力障碍及癫痫等神经系统症状有关,需要长期系统的神经系统随访与评估(5 分)。

(杨泽宇)

病例 33 Dandy-Walker 畸形(Dandy-Walker malformation,DWM)

一、临床资料

1. 病史 孕妇,31 岁,因"外院超声提示胎儿颅内结构异常"就诊。孕 1 产 0,孕 23 周。孕早期无药物、毒物及放射线接触史。患者定期产前检查,NT 正常。

2. 超声资料（图 4-33-1~ 图 4-33-3）

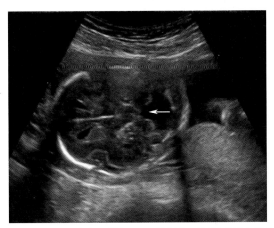

图 4-33-1　胎儿小脑水平横切面二维图像，箭头示两小脑半球间

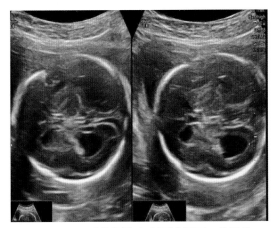

图 4-33-2　胎儿侧脑室水平横切面二维图像

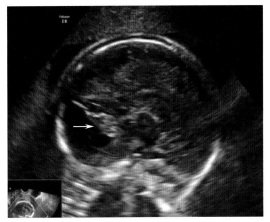

图 4-33-3　胎儿头部正中矢状切面二维图像，箭头示小脑幕及颅后窝

3. 其他检查资料　胎儿头部 MR 提示胎儿脑部结构异常。OGTT 孕周太小未做，唐氏筛查低风险。羊膜腔穿刺后染色体检查结果提示 3 号染色体短臂存在大小约 20.68Mb 的拷贝数重复，数据库记录携带该片段的患者临床表现为整体发育迟缓、癫痫、小头畸形、智力障碍、肌张力减退等；13 号染色体长臂存在大小约 7.68Mb 的拷贝数缺失，数据库记录携带该片段的患者临床表现为智力障碍、语言障碍、小头畸形、糖尿病、小于胎龄、室间隔缺损、整体发育迟缓、脊柱侧凸等。母体 3 号染色体短臂和 13 号染色体长臂平衡易位。

二、思考题及参考答案

1. 请结合病史及超声图像表现作出诊断（10 分）。

临床表现：无临床症状。孕 23 周来诊。胎儿系统超声及 MRI 检查均提示胎儿颅内结构异常。羊膜腔穿刺有明确的与神经系统表型相关的阳性结果（2 分）。

超声所见：图 4-33-1、图 4-33-3 小脑蚓部未显示；颅后窝池增大，并伴有向上移位，小脑幕上抬，脑干 - 小脑幕（brainstem-tentorium，BT）角增大（4 分）。第四脑室囊性扩张，与颅后窝池相通。图 4-33-2 伴有轻度侧脑室扩张（2 分）。

超声诊断：符合 Dandy-Walker 畸形（2 分）。

2. 请回答本病的鉴别诊断（10 分）。

Dandy-Walker 畸形需要与其他颅后窝异常相鉴别。

（1）小脑蚓部发育不全：小脑蚓部特别是下蚓部小，小脑蚓部上抬，脑干 - 小脑蚓部（brainstem-vermis，BV）角增大，第四脑室与颅后窝池相通，小脑幕无上抬或轻微上抬（2 分）。

（2）脑桥及小脑蚓部发育不良：小脑横径小，脑桥及脑干发育不良，小脑蚓部小，小脑蚓部上抬，BV 角增大，第四脑室与颅后窝池相通，小脑幕无上抬或轻微上抬（1 分）。

（3）Joubert 综合征：小脑蚓部发育不良，第四脑室形态异常，小脑上脚延长。常染色体隐性遗传病（1 分）。

（4）Blake 囊肿：小脑蚓部形态、大小正常，BV 角略增大，无小脑幕上抬，BT 角正常（2 分）。

（5）单纯颅后窝池增宽：小脑蚓部形态、大小正常，BV 角、BT 角正常，第四脑室形态正常，单纯颅后窝池增宽（2 分）。

（6）颅后窝蛛网膜囊肿：小脑蚓部形态、大小正常，BV 角、BT 角正常，第四脑室形态正常，颅后窝池可见囊肿（2 分）。

3. 正常及异常颅后窝结构需要观察及测量哪些内容（10 分）？

需要观察颅后窝的主要解剖结构、形态及位置是否正常，包括小脑、小脑蚓部、脑干、第四脑室、颅后窝池、小脑幕（6 分）。测量小脑横径，小脑蚓部面积及上下径、BV 角和 BT 角来辅助诊断（4 分）。BV 角大于 45° 强烈提示 Dandy-Walker 畸形，而 BV 角小于 30° 提示 Blake 囊肿。

小脑水平横切面（小脑横径测量标准切面）及小脑横径测量方法：小脑水平横切面显示颅骨强回声环，脑中线居中，显示透明隔腔、左右对称的小脑半球。小脑横径测量时透明隔腔和两小脑半球应同时显示，测量两小脑半球最大距离（图 4-33-4）。

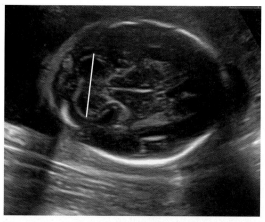

图 4-33-4 小脑水平横切面测量小脑横径二维图像

三、要点与讨论

1. 病理、流行病学　Dandy-Walker 畸形表现为颅后窝池增大,小脑幕及窦汇上抬。小脑蚓部形成不全,显著向上移位,可伴有脑积水。

Dandy-Walker 畸形在活产儿中的发病率为 1/30 000,4%~12% 婴儿期脑积水病例中存在此畸形。

2. 临床特征　典型的 Dandy-Walker 畸形出生后病死率达 20%,存活者常出现脑积水或其他不同程度的神经系统症状。

3. 超声特征

（1）小脑横切面上两侧小脑半球分开,小脑蚓部未显示。

（2）第四脑室与颅后窝池明显增大并相通。

（3）正中矢状切面小脑蚓部未显示或极小上抬,BV 角增大,一般大于 45°。

（4）小脑幕上抬,BT 角增大。

四、临床拓展思维训练

1. Dandy-Walker 畸形可合并出现哪些畸形？如何判断 Dandy-Walker 畸形的预后（10 分）？

Dandy-Walker 畸形可合并神经系统畸形:中线结构发育不全、中线肿瘤等,也可合并骨骼畸形,包括多指 / 趾、并趾等（4 分）。同时也可伴发于多种遗传综合征、染色体异常（2 分）。影响预后的因素通常包括是否合并染色体异常及遗传综合征,有无合并其他异常（2 分）。典型 Dandy-Walker 畸形预后差,存活者常合并有神经系统症状（2 分）。

2. 产前超声是人工智能（artificial intelligence,AI）应用最早、发展最快的领域,请结合本病简述 AI 在产前超声的研究进展（10 分）。

AI 辅助的智能超声有高效、客观的优势（2 分）。相对于儿童及成人的各器官系统超声检查,产前超声筛查与诊断流程烦琐,扫查切面多,工作量大,主观性强,使这一领域的 AI 应用有着更迫切的需求。自 2010 年起在扫查过程中自动捕获并更新、留存标准切面、自动化测量胎儿生长发育各参数,自动评价产前筛查操作质量等方面陆续有文献发表（2 分）。AI 辅助智能超声软件已形成产品应用于产前诊断的住院医师规范化培训,通过 AI 智能训练系统实现 20 多种胎儿神经系统畸形的训练和学习。在产前超声质控方面,AI 极大地节约了质控的人力成本,变事后质控为实时质控,提高了产前超声诊断的同质性（2 分）。目前 AI 已由图像识别、分割及参数的自动化测量,进展到疾病的诊断阶段。胎儿神经系统预后复杂但影像学切面相对标准固定,是 AI 深入研究并获得飞速进展的领域,主要进展有头围的 AI 评估进而诊断小头畸形等（2 分）。在包含 Dandy-Walker 畸形在内的颅后窝疾病的鉴别诊断中,AI 通过在侧脑室水平、小脑水平横切面分类定位,可区分 Blake 囊肿、Dandy-Walker 畸形、小脑蚓部发育不良等,帮助初级医生作出临床决策,减少胎儿神经系统异常的假阴性诊断（2 分）。

（杨泽宇）

病例 **34** Galen 静脉瘤（vein of Galen aneurysmal malformations）

一、临床资料

1. 病史　孕妇,20 岁,因"外院超声提示胎儿颅内囊性病变"就诊。孕 1 产 0,孕 25 周。孕期无药物及放射线接触史。孕期定期产前检查,NT 正常,唐氏筛查低风险。

2. 超声资料(图 4-34-1~ 图 4-34-3)

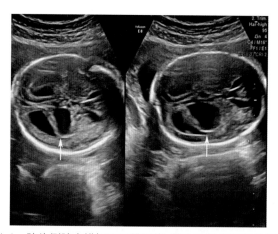

图 4-34-1　胎头侧脑室横切面二维图像,箭头示位于远场的囊性病灶

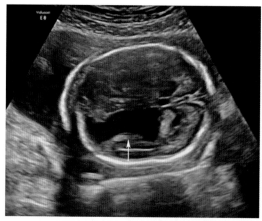

图 4-34-2　胎儿颅内病变二维图像,
箭头示病灶长轴全貌

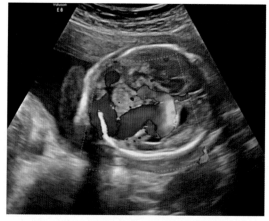

图 4-34-3　胎儿颅内病变彩色血流图像,
血流充盈整个病灶

3. 其他检查资料　血压 140/90mmHg,OGTT 正常,血脂(−),血常规(−)。

二、思考题及参考答案

1. 请结合病史及超声图像表现作出诊断（10 分）。

临床表现：无临床症状。外院行胎儿系统超声检查提示胎儿颅内囊性病变（2 分）。

超声所见：图 4-34-1、图 4-34-2 可见脑中线液性区，与直窦相通，相应静脉窦扩张（3 分）。可见侧脑室及第三脑室扩张（1 分）。图 4-34-3 彩色多普勒血流显示液性区内充满血流信号（2 分）。

超声诊断：符合 Galen 静脉瘤（2 分）。

2. 请回答本病的鉴别诊断（10 分）。

Galen 静脉瘤需要与其他脑中线囊性病变及引起侧脑室扩张、心力衰竭等疾病相鉴别。

（1）与其他中线或中线旁囊性结构相鉴别：如第三脑室扩张、蛛网膜囊肿、脑穿通畸形等，Galen 静脉瘤位于中线处、第三脑室水平后方、丘脑后下方，且与后方直窦相通，彩色多普勒血流充填是最主要的鉴别依据（4 分）。

（2）脑室扩张与脑积水：Galen 静脉瘤合并脑室扩张与脑积水时，与单纯的侧脑室扩张及脑积水不同，可以观察到除扩张脑室外的中线囊状结构，且与后方直窦相通，依据彩色多普勒区分（3 分）。

（3）孕晚期以心脏大血管结构异常为首先发现的线索时，如右心大、上、下腔静脉增宽等，需要与其他引起心力衰竭的心外畸形相鉴别，如巨大胎盘血管瘤、大的胎儿骶尾部畸胎瘤、双胎输血综合征等，应仔细扫查胎儿颅内结构予以鉴别（3 分）。

3. 进一步应进行何种检查？检查的意义是什么（10 分）？

产前诊断 Galen 静脉瘤，应进一步行胎头 MRI 检查（4 分），可以进一步明确脑室及直窦的扩张情况，及引起的相应脑实质的改变（3 分），包括脑实质受压、脑白质软化、脑实质及脑室内的出血等细节，为判断预后提供更多信息（3 分）。

三、要点与讨论

1. 病理　Galen 静脉瘤又称大脑大静脉瘤、大脑大静脉动脉瘤样畸形，为一种颅内动静脉畸形，主要病理改变是大脑大静脉与相邻小动脉之间的短路，小动脉来源于颅底动脉环或椎基底动脉。由于动静脉瘘存在，大量血液通过无效循环回流入心脏。多数孕晚期发现，本例为更早期的报道。

2. 临床特征　根据病变程度不同，可无临床症状。有症状者可表现为中枢神经系统、心血管系统、呼吸系统并发症，随病情进展表现出脑积水、颅内出血、脑梗死、脑室周围白质软化等，导致充血性心力衰竭。

3. 超声特征

（1）横切面见丘脑后下方的中线处囊性结构，壁薄。

（2）彩色多普勒见囊性结构内血流充填，脉冲多普勒可检出高速低阻动脉血流频谱及杂乱的动静脉混合频谱。

（3）瘤体较大时可合并出现侧脑室及第三脑室扩张、脑积水。

（4）伴有心力衰竭时出现心脏增大，体循环静脉系统扩张、胎儿水肿等改变。

四、临床拓展思维训练

1. 请简述本病的超声诊断时机及漏误诊原因(10分)。

本病多在孕晚期,孕32周后确诊(2分)。因为多数已经超过系统筛查孕周,超声容易漏诊及误诊,主要原因包括:止步于囊性病变的诊断,未进行彩色多普勒探查(2分);部分病灶较小,病灶内血流方向与声束垂直,血流不易显示(2分);孕周较大,近场病变不易显示(2分);首先发现颅外异常征象,如心胸比例增大等,未针对性地详细扫查颅内结构(2分)。

2. 结合临床,应如何判断Galen静脉瘤的预后(10分)?

产前诊断有其他胎儿异常情况的Galen静脉瘤预后较差,而孤立Galen静脉瘤的预后取决于如下因素:首先是心力衰竭的严重程度(5分);其次是瘤内静脉压升高程度,静脉压升高导致静脉瘤周围脑组织发生缺血性改变;再次是由于静脉高压和中脑导水管压迫导致的脑积水的程度(5分)。

(杨泽宇)

病例 **35** 开放性脊柱裂(opened spina bifida)

一、临床资料

1. **病史**　孕妇,30岁,因“当地超声提示胎儿结构异常”就诊。孕21⁺²周,否认孕期放射性物质接触史,猫狗等动物接触史。

2. **超声资料**(图4-35-1~图4-35-5)

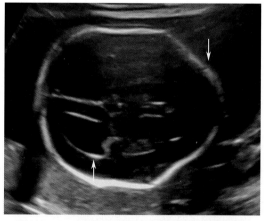

图4-35-1　胎儿侧脑室水平横切面二维图像,
箭头分别示侧脑室后角(左)及额部颅骨形态(右)

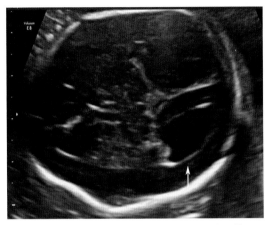

图 4-35-2　胎儿侧脑室水平横切面二维图像，
箭头示侧脑室后角

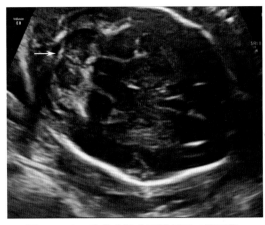

图 4-35-3　胎儿小脑水平横切面二维图像，
箭头示颅后窝

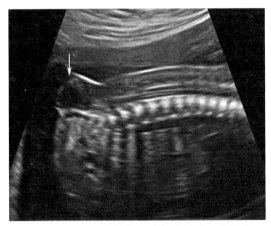

图 4-35-4　胎儿脊柱旁正中矢状切面二维图像，
箭头示骶尾部包块

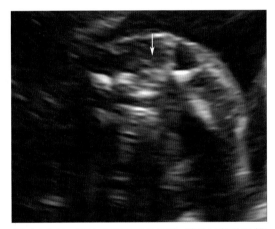

图 4-35-5　脊柱横切面二维图像，箭头示椎体及椎
弓骨化中心排列呈"U"形缺损

3. 其他检查资料　母体外周血胎儿游离 DNA 高通量测序分析为低风险。

二、思考题及参考答案

1. 请结合病史及超声图像表现作出诊断（10 分）。

临床表现：无临床症状，超声提示胎儿结构异常（2 分）。

超声所见：图 4-35-1、图 4-35-2 胎儿胎头形态不规整，侧脑室增宽。图 4-35-3 小脑半球形态不饱满，小脑延髓池较正常窄（2 分）。图 4-35-4 胎儿骶尾部椎弓连续性中断。图 4-35-5 横切面呈"U"形缺损，该处可见囊性物于脊柱背侧膨入羊水中，内呈液性伴分隔，表面皮肤不连续（4 分）。

超声诊断：符合胎儿开放性脊柱裂合并脊膜膨出（2 分）。

2. 请回答本病的鉴别诊断（10 分）。

（1）胎儿骶尾部畸胎瘤：畸胎瘤大多为囊实混合性或实性回声包块，单纯囊性的仅占少数，包块表面常有皮肤覆盖，声像图显示其囊壁较厚，椎骨显示正常，包块与椎管不相通（4 分）。

(2)胎儿骶尾部脂肪瘤：胎儿脂肪瘤多呈偏高回声改变，胎儿骶尾部皮肤连续性好，脊柱锥体及椎弓排列整齐（3分）。

(3)先天性藏毛窦：先天性藏毛窦窦道的管壁由皮肤组织构成，可引起感染或并发肿瘤，内藏毛发是其特征（3分）。

3. 根据 2022 年最新版《超声产前筛查指南》，妊娠 20~24^{+6} 周筛查的主要严重胎儿结构畸形包括哪些（10分）？

包括无脑畸形（2分）、无叶型前脑无裂畸形（1分）、严重脑膜脑膨出（1分）、严重开放性脊柱裂伴脊髓脊膜膨出（1分）、单心室（1分）、单一大动脉（1分）、双肾缺如（1分）、严重胸腹壁缺损并内脏外翻（1分）、四肢严重短小的致死性骨发育不良（1分）等。

三、要点与讨论

1. 胚胎发育　脊柱裂是后神经孔闭合失败所致。开放性脊柱裂是由于孕早期胚胎脊髓区域神经管闭合失败，使得神经管长时间暴露于羊水环境发生继发性神经损伤所导致的，而闭合性脊柱裂的胚胎起源可能涉及次级神经形成异常。

2. 病理、分型与流行病学　脊柱裂的主要特征是背侧的两个椎弓未能融合在一起，脊膜和/或脊髓通过未完全闭合的脊柱疝出或外露。我国以医院为基础的出生缺陷监测系统显示，围产期发生率 2015 年为 2.18/万，2018 年降至 1.45/万。脊柱裂分型有不同的方法：根据背部皮肤是否完整分为开放性脊柱裂和闭合性脊柱裂，临床外科根据椎管的缺损处有无膨出物将脊柱裂分为显性脊柱裂和隐性脊柱裂。

3. 临床特征　脊髓或腰骶神经根受累，产生不同节段水平以下的肌肉麻痹，可致腿部肌肉萎缩包括累及直肠肛门、膀胱等功能。脊柱后凸及侧弯可发展较晚。脑积水可能会导致轻微的颅内压增高的症状或体征。脑干受累时可引起的症状，如喘鸣、吞咽困难、间歇性呼吸暂停。部分轻型的脊柱裂无症状。

4. 超声特征

(1)开放性脊柱裂，脊柱矢状切面：椎体与椎弓两排串珠样强回声局部连续性中断，局部椎弓缺失，此处皮肤缺失。合并脊膜膨出或脊髓脊膜膨出时可见外凸囊性包块。病变范围较大时脊柱成角弯曲，后凸或侧凸变形。脊柱横切面：椎体与两个椎弓组成的闭合三角形变成开放性，两椎弓分开，呈"V"或"U"字形改变，且其表面覆盖的软组织不完整。颅内改变：胎儿可出现脑室扩张；由于脑脊液由病变处外漏导致蛛网膜下腔压力减小，可出现头形似"柠檬"样；小脑延髓池消失、小脑紧贴颅后窝呈"香蕉"小脑。合并畸形：可合并羊水增多及其他畸形，最常见为足内翻畸形，合并染色体异常的风险大约是 10%。

(2)闭合性脊柱裂，脊柱矢状切面：局部椎弓开放，但背部皮肤完整。有包块型矢状切面可见包块，如硬脊膜内外脂肪瘤、畸胎瘤、脊膜囊肿、脊髓纵裂等病变，能够观察到包块与椎管的关系。脊柱横切面：两个椎弓向后开放，呈"V"或"U"字形改变，无包块型改变可不明显，见于脊髓纵裂、终丝脂肪瘤、终丝紧张、皮毛窦等。脊柱冠状切面：脊髓纵裂等冠状切面显示后方的两个椎弓骨化中心距离增大；脊髓圆锥低于正常水平，正常孕中晚期胎儿脊髓圆锥位于 L_2~L_3 水平，如果低于 L_3 水平怀疑脊髓栓系可能。

四、临床拓展思维训练

1. 开放性脊柱裂都可以被超声检查出来吗（10分）？

开放性脊柱裂分为脊膜膨出、脊髓脊膜膨出、脊髓外露（5分）。开放性脊柱裂好发于腰骶部，其次是骶部、胸腰部、颈部，约95%以上的开放性脊柱裂病例可通过超声征象被检出，但小的缺损且无明显包块的开放性脊柱裂产前诊断困难（5分）。

2. 结合临床与诊断，应如何判断脊柱裂的预后（10分）？

隐性脊柱裂出生后症状较轻或无症状，一般无须特殊治疗（2分）。脊膜膨出、脊髓脊膜膨出和脊髓裂、脊髓栓系等的病变部位、程度决定预后（4分），严重者出生后可有功能障碍，如双下肢瘫痪、大小便失禁等，部分病例甚至无法存活，应及早处理（4分）。

（杨泽宇）

病例 **36** 唇腭裂（cleft lip and palate）

一、临床资料

1. 病史　孕妇，24岁，因"外院超声提示胎儿结构异常"就诊。孕1产0，孕16⁺⁶周。否认孕期放射性物质接触史，猫狗等动物接触史。患者目前无腹痛及腹部紧缩感，无阴道流血排液，分泌物正常。

2. 超声资料（图4-36-1~图4-36-4）

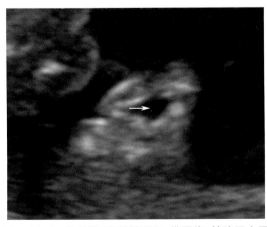

图4-36-1　胎儿鼻唇冠状切面二维图像，箭头示上唇

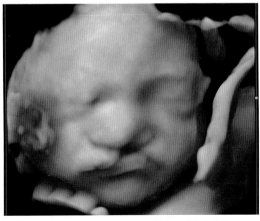

图4-36-2　胎儿面部三维表面模式成像

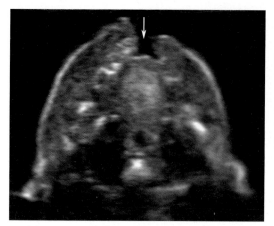

图 4-36-3　胎儿上牙槽冠状切面二维图像，箭头示上唇及上牙槽

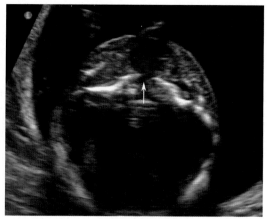

图 4-36-4　胎儿硬腭后部斜冠状切面二维图像，箭头示硬腭线

二、思考题及参考答案

1. 请结合病史及超声图像表现作出诊断(10 分)。

临床表现：无临床表现，孕 16^{+6} 周，超声提示胎儿结构异常(2 分)。

超声所见：图 4-36-1 一侧上唇连续性中断，中断处为无回声带，无回声带延伸至鼻孔，受累侧鼻孔变形(3 分)，图 4-36-2、图 4-36-3 一侧上唇及上牙槽回声中断(2 分)，图 4-36-4 硬腭回声不连续(1 分)。

超声诊断：符合胎儿一侧唇裂(Ⅲ度)、同侧牙槽突裂、继发腭裂(2 分)。

2. 请回答本病的鉴别诊断(10 分)。

(1) 人中：为正常结构，人中沟较深时注意与唇裂鉴别。注意观察和鼻小柱的位置关系，动态观察等待胎儿张口有助于鉴别(4 分)。

(2) 面横裂：表现为口角至外耳的面部裂隙，超声要注意观察两侧嘴角是否完整、对称。三维超声的面部冠状面可提高检出率(3 分)。

(3) 邻近的胎儿正常结构：脐带垂直于唇部等情况可误认为是唇裂，此时应结合胎儿张嘴或胎动时观察，或结合彩色多普勒血流成像进行鉴别(3 分)。

3. 请简述单纯唇裂分类方法(10 分)。

单纯唇裂分为单侧唇裂和双侧唇裂(1 分)。

根据唇裂的程度分为Ⅰ度唇裂：裂隙只限于唇红部(3 分)；Ⅱ度唇裂：裂隙达上唇皮肤，但未达鼻底(3 分)；Ⅲ度唇裂：从唇红至鼻底完全裂开(3 分)。

三、要点与讨论

1. 胚胎发育　唇与腭在胚胎发育 7~12 周形成。两侧上颌突向中线方向生长与形成人中的球状突互相融合形成上唇。

2. 病理、分型　在胚胎第 7 周时，如果两侧球状突未能正常融合，则形成上唇正中裂；如果上颌突未能与同侧球状突融合，则产生单侧唇裂；如在两侧发生，则可产生双侧唇裂。腭是由内侧鼻突的球状突和上颌突的腭突发育并融合而成。两侧球状突形成前颌突，两者在中线融合形成原发腭，向后以切牙孔为界，前方包括 4 个切牙的牙槽骨。两侧上颌骨的腭突向中线生长并融合、向前生长在切牙孔处与原发腭融合形成继发腭。上述发育过程异常引起原发或继发腭裂。

3. 临床特征　上唇部或上颚存在裂口，根据唇腭裂的程度或类型不同，表现出不同的症状。包括进食、呼吸、语言发育障碍及牙齿畸形、耳部感染、听力下降等。

4. 超声特征

（1）唇裂在胎儿鼻唇冠状切面和上唇轴平面上观察。二维超声表现为一侧或双侧上唇连续性中断。胎儿口唇微张时中断处为无回声暗带，暗带可延伸达鼻孔，引起受累侧鼻孔变形。检出唇裂后，还应仔细观察上牙槽突，单纯唇裂者可见上牙槽呈连续强回声弧状弯曲。

（2）腭裂通常在检查出胎儿有唇裂时进行针对性扫查。当轴平面扫查显示牙槽突连续性中断时，可诊断为原发腭裂即牙槽突裂。单纯软腭与硬腭裂产前很难明确诊断，较严重的继发腭裂可在特殊体位经斜冠状切面或正中矢状切面观察。

四、临床拓展思维训练

1. 明确诊断后需要进一步行何种其他产前检查（10 分）？

继续妊娠应行羊膜腔穿刺检查染色体，胎儿唇腭裂可同时合并其他畸形且与多种染色体异常相关，例如 13、18、21- 三体及含有相关调控基因区域的染色体缺失和重复等（5 分）。要仔细扫查胎儿其他结构，必要时行全外显子组测序排除单基因病如斯蒂克勒（Stickler）综合征、Van der Woude 综合征等，并建议遗传咨询（5 分）。

2. 结合临床与诊断，应如何判断唇腭裂的预后（10 分）？

不伴有其他结构畸形的单纯唇腭裂可通过手术治疗（5 分）。唇腭裂伴有其他结构畸形或染色体异常者，其预后取决于其伴发异常的严重程度（5 分）。

（王晓光）

病例 **37** 小颌畸形（micrognathia）

一、临床资料

1. 病史　孕妇，32 岁，因"产前超声发现胎儿畸形"就诊。孕 1 产 0，停经 26 周。外院超声提示胎儿头皮下水肿，胎儿胃泡未见显示，不除外室间隔缺损。我院胎儿超声心动图检查提示升主动脉及主动脉弓走行异常。

2. 超声资料（图 4-37-1、图 4-37-2）

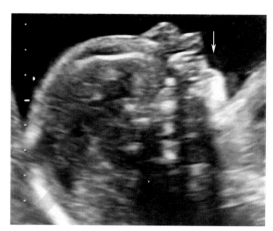

图 4-37-1　胎儿颜面部正中矢状切面二维图像，
箭头示下颌

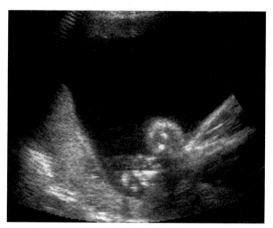

图 4-37-2　羊水深度测量二维图像

3. 其他检查资料　染色体短串联重复序列（short tandem repeat，STR）发现 18 号染色体 6 个 STR 位点中有 1 个位点未提示数目异常，有 5 个位点纯合，不能提供诊断信息。羊膜腔穿刺 CNV 未见明显异常。

二、思考题及参考答案

1. 请结合病史及超声图像表现作出诊断（10 分）。

临床表现：无临床症状，停经 26 周。超声提示胎儿头皮下水肿，胎儿胃泡未见显示，大动脉走行异常（2 分）。

超声所见：图 4-37-1 颜面部轮廓异常，下颌明显短小后缩（4 分），上唇突出（1 分）。图 4-37-2 伴有羊水多（1 分）。

超声诊断：符合小颌畸形（2 分）。

2. 请回答本病的鉴别诊断（10 分）。

区分孤立性和综合征性小颌畸形是很重要的。主要的下颌综合征包括皮埃尔·罗班（Pierre Robin）序列征（小下颌、舌后坠，腭裂）等（5 分）。骨骼和神经肌肉疾病也可导致小颌畸形（2 分）。小颌畸形是许多染色体异常的特征，包括 9、13 和 18- 三体、三倍体等（3 分）。

3. 请说明下颌面部角测量方法（10 分）。

下颌面部角测量：鼻骨正中线鼻根处与前额垂直的一条线与颏尖至最突出的唇的前界连线之间的夹角（图 4-37-3）。

三、要点与讨论

1. 胚胎发育　小颌畸形为胚胎时左右下颌隆起没有发育或发育不良引起。

2. 病理　小颌畸形的主要特征是下颌骨小，下颌后缩，下唇较上唇靠后，故上唇突出。可伴发耳低位和耳畸形。

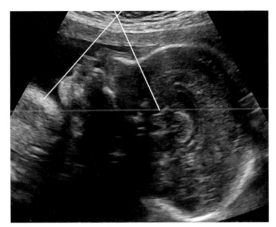

图 4-37-3 下颌面部角测量方法示意图

3. 临床特征 典型表现为下颌窄小，因口腔狭小，舌阻塞气道而造成呼吸困难。

4. 超声特征

（1）正中矢状颜面部的轮廓显示胎儿下颌骨短小、明显后缩或者缺如，上唇突出。下颌面部角小于 50° 常作为客观评定标准。需注意如果胎位不正，下颌面部角无法准确测量，影响小颌畸形的诊断，因此临床上仍主要使用主观诊断标准。值得注意的是，如果小颌畸形是孤立的，则需要对双亲进行评估，因为轻度小颌畸形可能是一种体质遗传性变异。

（2）下颌骨长度较正常小。

（3）可伴有耳低位及耳畸形。

（4）常伴有羊水过多。

四、临床拓展思维训练

1. 请简述小颌畸形与染色体异常的关系（10 分）。

小颌畸形与染色体异常密切相关，最常见的染色体异常以 18- 三体最为多见，其次为 13- 三体，而 21- 三体、嵌合体等较罕见（6 分）。因为 CNV 不能检测单基因病，在特殊情况下需外显子组测序，可建议遗传咨询（4 分）。

2. 结合临床与诊断，应如何判断小颌畸形的预后（10 分）？

小颌畸形往往合并其他系统的畸形或染色体异常，预后相对较差，多数选择引产（4 分）。孤立性小颌畸形有时是 Pierre Robin 综合征的组成部分，选择继续妊娠需注意胎儿出生后可能出现呼吸不畅、缺氧甚至窒息，分娩时应由产科医生及新生儿科医生保证胎儿分娩后呼吸道通畅（6 分）。

（王晓光）

病例 **38** 胎儿十二指肠狭窄或闭锁(fetal duodenal stenosis or atresia)

一、临床资料

1. 病史 孕妇,31岁,孕1产0,孕29^{+5}周。因"行常规产前超声检查"就诊。既往月经正常,无痛经等不适。体格检查宫高大于相应孕周。实验室检查无特殊。

2. 超声资料(图4-38-1、图4-38-2)

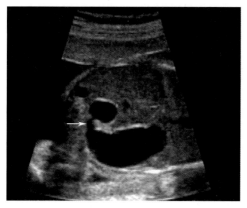

图4-38-1 胎儿腹部横切面二维图像
箭头所示为胎儿腹部两个无回声区相通处。

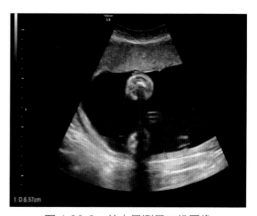

图4-38-2 羊水量测量二维图像

二、思考题及参考答案

1. 请结合病史及超声图像表现作出诊断(10分)。

临床表现:孕妇,31岁,孕1产0,孕29^{+5}周。体格检查宫高大于相应孕周(1分)。

超声所见:图4-38-1胎儿上腹部扫查,腹部横切面可见两个无回声区相通,呈"双泡征"(3分)。图4-38-2羊水量增多,最大深度约8.6cm(2分)。

超声诊断:考虑符合胎儿十二指肠狭窄或闭锁(3分),合并羊水多(1分)。

2. 导致妊娠期羊水过多的常见原因有哪些(10分)?

导致羊水过多的常见原因包括以下几种。①胎儿畸形,包括:消化系统畸形、神经系统畸形、骨骼系统畸形、腹壁缺损、唇腭裂、胎儿水肿等(2分);②多胎妊娠(2分);③胎盘因素:如胎盘过大、胎盘绒毛膜血管瘤等(2分);④母体血糖增高(2分);⑤特发性羊水过多(2分)等。

3. 该先天畸形与其他腹腔囊性病变最重要的鉴别要点是什么(10分)?

鉴别要点是观察胎儿上腹部两个液性暗区是否有相通,十二指肠狭窄或闭锁时,可见胃泡和扩张的十二指肠近段通过幽门管相通,而其他来源的腹腔囊性病变与胃泡无相通(10分)。

三、要点与讨论

1. 病理、流行病学　先天性十二指肠狭窄或闭锁可发生在十二指肠的任何部位，以十二指肠降部或水平部多见。狭窄可以由十二指肠腔内瓣膜样狭窄或局限性狭窄所导致，也可以由环状胰腺或小肠旋转不良等外源性因素所导致。

十二指肠狭窄或闭锁是胎儿消化系统常见畸形，发生率 1/10 000~1/5 000。

2. 临床特征　因胎儿吞咽羊水困难，因此常合并羊水过多，孕妇腹围及宫高可大于相应孕周参考值。单纯性十二指肠狭窄或闭锁可手术治疗，预后良好；合并其他畸形时预后与合并畸形的严重程度相关；合并胎儿染色体异常时预后不良。

3. 超声特征

（1）"双泡征"是十二指肠狭窄或闭锁的特征性超声表现，即胎儿上腹部扫查可见两个相连的增大的无回声区，分别为胎儿的胃和扩张的十二指肠近段，两者中间相通的管状结构为幽门。检查时需注意观察两个液性暗区间有无相通。

（2）常合并羊水过多。

（3）有时合并其他系统畸形。

四、临床拓展思维训练

1. 发现该先天畸形后，除了详细检查胎儿其他部位是否有畸形外还应进行哪项检查（10 分）？

胎儿十二指肠狭窄或闭锁常合并其他系统畸形及染色体异常（21- 三体综合征等）（5 分），因此除了详细检查胎儿其他部位是否有畸形外，还应进行胎儿染色体核型分析（5 分）。

2. 除了本病例中的先天畸形，你还知道哪些胎儿消化系统畸形？（答 3 种即可，10 分）。

胎儿食管闭锁、食管重复畸形、胃重复畸形、小肠（空肠和回肠）闭锁、肠重复畸形、肠旋转不良、中肠扭转及肛门闭锁等。

（李婧宇）

病例 **39** 胎儿脐膨出（fetal omphalocele）

一、临床资料

1. 病史　孕妇，28 岁，因"外院超声发现胎儿前腹壁包块"就诊。孕 1 产 0，孕 28^{+3} 周。既往月经正常，无痛经等不适。体格检查及实验室检查无特殊。

2. 超声资料(图 4-39-1、图 4-39-2)

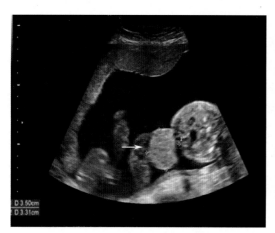

图 4-39-1　胎儿前腹壁包块二维图像
箭头所示为病灶。

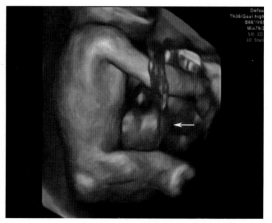

图 4-39-2　胎儿前腹壁包块三维图像
箭头所示为病灶。

二、思考题及参考答案

1. 请结合病史及超声图像表现作出诊断(10 分)。

临床表现:孕妇,28 岁,孕 1 产 0,孕 28[+3] 周。外院超声检查发现胎儿前腹壁包块。既往月经正常,无痛经等不适(1 分)。

超声所见:图 4-39-1、图 4-39-2 腹壁中线脐带入口处皮肤连续性中断、缺损(2 分)。腹壁缺损处可见向外突出包块,内含腹腔脏器或腹腔内容物(2 分)。包块表面可见包膜,包块边缘可见脐血管(2 分)。

超声诊断:考虑符合胎儿脐膨出(3 分)。

2. 请回答本病的鉴别诊断(10 分)。

常见的胎儿前腹壁异常有脐膨出、腹裂、膀胱外翻等,在膀胱显示正常的情况下,最需要与胎儿脐膨出相鉴别的先天畸形是腹裂(4 分)。

腹裂是由于胚胎早期形成腹壁的两个侧褶之一发育不全导致的胎儿前腹壁畸形,大多数是右侧褶发育不全,因此缺损处常位于脐根部的右侧。由于胎儿腹壁缺损,内脏可通过裂孔处突出,既无包膜又无皮肤腹膜覆盖,漂浮在羊水内。

鉴别要点主要有两点:一是腹壁缺损位置不同,脐膨出缺损位于腹壁中线脐带入口处,腹裂缺损处常位于脐根部的右侧(3 分);另一个是膨出物表面是否有包膜,脐膨出包块表面有包膜,而腹裂外翻的内脏表面无包膜(3 分)。

3. 与该畸形预后相关的因素有哪些(10 分)?

(1)腹壁缺损的大小,膨出脏器仅有肠管还是有肝脏、胃泡等其他腹腔脏器(4 分)。

(2)胎儿是否有其他系统畸形(3 分)。

(3)胎儿是否有染色体异常(18- 三体综合征等)(3 分)。

三、要点与讨论

1. 病理、流行病学　脐膨出是先天性腹壁发育异常。由于脐带周围腹壁缺损，导致腹腔脏器自缺损处膨出体外，膨出的内脏表面有由羊膜和腹膜组成的透明薄膜包裹。脐膨出发病率为 1/7 000~1/6 000。

2. 临床特征　根据膨出物的大小，脐膨出可分为小型膨出和巨型膨出。小型膨出缺损直径多<5cm，膨出物多为肠管。巨型膨出缺损直径多 ≥5cm，膨出物除了肠管外，还常有肝脏、胃泡和脾脏等器官。

3. 超声特征

(1)胎儿腹壁中线脐带入口处皮肤强回声带连续性中断、缺损。

(2)腹壁缺损处可见向外突出包块，内含腹腔内容物如肠管或肝脏等。

(3)包块外包裹一层包膜（羊膜、腹膜），较薄。

(4)膨出包块边缘可见脐血管。

(5)常合并羊水过多。

四、临床拓展思维训练

妊娠 10 周时发现胎儿脐部包块，你作为超声医生应该怎样与患者沟通（10 分）？

正常情况下，在胚胎的发育早期（第 6 周）时，中肠发育迅速，加之肝脏和中肾增大明显，使得腹腔容积相对变小，无法容纳全部的肠袢，从而致使部分肠袢经脐部向外疝出，形成生理性中肠疝（3 分）。约至胚胎第 10~11 周时，腹腔容积增大，中肠袢退回腹腔内，中肠疝消失。因此妊娠 10 周时发现胎儿脐部包块，应与患者说明有两种可能，一种可能是生理性中肠疝，另一种可能是脐膨出（3 分）。嘱患者在妊娠 12 周后复查，如果是生理性中肠疝则在妊娠 12 周后脐部包块还纳回腹腔（4 分）。

（李婧宇）

病例 40 胎儿腹裂（fetal gastroschisis）

一、临床资料

1. 病史　孕妇，28 岁，因"外院超声发现胎儿前腹壁包块"就诊。孕 1 产 0，孕 24^{+6} 周。既往月经正常，无痛经等不适。体格检查及实验室检查无特殊。

2. 超声资料(图 4-40-1~ 图 4-40-3)

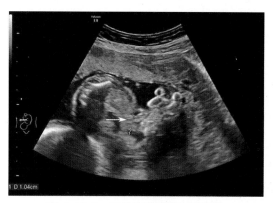

图 4-40-1　胎儿腹部横切二维图像
箭头所示处胎儿腹壁不连续。

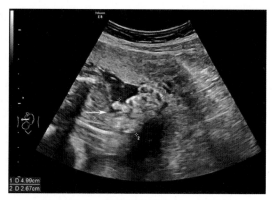

图 4-40-2　胎儿前腹壁包块二维图像
箭头所示为包块。

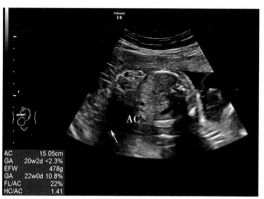

图 4-40-3　胎儿腹围测量二维图像
AC:腹围;GA:孕龄;EFW:估测胎儿体重;FL:股骨长;HC:头围

二、思考题及参考答案

1. 请结合病史及超声图像表现作出诊断(10 分)。

临床表现:孕妇,28 岁,孕 1 产 0,孕 24^{+6} 周。外院超声检查发现胎儿前腹壁包块(1 分)。

超声所见:图 4-40-1 胎儿腹壁皮肤连续性中断(2 分)。图 4-40-2 腹腔脏器自腹裂口处翻出,漂浮在羊水内,为肠管样回声(2 分),其表面无膜覆盖(1 分)。图 4-40-3 腹围小于孕周参考值(1 分)。

超声诊断:考虑符合胎儿腹裂(3 分)。

2. 请回答本病的鉴别诊断(10 分)。

胎儿腹裂需要与胎儿脐膨出相鉴别(4 分)。脐膨出的腹壁中断位于腹壁中线脐带入口处,表现为皮肤强回声带连续性中断、缺损,腹壁缺损处可见向外突出包块,内含腹腔内容物,包块外包裹一层疝囊,膨出包块边缘可见脐血管。

鉴别要点主要有两点:腹壁缺损位置不同,脐膨出缺损位于腹壁中线脐带入口处,因此膨出包块边缘可见脐血管,而腹裂时腹壁缺损常位于脐根部的一侧(常为右侧)(3分);膨出物表面是否有包膜是重要的鉴别点,脐膨出的膨出物表面有包膜,而腹裂外翻的内脏表面无包膜(3分)。

3. 该先天畸形常发生于脐根部的哪一侧,其原因是什么(10分)?

腹裂缺损处常位于脐根部的右侧(5分)。腹裂是由于胚胎早期形成腹壁的两个侧褶之一发育不全,大多数是右侧褶,因此缺损处常位于脐根部的右侧(5分)。

三、要点与讨论

1. 病理　腹裂也称内脏外翻,是指脐旁腹壁全层缺损,伴腹腔内脏脱出,完全无皮肤及腹膜覆盖。

2. 临床特征　腹裂主要表现为脐旁腹壁全层缺损导致的腹腔内容物的脱出,脱出的脏器以肠管最为常见,也可以是肝脏、胃、卵巢等其他器官,可伴发肠狭窄、肠旋转不良等其他畸形。产前超声检查可以早期诊断腹裂,诊断明确后需出生后早期行手术治疗。

3. 超声特征

(1)腹壁皮肤连续性中断,缺损处常位于脐根部的右侧。

(2)腹腔脏器自腹裂口处翻出,漂浮在羊水内,可为肠管、肝脏、胃等脏器回声,其表面无包膜覆盖。

(3)腹围缩小。

四、临床拓展思维训练

1. 产前超声检查中,如果胎儿除了图中所示超声表现,还发现有脊柱裂、胸壁缺损及脐带过短等异常超声表现,该胎儿可能患有哪种先天发育异常? 列举该先天发育异常通常会有哪些超声表现(10分)?

该胎儿可能患有肢体 - 体壁综合征(又称体蒂异常)。此综合征是一种罕见的多发畸形,一般认为是由于胚胎4~6周时前腹壁关闭失败所引起,其发生机制目前尚不清楚,预后极差(4分)。

可能出现的异常超声表现包括:较大腹壁或胸腹壁缺损,可见肝脏、肠管等腹腔脏器外翻;脐带过短或无脐带;脊柱异常,侧凸、后凸或扭曲成角、排列紊乱;部分胎儿结构位于胚外体腔内;肢体异常;颜面部畸形及颅脑畸形等(6分)。

2. 产前超声检查中,如果胎儿除了腹壁缺损、腹腔内脏外翻,还发现了条索状羊膜带回声和截指 / 趾,该胎儿可能患有哪种先天发育异常? 列举该先天发育异常通常会有哪些超声表现(10分)?

该胎儿可能患有羊膜带综合征(5分)。

可能出现的异常超声表现包括:腹壁缺损(该缺损可以发生在腹壁的任何部位),伴内脏外翻;羊膜腔内见杂乱的条索状羊膜带回声;截肢或截指 / 趾等肢体异常;不对称颅裂;面裂畸形等(5分)。

(李婧宇)

565

病例 **41** 胎儿肺隔离症（fetal pulmonary sequestration）

一、临床资料

1. 病史　孕妇,28岁,因"外院超声发现胎儿左侧胸腔包块"就诊。孕1产0,孕27^{+2}周。既往月经正常,无痛经等不适。体格检查及实验室检查无特殊。

2. 超声资料(图4-41-1~图4-41-4)

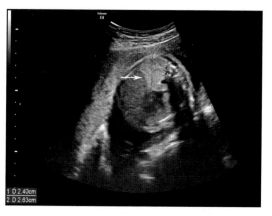

图4-41-1　胎儿胸腔包块横切二维图像
（近场为胎儿左侧）
箭头所示为胎儿胸腔包块。

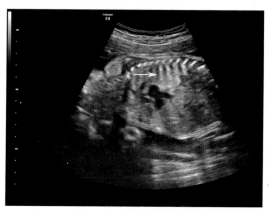

图4-41-2　胎儿胸腔包块纵切二维图像
箭头所示为胎儿胸腔包块。

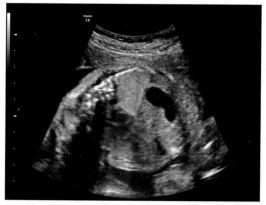

图4-41-3　胎儿胸腹腔斜切二维图像
箭头所示为胎儿胸腔包块。

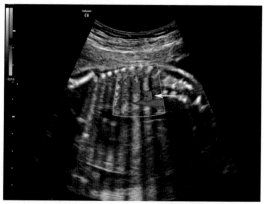

图4-41-4　包块彩色血流图像
（蓝色大血管为降主动脉）
箭头所示为胎儿胸腔包块。

二、思考题及参考答案

1. 请结合病史及超声图像表现作出诊断(10 分)。

临床表现:孕妇,28 岁,孕 1 产 0,孕 27^{+2} 周。外院超声检查发现胎儿左侧胸腔包块(2 分)。

超声所见:图 4-41-1~ 图 4-41-3 胎儿左侧胸腔下部可见包块,边界清楚,内呈均匀高回声。图 4-41-4 彩色多普勒超声可见包块血供来源于降主动脉分支(5 分)。

超声诊断:符合胎儿肺隔离症(3 分)。

2. 请回答本病的鉴别诊断(10 分)。

肺隔离症主要需要与先天性囊性腺瘤样畸形鉴别。先天性囊性腺瘤样畸形根据病灶的声像图特点和病理特点可分为三型:大囊型、中间型和微囊型,前两型表现为胸腔内囊性或囊实混合性肿块,微囊型表现为胸腔内高回声实性包块(5 分)。

先天性囊性腺瘤样畸形滋养血管来自肺动脉,而肺隔离症滋养血管来自胸主动脉或腹主动脉,这是两种疾病的鉴别要点(5 分)。

3. 请列举在产前超声诊断中,常见的胎儿胸腔病变(答 5 种即可,10 分)。

在产前超声诊断中,常见的胎儿胸腔病变有:肺隔离症、囊性腺瘤样畸形、膈疝、高位气道梗阻、支气管囊肿、支气管闭锁、肺发育不良、肺缺如、胸腔积液、胸腔内淋巴管瘤等。

三、要点与讨论

1. 病理　肺隔离症是由胚胎前原肠、额外发育的气管和支气管肺芽接受体循环的血液供应而形成的无功能肺组织团块,可分为叶内型(intralobar pulmonary sequestration,ILS)和叶外型(extralobar pulmonary sequestration,ELS)两大类。肺隔离症与正常气道无交通,是以血管异常为基础的胚胎发育缺陷造成的肺先天性畸形,约占先天性肺部畸形的 6.4%。其血供来源于体循环动脉。肺隔离症多发生在左侧(约 90%),可以发生在胸腔或腹部,最常见的部位是下肺叶和横膈之间(约 70%),也有少数出现在胸腔其他部位,腹部占约 10%,多为单侧发生。

2. 临床特征　胎儿肺隔离症总体预后良好,约 40% 病灶自发消退或缩小,主要危险因素是肿块生长过快、过大压迫下腔静脉、心脏和肺脏,导致胎儿水肿、心力衰竭和肺发育不良。

3. 超声特征　胎儿肺隔离症超声表现为边界清楚的高回声肿块,多位于左侧胸腔基底部(80%~90%),也可发生于膈肌内和膈肌下方等其他部位,呈叶状或三角形,其内偶可见小的无回声区。彩色多普勒显示动脉血供来源于降主动脉及其分支是其特征性表现。

四、临床拓展思维训练

产前超声检查中发现该病变,应怎样进行胎儿期的临床管理(10 分)?

由于大部分胎儿肺隔离症预后良好,产前超声检查发现肺隔离症后,应嘱孕妇定期复查超声,如果肿块随孕周增加轻度增大或逐渐减小,提示预后较好,继续观察即可,不可盲目终止妊娠(5 分)。少数情况下,如果肿块随孕周增加增大明显,且导致胸腔积液、胎儿水肿、心力衰竭等继发改变时,则提示胎儿预后不良甚至可导致胎儿停育(5 分)。

(李婧宇)

病例 42 胎儿先天性肺气道畸形（congenital pulmonary airway malformation）

一、临床资料

1. 病史 孕妇，31 岁，因"外院超声发现胎儿左侧胸腔占位性病变"就诊。孕 1 产 0，孕 22^{+2} 周。既往月经正常，无痛经等不适。体格检查及实验室检查无特殊。

2. 超声资料（图 4-42-1~ 图 4-42-3）

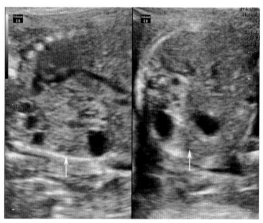

图 4-42-1 胎儿左侧胸腔内包块二维图像
箭头所示为病灶。

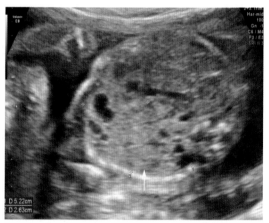

图 4-42-2 胎儿胸腔内包块测量二维图像
箭头所示为病灶。

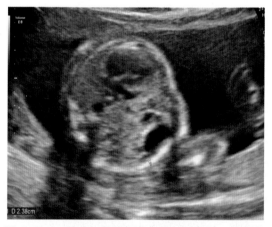

图 4-42-3 胎儿胸腔横切面（四腔心切面）二维图像

二、思考题及参考答案

1. 请结合病史及超声图像表现作出诊断（10 分）。

临床表现：孕妇，31 岁，孕 1 产 0，孕 22^{+2} 周。外院超声检查发现胎儿左侧胸腔占位性病变（1 分）。

超声所见：图 4-42-1、图 4-42-2 胎儿左侧胸腔内可见囊实混合性肿块，边界较清晰，肿块内见多个大小不等的液性区（3 分）。图 4-42-3 心脏受肿块压迫向右侧胸腔移位（2 分）。

超声诊断：考虑符合胎儿先天性肺气道畸形（4 分）。

2. 请回答本病的鉴别诊断（10 分）。

该病需要与肺隔离（2 分）及膈疝（2 分）进行鉴别。

肺隔离是由胚胎的前原肠、额外发育的气管和支气管肺芽接受体循环的血液供应而形成的无功能肺组织团块，是以血管发育异常为基础的发育缺陷，其生长与正常肺分离，不与气道和肺动脉相通。超声表现为胎儿胸腔内或膈肌下高回声包块，边界清楚，彩色多普勒可见血供来源于降主动脉分支是其与胎儿先天性肺气道畸形的鉴别要点（3 分）。

胎儿膈疝时疝入胸腔的肠管也表现为胸腔内液性区域，其与先天性肺气道畸形的鉴别要点是要观察膈肌的完整性和动态观察胸腔内的液性区是否有蠕动，而疝入胸腔的肝脏则回声略低于肺脏，彩色多普勒超声有时可探及肝内的门静脉系统影像（3 分）。

3. 临床上常用哪个指标来评估胎儿的预后？该指标如何计算和评价临床意义（10 分）？

临床上常用肺头比（volume to head circumference ratio，CVR），即肺部肿块的体积与胎儿头围比值来评估预后（4 分）。计算方法：(肿块长度 × 宽度 × 高度 × 0.523) ÷ 头围，单位为 cm（3 分）。CVR>1.6 提示胎儿水肿风险增高，死亡率增加（3 分）。

三、要点与讨论

1. 病理、流行病学　先天性肺气道畸形是一种较为少见的肺发育异常，发病率 1：35 000~1：11 000。发生率约占胎儿先天性肺畸形的 25%。

病理特点表现为终末细支气管过度发育，呈腺瘤样生长并损害肺泡导致其发育不良，病变肺组织在肺实质内形成有明显界限的囊性或实性病变。多单侧发生，可累及肺的一叶及数叶，多见于肺下叶。偶见双侧发生，只占 2%。

Sanders 根据显微镜和大体解剖特征将先天性肺气道畸形分为 3 型：①Ⅰ 型为大囊肿型，囊肿直径 20~100mm，囊肿间可见正常肺组织，占先天性肺气道畸形的 60%~70%；②Ⅱ 型为中间型，病变由多个直径<20mm 的囊肿组成，囊肿间为不规则的肺组织，占先天性肺气道畸形的 10%~15%；③Ⅲ 型为微囊型，病变由许多密集的肉眼无法辨认的小囊肿组成，故组织呈实质性改变，占先天性肺气道畸形的 15%~30%。

2. 临床特征　先天性肺气道畸形总体预后良好，CVR 常被用来评估胎儿预后，CVR>1.6 提示胎儿水肿风险增高，死亡率增加。

3. 超声特征

(1) Ⅰ 型（大囊型）：胸腔内囊性或囊实混合性肿块，囊肿多大小不等，较大囊肿直径 ≥20mm。

(2) Ⅱ 型（中间型）：胸腔内囊实混合性肿块，囊肿直径>5、<20mm。

(3) Ⅲ 型（微囊型）：较大囊肿直径<5mm 胸腔内高回声实性肿物，与正常肺组织界限清楚。

四、临床拓展思维训练

1. 该畸形预后如何(10分)?

胎儿预后与病变分型、严重程度(肿块大小、纵隔移位程度、是否出现胎儿水肿、是否出现羊水过多)、是否合并其他畸形密切相关(6分)。部分病灶会在胎儿期或出生后自发消退或缩小,需要注意的是部分病例在孕晚期行超声检查时,病灶与正常肺组织界限不清,甚至难以识别,因此患儿出生后应进行肺部影像学检查明确病灶是否存在(4分)。

2. 发现该畸形后超声医生应如何与患者沟通(10分)?

产前超声检查发现胎儿肺气道畸形后,应嘱孕妇定期复查(5分),关注肿块大小变化,是否有自发消退,是否有肿块快速增大导致胎儿胸腔积液、水肿、心力衰竭等继发改变,不可盲目终止妊娠(5分)。

(李婧宇)

病例 43 胎儿膈疝(fetal diaphragmatic hernia)

一、临床资料

1. 病史 孕妇,28岁,因"外院超声发现胎儿畸形"就诊。孕1产0,孕26^{+3}周。既往月经正常,无痛经等不适。体格检查及实验室检查无特殊。

2. 超声资料(图4-43-1~图4-43-3)

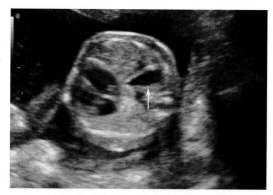

图4-43-1 胎儿四腔心水平横切面
(心尖指向胎儿左侧)二维图像
箭头所示为胎儿胸腔内液性区。

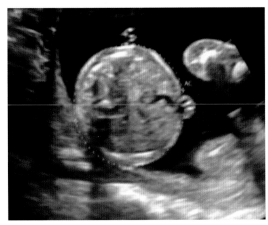

图 4-43-2 胎儿腹围切面二维图像

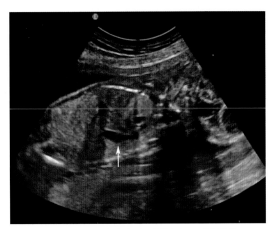

图 4-43-3 胎儿胸腹腔纵切面二维图像

箭头所示为胎儿胸腔内液性区。

二、思考题及参考答案

1. 请结合病史及超声图像表现作出诊断（10 分）。

临床表现：孕妇，28 岁，孕 1 产 0，孕 26⁺³ 周。外院超声检查发现胎儿畸形（1 分）。

超声所见：图 4-43-1 心脏略向右侧胸腔移位，四腔心切面可显示左侧胸腔内可见一液性区，边界清楚，内呈无回声。图 4-43-2、图 4-43-3 胎儿腹腔内未见胃泡影像（5 分）。

超声诊断：考虑胎儿膈疝（4 分）。

2. 该疾病常发生于左侧还是右侧，为什么（10 分）？

该疾病常发生于左侧（5 分）。膈肌发育过程中某一组成部分发育停止或发育不全，就会造成相应的缺损。由于膈肌关闭左侧晚于右侧，因此膈疝多见于左侧（5 分）。

3. 产前检查通常如何评估该疾病的预后（10 分）？

评估先天性膈疝胎儿的预后需要评估胎儿肺脏的发育情况。膈疝胎儿肺脏的发育情况一般通过测量和计算肺头比（lung area to head circumference ratio，LHR）（即健侧肺面积与胎儿头围比值）来评估，计算方法为：胸部横切面健侧肺两垂直径线的乘积与胎儿头围的比值，需注意计算单位为 mm（5 分）。LHR>1.4 提示预后良好，LHR<1.0 提示预后较差，而 LHR<0.6 病死率为100%（3 分）。另外还需要详细检查胎儿是否合并其他系统畸形以及染色体和基因异常（2 分）。

三、要点与讨论

1. 病理 先天性膈疝是由于膈肌发育缺陷或发育不全，腹腔器官（胃、肠管、大网膜、肝脏、脾脏等）经过缺损处疝入胸腔。

2. 临床特征 膈疝的分类包括：胸腹裂孔疝、胸骨后膈疝和食管裂孔疝等。先天性膈疝患儿腹腔内容物通过膈肌缺损处疝入胸腔，压迫肺组织造成肺部发育不良、肺动脉高压、心功能受损等，严重者导致患儿出现急性呼吸困难、缺血缺氧等症状，甚至造成患儿死亡。

3. 超声特征

（1）胸腔内显示腹腔脏器回声。

（2）胸腔内肺、心脏及纵隔等脏器受压并移位。

(3)膈肌低回声带中断或消失为直接征象。

(4)腹围缩小。

(5)可合并羊水过多,胸腹腔积液等。

四、临床拓展思维训练

该疾病的预后与哪些因素有关(答 5 种即可,10 分)?

与胎儿膈疝预后相关的因素有:肺脏的发育情况、膈肌缺损的大小、疝入胸腔的脏器有哪些、是否有疝囊、病变发生于左侧还是右侧、是否合并其他系统畸形、是否合并染色体和基因异常等。

(李婧宇)

病例 44 胎儿婴儿型多囊肾病(fetal infantile polycystic kidney disease)

一、临床资料

1. 病史 孕妇,35 岁,因"羊水过少"就诊。孕 1 产 0,孕 30^{+1} 周。既往月经正常,无痛经等不适。体格检查无特殊。

2. 超声资料(图 4-44-1、图 4-44-2)

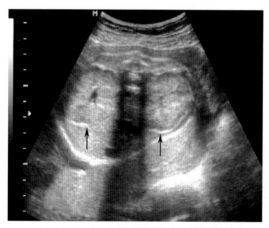 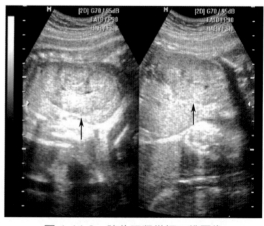

图 4-44-1 胎儿双肾横切二维图像　　图 4-44-2 胎儿双肾纵切二维图像

3. 其他检查资料 胎儿脐血全外显子序列分析显示胎儿 *PKHD1* 基因发现双杂合突变位点,分别遗传自胎儿母亲及父亲。胎儿母亲及父亲泌尿系统超声检查正常。

二、思考题及参考答案

1. 请结合病史及超声图像表现作出诊断（10 分）。

临床表现：孕妇，35 岁，孕 1 产 0，孕 30^{+1} 周。羊水过少（1 分）。

超声所见：图 4-44-1、图 4-44-2 胎儿双肾对称性增大。肾髓质部分回声增强（增强部分实为密集的囊性结构，大量的囊性结构造成丰富的界面反射）。肾皮质回声低。伴羊水少（5 分）。

超声诊断：考虑符合胎儿婴儿型多囊肾病（4 分）

2. 请回答本病的鉴别诊断有哪些（10 分）？

肾脏囊性病变种类较多，遗传方式各不相同。婴儿型多囊肾病需要与成人型多囊肾病和多囊性发育不良肾鉴别（4 分）。

婴儿型多囊肾病为常染色体隐性遗传多囊肾病。声像图表现为双肾对称性明显增大。肾实质髓质部分回声增强，皮质回声低。常伴羊水过少及膀胱不显示。

多囊性发育不良肾声像图表现多为单侧发生，患侧肾内可见多个大小不等的液性区，互不相通。肾脏外形不规则，无正常的肾皮质。羊水量正常或减少（3 分）。

成人型多囊肾病为常染色体显性遗传多囊肾病。胎儿期声像图表现为双肾增大，多数为中度增大，两肾增大程度可不同，双肾皮质回声增强，皮髓质分界明显，膀胱可显示，羊水量多正常。由于该疾病为常染色体显性遗传，胎儿期诊断该病时，应对孕妇夫妻双方进行肾脏超声检查，应至少有一方患有此病（3 分）。

3. 根据常染色体隐性遗传的遗传模式，父母双方均携带常染色体隐性遗传疾病基因，他们的后代不携带致病基因、携带致病基因但不发病以及发病的概率分别是多少？父母一方携带常染色体隐性遗传疾病基因，另一方正常时，他们的后代不携带致病基因和携带致病基因的概率分别是多少？（10 分）？

父母双方均携带常染色体隐性遗传疾病基因，他们的后代不携带致病基因、携带致病基因但不发病以及发病的概率分别是 25%，50% 和 25%。

父母一方携带常染色体隐性遗传疾病基因，另一方正常时，他们的后代不携带致病基因和携带致病基因的概率均是 50%。

三、要点与讨论

1. 病理、流行病学　婴儿型多囊肾病为常染色体隐性遗传疾病，再发风险为 25%。发病率为 1/60 000~1/40 000。病变累及双肾，呈对称性增大。镜下可观察到肾实质内充满大量微小囊泡。

2. 临床特征　常染色体隐性遗传多囊肾病依据发病年龄的不同，可分为 4 种类型：围产期型，新生儿型，婴儿型和青少年型。除了肾脏弥漫性损伤，患儿常伴有不同程度的肝脏门静脉纤维化。总体预后不良，且发病越早预后越差，患儿主要死于严重肾衰竭或肺发育不良。

3. 超声特征

(1) 胎儿双肾对称性明显增大，肾脏可几乎占满整个腹腔，故腹围增大。

(2) 双肾回声增强（增强部分实为密集的囊性结构，大量的囊性结构造成丰富的界面反射），回声增强主要在肾髓质部分，肾皮质回声低。

(3) 常伴有羊水过少及膀胱不显示。

四、临床拓展思维训练

1. 肾脏囊性病变分类有哪些(10分)？

肾脏囊性病变种类较多,遗传方式各不相同,目前分类方法多采用Potter分类法。Potter分类法将肾脏囊性病变分为4型,Ⅰ型:常染色体隐性遗传多囊肾病(婴儿型多囊肾病)(2.5分);Ⅱ型:多囊性发育不良肾(2.5分);Ⅲ型:常染色体显性遗传多囊肾病(成人型多囊肾病)(2.5分);Ⅳ型:梗阻性囊性发育不良肾(2.5分)。

2. 请列举胎儿肾脏数目和位置异常都有哪些类型(10分)。

胎儿肾脏数目异常包括:单侧肾缺如、双侧肾缺如、单侧重复肾和双侧重复肾等(5分)。

胎儿肾脏位置异常包括:盆腔肾、胸腔异位肾和交叉异位肾等(5分)。

(李婧宇)

病例 **45** 双胎妊娠(twin pregnancy)

一、临床资料

1. 病史　孕妇,35岁,因"行常规产前超声检查"就诊。试管移植一枚胚胎,现孕10周,怀孕以来无腹痛及阴道流血排液。

2. 超声资料(图4-45-1~图4-45-4)

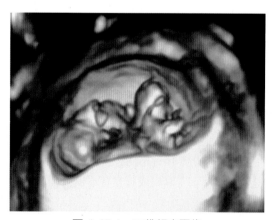

图4-45-1　三维超声图像

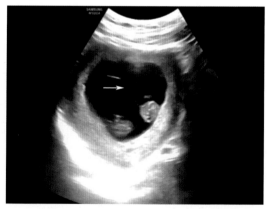

图4-45-2　两胎儿之间可见分隔膜(箭头所示)

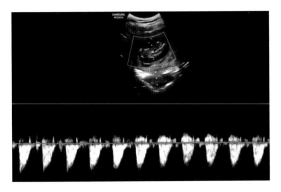
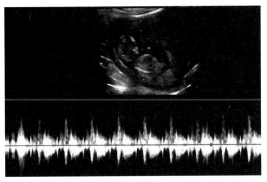

图 4-45-3　胎芽一彩色多普勒图像　　　　图 4-45-4　胎芽二彩色多普勒图像

二、思考题及参考答案

1. 请结合病史及超声图像表现作出诊断（10 分）。

临床表现：孕妇试管移植一枚胚胎，现孕 10 周（2 分）。

超声所见：图 4-45-1 一个妊娠囊内有两个胚芽。图 4-45-2 两胎儿之间可见分隔膜（2 分）。图 4-45-3、图 4-45-4 两胎儿均可检测出胎心搏动（2 分）。

超声诊断：孕早期，考虑单绒毛膜双羊膜囊双胎（4 分）。

2. 单绒毛膜双胎的特有畸形有哪些（10 分）？

（1）双胎输血综合征（twin to twin transfusion syndrome，TTTS）：两胎儿通过共同胎盘内的血管吻合进行了血液输注，导致两胎儿生长不平衡，一胎羊水过多、一胎羊水过少或无羊水（3 分）。

（2）无心畸胎序列征或双胎动脉反向灌注序列征（twins reversed arterial perfusion sequence，TRAPS）：一胎发育正常为泵血儿，一胎无心或仅有心脏痕迹或有心脏但无功能（受血儿）（3 分）。

（3）连体双胎：只发生在单绒毛膜单羊膜囊双胎妊娠中（2 分）。

（4）选择性胎儿生长受限（selective fetal growth restriction，sFGR）：双胎之一在宫内生长受到限制（2 分）。

3. 单绒毛膜双胎应如何规范进行产前超声监测（10 分）？

诊断为单绒毛膜双胎的胎儿在 16 周开始每 2 周进行一次超声监测（5 分），孕 34 周后为每周一次（3 分），如果出现并发症，检查频次根据临床需求可增加（2 分）。

三、要点与讨论

1. 胚胎发育　双胎妊娠可以是由两个独立的卵子或单个卵子受精而形成，即双卵双胎或单卵双胎。双卵双胎的两个胎儿拥有各自的遗传基因和胎盘，所以所有双卵双胎都是双绒毛膜双羊膜囊双胎。单卵双胎是由一个受精卵分裂而成，因此两个胎儿具有相同的基因，单卵双胎如果在受精第 4 天前（胚泡形成前）分离成两个的胎盘、两个羊膜囊，可形成双绒毛膜双羊膜囊双胎；如果在受精后第 4~8 天（胚泡形成后，羊膜形成前）细胞群形成时分离成一个胎盘、两个独立的羊膜囊，则形成单绒毛膜双羊膜囊双胎；如果在受精后第 8 天以后（羊膜形成后）两个胎儿共用一个胎盘、共存于一个羊膜腔内,则形成单绒毛膜单羊膜囊双胎;如果在受精第 13 天后胚盘分化不完全则形成连体双胎。

2. 临床特征　孕妇常无自觉症状,当发生 TTTS 时,孕妇可能发现腹围明显增大。

3. 超声特征　产前超声应尽早明确双胎的绒毛膜性和羊膜性。

在孕早期,两个妊娠囊提示双绒毛膜双羊膜囊双胎;一个妊娠囊含有两个胚芽则提示为单绒毛膜双胎,这时建议使用经阴道超声显示羊膜来确定羊膜性。

至早孕晚期,超声检查显示两个独立的胎盘可确定为双绒毛膜双羊膜囊双胎。但在孕中晚期两胎盘边缘往往融合在一起,如果分隔膜与胎盘连接处显示为"Λ"字结构,称为"双胎峰",提示双绒毛膜双羊膜囊双胎;如果分隔膜与胎盘连接处显示为"T"字结构,提示单绒毛膜双羊膜囊双胎;如果两胎儿之间无分隔膜,提示单绒毛膜单羊膜囊双胎。如果两胎儿性别不同,则一定是双绒毛膜双羊膜囊双胎,但是性别相同不能排除。双绒毛膜双羊膜囊双胎妊娠的分隔膜含有两层羊膜和两层绒毛膜组织,因此较厚,但这个超声表现受检查者经验和检查条件的影响。此外如果超声显示两条脐带缠绕、连体双胎,则可直接诊断单绒毛膜单羊膜囊双胎。

四、临床拓展思维训练

1. 请简述羊膜囊数与卵黄囊数的关系(10 分)。

卵黄囊分化较羊膜稍晚,因此单绒毛膜双羊膜囊双胎总是有两个卵黄囊(5 分),但是单绒毛膜单羊膜囊双胎因为分裂时间的不同可能形成两个卵黄囊,也可只形成一个卵黄囊(5 分)。

2. 双绒毛膜双羊膜囊双胎的性别一定不同吗(10 分)?

所有的双卵双胎以及约 25% 的单卵双胎是双绒毛膜双羊膜囊双胎(4 分)。单卵的性别是相同的,双卵双胎可能性别相同也可能不同(3 分)。由此可见,不是所有双绒毛膜双羊膜囊双胎妊娠的双胎性别均不同,但双胎性别不同一定是双绒毛膜双羊膜囊双胎妊娠(3 分)。

(赵　丹)

病例 46 胎儿生长受限(fetal growth restriction,FGR)

一、临床资料

1. 病史　孕妇,28 岁,因"发现血压升高 3 天"就诊。孕 2 产 0,现孕 27^{+2} 周。平素月经规律,否认孕期放射性物质接触史。怀孕以来胎动良,无阴道流血排液。

2. 超声资料（图 4-46-1～图 4-46-5）

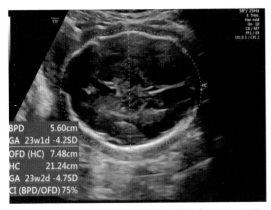

图 4-46-1　胎儿双顶径及头围测量（BPD：双顶径；HC：头围）

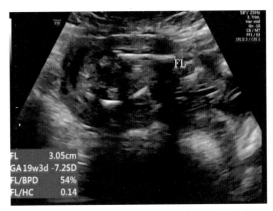

图 4-46-2　胎儿股骨长度测量（FL：股骨长）

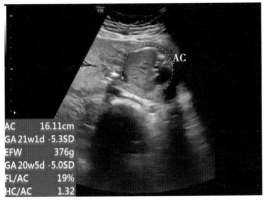

图 4-46-3　胎儿腹围测量（AC：腹围）

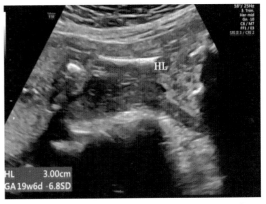

图 4-46-4　胎儿肱骨长度测量（HL：肱骨长）

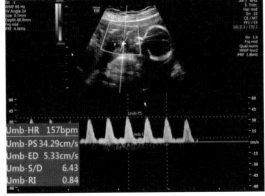

图 4-46-5　胎儿脐动脉血流频谱

Umb-HR. 脐动脉心率；Umb-VTI. 脐动脉血流速度时间积分；Umb-PS. 脐动脉收缩期峰值流速；Umb-ED. 脐动脉舒张末流速；Umb-S/D. 脐动脉收缩期峰值流速 / 脐动脉舒张期流速；Umb-RI. 脐动脉血流阻力指数。

二、思考题及参考答案

1. 请结合病史及超声图像表现作出诊断(10 分)。

临床表现:孕妇平素月经规律,现孕 27^{+2} 周(2 分),可疑妊娠高血压综合征。

超声所见:图 4-46-1~图 4-46-4 显示胎儿各生长参数超声测量值明显低于同胎龄参考值(2 分),胎儿估测体重及腹围均低于同胎龄第 10 百分位数(2 分)。图 4-46-5 脐动脉收缩期峰值流速/舒张末期流速(S/D)值为 6.43,明显增高(2 分)。

超声诊断:胎儿生长受限(早发型)(2 分)。

2. 请说出至少三个可能导致该疾病的因素(10 分)。

(1)胎儿因素:如胎儿基因或染色体异常、先天畸形、宫内感染、多胎妊娠。(3 分)

(2)母体因素:如营养不良、妊娠高血压、心脏病、肾炎、贫血、吸烟或酗酒等。(3 分)

(3)胎盘因素:如轮廓胎盘、胎盘血管瘤、绒毛膜下血肿、小胎盘、副胎盘等。(3 分)

(4)脐带因素:如脐带过长或过细、脐带扭转或打结。(1 分)

3. 请简述多普勒超声在评价该疾病的应用(10 分)。

宫内生长受限的胎儿,可同时伴有母胎多普勒血流异常(2 分):当胎儿发生缺氧时,脐动脉舒张期血流速度逐渐降低,可出现脐动脉收缩期峰值与舒张末期血流速度比值(S/D)增高,甚至舒张末期血流缺如或反向(2 分);胎儿的持续缺氧可诱发心、脑保护效应,大脑中动脉舒张期血流增加,搏动指数(pulsatile index,PI)下降(2 分);随着大脑中动脉血流阻力的下降,扩张的血管增加了经上腔静脉回流至右心房的血液流量,导致通过下腔静脉连入右心房的静脉导管血流 a 波逐渐降低,最后缺失甚至反向(2 分);此外,子宫动脉的高阻力循环与胎盘功能不全和母体胎盘血管灌注不良有关,表现为子宫动脉 PI 升高、舒张早期出现切迹(2 分)。

三、要点与讨论

1. 病理解剖、流行病学与分型 胎儿生长受限是由于某种原因导致胎儿不能达到预期的生长发育潜能,表现为胎儿体重低于同孕龄正常胎儿的第 10 百分位数。然而,并非所有出生体重低于同孕龄第 10 百分位数者均为病理性的生长受限,其中包含了一些因为种族或遗传因素造成的"健康小样儿",因此将超声估测体重或腹围低于同胎龄第 10 百分位数的胎儿定义为小于胎龄儿(small for gestational age infant,SGA)。SGA 可能较小,但不一定会增加不良围产期结局的风险,而胎儿生长受限的不良围产期和远期结局的风险均增加。

胎儿生长受限有两种主要表型,分别定义为早发型和晚发型胎儿生长受限。早发型胎儿生长受限通常伴有严重的胎盘异常,脐动脉多普勒大多为异常,与子痫前期等母体疾病相关,胎儿严重缺氧,需全身血管适应性变化,围产儿死亡率及发病率高;晚发型胎儿生长受限的胎盘组织病理学发现不太特异,脐动脉多普勒大多为正常,与子痫前期等母体疾病相关度不高,胎儿轻度缺氧,仅中心血管适应性变化,围产儿死亡率低。

2. 临床特征 胎儿生长受限不只可导致围产儿患病和死亡,还可能带来远期的不良结局,如新生儿发生儿童期的认知障碍,以及成人期疾病(如肥胖、2 型糖尿病、心血管疾病、卒中等)的风险增加。

3. 超声特征

(1)二维超声:确定孕龄是识别胎儿生长受限的前提,建议在孕早期通过胎儿冠 - 臀长来估计孕龄。估计胎儿大小的超声指标有双顶径、头围、腹围和股骨长等。需要注意的是,胎儿生长是一个动态过程,因此需要在一定时间段对胎儿大小进行多次观察,评估其生长速度,胎儿生长受限表现为生长速度降低,SGA 则表现为稳定生长。胎儿腹围或估计体重低于第 3 百分位者,在任何胎龄均可以作为定义胎儿生长受限的独立标准。此外,胎儿生长受限常合并羊水过少。

（2）多普勒超声：可以识别子宫胎盘功能不全和胎儿对低氧血症的心血管代偿性反应,详见思考题 3。

四、临床拓展思维训练

1. 请简述区别早发型和晚发型胎儿生长受限的主要标准（10 分）。

早发型和晚发型胎儿生长受限具有不同的临床、超声和病理学特征。虽然脐动脉多普勒评估能更好地区分两种表型与子痫前期和不良围产期结局的关系（2 分）,但两者的区别主要还是在哪个胎龄作出诊断（3 分）。目前,妊娠 32 周被普遍认为是诊断的最佳胎龄截断值（5 分）。

2. 请简述胎儿生长受限的临床处理（10 分）？

由于宫内治疗方法有限,因此产前的重点是早期筛查、诊断和宫内监测,以及选择合适的分娩时机（2 分）。存在染色体异常或合并严重畸形者,可选择终止妊娠（2 分）；可疑胎儿生长受限的胎儿可通过胎儿生长超声监测以及脐动脉多普勒评估（2 分）；确诊胎儿生长受限的胎儿应进行脐动脉多普勒监测,有助于指导产科干预的决定。目前尚无超声监测胎儿生长受限频率的共识,可每 2~4 周行超声监测,如果合并羊水过少,或脐动脉舒张末期血流消失或反向时,可增加监测频率,如每周 2~3 次甚至每天 1 次（2 分）。同时综合生物物理评分、电子胎心监护和胎儿生长趋势等多个指标来评估胎儿宫内安危,确定分娩时机（2 分）。

（赵　丹）

病例 47　异位妊娠（ectopic pregnancy）

一、临床资料

1. 病史　孕妇,30 岁,因"停经 50 天"就诊。平素月经规律。

2. 超声资料（图 4-47-1~ 图 4-47-4）

3. 其他检查资料　血 hCG（+）。

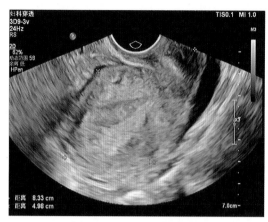

图 4-47-1　子宫长轴切面

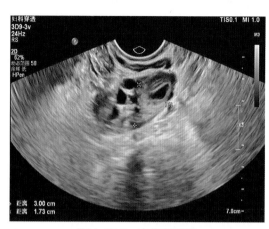

图 4-47-2　左卵巢图像

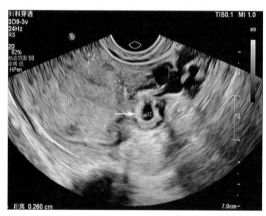

图 4-47-3　左附件区包块(箭头所示)

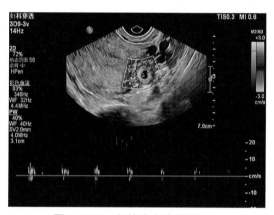

图 4-47-4　包块内血流频谱图像

二、思考题及参考答案

1. 请结合病史及超声图像表现作出诊断(10 分)。

临床表现:结合病史和血 hCG 结果,提示妊娠状态(2 分)。

超声所见:图 4-47-1 经阴道超声检查可见子宫增大,内膜增厚,宫腔内未见妊娠囊影像(2 分)。图 4-47-2 提示左卵巢显示清晰。图 4-47-3 提示左附件区囊性包块,其内可探及直径约 3mm 胎芽回声。图 4-47-4 频谱图像提示胎芽内可检出胎心搏动(4 分)。

超声诊断:异位妊娠,左侧输卵管妊娠可能性大(2 分)。

2. 请回答本病的鉴别诊断(10 分)。

(1)黄体破裂:超声也可在一侧附件区探及低回声或混合回声包块(3 分),但患者多无闭经史,血及尿 hCG 为阴性,结合病史不难鉴别。

(2)急性盆腔炎:附件区可见不均质回声包块(3 分)。结合病史可鉴别,急性盆腔炎患者伴下腹痛、发热、白细胞增高,无闭经史,血及尿 hCG 为阴性。

(3)流产:患者有闭经史,伴腹痛或阴道流血,血及尿 hCG 为阳性。超声于宫腔内可见变形塌陷的妊娠囊,如宫腔内外未显示妊娠囊或包块影像,监测血 hCG 水平有助于鉴别两者(2 分)。

(4)卵巢妊娠:超声检查时应仔细扫查卵巢和输卵管,以确定妊娠囊的位置,但如发生破裂出血而形成包块时两者较难鉴别（2分）。

3. 请简述本病的临床处理方法（10分）。

未破裂患者可采用药物治疗，即甲氨蝶呤（methotrexate，MTX）治疗方案，药物治疗适应证包括生命体征平稳、低血清hCG水平、包块小于40mm、未见胎心搏动、无明显腹腔内出血，以及具备随访条件。当药物治疗方案不可行时，可采用手术治疗。当患者血流动力学不稳定、病灶破裂或存在破裂风险时，应立即行手术治疗。超声医生检查时发现异位妊娠破裂合并腹腔内出血，并立即（10分钟内）通知临床科室。

三、要点与讨论

1. 病理、分型及流行病学　受精卵在子宫体腔以外着床称为异位妊娠，按照受精卵着床位置的不同分为输卵管妊娠、卵巢妊娠、腹腔妊娠、阔韧带妊娠、子宫颈妊娠、子宫残角妊娠等，输卵管妊娠为最常见的类型。按照妊娠结局的不同可分为流产型、破裂型和陈旧型。

2. 临床特征　孕妇常以不同主诉就诊，本病例因胚胎在输卵管内发育良好，患者仅以停经为主诉就诊；如胚胎继续生长发育穿破肌层而发生破裂，孕妇则以腹痛和阴道流血为主诉就诊，当腹腔急性内出血或疼痛剧烈时，可出现晕厥甚至出血性休克，因此异位妊娠破裂合并腹腔内出血为超声危急值项目之一；流产型异位妊娠多以停经后阴道流血为主诉就诊，也可能没有停经史，仅以阴道不规则流血为主诉。

3. 超声特征　超声在宫腔内未发现妊娠囊，需警惕异位妊娠的可能，由于近年来辅助生殖率的增加，即使在宫内发现妊娠囊，也要对子宫体以外的部位进行详细的检查，推荐使用经阴道超声检查。

根据种植部位以及妊娠结局的差异，其超声表现多种多样。

（1）包块为类似妊娠囊的环状回声，其内可见胎芽及胎心搏动。

（2）流产型或破裂型的包块表现为形态不规则、边界模糊的中低混合回声团，盆腔可伴有积液。

（3）破裂型并腹腔内出血时可见大量的盆腹腔积液，有时其内可见密集点状或云雾样回声，附件区的包块形态不规则，内部回声杂乱，无明显包膜，边界模糊。

（4）陈旧型异位妊娠是流产型或破裂型异位妊娠产生的盆腔血肿机化，并与周围组织粘连，呈边界模糊的不规则中等或高回声包块。

四、临床拓展思维训练

1. 子宫角妊娠属于异位妊娠吗（10分）？

异位妊娠指受精卵在子宫体腔以外着床，而子宫角妊娠是胚胎种植在接近子宫角部的子宫腔内的妊娠，严格定义上不属于异位妊娠（5分）。一些子宫角妊娠可发展为正常妊娠，因此发现子宫角妊娠需动态超声监测，由于子宫角部肌层组织薄，且该处血运丰富，如胚胎向外生长可出现肌层破裂，因此它具有异位妊娠的临床表现和风险（5分）。

2. 超声检查如何鉴别输卵管间质部妊娠和子宫角妊娠（10分）？

子宫角妊娠胚胎种植于子宫角部，如胚胎向宫腔内生长也可发展为正常妊娠，而输卵管间质部肌层较厚，随胚胎发育一旦破裂，孕妇症状极为严重，因此在孕早期鉴别输卵管间质部妊娠和子宫角妊娠极为重要。输卵管间质部妊娠与子宫角妊娠在早期难以鉴别，主要依赖于病理诊断，超声检查可根据包块的位置加以区分：子宫角妊娠的包块与子宫内膜线连续，其外上方有完整的肌壁层(5分);输卵管间质部妊娠的包块位于输卵管近宫角部位,与子宫内膜线不连续,其周围仅有间断薄肌层围绕(5分)。

(赵　丹)

病例 **48** 流产(abortion)

一、临床资料

1. 病史　孕妇,36岁,因"早孕反应消失1周"就诊。孕1产0,现孕9周,无腹痛,无阴道流血,无发热。平素月经规律,否认孕期放射性物质接触史。

2. 超声资料(图4-48-1、图4-48-2)

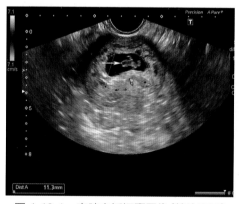

图4-48-1　宫腔内妊娠囊图像(箭头所示)

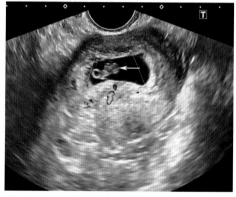

图4-48-2　胎芽彩色多普勒图像(箭头所示)

二、思考题及参考答案

1. 请结合病史及超声图像表现作出诊断(10分)。

临床表现:孕早期状态(2分)。

超声特点:图4-48-1经阴道超声检查于宫腔内可见妊娠囊(2分),其内可见11.3mm的胎芽结构(2分)。图4-48-2应用多普勒超声于胎芽内未检出胎心搏动(2分)。

超声诊断:早孕,胚胎停止发育(2分)。

2. 请简述超声诊断胚胎停止发育的诊断标准(10分)。

(1)经阴道超声检查,妊娠囊平均内径≥25mm,而未显示卵黄囊或胚胎回声(2.5分)。

(2)经阴道超声检查,胚胎冠-臀长≥7mm,而未显示胎心搏动(2.5分)。

(3)经阴道超声检查,无卵黄囊的妊娠囊,14天后复查未显示有胎心搏动的胚胎(2.5分)。

（4）经阴道超声检查，有卵黄囊的妊娠囊，11 天后复查未显示有胎心搏动的胚胎（2.5 分）。

超声检查满足以上任何一个标准，即可诊断胚胎停止发育。

3. 请简述可能导致该疾病的因素（10 分）。

胚胎停止发育可能与胚胎因素、母体因素、父亲因素、环境因素、不良生活习惯等有关（2 分）。胚胎因素主要是胚胎染色体异常，常见的染色体异常有 13、6、18、21 或 22- 三体（2 分）；母体因素包括感染因素、免疫因素、内分泌因素、子宫解剖结构异常、药物影响等（2 分）；父亲因素包括遗传学异常、免疫学异常、泌尿生殖系统感染、药物影响等（2 分）；环境因素包括高温、噪音、化学药物及电离辐射等（1 分）；不良生活习惯包括酗酒、吸烟、毒品及咖啡等（1 分）

三、要点与讨论

1. 病理、流行病学与分型　流产是指妊娠不足 28 周、胎儿体重不足 1 000g 而终止者。流产发生于 12 周前称为早期流产，发生于 12 周到 28 周之间称为晚期流产。流产分为先兆流产、难免流产、不全流产、完全流产和稽留流产。本病例胚胎停止发育是早期流产的一个阶段。

2. 临床特征　早期流产孕妇可表现为停经后曾出现的早孕反应减轻或突然消失，也可有阴道流血症状。

晚期流产孕妇自觉胎动消失，乳房胀感消失，听诊听不到胎心。如果胎儿死亡时间长，超过 4 周，孕妇可感乏力、口臭、食欲缺乏、下腹部坠痛或有少量阴道流血。腹部检查子宫底小于孕周，无胎动及胎心。

3. 超声特征　早期流产时可见妊娠囊变形、塌陷、轮廓异常，未发现胚胎或有胚胎无法检出胎心搏动。需要注意的是，超声常很难作出快速而准确的诊断，需要多次复查来明确诊断（诊断标准见思考题 2）。为降低诊断胚胎停止发育的假阳性率，当经腹部超声不能明确诊断时，建议行经阴道超声检查。

晚期流产时胎儿无胎心搏动和胎动，如果胎儿刚死亡，其形态、结构无明显改变；随着时间推移，颅骨可塌陷，脊柱失去正常生理弯曲，甚至成角，颅内及胸腹腔内结构不清，甚至成角、胸廓塌陷，胎儿还可出现水肿表现，有时可见胸腹腔积液、胎盘增厚、羊水减少。

四、临床拓展思维训练

请简述复发性流产的临床处理（10 分）。

近年，复发性流产（recurrent spontaneous abortion，RSA）的发病率逐年上升，严重影响女性的身心健康，为进一步规范 RSA 的诊治，中华医学会在 2022 年更新了《复发性流产诊治专家共识（2022）》。专家共识中提出，对于 2 次及以上自然流产史的 RSA 患者需要进行系统的病因筛查，推荐进行夫妇及胚胎的染色体核型分析，有条件可联合染色体微阵列分析（2 分）；推荐常规进行超声检查评估子宫的解剖结构（2 分）；推荐进行血栓前状态（prethrombotic state，PTS）筛查，项目包括凝血常规、蛋白 C、蛋白 S、抗凝血酶 - Ⅲ、血清同型半胱氨酸、血小板聚集率（2 分）；推荐进行自身免疫性疾病的初步筛查，如抗核抗体、抗双链 DNA 抗体、抗核抗体谱等（2 分）；推荐进行内分泌项目检测，如甲状腺功能检测、口服葡萄糖耐量试验和胰岛素释放试验（2 分）；以及推荐进行感染因素筛查等。

（赵　丹）

病例 **49** 子宫破裂（rupture of uterus）

一、临床资料

1. 病史　孕妇,34岁,因"腹痛、阴道流血1天"就诊。孕4产1,一次剖宫产术后。现孕18^{+1}周,因胎儿畸形于当地医院全身麻醉下行碎胎钳刮术,术中钳取出胎儿肢体及胎盘,胎头未娩出,患者苏醒后立即出现腹痛症状,压痛、反跳痛明显,少量阴道流血,无胸闷气短,无呼吸困难。

2. 超声资料（图 4-49-1~ 图 4-49-3）

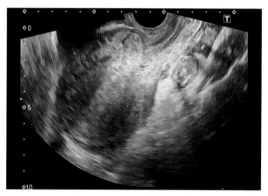

图 4-49-1　子宫长轴切面

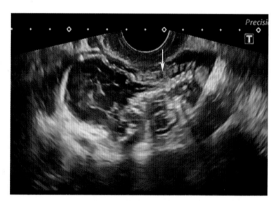

图 4-49-2　直肠子宫陷凹内包块（箭头所示）

3. 其他检查资料（图 4-49-4）

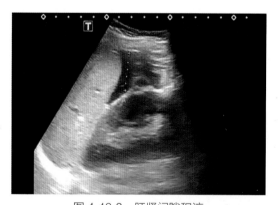

图 4-49-3　肝肾间隙积液

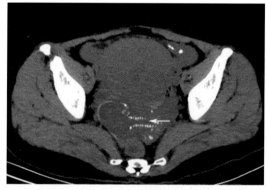

图 4-49-4　CT 平扫显示直肠子宫陷凹内包块（箭头所示）

二、思考题及参考答案

1. 请结合病史及超声图像表现作出诊断（10分）。

临床表现：孕妇因胎儿畸形行碎胎钳刮术，术中未能钳取出全部胎儿结构，同时患者有剧烈腹痛症状，考虑分娩期子宫破裂可能（3分）。

超声所见：图 4-49-1 显示宫腔内未见胎儿影像。图 4-49-2 显示直肠子宫陷凹内可见胎儿回声，内见颅骨和脊柱回声。图 4-49-3 显示肝肾间隙积液，提示出现腹腔积液。图 4-49-4 CT 图像可显示直肠子宫陷凹内可见一胎儿影像（5分）。

超声诊断：完全性子宫破裂（2分）。

2. 请回答本病的鉴别诊断（10分）。

（1）腹腔妊娠：指胚胎着床于腹腔，常继发于输卵管妊娠破裂以后。超声检查在子宫内未见胎儿影像，在腹腔内可见胎儿回声及完整的胎盘界限。追问病史多有输卵管妊娠流产或破裂症状，如腹痛及阴道流血，以后逐渐缓解，胎动时孕妇常感腹部疼痛，因此结合病史和临床症状可鉴别二者（5分）。

（2）子宫残角妊娠：超声检查同样在子宫内未见胎儿影像，而在子宫旁见胎儿回声，不同的是胎儿周围有完整肌层回声包绕，患者可伴有不同程度腹痛。由于残角子宫肌壁发育不良，多数在孕中晚期合并子宫破裂（5分）。

3. 请说出至少三个可以导致该疾病的因素（10分）。

瘢痕子宫是常见原因，例如剖宫产术、子宫肌瘤切出术、子宫角切除术、子宫成形术等（5分），其他因素包括梗阻型难产、子宫畸形、子宫收缩药物使用不当，以及产科手术损伤等（5分）。

三、要点与讨论

1. 病理、流行病学与分型　子宫体部或子宫下段于孕晚期或分娩期发生破裂称为子宫破裂，分为完全性和不完全性子宫破裂。完全性子宫破裂指子宫肌层及浆膜层完全破裂，宫腔与腹腔相通，胎儿及其附属物可位于子宫外。不完全性子宫破裂指子宫肌层全部或部分撕裂，但未累及浆膜层，胎儿及其附属物仍在宫内。

2. 临床特征　子宫破裂是产科危急重症，可导致胎儿宫内缺氧甚至死亡，以及孕妇腹腔内大出血。当发生子宫破裂时，孕妇可感到持续的剧烈腹痛，而非正常分娩前的阵发性腹痛，此外，快速的大量内出血可导致孕妇失血性休克。

3. 超声特征　子宫破裂多发生在子宫下段，超声检查需评估子宫下段肌层的连续性。子宫完全破裂时，子宫收缩呈球形，偏于一侧，腹腔内可见胎儿影像，多数胎心未探及，盆腹腔可见积液及血肿。子宫不完全破裂时，子宫部分肌层有明显缺损，仅有浆膜层相连，盆腹腔可见积液。

四、临床拓展思维训练

1. 超声医生发现本病应如何向临床汇报（10分）？

子宫破裂是危急值（critical values）项目之一，危急值是指检查结果出现时，患者可能处于有生命危险的边缘状态，临床医生需要及时得到检查结果信息，并迅速给予患者有效的干预或治疗（4分）。产科超声的危急值项目还有疑似异位妊娠破裂并腹腔内出血、孕晚期出现羊水过少并胎儿心率过快（＞160 次 /min）或过慢（＜110 次 /min）、胎盘早剥及前置胎盘并活动性出血。

超声医生检查时如发现子宫破裂,应在 10 分钟内通过电话或信息系统等方式通知相关临床科室医生或护士,报告患者姓名、病案号、危急值信息,确认临床已知并做相关记录（6 分）。

2. 请简述超声评估瘢痕子宫妊娠期子宫下段的重点（10 分）。

孕早期的超声评估重点是排除瘢痕妊娠,超声检查需评估妊娠囊的位置,以及子宫下段瘢痕部位愈合情况（4 分）。

孕中晚期超声评估的重点则是预测子宫破裂的风险,超声检查需评估子宫下段肌层的连续性（3 分）。如果发现肌层断裂,还需要评估肌层断裂的范围,并且动态监测该处羊膜囊的形态变化,因为如果瘢痕处张力薄弱,羊膜囊会受宫腔压力的增大而向膀胱侧膨出（3 分）。

（赵 丹）

病例 50 双胎输血综合征（twin to twin transfusion syndrome,TTTS）

一、临床资料

1. 病史 孕妇,31 岁,因"行常规产前超声检查"就诊。孕 1 产 0,孕早期超声检查诊断为单绒毛膜双羊膜囊双胎,现孕 19^{+1} 周。

2. 超声资料（图 4-50-1~ 图 4-50-7）

Fetus Compare	A	B
AUA	18w3d	16w3d
EDD(AUA)	2023/02/28	2023/03/14
EFW (Hadlock)	242g	142g
EFW Ratio	100%	59%
EFW Discordance	0%	41%
BPD (Hadlock)	4.25cm	3.61cm
OFD (HC)	4.93cm	4.45cm
HC (Hadlock)	15.07cm	13.00cm
AC (Hadlock)	13.76cm	9.61cm
FL (Hadlock)	2.55cm	2.05cm
HL (Jeanty)	2.55cm	2.13cm

图 4-50-1 两胎儿超声测量对比图表

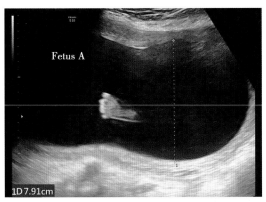

图 4-50-2　A 胎儿最大羊水深度测量

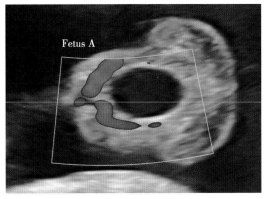

图 4-50-3　A 胎儿膀胱横切面

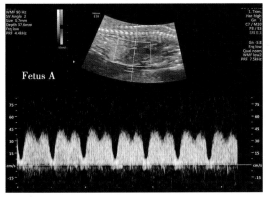

图 4-50-4　A 胎儿静脉导管血流频谱图像

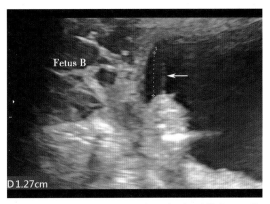

图 4-50-5　B 胎儿最大羊水深度测量（箭头所示为两胎儿之间分隔膜）

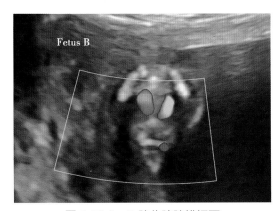

图 4-50-6　B 胎儿膀胱横切面

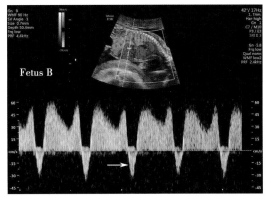

图 4-50-7　B 胎儿静脉导管血流频谱图像（箭头所示）

二、思考题及参考答案

1. 请结合病史及超声图像表现作出诊断（10 分）。

临床表现：已诊断为单绒毛膜双羊膜囊双胎，现孕 19^{+1} 周（2 分）。

超声特点：图 4-50-1 提示两胎儿生长发育不一致，预测体重相差 41%（1 分）。图 4-50-2 提示

A 胎儿羊水过多。图 4-50-5 提示 B 胎儿羊水过少（1分）。图 4-50-3 提示 A 胎儿膀胱增大（1分）。图 4-50-6 提示 B 胎儿膀胱未充盈（1分）。图 4-50-4 提示 A 胎儿静脉导管频谱未见异常（1分）。图 4-50-7 提示 B 胎儿静脉导管 a 波反向，如箭头所示（1分）。

超声诊断：双胎输血综合征，Quintero Ⅲ 期（2分）。

2. 请简述单绒毛膜双胎产前超声检查的重点（10分）。

（1）评估两胎生长发育情况、有无胎儿水肿、胎儿死亡（2分）。

（2）测量最大羊水深度，观察膀胱是否可见（2分）。

（3）母胎多普勒评估（2分）。

（4）连续动态监测：16 周起，每 2 周一次超声检查直至分娩（2分）。

（5）胎儿先天性心脏病筛查及胎儿心功能评估（2分）。

3. 请简述本疾病目前采用的分类方法（10分）。

目前应用最广泛的分类方法是 Quintero 分期系统。Ⅰ期，一胎羊水过多（最大深度>8cm）且另一胎羊水过少（最大深度<2cm）（2分）；Ⅱ期，在 Ⅰ 期的基础上一胎膀胱增大、一胎膀胱显示不清（2分）；Ⅲ期，出现任一胎超声多普勒改变：脐动脉舒张期血流频谱消失或倒置、静脉导管 a 波反向、脐静脉搏动（2分）；Ⅳ期，其中一胎或双胎出现水肿（2分）；Ⅴ期，其中一胎或双胎死亡（2分）。

三、要点与讨论

1. 病理解剖、流行病学与分型　双胎输血综合征是单绒毛膜双胎的严重并发症，指两胎儿循环之间通过胎儿的血管吻合进行血液输注，从而引起一系列病理生理变化及临床症状。双胎输血综合征在单绒毛膜双羊膜囊双胎中发生率 8%~10%。多数情况下两胎儿之间血流平衡，不会出现双胎输血综合征。当两胎儿之间出现不平衡生长，一胎较大合并羊水过多，另一胎生长发育迟缓合并羊水过少或无羊水，称为双胎羊水过少 - 过多序列征（twin oligo-polyhydramnios sequence，TOPS）。有些 TOPS 病例的胎盘深部出现明显动、静脉分流，导致两胎间血液循环不平衡而形成真正的双胎输血综合征。由上可知，双胎输血综合征均表现为 TOPS，但不是所有 TOPS 均为双胎输血综合征。

2. 临床特征　临床上，供血儿出生后表现为贫血、循环血容量不足、低血压、体重轻、脱水、心脏小等，严重者皮肤苍白，甚至休克死亡；受血儿出生后表现为多血征、高血压、心脏肥大、皮肤和皮下组织水肿、皮肤较红，严重者可发生充血性心力衰竭而死亡。

3. 超声特征　双胎输血综合征的超声诊断标准如下。

（1）诊断为单绒毛膜双胎。

（2）两胎儿出现羊水容量的差异：一胎（受血儿）羊水过多，羊水最大深度>8cm；另一胎（供血儿）羊水过少，羊水最大深度<2cm，严重时可贴附于子宫壁或胎盘。

（3）单绒毛膜单羊膜囊双胎的双胎输血综合征诊断标准为 20 周前羊水深度>8cm 或 20 周羊水深度>10cm，且两胎膀胱大小不一致。

四、临床拓展思维训练

1. 请简述双胎输血综合征的临床处理（10分）。

双胎输血综合征的预后与孕周和分期相关，临床应按照 Quintero 分期与患者进行有效沟通并选择合适的治疗方案。中华医学会发布的《双胎妊娠临床处理指南（2020 年更新）》推荐

Quintero 分期 Ⅱ 期及以上的孕 16~26 周的双胎输血综合征,采用胎儿镜下胎盘吻合血管激光电凝术治疗。但对于 Ⅰ 期双胎输血综合征是否采用期待疗法、羊水减量术,或胎儿镜激光术治疗,尚未形成共识。

2. 请简述双胎输血综合征的鉴别诊断(10 分)。

(1) 选择性胎儿生长受限(selective fetal growth restriction,sFGR):表现为其中一胎生长发育迟缓,伴或不伴脐动脉血流频谱异常,但缺少双胎输血综合征特有的羊水量差异(3 分)。

(2) 双胎贫血 - 红细胞增多序列征(twin anemia-polycythemia sequence,TAPS):两者均为胎儿间输血性疾病,双胎输血综合征为急性输血,而 TAPS 为慢性输血,在超声上表现为大脑中动脉血流峰值速度的差异,缺少 TOPS 影像(4 分)。

(3) 双胎妊娠中一胎发育异常:如一胎伴发泌尿系统畸形时,也可引起羊水过少,但不会出现TOPS 影像(3 分)。

(赵　丹)

病例 51 胎盘早剥（placental abruption）

一、临床资料

1. 病史　孕妇,26 岁,因"腹痛 3 小时"就诊。孕 1 产 0,末次月经 2020-04-20,孕 27^{+6} 周,腹痛 3 小时,呈持续性疼痛并伴腹部紧缩感。现胎动活跃,二便正常,少量阴道血性分泌物,无腰痛,无阴道排液。既往体健。

2. 超声资料(图 4-51-1~ 图 4-51-4)

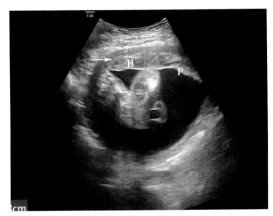

图 4-51-1　胎盘下缘与宫壁纵切二维图像
H. hemorrhage,出血;P. 胎盘

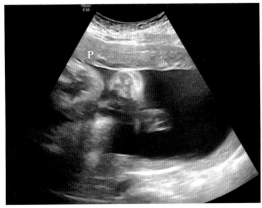

图 4-51-2　胎盘下缘与宫壁横切二维图像
P. 胎盘

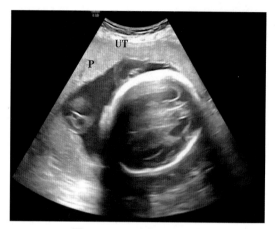

图 4-51-3　胎盘二维图像
P. 胎盘；UT. 子宫

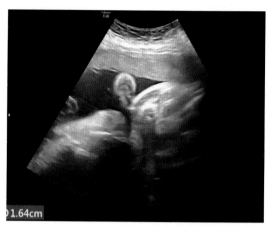

图 4-51-4　胎盘厚度测量二维图像

3. 其他检查资料　产前筛查结果提示 21- 三体、18- 三体、开放性神经管缺陷均为低风险。

二、思考题及参考答案

1. 请结合病史及超声图像表现作出诊断（10 分）。

临床表现：孕妇，26 岁。孕 1 产 0，孕 27^{+6} 周，因"腹痛 3 小时，伴少量阴道血性分泌物"来诊（2 分）。

超声所见：图 4-51-1、图 4-51-2 前壁胎盘下缘与宫壁间可见液性区，内伴较多絮状回声及分隔（2 分）。图 4-51-3 胎盘附着面积较大，附着在子宫宫底、前壁及部分后壁，成熟度 I 级（2 分）。

超声诊断：胎盘边缘液性区，不除外胎盘早剥（4 分）。

2. 请回答本病的鉴别诊断（10 分）。

（1）胎盘内血池：位于胎盘绒毛中心无绒毛处，胎盘内呈不规则液性暗区，内有细密点状强回声从侧壁快速流入（3 分）。

（2）胎盘肿瘤：多位于胎盘子面，或脐带附着的胎盘处，突向羊膜腔，与正常胎盘组织间有明显界限，血流信号丰富（3 分）。

（3）子宫收缩：子宫宫缩时胎盘与子宫肌层增厚，其间可见规则的胎盘后静脉丛，内部回声均匀，多共同突向羊膜腔内（2 分）。

（4）胎盘囊肿：在胎盘的羊膜面或母体面，圆形，周界清晰，内呈无回声（2 分）。

3. 请回答引起该疾病的可能诱因有哪些（10 分）。

引起该疾病的可能诱因有：重症妊娠高血压综合征（2 分）、慢性高血压（2 分）、腹部外伤（2 分）、外倒转术纠正胎位（1 分）、脐带过短或脐带缠绕（1 分）、宫腔内压骤减（1 分）、孕妇长时间仰卧（1 分）等。

三、要点与讨论

1. 病理、流行病学与分型　妊娠 20 周后或分娩期，正常位置的胎盘在胎儿娩出前部分或全部从子宫壁剥离，称胎盘早期剥离，简称胎盘早剥，发生率约为 1%。

胎盘早剥的主要病理变化是底蜕膜出血，形成血肿，使该处胎盘自子宫壁剥离。如剥离面小，血液很快凝固而出血停止，临床可无症状或者症状轻微；如继续出血，则胎盘剥离面也会随之扩大，形成较大的胎盘后血肿，血液可冲开胎盘边缘及胎膜自子宫颈管流出，表现为外出血，称为显性剥离。如胎盘边缘或胎膜与子宫壁未剥离，或胎头进入骨盆入口压迫胎盘下缘，使胎盘后血液不能外流，而积聚于胎盘与子宫壁之间，致无阴道流血即为隐性剥离。由于血液无法外流，胎盘后出血越积越多，子宫底升高，当出血达到一定程度时，压力增大，血液可冲开胎盘边缘和胎膜自子宫颈管流出，即为混合性出血。胎盘早剥可分为轻重两型：轻型胎盘早剥其剥离面不超过胎盘面积的 1/3，包括胎盘边缘血窦破裂出血，主要临床表现为阴道流血，体征不明显；重型胎盘早剥以隐性出血为主，胎盘剥离面超过胎盘面积的 1/3，同时伴有较大的胎盘后血肿。

2. 临床特征　阴道内出血和外出血、贫血、子宫触痛、腹部疼痛、可伴有胎心监护异常和胎儿窘迫或胎心消失。早期表现多为胎心异常，子宫张力及敏感性增高。隐性胎盘早剥，因血液局限在胎盘后方，可能仅有少量阴道流血或无阴道流血症状，不规律宫缩或轻微子宫压痛。

3. 超声特征

（1）最常见的是胎盘异常增厚，可呈现巨胎盘，胎盘轮廓显示不清，失去胎盘正常形态，胎盘绒毛膜板向羊膜腔突起，胎盘内可见散在斑点状高回声、不均质低或杂乱回声，胎盘内未探及血流信号。此型多见于重型胎盘早剥。

（2）胎盘后血肿：胎盘与宫壁间可见弱回声、中等回声光团或液性暗区，待血液凝固后可见胎盘后方强弱不等，边界欠清，但与胎盘组织分界明显的团块，正常胎盘基底部可检出血流，而剥离血肿内无法检出血流。

（3）胎盘边缘血肿：胎盘边缘与宫壁间出现条带样无回声，胎盘母面未紧密附着在宫壁。

四、临床拓展思维训练

1. 请回答发生胎盘早剥对母儿有何影响（10 分）。

（1）对母体的影响：剖宫产率、贫血、产后出血率、弥散性血管内凝血（disseminated intravascular coagulation，DIC）发生率均增高（5 分）。

（2）对胎儿的影响：胎儿急性缺氧、早产、新生儿窒息、围产儿死亡率增高（5 分）。

2. 请回答超声检查对于胎盘早剥的临床价值（10 分）。

诊断胎盘早剥的首选辅助方法是超声检查。超声检查在早期可以发现胎盘早剥，估计胎盘剥离面积，以及了解胎儿生长发育情况，可降低围产儿死亡率，有利于减少并发症（4 分）。超声检查可直观胎盘早剥的各种声像特征，如胎盘与子宫壁之间厚度的变化，胎盘后血肿等，彩色多普勒检查可了解胎盘基底部的血流信号有无以及异常包块内血流情况。结合临床表现和病史为临床治疗提供了重要信息，可以提高胎盘早剥孕妇的生活质量。（6 分）

（孙佳星）

病例 **52** 副胎盘（accessory placenta）

一、临床资料

1. 病史　孕妇,34 岁,因"腹部不适"就诊。孕 1 产 0,末次月经 2020-03-19,孕 29^{+4} 周,腹部不适感。既往月经正常,无家族遗传病史。

2. 超声资料(图 4-52-1~ 图 4-52-4)

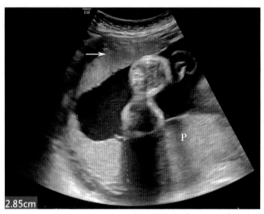

图 4-52-1　后壁胎盘二维图像
箭头所示为副胎盘
P. 胎盘

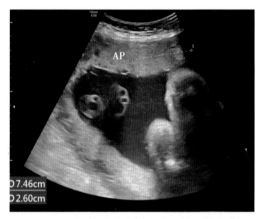

图 4-52-2　前壁胎盘样回声团块二维图像
AP. 副胎盘

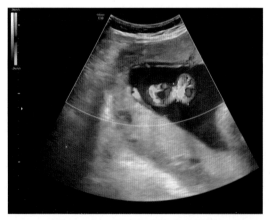

图 4-52-3　两者间彩色血流图像

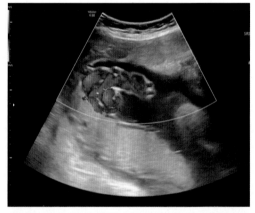

图 4-52-4　胎盘样回声团块附近彩色血流图像

3. 其他检查资料　母体外周血胎儿游离 DNA 高通量测序分析,13- 三体、18- 三体、21- 三体均为低风险。

二、思考题及参考答案

1. 请结合病史及超声图像表现作出诊断（10 分）。

临床表现：孕妇，34 岁，孕 1 产 0，孕 29^{+4} 周。腹部不适感（2 分）。

超声所见：图 4-52-1 胎盘主要附着于后壁。图 4-52-2 前壁在主胎盘之外有一个与胎盘回声相同的实性组织团块，并与主胎盘有一段距离，两者无胎盘实质相连（3 分）。图 4-52-3、图 4-52-4 彩色多普勒检出该实性团块与主胎盘间有血管连接（3 分）。

超声诊断：符合副胎盘（2 分）。

2. 请回答本病的鉴别诊断（10 分）。

(1) 绒毛膜下血肿：绒毛膜和子宫壁之间的血液（血肿）的聚集，发生率约占早孕的 3.1%，它是早孕期间最常见的超声异常和最常见的出血原因（3 分）。

(2) 子宫肌瘤：位于子宫肌层内，边缘较清，形态规整，回声衰减，向宫腔内或宫外突出（3 分）。

(3) 子宫肌层局部收缩：子宫局部肌层增厚，与肌层其他部位分界不清，无包膜，向宫内或浆膜下突出，可有占位感；内部回声均匀与其他部位肌层回声强度可一致，也可略高和略低；不同时间检查可见占位消失或回声改变。一般在 30 分钟之内可以出现形态、回声、位置的改变和消失（4 分）。

3. 该疾病可能引起怎样的临床表现（10 分）？

(1) 主副胎盘的连接血管在临产时如果发生断裂，则会引起产前或者产时出血，甚至危及胎儿生命。（3 分）

(2) 副胎盘若附着于子宫下段，则会引起前置胎盘症状。（3 分）

(3) 若在产前未诊断副胎盘，产后不仔细检查，主胎盘娩出后，副胎盘遗留在宫腔内，造成胎盘残留，可引起产后大出血及感染。（4 分）

三、要点与讨论

1. 病理及流行病学　副胎盘是指在离主胎盘的周边一段距离的胎膜内，有 1 个或数个胎盘小叶发育。副胎盘与主胎盘之间有胎儿来源的血管相连，副胎盘由中等大小的绒毛膜血管经副叶和主胎盘间的胎膜接受胎儿的血液循环。副胎盘的发生率约 3%。

2. 临床特征　副胎盘较易发生胎盘梗死和帆状脐带附着，胎盘下段的帆状脐带附着和跨过子宫颈内口到达对侧的副胎盘均可能出现血管前置。在分娩过程中胎先露可能压迫邻近的副胎盘内脐带血管或引起血管破裂，产生严重并发症，胎儿失血，围生儿发病率增高。

3. 超声特征

(1) 二维超声显示在主胎盘之外有一个或几个与胎盘回声相同的实性团块，与主胎盘之间至少有 2cm 的距离，无胎盘实质相连。

(2) 彩色多普勒血流显像显示此实性团块与主胎盘之间有血管相连接，且血管多普勒频谱提示为胎儿血管。

(3) 如果副胎盘是从主胎盘跨过子宫颈内口到对侧，应注意有无血管前置。

四、临床拓展思维训练

1. 请回答诊断副胎盘的扫查手法（10 分）。

通过对子宫壁的系列纵切面、横切面扫查定位胎盘（4 分），如在主胎盘外发现胎盘样回声，要多切面显示两者的关系,确定两者没有实质相连且有连接血管才能诊断(6分)。

2. 请回答引起副胎盘的可能病因(10分)。

认为是子宫内膜发育不良或子宫内膜炎症(2分),囊胚附着处营养条件或血供不好(3分),促使胎盘寻找一较好的蜕膜部位,即胎盘迁徙(5分),因而形成副胎盘。

(孙佳星)

病例 53 前置胎盘(placenta praevia)

一、临床资料

1. 病史 孕妇,32岁,因"阴道无痛性反复流血2天"就诊。孕2产1,末次月经2020-02-20,孕33^{+3}周。查体:子宫软、无压痛。既往体健。

2. 超声资料(图4-53-1~图4-53-4)

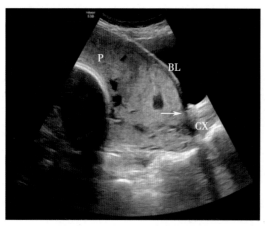

图4-53-1 胎盘下缘二维图像
箭头所示为宫颈内口
P. 胎盘; BL. bladder,膀胱; CX. 子宫颈

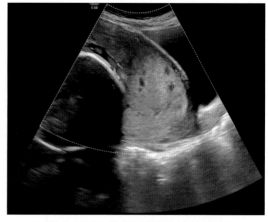

图4-53-2 胎盘下缘彩色血流图像

3. 其他检查资料 产前筛查结果提示21-三体、18-三体、开放性神经管缺陷均为低风险。

二、思考题及参考答案

1. 请结合病史及超声图像表现作出诊断(10分)。

病例临床表现:孕妇,32岁,孕2产1,孕33^{+3}周。阴道无痛性反复流血2天,查体子宫软、无压痛(2分)。

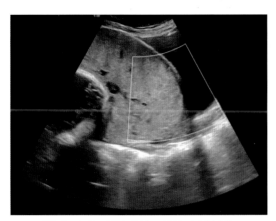

图 4-53-3　子宫颈内口彩色血流图像

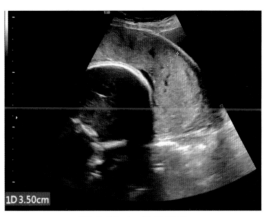

图 4-53-4　胎盘厚度

超声所见：图 4-53-1 胎盘附着在宫腔下段，胎盘组织完全覆盖子宫颈内口（3 分）。图 4-53-2 胎盘下缘可检出少许彩色血流信号。图 4-53-3 子宫颈内口未检出彩色血流信号。图 4-53-4 胎盘成熟度Ⅰ级（1 分）。

超声诊断：符合前置胎盘（完全性）（4 分）。

2. 请回答超声在该疾病诊疗中起到的作用（10 分）。

超声检查诊断前置胎盘具有独特的优越性，检查方法简便安全、无创伤，且可重复性好，能够准确地显示出胎盘的位置（4 分）。超声检查对减少围产期孕妇及胎儿的死亡率有极其重要的价值。孕中期前置胎盘较为常见，随着孕龄的增加和子宫下段的伸展，胎盘位置可发生不断的变化。因此，妊娠 28 周前一般不作出前置胎盘的诊断，但超声可以提示胎盘前置状态（3 分）。超声检查是目前胎盘定性、定位的首选方法（3 分）。

3. 请回答该疾病可能引起的并发症（10 分）。

（1）对母体的影响：产时、产后出血，植入性胎盘以及产褥感染（5 分）。

（2）对胎儿及围生儿的影响：胎位异常，医源性早产，胎儿生长受限，出血量多可致胎儿窘迫，甚至缺氧死亡（5 分）。

三、要点与讨论

1. 病理、流行病学与分型　正常胎盘附着于子宫体中上段的前壁、后壁、侧壁或者子宫底。前置胎盘是指孕晚期胎盘完全性或者部分性附着于子宫下段，覆盖或者接近子宫颈内口，位置低于胎儿先露部。前置胎盘的发生率 0.3%~0.5%。

产前出血是前置胎盘的主要表现，可导致早产及贫血。前置胎盘产前出血的原因主要与妊娠进展导致子宫峡部逐渐形成下段有关，子宫收缩、子宫颈管扩张致使附着在子宫下段及子宫颈内口的胎盘剥离，血窦破裂出血，从而引起产前反复出血甚至大出血。

临床上根据胎盘与子宫颈内口的关系分 3 种类型，完全性或中央性前置胎盘（子宫颈内口全部被胎盘覆盖）、部分性前置胎盘（子宫颈内口部分被胎盘覆盖）、边缘性前置胎盘（胎盘边缘达子宫颈内口）。

2. 临床特征　孕晚期或临产期（孕 28 周后），发生无明显诱因、无痛性反复阴道流血。初次出血量一般不多，但也可发生大量出血导致失血性休克。阴道流血发生孕周迟早、反复发生次数、出血量多少与前置胎盘的类型有关。完全性前置胎盘初次出血多在妊娠 28 周左右,称为"警戒性出血";边缘性前置胎盘出血多发生在孕晚期或临产后,出血量较少。

3. 超声特征

(1)完全性前置胎盘:胎盘覆盖子宫颈内口并低于胎先露部。

(2)边缘性前置胎盘:胎盘边缘达子宫颈内口边缘,但尚未覆盖子宫颈内口。

(3)低置胎盘:胎盘位置低,胎盘下缘距离子宫颈内口距离小于 2cm。

四、临床拓展思维训练

1. 请回答引起前置胎盘的病因(10 分)。

(1)子宫内膜病变或损伤:多次流产及刮宫、产褥感染、剖宫产、子宫手术史、盆腔炎等为子宫内膜损伤引发前置胎盘的常见因素。辅助生殖技术、促排卵药物改变了体内性激素水平,使子宫内膜与胚胎发育不同步,亦可导致前置胎盘的发生(4 分)。

(2)胎盘异常:胎盘大小和形态异常,均可发生前置胎盘。双胎妊娠时胎盘面积过大,前置胎盘发生率较单胎妊娠高 1 倍。胎盘位置正常而副胎盘位于子宫下段接近子宫颈内口,膜状胎盘大而薄扩展到子宫下段,均可发生前置胎盘(3 分)。

(3)受精卵滋养层发育迟缓:受精卵到达子宫腔后,滋养层尚未发育到可以着床的阶段,继续向下移动,着床于子宫下段而发育成前置胎盘(3 分)。

2. 前置胎盘应与哪些疾病进行鉴别(10 分)?

前置胎盘应与胎盘早剥、胎盘边缘血窦破裂等疾病相鉴别,另外与子宫颈疾病如子宫颈息肉、子宫颈癌等相鉴别(4 分)。一般情况下前置胎盘是由于胎盘的位置低造成的,阴道会伴有流血症状,而胎盘早剥是处于正常位置的胎盘与子宫壁发生剥离造成的,这种现象较为严重,会出现内出血(3 分)。胎盘边缘血窦破裂是由于胎盘边缘的绒毛膜异常使血窦膜薄弱破裂引起的,也会引发阴道流血,但一般出血量较少(3 分)。

(孙佳星)

病例 **54** 膜状胎盘(membranaceous placenta)

一、临床资料

1. 病史　孕妇,30 岁,因"产前超声提示胎儿生长受限"来诊。孕 1 产 0,末次月经 2020-07-19,孕 23^{+4} 周。孕妇目前无腹痛及腹部紧缩感,无阴道流血,血糖及血压正常。既往月经正常,无家族遗传病史。

2. 超声资料（图 4-54-1~ 图 4-54-3）

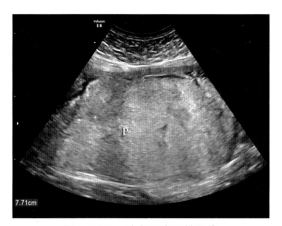

图 4-54-1　胎盘厚度二维图像
P. 胎盘

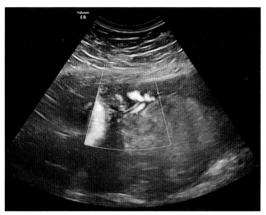

图 4-54-2　胎盘彩色血流图像

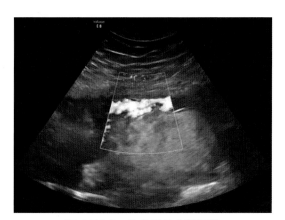

图 4-54-3　胎盘彩色血流图像

3. 其他检查资料　母体外周血胎儿游离 DNA 高通量测序分析，13- 三体、18- 三体、21- 三体均为低风险。

二、思考题及参考答案

1. 请结合病史及超声图像表现作出诊断（10 分）。

临床表现：孕妇，30 岁，孕 1 产 0，孕 23^{+4} 周。胎儿生长受限，孕妇目前无腹痛及腹部紧缩感，无阴道流血，血糖及血压正常（2 分）。

超声所见：图 4-54-1 子宫壁表面均有胎盘覆盖，覆盖面达宫腔 2/3 以上，胎盘增厚（3 分）。图 4-54-2、图 4-54-3 CDFI 于胎盘边缘可检出血流信号，其内部胎盘实质回声较少，可见较多片状液性区，内伴流动感（3 分）。

超声诊断：胎盘增厚，建议进一步除外膜状胎盘（2 分）。

2. 请回答引起该疾病的因素（10 分）。

由于孕早期绒毛萎缩失败，功能性绒毛全部或部分覆盖妊娠囊表面（6 分），它还与产前出血、产后出血、绒毛膜羊膜炎和胎盘潴留有关(4分)。

3. 请回答该疾病可能引起的合并症(10分)。

膜状胎盘的合并症包括胎儿生长受限(2分)、胎儿畸形(2分)、羊水过少(2分)、脐动脉 S/D 值及 RI 值增高(2分)、前置胎盘(2分)等。

三、要点与讨论

1. 病理、流行病学与分型 膜状胎盘属于一种罕见的胎盘发育异常,发病率仅为数万分之一。形成这一病理改变的原因可能包括子宫内膜炎、蜕膜血管发育不良、孕卵着床深、滋养细胞始基异常以及与子宫内膜发育不良有关。上述原因致使蜕膜血管丰富,平滑绒毛不退化或蜕膜血管发育不良,平滑绒毛膜持续存在以获得血供,在此情况下胚囊周围被一层功能绒毛膜缠绕,形成面积大而薄的胎盘,肉眼见胎盘可全部如膜状,似一层极薄的纸,完全无绒毛,也可部分为膜状。

2. 临床特征 最主要的临床特征是反复的阴道流血,流血可以发生在妊娠早中晚各期,量多少不定。由于膜状胎盘绝大部分绒毛缺如,胎盘的内部组织回声极少,绒毛间隙充血明显,显示胎盘的面积巨大,而胎盘与胎儿循环血量减少,交换功能障碍,易出现胎儿生长受限。胎儿和母体的气体交换是通过脐带及胎盘与母体之间经过渗透方式进行的,而营养交换是在胎盘的绒毛间隙进行,即胎儿的营养、代谢产物的排除。膜状胎盘母体与胎盘的血液循环基本正常,母体的血压使血液从螺旋动脉流入胎盘,螺旋动脉开口于基底板,母体血液流入小叶中心,然后向两侧到绒毛间隙。由于胎儿绒毛组织阙如,胎儿循环血量减少,胎儿与胎盘交换功能障碍,胎儿营养缺乏、缺氧,导致胎儿生长受限,甚至流产、死亡,常伴有羊水过少。

3. 超声特征

(1)胎盘覆盖范围极广,占宫腔壁 2/3 以上,超声显示几乎所有子宫壁表面均有胎盘组织覆盖,厚度明显增厚亦可正常。

(2)正常胎盘回声减少,呈间断出现,内见大片旋涡状、喷泉状流动光点状低回声,似一薄膜包裹大量流动血液形成的血袋。

(3)可伴有胎盘前置。

四、临床拓展思维训练

1. 膜状胎盘需注意与哪些疾病进行鉴别(10分)?

(1)胎盘早剥:如果剥离面积小,剥离处的胎盘基底层与宫壁之间见条状或局限性暗区,无血流信号显示,则较易鉴别;如果为大面积剥离则应注意鉴别。除了上述超声表现外,胎盘早剥超声可见胎盘实质回声不均匀,有不规则的暗区,剥离处的胎盘小叶与其他小叶回声明显不同,胎盘明显增厚,回声稍高,类似水肿样胎盘,是血液渗到小叶间隙造成的结果。此时仔细观察可见胎盘基底与宫壁界限不清,且孕妇常有腹痛、腹壁肌张力高、阴道流血等症状,还可有胎心异常甚至胎死宫内(3分)。

(2)胎盘海绵状血管瘤:超声表现为边界清楚的肿块,内部以低回声为主,可探及血流信号,常合并羊水过多,仔细观察见肿块有明确的边界,除肿块外胎盘实质回声正常。而膜状胎盘几乎无或只有很少的正常实质成分,暗区与正常实质无明显分界(3分)。

(3)胎盘植入:胎盘增厚,血池异常丰富,表现为大小不等、形态不规则的液性暗区,内见云雾状回声呈翻滚的"沸水征"，称之为"胎盘漩涡"。鉴别的关键是胎盘植入时胎盘下肌层局部菲薄，甚至消失，胎盘后间隙消失，胎盘与宫壁间无明显界限（4 分）。

2. 膜状胎盘对胎儿发育及孕妇有何影响（10 分）？

（1）若伴有胎盘前置或植入会出现阴道流血（3 分）。

（2）由于胎盘交换功能障碍，胎儿营养缺乏、缺氧可导致，胎儿生长受限，羊水过少等（3 分）。

（3）早产或死胎（2 分）。

（4）孕妇易发生产后出血、胎盘粘连等（2 分）。

（孙佳星）

病例 55　胎盘植入（placenta accreta）

一、临床资料

1. 病史　孕妇，33 岁，因"行常规产前超声检查"就诊。孕 2 产 1，末次月经 2020-04-13，孕 20^{+5} 周。孕妇目前无腹痛及腹部紧缩感，无阴道流血排液，既往剖宫产手术史，月经正常，无家族遗传病史。

2. 超声资料（图 4-55-1~ 图 4-55-5）

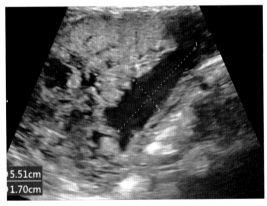

图 4-55-1　胎盘二维图像

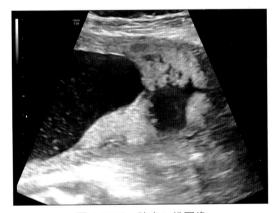

图 4-55-2　胎盘二维图像

3. 其他检查资料　母体外周血胎儿游离 DNA 高通量测序分析，13- 三体、18- 三体、21- 三体均为低风险。

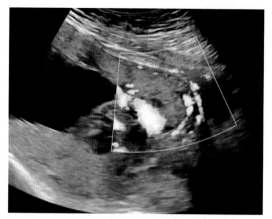

图 4-55-3　胎盘与宫壁间彩色血流图像

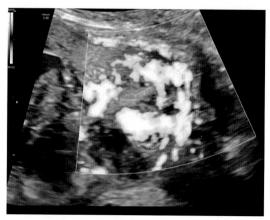

图 4-55-4　胎盘内彩色血流图像

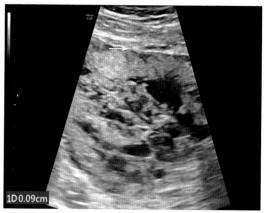

图 4-55-5　母体子宫前壁肌层厚度超声测量(箭头所示为肌层厚度)

二、思考题及参考答案

1. 请结合病史及超声图像表现作出诊断(10分)。

临床表现:孕妇,33岁,孕2产1,孕20^{+5}周。孕妇目前无腹痛及腹部紧缩感,无阴道流血排液,既往剖宫产手术史,月经正常(2分)。

超声所见:图 4-55-5 母体子宫前壁下段菲薄,与胎盘界限不清。图 4-55-1、图 4-55-2 胎盘内可见多个液性区,内伴流动密集细小点状回声(3分)。图 4-55-3、图 4-55-4 彩色多普勒检出较多细小血管自胎盘垂直向宫壁发出(3分)。

超声诊断:胎盘与宫壁界限不清,不除外胎盘植入(2分)。

2. 请回答该疾病可引起的并发症(10分)。

该疾病可能引起产后大出血合并失血性休克(3分)、弥散性血管内凝血(3分)、继发性贫血以及产褥感染(4分)等。

3. 请回答发生该疾病的原因(10分)。

影响子宫内膜完整性的侵入性操作及造成子宫内膜损伤的疾病是造成胎盘植入的重要原因,最主要致病因素是剖宫产后瘢痕子宫(2分)。除了剖宫产之外,多次人工流产术或清宫手术史、徒手剥取胎盘、宫腔镜操作、体外受精-胚胎移植、子宫内膜炎症等影响子宫内膜完整性的有创操作或疾病均与再次妊娠时发生胎盘植入相关（4分）。既往子宫穿孔史、胎盘植入史也会增加胎盘植入的发生。前置胎盘与胎盘植入同时发生的情况较为多见，是因为子宫下段蜕膜发育不良，前置胎盘时胎盘绒毛组织容易穿透底蜕膜，侵入子宫肌层，形成不同程度的胎盘植入，使胎盘剥离不全而发生产后失血。高龄妊娠，患有某些疾病如双角子宫、子宫腺肌病、子宫黏膜下肌瘤也有发生胎盘植入的可能（4分）。

三、要点与讨论

1. 病理、流行病学与分型　胎盘植入是指胎盘附着异常，表现为胎盘绒毛异常植入到子宫肌层。植入的常见部位为子宫瘢痕、黏膜下肌瘤、子宫下段、残角子宫等部位。由于瘢痕易导致蜕膜缺乏，使基底层绒毛迅速扩展侵入子宫肌层；子宫下段内膜血供相对不足，易引起蜕膜不全脱落；残角子宫内膜发育较差。正常子宫胎盘植入的发生率为1/22 154，但瘢痕子宫胎盘植入发生率上升到93/1 000。如果孕妇有3~4次剖宫产史，胎盘前置和胎盘植入的发生率则升高到67%。根据植入程度胎盘植入通常分为三种类型：植入较浅胎盘仅与宫壁肌层接触、植入较深胎盘绒毛深达深部肌层、植入更深者胎盘绒毛穿透宫壁肌层，常侵入膀胱或直肠，这三种情况也分别称胎盘粘连、胎盘植入、穿透性胎盘植入。产前超声检查尚难以明确区分这三种类型的胎盘植入，通常需要经产后组织病理检查才能明确区分。另外根据胎盘植入面积又可分为完全性和部分性两类。完全性者反而不出血，而部分性者则出血多。

2. 临床特征　胎盘植入在产前缺乏典型的临床表现、体征及实验室指标。胎儿娩出后的临床表现为：胎盘娩出不完整、母体面粗糙，或胎儿娩出后超过30分钟，胎盘不能自行从子宫壁分离娩出，需用手剥离，部分徒手剥离困难或发现胎盘与子宫肌层粘连紧密无间隙。胎盘持续不下者，伴有或不伴有阴道流血。

3. 超声特征

（1）胎盘后方子宫肌层低回声带（正常厚1~2cm）消失或明显变薄<2mm，宫壁与胎盘之间的强回声蜕膜界面消失。

（2）子宫与膀胱壁的强回声线变薄，变为不规则或中断。

（3）在胎盘植入时，胎盘内常存在显著的或多个无回声腔隙，通常也称作"硬干酪"现象。

（4）胎盘附着处出现子宫局部向外生长的包块。在极少数胎盘绒毛组织侵及膀胱的病例中，经腹超声可能显示与子宫相邻的膀胱浆膜层强回声带消失，表现为一个局部外突的、结节状、增厚的膀胱壁包块。

（5）既往有剖宫产史、有前壁胎盘合并前置胎盘时应高度警惕胎盘植入的可能。

（6）彩色多普勒显示胎盘周围血管分布明显增多且粗而不规则。虽然胎盘周围血管间隙在胎盘正常黏附的孕妇也很常见，但有胎盘植入的孕妇的胎盘内血管间隙趋向于更多更大。

四、临床拓展思维训练

1. 请回答临床上胎盘植入的治疗（10分）。

胎盘植入病情比较凶险，因出血量大，或因保守治疗过程中子宫腔内严重感染，或因其他原因严重威胁母体生命者需行子宫全切术（5分）。但对于那些出血不多、保守治疗时无感染迹象、生命体征平稳、植入面积小、有保留子宫愿望的产妇，保守治疗也是一项有效的方法（5分）。

2. 为了防止过度诊断胎盘植入,临床诊疗需要注意避免哪两种情况(10分)?

(1)将阴道分娩时胎盘滞留误诊为胎盘粘连,体现在胎儿娩出30分钟后胎盘未自行娩出(5分)。

(2)假性胎盘植入,即胎盘单纯附着于剖宫产子宫瘢痕部位,子宫局部肌层厚度菲薄,但病理未提示胎盘绒毛侵及子宫肌层甚至穿透浆膜层(5分)。

(孙佳星)

病例 56 单脐动脉(single umbilical artery)

一、临床资料

1. **病史** 孕妇,28岁,因"自觉腹部不适感"就诊。孕1产0,末次月经2020-04-11,孕28周。平素月经规律,既往体健。

2. **超声资料**(图4-56-1~图4-56-4)

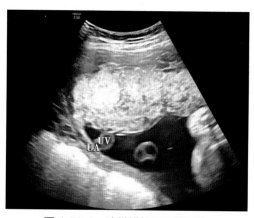

图4-56-1 脐带横切面二维图像

UA. umbilical artery,脐动脉;UV. umbilical vein,
脐静脉

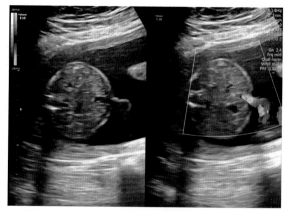

图4-56-2 胎儿腹部横切二维图像

3. **其他检查资料** 产前筛查结果提示21-三体为低风险。胎儿超声心动图检查正常。

二、思考题及参考答案

1. 请结合病史及超声图像表现作出诊断(10分)。

临床表现:孕妇,28岁,孕1产0,孕28周。自觉腹部不适感,平素月经规律,既往体健(2分)。

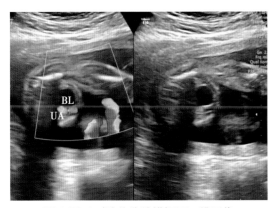

图 4-56-3　胎儿盆腔横切面二维图像
BL. 膀胱；UA. 脐动脉

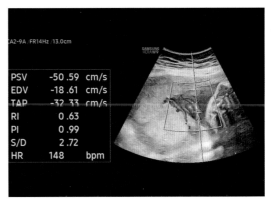

图 4-56-4　正常胎儿脐动脉血流频谱图像
PSV. 脐动脉收缩期峰值流速；EDV. 脐动脉舒张末流速；TAP. 脐动脉时间平均峰值流速；RI. 脐动脉血流阻力指数；PI. 脐动脉血流搏动指数；S/D. 脐动脉收缩期峰值流速 / 脐动脉舒张期流速；HR. 脐动脉心率

超声所见：图 4-56-1 脐带横切面显示一大一小 2 个圆形暗区，呈"吕"字形（3 分）。图 4-56-2、图 4-56-3 膀胱壁一侧可见 1 根脐动脉，而另一侧脐动脉缺如（3 分）。

超声诊断：单脐动脉（2 分）。

2. 请回答本病与染色体之间的关系（10 分）。

单脐动脉是建议查染色体的软指标（2 分）。单脐动脉和染色体异常没有直接的联系，但是却存在间接的联系（4 分），单脐动脉染色体异常的检出率有 0.1%~0.2%。在染色体异常的胎儿中单脐动脉检出率也相当高（4 分）。

3. 请回答超声检查对于该疾病的临床价值（10 分）。

超声检查是产前诊断胎儿单脐动脉的主要方法（3 分）。彩色多普勒超声能准确评估脐带的构成以及脐动脉形态、大小血流情况等（3 分），对合并胎儿先天性结构畸形可以作出较准确诊断（3 分），是目前重要的无创性产前诊断工具，可以有效检出单脐动脉及合并畸形。（1 分）

三、要点与讨论

1. 胚胎发育　在胚胎时期，脐动脉由背主动脉发出的 1 对尿囊动脉演变而成。若 1 条脐动脉发育不良而萎缩，或在早期（3.0~4.0mm 胚胎体蒂）暂时出现单脐动脉时期（即左、右脐动脉合并成 1 条血管）持续下去均可致单脐动脉。

2. 病理解剖与流行病学　脐带是母体与胎儿物质交换的主要通路，正常情况下脐带有 3 条血管，包括 2 条脐动脉和 1 条脐静脉，若脐带内少了 1 条脐动脉则称为单脐动脉。单脐动脉是脐带异常中最常见的一种，其发生率为 0.2%~1.1%，但在畸形胎儿中为 7.4%~48.0%。多胎妊娠发病率是单胎妊娠的 3~4 倍。

1 条脐动脉缺如（单脐动脉）相对常见，在单胎活产婴儿发生率为 0.46%，多胎妊娠中为 0.8%，在染色体畸形的新生儿中为 6.1%~11.3%。13- 三体和 18- 三体最常受累，而 21- 三体和性染色体异常很少出现单脐动脉。在伴有单脐动脉的多数非整倍体胎儿中,超声可发现其他结构异常,此时应进行染色体核型分析。单脐动脉应视为"高危"妊娠进行严密的产科评价和随访观察,因为这些胎儿有先天性心脏病、早产、体重低、缺氧以及肾病的危险性增加。单脐动脉干扰了胚胎发育过程中的血液供应,可引起胎儿心血管系统、中枢神经系统、胃肠道、骨骼系统、泌尿生殖系统和胎儿肢体的发育异常。

3. 临床特征 单脐动脉可以单发,但有较高的胎儿畸形及生长受限的发生率,可引起早产,可合并心血管、泌尿系、消化道等部位的畸形,以及染色体异常(18- 三体综合征、13- 三体综合征)。

4. 超声特征 在胎儿体外的脐带横切面上,二维超声所见的"品"字结构消失,代之以"吕"字结构,其内仅能见 1 条脐动脉和 1 条脐静脉,2 条血管内径比较接近,彩色多普勒见一红一蓝 2 条彩色血流信号。而在胎儿膀胱水平横切面上,彩色多普勒只能在膀胱一侧见到 1 条脐动脉的血流信号,而在膀胱的另一侧则缺如。

四、临床拓展思维训练

1. 单脐动脉发生机制尚不明确,目前公认的发生机制是什么(10 分)?

一是脐动脉先天性发育不良,即胚胎发育时就只有 1 条脐动脉(4 分);二是在胚胎发育过程中可能由于血栓等原因导致其中 1 条脐动脉萎缩、闭锁(4 分)。亦有学者认为此 2 种可能都存在(2 分)。

2. 单脐动脉导致胎儿畸形的可能机制是什么(10 分)?

干扰早期胚胎下半部血液供应,导致心血管系统、泌尿生殖系统、消化系统及中枢神经系统发育缺陷(6 分),同时也可影响脐以下前腹壁的形成,导致内脏膨出等(4 分)。

(孙佳星)

病例 **57** 羊水过多(polyhydramnios)

一、临床资料

1. 病史 孕妇,29 岁,因"胸闷、气短"就诊。孕 2 产 0,末次月经 2020-05-06,孕 28^{+4} 周。胸闷、气短但能忍受,于平卧时呼吸困难。无感冒、发热病史,无传染病史,无服药史。既往月经正常,无家族遗传病史。

2. 超声资料（图 4-57-1~ 图 4-57-3）

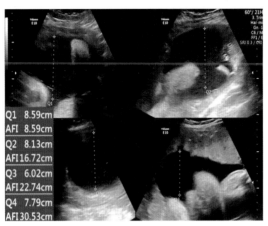

图 4-57-1 羊水指数测量二维图像

AFI. amniotic fluid index，羊水指数

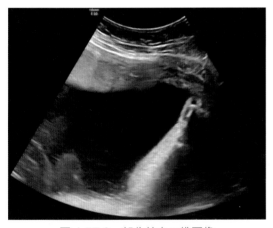

图 4-57-2 部分羊水二维图像

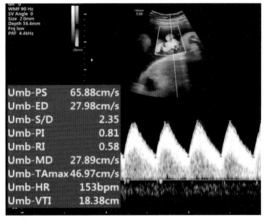

图 4-57-3 脐动脉血流频谱图像

3. 其他检查资料 母体外周血胎儿游离 DNA 高通量测序分析，13- 三体、18- 三体、21- 三体均为低风险。

二、思考题及参考答案

1. 请结合病史及超声图像表现作出诊断（10 分）。

临床表现：孕妇，29 岁，孕 2 产 0，孕 28^{+4} 周。胸闷、气短但能忍受，于平卧时呼吸困难。既往月经正常，无家族遗传病史（2 分）。

超声所见：图 4-57-1 和图 4-57-2 胎儿被大片液性暗区包绕，羊水深度约 8.6cm，羊水指数 30cm（4 分）。

超声诊断：羊水过多（4 分）。

2. 请回答导致该疾病的因素（10 分）。

羊水过多与胎儿中枢神经系统（2 分）和消化系统畸形（2 分）、多胎妊娠（2 分）、母体糖尿病

(2分)、宫内感染羊膜炎(2分)等因素有关,另外还有特发性羊水过多,其原因不明。

3. 请回答出现羊水过多时超声扫查应仔细观察的内容(10分)。

羊水过多时,应仔细观察胎儿有无合并畸形存在,较常见的胎儿畸形有神经管缺陷,约占50%(3分),其中又以无脑儿、脊柱裂最多见(4分)。消化道畸形也是较常见引起羊水过多的畸形,约占25%,主要有食管闭锁、十二指肠闭锁等(3分)。

三、要点与讨论

1. 病理、流行病学与分型　羊水来源于羊膜上皮细胞分泌、胎儿的代谢产物胎儿尿液等。羊水的吸收途径包括胎儿吞咽羊水、胎儿体表皮肤的吸收和胎盘及脐带表面羊膜上皮吸收。

在不同的妊娠时期,羊水的来源不同。孕早期,羊水主要是母体血清经羊膜进入羊膜腔的透析液,胎儿血循环形成后,水分及小分子物质可通过尚未角化的胎儿皮肤进入羊膜腔,成为羊水的另一个来源。孕中期以后胎儿尿液排入羊膜腔。尤其在17周以后,胎儿尿液成为羊水的主要来源。另一方面,胎儿又通过吞咽羊水、羊膜吸收、胎儿皮肤吸收等,使羊水量达到动态平衡,此时胎儿皮肤逐渐角化,不再是羊水的来源。孕晚期每天均进行羊水更新,容积量更新超过95%,注入羊膜腔内的蛋白,每天清除率在63%以上。孕晚期时,羊水的运转除尿液排出和吞咽羊水这两条途径外,胎肺也是产生和吸收羊水的一个重要途径,此外,胎盘胎儿面的羊膜是水和小分子溶质的交换场所,但其量较少。脐带和羊膜面则不是羊水的重要来源。总之,羊水的形成受多种因素的影响。正常情况下,羊水的量和成分是水和小分子物质在母体、羊水和胎儿三者之间进行双向性交换更新取得动态平衡的结果。特别是孕晚期,母体和羊水间的转换主要是经过胎儿间接进行的,经过胎膜交换的部分很少。

正常妊娠时羊水的产生与吸收处于动态平衡中,任何引起羊水产生和吸收失衡的因素均可造成羊水量异常,出现羊水过多或过少。羊水过多是指在妊娠期间羊水量超过2 000ml,羊水过少是指在妊娠期间羊水量少于300ml。羊水过多与胎儿和孕妇的多种因素有关,胎儿染色体异常是引起羊水过多的原因之一。

羊水过多病因复杂,其中约60%是不明原因的特发性羊水过多,20%~30%是胎儿因素引起,其余由母体病变及其他因素引起。引起羊水过多的胎儿因素主要有胎儿畸形、染色体异常、双胎妊娠、胎儿吞咽功能减退、胎儿宫内感染、胎儿贫血等。引起羊水过多的孕妇因素主要有年龄、分娩状况、糖尿病、吸烟、母胎血型不合等。羊水过少原因不明,临床上多见于胎儿畸形、胎盘功能异常羊膜病变和母亲因素。羊水过多和羊水过少的孕妇诊断孕周一般在孕中晚期,从穿刺孕周、细胞培养难度和胎儿的健康等因素考虑比较适合穿刺脐血做染色体检查。羊水过多和羊水过少孕妇呈年龄增大趋势,高龄孕妇更容易出现羊水过多。

2. 临床特征　临床上可分为急性羊水过多和慢性羊水过多。急性羊水过多一般发生在妊娠20~24周,表现为羊水在短时间内急剧增多,子宫在短时间内迅速增大,大小与足月或双胎妊娠大小相似,具有短时间内由于子宫极度增大,横膈上抬的现象,同时孕妇易伴有出现呼吸困难、不能平卧等症状,甚至出现发绀、疼痛、食量减少、便秘等。临床上有98%左右的孕妇为慢性羊水过多,一般发生在妊娠28~32周,羊水量缓慢增长,产前检查时其宫高、腹围均大于同期孕妇,检查时妊娠图可以发现高曲线异常,腹壁皮肤发亮、变薄,且胎位不清,胎心遥远或者听不到。羊水过多孕妇易并发妊娠高血压综合征、胎位异常、早产、胎盘早剥、产后出血等,严重威胁孕产妇和胎儿的生命安全。

3. 超声特征

(1)胎儿被大片液性暗区包绕,胎儿在大量羊水中活动幅度较大,不动时常沉卧于子宫后壁。因子宫张力大影响超声声束传导,导致胎儿结构显示困难。

(2)胎盘受羊水压迫变薄。

(3)合并胎儿畸形时可见相应的声像特征。

(4)羊水指数(AFI)法:孕妇取头高30°仰卧位,以脐与腹白线为标志点,将腹部分为4个象限,测定各象限最大羊水暗区深度值相加而得。AFI≥25cm为羊水过多。AFI<8cm为诊断羊水过少的临界值,≤5cm为诊断的绝对值。单一最大羊水暗区垂直深度(maximum vertical pocket,MVP)测定≥8cm可诊断羊水过多。MVP≤2cm为羊水过少,≤1cm为严重羊水过少。

四、临床拓展思维训练

1. 若发生羊水过少,子宫底高度及腹围均小于同期妊娠月份,应与哪些疾病相鉴别(10分)？

(1)胎儿生长受限:检查子宫内羊水振波感一般较明显,无羊水过少的"实感",超声检查羊水量在正常范围,破膜时羊水量>300ml,足月分娩时新生儿体重<2 500g。羊水过少者子宫紧裹胎体,超声检查测羊水暗区<2cm,甚至<1cm,足月新生儿体重往往>2 500g。但胎儿生长受限常合并羊水过少(5分)。

(2)早产:子宫底高度虽小,但符合孕周。子宫内羊水振波感明显,子宫不紧裹胎体。超声检查羊水量在正常范围内,胎头双顶径值符合孕周,破膜时水量>300ml。新生儿出生体重及特征均符合早产儿(5分)。

2. 请回答出现羊水过多时的临床监测治疗(10分)。

临床上常用吲哚美辛治疗羊水过多,但是由于它有使胎儿动脉导管提前关闭的不良作用且主要发生在孕32周以后的胎儿(4分),因此,在孕32周接受该药物治疗的孕妇,需用多普勒超声监视有无动脉导管提前关闭(4分)。出现提前关闭的动脉导管血流的多普勒频谱特征有搏动指数(PI)<1.9,收缩期血流速度>140cm/s,舒张期血流速度>35cm/s(2分)。

(孙佳星)

病例 58 血管前置（vasa previa）

一、临床资料

1. 病史　孕妇,22岁,因"腹部不适1天"就诊。孕1产0,末次月经2019-04-25,孕33[+1]周。腹部不适1天,伴腹部紧缩感,阴道无痛性反复流血6小时,既往体健。

2. 超声资料(图 4-58-1~ 图 4-58-4)

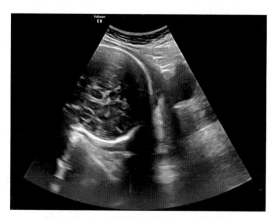

图 4-58-1 母体子宫颈内口二维图像

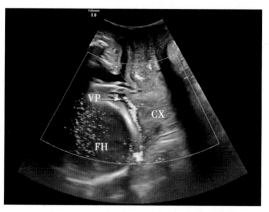

图 4-58-2 子宫颈内口彩色血流图像
CX. 子宫颈；FH. fetal head，胎头；VP. 血管前置

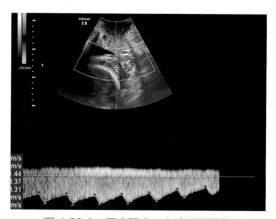

图 4-58-3 子宫颈内口血流频谱图像

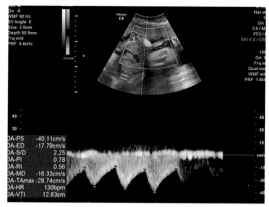

图 4-58-4 脐动脉血流频谱图像

3. 其他检查资料 产前筛查结果提示 21- 三体、18- 三体均为低风险。

二、思考题及参考答案

1. 请结合病史及超声图像表现作出诊断(10 分)。

临床表现：孕妇,22 岁,孕 1 产 0,孕 33^{+1} 周。腹部不适 1 天,伴腹部紧缩感,阴道无痛性反复流血 6 小时,既往体健(2 分)。

超声所见：图 4-58-1 二维超声显示胎儿胎头与母体子宫颈内口关系。图 4-58-2 能量多普勒显示胎头与子宫颈内口间可见一条血管,脐带入口位于母体子宫下段,周围无胎盘组织覆盖,沿胎膜下走行横跨子宫颈内口于胎盘下缘插入胎盘。图 4-58-3 胎头与子宫颈内口之间血流频谱为脐动脉频谱,与图 4-58-4 脐动脉血流频谱搏动频率一致(4 分)。

超声诊断：注意帆状胎盘合并血管前置(4 分)。

2. 请回答本病的鉴别诊断(10分)。

(1)脐带先露:是脐带位于胎先露与子宫颈内口之间的羊膜囊内,且脐带呈螺旋状,而血管前置位于胎膜内,位置固定,血管无螺旋(3分)。

(2)脐带脱垂:除了在子宫颈内口处有脐带显示,子宫颈管内亦有脐带血管显示,而前置血管只在胎膜内走行,位置固定(3分)。

(3)子宫下段及子宫颈管扩张:正常妊娠中经常可见孕妇子宫下段及子宫颈管扩张,类似血管前置,但其频谱多普勒显示为母体动脉或静脉血流,而血管前置显示为胎儿脐动脉血流(4分)。

3. 请回答与该疾病相伴的危险因素(10分)。

与血管前置相伴的危险因素与胎盘异常的关系较多,在前置胎盘(2分)、双叶胎盘(2分)、副胎盘(2分)、多胎妊娠中易发生血管前置(2分),特别是在双胎中脐带帆状附着者约占10%(2分)。

三、要点与讨论

1. 病理、流行病学与分型 血管前置指胎膜血管位于胎儿先露前方跨越子宫颈内口或接近子宫颈内口,是绒毛的异常发育所致。血管前置较罕见,发生率1/2 000~1/5 000。发病机制尚不清楚。在胚胎发育过程中,体蒂是脐带的始基。正常情况下,体蒂从与血供最丰富的蜕膜接触的绒毛膜伸向胎儿。Franqua(1900)提出早孕时,有可能血供最丰富的蜕膜是包蜕膜,而体蒂即起源于此。随妊娠进展,血供丰富区移至底蜕膜,而体蒂留在原位,该处绒毛膜萎缩变为平滑绒毛膜,结果脐带帆状附着而脐血管伸至胎盘边缘。简言之,脐带发生在囊胚着床处的对面。血管前置的确切病因目前尚不清楚。但脐带帆状入口、副胎盘和双叶状胎盘等都可能使绒毛异常发育生长。前置的胎膜血管对创伤极敏感,尤其在胎膜破裂的时候,其内部的血管易发生破裂,导致严重的胎儿出血和失血性贫血。一旦发生可引起高达75%的围生儿死亡,因此有人认为血管前置是胎儿潜在的灾难,其产前诊断极其重要。根据胎盘形状的不同血管前置可分为两型:Ⅰ型,帆状胎盘合并血管前置;Ⅱ型,副胎盘或双叶胎盘及多叶胎盘合并血管前置。

2. 临床特征 血管前置的主要临床表现是孕晚期出现鲜红的阴道流血,且流出的血液由纯粹的胎儿血组成,常见于破膜以后即刻发生的出血。因胎盘早剥和前置胎盘是晚期阴道流血的两大原因,临床上往往首先怀疑出血由该两大原因所致。也有用Feladex试验来区分胎血和母血,然而通常流血凶猛,没有时间进行上述试验,一旦出现胎心率异常,即应急诊剖宫产。

3. 超声特征 二维超声显示位于子宫颈之上的血管横切面呈多个圆形无回声,纵切面呈条形或曲线形无回声,沿胎膜走行且位置固定不变。彩色多普勒及频谱多普勒检查呈典型的胎儿脐动脉血流频谱,血管表面无脐带胶质包裹,血管缺乏螺旋。

四、临床拓展思维训练

1. 若发生血管前置,预后如何(10分)?

血管前置是胎儿潜在的灾难,破膜以后,覆盖在子宫颈内口的血管易破裂,使胎儿迅速失血和死亡(4分);即使不破裂,前置的血管也可能在分娩过程被胎先露压迫,导致循环受阻而发生胎儿窘迫,甚至胎儿死亡(4分)。因此,一旦明确诊断,血管前置是剖宫产的绝对指征(2分)。

2. 请回答临床上对于血管前置的治疗(10分)。

临床上一般建议血管前置的孕妇应在胎膜破裂前行剖宫产(3分)。鉴于胎膜破裂的时机很难预测,建议在35~36周进行选择性剖宫产术(2分),这个孕龄在胎儿死亡风险和早产风险之间提供了合理的平衡。建议在32周左右入院,如果胎膜破裂,将使孕妇能够马上入手术室进行紧急处理。由于这些孕妇有早产风险,建议给予类固醇治疗,促进胎儿肺成熟(3分)。一旦发生出血、胎膜破裂,通常需要紧急剖宫产(2分)。

(孙佳星)

病例 59 室间隔缺损(ventricular septal defect)

一、临床资料

1. 病史 孕妇,30岁,因"外院怀疑胎儿心脏异常"就诊。孕1产0,孕24⁺²周,否认孕期放射性及有毒物质接触史,无动物接触史。

2. 超声资料(图4-59-1~ 图4-59-3)

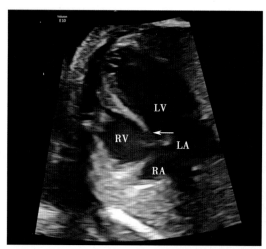

图4-59-1 胎儿心脏左心室流出道切面二维图像 箭头所示为室间隔回声中断。
LA. 左心房;LV. 左心室;RA. 右心房;RV. 右心室

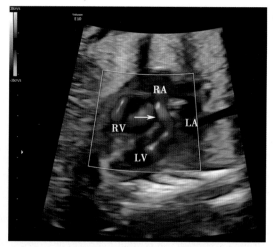

图4-59-2 彩色多普勒联合二维立体血流技术胎儿左心室流出道切面彩色血流图像 箭头所示为过隔血流信号。
LA. 左心房;LV. 左心室;RA. 右心房;RV. 右心室

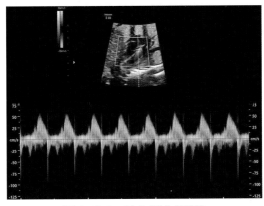

图 4-59-3　胎儿频谱多普勒

频谱多普勒显示缺损处双向过隔血流信号。

3. 其他检查资料　母体外周血胎儿游离 DNA 高通量测序分析为低风险。

二、相关思考题

1. 请结合病史及超声图像表现作出诊断（10 分）。

临床表现：孕妇，30 岁，孕 1 产 0，孕 24^{+2} 周（2 分）。

超声所见：图 4-59-1 左心室流出道切面显示室间隔上部回声失落，可见"断端回声增强"征象（2 分）。图 4-59-2 彩色多普勒该处探及舒张期为主双向分流信号（2 分）。图 4-59-3 频谱多普勒显示该处存在双向分流频谱，速度约 40~50cm/s（2 分）。

超声诊断：胎儿室间隔缺损（膜周部）（2 分）。

2. 胎儿期较大的室间隔缺损如何与法洛四联症鉴别（10 分）？

胎儿期由于右心室压力较左心室高，导致较大的室间隔缺损时可出现主动脉骑跨于室间隔之上。而法洛四联症是由于发育过程中，圆锥动脉分隔不均，室上嵴前移，也表现为主动脉骑跨于室间隔之上（4 分）。因此两者在胎儿期很难鉴别，主要需要观察以下几点。

（1）观察右心室流出道有无狭窄：法洛四联症存在室上嵴的前移，不仅表现为肺动脉的狭窄，同时会导致右心室流出道狭窄。（2 分）

（2）观察肺动脉的发育情况：法洛四联症时肺动脉狭窄，肺动脉内径常小于主动脉内径的 1/2。（2 分）

（3）观察合并畸形：如果胎儿合并动脉导管异常（细窄、异位）、右位主动脉弓、胸腺异常等问题时，更倾向于考虑为法洛四联症（2 分）。

3. 本病常合并哪些染色体异常（5 分）？

室间隔缺损常合并 13- 三体、18- 三体和 21- 三体（3 分）。超过 20% 的室间隔缺损合并重大心内和心外解剖畸形的胎儿存在染色体异常（1 分）。孤立性肌部室间隔缺损与正常妊娠者发生染色体异常的风险相似（1 分）。

三、要点与讨论

1. 病理、分型与流行病学　室间隔缺损是小儿最常见的先天性心脏病，胚胎发育时室间隔未能完整发育所致。单纯室间隔缺损占整个先天性心脏病的 25%~57%，也常为复杂心脏畸形的组成部分。

膜周部室间隔缺损较大时常常延伸至其他部位,根据延伸部位可分为:膜周流入道室间隔缺损,最常见,约占全部室间隔缺损的75%;膜周流出道室间隔缺损;膜周小梁部室间隔缺损;膜周融合型室间隔缺损,缺损累及肌部室间隔的二或三部分。

肌部室间隔缺损根据部位可分为:肌部流入道室间隔缺损;肌部流出道室间隔缺损,又称为肺动脉下室间隔缺损;肌部小梁部室间隔缺损。室间隔缺损可位于肌部室间隔的任何部位,其中心尖部最多见。

2. 临床特征 临床表现主要取决于缺损的大小。缺损较小者多无明显症状,生长发育正常。缺损较大者婴幼儿期可出现喂奶障碍、哭闹等,较大儿童可出现乏力、气喘、心悸、活动后呼吸困难及反复呼吸道感染。

3. 超声特征 胎儿室间隔缺损因缺损大小不同,且双侧心室之间压力相似导致分流不易观察,尤其是肌部较小的缺损更不容易检测到。通常二维超声在四腔心或五腔心切面可显示室间隔连续性中断,呈"断端回声增强"。彩色多普勒可检出双向分流信号,由于左右心室压力阶差不大,分流速度较慢,应适当调节彩色多普勒标尺,提高对低速血流信号的检出。频谱多普勒可在缺损处检测到双向分流频谱。较小的肌部室间隔缺损,二维超声无法显示"断端回声增强",但分流速度较快,可利用彩色多普勒进行诊断。

二维立体血流(radiant flow,R-flow)技术是近年来全新推出的一种血流显像技术。它在彩色多普勒(color Doppler flow imaging,CDFI)或高分辨率血流(high-definition flow imaging,HDFI)等初始血流显像基础上叠加了一种全新的编码方式,使得在二维切面上以立体的方式显示单位区域红细胞密度。通过特定的算法,将单位区域内红细胞的密度指标转换为高度指标,并将高度指标以立体形式呈现出来,利用该技术使传统血流显示为具有一定深度感的"立体血流",同时减少了血流外溢,边界更清晰,可以更好地显示过隔血流信号(图4-59-2)。

四、临床拓展思维训练

1. 胎儿期检查室间隔缺损时应注意哪些问题(10分)?

在胎儿超声心动图检查过程中,受切面和角度等因素的影响,特别是声束方向与室间隔平行时,可以出现假阳性的室间隔回声失落,应多切面扫查除外假阳性,选择合适的切面,可以显示完整的室间隔结构。一般真正的缺损会出现"断端回声增强"的改变(3分)。可结合彩色血流显像,绝大多数的胎儿室间隔缺损均可探及双向过隔血流信号(2分)。

由于胎儿期右心压力较高,左右心压力差较小,心室水平分流速度很低,一般小于1m/s,部分较小的室间隔缺损产前并不能检出。另外,较小的膜周部缺损及肌部缺损出生后的自愈率很高,有时缺损可在出生后数月闭合,因此产前不宜将较小的室间隔缺损直接诊断为先天性心脏病(5分)。

2. 请简述胎儿心胸比例测量的标准切面及正常值范围(10分)。

胎儿心胸比例是评价心脏相对大小的指标,比较常用的是心胸面积比(2分)。在四腔心切面分别描记测量心脏面积和胸腔面积(2分)。心脏面积自心包外缘测量,胸腔面积自胸廓外缘(不含皮肤)测量(2分)。需注意在测量切面应仅能看到一条肋骨回声(2分)。心胸面积比的正常值为0.25~0.35(2分)。

(王 彧)

病例 60　完全型房室间隔缺损（complete atrioventricular septal defect）

一、临床资料

1. 病史　孕妇，34 岁，因"外院超声提示胎儿心脏结构异常"就诊。孕 2 产 1，孕 24^{+5} 周。否认孕期放射性物质及有毒物质接触史，无动物接触史。

2. 超声资料（图 4-60-1～ 图 4-60-4、视频 4-60-1）

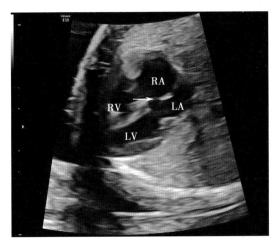

图 4-60-1　胎儿四腔心切面二维图像
箭头所示为心脏十字交叉处缺损。
LA. 左心房；LV. 左心室；RA. 右心房；RV. 右心室

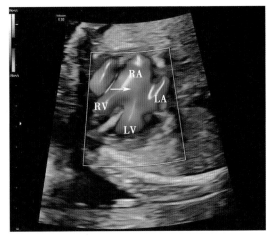

图 4-60-2　胎儿四腔心切面彩色血流图像（舒张期）
箭头所示为心脏十字交叉缺损处血流。
LA. 左心房；LV. 左心室；RA. 右心房；RV. 右心室

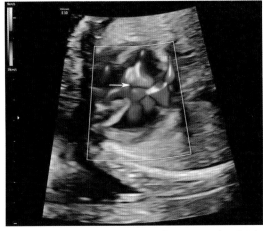

图 4-60-3　胎儿四腔心切面彩色血流图像（收缩期）
箭头所示为心脏十字交叉缺损处血流。

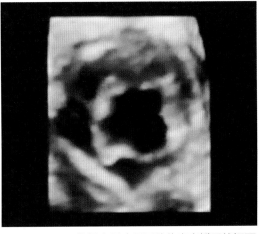

图 4-60-4　三维超声重建显示胎儿房室瓣冠状切面

视频 4-60-1

3. 其他检查资料　母体外周血胎儿游离 DNA 高通量测序分析为低风险。

二、相关思考题

1. 请结合病史及超声图像表现作出诊断(10 分)。

临床表现: 孕妇,34 岁,孕 2 产 1,孕 24^{+5} 周。外院超声提示胎儿心脏结构异常(2 分)。

超声所见: 图 4-60-1 胎儿四腔心基本对称,房间隔下部至室间隔上部(心脏十字交叉部)可见较大回声失落,房室瓣为一组,一个房室环,一个房室通道(2 分)。双心房通过共同房室瓣连接左、右心室(2 分)。图 4-60-2、图 4-60-3 及视频 4-60-1 彩色血流显像显示心脏十字交叉部的血流完全混合,并可见共同房室瓣反流(2 分)。

超声诊断: 胎儿完全型房室间隔缺损(2 分)。

2. 请回答本病的诊断要点(10 分)。

房室间隔缺损又称心内膜垫缺损,包括房间隔原发隔缺损和室间隔缺损及异常的共同房室瓣(3 分)。四腔心切面可见房间隔下部与室间隔上部连续中断,心脏十字交叉结构消失(4 分)。仅见一组房室瓣,由于共同房室瓣多关闭时对合不良或合并有瓣叶裂,彩色多普勒血流显像于收缩期可检出反流信号(3 分)。

3. 本病的鉴别诊断(10 分)。

主要与一侧房室瓣闭锁相鉴别,闭锁侧瓣膜呈膜样略强回声,常伴有同侧心室发育不良(3 分)。还应与孤立性流入道室间隔缺损相鉴别,孤立性流入道室间隔缺损胎儿房室瓣正常,房间隔原发隔完整(3 分)。大的或非均衡性房室间隔缺损还需与单心室相鉴别,应注意观察残余室间隔(4 分)。

三、要点与讨论

1. 胚胎发育　由于心内膜垫发育障碍,除了未能与第一房间隔会合外,还未能与圆锥间隔、肌部间隔会合,在房室瓣环下形成流入道室间隔缺损。房间隔与室间隔不直接连接而形成共同房室纤维环。前桥叶与后桥叶均骑跨在室间隔上,相互不连接而形成共同房室孔。

2. 病理、分型　1966 年 Rastelli 根据前桥叶的骑跨程度及是否与右心室乳头肌或室间隔附着,将完全型房室间隔缺损分为 A、B、C 三个亚型。

3. 临床特征　该病患儿出生后,由于房室之间的较大沟通,新生儿容易出现心力衰竭及肺动脉高压,死亡率较高,应早期手术治疗以降低肺血管梗阻病变的风险。

4. 超声特征　胎儿四腔心切面可见房间隔下部与室间隔上部连续中断,十字交叉结构消失。左右房室瓣附着点处于同一水平,共同房室瓣关闭线呈弓形突向室间隔断端。

彩色血流显像左右房室血流在缺损处相通,四腔心血流呈"H"形特点,收缩期可见房室瓣反流。频谱多普勒可探及反流信号及峰速。

若房室瓣大部分（>60%）与右心室相连，为右心室为主型非均衡性房室间隔缺损，应进一步判断左侧流入道及流出道的梗阻情况。非均衡性房室间隔缺损若合并圆锥间隔异常应注意右心房异构的可能。

四、临床拓展思维训练

1. 房室间隔缺损容易合并哪些心内心外畸形（10 分）？

常合并的心脏畸形有法洛四联症、心室双出口、右位主动脉弓及其他圆锥动脉干畸形。也可合并肺动脉闭锁、肺静脉及体静脉异常，主要合并左心房及右心房异构（5 分）。

房室间隔缺损心外畸形主要包括染色体异常，包括 21- 三体综合征，18- 三体综合征、13- 三体综合征和 Turner 综合征。产前约 1/3 的内脏异位综合征病例存在房室间隔缺损（5 分）。

2. 应如何结合临床判断完全型房室间隔缺损的预后（10 分）？

完全型房室间隔缺损的预后与房室瓣的分化程度、缺损的部位及大小有关（2 分）。一般建议早期（3~6 个月）手术修复，近年来外科矫治取得了良好效果，死亡率降至 5% 以下。该畸形外科修复整体再手术率稍高，主要原因是严重的左侧房室瓣反流及左心室流出道梗阻，增加了死亡率（3 分）。

影响预后的因素包括房室瓣反流的严重程度、共同房室瓣分隔是否明显不均衡、室间隔缺损大小以及是否合并其他畸形（法洛四联症、右室双出口等）（5 分）。

（王　彧）

病例 61 胎儿法洛四联症（tetralogy of Fallot）

一、临床资料

1. 病史　孕妇，27 岁，因"胎儿系统超声提示胎儿先天性心脏病"就诊。孕 1 产 0，孕 26 周。孕期无危险物质接触史。

2. 超声资料（图 4-61-1~ 图 4-61-3、视频 4-61-1）

视频 4-61-1

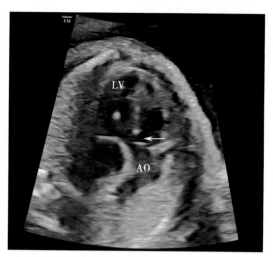

图 4-61-1 胎儿左室流出道切面二维图像
箭头所示为室间隔缺损。
AO. aorta,主动脉；LV. 左心室

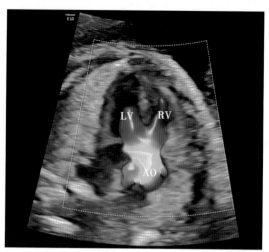

图 4-61-2 胎儿左室流出道切面彩色血流图像
AO. 主动脉；LV. 左心室；RV. 右心室

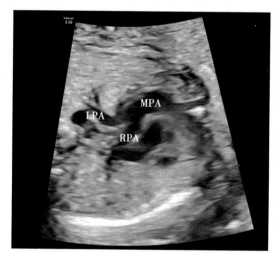

图 4-61-3 胎儿肺动脉分叉二维图像
LPA. left pulmonary artery,左肺动脉；MPA. main pulmonary artery,
主肺动脉；RPA. right pulmonary artery,右肺动脉

3. 其他检查资料 母体外周血胎儿游离 DNA 高通量测序分析为低风险。

二、相关思考题

1. 请结合病史及超声图像表现作出诊断(10 分)。

临床表现：孕妇,27 岁,孕 1 产 0,孕 26 周,胎儿系统超声提示胎儿先天性心脏病(2 分)。

超声所见：图 4-61-1 胎儿左室流出道切面可见室间隔上部与主动脉前壁连续中断,主动脉骑跨于中断的室间隔上,骑跨率为 30%~50%(2 分)。图 4-61-2 彩色多普勒显像在心室收缩期右心室血流经室间隔缺损口与左心室血流共同进入主动脉(2 分)。图 4-61-3 及视频 4-61-1 胎儿右室流出道及肺动脉分叉切面可见主肺动脉及左右肺动脉内径明显偏细（2 分）。

超声诊断：胎儿法洛四联症（2 分）。

2. 请回答本病的诊断要点（10 分）。

（1）室间隔缺损（3 分）。

（2）主动脉前移，骑跨于室间隔断端（3 分）。

（3）肺动脉狭窄（4 分）。

3. 请回答本病的鉴别诊断（10 分）。

（1）单纯膜周部室间隔较大缺损（2 分）：非标准切面可见主动脉有轻微骑跨，但右心室漏斗部、肺动脉瓣及肺动脉无明显狭窄（3 分）。

（2）右室双出口（2 分）：肺动脉起源于右心室，主动脉 75% 以上起源于右心室。主动脉瓣下与肺动脉瓣下均显示圆锥结构，与二、三尖瓣无纤维连接（3 分）。

三、要点与讨论

1. 胚胎发育　法洛四联症的胚胎学基础是圆锥动脉干发育异常。胚胎在该发育期受致病因素影响使主动脉肺动脉隔异常右移，圆锥动脉干扭转不充分并前移。右心室流出道狭窄又可导致继发性右心室肥厚。VanPraagh 等提出另一学说认为该病与肺动脉漏斗部发育不良及流出道间隔的异常排列有关。

2. 病理与流行病学　法洛四联症是以包括肺动脉狭窄、主动脉骑跨、室间隔缺损及右心室心肌肥厚病理改变为特征的先天性心脏病。法洛四联症是最常见的发绀型先天性心脏病，约占发绀型先天性心脏病的 50%，占所有先天性心脏病的 10%。

3. 临床特征　由于右室流出道梗阻导致了部分右心室血流经主动脉进入体循环，从而导致发绀。表现为不同程度的口唇及皮肤发绀，活动后加重。患儿喜蹲踞，出现典型的杵状指 / 趾。胸前可闻及收缩期杂音，伴震颤及传导。

4. 超声特征　胎儿法洛四联症 95% 以上的室间隔缺损位于嵴下膜周部。在左心长轴切面或心尖五腔心切面均能显示室间隔上段与主动脉前壁连续中断，主动脉增宽并骑跨于室间隔上，收缩期右心室血流经室间隔缺损口与左心室血流共同进入主动脉；右室流出道及三血管 - 气管切面显示肺动脉明显狭窄，右心室漏斗部狭窄是法洛四联症的典型特征。法洛四联症多合并肺动脉瓣狭窄，超声心动图表现肺动脉瓣增厚、回声增强、开放受限，彩色血流显像在漏斗部及肺动脉瓣口可见明显的湍流血流，但频谱多普勒不能探及高速射流频谱。

四、临床拓展思维训练

1. 产前诊断胎儿圆锥动脉干畸形应注意哪些问题（10 分）？

胚胎发育时圆锥间隔的分隔不均或移位、螺旋不良以及对接不良可产生一系列畸形，包括法洛四联症、完全型大动脉转位、右室双出口、主肺间隔缺损、共同动脉干等（2 分）。此类畸形在解剖结构和血流动力学上有许多相似之处，又有各自的特点，因此不论是对疾病的定义上还是在疾病的鉴别诊断上均存在一定程度的分歧和争议。比如，将主动脉骑跨率 ≥75% 还是 ≥50% 作为界定右室双出口和法洛四联症的标准尚未达成一致。此外，对于大动脉骑跨率的判断上也存在方法学上的差异，病理学、解剖学和心外科术中看到的都是静止、没有压力和停搏的心脏，这与超声心动图中观察到的运动的充满压力的心脏肯定有所不同，从而导致了对主动脉骑跨率判断上的差异(4分)。

　　基于上述观点,超声对法洛四联症与右室双出口的鉴别诊断十分困难,此时准确地判断和描述相关的解剖结构异常和血流动力学变化比作出明确的疾病诊断更重要。此外,胎儿心脏的血流动力学特点与新生儿有着很大的不同,胎儿出生后心脏的结构和功能会发生显著的变化,有时会出现产前产后较大的差别,如右室流出道及肺动脉狭窄的程度、主动脉骑跨的程度等。因此,对此类心脏畸形产前诊断为圆锥动脉干畸形即可,不宜下过于具体的诊断,以免引起不必要的纠纷(4分)。

　　2. 该疾病的预后如何(10分)?

　　该病的预后与肺动脉狭窄严重程度、合并畸形有关。伴或不伴肺动脉闭锁的法洛四联症患者的远期预后取决于右心室发育状况(3分)。法洛四联症患儿一旦确诊,均应考虑手术治疗。对于有症状的法洛四联症婴儿采用一期矫治手术,婴幼儿手术成功率较高,为80%~90%,长期效果满意,手术死亡率0~5%。手术一般在患儿出生后6个月内进行,包括修补室间隔缺损及解除肺动脉梗阻。患有法洛四联症的儿童和成人需要终生随访有无并发症并进行治疗,包括心律失常,运动不耐受及右心受损等(3分)。

　　但法洛四联症合并有其他心内或心外畸形或染色体异常者预后较差。法洛四联症与染色体异常关系密切,高达25%的法洛四联症活产儿及50%的胎儿存在染色体异常。与法洛四联症相关的综合征超过20种,其中最常见的为22q11.2缺失综合征,又称迪格奥尔格(DiGeorge)综合征(4分)。

(王 彧)

病例 62　胎儿完全型大动脉转位(complete transposition of the great arteries)

一、临床资料

　　1. 病史　孕妇,27岁,因"外院超声提示胎儿心脏结构异常"就诊。孕2产0,孕26^{+3}周。否认孕期放射性物质及有毒物质接触史,无动物接触史。

　　2. 超声资料(图片4-62-1~图4-62-5、视频4-62-1)

视频4-62-1

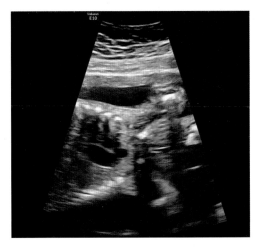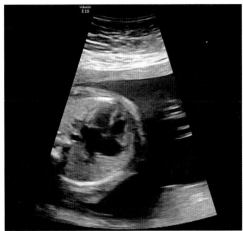

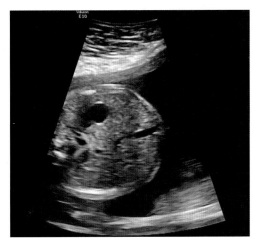

图 4-62-1　定位图

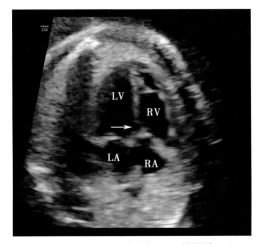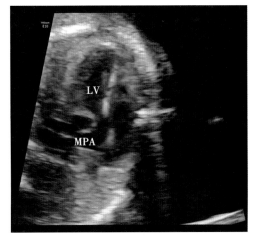

图 4-62-2　四腔心切面二维图像　　　　　　　图 4-62-3　左室流出道切面二维图像
箭头所示为室间隔缺损。　　　　　　　　　　　LV. 左心室；MPA. 主肺动脉
LA. 左心房；LV. 左心室；RA. 右心房；RV. 右心室

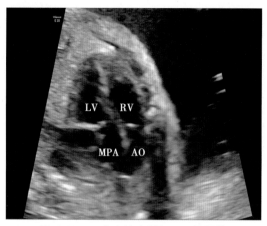

图 4-62-4　右室流出道切面二维图像
AO. 主动脉；LV. 左心室；MPA. 主肺动脉；RV. 右心室

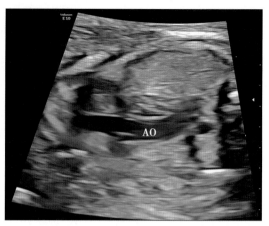

图 4-62-5　三血管切面二维图像
AO. 主动脉

3. 其他检查资料　母体外周血胎儿游离 DNA 高通量测序分析为低风险。

二、相关思考题

1. 请结合病史及超声图像表现作出诊断（10 分）。

临床表现：孕妇，27 岁，孕 2 产 0，孕 26^{+3} 周（2 分）。外院超声提示胎儿心脏结构异常。

超声所见：图 4-62-1 胎儿心房正位，心室右祥（1 分）。图 4-62-2 室间隔上部可见回声失落（1 分）。图 4-62-3~ 图 4-62-4 左心室发出主肺动脉，右心室发出主动脉（1 分），主动脉位于主肺动脉右前方（1 分）。图 4-62-5 三血管切面仅见一条大动脉（1 分）。视频 4-62-1 彩色血流显像显示主动脉和主肺动脉分别从右心室和左心室发出（1 分）。

超声诊断：胎儿完全型大动脉转位伴室间隔缺损（2 分）。

2. 请回答本病的鉴别诊断（10 分）。

（1）陶 - 宾（Taussig-Bing）型右室双出口：其流出道切面主动脉与肺动脉起源不同，肺动脉大部分起源于右心室，骑跨率一般大于 75%（3 分）。

（2）矫正型大动脉转位：其特征为房室连接不一致，右心房与形态学左心室连接，左心房与形态学右心室连接（3 分）。

（3）完全型大动脉转位合并肺动脉狭窄或闭锁时应与永存动脉干、法洛四联症鉴别。永存动脉干在流出道切面仅显示 1 条动脉干骑跨于室间隔之上，肺动脉多起源于动脉干，彩色多普勒显示动脉干与肺动脉血流颜色一致。完全型大动脉转位合并肺动脉狭窄或闭锁，肺动脉起源于左心室，肺动脉严重狭窄或闭锁时血流方向与主动脉弓相反；法洛四联症有主动脉骑跨，肺动脉起源右心室，主动脉与肺动脉起始部交叉关系仍存在（4 分）。

3. 请回答本病常合并的畸形（5 分）。

室间隔缺损和肺动脉狭窄（左室流出道梗阻）是完全型大动脉转位最常见的两种心内合并畸形。大血管走行异常经常并发冠状动脉异常（3 分）。

完全型大动脉转位很少合并心外畸形，可并发内脏异位。当合并心外畸形时应排除 22q11 微缺失（2 分）。

三、要点与讨论

1. 病理、分型及流行病学

(1) 单纯型大动脉转位：不伴有其他心血管畸形，约占 50%。

(2) 完全型大动脉转位伴有室间隔缺损型：近 2/3 室间隔缺损很小，常见为室间隔膜周部及肌部缺损，少数病例可伴有房室通道型室间隔缺损或多发型室间隔缺损。

(3) 完全型大动脉转位伴有室间隔缺损及左室流出道梗阻型：约占 25%，梗阻可发生在左室流出道的任何部位。

完全型大动脉转位是常见的发绀型先天性心脏病之一，其发生率仅低于法洛四联症，占所有先天性心脏病的 7%~9%，未经治疗的患儿 90% 于 1 岁内死亡。

2. 临床特征　当房室连接正常时，主动脉内血液进入肺循环，肺动脉内血液进入体循环，形成了两个独立的、无效的血液循环。室间隔缺损、房间隔缺损或卵圆孔未闭和动脉导管未闭是患儿生存的必要条件，左向右分流的量越大，血氧饱和度越高。严重的肺动脉狭窄是其可能存活到成人的重要因素。

3. 超声特征　单纯型大动脉转位时，四腔心切面多表现正常。左右心室流出道切面显示主动脉从右心室发出，主动脉瓣下有圆锥结构，肺动脉从左心室发出，肺动脉瓣下呈纤维连接。主动脉位于肺动脉前方，与肺动脉呈平行关系。三血管 - 气管切面仅显示主动脉弓及上腔静脉。

左右室流出道失去正常的相互交叉关系，而呈平行关系，主动脉瓣下有圆锥结构是产前超声筛查胎儿完全型大动脉转位的重要线索。

完全型大动脉转位有近 1/2 合并有室间隔缺损。

四、临床拓展思维训练

1. 请简述该病的诊断中所用的分析方法及诊断要点（10 分）。

胎儿完全型大动脉转位是一种复杂的先天性心脏病，应按照节段分析法进行诊断，即以血流动力学为主线，判断房室连接、心室 - 大动脉连接关系，判断心房、心室及大动脉的位置关系（4 分）。

完全型大动脉转位胎儿，从形态学左心室发出的大动脉主干较短且有"分叉"结构，为肺动脉；从形态学右心室发出的大动脉主干较长，且有头臂动脉发出，为主动脉（3 分）。心室 - 大动脉连接关系不一致。同时完成血流动力学分析，肺静脉 - 左心房 - 左心室 - 肺动脉；腔静脉 - 右心房 - 右心室 - 主动脉。最终诊断为胎儿完全型大动脉转位（3 分）。

2. 该病的预后如何？出生后如何治疗（10 分）？

胎儿时期由于卵圆孔及动脉导管沟通左、右心循环，所以完全型大动脉转位不会对胎儿的生长发育造成明显影响（5 分）。但该类型胎儿出生后会发生明显发绀，如合并较大室间隔缺损，预后较好；如室间隔完整，预后较差，需尽早手术治疗（5 分）。完全型大动脉转位是动脉导管依赖型先天性心脏病，新生儿应注意保证动脉导管开放状态，确保左、右心之间血液沟通。

（王 彧）

病例 63 胎儿共同动脉干(truncus arteriosus communis)

一、临床资料

1. 病史 孕妇,27岁,因"外院超声提示胎儿心脏结构异常"就诊。孕1产0,孕24⁺⁵周。否认孕期放射性物质及有毒物质接触史,无动物接触史。

2. 超声资料(图4-63-1~图4-63-4、视频4-63-1)

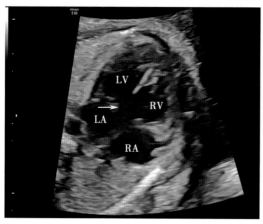

图4-63-1 四腔心切面二维图像
箭头所示为室间隔缺损。

LA. 左心房;LV. 左心室;RA. 右心房;RV. 右心室

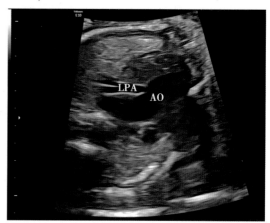

图4-63-2 胎儿左室流出道切面二维图像
AO. 主动脉;LPA. 左肺动脉

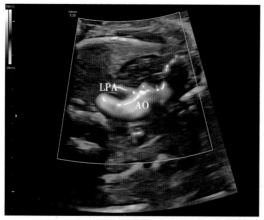

图4-63-3 胎儿彩色多普勒结合R-flow图像
AO. 主动脉;LPA. 左肺动脉

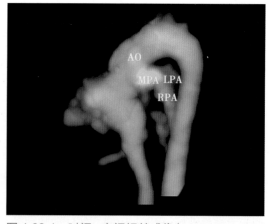

图4-63-4 时间-空间相关成像(spatio-temporal image correlation,STIC)技术结合彩色多普勒显示胎儿大动脉的空间关系:应用表面成像模式,显示共同动脉干和主肺动脉及左右肺动脉的空间关系

AO. 主动脉;MPA. 主肺动脉;LPA. 左肺动脉;
RPA. 右肺动脉

视频 4-63-1

3. 其他检查资料　母体外周血胎儿游离 DNA 高通量测序分析为低风险。

二、相关思考题

1. 请结合病史及超声图像表现作出诊断(10 分)。

临床表现:女性,27 岁,孕 1 产 0,孕 24^{+5} 周(2 分)。外院超声提示胎儿心脏结构异常。

超声所见:图 4-63-1 胎儿四腔心基本对称,室间隔上部可见较大回声失落(2 分)。视频 4-63-1、图 4-63-2~ 图 4-63-4 仅见一个心室流出道及一组半月瓣,从左右心室发出一条大动脉并延续为主动脉弓降部,未见肺动脉从右心室发出。主动脉根部发出肺动脉短干,并分支为左右肺动脉(4 分)。

超声诊断:胎儿共同动脉干(2 分)。

2. 请回答本病的诊断要点(10 分)。

(1)室间隔上部较大缺损(3 分)。

(2)仅见一条大动脉从左、右心室发出,仅见一组半月瓣(3 分)。

(3)肺动脉干或左、右肺动脉分别从主动脉干发出(4 分)。

3. 请回答本病的鉴别诊断(10 分)。

(1)室间隔缺损合并肺动脉闭锁:肺动脉主干未连接右心室,闭锁的部位可在肺动脉主干及左右肺动脉,肺脏的供血来自动脉导管或胸主动脉侧支(3 分)。

(2)主肺动脉间隔缺损:两组半月瓣,双心室流出道(3 分)。

(3)单侧肺动脉异位起源于升主动脉:两组半月瓣,双心室流出道。肺动脉干从右心室发出并到达另一侧肺动脉(4 分)。

三、要点与讨论

1. 病理、分型　由于漏斗间隔缺如,几乎所有的共同动脉干均合并大型室间隔缺损,动脉干骑跨于室间隔上。动脉干瓣膜的数目不等,三叶瓣最多见。

Collet 和 Edwards 于 1949 年根据肺动脉起始部位不同,将共同动脉干分为四型。(详见第一章病例 7)

2. 临床特征　出生后出现左心功能不全、呼吸困难、肺炎,严重者可在 1 周内死亡。当肺血管发生阻力性改变时,出现口唇、皮肤发绀,哭闹时加重。

3. 超声特征　胎儿左、右心室对称,室间隔缺损位于动脉干瓣膜下,胎儿共同动脉干在左心长轴切面或心尖五腔心切面均可显示动脉干骑跨于室间隔上。彩色血流显示左、右心室血流收缩期共同进入动脉干。Ⅰ型可见短的肺动脉干从动脉干的左后侧分出。Ⅱ型可以显示左、右肺动脉从动脉干后壁发出的开口,左肺动脉开口稍高于右肺动脉。Ⅲ型左、右肺动脉起始部位相距较远,多不能在同一切面中显示,部分表现为一支肺动脉起自动脉干,另一侧肺动脉缺如,该侧肺血由侧支动脉供应。

四、临床拓展思维训练

1. 请简述该病常合并的心内和心外畸形（10 分）。

共同动脉干常合并室间隔缺损、动脉导管缺如、单侧肺动脉缺如、冠状动脉起源异常（3 分）。共同动脉干还易合并主动脉弓畸形，包括右位主动脉弓、主动脉弓离断、主动脉弓发育不良和双主动脉弓。动脉干瓣膜发育不良合并关闭不全是常见的并发症。此外还有少数病例合并房间隔缺损、单心室、三尖瓣闭锁等（3 分）。

共同动脉干新生儿中大约 50% 存在基因异常，最为常见的是 22q11.2 缺失综合征。共同动脉干患儿也可存在其他基因异常，如 18- 三体、21- 三体、14q 缺失、*GATA6* 突变及染色体 3q22.3 缺失等。因此，诊断共同动脉干后应进行胎儿染色体核型分析（4 分）。

2. 有哪些超声新技术可应用于该病的产前诊断（10 分）？

三维超声时间 - 空间相关成像（spatio-temporal image correlation, STIC）技术在目前胎儿心脏畸形产前诊断中应用较为广泛。三维超声 STIC 技术是传统二维超声的有效补充。它不仅能够直观显示畸形的表面特征，而且能观察其内部特征，通过多角度观察，评估缺陷程度，因此，对胎儿共同动脉干有较高的辅助诊断价值（5 分）。

如果在采集容积数据时与二维灰阶血流成像（B-flow）、彩色多普勒、能量多普勒、高分辨血流显像等技术相结合，则三维重建后的图像可包含有血流信息。结合多平面显像、断层超声成像（tomographic ultrasound imaging, TUI）、表面重建等后处理模式可显示传统扫查不能显示的切面或三维立体重建图像（图 4-63-4）。有助于临床医生的理解，以及提高和患者的沟通效率（5 分）。

（王　彧）

病例 **64** 胎儿右心室双出口（fetal double outlet of right ventricle）

一、临床资料

1. **病史**　孕妇，27 岁，因"外院超声怀疑胎儿心脏异常就诊"。孕 1 产 0，孕 24^{+2} 周。
2. **超声资料**（图 4-64-1~ 图 4-64-4、视频 4-64-1、视频 4-64-2）

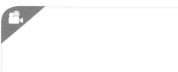

视频 4-64-1　　视频 4-64-2

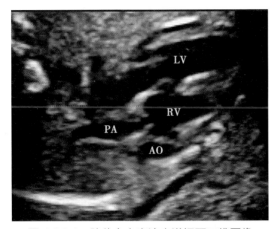

图 4-64-1　胎儿右心室流出道切面二维图像

AO. 主动脉；LV. 左心室；PA. 肺动脉；RV. 右心室

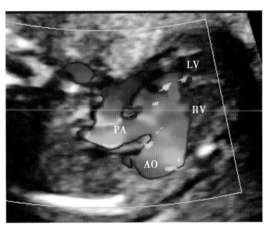

图 4-64-2　胎儿右心室流出道切面彩色血流图像

AO. 主动脉；LV. 左心室；PA. 肺动脉；RV. 右心室

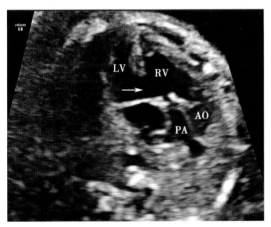

图 4-64-3　胎儿右心室流出道切面二维图像

箭头所示为肺动脉瓣下较大室间隔缺损。

AO. 主动脉；LV. 左心室；PA. 肺动脉；RV. 右心室

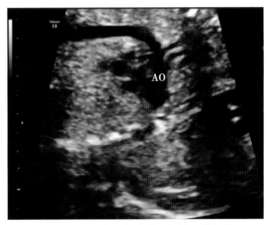

图 4-64-4　胎儿主动脉弓长轴二维图像

AO. 主动脉

二、思考题及参考答案

1. 请结合病史及超声图像表现作出诊断（10 分）。

临床表现：无。

超声所见：图 4-61-1、图 4-61-2、视频 4-64-1、视频 4-64-2 胎儿右室流出道切面显示两条大动脉均平行发自右心室（2 分），微调探头逐一识别大动脉，肺动脉具有"分叉"样结构，位于左后，肺动脉瓣及瓣下狭窄，瓣环细，瓣叶开放受限，瓣下可见短肌性圆锥，内径细，肺动脉口流速增快，主肺动脉及左、右肺动脉发育细（2 分）；主动脉位于右前，瓣下有肌性圆锥，右心室血液分别进入肺动脉与主动脉，肺动脉前向血流束较主动脉细窄、明亮（2 分）。图 4-64-3 将探头向胎儿足侧微调，室间隔流出部可见较大缺损，位于肺动脉瓣下（1 分）。图 4-64-4 胎儿主动脉弓长轴切面可见主动脉弓发育正常，连续完整（1 分）。

超声诊断：胎儿先天性心脏病（2 分）：右心室双出口（Ⅵ型，大动脉关系异常型，符合 Taussig-

Bing 畸形);室间隔缺损(流出部,肺动脉瓣下);肺动脉瓣及瓣下狭窄,主动脉及左右肺动脉发育细。

2. 请回答本病的鉴别诊断(10 分)。

(1)法洛四联症:该病室间隔缺损位于主动脉瓣下,主动脉骑跨率<50%,主动脉与二尖瓣为纤维延续,两条大动脉间包绕关系存在,合并肺动脉狭窄(2 分);而右心室双出口两条大动脉全部或一条全部、另一条大部分(骑跨率>50% 或 75%)发自右心室,室间隔缺损是左心室流出道的组成部分,双动脉瓣下多见圆锥,两条大动脉可呈平行走行,可伴肺动脉狭窄(3 分)。

(2)完全型大动脉转位:该病房室连接一致,心室大动脉连接不一致,主动脉发自右心室,肺动脉发自左心室,两条大动脉平行发出,可伴室间隔缺损(2 分)。右心室双出口的鉴别点同上(3 分)。

3. 请简述胎儿圆锥动脉干畸形超声诊断的注意要点(10 分)。

这类疾病主要包括心室双出口、法洛四联症、大动脉转位、共同动脉干等(2 分)。其病理解剖有相似之处,需着重检查心室大动脉连接关系;室间隔缺损、缺损与大动脉位置关系、动脉骑跨程度;大动脉间位置关系与走行;动脉狭窄程度等(6 分)。然而,在产前完全区分这些疾病很困难。尽量准确描述解剖异常和血流改变,结合动态观察,不必过于纠结疾病名称的诊断(2 分)。

三、要点与讨论

1. 胚胎发育　胚胎早期,主动脉与肺动脉均起源于原始心球头侧的圆锥动脉干,圆锥动脉间隔相对螺旋生长,最终形成相互缠绕的大动脉关系。若出现圆锥动脉间隔螺旋式生长不良、分隔不均、圆锥结构与心室对位不良时,两条大动脉将不同程度保持原始状态,均发自右心室,形成右心室双出口。

2. 病理、分型及流行病学　胎儿右心室双出口是指两条大动脉全部或一条全部、另一条大部分(骑跨率>50% 或 75%)发自解剖右心室。室间隔缺损是左心室流出道的组成部分,且缺损多为非限制性(缺损直径 ≥ 主动脉瓣环直径)。尽管主动脉瓣环与二尖瓣环不连接和双动脉瓣下圆锥是该病重要特征,但并不作为诊断标准。同时,该病可合并肺动脉狭窄。

该病是最复杂的一类圆锥动脉干畸形,分型方法较多。2000 年,美国心脏病协会和欧洲心脏病协会将右心室双出口分为四种亚型:室间隔缺损型、法洛四联症型、大动脉转位型和远离型。为了更加准确地描述右心室双出口并有效指导外科手术,2022 年中国超声医学工程学会超声心动图专业委员会发布专家共识,提出可根据以下三种解剖特征进行分型:①主动脉与肺动脉相互解剖位置关系(大动脉关系正常型,即主、肺动脉呈类似正常的左前右后螺旋排列;大动脉关系异常型,即类似大动脉转位的平行排列);②室间隔缺损与两大动脉的解剖位置关系(动脉相关型室间隔缺损,即缺损紧邻或靠近动脉瓣下;动脉不相关型室间隔缺损);③是否合并肺动脉口梗阻(肺动脉口梗阻型,即存在肺动脉瓣、瓣下或瓣上狭窄;肺动脉高压型,即无肺动脉口梗阻,出生后肺动脉压与主动脉压相等)。

根据以上三对要素进行排列组合,形成了八种亚型。

Ⅰ 型:大动脉关系正常型 + 动脉相关型室间隔缺损 + 肺动脉高压型,相当于国际分型的室间隔缺损型。

Ⅱ型：大动脉关系正常型 + 动脉相关型室间隔缺损 + 肺动脉口梗阻型，相当于国际分型的法洛四联症型。

Ⅲ型：大动脉关系正常型 + 动脉不相关型室间隔缺损 + 肺动脉高压型，相当于国际分型的远离型。

Ⅳ型：大动脉关系正常型 + 动脉不相关型室间隔缺损 + 肺动脉口梗阻型，也相当于国际分型的远离型。

Ⅴ型：大动脉关系异常型 + 动脉相关型室间隔缺损 + 肺动脉高压型，相当于国际分型中的大动脉转位型。

Ⅵ型：大动脉关系异常型 + 动脉相关型室间隔缺损 + 肺动脉口梗阻型。

Ⅶ型：大动脉关系异常型 + 动脉不相关型室间隔缺损 + 肺动脉高压型。

Ⅷ型：大动脉关系异常型 + 动脉不相关型室间隔缺损 + 肺动脉口梗阻型。

胎儿右心室双出口较少见，发病率约占先天性心脏病的 5%，常合并的心脏畸形包括流出道梗阻，房室连接异常，左心室发育不良和冠状动脉起源及走行异常等。

3. 临床特征　患儿出生后早期可表现为发绀，吸氧改善不明显，随后出现发育迟缓，甚至心力衰竭等症状。

4. 超声特征　由于胎儿右心室双出口病变结构复杂、分类繁多，往往无法获得标准切面，为获取诊断信息，应采取节段分析法从上腹部扫查至大动脉水平，追踪显示心脏大血管的结构。胎儿四腔心切面：可显示房室连接、心腔大小、心室壁厚度和心肌运动。胎儿右心室流出道切面是诊断该病的重要切面：可较好地显示两条大动脉的发出及相对位置关系、室间隔缺损、缺损与大动脉位置关系、动脉骑跨程度，以及是否存在动脉狭窄等。大动脉短轴或三血管切面：可显示两条大动脉间位置关系。

需注意的是，两条大动脉间相对位置关系从正常到左右并列，这一区间两条大动脉仍保持螺旋排列，可定义为大动脉关系正常型；从左右并列开始，主动脉可以继续移位至肺动脉的右前方、正前方、左前方，且两大动脉均为平行排列，可定义为大动脉关系异常型。目前，室间隔缺损的分型可按照缺损位置划分：流出部缺损位于整个心脏前方的流出道，为动脉相关型；流入部缺损位于心脏后方，远离流出道，为动脉不相关型；膜周部缺损变异较大，当缺损朝向流出部时，与大动脉距离较近，可以是动脉相关型；当缺损主要向流入部累及时，则为动脉不相关型；当无论如何调整切面都无法同时显示缺损和大动脉时，说明二者完全不在一方向上，为动脉不相关型。同时，也可通过量化缺损与大动脉间距离进行分型，建议将缺损中心与双动脉瓣口中心的最小距离 > 主动脉瓣环内径定义为动脉不相关型。

在胎儿二维超声心动图基础上增加实时三维超声、时间 - 空间相关成像（STIC）、彩色多普勒 -STIC、能量多普勒 -STIC、二维灰阶血流成像（B-flow）-STIC 等新技术，可为临床提供更多解剖细节信息，有望提高右心室双出口诊断及分型的准确性。

四、临床拓展思维训练

1. 请简述胎儿右心室双出口的血流动力学特点及预后（10 分）。

该病解剖分型繁多，血流动力学改变不一。在临床中，需根据室间隔缺损的位置、大小，心室射血方向，是否合并肺动脉狭窄及其程度，是否合并其他心脏畸形等因素进行具体分析（1 分）。

室间隔缺损位于主动脉瓣下、不合并肺动脉狭窄时,收缩期左心室内血液大部分通过室间隔缺损流入主动脉,右心室内血液部分流入主动脉、部分流入肺动脉,其血流动力学改变类似于室间隔缺损伴主动脉骑跨,手术预后相对较好(2分)。

室间隔缺损位于肺动脉瓣下、不合并肺动脉狭窄时,收缩期左心室内血液大部分通过室间隔缺损流入肺动脉,右心室内血液部分流入主动脉、部分流入肺动脉,其血流动力学改变类似于完全型大动脉转位伴室间隔缺损,患儿出生后严重发绀,预后极差(2分)。

室间隔位于双动脉瓣下或远离双动脉瓣时,血流动力学改变主要取决于左、右心室射血方向(2分)。

当合并肺动脉狭窄时,左、右心室流入肺动脉的血液减少,流入主动脉增多,当狭窄严重时可出现动脉导管和肺动脉反流,其血流动力学改变类似于法洛四联症(2分)。

与小儿和成人不同,胎儿期室间隔缺损表现为室间隔缺损处低速双向分流,肺动脉狭窄表现为肺动脉血流速度增快($\geq 1.4m/s$);出生后室间隔缺损表现为左向右高速分流,肺动脉狭窄表现为血流速度明显增快($\geq 3m/s$)。这些差异主要是由胎儿期循环特点所致,即肺循环阻力高,左、右心室压力几乎相同所致(1分)。

2. 请简述 Taussig-Bing 畸形的病理、分型和预后(10分)。

Taussig-Bing 畸形是指两条大动脉全部或主动脉全部、肺动脉部分发自右心室,合并肺动脉瓣下室间隔缺损且左心室内血流优先流向肺动脉的一组先天性心脏畸形(2分)。该病分为四种亚型:不伴肺动脉骑跨;轻度肺动脉骑跨;肺动脉骑跨约 50%;左侧 Taussig-Bing 畸形,即肺动脉发自两心室,但大部分发自左心室,且伴有隔束骑跨(2分)。前三种亚型被认为是右心室双出口的一部分,第四亚型被认为是完全型大动脉转位的一部分(2分)。Taussig-Bing 畸形多合并主动脉瓣下右心室流出道梗阻,主动脉弓缩窄(动脉导管前主动脉弓弥漫性发育不良多见),房室瓣畸形等(2分)。Taussig-Bing 畸形的病理生理特点和复杂的并发症共同导致该病手术后并发症、病死率和再干预率都高于其他圆锥动脉干畸形(2分)。

(毕文静　张　颖)

病例 **65** 单心室(single ventricle)

一、临床资料

1. 病史　孕妇,33岁,因"外院疑胎儿心脏异常"就诊。孕2产0,孕 22^{+4} 周。父母无先天性心脏病病史。

2. 超声资料（图 4-65-1～图 4-65-2、视频 4-65-1）

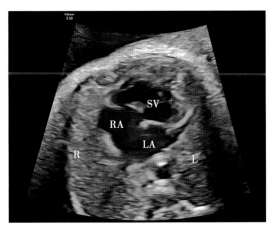

图 4-65-1　胎儿四腔心切面二维图像
L. 左；LA. 左心房；R. 右；RA. 右心房；SV. 单心室

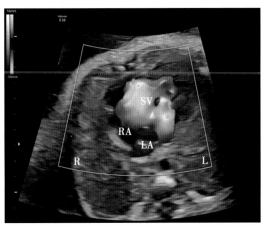

图 4-65-2　胎儿四腔心切面彩色血流图像
L. 左；LA. 左心房；R. 右；RA. 右心房；SV. 单心室

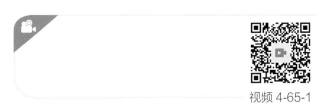

视频 4-65-1

3. 其他检查资料　母体外周血胎儿游离 DNA 高通量测序分析为低风险；羊膜腔穿刺结果正常。

二、相关思考题

1. 请描述各切面超声心动图表现，并作出诊断（10 分）。

超声所见：图 4-65-1、图 4-65-2 四腔心切面图像可显示房间隔上下缘，左心房侧有卵圆瓣活动，房室瓣为两组，双心房通过各自房室瓣连接单一心室（3 分）。心室为单心室结构，心尖部见小梁结构粗糙，为右心室结构，右心室左侧可见较小的左心室腔残余（2 分）。视频 4-65-1 心室流出道切面图像结合录像显示从主心室腔并行发出主动脉及肺动脉结构（2 分）。

超声诊断：胎儿单心室（3 分）。

2. 请叙述作出该超声诊断的关键点（10 分）。

（1）心室为单一心室结构，肌小梁结构粗糙，主心室腔为右心室结构。主心室腔左侧可见较小的左心室腔残余，无流入道结构（5 分）。

（2）从主心室腔并行发出两条大动脉，为右室双出口连接关系（5 分）。

3. 请叙述该病的鉴别诊断（10 分）。

（1）较大室间隔缺损：心尖部仍有少许肌部间隔组织发育，双侧心室均发育。部分单心室因主心腔内可见粗大乳头肌可能被当成残存间隔组织从而误诊为较大室间隔缺损。根据乳头肌上是否有腱索连接来鉴别（5 分）。

（2）单心室不同分型之间需进行鉴别：如功能性单心室中存在共同房室瓣同时伴有一侧心室

发育不良应与单纯心内膜垫缺损进行鉴别;此外,单心室应与多种圆锥动脉干畸形进行鉴别,以对单心室不同分型进行准确判定。根据残余心腔位置及形态来鉴别(5分)。

三、要点与讨论

1. 胚胎发育 单心室是指一个心腔通过共同房室瓣或两组房室瓣接受来自两心房的血流或者整个房室连接仅与一个心室腔相连。单心室一般由一个大的主心腔和一个小的残留心腔构成。

2. 病理、分型及流行病学 正常情况下,心脏有两个心室,均由流入道、小梁部及流出道三部分构成。单心室时一般存在一个主腔室和一个残留腔室。主腔室均通过房室瓣与心房相连,即必须具有流入道,但流出道可缺如。残留腔室无流入道,不与心房相连,即使有小梁部与流出道也不视为单独心室。主心室腔与残留心室腔可通过球室孔相连。主心室腔的解剖特性依据小梁结构特点来决定,如小梁结构粗糙为解剖右心室形态,结构细而光滑则为解剖左心室形态,若小梁部结构既不像左心室也不像右心室则为不定型心室。

Van Praagh 将单心室分为四型。每个分型依据大动脉位置关系又分为四个亚型。此外,欧洲心胸外科协会将二尖瓣闭锁、三尖瓣闭锁及不均衡型房室通道列入单心室范畴,为功能性单心室。

单心室常合并肺动脉狭窄、大动脉转位、共同动脉干等圆锥动脉干畸形。该病由 Holmes 于 1824 年最先报道,发病率占所有先天性心脏病 1.5%~3.0%,男女比为(2~4):1。

3. 临床特征 单心室胎儿出生后即可出现一系列改变。不伴有肺动脉狭窄者,心腔内血流混血不完全,发绀较轻,但容易产生充血性心力衰竭。伴有肺动脉狭窄者肺动脉阻力增高,来自两心房的血液在心内混合较充分,发绀较重,症状与法洛四联症相似,可有心底收缩期杂音、P_2 减弱等改变。

4. 超声特征 单心室属复杂先天性心脏病,应按节段分析法扫查房室连接、心室水平及心室 - 大动脉连接。

(1)未见确切室间隔组织,心室呈单一腔室。

(2)此单一腔室应为主心室腔,观察心尖部小梁结构,判断是解剖左/右心室结构。

(3)围绕主心室腔扫查,寻找残余心室腔。短轴判断残余心室腔与主心室腔的空间关系。

(4)判断心房与主心室腔的连接关系。判断连接单心室的房室瓣结构,有无骑跨及跨越。

(5)判断主心室腔及残余心室腔与大动脉的连接关系。左心室型单心室大动脉转位多见。右心室型单心室双出口型居多,表现为主心室腔发出两条大动脉;若仅见发出一条大动脉多为肺动脉闭锁。

四、临床拓展思维训练

1. 单心室胎儿出生后有的发绀严重而有的发绀较轻,是不是发绀重的患儿预后更差(10分)?

发绀是心内静脉血与动脉血混合导致外周血氧饱和度降低引起的(3分)。但发绀严重的单心室患儿可能短时间内并不会死亡。实际上能否造成充血性心力衰竭对预后至关重要(3分)。若不伴有肺动脉狭窄,单心室到两条大动脉的排血阻力均较小,心内混血不严重,仅发生轻微发绀,但会造成严重的充血性心力衰竭,此时预后更差(4分)。

2. 最新版的《超声产前筛查指南》里关于胎儿心脏检查的超声扫查要求和必须检出的心脏畸形是什么(10分)?

2022 版《超声产前筛查指南》提出胎儿超声检查中涉及心脏的扫查切面包括四腔心切面、

左室流出道切面、右室流出道切面及三血管 - 气管切面（4 分）。指南要求检查的先天性心脏病包括单心室以及单一大动脉（2 分）。单一大动脉是指仅探查到一条大动脉，而另一条大动脉缺如或不显示（1 分），包括肺动脉闭锁、主动脉闭锁及共同动脉干（3 分）。

（张　颖）

病例 66　镜像右位心（mirror dextrocardia）

一、临床资料

1. 病史　孕妇，39 岁，因"孕妇高龄"就诊，孕 1 产 0，孕 24^{+6} 周，父母无先天性心脏病病史。
2. 超声资料（图 4-66-1~ 图 4-66-3、视频 4-66-1）

视频 4-66-1

胎儿纵断面扫查显示胎儿臀位，逆时针旋转探头声束并轻微上下摆动，于上腹部横断面及胸部横断面分别显示胃泡位于胎儿右侧腹部、心脏位于胎儿右侧胸部。

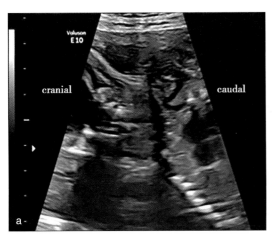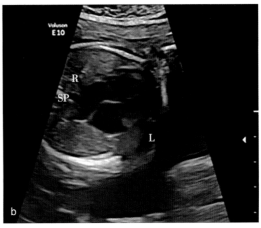

图 4-66-1　胎儿内脏及心脏定位图像

胎儿纵断面扫查显示胎儿臀位（图 a）；逆时针旋转探头声束并轻微上下摆动，于胸部横断面显示心脏位于胎儿右侧胸部（图 b）；

caudal. 尾侧；cranial. 头侧；L. 左；R. 右；SP. spine，脊柱

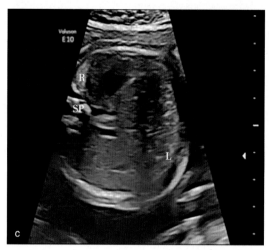

图 4-66-1 胎儿内脏及心脏定位图像(续)

上腹部横断面显示胃泡位于胎儿右侧腹部(图 c)。

L. 左；R. 右；SP. spine,脊柱

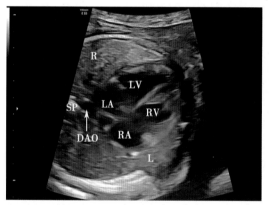

图 4-66-2 胎儿四腔心切面超声图像

DAO. descending aorta,降主动脉；L. 左；LA. 左心房；
LV. 左心室；R. 右；RA. 右心房；RV. 右心室；SP. 脊柱

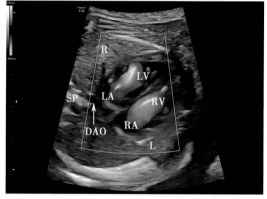

图 4-66-3 CDFI 联合 R-flow 技术胎儿四腔心切
面舒张期彩色血流图像

DAO. 降主动脉；L. 左；LA. 左心房；LV. 左心室；
R. 右；RA. 右心房；RV. 右心室；SP. 脊柱

3. 其他检查资料 母体外周血胎儿游离 DNA 高通量测序分析为低风险。

二、相关思考题

1. 请描述各切面超声心动图表现,并作出诊断(10 分)。

通过胎儿纵断面判断胎儿整体位置及姿势,然后通过上腹部及胸部横断面判断胃泡及心脏在胎儿的左侧或右侧(2 分)。图 4-66-1 和视频 4-66-1 所示胎儿臀位,胃泡位于胎儿右侧腹部,心脏位于胎儿右侧胸部(2 分)。图 4-66-1、图 4-66-2 四腔心切面二维灰阶及彩色显像均显示心尖指向右下,降主动脉位于脊柱右前方(2 分)。心房反位,心室左袢,房室连接一致(1 分)。图 4-66-3 在二维灰阶图像基础上利用 CDFI 及 R-flow 技术显示胎儿四腔心切面舒张期血流(1 分)。

超声诊断:镜像右位心(2分)。

2. 请叙述作出该超声诊断的关键点(10分)。

(1)胎儿心脏扫查首先确定内脏位和心脏位是否正常(3分)。

(2)遵循"三步走"的流程,第一步纵断面扫查确定胎头位置及胎儿姿势(3分)。

(3)第二、三步分别行胎儿上腹部及胸部横断面扫查。在该切面上均以脊柱为界标,依据胎儿自身体位判断左、右,并确定胃泡及心脏均位于胎儿的右侧(4分)。

3. 请叙述该病的鉴别诊断(10分)。

心脏位置右移、右旋心(4分)。

(1)胎儿心脏右移:由各种原因引起的纵隔向右移位造成,如右侧肺脏体积变小或左侧占位性病变等。此时,心尖方向仍指向左下,心房正位、心室右祥,房室连接一致(3分)。

(2)右旋心:心轴相当于向右侧旋转了90°,同时心脏在右侧胸部。心房正位、心室右祥,房室连接一致(3分)。

三、要点与讨论

1. 胚胎发育　镜像右位心在心脏位置异常中最为常见,指心脏大部分位于右侧胸部,心尖指向右下。心房反位,心室左祥,房室连接一致。

2. 病理　各心腔位置与正常左位心呈镜像关系。常伴有胸腔及腹部脏器反位。

3. 临床特征　取决于镜像右位心是否合并其他心脏畸形或染色体异常。

4. 超声特征

(1)必须依据胎儿自身体位判断胎儿左、右。

(2)利用"三步"法,纵断面判断胎头位置及胎儿姿势,上腹部及胸部横断面均以脊柱为界标判断图像左右,并判断胃泡及心脏位置是否正常。

四、临床拓展思维训练

1. 右位心可以有哪些类型(10分)?

(1)镜像右位心:内脏反位。心房反位,心室左祥,房室连接一致(4分)。

(2)右旋心:内脏正位。心房正位,心室右祥,房室连接一致(4分)。

(3)混合性右位心:内脏正位/反位。心房正位/反位,房室连接不一致(2分)。

2. 左位心一定是正常的吗(10分)?

左位心时,心脏大部位于左侧胸部,心尖指向左下(3分),按照 Bharati 分型,左位心可分为四种(4分)。

(1)正常左位心:心房正位,心室右祥,房室连接一致。

(2)混合型左位心伴心房转位:心房反位,心室右祥,房室连接不一致。

(3)混合型左位心伴心室转位:心房正位,心室左祥,房室连接不一致。

(4)左旋心:心房反位,心室左祥,房室连接一致。

需要注意的是左位心时可伴有内脏的反位或部分性内脏异位。也可伴内脏不定位,常有无脾或多脾综合征(3分)。

(张　颖)

病例 **67** 主动脉弓离断（interruption of aortic arch）

一、临床资料

1. 病史　孕妇,28 岁,因"胎儿超声检查心脏部分切面显示不清"就诊。孕 29^{+4} 周,孕妇自述室间隔缺损病史,已在 4 岁时手术根治。

2. 超声资料(图 4-67-1、图 4-67-2)

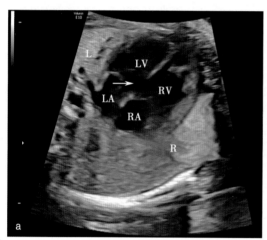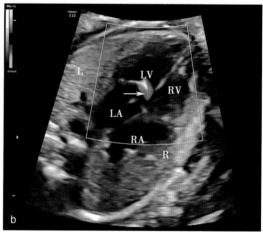

图 4-67-1　胎儿四腔心切面二维（a）及彩色血流图像（b）
箭头所示室间隔上部较大回声失落及室水平右向左分流。
L. 左；LA. 左心房；LV. 左心室；RA. 右心房；RV. 右心室；R. 右

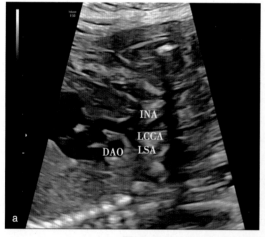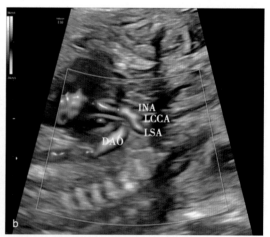

图 4-67-2　胎儿矢状面超声二维（a）及彩色血流图像（b）
DAO. 降主动脉；INA. innominate artery,无名动脉；LCCA. left common carotid artery,
左颈总动脉；LSA. left subclavian artery,左锁骨下动脉

3. 其他检查资料　羊膜腔穿刺结果显示 22q11 微缺失。

二、相关思考题

1. 请描述各切面超声心动图表现，并作出诊断（10 分）。

超声所见：图 4-67-1 四腔心切面可见室间隔上部较大回声失落，室水平右向左分流（3 分）。图 4-67-2 矢状面显示升主动脉内径明显变细，升主动脉发出后径直向头侧走行，发出三支头臂动脉后未连接降主动脉（4 分）。

超声诊断：主动脉弓离断（A 型）（2 分）；室间隔缺损（膜肌部、较大）（1 分）。

2. 请叙述作出该超声诊断的关键点（10 分）。

（1）矢状面扫查不能显示主动脉弓结构（5 分）。

（2）室间隔上部较大回声失落、室水平分流（5 分）。

3. 请叙述该病的鉴别诊断（10 分）。

主动脉弓离断主要应与主动脉缩窄进行鉴别（5 分）。主动脉峡部缩窄与 A 型主动脉弓离断超声图像存在相似之处，二者均可引起左心室腔面积减小，升主动脉发出后向头侧走行角度均较直（2 分）。主动脉峡部缩窄时，主动脉横弓较短且呈水平位，峡部血管过细且可能与主动脉弓呈锐角连接，矢状面扫查有时很难观察到主动脉峡部从而误诊为 A 型主动脉弓离断（3 分）。

三、要点与讨论

1. 胚胎发育　主动脉弓离断极为罕见，占所有先天性心脏病的 0.2%~1.4%，主要解剖病变为主动脉弓相邻两个节段之间发生中断。

2. 分型及流行病学　根据主动脉弓的中断位置和主动脉的分支情况可分为三型：A 型，即主动脉发出三支头臂动脉后（左锁骨下动脉以远）中断；B 型，即主动脉发出两支头臂动脉后（左颈总动脉与左锁骨下动脉之间）中断，此型最为常见；C 型，即主动脉发出头臂干之后中断，此型极为罕见。在 A 型与 B 型中，若合并迷走右锁骨下动脉则分别为 A2 及 B2 亚型。

3. 临床特征　该畸形患儿出生后存活依赖于动脉导管供血，出生后立即出现呼吸困难、发绀等症状，部分甚至出现充血性心力衰竭或休克的表现。若不及时治疗，75% 患儿在一个月内死亡。

4. 超声特征

（1）四腔心切面显示左、右心可呈不对称改变，左心面积可减小，当合并有较大的室间隔缺损时，左心室面积可仅轻度减小甚至在正常范围。

（2）三血管切面与三血管 - 气管切面连续扫查均可显示主动脉细窄，主动脉与动脉导管无交汇。升主动脉与降主动脉不连续是主动脉弓离断的特征性超声表现。

（3）矢状面扫查时发现升主动脉发出后径直向胎儿颈部方向延伸，没有形成主动脉弓结构，与降主动脉连续性中断。A、B、C 型主动脉弓离断升主动脉分支分别呈典型的"W"形、"Y"形及"I"形改变。

四、临床拓展思维训练

1. 三血管 - 气管切面可显示两条大动脉及上腔静脉，但两条大动脉并未汇合，你能想到哪些可能性？另外结合胚胎发育的原理叙述主动脉弓离断的分型有哪些（10 分）？

（1）三血管 - 气管切面显示两条大动脉没有汇合可有以下三种可能性：主动脉弓离断、动脉导管缺失以及异位连接的动脉导管(3分)。

(2)主动脉弓离断与胚胎时期主动脉弓的发育异常有关。胚胎发育初期,同侧腹主动脉和背主动脉之间分别通过6对弓动脉连接,左、右腹主动脉尾侧融合为主动脉囊向下与圆锥动脉干相连;左、右背主动脉融合形成未来的降主动脉。双侧节间动脉迁移并参与锁骨下动脉的形成。发育过程中,6对原始弓动脉中的3对退化,仅保留第3、4及6号弓动脉形成最终的主动脉弓及其分支。简单来说,双侧第3号动脉向上迁移参与形成颈动脉系统;双侧第4号动脉水平迁移形成主动脉横弓;双侧第6号动脉参与形成双侧肺动脉及动脉导管远端。在此阶段形成一个双主动脉弓系统,其两侧颈动脉及锁骨下动脉均呈对称排列(2分)。

若胚胎发育时主动脉囊发育异常,则可导致C型主动脉弓离断的发生,以及升主动脉、主动脉弓发育不良等畸形(1分)。

若胚胎发育时右侧背主动脉正常退化吸收,但同时伴有左侧第4号动脉退化吸收,则形成了B型主动脉弓离断(1分);若左、右侧第4号动脉均退化吸收,则形成B2型主动脉弓离断(B型主动脉弓离断同时伴迷走右锁骨下动脉)。(1分)

若右侧背主动脉正常退化吸收,左侧第4号动脉发育正常,而左侧背主动脉近端退化吸收,中断了与第4号动脉的连接则形成A型主动脉弓离断(1分);若右侧第4号动脉退化吸收而伴左侧背主动脉近端退化吸收,则形成A2型主动脉弓离断(A型主动脉弓离断同时伴迷走右锁骨下动脉)。(1分)

2. 请回答胎儿主动脉弓离断时常合并的畸形(10分)。

A型主动脉弓离断常合并主肺动脉间隔缺损,有时也合并完全型大动脉转位,很少合并室间隔缺损(3分);B型主动脉弓离断常合并圆锥动脉干畸形,大多情况下大动脉排列关系正常(3分),此外,该型主动脉弓离断常见于DiGeorge综合征,有相应改变(1分)。C型主动脉弓离断极为罕见,未见文献总结报道其常见并发畸形(3分)。

(张　颖)

病例 **68** 双主动脉弓(double aortic arch)

一、临床资料

1. 病史　孕妇,28岁,因"孕妇高龄"就诊。孕2产0,孕32⁺⁴周,父母无先天性心脏病病史。

2. 超声资料（图 4-68-1~ 图 4-68-4）

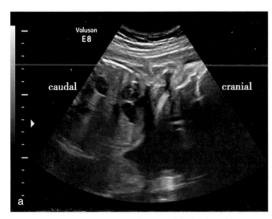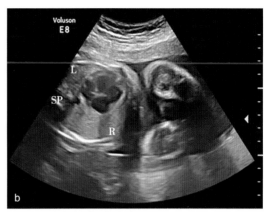

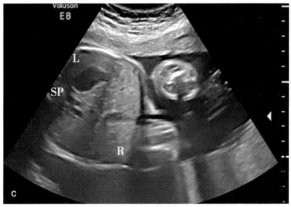

图 4-68-1　胎儿内脏及心脏定位图像

胎儿纵断面扫查显示胎儿头位（图 a）；逆时针旋转探头声束并轻微上下摆动，于胸部横断面显示心脏位于胎儿左侧胸部（图 b）；上腹部横断面显示胃泡位于胎儿左侧腹部（图 c）。

caudal. 尾侧；cranial. 头侧；L. 左；R. 右；SP. 脊柱

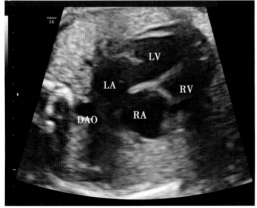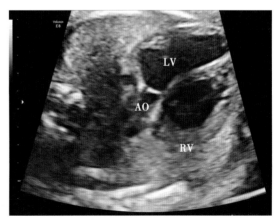

图 4-68-2　胎儿四腔心切面图像

DAO. 降主动脉；LA. 左心房；LV. 左心室；

RA. 右心房；RV. 右心室

图 4-68-3　胎儿左心室流出道切面图像

AO. 主动脉；LV. 左心室；RV. 右心室

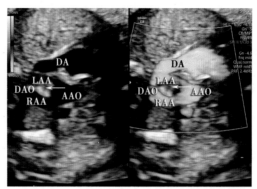

图 4-68-4 胎儿三血管 - 气管切面二维灰阶及彩色血流图像
箭头所示升主动脉发出左主动脉弓及右主动脉弓,分别位于气管两侧并呈 "O" 形包绕气管。
AAO. ascending aorta,升主动脉; DA. ductus arteriosus,动脉导管; DAO. 降主动脉; LAA. left aortic arch,左主动脉弓; RAA. right aortic arch,右主动脉弓

3. 其他检查资料 母体外周血胎儿游离 DNA 高通量测序分析为低风险;羊膜腔穿刺结果正常。

二、相关思考题

1. 请描述各切面超声表现,并作出诊断(10 分)。

超声所见:图 4-68-1 定位图、图 4-68-2 四腔心切面、图 4-68-3 显示各心腔大小正常,左右心对称。主动脉从左心室发出,心室流出道切面均无异常(2 分)。图 4-68-4 三血管 - 气管切面显示升主动脉分别通过左主动脉弓及右主动脉弓连接降主动脉,左主动脉弓及右主动脉弓分别位于气管两侧并呈 "O" 形包绕气管(2 分)。动脉导管位于气管左侧,连接降主动脉(2 分)。

超声诊断:胎儿双主动脉弓,完整血管环(4 分)

2. 请叙述作出该超声诊断的关键点(10 分)。

(1)三血管 - 气管切面呈现 "四血管" 征(3 分)。

(2)主动脉出现特殊 "分叉" 样结构(3 分)。

(3)双主动脉弓形成 "O" 形环,左侧动脉导管与右主动脉弓形成 "U" 形环(4 分)。

3. 请叙述该病的鉴别诊断(10 分)。

双主动脉弓主要应与右位主动脉弓进行鉴别,二者均存在位于气管右侧的主动脉弓(2 分)。右位主动脉弓时,主动脉向左侧发出的血管并未与降主动脉相连接,该血管为左锁骨下动脉或者左无名动脉,对应的右位主动脉弓分型分别为右主动脉弓合并迷走左锁骨下动脉及右主动脉弓合并镜像分支(4 分);双主动脉弓时,主动脉向左侧发出的血管为左主动脉弓,其向后走行并连接降主动脉(4 分)。

三、要点与讨论

1. 胚胎发育 胚胎发育过程中,两条腹主动脉的尾侧与动脉干融合连接,头侧分别与同侧的背主动脉通过 6 对原始弓动脉相连接,形成一个双主动脉弓系统,两侧颈动脉及锁骨下动脉呈对称排列。通常,左主动脉弓和左导管保留,右主动脉弓及右导管退化吸收。若双侧主动脉弓均

保留则形成双主动脉弓结构，通常保留左侧动脉导管。

2. 病理、分型　通常情况下，右主动脉弓位置较高且偏后，起主导作用。左、右主动脉弓可呈对称改变，均发育良好，此时会对中间的气管压迫较明显；若一侧主动脉弓发育不良或闭锁（多为左主动脉弓），此时形成的血管环较为疏松。

3. 临床特征　双主动脉弓患儿出生后一般会出现纵隔压迫的症状，表现为喘鸣、哮喘、呼吸窘迫、呼吸暂停以及吞咽困难。当双侧主动脉弓均发育良好时，患者症状出现早、压迫较重；当左主动脉弓发育不良时，则压迫较轻、症状出现较晚。

双主动脉弓常见为孤立的畸形，也可合并法洛四联症等心内畸形。双主动脉弓合并其他心内畸形时多合并 22q11 微缺失等染色体异常，在合并左主动脉弓闭锁时染色体异常的风险更高。

4. 超声特征

(1) 三血管 - 气管切面扫查时首先可以发现左侧动脉导管与右主动脉弓形成的 "U" 形环，仔细扫查时会发现从右主动脉弓起始部发出的左主动脉弓，其末端与降主动脉相连。

(2) 沿矢状面扫查可分别探查到左、右主动脉弓长轴切面。

(3) 扫查降主动脉起始部可见双侧头臂动脉由双侧主动脉弓对称发出。

四、临床拓展思维训练

1. 若三血管 - 气管切面中主动脉与肺动脉分别位于气管的两侧，应考虑何种畸形或变异，应如何继续扫查明确诊断（10 分）？

主动脉与肺动脉分别位于气管的两侧，绝大多数情况为右位主动脉弓伴左侧动脉导管。

(1) 若三血管 - 气管切面呈 "U" 形结构，追踪升主动脉向左侧发出的血管发现其为左颈总动脉，则该病最终的诊断为右位主动脉弓伴迷走左锁骨下动脉（2 分）。

(2) 若三血管 - 气管切面呈 "U" 形结构，追踪升主动脉向左侧发出的血管发现其向左上方走行并分支为左颈总动脉及左锁骨下动脉，则该病最终的诊断为右位主动脉弓伴镜像分支（2 分）。

(3) 若三血管 - 气管切面呈 "U" 形及 "O" 形结构，追踪升主动脉向左侧发出的血管发现其向左后走行并发出左颈总动脉及左锁骨下动脉后汇入降主动脉，则该病最终的诊断为双主动脉弓（2 分）

(4) 若三血管 - 气管切面呈 "U" 形结构，追踪主动脉向左侧发出的细小血管发现其向左后走行并发出左颈总动脉及左锁骨下动脉后汇入动脉导管末端，则该病最终的诊断为双主动脉弓伴左主动脉弓发育不良（2 分）

(5) 若三血管 - 气管切面呈两条动脉近似平行改变，则该病最可能为右位主动脉弓伴异位连接的动脉导管。需追踪扫查升主动脉向左侧发出的血管，一般为左无名动脉，此时可诊断为右位主动脉弓镜像分支。追踪扫查左无名动脉基底部观察是否有血管连接左肺动脉，确定有无异位动脉导管存在（2 分）。

2. 双主动脉弓胎儿出生后会有何种超声表现及临床症状（10 分）？

双主动脉弓时，一般右侧主动脉弓发育良好、较粗大，左主动脉弓发育一般较差，左主动脉弓末端可有发育不良，少数情况下也可有左主动脉弓发育良好，内径与右主动脉弓等同。（2 分）

左、右主动脉弓对称发育时，一般动脉导管连接降主动脉，出生后超声心动图检查会有典型的双主动脉弓改变,胸骨上窝横切面扫查可见左、右主动脉弓环绕气管(呈强回声反射)。胸骨上窝探头声束分别左、右侧纵切可分别显示左、右主动脉弓连接降主动脉。此类患儿会出现喘鸣等气管压迫症状。(4分)

左主动脉弓发育不良时,一般左主动脉弓不直接连接降主动脉,而是连接动脉导管的末端,出生后随着动脉导管的闭合,左主动脉弓末端也会闭合,最终和导管一起形成韧带样结构。因为出生后超声心动图不能显示左主动脉弓末端闭合的部分,因此这种类型的双主动脉弓超声表现为正常的右主动脉弓发出右颈总动脉及右锁骨下动脉,而升主动脉向左侧发出的血管仅能显示发出左颈总动脉和左锁骨下动脉。简言之,此型的双主动脉弓出生后的超声表现与右位主动脉弓镜像分支大致相同。虽然右主动脉弓及左侧导管韧带会对气管有一定的压迫作用,但压迫较轻,患儿早期大多无明显纵隔压迫症状。(4分)

(张　颖　姚　品)

病例 69　迷走右锁骨下动脉(aberrant right subclavian artery)

一、临床资料

1. 病史　孕妇,25岁,因"外院疑胎儿心脏异常"就诊。孕3产0,孕27⁺⁴周,父母无先天性心脏病病史。

2. 超声资料(图4-69-1~图4-69-4)

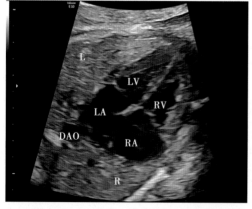

图4-69-1　胎儿四腔心切面二维图像
DAO. 降主动脉;L. 左;LA. 左心房;LV. 左心室;
R. 右;RA. 右心房;RV. 右心室

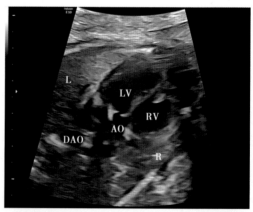

图4-69-2　胎儿左心室流出道切面二维图像
AO. 主动脉;DAO. 降主动脉;L. 左;LV. 左心室;
R. 右;RV. 右心室

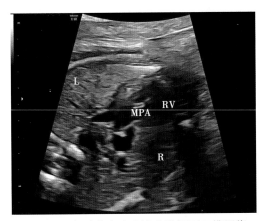

图 4-69-3　胎儿右心室流出道切面二维图像
L. 左；MPA. 主肺动脉；R. 右；RV. 右心室

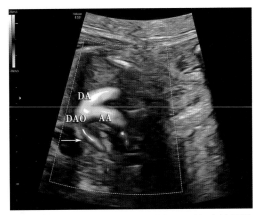

图 4-69-4　胎儿三血管 - 气管切面彩色血流图像
箭头所示为 CDFI 结合 R-flow 显示主动脉弓与动脉导管血流方向正常，二者汇合呈正常"V"形改变，右锁骨下动脉从降主动脉起始部发出，于气管食管后方向右侧走行。
AA. 主动脉弓；DA. 动脉导管；DAO. 降主动脉

3. 其他检查资料　母体外周血胎儿游离 DNA 高通量测序分析 13- 三体、18- 三体及 21- 三体均为低风险；羊膜腔穿刺结果正常。

二、相关思考题

1. 请描述各切面超声心动图表现，并作出诊断（10 分）。

超声所见：图 4-69-1 四腔心切面未见明显异常，各心腔大小正常，左右心对称（1 分）。图 4-69-2、图 4-69-3 心室流出道切面显示大动脉连接关系正常，主动脉从左心室发出，主肺动脉从右心室发出（2 分）。图 4-69-4 三血管 - 气管切面显示主动脉弓与动脉导管汇合呈正常"V"形改变（2 分）。从降主动脉起始部发出一动脉血管于气管、食管后方向右侧走行（2 分）。

超声诊断：胎儿迷走右锁骨下动脉（3 分）。

2. 请叙述作出该超声诊断的关键点（10 分）。

三血管 - 气管切面主动脉弓与动脉导管汇合呈正常的"V"形改变（5 分），降主动脉起始部发出一根动脉血管于气管、食管后方向胎儿右肩胛走行（5 分）。

3. 请叙述该病的鉴别诊断（10 分）。

主要与奇静脉进行鉴别（4 分）。胎儿时期，在三血管 - 气管切面一般可在主动脉弓的右侧可见奇静脉从后向前走行，连续扫查可见其进入上腔静脉，而迷走右锁骨下动脉在连续扫查时向胎儿右肩胛部走行（4 分）。此外，利用频谱多普勒可对二者进行鉴别（2 分）。

三、要点与讨论

1. 胚胎发育　胚胎发育过程中，右侧的背主动脉在第 7 颈节间动脉与融合的背主动脉之间退化吸收，从而断开了与第 3、4 号动脉和第 7 节间动脉的连接，同时，右侧的第 7 节间动脉上移与残留的部分右侧背主动脉结构和右侧第 4 号动脉一起形成右侧锁骨下动脉。左侧背主动脉连接主动脉囊的远端和左侧背主动脉的近端形成主动脉弓的水平段。

2. 病理及流行病学 胚胎发育时，若左、右侧背主动脉持续存在，右侧第 4 号动脉在发出右颈总动脉及右锁骨下动脉之间的部分退化吸收，则右锁骨下动脉从降主动脉发出，形成左位主动脉弓合并迷走右锁骨下动脉。在 1735 年 Hunauld 首次报道了该畸形，普通人群的发病率为 0.5%~2%，21- 三体综合征合并先天性心脏病患者的发病率约为 38%。

3. 临床特征 该病大多为单发，也可伴发其他心内畸形，且与 21- 三体、22q11 微缺失等染色体异常关系较密切。虽然迷走右锁骨下动脉起始部形成 "C" 形血管环，但 93% 的患儿出生后无症状，仅在极少数患儿中可出现食管压迫的表现。

4. 超声特征 三血管 - 气管切面显示主动脉弓与动脉导管呈 "V" 形汇合，均位于气管左侧。从 "V" 形顶点处（即降主动脉起始部）发出一根动脉血管在气管、食管后方向右侧走行。

四、临床拓展思维训练

1. 三血管 - 气管切面呈典型的 "V" 形结构，应如何在该切面系统扫查除外各种弓动脉畸形（不考虑主动脉、肺动脉内径粗细）(10 分）？

（1）"V" 形结构位于气管左侧。①未探及动脉血管从降主动脉起始部发出，为正常胎儿（2 分）。②降主动脉起始部发出一动脉血管向右侧走行，为迷走右锁骨下动脉（2 分）。

（2）"V" 形结构位于气管右侧，为右主动脉弓右导管。①降主动脉起始部发出一动脉血管向胎儿左侧走行，为迷走左锁骨下动脉（3 分）。②未探及动脉血管从降主动脉起始部发出，此时要考虑到右位主动脉弓伴镜像分支的可能（3 分）。

2. 临床工作中，如果胎儿被诊断为迷走右锁骨下动脉，超声医生应该如何向孕妇及家属交代病情？胎儿出生后超声心动图如何改变（10 分）？

发现胎儿迷走右锁骨下动脉，应常规建议孕妇做基因检测除外染色体异常。此外单纯迷走右锁骨下动脉不会对血流动力学造成影响，仅在罕见的情况下造成食管压迫，不必过分焦虑（5 分）。

胎儿出生后，受肺气影响，很难观察到上纵隔的大血管的完整形态以及走行分支，产前若明确有迷走右锁骨下动脉，可在降主动脉起始部扫查是否有向右侧走行的血管，但显示率较低。与此相反，计算机体层血管成像（CT angiography，CTA）或 MRI 三维重建的图像可以完整显示主动脉弓及其分支血管走行，同时显示大血管与周围组织的毗邻关系、评价是否压迫气管和 / 或食管。因此，出生后应优先选择 CTA 或 MRI 确诊迷走右锁骨下动脉，但超声心动图简单、无创，可明确诊断合并的心内畸形是该检查的优势（5 分）。

（张颖 姚品）

病例 **70** 胎儿永存左上腔静脉（persistent left superior vena cava）

一、临床资料

1. 病史 孕妇,33 岁,因"当地超声提示胎儿心脏异常"就诊。孕 1 产 0,孕 30^{+6} 周,否认孕期放射性物质接触史,无动物接触史。既往月经正常,无痛经等不适体格检查。

2. 超声资料(图 4-70-1~ 图 4-70-4)

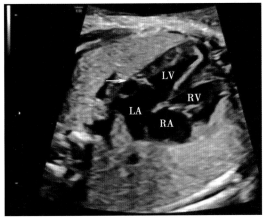

图 4-70-1 四腔心切面二维图像
箭头所示为左心房侧冠状静脉窦增宽。
LA. 左心房;LV. 左心室;RA. 右心房;RV. 右心室

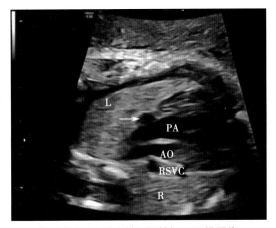

图 4-70-2 三血管 - 气管切面二维图像
箭头所示为肺动脉左侧一血管影像。
AO. 主动脉;L. 左侧;PA. 肺动脉;R. 右侧;
RSVC. right superior vena cava,右上腔静脉

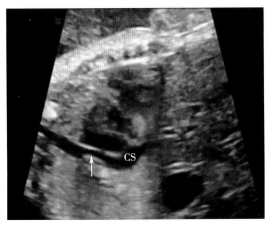

图 4-70-3 胸部左旁矢状切面二维图像
箭头所示为肺动脉左侧血管与增宽的冠状静脉窦相连。
CS. coronary sinus,冠状静脉窦

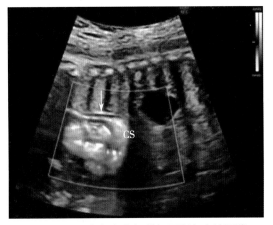

图 4-70-4 胸部左旁矢状切面彩色血流图像
箭头所示为肺动脉左侧血管与增宽的冠状静脉窦相连。
CS. 冠状静脉窦

3. 其他检查资料　母体外周血胎儿游离 DNA 高通量测序分析 13- 三体、18- 三体、21- 三体均为低风险。

二、思考题及参考答案

1. 请结合病史及超声图像表现作出诊断(10 分)。

临床表现:孕妇,33 岁,孕 1 产 0,孕 30^{+6} 周(2 分)。当地超声提示胎儿心脏异常。

超声所见:图 4-70-1 显示左心房侧冠状静脉窦增宽(2 分)。图 4-70-2 三血管 - 气管切面可见四血管,肺动脉左侧可见一血管影像(2 分)。图 4-70-3 和图 4-70-4 显示该血管与增宽的冠状静脉窦相连,汇入右心房(2 分)。

超声诊断:符合胎儿永存左上腔静脉(2 分)。

2. 请回答本病例的鉴别诊断(10 分)。

(1)心上型肺静脉异位引流:左、右侧肺静脉汇合后经垂直静脉回流至左无名静脉后汇入上腔静脉,三血管 - 气管切面上显示的四血管是垂直静脉,与右上腔静脉内的血流方向相反(4 分)。

(2)原发孔型房间隔缺损:标准四腔心切面可以较好地鉴别两者。房间隔的完整性、两侧房室瓣及卵圆瓣启闭运动是否正常需要在标准四腔心切面观察,该切面无法同时显示冠状静脉窦走行。冠状静脉窦矢状切面需在非标准四腔心切面获得,显示冠状静脉窦时不能同时显示左侧房室瓣(4 分)。

(3)其他疾病伴发的冠状静脉窦扩张:三尖瓣闭锁、肺动脉瓣狭窄等疾病可导致冠状静脉窦扩张,上述疾病还伴有其他结构畸形变化(2 分)。

3. 永存左上腔静脉有哪些分型,其中哪型最常见(10 分)?

左上腔静脉常与右上腔静脉并存,也可单独存在。根据其回流路径和回流终点连接部位分述如下。

(1)经冠状静脉窦正常引流入右心房(1 分),分为三个亚型:①双侧上腔静脉并存,头臂静脉缺如,最常见,约占80%(1 分);②双侧上腔静脉并存,头臂静脉可见(1 分);③右上腔静脉缺如(1 分)。

(2)左上腔静脉异常引流(1 分):①经冠状静脉窦与左心房连接,又称无顶冠状静脉窦(1 分);②直接与左心房连接(1 分);③与左肺静脉连接(1 分);④冠状静脉窦闭锁(1 分);⑤与右心房连接(1 分)。

三、要点与讨论

1. 病理、分型及流行病学　胚胎期左前主静脉近端逐渐退化、变细,形成左房斜静脉;若退化过程不完全,则形成左上腔静脉残存,即永存左上腔静脉。

分型见思考题第 3 题。

最常见的体静脉异常,发生率 0.3%~0.5%。

2. 临床特征　左上腔静脉经冠状静脉窦正常引流入右心房,多不伴有血流动力学改变,临床上无明显症状,出生后多无须治疗;左上腔静脉异常引流入左心房或合并无顶冠状静脉窦者,血流动力学紊乱,一旦确诊,出生后需手术矫治。当伴有其他畸形时,预后取决于伴发畸形严重程度。

3. 超声特征

(1)四腔心切面:左心房房室交界处类圆形无回声结构即冠状静脉窦。正常情况下冠状静脉窦管径细小，超声不易显示。

（2）三血管 - 气管切面：肺动脉左侧无回声管状结构，大小与右上腔静脉相似，也可合并右上腔静脉缺如。彩色多普勒血流方向与右上腔静脉相同。频谱多普勒呈静脉频谱，血流呈向心型。

（3）颈胸部左矢旁状切面：该切面可在三血管 - 气管切面基础上旋转 90° 显示左上腔静脉长轴经扩张冠状静脉窦汇入右心房。

（4）合并畸形：心内畸形以室间隔缺损、房室间隔缺损及法洛四联症为主，单脐动脉为较常见心外畸形。可合并染色体异常。

四、临床拓展思维训练

超声检查发现永存左上腔静脉经冠状静脉窦正常引流入右心房，其间孕妇非常紧张，应如何告知（10 分）？

要换位思考从患者角度缓解其紧张情绪，耐心解答孕妇问题（2 分），不伴有血流动力学改变的永存左上腔静脉，如不伴有胎儿染色体异常，无其他伴发畸形，仅为解剖变异，出生后无临床症状，无须治疗，正常产前检查即可（4 分）。永存左上腔静脉可合并染色体异常，主要是 18- 三体；45，XO；21- 三体（2 分）。当合并其他超声异常或者染色体异常高危因素时，则胎儿染色体异常发生风险增高，应建议进一步遗传咨询染色体检查（2 分）。

（孙　微）

病例 71 胎儿完全型肺静脉异位引流（total anomalous pulmonary venous drainage）

一、临床资料

1. 病史　孕妇，30 岁，因"胎儿系统筛查提示胎儿心脏异常"就诊。孕 2 产 0，孕 25^{+5} 周，否认孕期放射性物质接触史，猫狗等动物接触史。既往月经正常，无痛经等不适体格检查。

2. 超声资料（图 4-71-1、图 4-71-2、视频 4-71-1、视频 4-71-2）

视频 4-71-1　　　视频 4-71-2

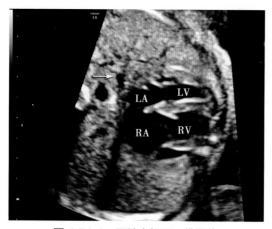

图 4-71-1　四腔心切面二维图像

箭头所示为左心房后方共同肺静脉干。

LA. 左心房；LV. 左心室；RA. 右心房；RV. 右心室

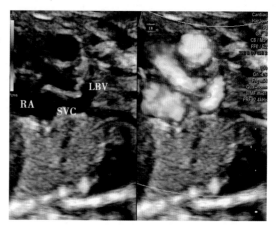

图 4-71-2　前胸部冠状切面彩色血流图像

LBV. left brachiocephalic vein，左头臂静脉；

RA. 右心房；SVC. 上腔静脉

3. 其他检查资料　母体外周血胎儿游离 DNA 高通量测序分析 13- 三体、18- 三体、21- 三体均为低风险。

二、思考题及参考答案

1. 请结合病史及超声图像表现作出诊断（10 分）。

临床表现：孕妇，30 岁，孕 2 产 0，孕 25^{+5} 周（2 分）。胎儿系统筛查提示胎儿心脏异常。

超声所见：图 4-71-1 和视频 4-71-1 可见左心房小于右心房，左心房顶部光滑，未见 4 支肺静脉汇入左心房，其后方可见共同肺静脉干（2 分）。图 4-71-2 和视频 4-71-2 显示左心房后方共同肺静脉干汇入垂直静脉（2 分）。垂直静脉引流至左头臂静脉后汇入上腔静脉，最终汇入右心房（2 分）。

超声诊断：符合胎儿完全型肺静脉异位引流（1 分），心上型（1 分）。

2. 请回答本病例的鉴别诊断（10 分）。

（1）永存左上腔静脉（2 分）：三血管 - 气管切面上显示的四血管是永存左上腔静脉，与右上腔静脉血流方向一致（2 分）。

（2）下腔静脉离断（2 分）：三血管 - 气管切面可见上腔静脉增宽，前胸部冠状切面显示主动脉和扩张奇静脉（半奇静脉）在胸腔伴行，追踪显示可见扩张奇静脉（半奇静脉）汇入上腔静脉（1 分）。

（3）完全型左侧三房心（2 分）：需要与共同肺静脉干相鉴别。三房心的隔膜位置常与二尖瓣环近于平行，而共同肺静脉干的走行与二尖瓣环有一定角度（1 分）。

3. 完全型肺静脉异位引流如形成共同肺静脉干，可以回流入哪些血管（10 分）？

完全型肺静脉异位引流心上型，左右肺静脉先融合形成共同肺静脉干，其回流路径可分为：通过左垂直静脉与左无名静脉相连，回流入右心房，最常见（2 分）；通过垂直静脉与上腔静脉直接相连（1 分）；通过垂直静脉与奇静脉相连，极少见（1 分）。

完全型肺静脉异位引流心内型，共同肺静脉干与冠状静脉窦相连，最终汇入右心房（2 分）。

完全型肺静脉异位引流心下型，共同肺静脉干，其回流路径可分为：与门静脉相连，最常见

(2分);与静脉导管相连(1分);胃静脉、肝静脉或下腔静脉相连,较少见(1分)。

三、要点与讨论

1. 病理、分型及流行病学　完全型肺静脉异位引流是指全部肺静脉未能与左心房相连,而与右心房或其他回流静脉相连。完全型肺静脉异位引流发病率约占活产儿先天性心脏病的1.2%,根据引流部位分为心上型(45%,最常见)、心内型(25%)、心下型(25%)和混合型(5%)。

2. 临床特征　出生后可出现严重发绀,多合并其他心内畸形。

3. 超声特征

(1)四腔心切面:左心房较右心房小,左心房后壁光滑,显示四支肺静脉与左心房均无连接,左心房后壁后方显示共同肺静脉干,动态扫查可见左、右肺静脉在心房后方汇入共同肺静脉干。完全型肺静脉异位引流心内型可显示冠状静脉窦扩张,彩色多普勒显示共同肺静脉干血流直接汇入冠状静脉窦,开口于右心房。

(2)三血管切面:完全型肺静脉异位引流心上型肺动脉左侧可显示垂直静脉,血流方向与上腔静脉相反。无名静脉及上腔静脉增宽。

(3)胸腹腔冠状切面:完全型肺静脉异位引流心下型可显示汇集后的共同肺静脉干汇入垂直静脉,下行穿过膈肌后汇入门静脉系统或其他腹腔静脉。

(4)合并畸形:常合并心内结构畸形,心内畸形以房室间隔缺损、单心室、室间隔缺损为主,心外畸形可伴有内脏异位综合征。

四、临床拓展思维训练

请探讨完全型肺静脉异位引流超声扫查技巧及局限性(10分)。

由于肺静脉较细小,产前超声4条肺静脉不一定都能显示,因此,产前肺静脉异位引流检出率并不高。当左心房后方形成较粗共同肺静脉干,畸形检出较容易(2分)。通过间接影像如左心房偏小,左心房后壁光滑,不能显示一支肺静脉汇入左心房,应想到完全型肺静脉异位引流可能(2分)。心上型或心下型完全型肺静脉异位引流,有时难以追踪显示垂直静脉走行,因此产前明确诊断完全型肺静脉异位引流分型较难(2分)。通过新技术应用如时间-空间相关成像(STIC)联合高分辨率血流成像(high definition flow,HD-flow)可提高对完全型肺静脉异位引流分型的诊断准确率(视频4-71-3)(2分)。产前超声显示一支肺静脉汇入左心房显示率可达100%,因此只要显示一支肺静脉引流入左心房即可排除完全型肺静脉异位引流(2分)。

视频4-71-3

应用STIC联合HD-Flow技术显示肺静脉(箭头)汇入共同肺静脉干后汇入冠状静脉窦
CS:冠状静脉窦;CPV:共同静脉干;DAO:降主动脉;RA:右心房

(孙　微)

病例 **72** 胎儿下腔静脉离断（interruption of inferior vena cava）

一、临床资料

1. 病史 孕妇，30 岁，因"当地超声提示胎儿心脏异常"就诊。孕 1 产 0，孕 29^{+1} 周，否认孕期放射性物质接触史，无动物接触史。既往月经正常，无痛经等不适体格检查。

2. 超声资料（图 4-72-1~ 图 4-72-4）

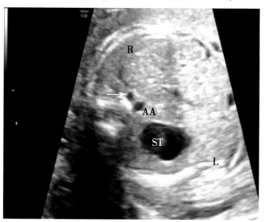

图 4-72-1 上腹部横切面
箭头所示为腹主动脉右后方扩张的奇静脉。
AA. abdominal aorta，腹主动脉；L. 左侧；
R. 右侧；ST. stomach，胃泡

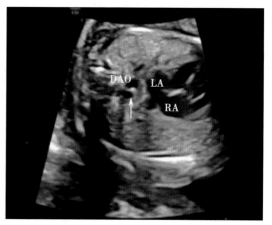

图 4-72-2 四腔心切面二维图像
箭头所示为左心房后方扩张的奇静脉。
DAO. 降主动脉；LA. 左心房；RA. 右心房

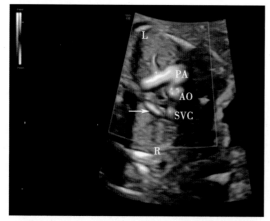

图 4-72-3 三血管 - 气管切面彩色血流图像
箭头所示为扩张的奇静脉汇入上腔静脉。
AO. 主动脉；L. 左侧；PA. 肺动脉；R. 右侧；
SVC. 上腔静脉

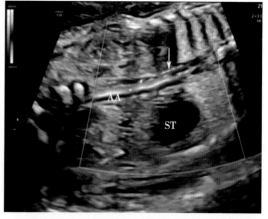

图 4-72-4 胸部旁矢状切面彩色血流图像
箭头所示为奇静脉与降主动脉并行，彩色多普勒显示两者血流方向相反。
AA. 腹主动脉；ST. 胃泡

3. 其他检查资料　母体外周血胎儿游离 DNA 高通量测序分析 13- 三体、18- 三体、21- 三体均为低风险。

二、思考题及参考答案

1. 请结合病史及超声图像表现作出诊断（10 分）。

临床表现：孕妇，30 岁，孕 1 产 0，孕 29^{+1} 周（2 分）。当地超声提示胎儿心脏异常。

超声所见：图 4-72-1 显示腹主动脉右前方无肝段下腔静脉，其右后方显示扩张的奇静脉（2 分）。图 4-72-2 左心房后方显示降主动脉和扩张的奇静脉（2 分）。图 4-72-3 显示上腔静脉增宽，管径和主动脉相近，追踪显示可见扩张的奇静脉汇入上腔静脉（2 分）。图 4-72-4 显示脊柱前方的降主动脉与奇静脉并行，彩色多普勒显示两者血流方向相反（2 分）。

超声诊断：符合胎儿下腔静脉离断肝段缺如（2 分）。

2. 请回答本病例的鉴别诊断（10 分）。

（1）左位下腔静脉：左、右髂总静脉于盆腔内脊柱左侧汇合，沿脊柱左侧上行至肾动脉水平跨越至右侧为左位下腔静脉（5 分）。

（2）双位下腔静脉：表现为右侧肾后段下腔静脉及左侧肾后段下腔静脉均保留并发育，形成肾段以下的下腔静脉有左、右两条，肾段以上为右下腔静脉（5 分）。

3. 下腔静脉离断，按其回流路径和回流终点连接异常情况可分为哪些类型（10 分）？

分为以下 3 种类型。

（1）右下腔静脉近心段缺如（2 分），伴奇静脉 / 半奇静脉延续至上腔静脉，最常见（1 分）。

（2）右下腔静脉远心段缺如（2 分），右下腔静脉下段（远心段）和奇静脉缺如，下半身血液经左下腔静脉和左侧半奇静脉上行，开口于左上腔静脉，或入右上腔静脉近心段，较少见（2 分）。

（3）右下腔静脉全部缺如，极少见（2 分）。通常左下腔静脉代替右下腔静脉，肝静脉则直接入右心房（1 分）。

三、要点与讨论

1. 病理、分型及流行病学　下腔静脉由 4 个静脉段融合而成。胚胎发育过程中任一段下腔静脉形成障碍均可导致下腔静脉异常。由于其发育和组成比较复杂，因此畸形类型也复杂多变。分型见思考题第 3 题。发生率约占先天性心脏病的 0.6%。

2. 临床特征　如不伴有血流动力学改变，临床上无明显症状，出生后多无须治疗；当伴有其他畸形时，预后取决于伴发畸形严重程度。下腔静脉离断可合并左侧异构综合征，表现为多脾、对称肝、窦房结传导阻滞，严重者出现水肿、胎死宫内，预后较差。

3. 超声特征

（1）上腹部横切面：腹主动脉右前方无肝段下腔静脉，右后方显示扩张的奇静脉或左后方显示扩张的半奇静脉。

（2）四腔心切面：位于脊柱前胸主动脉右侧的奇静脉或左侧的半奇静脉明显增宽扩张。

（3）三血管切面：上腔静脉明显增宽，并见增宽的奇静脉 / 半奇静脉汇入上腔静脉。

（4）胸腹部旁矢状切面：脊柱前方的降主动脉与奇静脉并行，彩色多普勒显示血流方向相反，奇静脉血流上行汇入上腔静脉。下腔静脉肝段缺如时，肝静脉及右心房不与其相连，肝静脉直接连于右心房。

(5)可伴发其他心脏畸形,如房室传导阻滞、永存左上腔静脉等。

四、临床拓展思维训练

如何提高对下腔静脉畸形的检出率(10分)?

应从多角度多切面对下腔静脉进行连续扫查。包括腹部横切面、下腔静脉矢状及冠状切面、四腔心切面(2分)。通过腹部横切面探查下腔静脉位置和回声,以及腹主动脉与下腔静脉的关系(2分)。若此切面发现下腔静脉消失或奇静脉扩张,则应追踪扫查下腔静脉矢状及冠状切面、四腔心切面判断是否有下腔静脉离断,同时重点观察是否合并内脏异构(2分);如上腹部横切面正常,向下扫查至肾门水平下腔静脉走行位置异常,结合下腔静脉冠状切面判断是否有左位下腔静脉或双位下腔静脉(2分)。下腔静脉走行较长,可应用超声新技术新成像模式对胎儿大血管血流三维重建,立体直观显示大血管空间结构关系,提高疾病诊断准确率(2分)。

(孙 微)

病例 **73** 胎儿静脉导管异位连接(aberrant drainage of ductus venosus)

一、临床资料

1. **病史** 孕妇,23岁,因"当地超声提示胎儿心脏异常"就诊。孕1产0,孕28周,否认孕期放射性物质接触史,无动物接触史。既往月经正常,无痛经等不适体格检查。

2. **超声资料**(图4-73-1~ 图4-73-4)

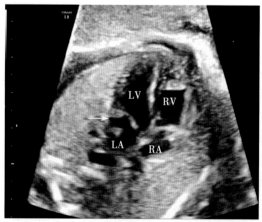

图 4-73-1 四腔心切面二维图像
箭头所示为左心房侧冠状静脉窦明显增宽。
LA.左心房;LV.左心室;RA.右心房;RV.右心室

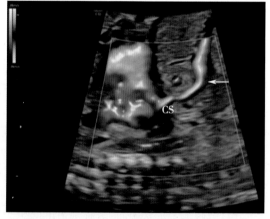

图 4-73-2 胸腹部旁矢状切面彩色血流图像
箭头所示为静脉导管,直接汇入冠状静脉窦。
CS.冠状静脉窦

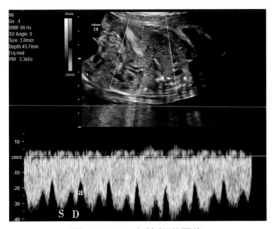

图 4-73-3　血管频谱图像

S. 心室收缩期波峰；D. 心室舒张早期波峰；

a. 心房收缩期波谷

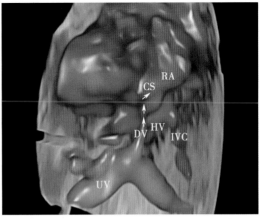

图 4-73-4　应用 STIC 联合 R-Flow 技术血管

三维图像

箭头所示为静脉导管，直接汇入冠状静脉窦。

CS. 冠状静脉窦；DV. ductus venosus，静脉导管；HV. hepatic vein，肝静脉；IVC. inferior vena cava，下腔静脉；RA. 右心房；UV. umbilical vein，脐静脉

3. 其他检查资料　母体外周血胎儿游离 DNA 高通量测序分析 13- 三体、18- 三体、21- 三体均为低风险。

二、思考题及参考答案

1. 请结合病史及超声图像表现作出诊断（10 分）。

临床表现：患者，女，23 岁，孕 1 产 0，孕 28 周（2 分）。当地超声提示胎儿心脏异常。

超声所见：图 4-73-1 显示左心房侧冠状静脉窦明显增宽（2 分）。图 4-73-2 和图 4-73-4 可见静脉导管直接汇入冠状静脉窦（2 分）。图 4-73-3 显示静脉导管频谱，为同向三相波，双峰、单向连续向心血流（2 分）。

超声诊断：符合胎儿静脉导管异位连接冠状静脉窦（2 分）。

2. 请回答本病例的鉴别诊断（10 分）。

（1）永存左上腔静脉：均可导致冠状静脉窦增宽，追踪显示冠状静脉窦长轴，头侧与冠状静脉窦有血管相连的为永存左上腔静脉，尾侧有血管相连的为静脉导管异位连接（5 分）。

（2）静脉导管缺如伴脐静脉异常连接：腹腔多切面扫查均不能显示静脉导管，脐静脉不与门静脉相连，通过其他异常回流途径直接汇入下腔静脉、上腔静脉、右心房等（5 分）。

3. 该病预后如何（10 分）？

静脉导管异位汇入冠状静脉窦，最终回至右心房，不影响脐静脉血流分布（4 分），仅部分脐静脉回流途径发生改变，并未改变胎儿左、右心系统的循环平衡，多不引起四腔心形态改变（2 分）。如不合并心内外结构及染色体异常，出生后静脉导管闭合，临床无明显症状和体征，多无须治疗（4 分）。

三、要点与讨论

1. 病理及流行病学 在静脉导管发育过程中,如静脉导管近心段连接部位发育异常,会导致静脉导管汇入部位走行异常,一般静脉导管及门静脉形态正常。孕早期静脉导管缺如的发生率约为 0.04%,而静脉导管异位连接多为散发。既往文献报道静脉导管异位连接可汇入冠状静脉窦,也可汇入肝静脉。

2. 临床特征 如不伴有血流动力学改变,出生后静脉导管闭合,多无须治疗;当伴有其他畸形时,预后取决于伴发畸形严重程度。

3. 超声特征

(1)上腹部横切面:二维超声显示脐静脉转向门静脉左支前可探及一细小管状结构,彩色多普勒显示静脉导管为明亮血流信号;频谱多普勒可显示静脉导管特征性频谱图。

(2)异位连接冠状静脉窦:四腔心切面可见冠状静脉窦增宽,腹腔长轴切面可见静脉导管和扩张的冠状静脉窦相连。

(3)异位连接肝静脉:腹围横切面可见肝静脉异常扩张,追踪扫查可见静脉导管与其相连。

四、临床拓展思维训练

1. 请回答静脉导管血流速度测量标准切面(10 分)。

取胎儿上腹部近中线矢状切面,显示脐静脉长轴并向胎儿头侧追踪(2 分),在脐静脉转向门静脉左支前可探及一细小管状结构与下腔静脉连接,和周围血流比其内为高亮血流,即为静脉导管(2 分)。应用彩色多普勒血流显像,取样框尽量置于导管中段,取样容积为 1~2mm,取样容积大小取决于导管的内径(2 分),调节声速与血流方向尽可能平行,校正角度<30°(2 分),在胎儿静息状态下记录胎儿 3 个以上心动周期静脉导管血流的多普勒频谱(2 分)。

2. 正常静脉导管频谱形态是什么?频谱异常有哪些临床意义(10 分)?

正常频谱表现为同向三相波(1 分),心室收缩期波峰 S、心室舒张早期波峰 D 和心房收缩期波谷 a(1 分),a 波与 S、D 波在基线的同一方向均为回心血流(1 分),心房收缩期无反向血流,即整个心动周期为前向血流(1 分)。

静脉导管频谱改变直接反映胎儿心功能状况,当疾病导致右心房压力增高,静脉导管前向血流减少,频谱表现为 a 波减小消失、最后反向(2 分),其临床应主要用在评估可能影响胎儿心功能的病变(2 分),包括严重胎盘功能不全导致胎儿窘迫,胎儿贫血、水肿,胎儿心律失常和双胎输血综合征等(2 分)。

(孙 微)

病例 **74** 胎儿限制性卵圆孔(restrictive foramen ovale)

一、临床资料

1. 病史 孕妇,31 岁,因"当地超声提示胎儿右心增大"就诊。孕 1 产 0,孕 35 周,否认孕期放射性物质接触史,无动物接触史。既往月经正常,无痛经等不适体格检查。

2. 超声资料(图 4-74-1~ 图 4-74-4、视频 4-74-1、视频 4-74-2)

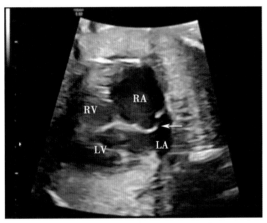

图 4-74-1　四腔心切面二维图像
箭头所示为卵圆孔开放、通道细窄。
LA. 左心房; LV. 左心室; RA. 右心房; RV. 右心室

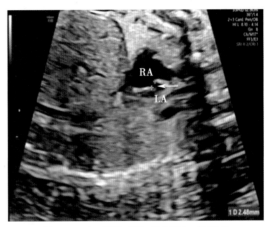

图 4-74-2　颈胸部矢状切面二维图像
箭头所示为卵圆孔开放、通道细窄,宽约 2.5mm。
LA. 左心房; RA. 右心房

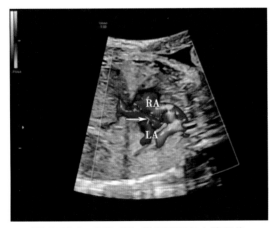

图 4-74-3　颈胸部矢状切面彩色血流图像
箭头所示为卵圆孔开放、通道细窄。
LA. 左心房; RA. 右心房

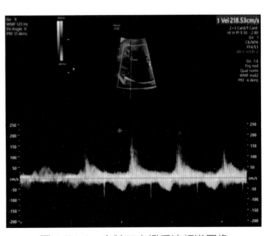

图 4-74-4　心脏三尖瓣反流频谱图像

视频 4-74-1　　视频 4-74-2

3. 其他检查资料　母体外周血胎儿游离 DNA 高通量测序分析 13- 三体、18- 三体、21- 三体均为低风险。

二、思考题及参考答案

1. 请结合病史及超声图像表现作出诊断（10 分）。

病例临床表现：孕妇，31 岁，孕 1 产 0，孕 35 周（2 分）。当地超声提示胎儿右心增大。

超声所见：图 4-74-1 和视频 4-74-1 显示右心房、右心室增大，CDFI 三尖瓣可探及反流信号（2 分）。图 4-74-2、图 4-74-3 和视频 4-74-2 可见卵圆孔开放，通道细窄，宽约 2.5mm（2 分）。图 4-74-4 显示三尖瓣可探及反流信号，反流速度约 2.2m/s（2 分）。

超声诊断：符合胎儿限制性卵圆孔（2 分）。

2. 请回答本病例的鉴别诊断（10 分）。

（1）卵圆孔早闭：正常自下腔静脉口流入卵圆孔通道的血流折返流向右心耳部；限制性卵圆孔仍然可见卵圆孔通道右向左分流束（5 分）。

（2）动脉导管早闭：也会导致胎儿右心增大，三尖瓣反流，但卵圆孔开放，动脉导管管径变窄或闭合处血流反向（5 分）。

3. 该病的预后如何（10 分）？

限制性卵圆孔常见于孕晚期胎儿，由于卵圆孔通道提前闭合所致狭窄，一般不伴有心内外畸形，产前超声一般表现为胎儿右心负荷增加的系列表现，出现心力衰竭前及时分娩一般出生后预后良好（5 分）。孕早中期限制性卵圆孔伴有左心发育不良综合征，胎儿预后差（5 分）。

三、要点与讨论

1. 病理、分型　限制性卵圆孔是指卵圆孔通道提前闭合或其他心内结构异常（如左心发育不良综合征、主动脉缩窄等）导致卵圆孔通道血流受阻。前者有学者定义为原发性限制性卵圆孔，后者为继发性限制性卵圆孔。

2. 临床特征　孕晚期限制性卵圆孔一般不伴有心内外畸形，出现心力衰竭前及时分娩一般出生结局良好。孕早中期限制性卵圆孔多伴有左心发育不良综合征，预后差。

3. 超声特征

（1）四腔心切面：右心较左心增大，卵圆孔有效血流通道减少，内径<3mm，卵圆孔右向左血流速度可加快。部分伴房间隔膨出瘤和不同程度三尖瓣反流。

（2）心室流出道切面：肺动脉管径较正常值增宽，前向血流速度较正常加快，由于左心系统血容量减少，主动脉管径变细，血流速度降低。

（3）下腔静脉矢状切面：可见自下腔静脉口流入卵圆孔通道的管径狭窄，彩色多普勒可显示通道血流颜色明亮。

（4）三血管 - 气管切面：卵圆孔管径狭窄严重时，可见主动脉弓内舒张期来自动脉导管反向血流。

四、临床拓展思维训练

1. 限制性卵圆孔如影响胎儿心功能,会有哪些超声表现(5 分)?

卵圆孔血流受限到一定程度时右心容量增加,左心容量减少(1 分),超声表现为右心增大、肺动脉增宽、三尖瓣反流、动脉导管迂曲扩张、主动脉弓内血流逆灌等(2 分),严重时可出现静脉导管 a 波反向,心包积液、胸腹腔积液、全身皮肤水肿等心力衰竭表现(2 分)。

2. 限制性卵圆孔有什么危害,需要治疗吗(5 分)?

限制性卵圆孔本身不需要治疗,其预后与卵圆孔处血流受限的严重程度、出现时间的早晚、是否合并其他心脏畸形及伴发改变(如心包积液,胸腹腔积液)相关(3 分)。对于单纯限制性卵圆孔,并未引起明显血流动力学改变,可建议孕妇定期超声复查(1 分);若孕早期即出现严重的限制性卵圆孔表现,且合并存在其他畸形,则考虑预后差(1 分)。

(孙 微)

病例 75 胎儿埃布斯坦畸形(fetal Ebstein anomaly)

一、临床资料

1. 病史　孕妇,22 岁,因"当地医院怀疑胎儿心脏异常"就诊。孕 1 产 0,孕 32 周。
2. 超声资料(图 4-75-1~ 图 4-75-4、视频 4-75-1~ 视频 4-75-3)

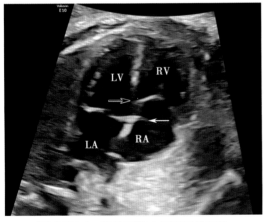

图 4-75-1　胎儿四腔心切面二维图像
黑色箭头所示为三尖瓣隔叶未正常附着于三尖瓣环(白色箭头所示),下移至室间隔。
LA. 左心房; LV. 左心室; RA. 右心房; RV. 右心室

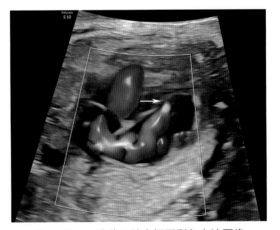

图 4-75-2　胎儿四腔心切面彩色血流图像
箭头所示为三尖瓣中 - 重度反流,反流起点位置低。

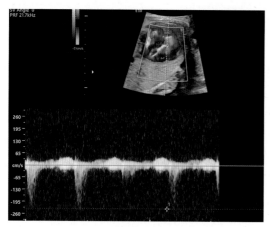

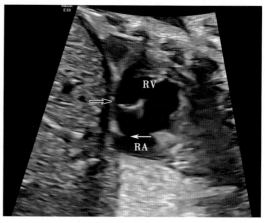

图 4-75-3　三尖瓣反流处连续多普勒频谱
三尖瓣可探及低速反流，约 2.3m/s。

图 4-75-4　胎儿右心室流入道切面二维图像
黑色箭头所示为三尖瓣后叶未正常附着于三尖瓣环
（白色箭头所示），下移至右心室壁。
RA. 右心房；RV. 右心室

视频 4-75-1 ── 视频 4-75-2 ── 视频 4-75-3

二、思考题及参考答案

1. 请结合病史及超声图像表现作出诊断（10 分）。

临床表现：无。

超声所见：图 4-75-1、视频 4-75-1 胎儿四腔心切面显示右心略增大，三尖瓣隔叶附着点下移至室间隔，三尖瓣隔叶附着点距二尖瓣前叶附着点间距离约 4mm（3 分）。图 4-75-2、视频 4-75-2 三尖瓣口探及中 - 重度反流，起点位于右心室中部。图 4-75-3 反流速度低，约 2.3m/s（2 分）。图 4-75-4、视频 4-75-3 旋转探头可显示胎儿右心室流入道切面，可见三尖瓣后叶附着点下移至右心室壁，三尖瓣后叶附着点距瓣环间距约 4.2mm（3 分）。

超声诊断：注意胎儿 Ebstein 畸形（2 分）。

2. 请回答本病的鉴别诊断（10 分）。

（1）胎儿肺动脉瓣狭窄或闭锁：该病超声表现为右心增大伴三尖瓣高速反流，肺动脉瓣结构及功能异常，动脉导管反流等（3 分），但三尖瓣各瓣叶附着位置正常，可借此鉴别（2 分）。

（2）胎儿三尖瓣缺如：该病是指三尖瓣叶、腱索及乳头肌均未发育，右心室内壁光整，或可见树丛状物附着（3 分）。而 Ebstein 畸形可见明确的三尖瓣装置（2 分）。

3. 请简述胎儿三尖瓣发育不良的病理特征及超声表现（10 分）。

该病是指先天性三尖瓣叶局限或广泛性增厚，隔叶贴附于室间隔或可见部分瓣叶缺失，三尖瓣各瓣叶附着位置正常，可伴有腱索、乳头肌发育异常（5 分）。超声可见右心增大，三尖瓣叶增厚,回声增强,可见隔叶呈团块状附着于室间隔,彩色多普勒显示三尖瓣重度反流(5分)。

三、要点与讨论

1. 胚胎发育 在胚胎第5~8周,三尖瓣由心内膜垫和瓣周心肌组织形成。发育过程中心室流入道的心肌小梁层与致密层分离,使心内膜垫抬离心肌,连接心内膜垫的小梁层心肌逐渐纤维化形成腱索,连接心室壁的部分逐渐融合形成乳头肌。该病的胚胎发育异常可能是由于右心室流入道部分瓣膜与心肌组织的分层过程失败所致。

2. 病理及流行病学 胎儿Ebstein畸形主要特征为三尖瓣环位置正常,但瓣叶未能正常附着于三尖瓣环,而呈螺旋形下移至室间隔及右心室壁,导致三尖瓣关闭不全和右心室功能减低,该病发病率占所有先天性心脏病的1%。病变常见于隔叶和后叶。下移的三尖瓣可将右心室分成2部分:三尖瓣环至下移的瓣叶附着点之间为房化右心室;下移的瓣叶附着点至肺动脉瓣环之间为功能右心室。功能右心房由房化右心室和固有右心房构成。前叶一般不下移,但常宽大畸形呈"船帆"样,可导致右心室流出道梗阻。该病常合并心脏传导异常和先天性心脏病,后者包括房间隔缺损,肺动脉瓣狭窄或闭锁,室间隔缺损等。

3. 临床特征 该病临床表现差异大,轻者可无症状,重者可在胎儿期就表现为胎儿水肿、羊水过少或快速性心律失常等。该病围产期预后差,病死率高。

4. 超声特征 在检查过程中,若发现右心房增大,尤其伴有三尖瓣中度及以上反流,同时反流起点低,应怀疑三尖瓣下移畸形的可能,需仔细观察三尖瓣隔叶及后叶附着点位置。胎儿四腔心切面可观察三尖瓣前叶和隔叶:可见左、右心比例不对称,扩张的右心房由房化右心室和固有右心房构成;三尖瓣隔叶未能正常附着于三尖瓣环,下移至室间隔中部或心尖部,前叶位置多正常,但瓣叶冗长;彩色多普勒显示三尖瓣重度反流,起点位置低,反流面积大、速度低(多在2m/s左右);该病约半数合并右心衰竭。胎儿右心室流入道切面可观察三尖瓣前叶和后叶:可见右心房显著扩张,三尖瓣后叶未能正常附着于三尖瓣环,下移至右心室壁,彩色多普勒显示三尖瓣重度反流,但由于该切面不是常规切面,单纯三尖瓣后叶下移或仅伴有隔叶轻度下移时,容易漏诊。胎儿三血管切面可见肺动脉内径变细,动脉导管及肺动脉反流等,这主要由右心室射血量下降所致。

目前,胎儿Ebstein畸形超声诊断标准尚未统一,笔者认为确定三尖瓣叶附着点离开瓣环、并附着于室间隔及右心室壁上,形成功能右心室、房化右心室和固有右心房的解剖学特征,即可作出诊断。若首次检查仅发现三尖瓣反流起点位置低,怀疑Ebstein畸形时,应每隔2周进行复查,直至确诊或排除。同时,在胎儿二维超声心动图基础上增加实时三维超声、时间-空间相关成像联合反转模式等新技术,可更直观观察瓣叶附着点位置,为诊断提供更多解剖细节信息。

四、临床拓展思维训练

1. 胎儿三尖瓣口速度测量的标准切面及正常值范围是多少(10分)?
取心底或心尖四腔心切面,将取样容积放置在三尖瓣口心尖侧,将超声束与血流束之间夹角控制在20°以内,进行测量(5分)。在孕20~36周,三尖瓣舒张早期血流峰速度(E峰)正常值范围为0.30~0.47m/s,舒张晚期血流峰速度(A峰)正常值范围为0.47~0.61m/s(5分)。

2. 胎儿Ebstein畸形的血流动力学改变有哪些(10分)?
该病血流动力学改变主要取决于房化右心室的大小、三尖瓣叶下移、关闭不全及右心室功能障碍的程度(2 分)。舒张期时,心房应收缩,但房化右心室反而扩张,可致右心室充盈受损(2 分)。收缩期时,三尖瓣关闭不全使右心容量负荷增加(2 分)。此外,由于功能右心室较小、收缩能力弱,加之三尖瓣前叶长大造成右心室流出道梗阻,可导致肺动脉灌注不足,常引起动脉导管、肺动脉反流,甚至肺动脉发育不良(2 分)。当出现动脉导管反流、功能右心房明显增大、三尖瓣重度反流等表现,多提示病情较重,预后不良(2 分)。

（毕文静　张　颖）

病例 **76** 胎儿心脏横纹肌瘤（cardiac rhabdomyoma）

一、临床资料

1. 病史　孕妇,27 岁,因"发现胎儿心脏占位"就诊。孕 1 产 0,孕 28 周。
2. 超声资料(图 4-76-1、视频 4-76-1)

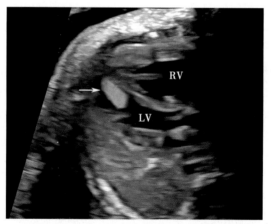

图 4-76-1　胎儿五腔心切面二维图像
箭头所示为室间隔偏左心室心尖部高回声肿块,边界清。
LV. 左心室；RV. 右心室

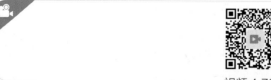

视频 4-76-1

二、思考题及参考答案

1. 请结合病史及超声图像表现作出诊断（10 分）。

临床表现：无。

超声所见：图 4-76-1、视频 4-76-1 胎儿五腔心切面显示室间隔左心室侧近心尖部可见一卵圆形实性高回声肿块（2 分），边界清晰（2 分），形态较稳定（2 分）。

超声诊断：胎儿左心室内单发肿瘤，考虑横纹肌瘤可能性大（4 分）。

2. 请回答本病的鉴别诊断（10 分）。

（1）胎儿心脏畸胎瘤：发病率仅次于胎儿心脏横纹肌瘤，占胎儿心脏肿瘤的 20%，多累及心包，易合并心包积液（2 分）。超声表现为圆形或类圆形囊实混合性肿块，内部呈无回声或脂液分层或实性团块内可见强回声（3 分）。

（2）胎儿心脏纤维瘤：发病率占胎儿心脏肿瘤的 12%，常单发，多发生于室间隔或左心室游离壁，肿块体积较大（2 分）。超声表现为边界清晰、内部回声均匀的等回声肿块，常有钙化或囊性变（3 分）。

3. 请简述胎儿心脏横纹肌瘤可造成的血流动力学改变（10 分）。

该病导致心腔内血流动力学改变的发生率较低（1 分）。肿瘤较小时多包含在室壁肌肉中，可无明显血流动力学改变（3 分）。肿瘤较大时可从室壁向心室腔或心包腔突出，无蒂，多以纤维组织附着于室壁（2 分），当肿瘤突出于心室流入道或流出道时，可引起流入道或流出道的梗阻（2 分）。当肿瘤巨大，占据心室腔，则可影响心脏收缩及舒张功能，引发心功能不全，易导致心包腔及胸腹腔积液（2 分）。

三、要点与讨论

1. 病理及流行病学　胎儿心脏肿瘤少见，绝大多数为良性，以心脏横纹肌瘤最常见，恶性肿瘤及转移瘤罕见。胎儿心脏横纹肌瘤是一种起源于间叶组织的良性肿瘤，是最常见的胎儿心脏原发性肿瘤，占胎儿心脏肿瘤的 60%。该病可分为单发性与多发性，90% 以上为多发。肿块多位于左心室游离壁，右心室游离壁和室间隔次之，心房、心外膜或肺动脉较少见。胎儿心脏肿瘤少见，其发生率约 0.14%，占所有胎儿心脏畸形的 2.8%。

2. 临床特征　胎儿心脏横纹肌瘤因肿瘤发生的部位、大小及数量不同，其所致的临床特征各异。

3. 超声特征　胎儿心脏横纹肌瘤超声表现为心腔内、室壁间及心包腔内可见圆形或卵圆形、边界清晰、回声均匀的高回声实质性肿块，肿块随心动周期的活动幅度较小。以四腔心切面、左心室流出道切面及右心室流出道切面为主要观察切面，详细观察肿瘤发生的部位、大小，多切面明确肿瘤为单发或多发性（图 4-76-2）。

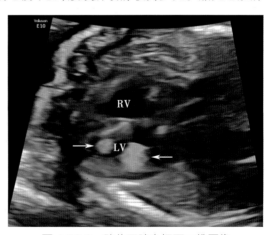

图 4-76-2　胎儿四腔心切面二维图像
箭头所示为左心室内多发高回声肿块，边界清。
LV. 左心室；RV. 右心室

四、临床拓展思维训练

1. 什么是结节性硬化症？该病与胎儿心脏横纹肌瘤有何关联（10 分）？

结节性硬化症是常染色体显性遗传、多系统受累的疾病，致病基因是 *TSC-1* 和 *TSC-2* 基因，其典型"三联征"表现为智力低下、癫痫及面部血管纤维瘤（2 分）。根据临床表现和致病基因突变均可诊断（1 分）。根据受累部位、患者年龄不同，该病可有不同表现：心脏横纹肌瘤多见于胎儿，大脑皮质结节多在患儿出生时已形成，面部纤维血管瘤和肾血管平滑肌脂肪瘤多在学龄期后出现（2 分）。

胎儿心脏横纹肌瘤与结节性硬化症密切相关，有学者认为 96% 的多发性心脏横纹肌瘤和 50% 的单发性心脏横纹肌瘤伴有结节性硬化症（2 分）。对发现胎儿心脏横纹肌瘤者，可根据是否合并大脑皮质结节或肾脏病变对结节性硬化症进行诊断（3 分）。

2. 胎儿心脏横纹肌瘤的预后如何（10 分）？

胎儿心脏横纹肌瘤预后差异较大，单发且不合并结节性硬化症者一般预后良好。在出生后随诊中，肿瘤可以缩小或消失（3 分）。多发者通常合并结节性硬化症，可累及多器官，最主要累及神经系统，预后极差（3 分）。因此在产前发现该病时，应进行产前咨询，同时建议行产前颅脑 MRI 检查及基因检测，以早期明确是否合并结节性硬化症（2 分）。但对于产前检查结果正常的心脏横纹肌瘤者，仍不能排除出生后发生结节性硬化症的可能，因此需要定期随访（2 分）。

（毕文静 张 颖）

病例 **77** 胎儿动脉导管狭窄或早闭（premature constriction or closure of the fetal ductus arteriosus）

一、临床资料

1. 病史 孕妇，28 岁，因"外院超声提示胎儿右心增大"就诊。孕 1 产 0，孕 38 周。

2. 超声资料（图 4-77-1～图 4-77-4、视频 4-77-1～视频 4-77-4）

视频 4-77-1　　视频 4-77-2　　视频 4-77-3　　视频 4-77-4

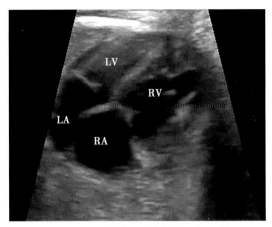

图 4-77-1　胎儿四腔心切面二维图像
LA. 左心房；LV. 左心室；RA. 右心房；RV. 右心室

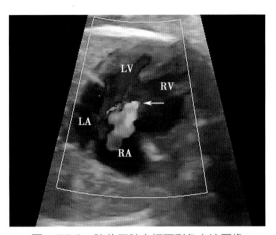

图 4-77-2　胎儿四腔心切面彩色血流图像
箭头所示为三尖瓣轻度反流。
LA. 左心房；LV. 左心室；RA. 右心房；RV. 右心室

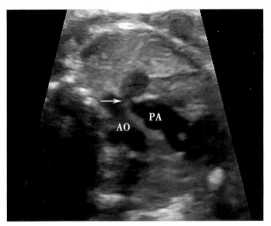

图 4-77-3　胎儿三血管 - 气管切面二维图像
箭头所示为动脉导管局部内径细。
AO. 主动脉；PA. 肺动脉

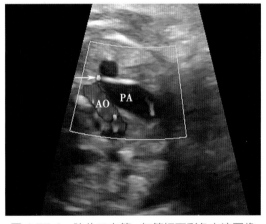

图 4-77-4　胎儿三血管 - 气管切面彩色血流图像
箭头所示为动脉导管狭窄处明亮细窄的血流束。
AO. 主动脉；PA. 肺动脉

二、思考题及参考答案

1. 请结合病史及超声图像表现作出诊断（10 分）。

临床特点：无。

超声所见：图 4-77-1、视频 4-77-1 胎儿四腔心切面图像显示右心增大，右心室心肌收缩减弱。图 4-77-2、视频 4-77-2 三尖瓣开放时前向血流暗淡，关闭时可探及轻度反流（4 分）。图 4-77-3、视频 4-77-3 胎儿三血管 - 气管切面图像显示主、肺动脉比例不协调，肺动脉内径增宽，动脉导管局部内径变细，其两旁肺动脉端和降主动脉端内径较宽。图 4-77-4、视频 4-77-4 肺动脉内前向血流暗淡，动脉导管狭窄处可见明亮细窄的血流束（4 分）。

超声诊断：胎儿动脉导管狭窄（2 分）。

2. 请回答本病的鉴别诊断(10 分)。

(1)胎儿肺动脉瓣狭窄或闭锁：肺动脉瓣狭窄超声表现为瓣膜增厚,回声增强,开放受限,彩色多普勒显示跨瓣血流束细窄伴明亮或花色血流,重度狭窄可探及动脉导管内逆向血流(3 分)。肺动脉瓣闭锁超声表现为未见正常肺动脉瓣结构,彩色多普勒无法探及跨瓣前向血流束,动脉导管内可探及逆向血流(3 分)。

(2)胎儿动脉导管缺如：该病常伴发其他先天性心脏病,如共同动脉干、肺动脉瓣缺如综合征、法洛四联症等(2 分)。超声特点为经多切面扫查均不能显示动脉导管的结构和血流(2 分)。

3. 请回答胎儿动脉导管狭窄或早闭的血流动力学特点(10 分)。

该病可导致肺动脉内血流进入动脉导管受阻,出现肺动脉压力升高,肺动脉扩张,肺动脉瓣反流(3 分);右心室后负荷增加,可出现右心室扩张,三尖瓣反流(3 分);右心房扩大,通过卵圆孔进入左心房的血流量增加,卵圆瓣摆动幅度增大(2 分)。当肺动脉压、右心室压升至 60mmHg 以上时,可引发右心衰竭,并出现重度三尖瓣反流,导致右心室容量负荷过重,进一步加重心力衰竭(2 分)。

三、要点与讨论

1. 病理 动脉导管的开放状态在胎儿心血管循环中起到重要的生理性分流功能,90% 以上肺动脉血液通过动脉导管进入降主动脉,维持胎儿血液供应。胎儿动脉导管狭窄或早闭是一种病理改变,可在某些因素的作用下形成,发病率较低,多不合并其他心脏畸形。

2. 临床特征 患儿的临床表现取决于右心衰竭的严重程度及肺血管阻力的改变。若在右心衰竭前娩出,则患儿多临床表现良好,大部分无须治疗。若胎儿出现右心衰竭,易导致肺血管损伤,严重者可导致死亡。

3. 超声特征 直接征象表现：在三血管切面上可见动脉导管局部缩窄,其旁肺动脉端和降主动脉端内径较宽,呈"沙漏"样改变,而正常胎儿动脉导管在孕中晚期为肺动脉主干内径的 1/3~1/2,与左、右肺动脉内径相近;彩色多普勒显示动脉导管狭窄处明亮或花色血流,频谱多普勒可探及全心动周期单峰连续递减型高速频谱,收缩期速度大于 1.4m/s,舒张期速度大于 0.35m/s,而正常胎儿动脉导管处频谱呈双期双峰型频谱,收缩期峰速 0.9~1.3m/s,舒张期呈波峰状;当右心功能不全时,肺动脉灌注不足,可引起动脉导管内血流速度减低或反流;当动脉导管完全闭合时,肺动脉与降主动脉间完全中断,病变部位无彩色信号显示。间接征象表现：在四腔心切面显示右心扩大,彩色多普勒可显示三尖瓣反流和流经卵圆孔的血流量增加,心力衰竭时可见心肌收缩减弱和心包积液。可根据三尖瓣及肺动脉瓣反流速度计算压差,并评估右心室及肺动脉压力,但在此之前,需排除右心室流出道梗阻、肺动脉梗阻及其他引起压力升高的原因。

由于部分狭窄的动脉导管走行扭曲,很难在单幅二维超声图像中显示其全程,需要动态连续扫查,更依赖超声医生的经验,存在一定的局限性。若联合使用时间 - 空间相关成像技术,便可观察动脉导管走行的立体结构,亦可准确测量狭窄处内径及血流速度。

四、临床拓展思维训练

1. 维持胎儿动脉导管开放以及诱发其狭窄和早闭的因素有哪些(10 分) ?

胎儿动脉导管开放状态的维持是复杂的神经体液调节的过程。多数学者认为这与胎儿氧介导的收缩作用和前列腺素等介导的舒张作用之间的平衡有关(2 分)。随着孕周的增加,动脉导管对前列腺素的敏感性下降,而对促使其收缩的因子(如前列腺素合成酶抑制剂:非甾体抗炎药)的敏感性逐渐加强(2 分)。孕妇使用非甾体抗炎药(如阿司匹林,吲哚美辛)可促进胎儿动脉导管早闭,停药后大部分胎儿动脉导管的狭窄和早闭是可逆的(2 分)。近年来发现,孕妇吸烟、酗酒、咖啡因摄入和富含多酚类饮食等也会增加该病的发病(2 分)。同时,"自发性"胎儿动脉导管狭窄或早闭也存在,其原因仍有待研究(2 分)。

2. 在临床工作中,如何应对动脉导管狭窄或早闭的情况(10 分)?

在有明确诱因的孕妇中,诊断该病后,应叮嘱孕妇停止摄入特殊药品或饮食(1 分)。同时,每周行胎儿超声心动图检查,动态观察动脉导管狭窄程度的演变(1 分)。当狭窄程度好转时,应继续观察直至顺利分娩;当狭窄程度逐渐加重时,应尽早选择分娩(1 分)。

在没有明确诱因的孕妇中,应密切动态观察动脉导管狭窄程度的演变,并及时采取措施(1 分)。

关于如何选择分娩时机,目前尚无统一标准,这主要取决于权衡早产和右心负荷过重的风险(2 分)。有学者认为,当胎儿动脉导管收缩期血流速度约 2.5m/s、三尖瓣反流速度约 3.7m/s(压差 60mmHg)时,易出现右心衰竭,为高限值应尽早分娩(2 分)。也有学者认为,在胎儿出现动脉导管完全闭合、右心增大、室壁收缩减弱、三尖瓣大量反流等失代偿表现时,尤其是在胎儿已接近足月的,应及时分娩(2 分)。

(毕文静　韩冰)

病例 78 胎儿左心发育不良综合征(fetal hypoplastic left heart syndrome)

一、临床资料

1. 病史　孕妇,28 岁,因"外院超声提示胎儿左心偏小"就诊。孕 1 产 0,孕 25^{+1} 周。
2. 超声资料(图 4-78-1~ 图 4-78-8、视频 4-78-1~ 视频 4-78-4)

视频 4-78-1　　视频 4-78-2　　视频 4-78-3　　视频 4-78-4

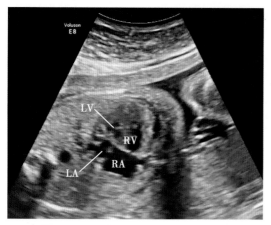

图 4-78-1　胎儿四腔心切面二维图像
LA. 左心房；LV. 左心室；RA. 右心房；RV. 右心室

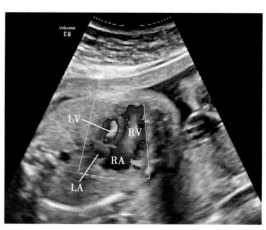

图 4-78-2　胎儿四腔心切面彩色血流图像
LA. 左心房；LV. 左心室；RA. 右心房；RV. 右心室

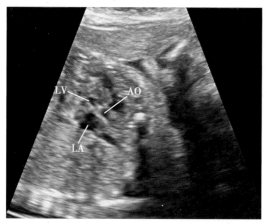

图 4-78-3　胎儿左心室流出道切面二维图像
AO. 主动脉；LA. 左心房；LV. 左心室

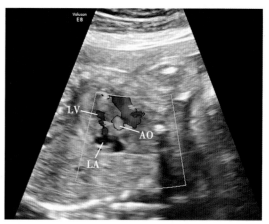

图 4-78-4　胎儿左心室流出道切面彩色血流图像
AO. 主动脉；LA. 左心房；LV. 左心室

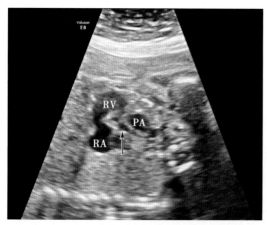

图 4-78-5　胎儿右心室流出道切面二维图像
箭头所示为升主动脉内径细窄。
PA. 肺动脉；RA. 右心房；RV. 右心室

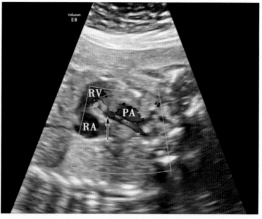

图 4-78-6　胎儿右心室流出道切面彩色血流图像
箭头所示为主动脉内反向血流信号。
PA. 肺动脉；RA. 右心房；RV. 右心室

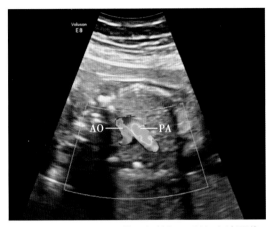

图 4-78-7　胎儿三血管 - 气管切面彩色血流图像
AO. 主动脉；PA. 肺动脉

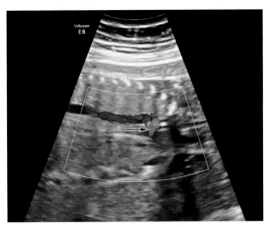

图 4-78-8　胎儿主动脉弓长轴切面彩色血流图像
箭头所示为主动脉弓连续、内径细窄。

二、思考题及参考答案

1. 请结合病史及超声图像表现作出诊断（10 分）。

临床表现：无。

超声所见：图 4-78-1、视频 4-78-1 胎儿四腔心切面显示左、右心比例极端不对称，左心室明显缩小、无明显收缩功能，心尖部由右心室构成，二尖瓣环窄小，二尖瓣开放受限（2 分）。图 4-78-2 二尖瓣口前向血流束细窄（1 分）。图 4-78-3、视频 4-78-2 调整探头至左心室流出道切面显示主动脉内径细、发自左心室，主动脉瓣显示困难（1 分）。图 4-78-4、视频 4-78-3 彩色多普勒显示主动脉瓣口可见少量前向血流及微量反流（1 分）。图 4-78-5 微调探头至右心室流出道切面显示肺动脉发自右心室，升主动脉发育不良（1 分）。图 4-78-6、视频 4-78-4 主动脉内可探及反向血流信号（1 分）。图 4-78-7 三血管 - 气管切面显示主动脉弓发育不良且血流反向。图 4-78-8 主动脉弓长轴切面显示主动脉弓连续伴发育不良（1 分）。

超声诊断：胎儿先天性心脏病：左心发育不良综合征（二尖瓣狭窄，主动脉瓣狭窄）（2 分）；升主动脉及主动脉弓发育不良。

2. 请回答本病的鉴别诊断（10 分）。

（1）Shone 综合征：是由二尖瓣瓣上环、降落伞二尖瓣、主动脉瓣下狭窄和主动脉缩窄共同构成的四联征（2 分）。该病左心室内径可在正常范围，心室壁对称性增厚，不伴有左心室发育不良，可借此与左心发育不良综合征鉴别（2 分）。

（2）胎儿主动脉瓣重度狭窄及主动脉缩窄：可表现为升主动脉和主动脉弓细窄，以及主动脉弓内反向血流，左心可大可小（2 分）。当左心小时，左心室功能仍正常，二尖瓣结构及其功能多正常，可借此与左心发育不良综合征鉴别（1 分）。

（3）胎儿单心室：可见一个有功能的主心室腔，并接受经两组房室瓣或共同房室瓣流入的血液，通常可伴有残余心腔，多数合并心房、心室和大动脉的连接异常及其他畸形（2 分）。通过仔细扫查辨认发育不良的左心室和二尖瓣狭窄或闭锁，两者不难鉴别（1 分）。

3. 请分析胎儿左心发育不良综合征与主动脉发育异常的关联及其原因(10分)。

该病常合并主动脉发育异常,其中以主动脉缩窄最常见(5分)。这可能是由于胎儿期存在主动脉瓣及二尖瓣狭窄或闭锁,同时左心室发育不良并失去功能,导致主动脉在发育过程中缺乏血液充盈而发育不良(5分)。

三、要点与讨论

1. 胚胎发育　该病的胚胎学原因仍有争议。有学者认为孤立的左心结构"原发"解剖缺陷(如主动脉瓣和二尖瓣的狭窄或闭锁)导致通过左心的血流减少,形成左心发育不良、萎缩。也有研究者认为是原发的左心室心肌发育不良导致的该病。

2. 病理、分型及流行病学　胎儿左心发育不良综合征主要包括主动脉瓣及二尖瓣狭窄或闭锁,左心室发育不良并失去功能,室间隔完整或缺损,可伴有升主动脉和主动脉弓发育不良。根据主动脉瓣和二尖瓣的病变可将该病分为:Ⅰ型,主动脉瓣与二尖瓣均狭窄;Ⅱ型,主动脉瓣与二尖瓣均闭锁,最为常见;Ⅲ型,主动脉瓣闭锁与二尖瓣狭窄;Ⅳ型,主动脉瓣狭窄与二尖瓣闭锁,较为少见。又根据室间隔是否完整,可继续分为完整、限制性缺损与非限制性缺损(缺损直径≥主动脉瓣环直径)。患儿易合并染色体异常。心内常见合并畸形有主动脉或圆锥动脉干发育异常,房间隔缺损,肺静脉异位引流等。左心发育不良综合征发病率占先天性心脏病的1.4%~3.8%。

3. 临床特征　新生儿通常会出现喂养困难和呼吸窘迫,并且迅速进展为心力衰竭和休克。

4. 超声特征　胎儿四腔心切面可显示:左、右心比例极端不对称,右心显著大于左心,左心室无明显收缩功能,心尖部由右心室构成;二尖瓣狭窄时表现为二尖瓣叶增厚、回声增强,开放受限,彩色多普勒显示二尖瓣口血流束明显窄于三尖瓣口血流束;二尖瓣闭锁时表现为左心房、室之间可见一强回声带状结构,无瓣膜启闭运动,彩色多普勒显示左心房、室之间无前向血流信号显示,卵圆孔左向右分流,三尖瓣口血流束增宽。胎儿左心室流出道切面可显示:主动脉瓣狭窄时表现为主动脉变细,彩色多普勒可显示主动脉瓣口前向血流变细,同时可见升主动脉内湍流;主动脉瓣闭锁时表现为细窄的左心流出道及主动脉,彩色多普勒显示左心室与主动脉之间无前向血流信号。胎儿三血管及主动脉长轴切面可显示:升主动脉、主动脉弓细窄或显示不清,肺动脉及动脉导管代偿性增宽,主动脉瓣重度狭窄或闭锁时彩色多普勒可见主动脉弓反流。同时,在胎儿二维超声心动图基础上增加实时三维超声、时间-空间相关成像等新技术,可为临床提供更多关于瓣膜狭窄或闭锁的解剖细节信息,增强诊断该病的信心。

四、临床拓展思维训练

1. 请简述胎儿左心发育不良综合征的血流动力学特点(10分)。

当存在主动脉瓣闭锁或严重狭窄时,左心室血流无法供应升主动脉,导致肺动脉血流经动脉导管反流入主动脉弓(4分)。当存在二尖瓣闭锁时,血流经肺静脉进入左心房后无法进入左心室,而是通过卵圆孔或房间隔缺损进入右心系统,使右心容量负荷加重,导致胎儿右心、肺动脉及动脉导管显著扩张(4分)。部分患儿存在限制性卵圆孔,限制性分流可造成肺静脉回流受阻及肺血管发育异常(2分)

2. 请简述胎儿右心发育不良综合征的特点（10 分）。

胎儿右心发育不良综合征是包含肺动脉瓣和三尖瓣狭窄或闭锁，以及不同程度右心室发育不良的一组疾病（3 分）。根据病理解剖特点，可将该病分为四种类型：肺动脉瓣与三尖瓣狭窄；肺动脉瓣与三尖瓣闭锁；肺动脉瓣闭锁与三尖瓣狭窄，最为常见；肺动脉瓣狭窄与三尖瓣闭锁（4 分）。该病发病率占先天性心脏病的 1.4%~2.7%，常合并肺动脉发育不良。这可能是由于胎儿期存在肺动脉瓣及三尖瓣狭窄或闭锁，加之右心室发育不良，导致受累的肺动脉在发育过程中缺乏血液充盈而发育不良（3 分）。

胎儿右心发育不良综合征示例（图 4-78-9~ 图 4-78-13、视频 4-78-5~ 视频 4-78-9）。

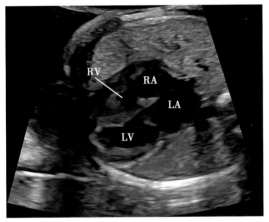

图 4-78-9　胎儿四腔心切面二维图像
LA. 左心房；LV. 左心室；RA. 右心房；RV. 右心室

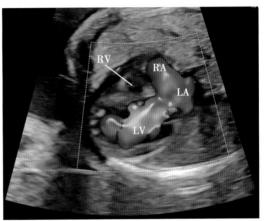

图 4-78-10　胎儿四腔心切面彩色血流图像
LA. 左心房；LV. 左心室；RA. 右心房；RV. 右心室

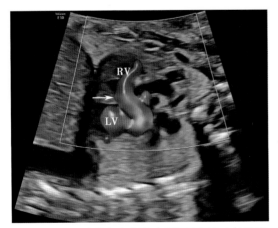

图 4-78-11　胎儿左心室流出道切面彩色血流图像
箭头所示为室间隔上部右向左分流。
LV. 左心室；RV. 右心室

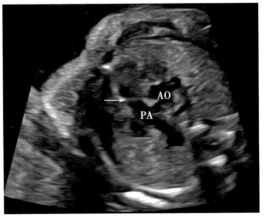

图 4-78-12　胎儿右心室流出道切面二维图像
箭头所示为肺动脉瓣呈膜样略强回声。
AO. 主动脉；PA. 肺动脉

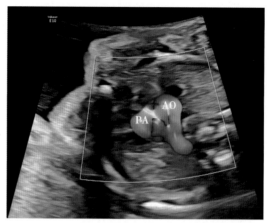

图 4-78-13　胎儿三血管 - 气管切面彩色血流图像

AO. 主动脉；PA. 肺动脉

视频 4-78-5　　视频 4-78-6　　视频 4-78-7　　视频 4-78-8　　视频 4-78-9

　　图 4-78-9、视频 4-78-5 胎儿四腔心切面图像显示左、右心比例极端不对称，右心室明显减小、无明显收缩功能，心尖部完全由左心室构成，三尖瓣环窄小，三尖瓣呈膜样强回声，未见瓣膜启闭运动。图 4-78-10、视频 4-78-6 三尖瓣口无明显前向血流束，仅见微量反流信号，二尖瓣口前向血流束增宽，房水平探及右向左分流。图 4-78-11、视频 4-78-7 左心室流出道切面图像显示室间隔上部探及宽约 1.6mm 双向分流信号。图 4-78-12、视频 4-78-8 右心室流出道切面图像显示肺动脉发自右心室，肺动脉瓣呈膜样略强回声，未见瓣膜启闭运动，主肺动脉及左、右肺动脉发育尚可。图 4-78-13、视频 4-78-9 三血管 - 气管切面图像显示肺动脉内可探及反向血流信号。

　　超声诊断：胎儿先天性心脏病：右心发育不良综合征(三尖瓣闭锁，肺动脉瓣闭锁)；室间隔缺损。

(毕文静　张　颖)

病例 **79** 肺动脉吊带（pulmonary artery sling）

一、临床资料

1. 病史　孕妇,36 岁,因"孕妇高龄"就诊。孕 1 产 0,孕 26^{+6} 周,父母无先天性心脏病病史。

2. 超声资料（图 4-79-1~ 图 4-79-3）

3. 其他检查资料　母体外周血胎儿游离 DNA 高通量测序分析为低风险。

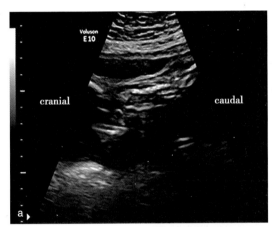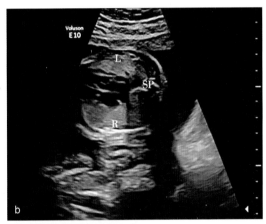

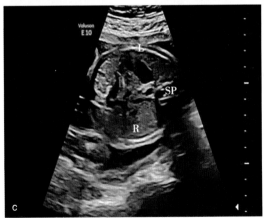

图 4-79-1　胎儿内脏及心脏定位图像

胎儿纵断面扫查显示胎儿臀位（图 a）；逆时针旋转探头声束并轻微上下摆动,于胸部横断面显示心脏位于胎儿左侧胸部（图 b）；上腹部横断面显示胃泡位于胎儿左侧腹部（图 c）。

caudal. 尾侧；cranial. 头侧；L. 左；R. 右；SP. 脊柱

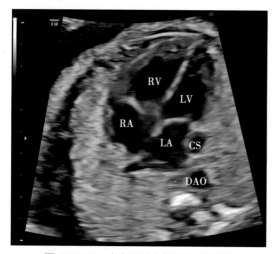

图 4-79-2　胎儿四腔心切面二维图像

CS.冠状静脉窦；DAO. 降主动脉；LA. 左心房；

LV. 左心室；RA. 右心房；RV. 右心室

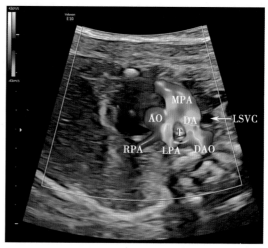

图 4-79-3　CDFI 结合 R-flow 显示胎儿上纵隔肺动脉分支水平彩色血流图像

AO. 主动脉；DA. 动脉导管；DAO. 降主动脉；LPA. 左肺动脉；LSVC. left superior vena cava，左上腔静脉；MPA. 主肺动脉；RPA. 右肺动脉；T. trachea，气管

二、相关思考题

1. 请结合胎儿内脏及心脏定位图，描述四腔心切面及三血管切面超声心动图表现，并作出诊断（10 分）。

超声所见：图 4-79-1 定位图无异常（1 分）。图 4-79-2 四腔心切面显示左、右心腔基本对称，心房正位，左心房壁可见肺静脉切迹，卵圆瓣位于左心房侧，房室连接一致，心室右袢（1 分）。左侧房室环旁可见扩张冠状静脉窦影像（1 分）。图 4-79-3 三血管切面显示肺动脉主干延续为粗大动脉导管连接降主动脉（1 分）。肺动脉主干发出右肺动脉向右肺门方向走行，右肺动脉起始部附近发出左肺动脉，在气管后方向左侧走行（3 分）。

超声诊断：肺动脉吊带（2 分）；冠状静脉窦增宽，建议进一步除外永存左上腔静脉（1 分）。

2. 请叙述作出该超声诊断的关键点（10 分）。

（1）无正常肺动脉"分叉"结构（3 分）。

（2）扫查三血管切面发现左肺动脉从右肺动脉起始部发出（3 分）。

（3）左肺动脉发出后走行于气管后方（气管、食管之间）（3 分）。

（4）肺动脉左侧出现血管结构，可能为左上腔静脉（1 分）。

3. 请叙述该病的鉴别诊断（10 分）。

主要应与单支肺动脉异位起源于主动脉（2 分）或单支肺动脉缺如（2 分）进行鉴别。

（1）单支肺动脉异位起源于主动脉时，仅能发现一支肺动脉从肺动脉干发出，升主动脉发出另一侧肺动脉（3 分）。

（2）单支肺动脉缺如可发生于单侧肺缺如或单侧肺发育不良等情况，一般会出现纵隔向患侧移位，同时心轴向患侧偏转。前者同时出现患侧肺组织、肺动脉、肺静脉及支气管缺如。后者患侧肺体积减小，患侧肺组织血供可来源于支气管动脉、锁骨下动脉、肋间动脉、膈动脉或冠状动脉

（3 分）。

三、要点与讨论

1. 胚胎发育　胚胎发育早期,螺旋状走行的圆锥动脉干间隔将圆锥动脉干分隔为肺动脉干和升主动脉,升主动脉向下连接左心室,肺动脉干向下连接右心室。正常情况下,左、右原基肺动脉将与肺动脉干在气管前方对接,形成正常的肺动脉"分叉"结构。若胚胎发育过程中,左侧原基肺动脉通过气管后方与肺动脉干对接,则将来发育而成的左肺动脉起始部会呈"C"形环绕气管形成肺动脉吊带结构。

2. 病理　肺动脉吊带为一种罕见的心脏畸形,为左肺动脉从右肺动脉发出,然后走行于气管与食管之间进入左肺门,属于血管环范畴。该畸形最早在 1897 年由 Glaevecke 等人报道。

其病理特征为主肺动脉位置正常,并发出右肺动脉,左肺动脉多从右肺动脉后壁发出,并呈半环状绕过右主支气管起始部,于气管、食管之间走行并进入左肺门。此时,可形成血管环包绕气管。肺动脉吊带常伴有气管、支气管软化及远端气管内软骨环形成等病变,也可合并其他心内畸形。

3. 临床特征　90% 以上患儿出生后通常在早期,甚至婴儿期出现气道阻塞症状,常表现为不全气道阻塞引起的喘鸣及呼吸困难。该病患儿出生后需手术治疗。

4. 超声特征

(1)三血管切面围绕肺动脉扫查不能发现肺动脉"分叉"结构。

(2)气管后方发现异常血管,追踪扫查发现其起源于右肺动脉并最终进入左肺门。

四、临床拓展思维训练

1. 产前可以诊断的常见血管环病变哪些需要手术治疗? 其预后一般如何(10 分) ?

产前最常见的血管环病变有右位主动脉弓合并食管后 Kommerell 憩室、双主动脉弓及肺动脉吊带(3 分)。

右位主动脉弓合并食管后 Kommerell 憩室时,左锁骨下动脉从该憩室发出,动脉导管位于气管左侧。胎儿出生后在新生儿期及婴幼儿期大多无明显临床症状,一般不需要手术治疗,仅有约1% 的患儿可能会出现食管压迫的症状需手术治疗。但文献报道此类胎儿出生后虽大多无临床症状,但气管镜下显示 90% 以上患儿会出现不同程度的气管压迫改变。从长期预后来说,部分患儿可能在青少年期或成人期出现吞咽困难而需切除膨大的食管后 Kommerell 憩室。产前需和孕妇及家属进行有效沟通,说明可能存在的血管环压迫以及短期、长期预后情况(3 分)。

双主动脉弓是临床最为常见的需要手术治疗的血管环病变。无论是左、右主动脉弓对称发育的双主动脉弓,还是存在一侧主动脉弓发育不良(通常是左侧主动脉弓)的双主动脉弓一般都需要手术治疗。通常对称发育的双主动脉弓纵隔压迫症状出现早、症状明显;不对称双主动脉弓症状出现较晚、较轻。临床出现纵隔压迫症状后需及时手术治疗以解除对气管、食管的压迫。若双主动脉弓合并左主动脉弓末端发育不良,出生后左主动脉弓末端闭锁,此时右主动脉弓、左侧的导管韧带仍形成完整血管环压迫气管、食管,但左侧的韧带对气管的压迫相对较轻,患儿可能在新生儿期甚至婴幼儿期都不会出现明显的纵隔压迫症状,应建议此类患儿行 CTA 或 MRA检查明确血管环对气管的压迫程度并评估气管的发育情况(2 分)。

肺动脉吊带的胎儿出生后均需要手术治疗且预后在所有血管环病变的患儿中最差,因为此类患儿一般会存在不同程度的气管或支气管狭窄以及可能存在气管软骨发育不良。应尽早手术,行左肺动脉重建术解除对气管的压迫,合并明显气道狭窄者需同时切除狭窄段气管及进行滑动气管成形术,合并心内畸形者同时矫正心内畸形。部分严重气管狭窄及发育不良的患儿可能需Ⅰ期左肺动脉重建术后行Ⅱ期手术纠正气管狭窄(2分)。

2. 在对胎儿上纵隔横断面扫查检查大血管有无异常时你都会扫查哪些切面? 都能观察到什么结构(10分)?

首先扫查三血管切面,由左向右依次可以观察到肺动脉长轴以及主动脉和上腔静脉的短轴图像,可观察肺动脉瓣及主肺动脉有无狭窄(2分)。

三血管切面基础上左、右摆动探头声束,可以观察到肺动脉分叉切面,观察左、右肺动脉是否从肺动脉主干发出及有无狭窄(2分)。

三血管切面基础上探头声束继续向胎儿头侧偏转,可扫查到三血管 - 气管切面,即主动脉弓与动脉导管呈"V"形汇合,且二者均在气管的左侧。此外,在此切面还可观察主动脉弓有无狭窄,观察主动脉弓及动脉导管血流是否为前向血流。若存在动脉导管血流逆灌,需考虑有无肺动脉瓣严重狭窄或闭锁的可能;若存在主动脉弓反向血流,则需要考虑是否有主动脉瓣重度狭窄或闭锁的可能(2分)。

三血管 - 气管切面基础上探头声束向胎儿头侧倾斜可扫查"胸腺盒子"切面,可见双侧胸廓内动脉从后向前走行并包绕胸腺。在此切面可观察胸腺大小是否正常(2分)。

探头声束继续向上扫查可探及双侧锁骨下动脉平面,可见左、右侧锁骨下动脉分别从主动脉横弓两端发出。若左、右锁骨下动脉从主动脉弓近似同一位置发出,需考虑到存在一条锁骨下动脉迷走的可能(2分)。

(张　颖)

病例 80　肺动脉瓣缺如(absent pulmonary valve)

一、临床资料

1. 病史　孕妇,23岁,因"外院疑胎儿心脏异常"就诊。孕2产0,孕28⁺⁴周,父母无先天性心脏病病史。

2. 超声资料(图 4-80-1~ 图 4-80-5、视频 4-80-1)

视频 4-80-1

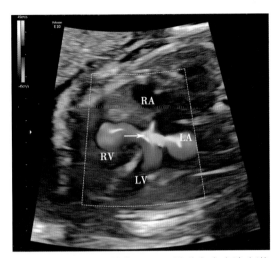

图 4-80-1　CDFI 结合 R-flow 胎儿左心室流出道
切面彩色血流图像

箭头所示为室间隔上部右向左过隔血流。

LA. 左心房；LV. 左心室；RA. 右心房；RV. 右心室

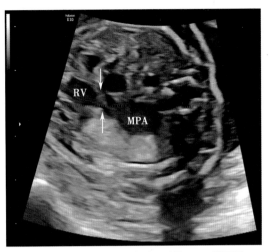

图 4-80-2　胎儿右心室流出道切面二维图像

箭头所示为肺动脉瓣环狭窄，无正常肺动脉瓣叶显
示，肺动脉瓣环处仅残留少许嵴样结构，为发育不良
的或原始瓣膜组织。

MPA. 主肺动脉；RV. 右心室

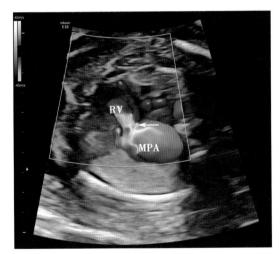

图 4-80-3　CDFI 结合 R-flow 胎儿右心室流出道
切面收缩期彩色血流图像

箭头所示为肺动脉瓣环处可见彩色血流汇聚，至肺
动脉远端形成旋流并折返。

MPA. 主肺动脉；RV. 右心室

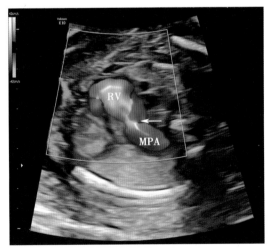

图 4-80-4　CDFI 结合 R-flow 胎儿右心室流出道
切面舒张期彩色血流图像

箭头所示为从主肺动脉至右心室的非限制性反流，
在经过狭窄的肺动脉瓣环处可见彩色血流汇聚。

MPA. 主肺动脉；RV. 右心室

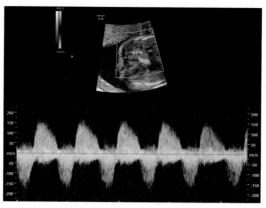

图 4-80-5　胎儿右心室流出道切面肺动脉瓣环处连续波多普勒频谱

3. 其他检查资料　母体外周血胎儿游离 DNA 高通量测序分析为低风险；羊膜腔穿刺结果正常。

二、相关思考题

1. 请描述各切面超声心动图表现，并作出诊断(10 分)。

超声所见：视频 4-80-1 四腔心切面图，显示右心面积增大(2 分)。图 4-80-1 左心室流出道切面显示室间隔上部可探及过隔血流。图 4-80-2 右心室流出道切面显示肺动脉从右心室发出，肺动脉瓣处瓣叶显示不清，主肺动脉显著扩张，呈瘤样改变(2 分)。图 4-80-3 彩色血流显像显示收缩期肺动脉瓣环处彩色血流汇聚，至肺动脉远端形成旋流并折返。图 4-80-4 舒张期从主肺动脉至右心室的非限制性反流，在狭窄的肺动脉瓣环处可见彩色血流汇聚(2 分)。图 4-80-5 连续波多普勒频谱显示肺动脉瓣环处收缩期前向血流与舒张期反流速度均较快(1 分)。

超声诊断：胎儿肺动脉瓣缺如、室间隔缺损(3 分)。

2. 请叙述作出该超声诊断的关键点(10 分)。

(1)肺动脉全程显著扩张(3 分)。

(2)不能显示正常肺动脉瓣结构(3 分)。

(3)肺动脉至右心室流出道重度非限制性反流(3 分)。

(4)室间隔回声失落及室水平分流(1 分)

3. 请叙述该病的鉴别诊断(10 分)。

主要与肺动脉瓣狭窄伴反流鉴别(4 分)，后者能在瓣环处观察到肺动脉瓣叶结构，可见瓣膜启闭，反流程度轻微，为限制性反流(6 分)。

三、要点与讨论

1. 胚胎发育　肺动脉瓣缺如是一种罕见先天性心脏病，最早由 Chevers 于 1847 年报道，主要表现为肺动脉瓣环狭窄且肺动脉瓣膜缺失或严重发育不良，常伴有肺动脉瘤样扩张，扩张范围可延伸至单侧或双侧的肺动脉二级分支。这一系列畸形也称为肺动脉瓣缺如综合征。

2. 病理、分型与流行病学　一般来说，肺动脉瓣缺如可分为三型。第一型为法洛四联症型，最为常见，常伴有动脉导管缺失(或病理性闭锁)。此时右心室和肺动脉的血液既不能通过动脉导管进入降主动脉减压，也难通过肺小动脉进入肺静脉，只能从右心室反复冲入肺动脉，造成肺动脉极度扩张。反流的血流反复冲刷导致肺动脉瓣不发育或仅残留发育不良的瓣膜组织。同样右心室血流流出障碍而只能通过室间隔进入左心室，使室间孔不能正常闭合而形成室间隔缺损。第二型为单纯肺动脉瓣缺如。第三型为三尖瓣闭锁合并肺动脉瓣缺如。后两种类型极为罕见。肺动脉瓣缺如综合征是一种罕见的心脏畸形，占所有先天性心脏病的 0.1%~0.2%。

3. 临床特征　法洛四联症型肺动脉瓣缺如随孕龄增加肺动脉扩张加重，至孕晚期对主支气管分支造成压迫。绝大多数患儿出生后即可迅速产生呼吸道症状，导致严重的呼吸衰竭甚至死亡。由于右心室前负荷亦明显增加，可早期出现充血性心力衰竭表现。

三尖瓣闭锁合并肺动脉瓣缺如，常并发不同程度的右心室发育不良，预后较差，死亡率较高。相对而言，单纯肺动脉瓣缺如预后较好。

4. 超声特征　以法洛四联症型肺动脉瓣缺如为例，其超声表现如下。

(1) 心室流出道切面可见室间隔缺损及主动脉骑跨。此外，可显示肺动脉瓣环狭窄，瓣环处无肺动脉瓣结构或仅残存发育不良瓣膜。三血管 - 气管切面显示肺动脉及其分支呈瘤样扩张，通常动脉导管缺如。

(2) 彩色血流表现为肺动脉瓣环处收缩期前向血流速度加快，提示瓣环处狭窄；舒张期可探及从左、右肺动脉至主肺动脉至右心室流出道的全程反流，该反流为非限制性反流。

四、临床拓展思维训练

1. 在诊断法洛四联症型肺动脉瓣缺如时哪些征象容易引起注意，哪些容易忽视（10 分）？

(1) 四腔心切面右心增大，且心房右侧可见扩张的血管样回声可引起关注（3 分）。

(2) 三血管 - 气管切面显示肺动脉干至左、右肺动脉显著扩张，有时甚至可观察到扩张的肺动脉一直延续到双侧肺门，可引起关注（3 分）。

(3) 右心室流出道切面有时容易忽视观察肺动脉瓣膜结构（2 分）。

(4) 彩色血流显像出现典型的从左、右肺动脉至右心室流出道的全程非限制性反流是诊断该病的最重要的征象，可引起关注（2 分）。

2. 请简述胎儿法洛四联症型肺动脉瓣缺如的预后及一般治疗原则（10 分）。

法洛四联症型肺动脉瓣缺如胎儿出生后的预后与肺动脉扩张继发的气管支气管阻塞程度密切相关（2 分）。阻塞性肺气肿及肺不张等并发症合并感染是最为常见的死亡原因（2 分）。肺动脉瓣缺如根治术的死亡率曾达 60% 以上，多数学者提出可行 I 期减症手术缓解支气管压迫症状，常见术式有肺动脉瘤成形术、扩张肺动脉横断术及布莱洛克 - 陶西格（Blalock-Taussig）分流术等（2 分）。随着儿科护理、手术水平及术后监护水平的提高，近年来，对法洛四联症型肺动脉瓣缺如患儿的治疗原则是早期根治术，包括矫正心内畸形、肺动脉成形术及肺动脉瓣植入术（2 分）。支气管内放置支架维持气道通畅可减低支气管阻塞的程度。文献报道该病患儿的肺部症状的轻重程度是手术成功和最终存活的决定因素（2 分）。

（张　颖）

第五章

浅表器官

病例 乳腺纤维腺瘤（breast fibroadenoma）

一、临床资料

1. 病史　患者,女,31 岁,因"体检发现左乳腺包块 1 周"就诊。无自觉症状。既往月经规律,无不适。查体左乳腺外侧可触及一蚕豆大小的包块,活动度好,无压痛。

2. 超声资料(图 5-1-1、图 5-1-2)

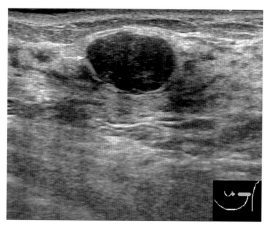

图 5-1-1　左乳腺结节二维图像
箭头所示为病灶。

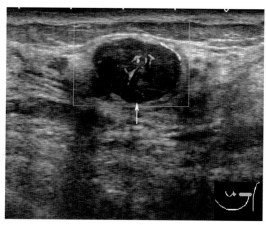

图 5-1-2　左乳腺结节微血管成像图
箭头所示为病灶。

3. 其他检查资料　术前常规心电图和胸部 X 线摄影检查均无异常。

二、思考题及参考答案

1. 请结合病史及超声图像表现作出诊断(10 分)。

临床表现:患者为年轻女性,是乳腺纤维腺瘤的好发年龄。左乳腺单发的无痛性包块,活动度好,这些都是乳腺纤维腺瘤的特点(2 分)。

超声所见:图 5-1-1 二维图像左乳腺可见一个结节,呈椭圆形,结节的长轴与皮肤平行,边缘光整清晰,内呈低回声。图 5-1-2 微血管成像显示结节内部及周边可检出少许血流信号(4 分)。

超声诊断:左乳腺结节[乳腺影像报告和数据系统 Breast Imaging-Reporting and Data System,BI-RADS)3 类],乳腺纤维腺瘤可能性大(4 分)。

2. 根据美国放射学会 BI-RADS 指南(2013 版)超声影像词典,对乳腺结节要求从哪些方面进行描述(10 分)?

(1)结节的形态:椭圆形、圆形、不规则形(2 分)。

(2)结节的方位:平行、不平行(2 分)。

(3)结节的边缘:光整、不光整(2 分)。

(4)结节的回声模式:无回声、低回声、等回声、高回声、囊实回声、不均匀回声(2 分)。

（5）结节的后方回声：不变、增强、衰减、混合特征（2 分）。

3. 请简述乳腺超声 BI-RADS 风险分类（10 分）。

0 类：评估不完全，需要其他影像学检查评价（1 分）。

1 类：阴性，未发现病灶（1 分）。

2 类：良性病变，无恶性特征（1 分）。

3 类：可能良性病变，恶性风险 ≤2%（1 分）。

4 类：可疑恶性病变，2%＜恶性风险＜95%（1 分）。

4A：低度可疑恶性，2%＜恶性风险 ≤10%（1 分）。

4B：中度可疑恶性，10%＜恶性风险 ≤50%（1 分）。

4C：高度可疑恶性，50%＜恶性风险＜95%（1 分）。

5 类：高度怀疑恶性，恶性风险 ≥95%（1 分）。

6 类：已知恶性病变，活检病理证实为恶性，接受治疗前评估（1 分）。

三、要点与讨论

1. 病因及病理　乳腺纤维腺瘤的发生与性激素水平失衡、乳腺局部组织对雌激素过度敏感、饮食因素和遗传倾向等因素有关。

乳腺纤维腺瘤是一种异质性肿瘤，大多呈椭圆形，界限清楚，大多有完整的薄层纤维包膜，部分呈分叶状。乳腺纤维腺瘤癌变风险很低，肿瘤生长速度较慢。

2. 临床特征　乳腺纤维腺瘤是最常见的乳腺良性肿瘤，可发生在任何年龄，多见于年轻女性。乳腺纤维腺瘤多为单发，通常无自觉症状，临床体征多为扪及无痛性肿块，肿块光滑、活动度好，大多数直径＜3cm。青春期乳腺纤维腺瘤以迅速增大为特征，孕期或哺乳期乳腺纤维腺瘤可以加速生长。

3. 超声特征　乳腺纤维腺瘤多为椭圆形，可以伴有浅分叶（＜3 个）；病变长轴多与皮肤平行；边缘光整清晰，部分可见薄而光滑的高回声包膜；内部多呈等回声或低回声，分布较均匀，少数内部可见粗大的钙化。彩色多普勒超声：体积较小的乳腺纤维腺瘤可无血流，或仅可显示稀疏点状血流信号；体积稍大的乳腺纤维腺瘤血流主要分布在表面、内部周边及分隔处；体积较大的乳腺纤维腺瘤血流显示多丰富。超声弹性成像：乳腺纤维腺瘤常常较软（图 5-1-3）。超声造影：常常内部表现为低增强或等增强，边界清晰，未见造影范围增大。

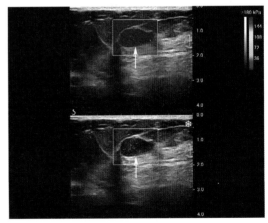

图 5-1-3　乳腺纤维腺瘤剪切波弹性图
（蓝色提示病灶硬度偏软）
箭头所示为病灶。

四、临床拓展思维训练

乳腺弹性成像的临床应用有哪些（10 分）？

（1）在灰阶超声基础上，评估乳腺病灶的硬度，辅助良恶性鉴别诊断（2.5 分）。

（2）应用于 BI-RADS 3 类和 4A 类病变的升降类，减少不必要的穿刺活检（2.5 分）。

(3) 评价乳腺癌新辅助化疗的疗效 (2.5 分)。

(4) 发现和评估乳腺非肿块型病变 (2.5 分)。

（马 燕）

病例 **2** 乳腺炎 (mastitis)

一、临床资料

1. 病史 患者,女,26 岁,因"右乳腺肿胀伴疼痛 4 天"就诊。5 天前乘坐公交车时,右乳腺撞击到栏杆上,4 天前出现右乳腺肿胀伴疼痛,于诊所就诊后,局部敷药 3 天,未见缓解,来我院就诊。非哺乳期,既往月经规律,无不适。查体右乳腺内侧局部肿胀,皮肤红,有压痛。

2. 超声资料 (图 5-2-1~ 图 5-2-4)

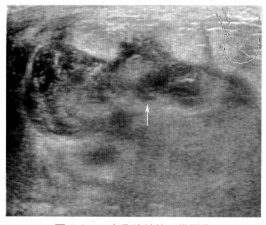

图 5-2-1 右乳腺肿块二维图像
箭头所示为病灶。

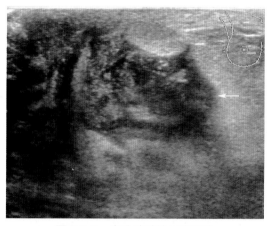

图 5-2-2 右乳腺肿块二维图像
箭头所示为病灶。

3. 其他检查资料 常规心电图检查无异常。

二、思考题及参考答案

1. 请结合病史及超声图像表现作出诊断 (10 分)。

临床表现:患者为年轻女性,非哺乳期,有右乳腺外伤病史,是乳腺炎的诱因。右乳腺肿胀伴疼痛,查体发现右乳腺病变处红、肿、痛,这些均是乳腺炎的特点 (2 分)。

超声所见:图 5-2-1、图 5-2-2 二维超声显示右乳腺可见一个肿块,形态不规则,肿块的长轴与皮肤平行,边缘不光整,内呈中低混合回声伴液性区,肿块周围软组织增厚,呈水肿样改变。

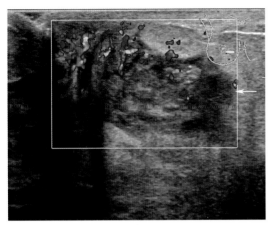

图 5-2-3　右乳腺肿块彩色血流图像
箭头所示为病灶。

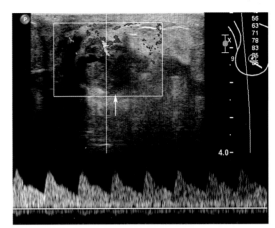

图 5-2-4　右乳腺肿块频谱图像
箭头所示为病灶。

图 5-2-3 彩色图像显示肿块内部及周边可检出丰富血流信号。图 5-2-4 频谱图像显示动脉血流频谱（4 分）。

超声诊断：右乳腺肿块（BI-RADS 4A），炎症伴脓肿形成可能性大（4 分）。

2. 乳腺脓肿和囊肿的声像图如何鉴别（10 分）？

乳腺脓肿表现为边缘不光整的囊性包块，囊壁较厚且不光滑，内部为不均质的液性区，常伴有细小点状回声，探头加压时可有流动感。CDFI 显示脓肿周边常伴有丰富的血流信号。同时可伴有同侧腋窝淋巴结肿大（5 分）。而乳腺囊肿边缘光整锐利，壁薄，内部呈均质的无回声，后方回声增强。如伴分隔，分隔常常光滑而纤细。CDFI 显示囊肿周边血流信号无明显变化（5 分）。

3. 乳腺炎时可以形成乳腺导管瘘，乳腺导管瘘的超声表现有哪些（10 分）？

病变处可见条形管状结构，上端与皮肤层相通，下端与扩张的导管相通（4 分），管状结构常常壁较厚、回声粗糙，腔内一般透声性差（3 分），当伴有慢性炎症或脓肿时，内部可呈现不均质的点状或团状回声（3 分）。

三、要点与讨论

1. 病因病理及分型　乳腺炎分为急性乳腺炎和慢性乳腺炎，急性乳腺炎可以发生于哺乳期和非哺乳期。急性乳腺炎是乳腺的急性化脓性感染，在哺乳期较常见，细菌通过乳头的破损处入侵，然后炎症会进展到导管和小叶，也可能蔓延到小叶基质和周围组织，包括脓肿形成和皮肤瘘管。慢性乳腺炎常见于非哺乳期，病因不明。

急性乳腺炎病变区域乳腺组织水肿，灰黄或灰红色，呈实变样，与周围组织无明显分界，并可见乳汁样液体或混浊液体流出。形成乳腺脓肿时可见脓腔和脓液。镜下以中性粒细胞渗出、血管充血出血和水肿为主，形成脓肿时大量脓细胞聚集，周围肉芽组织增生形成纤维性包裹。慢性乳腺炎主要包括：肉芽肿性小叶炎、淋巴细胞性小叶炎等。

2. 临床特征　急性乳腺炎常单侧发病，起病急。哺乳期乳腺炎常见于产后 3~4 周，非哺乳期乳腺炎发病高峰年龄在 20~40 岁。急性乳腺炎初期表现为乳房胀痛和压痛，可出现边界不清的肿块，全身症状可不明显。若感染加重，肿块逐渐增大，可伴有明显的全身症状，如高热、寒战、乏力等。感染可在 4~5 天形成脓肿,表现为肿块增大、有波动感,并可出现腋窝淋巴结肿大和疼痛。

3. 超声特征 急性乳腺炎的超声表现:早期表现为病变区域皮肤层增厚,皮下脂肪层回声增强,腺体组织回声减低、不均匀,边缘不清。急性乳腺炎形成乳腺脓肿时,可表现为厚壁不光滑的囊性包块,内部为液性暗区,常伴有散在或密集点状回声,探头加压时可有流动感。CDFI 显示包块周边常伴有明显的血流信号。同时可伴有同侧腋窝淋巴结肿大,但结构基本正常,CDFI 血流信号增多。

慢性乳腺炎的超声表现:多表现为病变区域回声减低、不均匀,边缘模糊不清,形态不规则,有时可伴有导管扩张。CDFI 显示病灶内可见少许血流信号。可伴有同侧腋窝淋巴结肿大。

四、临床拓展思维训练

超声介入在乳腺炎中的应用有哪些(5 分)?

乳腺炎伴脓肿、脓腔形成时,可以在超声引导下行脓肿抽吸及冲洗治疗或者置管引流(3 分)。

乳腺炎病变 BI-RADS 分类往往会提示 4 类,对于一些不典型的炎症病变,可以进行超声引导下组织活检(2 分)。

五、人文题

乳腺炎的患者,往往乳腺局部会疼痛难忍,我们在做超声检查时应该如何减轻患者的疼痛(10 分)?

乳腺炎的患者往往乳腺病变区域会非常疼痛、难以忍受,我们在临床工作中,应该给予关怀及安慰,可以给患者讲解一下炎症是机体对于刺激的一种防御反应,是有益的,尽管过程有些痛苦(3 分)。还可以采取一些具体措施缓解患者疼痛,我们常规使用的是接近体温的耦合剂,但对于乳腺炎患者,可以用室温的耦合剂,这样可以给炎症区域局部降温,缓解患者症状(4 分)。在操作过程中,动作要尽量轻柔,避免用力而增加患者的疼痛感(3 分)。

(马 燕)

病例 3 乳腺导管内乳头状瘤(intraductal papilloma of the breast)

一、临床资料

1. 病史 患者,女,41 岁,因"发现左乳腺乳头血性溢液 1 个月"就诊。既往月经规律,无不适。查体挤压左乳头时,可见血性溢液。

2. 超声资料(图 5-3-1~ 图 5-3-4)

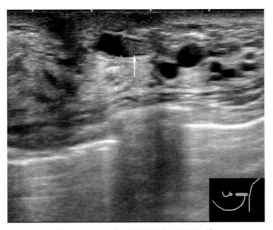

图 5-3-1　左乳腺病变二维图像
箭头所示为病灶。

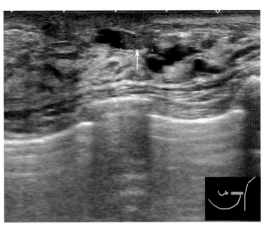

图 5-3-2　左乳腺病变二维图像
箭头所示为病灶。

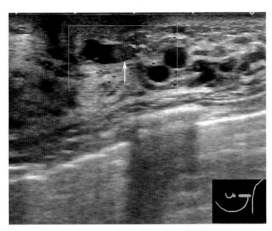

图 5-3-3　左乳腺病变彩色血流图像
箭头所示为病灶。

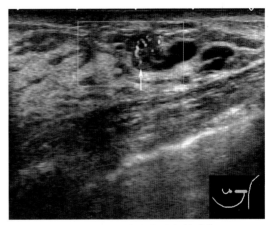

图 5-3-4　左乳腺病变微血管成像图
箭头所示为病灶。

3. 其他检查资料　术前常规心电图和胸部 X 线摄影检查均无异常。

二、思考题及参考答案

1. 请结合病史及超声图像表现作出诊断(10 分)。

临床表现:患者为中年女性,有左乳头血性溢液病史,查体发现挤压左乳头时有血性溢液,这些均是乳腺导管内乳头状瘤的特点(2 分)。

超声所见:图 5-3-1、图 5-3-2 二维显示左乳腺乳头根部可见导管扩张,其内可见一个结节,呈规则形,结节的长轴与皮肤平行,边缘光整,内呈中等回声。图 5-3-3 彩色血流图和图 5-3-4 微血管成像显示结节内可检出血流信号(4 分)。

超声诊断:左乳腺导管扩张伴结节(BI-RADS 4A 类),乳腺导管内乳头状瘤可能性大(4 分)。

2. 除了乳腺超声检查,该患者还可以行哪些检查(10分)?

(1)乳腺磁共振:对于乳腺导管内乳头状瘤诊断的灵敏度较高,乳腺导管内乳头状瘤可表现为边界清晰的高信号影像。较大的病变可呈现不规则的边界,并且快速对比增强(2分)。

(2)乳腺X线检查:较小的中央型乳腺导管内乳头状瘤在乳腺X线检查中常无阳性发现;较大者可表现为圆形或卵圆形、边界清晰的孤立结节影像,典型者位于乳晕周围。外周型乳腺导管内乳头状瘤在乳腺X线上常无异常改变,部分可表现为外周型微钙化或多发小结节(2分)。

(3)乳腺导管造影:进行选择性乳腺导管造影时,约90%的病例可见导管内有光滑圆形充盈缺损,或可见乳腺导管突然中断,断端呈光滑杯口状,还可表现为导管迂曲、扩张。(3分)。

(4)乳管镜:乳腺导管内乳头状瘤的镜下表现为导管内红色或淡红色及红、黄、白相间的实质性占位,表面光滑或呈小颗粒状,在管腔内可见小范围前后移动,周围管壁光滑有弹性(3分)。

3. 超声检查看到哪些征象高度怀疑恶变(10分)?

乳腺导管内乳头状癌与乳腺导管内乳头状瘤有时难以鉴别。若扩张导管内实性结节形态不规则(2分)、基底比较宽(2分)、伴有微小钙化(2分)、结节血流异常丰富时应该警惕恶性(2分),同时还应结合患者的病史和年龄(2分)。

三、要点与讨论

1. 病因病理及分型 乳腺导管内乳头状瘤与机体内分泌功能有关。乳腺导管内乳头状瘤起源于导管上皮,导管上皮增生呈乳头状,以树枝状的纤维血管为轴心。乳腺导管内乳头状瘤可发生于自乳头到终末导管小叶单位的导管系统内任何部位,分为中央型(大导管)乳头状瘤和外周型乳头状瘤。中央型乳头状瘤常单发,起源于主导管和大导管,通常位于乳晕区,恶变率低;外周型乳头状瘤倾向多发,发生在终末导管小叶单位导管内,通常局限在一侧乳腺,也可累及双侧乳腺,外周型乳头状瘤较中央型乳头状瘤少见,但恶变的风险较中央型乳头状瘤高。

2. 临床特征 乳腺导管内乳头状瘤多见于产后妇女,以40~50岁者居多,中央型乳头状瘤最常见的临床症状是单侧乳头血性或浆液性溢液,少数可触及肿块。外周型乳头状瘤常常无明显的临床症状,肿块和乳头溢液比较少见。

3. 超声特征 乳腺导管内乳头状瘤的超声特点主要取决于病变的情况,扩张的导管内或囊性区内可见实性成分为乳腺导管内乳头状瘤特征性的超声表现。超声检查前不要挤压乳头及周围,有利于导管的显示。病变的导管扩张程度不同,从轻微扩张到囊肿样扩张;导管内的实性成分大小不同,从小到不能显示的微小病变到完全充填在扩张导管或囊腔内的较大肿块。根据超声表现分为4种类型:Ⅰ型,导管扩张伴导管内乳头状中等实性回声,多位于中央区大导管;Ⅱ型,不规则的囊性区内可见中等实性回声;Ⅲ型,局限性导管扩张,其远端导管壁不规则或中断;Ⅳ型,乳腺实质内出现实性结节而未见导管扩张。

四、临床拓展思维训练

乳腺超声造影的临床应用有哪些(每项2分,10分)?

(1)乳腺良恶性病变的定性诊断。超声造影技术更能清晰、直观地显示乳腺良、恶性病灶的肿瘤微血管形态和分布特点,提供更多的诊断信息。

(2)通过病变的血供特征,对乳腺癌术后复发病灶与术后瘢痕组织进行鉴别诊断。

(3)引导乳腺肿块穿刺活检术,对于乳腺肿块的造影增强区进行活检,有助于提高活检的阳性率。

(4)对乳腺肿块非手术治疗的疗效进行评估,包括新辅助化疗和消融治疗。

(5)对乳腺所属区域转移性淋巴结和前哨淋巴结进行评估和诊断,引导乳腺癌所属区域淋巴结穿刺活检,准确评估有无转移。

(马 燕)

病例 4 乳腺叶状肿瘤(phyllodes tumor of the breast)

一、临床资料

1. 病史　患者,女,45岁,因"发现右乳腺肿块2个月,近期自觉肿块增大"就诊。既往月经规律,无不适。查体:右乳腺外上象限可触及一鸡蛋大小的包块,较硬,无压痛。

2. 超声资料(图5-4-1~图5-4-4)

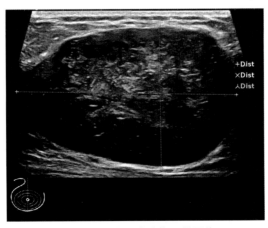

图5-4-1　右乳腺肿物二维图像

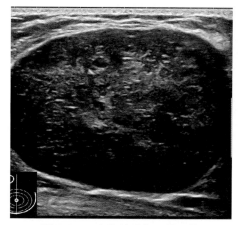
图 5-4-2　右乳腺肿物二维图像

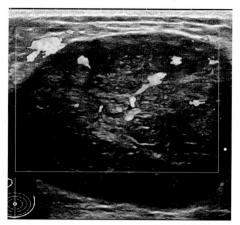
图 5-4-3　右乳腺肿物彩色血流图像

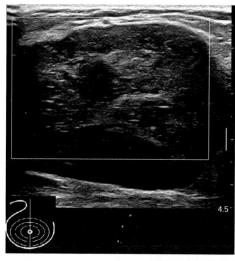
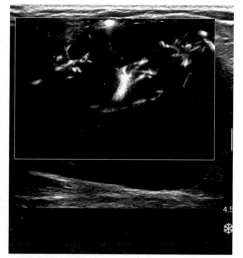
图 5-4-4　右乳腺肿物微血管图像

3. 其他检查资料(图 5-4-5)

二、思考题及参考答案

1. 请结合病史及超声图像表现作出诊断(10 分)。

临床表现:患者为中年女性,是乳腺叶状肿瘤的好发年龄。右乳腺单发的无痛性包块,质地较硬,肿瘤较大,这些均是乳腺叶状肿瘤的特点(2 分)。

超声所见:图 5-4-1、图 5-4-2 二维显示右乳腺可见一个肿物,肿物呈分叶状,肿物的长轴与皮肤平行,边缘光整清晰,内呈不均匀低回声。

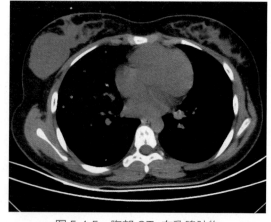
图 5-4-5　胸部 CT:右乳腺肿物

图 5-4-3 彩色多普勒显示肿物内部及周边可检出血流信号。图 5-4-4 微血管成像显示肿物内可检出丰富血流信号（4 分）。

超声诊断：右乳腺肿物（BI-RADS 4A 类），乳腺叶状肿瘤待除外（4 分）。

2. 乳腺叶状肿瘤与乳腺纤维腺瘤不易区分，当看到哪些征象时会怀疑乳腺叶状肿瘤（10 分）？

当肿物生长迅速（2 分）、体积较大（2 分）、回声不均匀（3 分）、内部见裂隙样无回声（3 分）时怀疑乳腺叶状肿瘤。

3. 请简述超声造影在乳腺叶状肿瘤和乳腺纤维腺瘤鉴别诊断中的价值（10 分）。

乳腺叶状肿瘤的超声造影多表现为增强后边界清晰，散在的离心性不均匀低增强（4 分）；乳腺纤维腺瘤的超声造影多表现为增强后边界清楚，向心性均匀高增强（4 分）。超声造影对乳腺叶状肿瘤与乳腺纤维腺瘤有一定的鉴别诊断价值（2 分）。

三、要点与讨论

1. 病因病理及分型　乳腺叶状肿瘤的发生与内分泌激素紊乱有关，还与种族、地域、卫生习惯、生育哺乳等因素有关。

乳腺叶状肿瘤起源于小叶内或导管周围间质，分良性、交界性和恶性 3 类，以良性多见，叶状肿瘤的间质细胞更为丰富，在较大的肿瘤中可见特征性旋涡状结构伴弯曲的裂隙。肿瘤呈类圆形、分叶状，边界清楚，质地较硬，瘤体体积可以很大，有时突然长大，可见线状黏液性、出血性的液性区。

2. 临床特征　乳腺叶状肿瘤可发生于任何年龄的妇女，以中年女性居多。最常见的临床表现为单侧、质硬、无痛性乳腺肿块，也有少数患者有刺痛或轻度胀痛。乳腺良性叶状肿瘤生长缓慢，患者可因近期迅速增大而就诊。瘤体虽然很大但与周围组织及皮肤无粘连。乳腺恶性叶状肿瘤一般持续性快速生长。

3. 超声特征　乳腺叶状肿瘤大多体积较大，呈分叶状，少数小结节呈圆形或椭圆形，方位平行，边缘光整，甚至有包膜，肿块内部大多呈低回声，分布均匀或不均匀，肿块较大时内部可有高回声的分隔，容易误诊为乳腺纤维腺瘤。少数乳腺叶状肿瘤内部可见无回声暗区或强回声，此时要警惕恶性的可能。彩色多普勒超声于肿块内或分隔处可见明显的血流信号。

四、临床拓展思维训练

人工智能在乳腺疾病方面的应用有哪些（10 分）？

（1）评估乳腺病变的良恶性，进行 BI-RADS 分类：人工智能可以提取乳腺肿块的形态特征，进行图像分析，从而对乳腺肿块进行自动智能分类，降低主观性差异带来的误差，提高诊断的准确性（2 分）。

（2）提高乳腺病变的检出率：人工智能可以对海量数据集进行学习分析，可以辅助医师缩短诊断时间，并在扫查过程中提示并追踪定位，减少漏诊可能（2 分）。

（3）预测乳腺癌腋窝淋巴结转移的情况：人工智能可以建立诊断模型，预测术前淋巴结转移的情况，对于确定适当的诊疗方案和改善患者预后具有重要作用（2 分）。

（4）预测乳腺癌新辅助化疗的疗效：人工智能避免了常规超声诊断对超声医生的高度依赖性及主观性，可以建立早期预测乳腺癌新辅助化疗疗效的模型，有利于制定个体化的治疗方案（2 分）。

（5）分割乳腺超声图像，有助于肿块的定位：人工智能可将乳腺超声声像图进行分割，为乳腺肿块的定位及诊断提供重要帮助（2分）。

五、人文题

患者在超声检查过程中，自述近2个月肿块增大，非常担心自己患了癌症，不敢来医院就诊，控制不了自己的情绪，一边检查一边哭泣，如果你是超声医生，你该如何安慰患者（10分）？

作为一名医生，应该先安慰患者，生长速度快的肿物不一定是癌症，乳腺上有一些肿物可以生长较快，比如一些特殊的乳腺纤维腺瘤和乳腺叶状肿瘤，都可以生长迅速，应该正视自己的疾病（5分）。乳腺癌虽然发病率高，但只要积极配合医生，治疗效果还是很好的，应该有信心配合医生一起跟疾病斗争到底（5分）。

（马 燕）

病例 5 乳腺浸润性导管癌（invasive ductal carcinoma of the breast）

一、临床资料

1. 病史　患者，女，46岁，因"无意间发现左乳腺肿块1个月，自觉包块增大2天"就诊。既往月经规律，无不适。查体左乳腺外上象限可触及一包块，较硬，无压痛，活动度较差。

2. 超声资料（图5-5-1～图5-5-5）

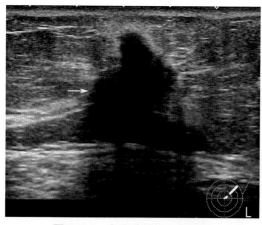

图5-5-1　左乳腺肿物二维图像
箭头所示为病灶。

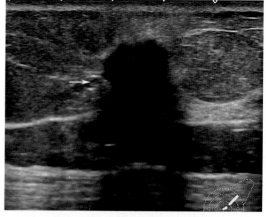

图5-5-2　左乳腺肿物二维图像
箭头所示为病灶。

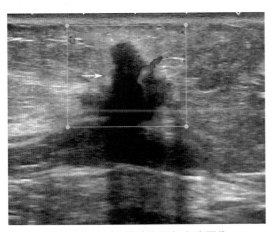

图 5-5-3 左乳腺肿物彩色血流图像
箭头所示为病灶。

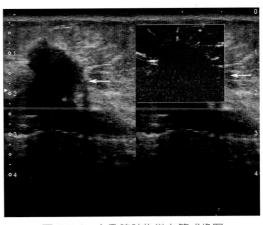

图 5-5-4 左乳腺肿物微血管成像图
箭头所示为病灶。

3. 其他检查资料 心电图正常；乳腺轴斜位摄影图提示左乳腺外上象限肿物（图 5-5-6）。

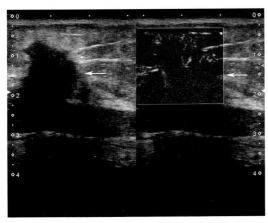

图 5-5-5 左乳腺肿物微血管成像图
箭头所示为病灶。

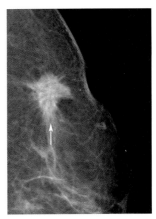

图 5-5-6 乳腺轴斜位摄影
图：左乳腺外上象限肿物
箭头所示为病灶。

二、思考题及参考答案

1. 请结合病史及超声图像表现作出诊断（10 分）。

临床表现：患者为中年女性，是乳腺癌的好发年龄。左乳腺单发的无痛性包块，质地较硬，活动度差，这些均是乳腺癌的特点（2 分）。

超声所见：图 5-5-1、图 5-5-2 二维图像显示左乳腺外上象限可见一个肿物，肿物呈不规则形，肿物的长轴与皮肤不平行，边缘不光整，可见毛刺样改变，内呈低回声，后方回声衰减，周边可见高回声晕。图 5-5-3 彩色血流图显示肿物内部及周边可检出血流信号。图 5-5-4、图 5-5-5 微血管成像显示肿物周边可检出穿入血管，肿物内可见较多血管（4 分）。

超声诊断：左乳腺肿物（BI-RADS 5 类）（4 分）。

2. 需要与之鉴别的疾病有哪些? 鉴别诊断依据是什么(10分)?

(1)乳腺纤维腺瘤:多为椭圆形,可以伴有浅分叶,病变长轴多与皮肤平行,边缘光整清晰,部分可见薄而光滑的高回声包膜,内部多呈等回声或低回声,分布较均匀。两者鉴别要点:乳腺癌无包膜,回声多明显减低或略高,如果有血流显示,可有穿入血管或血管分支多而杂乱(2分)。

(2)乳腺导管内乳头状瘤:扩张的导管内或囊性区内可见实性成分是乳腺导管内乳头状瘤特征性的超声表现。乳腺内出现实性结节而未见导管扩张及囊性区的导管内乳头状瘤与乳腺癌的鉴别要点:乳腺导管内乳头状瘤常呈椭圆形、圆形或分叶状,边缘光整,没有浸润性改变,内部多呈等回声或稍低回声,如果有血流显示,血流信号不杂乱。当乳腺导管内乳头状瘤恶变时,在超声上与乳腺癌很难鉴别(2分)。

(3)乳腺增生结节:增生结节常有双侧、多灶性、多样性的特点。超声图像上,增生结节的长轴多与皮肤平行,回声多与乳腺脂肪层回声水平相近,血流显示一般不丰富;弹性表现多较软,探头加压或变换体位结节形状可发生变化。有时,单发的增生结节与乳腺癌在超声上很难鉴别(3分)。

(4)乳腺炎:分为急性和慢性。急性乳腺炎的临床症状明显,大多数急性乳腺炎的超声表现是较弥漫、片状、边缘不清,不具有肿块样病变的特点,伴脓肿形成时,内部常伴有液性暗区,往往与乳腺癌容易鉴别。慢性乳腺炎形成炎性肿块或炎性肉芽肿时,有时与乳腺癌难以鉴别(3分)。

3. 乳腺癌的超声造影有哪些特点(10分)?

乳腺良、恶性病灶的超声造影图像特征及其鉴别诊断已有临床研究证实,与传统的彩色多普勒超声相比,超声造影技术更能清晰、直观地显示乳腺良、恶性病灶的肿瘤微血管形态和分布特点(2分)。

乳腺恶性病灶的典型超声造影图像特征(图5-5-7):早期向心性不均匀增强,增强水平高于周围腺体(高增强),较大病灶内部有时可见灌注缺损区(无增强)(3分);造影后病灶范围较造影前明显增大,边界不清,有时周边可见放射状增强(3分)。在造影剂排出过程中,恶性病灶可能出现造影剂滞留现象。有学者对乳腺肿瘤超声造影时间-强度曲线的形态进行分析,发现恶性肿瘤的曲线常表现为上升支陡直,下降支缓慢多有转折,总体形态为"快上慢下"型(2分)。

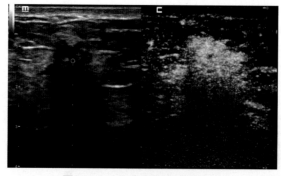

图5-5-7 乳腺癌超声造影图像

三、要点与讨论

1. 病因病理及分型　病因尚未完全明了，与遗传、环境因素密切相关，与女性的年龄、体内激素失调、接触放射源等有关，还与饮食、肥胖等存在一定的相关性。

乳腺癌是来源于终末导管小叶单元导管上皮细胞的恶性肿瘤。乳腺癌分为非浸润性癌（导管原位癌和小叶原位癌）和浸润性癌；在浸润性癌中，根据组织学构成，又分特殊型和非特殊型 2 类，其中非特殊型浸润性癌是指浸润性导管癌，是最常见的病理类型，约占浸润性乳腺癌的 40%~70%。浸润性乳腺癌特点呈浸润性生长，有明显的远处转移倾向。

2. 临床特征　乳腺癌早期常无任何症状和体征，常因体检或乳腺疼痛就诊，由影像学检查首先发现。乳腺癌最常见的临床表现是扪及乳腺无痛性肿块，多数肿块质硬、活动度差，少数病例伴有乳头溢液。早期可有"酒窝征"，晚期可以出现乳头回缩，淋巴结转移时可扪及腋窝或锁骨上区肿块。

3. 超声特征　根据乳腺癌形态特点，将其分成肿块型和非肿块型。

（1）肿块型：大部分浸润性乳腺癌超声表现为此型。肿物形态不规则，肿物的长轴与皮肤不平行（纵横比≥1），多数边缘不光整，可以表现为模糊、成角、细分叶、毛刺样改变，周边可伴有高回声晕征，内部回声低于乳腺脂肪回声，有的后方回声衰减，肿物内可见簇状微小钙化。CDFI 肿物血流信号增多，走行杂乱不规则，常有穿入血管，穿入血管为与肿物表面垂直、从外部走向肿物中心区域的直线状血管。弹性成像表现为肿物整体较硬。

（2）非肿块型：相当数量的导管原位癌和部分浸润性导管癌常有此型超声表现。病变区域沿导管走行呈条状或片状低回声区，其内未见正常导管影像或伴导管壁增厚、导管不规则扩张，常伴簇状微小钙化点。CDFI 显示该区域血流信号增多。

四、临床拓展思维训练

应用于乳腺的超声弹性成像技术有哪些（10 分）？

超声弹性成像是一项新技术，可以提供病变的硬度信息（1 分）。按照成像原理可分为 3 种。

（1）应变弹性成像：使用探头沿着声束传播的方向对组织施加一个轻微的压力，通过对比施压前后的回声信号，即可计算出图像各点的位移变化（3 分）。

（2）声辐射力脉冲应变成像：是利用聚焦超声波的声波辐射力，在组织内部制造一个"推力"。声束轴线上的组织在"超声波推力"下被推开的距离，反映了组织的硬度（3 分）。

（3）实时剪切波弹性成像：利用探头发射声辐射脉冲控制技术，在组织不同深度上连续聚焦对组织施加激励，利用"马赫锥"原理在组织中产生足够强度的剪切波，使组织沿波束方向产生位移变化从而得到实时的弹性成像图（3 分）。

（马　燕）

病例 **6** 甲状腺乳头状癌（papillary thyroid cancer）

一、临床资料

1. 病史　患者,女,39岁,因"体检发现甲状腺肿物1天"就诊。无上呼吸道感染及发热史、无颈部疼痛和不适。触诊颈部未触及明显肿物。

2. 超声资料（图5-6-1～图5-6-5）

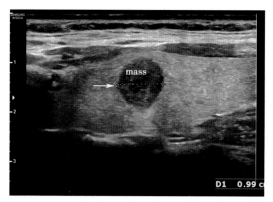

图5-6-1　甲状腺左叶纵切二维超声图像
箭头所示为结节。
mass. 肿物

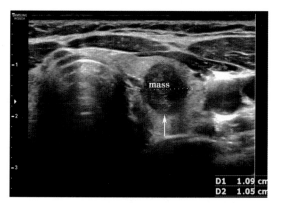

图5-6-2　甲状腺左叶横切二维超声图像
箭头所示为结节。
mass. 肿物

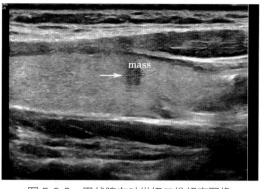

图5-6-3　甲状腺右叶纵切二维超声图像
箭头所示为结节。
mass. 肿物

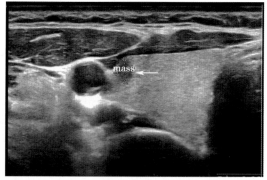

图5-6-4　甲状腺右叶横切二维超声图像
箭头所示为结节。
mass. 肿物

3. 其他检查资料　喉镜和胸部数字X射线摄影（digital radiography, DR）无异常,血降钙素水平在正常范围内。

二、思考题及参考答案

1. 请结合病史及超声图像表现作出诊断(10分)。

临床表现:青年女性患者,体检发现甲状腺肿物,无明显临床症状。既往无相关病史(2分)。

超声所见:图 5-6-1、图 5-6-2 甲状腺左叶中部大小约 1.0cm×1.1cm×1.1cm 结节,垂直位,边缘不光整,呈实性低回声,无点状强回声(3分)。图 5-6-3、图 5-6-4 甲状腺右叶中部前外侧缘大小约 0.4cm×0.3cm×0.4cm 结节,垂直位,边缘不光整,呈实性低回声,无点状强回声(2分)。图 5-6-5 结节边缘可见血流信号(1分)。

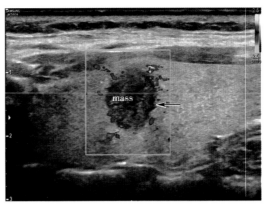

图 5-6-5 甲状腺左叶结节彩色血流超声图像
箭头所示为结节。
mass. 肿物

超声诊断:甲状腺左叶结节[中国甲状腺影像报告和数据系统(Chinese-Thyroid Imaging Reporting and Data System,C-TIRADS 5 类)](1分);甲状腺右叶结节(C-TIRADS 5 类)(1分)。

病理诊断:甲状腺左叶、右叶均为乳头状癌。

2. 请回答本病例主要鉴别诊断(10分)。

(1)局限性炎性结节:均呈低回声表现,可为单个、两个或多个病灶,但一般多呈水平位、边缘模糊无占位效应,部分可见正常走行血管显示(3分)。

(2)"僵尸样"结节:由囊性为主的结节液体吸收造成,多呈低回声,一般为单个病灶(2分)。既往超声报告单(1分),或有颈部出现包块、之后消退的病史可辅助诊断(1分)。

(3)良性结节:少部分呈低回声,但边缘光整(1分),个别良性结节退变纤维化,呈低回声,与本病相似,当与恶性病变不易鉴别时,建议超声造影或超声引导下细针穿刺帮助鉴别(1分)。

(4)消融术后病灶:一般为单个不规则低回声灶,酷似甲状腺癌,有消融史可以参考,必要时穿刺活检鉴别两者(1分)。

3. 请简述甲状腺癌病理类型及其临床特点(10分)。

乳头状癌占 80%~90%,滤泡状癌占 5%~10%,此两类肿瘤起源于甲状腺滤泡细胞,能够分泌甲状腺球蛋白,为复发的标记物,可以通过碘[131]进行放射治疗(3分)。髓样癌占 2%~4%,起源于甲状腺滤泡旁细胞,可以分泌降钙素,为髓样癌的标记物(2分)。未分化癌占 2% 以下,老年人多见(2分)。甲状腺癌预后:预后最好的是乳头状癌,最差的是未分化癌,滤泡状癌和髓样癌介于两者之间(3分)。

三、要点与讨论

1. 病理、分型及流行病学 乳头状癌是最常见的甲状腺癌类型之一。全世界发病率呈明显上升趋势。肿瘤直径为数毫米至数厘米,可单发、多发,多硬而坚实。病灶多无包膜,但若肿物较大者,可有完整或部分包膜。少数乳头状癌呈囊实混合回声。也有的乳头状癌边界极不清楚,切面呈散沙状。乳头状癌分型包括滤泡型、嗜酸性细胞型、弥漫硬化型等 10 余型。

2. 临床特征 乳头状癌患者多无不适,晚期可出现声音嘶哑等表现。有相当比例的乳头状癌为微小癌(小于 1cm),多在常规颈部超声检查时发现,或者以颈部淋巴结转移为首要症状就诊。

　　3. 超声特征　乳头状癌可以单发和多发,超声表现多样,绝大部分呈实性低回声结节,部分结节后方伴衰减。乳头状癌以边缘不规则,呈毛刺、成角、微小分叶状多见,也可向甲状腺外浸润。个别乳头状癌边缘光整或大部分光整(图 5-6-6)。少数乳头状癌呈囊实混合回声(图 5-6-7)。乳头状癌经常伴微钙化,特征性的超声表现为"暴风雪样"(图 5-6-8)。乳头状癌结节内部血流信号个体差异较大,可表现为血流丰富、稀疏、无血流显示。

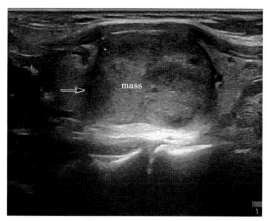

图 5-6-6　边缘光整的甲状腺乳头状癌二维超声图像
箭头所示为结节,结节为椭圆形、水平位、接近甲状腺回声水平,大部边缘光整。
mass. 肿物

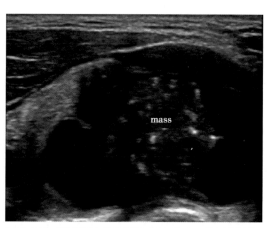

图 5-6-7　囊实混合的甲状腺乳头状癌二维超声图像
结节为囊实混合性,实性部分呈乳头状伴较多微钙化。
mass. 肿物

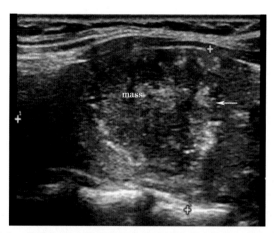

图 5-6-8　伴密集暴风雪样微钙化的甲状腺乳头状癌二维超声图像
箭头所示为结节,结节呈等回声,边缘不光整,内部和周边可见微钙化,周边密集分布。
mass. 肿物

四、临床拓展思维训练

请简述甲状腺超声造影的增强形式和意义（5分）。

甲状腺超声造影有 5 种增强形式：无增强；稀疏点 - 线状增强；低增强；中等增强；高增强（2分）。

临床意义：甲状腺囊性或囊性为主结节的囊液吸收后，常出现类似乳头状癌的灰阶超声特征。超声造影如果结节的全部或大部分无增强或稀疏点 - 线状增强，可以诊断为僵尸样结节，对于诊断这类良性结节具有良好的特异度，灵敏度相对较低（3分）（图5-6-9）。

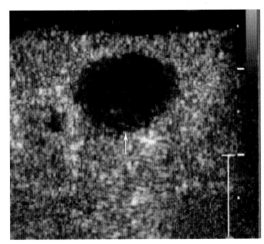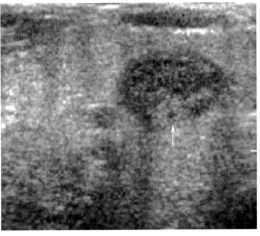

图 5-6-9　甲状腺僵尸样结节超声造影图像
左图为超声造影图像，显示病灶内无造影剂灌注（箭头所示为结节）；右图为二维图像，
显示类似恶性的低回声结节（箭头所示为结节）。

（李　晶）

病例 7　甲状腺髓样癌（medullary thyroid cancer）

一、临床资料

1. 病史　患者，男，54岁，因"体检发现甲状腺肿物1年"就诊。无呼吸困难、声音嘶哑和饮水呛咳等。

2. 超声资料(图 5-7-1、图 5-7-2)

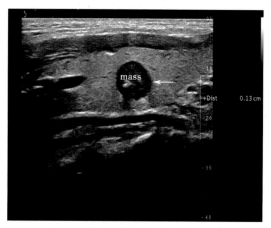

图 5-7-1 甲状腺右叶纵切二维超声图像
箭头所示为结节。

mass. 肿物

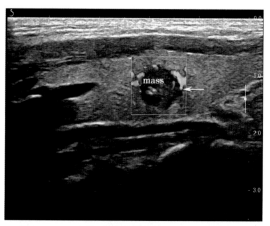

图 5-7-2 甲状腺右叶结节彩色血流超声图像
箭头所示为结节。

mass. 肿物

3. 其他检查资料 心电图、胸部 DR、喉镜均正常。

二、思考题及参考答案

1. 请结合病史及超声图像表现作出诊断(10 分)。

临床表现:中年男性患者,体检发现甲状腺肿物(1 分)。

超声所见:图 5-7-1 甲状腺右叶中部可见实性极低回声结节(2 分),水平位,边缘光整(2 分),内部可见粗钙化(1 分)。图 5-7-2 结节内部稀疏血流信号、周边丰富杂乱血流信号(2 分)。

超声诊断:甲状腺右叶结节(C-TIRADS 4B 类)(2 分)。

病理诊断:甲状腺微小髓样癌。

2. 请回答甲状腺髓样癌与甲状腺乳头状癌超声图像的不同点(5 分)。

少部分甲状腺髓样癌和甲状腺乳头状癌超声图像相似,两者无法鉴别,但是大部分甲状腺髓样癌与甲状腺乳头状癌声学特点明显不同,表现在以下四点(1 分)。

(1)甲状腺乳头状癌单发或多发病灶都很常见,甲状腺髓样癌常为单发病灶(1 分)。

(2)甲状腺乳头状癌多边缘不光整,甲状腺髓样癌多边缘光整(1 分)。

(3)甲状腺乳头状癌内多见微钙化,甲状腺髓样癌多见粗钙化(1 分)。

(4)甲状腺乳头状癌可发生在甲状腺任何位置,甲状腺髓样癌发生在甲状腺侧叶中上部(1 分)。

3. 甲状腺实性结节回声水平是如何定义的? 意义是什么(5 分) ?

(1)甲状腺结节的实性成分回声是相对甲状腺实质及颈部带状肌的回声水平定义的。甲状腺实质包括正常甲状腺和弥漫性病变的甲状腺(1 分)。

(2)实性成分低于甲状腺回声称为低回声,高于甲状腺回声称为高回声,和甲状腺回声相近称为等回声(1 分)。

(3)实性成分回声低于颈部带状肌回声称为极低回声(1 分)。

（4）意义：极低回声的甲状腺实性结节是甲状腺癌超声阳性指标之一（1分），等回声结节多见于甲状腺良性结节（1分）。

三、要点与讨论

1. 病理、分型及流行病学　甲状腺髓样癌是起源于甲状腺滤泡旁上皮少见的恶性肿瘤，占甲状腺癌的2%~4%，以分泌降钙素为特征。甲状腺髓样癌可以分为散发性和遗传性两种。75%甲状腺髓样癌为散发性，多达25%的甲状腺髓样癌为家族相关性。

2. 临床特征　75%~95%的散发性甲状腺髓样癌患者表现为单发的甲状腺结节。由于滤泡旁细胞（C细胞）主要位于甲状腺侧叶的中上部，因此大多数肿瘤发生于这一区域。病变多呈椭圆或圆形，瘤体大小不一，包膜多不完整。由于降钙素筛查推广，甲状腺微小髓样癌得以检出。降钙素水平与肿物大小呈正相关，少数情况可有假阳性和假阴性结果。遗传性甲状腺髓样癌发病年龄早于散发性，通常在20~30岁，同时伴有其他内分泌系统肿瘤的相关症状。

3. 超声特征　甲状腺髓样癌一般为低回声或极低回声实性结节，个别为囊实混合性结节，单发病灶多见。甲状腺髓样癌多呈圆形、类圆形、边缘光整，少部分边缘不光整。甲状腺髓样癌多见钙化，以粗钙化（大于1mm）常见。CDFI上甲状腺髓样癌血流信号多丰富。甲状腺髓样癌淋巴结转移常见，一般为低回声。

四、临床拓展思维训练

请简述甲状腺髓样癌和甲状腺乳头状癌颈部淋巴结转移特点及临床意义（10分）。

（1）超声图像上甲状腺髓样癌淋巴结转移特点：呈低回声，形态趋圆，淋巴门消失，血流信号丰富（2分）（图5-7-3）。

（2）超声图像上甲状腺乳头状癌转移典型特征：形态趋圆、微钙化、囊性变、局灶性高回声，局灶性或弥漫性高血供（3分）（图5-7-4）。

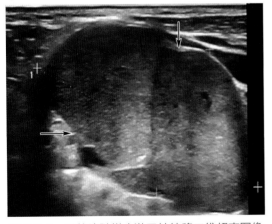

图5-7-3　甲状腺髓样癌淋巴结转移二维超声图像
箭头所示为淋巴结，呈椭圆形，边缘光整，
呈较均匀低回声。

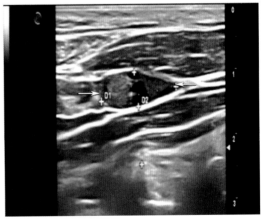

图5-7-4　甲状腺乳头状癌淋巴结转移二维超声图像
箭头所示为淋巴结，呈不均匀低回声伴高回声团及
微钙化和液性区。

（3）极少数的甲状腺乳头状癌淋巴结转移无典型的超声图像特点，如淋巴结中出现粗钙化，

淋巴结绝大部分为液性无回声区,容易漏误诊(2分)。

(4)甲状腺髓样癌和甲状腺乳头状癌淋巴结转移临床意义不同:甲状腺髓样癌少见,恶性度高,很容易出现颈部淋巴结以及远处器官转移,预后差;甲状腺乳头状癌大部恶性度低,虽然经常出现颈部淋巴结转移,但很少出现远处器官转移,预后良好(3分)。

(李 晶)

病例 **8** 甲状腺滤泡癌(folicullar thyroid cancer)

一、临床资料

1. 病史　患者,男,68岁,因"发现右侧颈部肿物2年"就诊。2年前因超声提示甲状腺右叶多发实性结节,并行甲状腺右叶切除术,术后病理诊断结节性甲状腺肿伴腺瘤,并伴有声音嘶哑,饮水呛咳。

2. 超声资料(图5-8-1~图5-8-3)

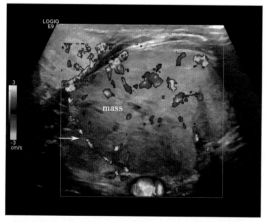

图5-8-1　甲状腺右叶区下部线阵探头彩色血流
超声图像
箭头所示为病灶。
mass. 肿物

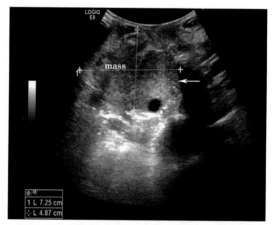

图5-8-2　甲状腺右叶区下部凸阵探头二维超声图像
箭头所示为病灶。
mass. 肿物

3. 其他检查资料　正电子发射计算机体层显像仪(positron emission computed tomography, positron emission tomography and computed tomography,PET/CT)显示右侧颈部甲状腺区氟代脱氧葡萄糖(18F-fluorode-oxyglucos,[18]F-FDG)高代谢肿块,提示恶性可能大。

二、思考题及参考答案

1. 请结合病史及超声图像表现作出诊断（10 分）。

临床表现：老年男性，2 年前甲状腺右叶结节性甲状腺肿伴腺瘤切除史，复查见甲状腺右叶区及皮下结节（1 分）。PET/CT 提示右叶区肿物为恶性可能（1 分）。

超声所见：图 5-8-1 甲状腺右叶区可见实性、边缘光整、等回声结节伴内部和周边丰富血流（2 分）。图 5-8-2 使用凸阵探头测量肿物（1 分）。图 5-8-3 颈前扫查可见皮下等回声、类圆形、椭圆形、边缘光整的结节（1 分）。

超声诊断：甲状腺右叶肿物（C-TIRADS 4B 类）（2 分），不除外滤泡癌伴皮下转移（2 分）。

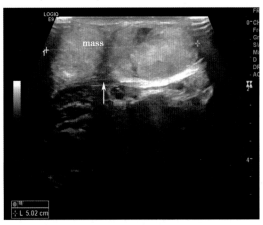

图 5-8-3　颈前部二维超声图像
箭头所示为病灶。
mass. 肿物

病理诊断：甲状腺非典型腺瘤，考虑癌变（滤泡癌），并转移至皮下。

2. 请结合本病例分析超声鉴别甲状腺滤泡癌和甲状腺滤泡状腺瘤的要点（10 分）

（1）甲状腺滤泡癌和甲状腺滤泡状腺瘤病理诊断重点在于包膜的完整性，不完整者为甲状腺滤泡癌，完整者为甲状腺滤泡状腺瘤，细胞形态学方面鉴别困难（3 分）。

（2）本病例术前超声显示甲状腺右叶区、皮下等回声、圆形和椭圆形边缘较光整的结节是甲状腺滤泡状肿瘤常见的超声表现。结合术后结节复发较快、体积较大、皮下也有发生，符合甲状腺滤泡癌的病史（2 分）。

（3）二维超声图像上肿物伴光滑的薄晕、超声造影显示薄而规则的晕增强为甲状腺滤泡状腺瘤的可能性大；如果肿物伴不规则增厚的晕、超声造影显示不规则的晕增强，那么甲状腺滤泡癌不能除外（3 分）。

（4）少数患者两者在超声上无法鉴别，需要行病理学检查才能作出最终确定诊断（2 分）。

3. 请简答在甲状腺超声扫查方面仪器使用注意事项（5 分）

（1）当甲状腺结节较大，尤其是发生在甲状腺下极向胸骨后发展时，常规线阵探头测量受限，可以使用凸阵或腔内探头加大扫查深度和范围完整显示和测量结节。同理，甲状腺长径较大时可以使用仪器扩展成像功能精确测量甲状腺长径（2 分）。

（2）当患者颈部皮下脂肪较厚时可以使用探头的穿透模式，改善图像质量（1 分）。

（3）甲状腺血流调节和弹性使用与其他浅表器官一样，需要关注血流速度量程和探头力度（2 分）。

三、要点与讨论

1. 病理、分型及流行病学　甲状腺滤泡癌是甲状腺癌第二常见的类型，占 5%~10%。甲状腺滤泡癌发生以中老年女性居多。甲状腺滤泡癌大多数呈实性，有包膜。根据包膜可分为完整型和不完整型。

2. 临床特征　生长缓慢的肿物，质地中等。甲状腺滤泡癌发生颈部淋巴结转移较少，远处转移较多，以肺和骨转移多见。

3. 超声特征　甲状腺滤泡癌多为单发病灶,以实性结节多见,直径多在 2~4cm。肿物形态多规则呈椭圆形、圆形。肿物边缘光整为其突出特点。肿物呈等或低回声多见,少部有粗钙化和周边钙化,个别可以发生液化。

四、临床拓展思维训练

请叙述 C-TIRADS 中甲状腺结节的恶性风险分层及恶性结节的阳性指标(10 分)。

(1)C-TIRADS 结节的恶性风险分层:1 类,恶性概率 0%,无结节;2 类,恶性概率 0%,良性;3 类,恶性概率<2%,良性可能性大;4A 类,恶性概率 2%~10%,低度可疑恶性;4B 类,恶性概率 10%~50%,中度可疑恶性;4C 类,恶性概率 50%~90%,高度可疑恶性;5 类,恶性概率>90%,高度提示恶性;6 类,活检证实的恶性(5 分)。

(2)C-TIRADS 中恶性结节的阳性指标:实性、极低回声、垂直位、点状强回声(可疑微钙化)、边缘模糊 / 不规则或甲状腺外侵犯(5 分)。

(李 晶)

病例 9 甲状腺腺瘤(thyroid adenoma,TA)

一、临床资料

1. 病史　患者,女,44 岁,因"发现甲状腺左叶肿物 10 年"就诊。每年复查,缓慢生长,颈部及全身无明显不适。触诊发现甲状腺左叶结节质韧、光滑,无压痛,可随吞咽而活动。

2. 超声资料(图 5-9-1~ 图 5-9-4)

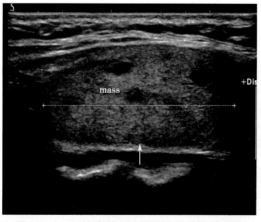

图 5-9-1　甲状腺左叶结节纵切二维超声图像
箭头所示为病灶。

mass. 肿物

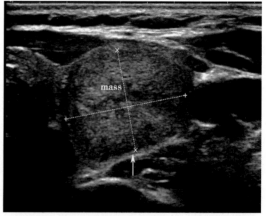

图 5-9-2　甲状腺左叶结节横切二维超声图像
箭头所示为病灶。

mass. 肿物

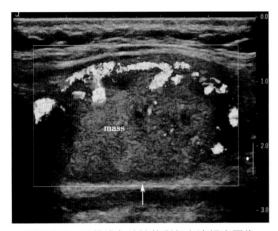

图 5-9-3　甲状腺左叶结节彩色血流超声图像
箭头所示为病灶。
mass. 肿物

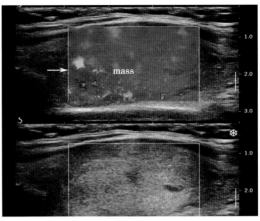

图 5-9-4　甲状腺左叶结节剪切波弹性超声图像
箭头所示为病灶。
mass. 肿物

二、思考题及参考答案

1. 请结合病史及超声图像表现作出诊断（10 分）。

临床表现：中年女性，发现甲状腺左叶肿物 10 年，缓慢生长，颈部及全身无明显不适。触诊甲状腺左叶结节质韧、光滑（2 分）。

超声所见：图 5-9-1、图 5-9-2 甲状腺左叶内结节表现为水平位、边缘光整、椭圆形、实性等回声伴少许液性区的结节（2 分）。图 5-9-3 结节周边绕行血流为主，内部少许血流（2 分）。图 5-9-4 剪切波弹性成像定性模式显示病灶区域以深蓝色为主，表明病灶质地软（2 分）。

超声诊断：甲状腺左叶结节（C-TIRADS 4A 类）（2 分）。

2. 请回答本病的鉴别诊断（10 分）

（1）结节性甲状腺肿：TA 和结节性甲状腺肿的结节超声表现相似，可呈实性或实性为主或囊性为主的结构，实性部分多呈等回声，可以发生各种类型的钙化。但是 TA 一般为单发，结节性甲状腺肿的结节一般为多发。有时不易区分，病理可以鉴别，结节性甲状腺肿的结节无包膜或包膜不完整，TA 具有完整的包膜（4 分）。

（2）甲状腺癌：常见的甲状腺癌多为不规整的实性低回声结节，以乳头状癌为主，与 TA 容易鉴别。TA 与甲状腺滤泡状酷似，需要细致观察包膜完整性，包膜不完整者考虑滤泡癌可能性大，但有时两者鉴别非常困难，需要结合病史、其他影像学检查、超声造影或最终靠病理鉴别（3 分）。

（3）甲状旁腺腺瘤：多表现为低回声或少数为等回声肿物，位于甲状腺后部，边缘光整，与 TA 非常相似，需要超声医生有鉴别的意识。甲状旁腺腺瘤的前部多有较厚的包膜，液化和钙化相对少见，结合甲状旁腺素升高，与 TA 可以鉴别（3 分）。

三、要点与讨论

1. 病理、分型及流行病学　TA 是最常见的甲状腺良性肿瘤，占所有甲状腺疾病的 16%~25%，以散发性，中青年女性为多。TA 主要有滤泡型和乳头型腺瘤，滤泡型占 85%。根据分化程度分为胚胎型、胎儿型、单纯型和胶样型等。乳头状腺瘤少见。腺瘤病理上还有变异类型,有嗜酸细胞腺瘤又称 Hürthle 腺瘤,较少见;不典型腺瘤,少见;透明细胞腺瘤,罕见;功能自主性腺瘤,又称毒性 TA 或高功能腺瘤,约占 1%。

2. 临床特征　肿瘤生长缓慢,患者一般无明显自觉症状。少数病例发生功能自主性腺瘤,出现甲状腺功能亢进症状。体检触及单个圆形或椭圆形肿块,质韧,表面光滑,无压痛,可随吞咽而活动。

3. 超声特征　TA 一般为单发,实性病灶多见。形态为椭圆形,呈平行位。内部等回声,少数为低回声;较大者易合并囊性变、出血或坏死、钙化灶或浓缩胶质。肿物边缘光整,CDFI 显示腺瘤内部血供程度不等,多数腺瘤内部可见丰富血流,周边常见较为完整的环绕血管。

四、临床拓展思维训练

请简答弹性超声的分类以及在甲状腺结节诊断中的应用(10 分)。

(1)弹性超声分为应变式弹性超声和剪切波式弹性超声两大类,两者都对甲状腺结节良恶性诊断有很好的辅助作用(1 分)。

(2)甲状腺结节的硬度表达有三种方式:质软、质中和质硬(1 分)。

(3)剪切波式弹性超声可以定量测定结节绝对硬度值,多用 KPa 表示,也可以定性表现结节硬度,多用深蓝色表达质地软,用红色表达质地硬(1 分)。

(4)应变式弹性超声可以用应变比(strain ratio,SR)进行半定量测定结节相对硬度,也常用红和绿色系表达结节的相对硬度,不同仪器红色和绿色表达含义不同(1 分)。

(5)目前不同仪器的弹性值无法相互参考,无统一标准(1 分)。

(6)鉴别甲状腺良恶性结节首选的剪切波弹性参数为最大硬度值 E_{max}(1 分)。

(7)首选的应变弹性参数鉴别甲状腺良恶性结节的指标为应变比 SR(1 分)。

(8)甲状腺结节硬度与结节的纤维组织含量呈正相关(1 分)。

(9)弹性超声表现为质地硬的甲状腺结节与甲状腺恶性结节高度相关,但滤泡亚型乳头状癌、滤泡癌和腺瘤弹性超声表现质地软(1 分)。

(10)C-TIRADS 联合弹性超声可以提高诊断准确度从 75%~88% 提高到 88%~92%,尤其对 ≤10mm 的甲状腺结节效果更显著(1 分)。

(李　晶)

病例 10 结节性甲状腺肿(nodular goiter,NG)

一、临床资料

1. 病史　患者,女,38 岁,因"复查甲状腺结节"就诊。无呼吸困难、声音嘶哑、无心慌和多汗。触诊甲状腺肿大，触及多个结节，质地韧。

2. 超声资料（图 5-10-1~ 图 5-10-6）

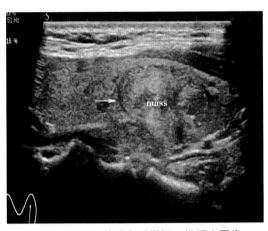

图 5-10-1　甲状腺左叶纵切二维超声图像
箭头所示为病灶。

mass. 肿物

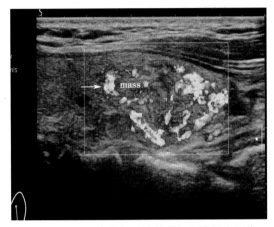

图 5-10-2　甲状腺左叶结节彩色血流超声图像
箭头所示为病灶。

mass. 肿物

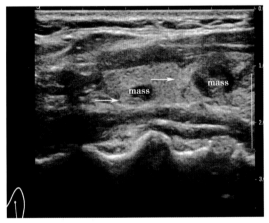

图 5-10-3　甲状腺左叶纵切二维超声图像
箭头所示为病灶。

mass. 肿物

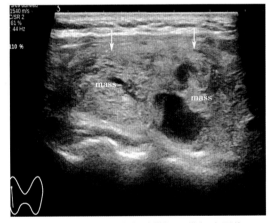

图 5-10-4　甲状腺右叶纵切二维超声图像
箭头所示为病灶。

mass. 肿物

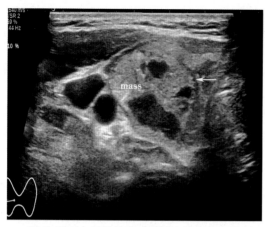

图 5-10-5　甲状腺右叶横切二维超声图像
箭头所示为病灶。
mass. 肿物

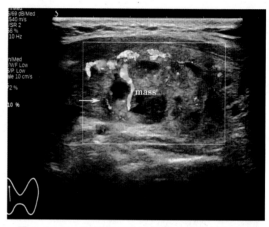

图 5-10-6　甲状腺右叶结节彩色血流超声图像
箭头所示为病灶。
mass. 肿物

3. 其他检查资料　甲状腺功能检查在正常范围内。

二、思考题及参考答案

1. 请结合病史及超声图像表现作出诊断(10 分)。

临床表现:成年女性患者,甲状腺结节多年,无明显不适。触诊甲状腺肿大,触及多个结节,质地韧(2 分)。

超声所见:图 5-10-1~ 图 5-10-6 显示甲状腺左叶和右叶多发结节二维图像和血流图像。左叶和右叶可见多个大小不等的结节,以囊实混合性结节为多,少数结节为实性等回声,呈水平位,椭圆形,边缘不清但是光整(3 分)。其中图 5-10-2 显示结节内部和周边丰富血流信号,部分血流有绕行。图 5-10-6 结节内部和周边中等血流信号,部分血流有绕行(3 分)。

超声诊断:甲状腺左右叶多发结节(C-TIRADS 3 类)(2 分)。

2. 请简述结节性甲状腺肿主要发病原因(10 分)。

(1)碘营养水平是重要因素:高碘和低碘水平都可以导致甲状腺疾病发生(3 分)。

(2)雌激素:甲状腺疾病更常见于女性人群(3 分)。

(3)电离辐射:是甲状腺癌唯一证实的外源性致病因素(1 分)。

(4)代谢综合征:与甲状腺肿发病有关(1 分)。

(5)肥胖:与甲状腺疾病具有相似的流行趋势(1 分)。

(6)遗传学因素(1 分)。

3. 请简述结节性甲状腺肿的治疗方法(10 分)。

对于非毒性良性甲状腺结节的理想治疗方式尚无共识(1 分)。

(1)多数单纯性结节性甲状腺肿多不需要治疗(3 分)。

(2)外科治疗,有严格的适应证,如巨大甲状腺肿(>80-100mL)或甲状腺肿持续增长等情况下可考虑手术治疗(3 分)。

(3)介入治疗,包括微波或射频消融治疗及注入硬化剂或无水酒精的硬化治疗(1 分)。

(4)放射性碘 [131] 治疗(1 分),促甲状腺激素(thyroid stimulating hormone,TSH)抑制治疗

（1分）。

三、要点与讨论

1. 流行病学　甲状腺疾病的发生率不断上升，以结节性甲状腺肿的发生率最高。结节性甲状腺肿是指地方性和散发性甲状腺肿晚期所形成的多发结节。流行病学表明在碘充足的地方，男女患结节性甲状腺肿的比例为1∶5。

2. 临床特征　结节性甲状腺肿一般无明显症状，但肿大的甲状腺可压迫周围组织产生相应的症状，如压迫气管造成呼吸困难，少数人压迫食管引起吞咽困难，喉返神经受压出现声音嘶哑。甲状腺肿大致胸廓入口处狭窄时可影响头颈部和上肢静脉回流。

3. 超声特征　甲状腺正常大小或两侧叶不对称性增大，内见多个回声不等的结节，多呈囊实混合回声，可伴有形态不同的钙化。CDFI显示结节内血供状态不等，有的增生结节内部血流丰富，甚至呈彩球状；以退化为主的结节内部无或少许血流信号。结节以外的腺体血供无明显增多。

四、临床拓展思维训练

发生于甲状腺区的结节，除了来源于甲状腺及甲状旁腺外，还要考虑到哪些疾病？其诊断意义是什么（5分）？

（1）梨状隐窝瘘：甲状腺左叶区多见，少数会双侧发生。小儿多见，以反复颈部疼痛和包块为主要临床表现。超声上甲状腺左叶上方或后方或侧方可见含气体的不规整包块为特征，超声正确提示为梨状隐窝瘘，患者可获得及时有效治疗（2分）。

（2）食管憩室：成人多见，一般无症状，以甲状腺结节复查为主诉居多。超声上在甲状腺左叶后内侧可见类圆形包块，内含气体。变换体位或饮水后气体发生形变，稍大者饮水时包块内可见水进入，该病容易误诊为甲状腺恶性结节而手术治疗（2分）。

（3）气管黏膜憩室：罕见，可发生在甲状腺左叶和右叶区的气管侧，表现为不均匀低回声结节，有时可见气体强回声，多切面扫查发现其与气管相延续（1分）。

（李　晶）

病例 11　甲状腺未分化癌（anaplastic thyroid carcinoma）

一、临床资料

1. 病史　患者，女，61岁，因"无明显诱因出现压气2天"就诊。曾诊断甲状腺肿物，压迫气管。由120转入我院急诊，至重症监护病房（intensive care unit，ICU）插管治疗。

2. 超声资料(图 5-11-1～ 图 5-11-3)

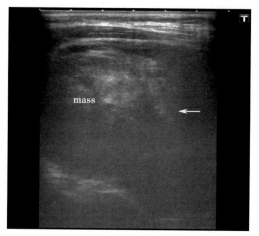

图 5-11-1 甲状腺左叶肿物线阵探头二维超声图像
箭头所示为病灶。
mass. 肿物

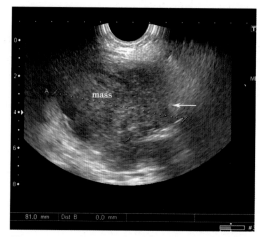

图 5-11-2 甲状腺左叶肿物腔内探头二维超声图像
箭头所示为病灶。
mass. 肿物

二、思考题及参考答案

1. 请结合病史及超声图像表现作出诊断(10 分)。

临床表现:老年女性,2 天前无明显诱因出现压气(2 分)。

超声所见:图 5-11-1 甲状腺左叶肿物呈实性低回声,肿物周围无正常甲状腺组织显示(2 分)。图 5-11-2 腔内探头显示肿物为 8cm,向胸骨后发展(3 分)。图 5-11-3 肿物内有微钙化(1 分)。

超声诊断:甲状腺左叶肿物(C-TIRADS 4C 类),不除外未分化癌(2 分)。

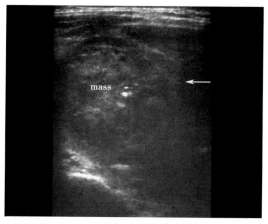

图 5-11-3 甲状腺左叶肿物线阵二维超声图像
箭头所示为病灶。
mass. 肿物

病理诊断:甲状腺癌,考虑未分化癌。

2. 请简述各种类型甲状腺癌的临床特点和差异(5 分)。

(1)甲状腺未分化癌生长速度很快,其他类型甲状腺癌都可以缓慢生长(1 分)。

(2)甲状腺滤泡癌女性多见,发病高峰年龄稍大,在 40～60 岁;甲状腺乳头状癌女性多见,发病高峰在 30～50 岁;甲状腺髓样癌发病年龄通常在 30～40 岁(1 分)。甲状腺乳头状癌和甲状腺髓样癌肿块可大可小,有隐匿癌之说;甲状腺滤泡癌偏大,没有隐匿癌之说(1 分)。甲状腺未分化癌在 60 岁以上多见,肿瘤较大(1 分)。

(3)血中降钙素升高可以确定甲状腺癌为甲状腺髓样癌,而其他甲状腺癌无相应肿瘤标志物(1 分)。

3. 请简述甲状腺少见癌的病理类型及预后（10 分）。

（1）恶性淋巴瘤：恶性程度较低的预后佳，高度恶性的淋巴瘤预后差（2 分）。

（2）转移癌：临床上报道较多的转移癌为肾透明细胞癌、乳腺癌和肺癌。多学科联合治疗也可起到一定的效果（2 分）。

（3）妊娠期甲状腺癌：妊娠前不存在肿瘤持续状态或者肿瘤复发的患者，妊娠事件本身并不增加这些患者的复发风险（3 分）。

（4）儿童及青少年分化型甲状腺癌：预后较好，死亡率低。年龄越小，发生肺转移的可能性越大。此外，女性的肺转移率更高（3 分）。

三、要点与讨论

1. 流行病学　甲状腺未分化癌预后最差，发病率(0.5~10)/10 万，占甲状腺恶性肿瘤的近 2%，近年来其发病率呈下降趋势。

2. 临床表现　甲状腺未分化癌好发于 60 岁以上老年人，该病临床表现复杂多变。常具有以下特点。

（1）症状多样性，或以消化、呼吸系统的某一症状为突出表现，如常伴有吞咽困难、声音嘶哑、呼吸不畅和颈区疼痛的症状。

（2）颈前常可触及板样硬肿物且发展迅速，边界不清，触诊活动度差和相对固定。

（3）早期即可发生淋巴道和血道的转移。

3. 超声特征　甲状腺未分化癌多为单发肿物，体积较大。肿物多呈不均质实性低回声，可伴钙化，边缘不光整，可见不规则突起。CDFI 显示血流多较丰富，多呈高阻频谱。少数患者有同心圆的层状结构，类似瘤中瘤的表现。个别因为坏死液化，肿瘤内部血流不丰富。

四、临床拓展思维训练

请简述超声之外的影像检查在甲状腺疾病诊断中的价值（10 分）。

（1）CT/ 增强 CT：能清晰显示甲状腺，对多数病例可作出良恶性的定性诊断。对复杂甲状腺肿瘤的临床判断具有独特优势（2 分）。

（2）磁共振成像：可以提供甲状腺和甲状旁腺大小形态边界血供信息，对肿物侵犯邻近结构，淋巴结转移可以全面评估。对术后复发评价也有一定作用（2 分）。

（3）分子影像检查：包括甲状腺显像和 PET/CT。

甲状腺显像：甲状腺组织具有摄取和浓聚碘(^{131}I)和锝(^{99m}TcO$_4^-$)的能力。一方面，可以用来观察甲状腺位置形态大小、甲状腺结节良恶性及功能判断。甲状腺结节可以根据核素摄取浓度不同分为冷、温、热三类。甲状腺大部分结节为冷结节，主要见于甲状腺癌，腺瘤，囊肿，出血、钙化及局灶性亚急性甲状腺炎，其恶性概率为 10%~20%。温结节大部分为良性结节，4% 由甲状腺癌引起。热结节单发的常见于功能自主性甲状腺腺瘤和极少数的滤泡型甲状腺癌。多发热结节可见于结节性甲状腺肿。单纯甲状腺显像难以判断甲状腺结节性质，应当结合超声（2 分）。

另一方面，甲状腺显像可以对甲状腺转移灶进行寻找。甲状腺滤泡癌、乳头状癌原发灶和转移灶通常具有较好的摄碘能力，适合甲状腺球蛋白水平升高，其他传统影像检查阴性时进行碘扫面有助于发现转移病灶（2 分）。

PET/CT：对于低分化甲状腺癌有利于准确分期及发现远处转移病灶，可以辅助超声诊断淋巴结转移。在常规影像学检查结果为阴性而病情怀疑进展或复发时 PET/CT 可以提供更多的信息(2 分)。

(李 晶)

病例 **12** 慢性淋巴细胞性甲状腺炎(chronic lymphocytic thyroiditis,CLT)

一、临床资料

1. 病史 患者,女,30 岁,因"手指关节疼痛、全身乏力半个月"就诊。门诊检查甲状腺功能异常。

2. 超声资料(图 5-12-1~ 图 5-12-3)

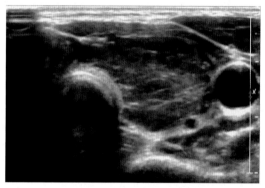

图 5-12-1 甲状腺横切二维图像

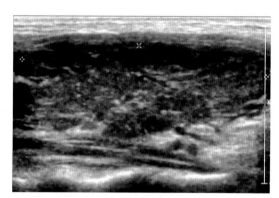

图 5-12-2 甲状腺纵切二维图像

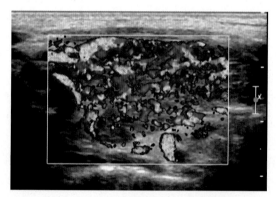

图 5-12-3 甲状腺纵切彩色血流图像

3. 其他检查资料　游离三碘甲状腺原氨酸 1.54pmol/L（降低），游离甲状腺素（free thyroxine，FT$_4$）5.15pmol/L（降低），促甲状腺激素 89.15mIU/L（升高），甲状腺过氧化物酶抗体 41.18IU/ml（升高），甲状腺球蛋白抗体>1 000IU/ml（升高）。

二、思考题及参考答案

1. 请结合病史及超声图像表现作出诊断（10 分）。

临床表现：成年女性患者，关节疼痛伴全身乏力（1 分）；实验室检查提示甲状腺功能减退、甲状腺球蛋白抗体和甲状腺过氧化物酶抗体增高（1 分）。

超声所见：图 5-12-1 甲状腺体积增大，尤以峡部增厚和前后径增厚明显（1 分），腺体表面凸凹不平，边缘变钝（1 分）。图 5-12-2 腺体回声明显减低，且低于颈前肌回声，呈现"网格样"改变（1 分）。图 5-12-3 腺体内血流明显增加，呈现"火海征"（1 分）。

超声诊断：慢性淋巴细胞性甲状腺炎（4 分）。

2. 请回答本病例的鉴别诊断（10 分）。

（1）亚急性甲状腺炎：应与局限型慢性淋巴细胞性甲状腺炎相鉴别。亚急性甲状腺炎病灶局部回声减低，边界模糊，形态不规整，病灶处甲状腺前被膜与颈前肌分界不清，数周至数月内病灶可逐渐蔓延，范围扩大，再到逐渐缩小直至消失；而局限型慢性淋巴细胞性甲状腺炎的甲状腺被膜完整可见，虽然病程的早中期病变在不断发展，但是没有前者变化快（2 分）。

（2）甲状腺癌：应与结节型慢性淋巴细胞性甲状腺炎相鉴别。边界模糊、内部出现簇状微小钙化、纵横比>1、结节附近甲状腺被膜模糊不清甚至出现破坏、实时剪切波弹性成像（shear wave elastography，SWE）提示硬度大，且其硬度与甲状腺组织的硬度差异大的要注意恶性；颈部淋巴结出现高回声团、强回声点、液化的要注意恶性（2 分）。

（3）甲状腺腺瘤：应与结节型慢性淋巴细胞性甲状腺炎相鉴别。如果病变单发、有包膜、边界清晰、周边有较完整血流环绕的病灶，则甲状腺腺瘤的可能性大；多发的、回声相似的、无包膜的病灶，则结节型慢性淋巴细胞性甲状腺炎可能性大（2 分）。

（4）结节性甲状腺肿：应与结节型慢性淋巴细胞性甲状腺炎相鉴别。结节型慢性淋巴细胞性甲状腺炎的结节大小相差不多，内部回声相对一致；而结节性甲状腺肿的结节大小不等，内部回声不均匀、呈多样性改变。长期复查可发现：结节型慢性淋巴细胞性甲状腺炎相对结节性甲状腺肿常有较明显的变化（2 分）。

（5）木样甲状腺炎：又称慢性纤维性甲状腺炎。病变常超出甲状腺范围，侵袭周围组织，与皮肤粘连，不随吞咽活动，周围淋巴结不大（2 分）。

3. 慢性淋巴细胞性甲状腺炎不同病程阶段在超声图像上有什么改变（10 分）？

（1）病程早期：甲状腺体积基本正常或轻微增大，内部回声粗糙，可伴有散在小的低回声区，血流稍增多（3 分）。

（2）病程中期：甲状腺体积增大，尤以峡部增厚和前后径增厚明显，回声明显减低，呈现"网格样"，血流明显增加，呈现"火海征"（4 分）。

（3）病程晚期：甲状腺体积缩小，回声粗糙增高，血流基本正常、稍多或减少（3 分）。

三、要点与讨论

1. 病理、分型及流行病学　慢性淋巴细胞性甲状腺炎又称桥本甲状腺炎（Hashimoto

thyroiditis, HT),是一种以自身甲状腺组织为抗原的慢性自身免疫性疾病,被认为是环境因素、遗传因素、易感基因共同作用的结果。本病好发于30~50岁的青中年女性。镜检见病变甲状腺滤泡破坏、萎缩,滤泡上皮嗜酸性变和间质内淋巴细胞和浆细胞浸润,并有突出生发中心的淋巴滤泡形成和不同程度的纤维化。

根据组织学类型可把慢性淋巴细胞性甲状腺炎分为淋巴样型、纤维型、纤维-淋巴样型;根据病变范围可把该病分为弥漫型、局限型、结节型。

2. 临床特征　慢性淋巴细胞性甲状腺炎发病缓慢,病程较长,早期可无明显症状,随着病程延长可出现甲状腺肿大,少数患者有颈部压迫感或甲状腺区的隐痛、轻压痛。晚期甲状腺体积减小,甲状腺功能减退。

血甲状腺球蛋白抗体和抗甲状腺微粒体抗体(如甲状腺过氧化物酶抗体)明显增高。

本病易与其他自身免疫性疾病共存,如恶性贫血、系统性红斑狼疮、类风湿性关节炎、萎缩性胃炎等,还可与甲状腺功能亢进、结节性甲状腺肿、甲状腺癌并存。

3. 超声特征

(1)灰阶超声图像可分为弥漫型、局限型和结节型三种类型。

弥漫型慢性淋巴细胞性甲状腺炎表现为甲状腺弥漫性肿大,两侧叶前后径及峡部明显增厚,病程后期可表现为腺体萎缩。双侧腺体回声弥漫性减低、不均,且低于颈前肌的回声,可有"网格样"改变,有时可见许多散在的小低回声,可有小的囊性变。

局限型慢性淋巴细胞性甲状腺炎表现为上述病变仅局限在某一区域。

结节型慢性淋巴细胞性甲状腺炎表现为甲状腺内出现结节样病灶,多为边界清晰、无占位效应的圆形或椭圆形的高回声或等回声、低回声病灶,少数病例在结节内部可出现大小不一的钙化灶或液性区。

(2)彩色多普勒血流显像早期病变腺体内血流信号基本正常或稍增加,随着病情进一步发展,血流弥漫性增加,有时呈"火海征";病程后期血流信号仅轻度增加或无明显增加甚至减少。频谱多普勒表现为病程早中期甲状腺上动脉流速加快,血流量增多。

四、临床拓展思维训练

1. 甲状腺的超声检查及介入方面有哪些新进展(10分)?

除了常规的超声二维检查、彩色多普勒检查外,近年来超声造影检查、超声弹性成像也应用在甲状腺检查中,对甲状腺疾病的诊断和鉴别诊断发挥了积极的作用(6分)。

另外,超声引导下细针穿刺技术为甲状腺疾病的术前明确诊断提供了可靠的依据;消融技术为甲状腺疾病的治疗提供了新的发展方向(4分)。

2. 请回答慢性淋巴细胞性甲状腺炎背景下常见的甲状腺结节样病灶的超声造影表现(10分)。

(1)甲状腺腺瘤:超声造影剂进入肿块时间早于正常甲状腺组织,且肿块廓清时间晚于周围正常甲状腺组织,即快进慢出,内部呈高增强;如果腺瘤有囊性变,则该处无造影剂进入(2分)。

(2)结节性甲状腺肿:结节与背景基本同步显影,达峰时病灶增强程度呈等增强或低增强,少数为高增强(2分),结节周边伴有或无环状增强(2分)。

(3)甲状腺恶性肿瘤:表现为不均匀低增强及延迟增强(2分)。

（4）慢性淋巴细胞性甲状腺炎结节：全程等增强或稍高增强，与周围组织背景分界欠清（2分）。

（苏庆华）

病例 13 亚急性甲状腺炎（subacute thyroiditis，SAT）

一、临床资料

1. 病史　患者，女，57岁，因"颈部疼痛近2个月"就诊。8个月后复诊，自述无明显症状。
2. 超声资料（图5-13-1～图5-13-6）

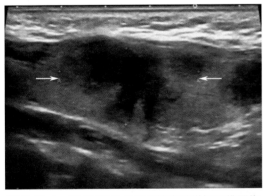

图5-13-1　2016年8月甲状腺右叶纵切二维图像
箭头所示为病灶。

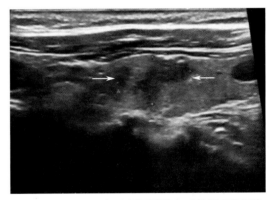

图5-13-2　2016年8月甲状腺左叶纵切二维图像
箭头所示为病灶。

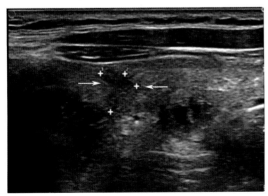

图5-13-3　2017年4月甲状腺右叶纵切二维图像
箭头所示为病灶。

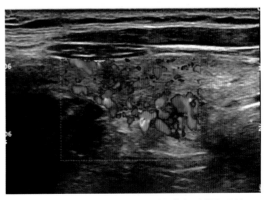

图5-13-4　2017年4月甲状腺右叶纵切彩色
血流图像

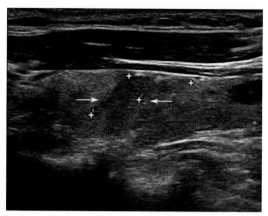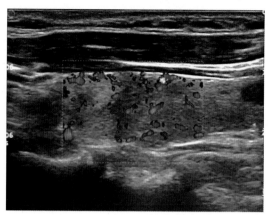

图 5-13-5 2017 年 4 月甲状腺左叶纵切二维图像 箭头所示为病灶。

图 5-13-6 2017 年 4 月甲状腺左叶纵切彩色血流图像

二、思考题及参考答案

1. 请结合病史及超声图像表现作出诊断(10 分)。

临床表现:中年女性患者,颈部疼痛近 2 个月;8 个月后症状基本消失(2 分)。

超声所见:患者首次来诊时,如图 5-13-1、图 5-13-2 甲状腺病变处范围较大,回声减低,边界模糊,形态不规整,与颈前肌之间的分界欠清晰;8 个月后复查时,图 5-13-3~图 5-13-6 病变范围明显减小,内部回声虽然仍为低回声,但较之前更接近正常组织的回声,血流也与正常组织无明显差别(4 分)。

超声诊断:亚急性甲状腺炎(4 分)。

2. 请回答本病例的鉴别诊断(10 分)。

(1)急性化脓性甲状腺炎:病变处显示为不均质低回声区,边界模糊、不清;形成脓肿时,可见不规则的液性回声区(2 分)。

(2)甲状腺癌:亚急性甲状腺炎如为单侧结节样病灶,应与甲状腺癌相鉴别。前者形态不规则,后方无回声衰减,周边无血管绕行,可见原有的甲状腺血管在病灶内穿行。动态观察可发现病灶开始位于一侧叶,也可蔓延至对侧,3~6 个月后,病灶逐渐缩小甚至完全恢复正常。而后者形态不规则,边缘可呈蟹足样改变,内部可有微小钙化,后方可有回声衰减,周围血管移位、绕行(4 分)。

(3)局限型慢性淋巴细胞性甲状腺炎:甲状腺无触痛,不发热,血中甲状腺球蛋白抗体和微粒体抗体滴度远高于亚急性甲状腺炎。亚急性甲状腺炎病灶变化特征有助于两者鉴别(4 分)。

3. 请回答本病的预后,及其对应的超声图像改变(10 分)。

亚急性甲状腺炎是一种自限性疾病,病程一般持续数月,多数病例的病灶可自行缓解消失(3 分),超声上显示肿大的甲状腺体积逐渐恢复正常,病灶范围逐渐缩小,回声由低回声逐渐恢复至正常的中等回声,血流信号由丰富转为和周围组织一致(3 分)。但是也有个别病例病程迁延反复,甲状腺组织受到明显破坏,超声图像上显示病变处回声增高、粗糙不均匀,且与颈前肌分界不清,血流信号减少或正常,病灶不能完全吸收,甚至导致甲状腺功能减退(4 分)。

三、要点与讨论

1. 病因及流行病学 亚急性甲状腺炎(SAT)临床变化复杂,且易复发,但多数患者可痊愈。本病多见于中年妇女,可因季节或病毒流行而有人群发病的特点,夏季是本病高发期。本病的病因尚未完全阐明,一般认为和病毒感染有关。

2. 临床特征 起病前 1~3 周,患者常有病毒性上呼吸道感染。甲状腺仅略微肿大,全身症状轻微,多数病例甲状腺功能正常。典型者整个病期可分为早期的伴甲状腺功能亢进期;中期的伴甲状腺功能减退期;后期为恢复期。

本病病程长短不一,可自数星期至半年以上,一般为 2~3 个月,故称亚急性甲状腺炎。病情缓解后,尚可能复发。

3. 超声特征

(1) 灰阶超声图像:患侧甲状腺肿大,被膜下病灶常使甲状腺与颈前肌之间的间隙模糊或消失。甲状腺腺体内见边界模糊的斑片状低回声区,即"洗出"征("wash-out"sign),为本病的特征表现。病变可局限在一侧叶内的一个病灶或多个病灶,也可蔓延至对侧,甚至整个甲状腺;炎症恢复期低回声区缩小甚至消失,直至恢复正常;极少数病例病变不能完全恢复,形成较持久的粗糙中低回声。

(2) 彩色多普勒血流显像:显示病灶内原有血管自如穿行,周边无明显环绕血管。病程初期病灶内部血流增多,恢复期逐渐减少至正常。

(3) 弹性成像:病灶处硬度达到Ⅲ~Ⅳ级,病变范围略超出灰阶图像所示。

四、临床拓展思维训练

1. 亚急性甲状腺炎合并的颈部淋巴结肿大与甲状腺癌的颈部淋巴结转移如何在超声图像上加以区分(10 分)?

半数以上的亚急性甲状腺炎患者会同时合并颈部淋巴结肿大,表现为淋巴结皮质增厚、淋巴结内有少许点状强回声,但淋巴结的结构存在,未出现淋巴门消失、囊性变等改变(5 分);而甲状腺癌转移导致的淋巴结肿大,不仅皮质增厚,而且常常在增厚的皮质低回声中出现高回声团、无回声区、微小钙化灶等改变,淋巴门偏位或消失,血流显示丰富(5 分)。

2. 如果患者以"甲状腺功能亢进"来诊,在给患者行超声检查时,应考虑到哪些疾病(10 分)?

如果患者以"甲状腺功能亢进"来诊,首先应考虑到导致原发性甲状腺功能亢进的毒性弥漫性甲状腺肿(2 分),还要考虑到导致继发性甲状腺功能亢进的亚急性甲状腺炎(2 分)、慢性淋巴细胞性甲状腺炎(2 分)、功能性腺瘤(2 分)、急性化脓性甲状腺炎(2 分)等疾病,并在超声图像上加以验证和鉴别。

(苏庆华)

病例 **14** 甲状旁腺腺瘤（parathyroid adenoma）

一、临床资料

1. 病史　患者,女,36 岁,肾病综合征 17 年,尿毒症 4 年,病情加重 1 个月
2. 超声资料（图 5-14-1~ 图 5-14-3）

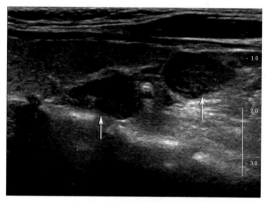

图 5-14-1　甲状腺右叶纵切二维图像
箭头所示为病灶。

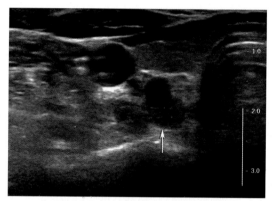

图 5-14-2　甲状腺右叶横切二维图像
箭头所示为病灶。

3. 其他检查资料　甲状旁腺激素 2 192ng/L（升高）。核医学甲状旁腺显像（图 5-14-4）。

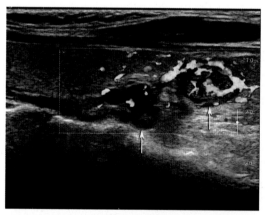

图 5-14-3　甲状腺右叶纵切彩色血流图像
箭头所示为病灶。

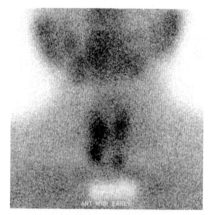

图 5-14-4　核医学甲状旁腺显像:
病变处放射性浓聚

二、思考题及参考答案

1. 请结合病史及超声图像表现作出诊断(10 分)。

临床表现:成年女性患者,既往确诊肾病综合征尿毒症期,间断透析;甲状旁腺激素水平升高;核素显像显示甲状旁腺区放射性浓聚(2 分)。

超声所见:图 5-14-1、图 5-14-2 甲状腺右叶下方可见两个结节,内部呈现不均匀低回声。图 5-14-3 结节内部及周边血流丰富(4 分)。

超声诊断:甲状旁腺腺瘤(4 分)。

病理诊断:甲状旁腺神经内分泌肿瘤,倾向甲状旁腺腺瘤(图 5-14-5)。

2. 请回答本病例的鉴别诊断(10 分)。

(1)结节性甲状腺肿:当结节性甲状腺肿的结节向外突出时,需要和甲状旁腺腺瘤相鉴别。前者向外突出的结节周围大部分都能观察到甲状腺组织,其后方可见甲状腺包膜,而后者病变前方可见甲状腺的包膜,且呈受压改变;前者结节回声多种多样,可有实性、囊性、囊实混合性及伴有强回声,而后者病变内部多为实性低回声,少数病例可伴有液性回声;甲状旁腺腺瘤的血流通常较结节性甲状腺肿丰富(4 分)。

(2)颈部淋巴结:淋巴结在颈部分布位置广泛,通常为扁椭圆形结构,由外周的低回声皮质和内部的高回声髓质组成,淋巴门清晰可见。甲状旁腺腺瘤病变内部呈低回声,偶有液性回声出现,但没有门样结构,且血流较丰富(3 分)。

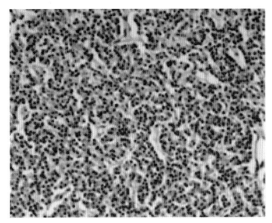

图 5-14-5　镜下:甲状旁腺细胞增生,结节状及巢片状排列,其间及周围散在脂肪组织(HE 染色,×100)

(3)颈部淋巴瘤:病变早期可单发,以后病灶逐渐增多;肿瘤形态饱满,近圆形,内部多为均匀的极低回声,晚期可伴出血坏死;彩色多普勒显示肿瘤内部出现树枝状或杂乱的丰富血流信号(3 分)。

3. 甲状旁腺腺瘤的好发因素有哪些(10 分)?

(1)遗传因素:与人白细胞抗原存在一定的遗传标记有关(3 分)。

(2)饮食不健康:缺碘、高碘均可诱发甲状旁腺腺瘤(4 分)。

(3)长期辐射(3 分)。

三、要点与讨论

1. 胚胎发育　甲状旁腺起源于胚胎时期的第 3 对及第 4 对咽囊背侧的上皮细胞,至胚胎第 8 周,自第 3 对咽囊形成的一对甲状旁腺向下移动较远,形成下甲状旁腺;自第 4 对咽囊形成的甲状旁腺,向下移动较近,形成上甲状旁腺。在甲状旁腺迁移过程中,常有小块组织游离,形成数个小型异位甲状旁腺。甲状旁腺异位时可位于甲状腺上极之上、颈总动脉鞘周围,或附着在胸腺表面或包埋于胸腺内,也可埋入甲状腺内,或异位于食管气管沟内、前上纵隔,甚至主动脉弓以下水平。

2. 病因及分型　本病主要是由过多的甲状旁腺激素分泌引起的。根据细胞不同主要分为 3 种类型:主细胞腺瘤、嗜酸细胞腺瘤、透明细胞腺瘤;根据其是否合成甲状旁腺激素分为功能性和无功能性。

3. 临床特征　甲状旁腺腺瘤的临床表现多种多样,可分为局部表现和全身表现。局部表现:部分患者可出现病灶部位的局部刺激和疼痛感、声音嘶哑、轻微下咽障碍等症状;全身表现:分为神经系统症状、骨骼及关节肌肉系统症状、泌尿系统症状和高血钙综合征等,可单独出现或合并存在。

4. 超声特征

(1)肿瘤多为单发,少数为2个或2个以上。

(2)通常位于甲状腺后方或下方与颈长肌、颈总动脉与气管之间,少数可异位于其他部位。

(3)肿瘤呈椭圆形、三角形或不规则形,其长轴与身体长轴平行。

(4)边界清晰、规则,可见高回声包膜。

(5)内部为均匀低回声,少数可伴有钙化灶或囊性变。

(6)肿瘤内部血供丰富,前缘常有明显的血管绕行,并可见多条分支进入瘤体内。

四、临床拓展思维训练

1. 在检查甲状旁腺时,有哪些注意事项(10分)?

(1)由于甲状旁腺位置更深,使用的探头频率应更低,特别是甲状旁腺明显增大时(3分)。

(2)异位甲状旁腺常见于食管后、胸骨上窝、颈动脉鞘内或甲状腺内,应仔细扫查(4分)。

(3)嘱患者做吞咽动作,使病灶提升,同时采用扇形探头(扫查方向朝向足侧)在胸骨上窝和锁骨上方进行探测,有助于发现异位于锁骨或胸骨后方的病灶(3分)。

2. 在甲状旁腺疾病的诊断与治疗中有哪些新技术的应用(10分)?

(1)超声造影技术:甲状旁腺超声造影表现为整体均匀、轮廓清晰的等增强(1分),甲状旁腺腺瘤在超声造影过程中会形成增强环(1分),热消融后超声造影主要表现为消融区域无造影剂灌注(1分)。因此超声造影在甲状旁腺的识别、术前定位、疾病诊断及消融术后评估等方面有较大的应用价值。

(2)超声弹性成像技术:正常甲状旁腺组织较其周围的正常甲状腺组织软,甲状旁腺疾病的弹性也各有不同(1分),因此应用超声弹性成像技术,通过对弹性值、平均弹性值和弹性指数比的分析(1分),可以把甲状旁腺与周围组织区分开来,并对甲状旁腺疾病进行鉴别。

(3)超声引导下囊肿的穿刺抽吸及硬化治疗技术:通过对甲状旁腺囊肿内囊液的抽吸及无水乙醇或聚桂醇等硬化剂的注入冲洗,可导致囊壁的上皮细胞坏死、纤维化,从而达到永久闭塞囊肿、防止复发的治疗目的(1分)。此项技术具有操作简单、创伤小、并发症少、廉价等优点,已逐渐取代传统手术,其疗效也已经被临床认可(1分)。

(4)超声引导下的组织细胞学检查技术:在超声的引导下从病灶中取出组织或细胞,对其进行病理等检查以明确病灶的性质,可以有效鉴别甲状旁腺及淋巴结(1分)。

(5)超声引导下热消融治疗技术:目前在甲状旁腺疾病治疗中以微波消融及射频消融应用较为广泛,二者通过不同原理使病变组织短时间内温度迅速上升,细胞蛋白变性,组织发生凝固性坏死,以达到治疗的目的(1分)。与开放性手术相比,此项技术具有外表美观、创伤小、操作简便、可重复操作等优点。但是其长期疗效仍需要进一步随访观察(1分)。

（苏庆华）

病例 **15** 毒性弥漫性甲状腺肿(toxic diffuse goiter)

一、临床资料

1. 病史 患儿,女,8 岁,因"颈部增粗、多食 1 周"就诊。

2. 超声资料(图 5-15-1~ 图 5-15-3)

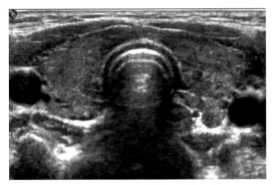

图 5-15-1 甲状腺横切二维图像

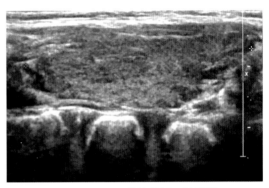

图 5-15-2 甲状腺纵切二维图像

3. 其他检查资料 游离三碘甲状腺原氨酸 (free triiodothyronine,FT$_3$) 12.39pmol/L(升高), 游离甲状腺素(FT$_4$)27.03pmol/L(升高),促甲状腺激素<0.003 8mIU/L(降低),甲状腺过氧化物酶抗体 46.94IU/ml(升高),甲状腺球蛋白抗体 284.34IU/ml(升高)。

二、思考题及参考答案

1. 请结合病史及超声图像表现作出诊断(10 分)。

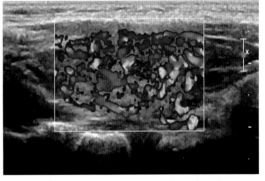

图 5-15-3 甲状腺纵切彩色血流图像

临床表现:女性患儿,颈部增粗、多食,游离三碘甲状腺原氨酸增高,游离甲状腺素增高,促甲状腺激素下降,甲状腺过氧化物酶抗体及甲状腺球蛋白抗体增高(2 分)。

超声所见:图 5-15-1、图 5-15-2 甲状腺轻度弥漫性增大,被膜与颈前肌分界清晰可见,回声粗糙不均匀。图 5-15-3 腺体内血流极丰富(4 分)。

超声诊断:毒性弥漫性甲状腺肿(4 分)。

2. 请回答本病例的鉴别诊断(10 分)。

(1)单纯性甲状腺肿:系地方性缺碘引起的疾病,也有散发性病例。超声表现为甲状腺增大,回声正常或不均,CDFI 示血流信号及流速无明显增加。甲状腺功能正常或减退(3 分)。

(2)结节性甲状腺肿:部分毒性弥漫性甲状腺肿可表现为腺体散在的回声减低,从声像图上与结节性甲状腺肿不易区分。但结节性甲状腺肿的腺体内常形成纤维间隔及多个结节,甲状腺两侧叶不对称增大,血流信号及流速无明显增加;而毒性弥漫性甲状腺肿的腺体呈弥漫性肿大,内部血流极丰富,呈"火海征"(4分)。

(3)慢性淋巴细胞性甲状腺炎:甲状腺增大,多为前后径改变明显;腺体可呈现"网格样"改变,还可出现散在的低回声、高回声结节,随着病情动态的发展,病变晚期腺体缩小、回声粗糙增高。另外慢性淋巴细胞性甲状腺炎血中抗甲状腺球蛋白和抗甲状腺微粒体抗体明显增高,也可为诊断提供帮助(3分)。

3. 在超声图像上如何寻找甲状腺上动脉?甲状腺上动脉参数测量对毒性弥漫性甲状腺肿有何临床意义?(10分)?

在颈部纵切面上扫查,显示甲状腺长轴图像,寻找其上极结构,在其外侧缘可见"树杈"状的甲状腺上动脉的主干、前支和后支,并进行参数测量(4分)。

在毒性弥漫性甲状腺肿患者中甲状腺上动脉的参数[内径、v_{max}、阻力指数(resistance index,RI)]指标会增加,v_{max}通常超过80cm/s,对临床诊断有重要的指导意义(2分);而治疗后上述各个指标都有明显下降,与治疗前变化十分显著,对临床疗效具有重要的判定作用(2分);在慢性淋巴细胞性甲状腺炎中,甲状腺上动脉各项指标也会上升,但是不如毒性弥漫性甲状腺肿升高明显,因此,甲状腺上动脉参数测量对于二者的鉴别也有一定的参考价值(2分)。

三、要点与讨论

1. 病因病理及流行病学 毒性弥漫性甲状腺肿又称原发性甲状腺功能亢进症、突眼性甲状腺肿或格雷夫斯(Graves)病,是一种伴甲状腺激素分泌增多的特异性自身免疫病。本病多见于20~40岁青年女性,男女比例约1:5。

甲状腺的主要病理变化是实质组织的增生和肥大。

该病发病原因多样,遗传基因、各种原因导致的精神异常、免疫系统异常都会导致甲状腺功能亢进的发生。

2. 临床特征 毒性弥漫性甲状腺肿的临床表现并不限于甲状腺,而是一种多系统的综合征。

除弥漫性甲状腺肿大以外,毒性弥漫性甲状腺肿的临床表现还包括:高代谢综合征;神经系统、消化系统、血液和造血系统、运动系统、生殖系统、内分泌系统、皮肤及肢端等的异常及眼球突出等表现。

3. 超声特征

(1)灰阶超声图像:甲状腺弥漫性对称性肿大,被膜规整;腺体回声粗糙不均匀,可分为弥漫回声减低型、散在回声减低型,部分病例因形成纤维分隔而出现条状高回声。

(2)彩色多普勒血流显像:血流信号丰富,表现为"火海征",多数病例甲状腺上、下动脉流速明显加快,阻力减低。

四、临床拓展思维训练

毒性弥漫性甲状腺肿患者常伴有多器官的改变,还应行哪些部位的超声检查(10分)?

毒性弥漫性甲状腺肿的患者常常伴有多器官的改变,还需行以下检查:检查心脏,有无心律不齐、心脏扩大及心力衰竭等严重情况(2分);观察眼部,有无眼外肌和球后组织水肿所致的浸润性突眼(2分);检查子宫附件或睾丸附睾,排除其他器质性病变所致的月经不调或阳痿(2分);查看肝脏有无肿大（2分）；检查指端肌骨，观察有无指端软组织肿胀所形成的杵状指等表现（2分）。

（苏庆华）

病例 **16** 多形性腺瘤（pleomorphic adenoma）

一、临床资料

1. **病史**　患者，女，47岁，因"发现左耳下肿物1年"就诊。肿物约黄豆粒大小，无痛，近期肿物变大，患病以来无明显不适。

2. **超声资料**（图5-16-1～图5-16-3、视频5-16-1、视频5-16-2）

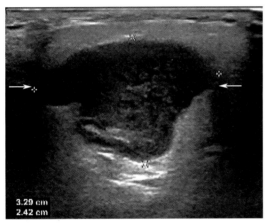

图5-16-1　腮腺肿物纵切二维图像
箭头所示为左侧腮腺内病灶。

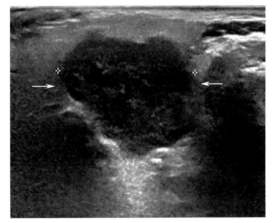

图5-16-2　腮腺肿物横切二维图像
箭头所示为左侧腮腺内病灶。

视频5-16-1　　视频5-16-2

3. **其他检查资料**　腮腺MRI平扫显示左侧腮腺内肿物（图5-16-4）。

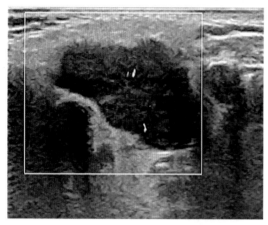

图 5-16-3 腮腺肿物彩色血流图像

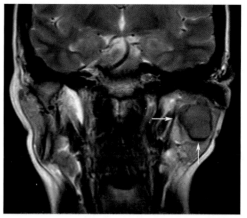

图 5-16-4 MRI 平扫：冠状位见左侧腮腺内团块状等 T_1 等 T_2 信号影，T_2 抑脂高信号，信号大致均匀，边界清晰光滑（如箭头所示）

二、思考题及参考答案

1. 请结合病史及超声图像表现作出诊断（10 分）。

病例临床表现：中年女性（1 分），发现左耳下无痛性肿物 1 年（2 分）。

超声所见：图 5-16-1、图 5-16-2 和视频 5-16-1 显示左侧腮腺内见一实性肿物，边界较清（1 分），形态不规整呈分叶状（1 分），内呈不均匀低回声伴少许高回声（1 分），肿物后方回声增强（1 分）。图 5-16-3 和视频 5-16-2 显示肿物周边及内部见少许血流信号（1 分）。

超声诊断：左侧腮腺内实性肿物，考虑多形性腺瘤可能性大（2 分）。

病理诊断：左侧腮腺多形性腺瘤。

2. 请回答本病的鉴别诊断（10 分）。

（1）恶性肿瘤：多见于 50 岁以上患者（1 分），典型声像图表现为肿物边界不清，形态不规则，呈浸润性生长，可累及邻近组织及淋巴结，内部回声不均匀，血流丰富且杂乱（3 分）。

（2）其他常见良性肿瘤：沃辛（Warthin）瘤多见于 50 岁以上老年男性患者，常有吸烟史，可双侧或同侧多发，肿块常有消长史（1 分）；声像图表现为肿物边界清，形态规则，内呈不均匀低或极低回声，液化常见，典型者呈"网格样"，瘤体内血流信号丰富，肿块后方回声增强（2 分）。基底细胞腺瘤多见于 50 岁以上女性，常有近期快速增大表现（1 分）；声像图表现为肿物边界清，形态规则，内呈均匀低回声且常有较大范围囊性变，血流丰富（2 分）。

3. 请说出本病的病理分型（10 分）。

根据间质与上皮成分的比例，将多形性腺瘤分成 4 型（以下每项 2 分）。

（1）Ⅰ型：为经典的多形性腺瘤，间质量占肿瘤的 30%~50%。

（2）Ⅱ型：间质量约占肿瘤的 80%。

（3）Ⅲ型：间质量占肿瘤的 20%~30%。

（4）Ⅳ型：间质量与Ⅲ型间质比例相似，但上皮结构相对单一。

为了更好分类以及实际操作，可将多形性腺瘤简化分为间质缺乏型（间质含量<40%）、中间型（间质含量 40%~60%）、间质丰富型（间质含量>60%），以后 2 型常见。（2 分）

三、要点与讨论

1. 病理及流行病学　多形性腺瘤是涎腺最常见的良性上皮来源的肿瘤,约占全部涎腺肿瘤的 60%,其中 85% 发生在腮腺,8% 发生于颌下腺,因其组织学形态呈显著的多形性及混合性又称混合瘤。组织病理:肿瘤一般直径为 3~5cm,较小的肿瘤多边界清,形态规则,可见完整包膜,但厚薄不一;瘤体较大时,由于肿瘤的非均匀性膨胀生长而呈分叶状或不规则结节状,且可以局部浸润包膜使包膜不完整。镜下可见构成多形性腺瘤的主要成分为肿瘤性上皮组织、黏液样组织和软骨样组织,根据各组织所占比例,可将多形性腺瘤分为间质缺乏型(或细胞丰富型)、中间型和间质丰富型,以后 2 型常见。多形性腺瘤的生物学特性属于交界性肿瘤,有一定复发及恶变倾向。复发的原因主要有肿瘤包膜的不完整以及摘除肿瘤时残留下肿瘤伪足、子瘤或肿瘤破裂及溢出。一般而言,间质丰富型易复发,而间质缺乏型易发生恶变,特别是年龄较大者或多次复发后,因此多形性腺瘤病理分型的进一步判断对治疗方案的选择有重要意义。

2. 临床特征　可发生于任何年龄,以 30~50 岁多见,女性稍多于男性,单发,呈无痛、缓慢生长的肿块。发生于腮腺者多位于浅叶,表现为以耳垂周围或耳屏前方的肿物,瘤体大小不等,小肿物可呈圆形,触之表面光滑,活动度好,软硬不等;较大肿物可扪及表面不光滑的小结节;巨大者肿瘤表面皮肤凹凸不平,呈明显的结节状;约 10% 的肿瘤位于深叶,当瘤体较大出现咽部异物感或吞咽障碍时才被发现。

3. 超声特征

(1)二维超声:肿瘤多位于浅叶,单发,边界清。瘤体较小时形态规则呈圆形或椭圆形;瘤体较大时形态常不规则呈分叶状;或由于下颌骨遮挡,肿瘤绕行往深叶呈"铸形"生长,呈较特殊的"梨"或"倒三角"形。内呈低回声为主,分布均匀或不均匀(取决于瘤内组织成分,上皮组织及软骨样组织呈实性低回声,黏液样组织呈无回声且散在分布),钙化少见。肿瘤后方回声增强。大多数肿瘤包膜完整,但厚薄不一,少部分包膜可不完整。

(2)CDFI:肿瘤内部血流往往不丰富,呈短条状及点状,周边可见血流包绕,典型者呈"提篮样";少部分肿瘤内部血流较丰富。

(3)超声造影:多表现为慢进或等进、等退或慢退,以向心性低或等增强为主,造影剂分布不均匀,可见无增强区,增强后边界清晰、大小无明显变化,大部分可见完整或不完整增强环。对多形性腺瘤在超声造影下不同的图像表现特征,有研究显示可能与多形性腺瘤的病理分型有关。间质丰富型多形性腺瘤瘤内间质含量较多,其内宏观及微血管分布稀疏散在,血供不丰富,造影剂进入肿瘤的总量相对较少,灌注和排空较慢,呈相对"慢进慢退"型;而间质缺乏型多形性腺瘤则相反,呈相对"快进快退"型,基于此,超声造影可能有助于对多形性腺瘤病理分型的进一步判断,进而指导临床手术方案的选择。

四、临床拓展思维训练

1. 请简述腮腺良恶性肿瘤超声造影的图像特征(10 分)。

(1)良性肿瘤:大多数良性肿瘤在增强后形态规则,边界清晰,肿块范围无增大,周边见完整增强环(5 分)。

(2)恶性肿瘤:大部分恶性肿瘤在增强后形态不规则,边界不清晰,肿块范围明显增大,且周边未见完整增强环或无增强环(5 分)。

2. 哪些临床表现提示多形性腺瘤可能发生恶变(10分,每项2分)?

当患者近期出现下列情况之一时,应当考虑多形性腺瘤恶变的可能。

(1)肿瘤短期内生长速度突然加快。

(2)出现持续性疼痛。

(3)自行破溃、出血。

(4)出现面部麻木或面瘫。

(5)颈部淋巴结肿大及吞咽困难等。

(刘 芳)

病例 **17** 沃辛瘤(Warthin tumor)

一、临床资料

1. 病史 患者,男,70岁,因"发现左侧腮腺下极肿物半个月"就诊。肿物约鸡蛋黄大小,无痛。自行服用抗炎药物1周无效。既往吸烟50余年,约20支/日。

2. 超声资料(图5-17-1~图5-17-3、视频5-17-1、视频5-17-2)

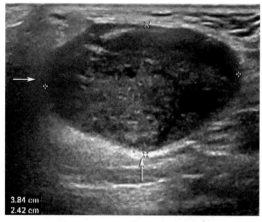

图5-17-1 肿物纵切二维图像
箭头所示为左侧腮腺内病灶。

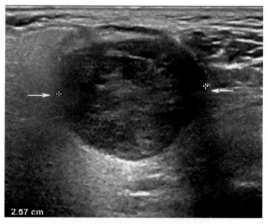

图5-17-2 肿物横切二维图像
箭头所示为左侧腮腺内病灶。

视频 5-17-1 ———— 视频 5-17-2

3. 其他检查资料　腮腺 CT 平扫显示左侧腮腺后下部占位(图 5-17-4)。

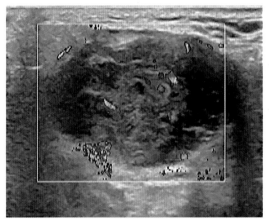

图 5-17-3　肿物彩色血流图像

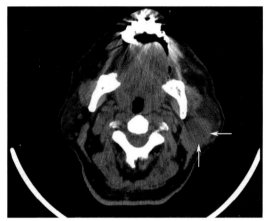

图 5-17-4　CT 平扫:左侧腮腺下部见类圆形软组织密度肿块,边界规整,密度均匀(如箭头所示)

二、思考题及参考答案

1. 请结合病史及超声图像表现作出诊断(10 分)。

临床表现:老年男性(1 分),发现左侧腮腺下极肿物半个月(1 分),抗炎治疗 1 周无效(1 分),有吸烟史(1 分)。

超声所见:图 5-17-1、图 5-17-2 和视频 5-17-1 显示左侧腮腺下极见一囊实混合性肿物,边界清,形态规整(2 分)。图 5-17-3 和视频 5-17-2 显示肿物实性部分内见丰富血流信号(2 分)。

超声诊断:左侧腮腺下极囊实混合性肿物,考虑腮腺 Warthin 瘤可能性大(2 分)。

2. 请回答本病的鉴别诊断(10 分)。

(1)多形性腺瘤:中年女性多见(1 分),单发(1 分),常为分叶状(1 分),内呈均匀或不均匀低回声,囊性成分少见(1 分),血流不丰富,以周边分布为主,典型者呈“提篮状”(1 分)。

(2)腮腺囊肿:当囊内囊液浑浊时易与肿瘤相混淆,但囊肿一般单发(1 分),边界清,内呈无回声且无“网格样”改变,内部无血流信号(1 分),后方回声明显增强(1 分)。

(3)腮腺内淋巴结反应性增生:当患者有全身或局部感染等炎症表现时,可出现淋巴结反应性增生,常多发,超声显示淋巴结门样结构及血流,多可于抗感染治疗后改善(2 分)。

3. 请分别给出三种常见的腮腺良性肿瘤与恶性肿瘤的名称(10 分)。

(1)良性肿瘤:多形性腺瘤,Warthin 瘤,基底细胞腺瘤(5 分)。

(2)恶性肿瘤:黏液表皮样癌,腺样囊性癌,腺泡细胞癌(5 分)。

三、要点与讨论

1. 病理及流行病学 Warthin 瘤又称淋巴瘤性乳头状囊腺瘤或腺淋巴瘤,发生率占涎腺肿瘤的 6%,是仅次于多形性腺瘤的良性肿瘤,95% 发生于腮腺。Warthin 瘤好发于 50~70 岁男性,可单侧多发或双侧同时出现。目前认为,大部分 Warthin 瘤来源于淋巴结中的异位涎腺上皮,而涎腺中一般只有腮腺内才有淋巴结,且常位于浅叶后下极。病因不清,公认的最主要的发病因素是吸烟。组织病理:肿物大小一般在 3~6cm,有包膜,与周围组织界限清晰,呈圆形或卵圆形,表面光滑,质地较软,有时呈囊性感,剖面部分呈实性,部分呈囊性,囊腔大小不等,囊壁呈乳头状突向腔内,散在的小囊腔及分隔形成"网格状"表现,囊腔内含有黏液或胶冻样物。镜下:肿瘤由上皮细胞和淋巴样组织组成,在其被膜内外及淋巴间质内有丰富的血管及毛细血管分布。Warthin 瘤术后复发率在 5%~25%,这可能并非真正复发,而是由于肿瘤具有多中心或多灶性的特点,癌变者极少。

2. 临床特征 50 岁以上中老年人多见,男性明显多于女性,且常有吸烟史。绝大多数肿瘤位于腮腺后下极,可表现为双侧或同侧多发,呈缓慢膨胀性生长。病程长短不一,但较其他良性肿瘤病期短,其原因是部分肿瘤伴发炎症促使患者就诊,肿块时大时小、有消长史是 Warthin 瘤突出的临床特点之一。肿瘤表面光滑,质地较软,有弹性感,活动度好。

3. 超声特征

(1)二维超声:双侧腮腺或单侧腮腺浅叶或下极探及单个或多个团块,边界清(合并感染时边界可模糊),形态规整,呈圆形或椭圆形,内呈不均匀低或极低回声,可见大小不等的液性暗区,典型者呈"网格状"改变,此特点是二维超声诊断 Warthin 瘤的重要依据,肿块后方回声多增强。

(2)CDFI:Warthin 瘤的彩色血流是所有涎腺肿瘤中最为丰富的,以瘤体内部为多,可呈门样或分枝状;少数病例也可表现为血流不丰富,仅见少许点状及短条状血流。

(3)超声造影:表现为等进或快进、慢退、非向心性增强,高增强或不均匀增强,可见无增强区,增强后肿块边界清晰、范围不增大,可见完整增强环。

四、临床拓展思维训练

1. 当临床怀疑 Warthin 瘤,超声扫查时应注意哪些事项(10 分)?

Warthin 瘤易单侧多发或双侧同时发生(5 分),当临床怀疑 Warthin 瘤时应全面并细致地扫查双侧腮腺及周围淋巴结(5 分),避免遗漏多发或小的病灶而导致手术切除不完全。

2. 应用超声造影观察腮腺肿块时有哪些指标?这些指标在多形性腺瘤和 Warthin 瘤鉴别中哪些比较有意义(可适当简化)(10 分)?

(1)增强快慢:根据肿块内部与周围正常组织增强的快慢比较,分为快进、同进或慢进(1 分)。

(2)增强方向:造影剂从肿块周围往中央填充称为向心性增强,其余为非向心性增强(1 分)。

(3)增强强度:肿块内造影剂达峰时增强强度与周围正常组织比较,分为低增强、等增强和高增强(1 分)。

(4)增强均匀度:达峰时造影剂分布均匀或不均匀(1 分)。

(5)增强边界:增强过程中肿块与周围组织分界清晰或不清晰(1 分)。

(6)增强环:肿块有无环状增强(1 分)。

(7)增强后肿块范围:是否较二维测值增大(1 分)。

(8)消退方式：根据肿块内部与周围正常组织造影剂消退的快慢比较分为慢退、等退或快退（1分）。

不同研究显示，多形性腺瘤与Warthin瘤在超声造影增强方向、增强强度、消退方式等方面鉴别意义较大。多形性腺瘤以向心性、低增强、与周围组织同时消退（等退）为主；Warthin瘤以非向心性、高增强、晚于周围组织消退（慢退）多见。其原因可能与二者的血流分级和血管分布有关，多形性腺瘤常呈乏血供且以周边型分布多见，而Warthin瘤则以富血供为主且以中央型多见（2分）。

（刘 芳）

病例 **18** 干燥综合征（Sjögren syndrome）

一、临床资料

1. 病史　患者，女，80岁，因"腮腺区肿痛1周"就诊。12年前出现口干、眼干，未流过眼泪，进食馒头需辅助饮水。1周前无明显诱因出现腮腺区肿痛伴局部红热，无寒战发热及皮疹，外院予抗感染、镇痛治疗后红肿症状有所改善，但疼痛不适未见缓解。

2. 超声资料（图5-18-1~图5-18-3）

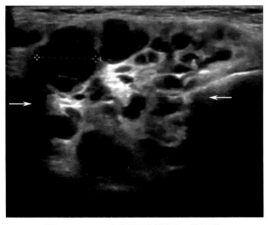

图 5-18-1　右侧腮腺横切二维图像
箭头所示为右侧腮腺。

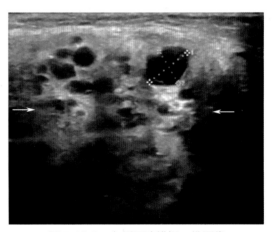

图 5-18-2　左侧腮腺横切二维图像
箭头所示为左侧腮腺。

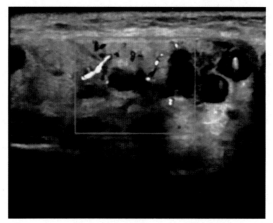

图 5-18-3　左侧腮腺内彩色血流图像

3. 其他检查资料　抗 SSA 和 SSB 抗体高滴度阳性,抗核抗体(antinuclear antibody,ANA)阳性,高球蛋白血症。

二、思考题及参考答案

1. 请结合病史及超声图像表现作出诊断(10 分)。

临床表现:老年女性(1 分),口干、眼干 12 年(2 分)。实验室检查抗 SSA 抗体、抗 SSB 抗体和 ANA(+),高球蛋白血症(2 分)。

超声所见:图 5-18-1、图 5-18-2 显示双侧腮腺增大,腺体回声粗糙不均(1 分),内伴多个大小不等低或无回声区(2 分)。图 5-18-3 显示 CDFI 腺体内血流略丰富。

超声诊断:双侧腮腺弥漫性病变,考虑干燥综合征可能性大(2 分)。

2. 请回答本病的鉴别诊断(10 分)。

(1)IgG4 相关性唾液腺炎:以纤维化、无痛性、持续性、对称性腺体肿胀为主要临床表现(1 分),多见于中老年人,男性稍多(0.5 分),最常累及颌下腺(0.5 分);患者眼干及口干症状少见且较轻(0.5 分),激素治疗敏感(0.5 分),血清 IgG4 水平升高及组织 IgG4(+)浆细胞浸润(1 分),抗 SSA、抗 SSB 抗体(−)(1 分)。超声以多发低回声区、网格样改变为主要表现(1 分)。

(2)嗜酸性淋巴细胞肉芽肿:多见于中青年男性,可累及一侧或双侧腮腺,表现为腮腺或耳后区反复无痛性肿大,皮肤瘙痒和色素沉着,血清 IgE(+)及外周血嗜酸性粒细胞计数>0.05(1 分)。腮腺内回声欠均匀,见低回声散在分布或呈融合状,椭圆形或不规则形,边界清,伴弯曲强回声光带,血流极丰富(1 分)。

(3)慢性阻塞性腮腺炎:双侧发病少见,临床有进食肿胀史(1 分),腺体回声不均匀,可伴导管扩张及内部强回声团(1 分),血流较丰富。

3. 请简述腮腺超声分叶的解剖标志(10 分)。

(1)横切面:以下颌骨延长线为标志,浅面相当于浅叶,深方相当于深叶。(5 分)

(2)纵切面:以下颌后静脉为标志,浅面相当于浅叶,深方相当于深叶。(5 分)

三、要点与讨论

1. 病理及流行病学　干燥综合征又称舍格伦综合征,是慢性炎症性自身免疫性疾病,主要侵犯泪腺、涎腺等外分泌腺体导致其功能障碍，以口干、眼干为主要临床表现，可同时累及多器官系统。根据是否合并其他结缔组织病，分为原发性和继发性。干燥综合征病理改变主要为淋巴细胞浸润涎腺小叶导致腺体结构破坏，逐渐发生纤维化萎缩，小叶内导管增生扩张可形成囊腔，小叶内导管上皮增生可形成肌上皮岛。腮腺导管造影可见典型的末梢导管弥漫性点球状扩张，主导管及分支导管边缘毛糙、粗细不均。

2. 临床特征　本病多见于中老年女性，主要表现为双侧涎腺无痛性肿大，以腮腺多见，病程呈进行性发展，并出现口干、眼干及关节炎等症状。长期慢性干燥综合征的患者有发生非霍奇金淋巴瘤的危险。实验室检查：抗 SSA 和抗 SSB 抗体、类风湿因子、ANA（+），血清 IgG、IgM 升高等。

3. 超声特征

(1)二维超声：腺体回声不均及多发低回声结节被认为是干燥综合征的特异性表现，这与干燥综合征的病理基础有关。早期大量的淋巴细胞浸润及脂肪沉积使其出现低回声区，晚期腺体纤维化、实质萎缩、导管扩张则出现高回声线影，低回声区及高回声杂乱分布致使整个腺体回声不均，超声表现可分为弥漫型、结节型、类肿瘤型和萎缩型。

弥漫型：双侧腮腺内部回声不均匀，见弥漫分布的多个低回声区呈蜂窝状改变，边界欠清，大小不一，直径 2~6mm。

结节型：腺体内多发椭圆形或不规则形低或无回声区，直径 6~20mm，散在分布或融合成团，边界尚清，无明显包膜，部分内部可见散在细点状或条状高回声分隔。

类肿瘤型：腺体内见较大的低回声区，直径一般>20mm，常单发，包膜不明显，边界欠清，内伴高回声光带，周围可见小的低回声区。

萎缩型：腺体缩小，内部回声增强，可见散在的强回声光带及光点，伴彗星尾，腺体内可出现多发无回声区，直径可达 30mm。

(2)CDFI：弥漫型者腺体内可见点状血流信号，在回声最不均匀和无回声区最多处血流最丰富；结节型内部血流较丰富，呈分支形。

本病累及颌下腺和泪腺时有相似回声表现。

有学者提出可按涎腺腺体回声不均匀程度、低回声结节大小分别对双侧腮腺及颌下腺进行评分：0 分—正常腺体，回声均匀；1 分—腺体回声轻度不均匀；2 分—腺体回声明显不均匀，低回声结节直径<2mm；3 分—低回声结节直径 2~6mm；4 分—低回声结节直径>6mm，取最高分为最终评分，即 0~4 分超声评分系统，以及在此基础上逐渐衍变而来的 0~12、0~16、0~48 分等超声评分系统。

四、临床拓展思维训练

1. 请回答干燥综合征的临床诊断标准（10 分）。

目前科研和临床上应用最广泛、接受度最高的分类标准是欧美共识小组（American-European Consensus Group，AECG）在 2002 年制定的国际分类（诊断）标准，包括以下内容。

(1)眼干及相伴症状>3 个月（1 分）。

(2)口干及相伴症状>3 个月（1 分）。

(3)眼干体征：Schirmer 试验（+）、角膜染色（+）（1 分）。

(4)组织学检查：唇腺活检（1 分）。

（5）唾液腺受损：唾液流率（+）、影像学检查（+）（1分）。

（6）自身抗体检查：抗 SSA 或抗 SSB（+）（1分）。

无任何潜在疾病情况下，6项中，有4项出现阳性表现（应有第4或第6项）（1分）或3、4、5、6中有3项成立（1分），可诊断原发性干燥综合征；有潜在的疾病（如任一结缔组织病），符合1、2中任意1条，同时符合3、4、5中任意2条，可诊断继发性干燥综合征（1分）。

另外，2016年美国风湿病学会/欧洲抗风湿病联盟（American College of Rheumatology/European League Against Rheumatism，ACR/EULAR）共同制定的 ACR/EULAR 标准是最新的干燥综合征国际化诊断标准，也受到了广泛认可及应用。与 AECG 标准相比，ACR/EULAR 标准把干燥症状作为入选标准而非分类条目，并将欧洲抗风湿病联盟干燥综合征疾病活动指数（European League Against Rheumatism SS disease activity index，ESSDAI）条目作为入选标准，使干燥症状不明显而以系统症状为主的患者得以获得分类，同时摒弃了影像学检查。该标准在入选标准的基础上给予每条分类标准不同权重的赋分，评分 ≥4 分则可诊断，但该标准仅用于原发性干燥综合征（1分）。

2. 在对干燥综合征的诊断及评估中，超声还可以做些什么（10分）？

（1）诊断：腺体回声的不均匀是干燥综合征患者唾液腺受累最重要的超声特征，依据腺体回声不均匀的程度、低回声结节大小进行超声半定量评分能客观、科学地评估涎腺病变，提高诊断准确率，但由于受操作者主观因素影响，目前尚无国际统一的评分系统及诊断界值。另外，尽管不同研究中关于代表腺体硬度的剪切波速度的最佳阈值不一致，但均显示弹性成像技术可作为辅助诊断干燥综合征的一种重要检查方法。表现为在干燥综合征病变早期，腺体结构无明显改变，二维超声特征不典型时，涎腺硬度已经增加，将弹性成像作为二维超声的补充信息，可对临床作出进一步提示，达到早期诊断的效果（5分）。

（2）疾病评估：二维超声评分、腺体硬度与腺体分泌功能、疾病活动指数存在良好的相关性，评分、硬度越高，涎腺功能受损程度越严重，且治疗前后超声声像图可发生变化。因此超声评分、超声弹性成像可用于评估干燥综合征腺体损害程度、判断疾病活动性及评价疗效等（5分）。

（刘 芳）

病例 19　儿童复发性腮腺炎（juvenile recurrent parotitis）

一、临床资料

1. 病史　患儿，女，4岁，因"左耳下肿痛1天"就诊。无发热。患儿8个月前因左脸颊肿大1天，于我院行超声检查提示腮腺炎。

2. 超声资料(图 5-19-1~ 图 5-19-3)

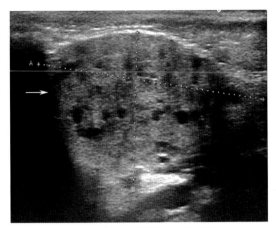

图 5-19-1　左侧腮腺二维图像
箭头所示为左侧腮腺。

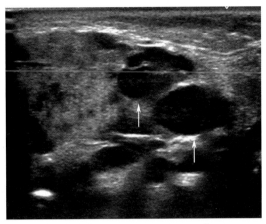

图 5-19-2　左侧腮腺二维图像
箭头所示为左侧腮腺内及周边病灶。

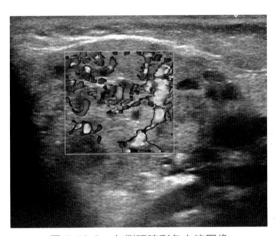

图 5-19-3　左侧腮腺彩色血流图像

二、思考题及参考答案

1. 请结合现病史及超声图像表现作出诊断(10 分)。

临床表现:4 岁女孩(1 分),左耳下肿痛 1 天(1 分)。

超声所见:图 5-19-1、图 5-19-2 显示左侧腮腺肿大(1 分),内部回声明显粗糙、不均匀(1 分),可见多发大小不等小结节样低回声团(1 分),腮腺内部及周边可见肿大淋巴结(1 分)。图 5-19-3 显示 CDFI 腺体内血运丰富(1 分)。

超声诊断:左侧腮腺弥漫性病变(1 分),考虑腮腺炎(2 分)。

2. 请结合患儿既往史及超声图像特点说出本病的具体类型(10 分)。

患儿 8 个月前因左脸颊肿大 1 天,于我院行超声检查提示腮腺炎(2 分),超声图像上可见多发大小不等、小结节样低回声团,呈蜂窝样(4 分),考虑为儿童复发性腮腺炎(4 分)。

3. 本病发作期需与流行性腮腺炎及急性化脓性腮腺炎相鉴别,请简述后两者临床及超声特点(10 分)。

(1)流行性腮腺炎:是由腮腺炎病毒引起的一种急性传染病,有传染病接触史(1 分),主要发生于 2~14 岁的儿童和青少年,冬春季好发,以发热及非化脓性腮腺肿胀、疼痛为主要临床特征,并可累及多种腺体组织和脏器(1 分)。常为双侧腮腺同时或先后发生,罹患后多终身免疫,无反复肿胀史(1 分)。超声表现为腺体肿大,形态饱满,轮廓模糊,实质回声减低、粗糙、不均匀,无蜂窝样改变(1 分),腺体内血流丰富。实验室检查有血尿淀粉酶升高及淋巴细胞计数增多(1 分)。

(2)急性化脓性腮腺炎:为细菌感染所致(1 分),主要致病菌为金黄色葡萄球菌,多单侧受累,好发于一些有严重的全身疾病或高热脱水的患者。临床表现为腮腺及表面皮肤红、肿、热、痛,腮腺导管口可见脓性分泌物(1 分)。患者常发热,血常规白细胞总数和中性粒细胞计数明显升高(1 分)。不合并脓肿时与流行性腮腺炎声像图表现相似,合并脓肿时超声可探及形态不规则的低或无回声区(1 分),边界欠清,内伴点絮状回声或气体样强回声,后方回声常增强,CDFI 显示脓肿内部无血流,周围腺体血流增多(1 分)。

三、要点与讨论

1. 病理及流行病学 儿童复发性腮腺炎是以反复发生的、非梗阻性、非化脓性腮腺水肿和/或疼痛为特征的炎症,本病病因不明,可能与儿童腮腺先天性结构异常或免疫缺陷有关。腮腺导管造影显示末梢导管点球状扩张,排空迟缓,主导管及腺内导管无明显异常。扩张的腮腺末梢导管及周围淋巴细胞浸润。儿童复发性腮腺炎常发生于 3~6 岁儿童,男性多于女性,发病频率 3~4 个月 1 次,每次持续 4~7 天。年龄越小,间隔时间越短,越易复发,随着年龄的增长,间歇期延长,持续时间缩短,症状减轻,一般于青春期后自愈。

2. 临床特征 儿童复发性腮腺炎临床表现为患儿双侧或单侧腮腺反复肿胀伴不适,伴或不伴发热。腺体轻度水肿,皮肤可潮红,导管口可见脓液或胶冻状液体。

3. 超声特征 腮腺实质呈"蜂窝样"改变、彩色多普勒呈"火海征"、腮腺内及周围淋巴结肿大等是儿童复发性腮腺炎的特征性表现,具体表现为腺体增厚,实质回声明显强弱不均,其内可见弥漫分布低回声结节呈"蜂窝样",大小不等,直径 2~9mm,无导管扩张。发作期结节较静止期数目增多、直径增大。部分病例临床表现为单侧症状,而超声检查显示双侧腮腺病变,无症状侧腺体厚度大致正常,病变较轻。

四、临床拓展思维训练

1. 腮腺炎根据病因可分为哪几种(10 分)?

(1)感染性:由细菌或病毒感染引起(2.5 分)。

(2)免疫性:如干燥综合征、米库利奇病等(2.5 分)。

(3)阻塞性:由腮腺主导管及分支导管堵塞引起,多见于涎石(2.5 分)(图 5-19-4、视频 5-19-1)。

(4)病因未明:慢性非特异性腮腺炎、儿童复发性腮腺炎等(2.5 分)。

2. 儿童复发性腮腺炎与儿童期干燥综合征腮腺超声表现相似,可以通过临床表现相鉴别,请说出主要鉴别点(10 分)。

(1)儿童复发性腮腺炎可单侧发病(1 分),腮腺反复肿胀不适(1 分),导管口可有脓液或胶冻状液体（1 分），且有明显的自愈倾向（1 分）。

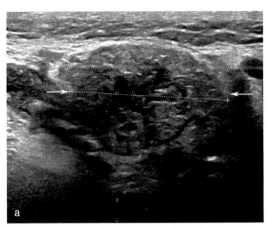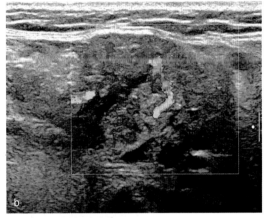

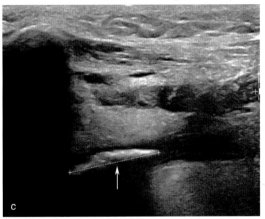

图 5-19-4　中老年男性，进食后左颌下腺区肿胀疼痛 2 天。
图 a 示左侧颌下腺肿大，形态饱满，内部回声粗糙不均匀；图 b 示腺体内血流丰富；图 c 示
左侧颌下腺导管扩张，开口处近端管腔内可见一条形强回声团（箭头所示），后方伴声影。

视频 5-19-1

（2）儿童干燥综合征一般双侧发病（1 分），伴有口干、眼干或结缔组织病（1 分），甚至可有严重
并广泛的龋病（1 分）。腮腺造影主导管可毛糙呈花边状伴末梢导管扩张（1 分），实验室检查自身
抗体阳性（2 分）。

（刘　芳）

病例 **20** 颈部淋巴结转移癌（cervical lymph node metastatses）

一、临床资料

1. 病史 患者，女，31岁，因"无意间发现左侧颈部包块1月余"就诊。大小无明显变化。无触痛、发热、皮肤红肿，质地中，活动度可。既往甲状腺乳头状癌病史，一般状态可。

2. 超声资料（图 5-20-1~ 图 5-20-3）

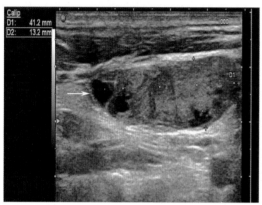

图 5-20-1　左颈部淋巴结纵切二维图像
箭头所示为病灶。

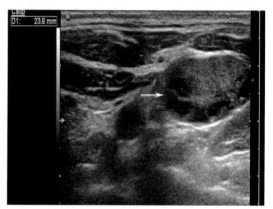

图 5-20-2　左颈部淋巴结横切二维图像
箭头所示为病灶。

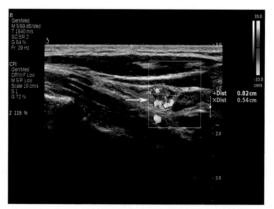

图 5-20-3　左颈部淋巴结横切彩色血流图像
箭头所示为病灶。

二、思考题及相关答案

1. 请结合病史及超声图像表现作出诊断（10 分）。

临床表现：成年女性患者，发现左侧颈部包块 1 月余，大小无明显变化，无触痛、发热、皮肤红肿；既往甲状腺乳头状癌病史（4 分）。

超声所见：图 5-20-1、图 5-20-2 显示左颈部见异常淋巴结，回声普遍增高不均，其内部分囊性变，伴少许强回声点。图 5-20-3 淋巴结内血流丰富，未见正常淋巴门型血流，边缘型血流增加（4 分）。

超声诊断：左颈部淋巴结异常，不除外淋巴结转移癌，注意甲状腺来源（2 分）。

病理诊断：甲状腺乳头状癌颈部淋巴结转移。

2. 请简述发现颈侧部囊实性包块的注意事项（10 分）。

（1）考虑到甲状腺乳头状癌转移淋巴结囊性变的可能（3 分）。

（2）细针穿刺活检在甲状腺乳头状癌转移淋巴结囊性变中阳性率低（3 分）。

（3）需对穿刺液及组织冲洗液做甲状腺球蛋白测定（2 分）。

（4）甲状腺球蛋白水平升高是诊断甲状腺乳头状癌淋巴结转移的重要依据（2 分）。

3. 请给出本病鉴别诊断（10 分）。

（1）组织坏死性淋巴结炎：好发于年轻女性，多数患者有持续性发热，淋巴结肿大以颈部多见，常有压痛。内部回声极低且不均匀，呈淋巴门型树枝样血供（2 分）。

（2）淋巴结结核：好发于儿童和青壮年，最常见于颈部淋巴结。早期除淋巴结肿大外，常无其他临床表现，病情进展淋巴结可发生炎症与周围组织粘连，亦可多个淋巴结融合、形成冷脓肿。内部回声杂乱不均匀（纤维化、钙化、坏死液化），需穿刺活检并结合临床（3 分）。

（3）淋巴瘤：临床表现为多发无痛性淋巴结肿大，声像图上表现为颈部多发性类圆形极低回声，境界清晰，其内血供丰富呈淋巴门型（3 分）。

（4）卡斯尔曼（Castleman）病：沿颈部淋巴链分布区域见巨大孤立性实性低回声结节，内伴短线样高回声，境界清晰，内部见丰富"火海征"血供应考虑局限型 Castleman 病（2 分）。

三、要点与讨论

1. 病理及分型　颈部淋巴结肿大见于转移性淋巴结：颈部结构的鳞癌（如来源于鼻咽、鼻腔、口腔、喉及喉咽等处的原发肿瘤多为鳞癌）和甲状腺癌的转移；淋巴结炎性改变；淋巴结结核；淋巴瘤；Castleman 病等。

2. 临床特征　临床上颈部结构鳞癌的转移性淋巴结一般较大，易出现坏死和结外侵犯，累及包膜时可致淋巴结边界不清；甲状腺乳头状癌患者中央区淋巴结转移率高于侧颈区，中央区转移淋巴结常表现为类圆形的低回声，多无淋巴门及髓质显示，出现高回声团、钙化、囊性变的比例相对小。

3. 超声特征

（1）数目：观察每一分区内可疑异常淋巴结数目。

（2）大小：重点观察短径有无异常增大。

（3）形状：L/S（纵横比）多小于 1.5。

（4）边界：是否规则。

（5）淋巴门：是否消失。

（6）皮质：是否扩大。当皮质最宽处的厚度大于淋巴门横径的一半时，认为皮质扩大。

（7）实质回声：淋巴结内回声常增高且不均匀。

（8）微钙化：散在多个细点状强回声（直径<1mm）。

（9）囊性或无回声：主要为出血、肿瘤的液化坏死所致片状无回声区。

（10）血流分布及频谱多普勒：转移性淋巴结血流分布多为中心紊乱型和周围型。频谱多普勒常显示高速高阻型血流。

四、临床拓展思维训练

1. 请简述中央区淋巴结扫查重点切面（10分）。

美国癌症联合委员会（American Joint Committee on Cancer，AJCC）甲状腺癌淋巴结转移 N 分期需要判断是否存在中央区（Ⅵ区）淋巴结转移，其中较重要的是气管前、气管旁和喉前淋巴结，受气管内气体等影响，该区扫查需要关注以下切面。

（1）口底和舌切面（2分）。

（2）会厌切面（2分）。

（3）会厌前脂肪切面（2分）。

（4）声带及喉切面（2分）。

（5）喉及气管纵切面（2分）。

2. 鉴别浅表淋巴结的良恶性有哪些超声新技术（5分）？

（1）超微血管成像技术（superb microvascular imaging，SMI）：可显示低速血流及淋巴结内血管的完整分布特点，如在淋巴结内探及中央门型血流，则基本排除其恶性可能（2分）。

（2）超声造影：向心型或混杂型的不均匀灌注，表现癌组织、坏死区的充盈缺损和不规则分布；良性淋巴结多表现为均匀增强（结核除外），结核多表现为不均匀增强，坏死区较对称、规则（2分）。

（3）弹性成像：转移性淋巴结多表现为组织坚硬、弹性降低，组织弹性分级较高（1分）。

超声鉴别良恶性淋巴结必须综合分析，必要时需结合病史及超声引导下穿刺活检或淋巴结手术切除予以判断。

（李建民）

病例 **21** 颈部淋巴结结核（cervical tuberculous lymphadenitis）

一、临床资料

1. 病史　患者，女，31岁，因"发现右颈部疼痛、肿胀2个月，发热2周"就诊。无明显诱因的月经不调。

2. 超声资料（图 5-21-1~ 图 5-21-3）

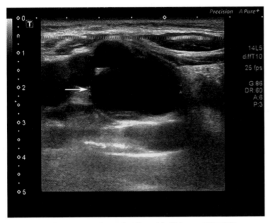

图 5-21-1　右颈部淋巴结纵切二维图像
箭头所示为病灶。

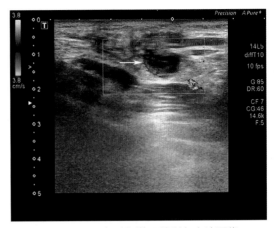

图 5-21-2　右颈部淋巴结彩色血流图像
箭头所示为病灶。

3. 其他检查资料　白细胞计数、中性粒细胞比例、红细胞沉降率、C 反应蛋白、降钙素原升高。

二、思考题及相关答案

1. 请结合病史及超声图像表现作出诊断（10 分）。

临床表现：青年女性，发热 2 周，右颈部疼痛、肿胀 2 个月，无明显诱因的月经不调。（4 分）。

超声所见：图 5-21-1 右颈部多个类圆形淋巴结，内呈低回声，无法辨认皮质、髓质及淋巴门，各淋巴结呈串珠样排列、部分融合成团。图

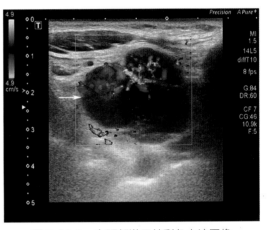

图 5-21-3　右颈部淋巴结彩色血流图像
箭头所示为病灶。

5-21-2 显示个别淋巴结内见液化坏死,融合淋巴结血流沿隔膜分布。图 5-21-2、图 5-21-3 血流主要分布于淋巴结周边区域(4 分)。

超声诊断：右颈部淋巴结肿大，考虑淋巴结结核可能性大（2 分）。

病理诊断：右颈部淋巴结肉芽肿样病变，淋巴结结核可能性大。

2. 请简述颈部超声检查所涉区域（10 分）。

（1）颏下区（1 分）。

（2）颌下区（1 分）。

（3）腮腺和面颊区（2 分）。

（4）从下颌角至锁骨上窝沿颈内静脉走行区（2 分）。

(5)从胸锁关节至肩锁关节区域(2分)。

(6)颈后三角区(1分)。

(7)颈前区,主要包括甲状腺和喉(1分)。

3. 请简述颈部淋巴结结核发展过程(10分)。

(1)颈部淋巴结结核早期可扪及单个或者多个淋巴结,散在分布,可推动(2分)。

(2)随着病情进展,淋巴结体积呈进行性增大,逐步出现粘连融合,表现为簇状或团块状分布(2分)。

(3)进展至干酪样坏死时,淋巴结的体积将迅速扩大直至被膜破裂,最终形成瘘管(2分)。

(4)2~4周可发生免疫性反应以及迟发型变态反应。其中免疫性反应导致局限性病变以及特征性肉芽肿形成;迟发型变态反应表现为淋巴结组织纤维化、钙化、坏死(4分)。

三、要点与讨论

1. 病理、分型及流行病学 结核病可累及全身几乎所有的器官和组织,而肺外结核(extrapulmonary tuberculosis,EPTB)与结核病的致残率及致死率有着密切关系。EPTB常累及淋巴结、泌尿生殖系统、骨关节、中枢神经系统和消化系统,其中淋巴结最常见,在淋巴结结核(lymph node tuberculosis,LT)中,以颈部淋巴结结核最为常见。

淋巴结结核基本病理表现为渗出、增生及干酪样坏死。随着疾病的发展,淋巴结结核发展为4种类型:干酪、脓肿、窦道和溃疡。

2. 临床特征

(1)乏力:没有任何体力劳动,会感觉到劳累。

(2)发热:患者从下午开始逐渐发热,在下午4—8时的时间段内发热的速度及程度持续增加。

(3)盗汗,女性会没有明显诱因出现月经不调。

(4)患病期间食欲大减,同时伴体重减轻,精神状态差。

(5)发生结核菌素迟发超敏反应,如类风湿关节炎。

3. 超声特征

(1)淋巴结形态趋向于圆形,串珠样排列,或融合成团。

(2)病变早期,淋巴结包膜完整,随病情进展,边界模糊。

(3)内部结构杂乱、回声不均匀,可呈低回声、无回声、强回声混杂。

(4)部分甚至完全液化坏死。

(5)淋巴结内的后方伴声影的斑状钙化。

(6)周围组织水肿。

(7)包膜破溃、窦道形成。

四、临床拓展思维训练

1. 请简述颈部淋巴结结核治疗原则(10分)。

全身抗结核药物应用疗程一般在1.0~1.5年(1分)。由于结核杆菌存在于淋巴结内,淋巴结外有完整的纤维包膜,抗结核药物不易渗透,这样不仅影响药物疗效,而且延长治疗时间,同时还增加了药物对机体的不良反应(2分)。对原发型颈部淋巴结结核手术治疗应持积极态度,对药物治疗难以奏效的结节型应采取积极的根治性切除(2分);对脓肿型宜采取脓肿切开术(2分);对窦道型需根据病灶情况选择窦道切除术并切除原发的淋巴结(2分),并且为减少术后复发,应并用合理化疗(1分)。

2. 请简述颈部淋巴结结核超声造影表现(5分)。

(1)病理表现为肉芽组织增生者,造影表现为均匀增强(1分)。

(2)病理表现为肉芽组织增生合并局部干酪样坏死者,造影表现为中央蜂窝状增强(2分)。

(3)根据病灶内干酪样坏死与肉芽组织增生的比例不同,可表现为周边环状增强,内部呈不规则至无增强(2分)。

(李建民)

病例 **22** 淋巴瘤(lymphoma)

一、临床资料

1. 病史 患者,男,70岁,因"发现颈部包块1月余,逐渐增大"就诊。无触痛、发热,皮肤瘙痒,未见皮疹,质地中,活动度可。既往体健,一般状态可。

2. 超声资料(图5-22-1~ 图5-22-3)

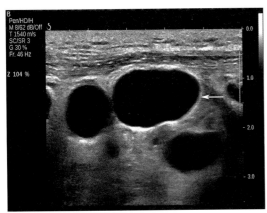

图5-22-1 颈部淋巴结纵切二维图像
箭头所示为病灶。

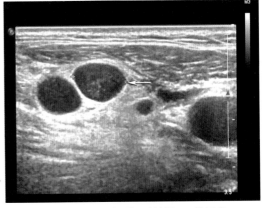

图5-22-2 颈部淋巴结横切二维图像
箭头所示为病灶。

3. 其他检查资料　血、尿常规检查正常。

二、思考题及相关答案

1. 请结合病史及超声图像表现作出诊断 (10分)。

临床表现：老年男性,进行性浅表淋巴结肿大,无疼,无低热、消瘦、盗汗。皮肤瘙痒,未见皮疹(4分)。

超声所见：图 5-22-1、图 5-22-2 颈部多发圆形、椭圆形肿大淋巴结,包膜清晰;内部表现为极低回声;未见液化坏死、钙化。图 5-22-3 淋巴结内见分布不规则血流信号(4分)。

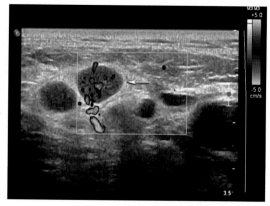
图 5-22-3　颈部淋巴结彩色血流图像
箭头所示为病灶。

超声诊断：颈部淋巴结肿大,考虑淋巴瘤可能性大(2分)。

病理诊断：非霍奇金弥漫大 B 细胞淋巴瘤(生发中心来源)。

2. 请简述超声引导下穿刺活检对淋巴瘤的诊断价值(10分)。

(1)可以明确诊断肿瘤的组织学类型,根据不同的组织学类型制定不同的有针对性的放化疗方案(3分)。

(2)在表浅淋巴结可触及时,诊断性的淋巴结穿刺很容易完成。如淋巴结不能触及时,为获得准确的诊断,需进行剖腹探查术或开胸术。这些手术存在缺点,如并发症的危险高、费用高、费时等。经皮超声引导下的穿刺活检是目前公认的非手术条件下获取明确病理组织学诊断的最佳方法,具有安全、快速、微创、有效、可重复性高的特点(4分)。

(3)恶性淋巴瘤经治疗后发现病灶较前无变化或增大,可再次行超声引导下穿刺活检,判断治疗后的残余肿瘤病灶;证实可疑的复发病灶和转移(3分)。

3. 请回答淋巴结内血流模式可能的影响因素(10分)

(1)淋巴结相互融合受压(3分)。

(2)淋巴结液化(2分)。

(3)淋巴结位置较深(2分)。

(4)淋巴结血流分布模式在良恶性淋巴结(如结核性淋巴结与淋巴瘤)中有一定重叠,应具体情况具体分析(3分)。

三、要点与讨论

1. 病理及分型　淋巴瘤初步分为霍奇金淋巴瘤(Hodgkin lymphoma,HL)和非霍奇金淋巴瘤(non-Hodgkins lymphoma,NHL)两大类。

(1)非霍奇金淋巴瘤分为 B 细胞非霍奇金淋巴瘤(B-NHL)和 T/NK 细胞非霍奇金淋巴瘤(T/NK-NHL)。

(2)霍奇金淋巴瘤：①经典型霍奇金淋巴瘤,分为结节性硬化型、混合细胞型、淋巴细胞增多型、和淋巴细胞减少型;②结节性淋巴细胞为主型霍奇金淋巴瘤;③未分类霍奇金淋巴瘤。

2. 临床特征

(1)进行性增大的无痛性肿块 / 淋巴结：常表现为局部肿块或局部淋巴结肿大,没有压痛。

而疼痛的肿大淋巴结常见于淋巴结炎或淋巴结坏死等。

（2）全身症状：包括低热、消瘦（6 个月体重减轻了 10%）、盗汗（夜间出汗）。全身症状是淋巴瘤比较常见的症状，主要见于非霍奇金淋巴瘤。

（3）皮疹和皮肤瘙痒：淋巴瘤比较常见的症状之一，特别是非霍奇金淋巴瘤更常见。

（4）PET/CT 显示病灶标准摄取值显著增高，一般>3.4，但惰性淋巴瘤可<3.4。

3. 超声特征　结内淋巴瘤（较为多见），特征如下：

（1）易发生于颈部、锁骨上及腋窝、腹股沟区。

（2）以多区域多个淋巴结肿大多见，单个淋巴结肿大相对少见。

（3）椭圆形或趋于圆形，L/T（纵横比）<2。

（4）内部回声极低。

（5）髓质偏心、变细、连续性中断、变形、弯曲。

（6）多为丰富淋巴门样血流，管径增粗，粗细不均，走行扭曲。

结外淋巴瘤特征如下：

（1）常见部位：脾脏较为多见，其次是肝脏、胃肠道、乳腺、甲状腺等。

（2）胃肠道淋巴瘤多可见假肾征，淋巴瘤侵蚀管壁处回声极低。

（3）肝脾内淋巴瘤，可在靶器官内见片状低回声区，边界不清，伴有肝脾大。

四、临床拓展思维训练

1. 请简述淋巴瘤超声特征性表现与组织学相关性（10 分）。

（1）回声相对均匀：淋巴细胞增殖具有均匀性和一致性（2 分）。

（2）回声呈网格或细小蜂窝状：病理基础为淋巴瘤内高度肥大的淋巴滤泡（3 分）。

（3）少见囊性变：淋巴细胞大量增殖的同时，淋巴结因血供增加，不易发生淋巴结的变性和坏死（3 分）。

（4）与周围组织分界清：淋巴瘤病变在淋巴管和淋巴结内，一般不侵犯淋巴结周围组织（2 分）。

2. 请简述二维超声、超声实时应变成像技术、超声造影三者联合的多模态超声在颈部淋巴瘤诊断中的应用价值（5 分）。

高频超声可以评价淋巴结的形态、大小、内部回声及血流模式；超声实时应变成像技术显示硬度、质地；超声造影显示微血管灌注（1 分）。

（1）二维超声：颈部淋巴瘤多呈极低回声，可见条状、网格状回声。早期呈淋巴门型血流分布（1 分）。

（2）超声实时应变成像技术：恶性淋巴结质地相对较硬，评分大多为 3~4 分，良性淋巴结质地相对较软，评分多为 1~2 分。但弹性评分不能有效区分淋巴瘤（2 分）。

（3）超声造影：暴风雪样增强，即早期病灶内灌注区呈弥漫点状分布，呈暴风雪状，随后相互融合呈显著均匀增强（1 分）。

（李建民）

病例 **23** 视网膜脱离（retinal detachment，RD）

一、临床资料

1. 病史　患者，女，61岁，因"无诱因发觉右眼前黑影伴视物遮挡感半个月，视力逐渐下降"就诊。眼科检查：右眼底可见灰白色隆起，鼻上方可见3个裂孔。

2. 超声资料（图5-23-1~图5-23-3）

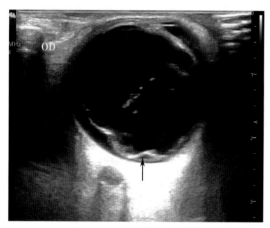

图 5-23-1　右眼二维图像
箭头所示为"V"形带状回声。

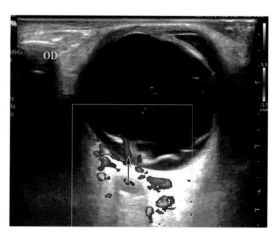

图 5-23-2　右眼彩色血流图像
箭头所示为带状回声血流显示。

3. 其他检查资料　心电图及 DR 未见异常。

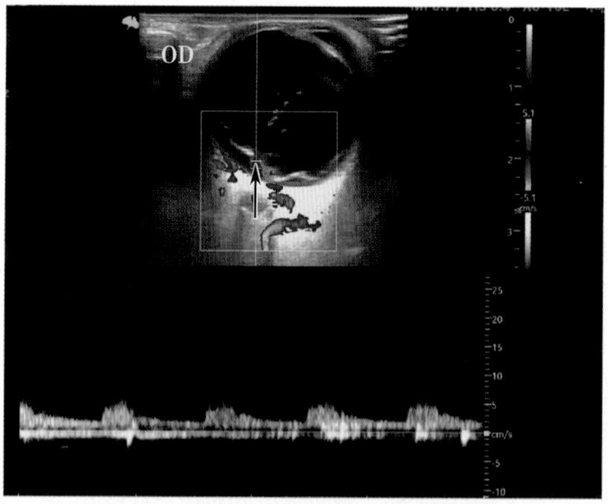

二、思考题及参考答案

1. 请结合病史及超声图像表现作出诊断（10分）。

临床表现：老年患者，慢性病程，因右眼视力下降、眼前黑影伴视物遮挡感半个月入院（2分）。

超声所见：图5-23-1右眼玻璃体内类"V"形带状回声，后方与视盘相连（2分）。图5-23-2、图5-23-3带状回声上可检出与视网膜中央动、静脉相延续的血流信号，呈动、静脉相伴行的血流频谱（2分）。

图 5-23-3　右眼频谱多普勒图像
箭头所示为带状回声血流显示。

超声诊断：右眼视网膜脱离（4分）。

2. 请回答本病例的鉴别诊断（10分）。

主要与眼球内其他膜状回声相鉴别（1分）。主要鉴别如下：

（1）脉络膜脱离：玻璃体内多个突向玻璃体内的带状回声，冠状切面呈"花瓣状"，位于眼赤道部之前，不与视盘相连，运动试验（+/-），后运动试验（-），可见丰富血流显示，频谱为低速动脉（3 分）。

（2）玻璃体后脱离：玻璃体内连续条带状弱回声，可与眼球的任何部分相固着，运动试验（+），后运动试验（+），运动是自眼球一侧向另一侧的波浪状运动，无异常血流显示（3 分）。

（3）玻璃体机化物：玻璃体内点状、带状或不规则回声，局部可与眼球相固着，运动试验（+），后运动试验（+），无异常血流显示（3 分）。

3. 请简要叙述视网膜脱离的超声诊断要点与检查注意事项（10 分）。

诊断要点：

（1）二维超声显示眼球内与视盘相连的带状回声，伴有视盘斜入现象，运动试验（+），后运动试验（-）（2 分）。

（2）彩色多普勒超声可检出与视网膜中央动、静脉相延续的血流信号，频谱亦为动、静脉相伴行（2 分）。

注意事项：

（1）超声检查可以初步判定脱离的范围（2 分），一般在眼球 12 点钟与 6 点钟的轴位切面，确定是否存在脱离的视网膜（1 分），然后顺时针转动探头 180°，确定脱离的范围（1 分）。

（2）彩色多普勒超声检查时注意降低二维灰阶增益，降低血流速度，提高彩色增益，以提高低速血流的检出率（2 分）。

三、要点与讨论

1. 胚胎发育　视网膜由胚胎的原始视杯发育而成，包括神经外胚叶和构成血管的中胚叶成分。胚胎早期神经外胚叶形成视杯，外层形成视网膜色素上皮层，胚胎第 6 周开始生成黑色素。视杯的内层形成视网膜神经感觉层（神经上皮层），胚胎第 2 个月末，神经感觉层发育至赤道部附近，胚胎 8 个月时，视网膜各层基本发育完成。

2. 病理及分型　视网膜脱离是指视网膜色素上皮层与神经上皮层之间的分离，而非视网膜与脉络膜之间的分离。视杯的外、内层分别发育成色素上皮层和神经上皮层，二者之间连接不紧密，存在潜在的间隙，是两层间易发生脱离的组织学基础。

根据发病原因视网膜脱离可分为孔源性、牵拉性和渗出性。孔源性常见于高度近视、老年人等；牵拉性常见于早产儿视网膜病变、增生型糖尿病性视网膜病变及眼外伤等；渗出性可分为浆液性和出血性。视网膜脱离也可分为原发性和继发性两大类，前者指眼部无其他疾病而是单纯由视网膜裂孔所致；后者是由眼部其他疾病引起，如视网膜渗出性炎症、外伤、肿瘤等。

3. 临床特征　初期表现为眼前漂浮物或"飞蚊症"，伴有闪光感和幕样黑影遮挡，且与视网膜脱离的区域相对应，累及黄斑区时视力减退明显，眼内压常偏低。眼底检查可见脱离的视网膜呈灰白色隆起，可由局限性脱离至完全性脱离，大范围脱离时呈波浪状，表面见暗红色的视网膜血管。

4. 超声特征　局限性视网膜脱离，表现为玻璃体内后极部与视盘呈 15°~30° 相连的带状回声。完全性视网膜脱离，表现为玻璃体内类似英文字母 "V" 形的带状回声，其尖端与视盘相连，两端分别与周边球壁相连，运动试验（+），且运动方向垂直于眼球壁，后运动试验（-/+）。彩色多普勒超声在带状回声上可检出与视网膜中央动、静脉相延续的血流信号，频谱亦为动、静脉相伴行。

四、临床拓展思维训练

当超声检查发现眼球内异常条带状回声时,你的诊断思路是什么(10分)?

根据条带状回声的形态、回声强度、与眼球壁间的固着关系、运动及后运动情况、血流及频谱特征确定病变的性质(2分)。若病变与球壁间无固着关系且运动及后运动试验均活跃,无血流显示,提示玻璃体混浊(2分);若条带状回声与周边球壁相连,运动为一侧向另一侧的连续运动,无血流显示,提示玻璃体后脱离(2分);若带状回声一端与视盘相连,另一端与周边球壁相连,运动试验(+),后运动试验(-),可检出与视网膜中央动、静脉相延续的血流,频谱亦相同,提示视网膜脱离(2分);若病变呈弧形与赤道附近周边球壁相连,不与视盘相连,带状回声凸面相对,类冠状切面上呈"花瓣"状,运动试验(+/-),后运动试验(-),可检出低速动脉血流,提示脉络膜脱离(2分)。

(杨 华)

病例 24 脉络膜黑色素瘤(melanoma of choroid)

一、临床资料

1. 病史 患者,男,56岁,因"无诱因出现右眼视物不清1个月"就诊。眼科检查:右眼底可见颞侧6点钟至7点钟青灰色隆起,累及全部视盘,黄斑区光反应(-)。

2. 超声资料(图5-24-1~图5-24-3)

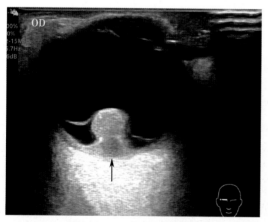

图 5-24-1 右眼二维图像
箭头所示为病灶。

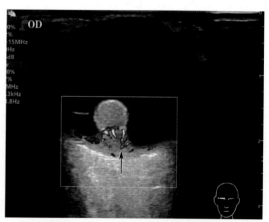

图 5-24-2 右眼彩色血流图像
箭头所示为病灶。

3. 其他检查资料　血、尿常规正常。

二、思考题及参考答案

1. 请结合病史及超声图像表现作出诊断（10 分）。

临床表现：中年男性，右眼视物不清，眼底检查发现眼底颞侧青灰色隆起，伴有黄斑区视网膜脱离，提示右眼球内占位性病变（2 分）。

超声所见：图 5-24-1 右眼玻璃体内颞侧可见不均匀中低回声蕈状实性肿物，边界清，可见"挖空现象"，其两端可见带状回声与之相连（2 分）。图 5-24-2、图 5-24-3 病变内可检出较丰富血流信号，频谱为低速动脉血流频谱（2 分）。

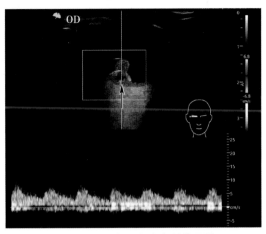

图 5-24-3　右眼频谱多普勒图像
箭头所示为病灶。

超声诊断：右眼肿物，脉络膜黑色素瘤可能性大；继发视网膜脱离（4 分）。

病理诊断：脉络膜黑色素瘤（图 5-24-4、图 5-24-5）。

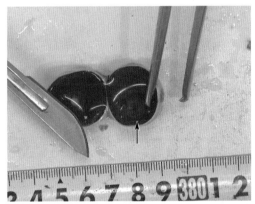

图 5-24-4　大体：右眼球组织直径 2.8cm，剖开，内壁见直径约 1.5cm 区域略隆起，切面暗红色，质中（箭头所示）

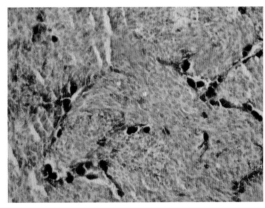

图 5-24-5　镜下：瘤细胞呈梭形，束状排列，见大量黑色素沉积（HE 染色，×100）

2. 请回答本病例的鉴别诊断（10 分）。

（1）脉络膜黑色素痣：超声显示均匀强回声隆起样病变，边界清，隆起一般不超过 2mm，无血流显示（2 分）。

（2）脉络膜血管瘤：超声显示均匀中等回声肿物，无脉络膜凹陷和声衰减，基底部可检出丰富血流信号（2 分）。

（3）脉络膜转移癌：患者多有原发病灶，超声显示结节状扁平隆起，边界欠整齐，表面呈波浪状或有切迹，内部回声不一（2 分）。

（4）脉络膜出血：超声显示均匀低回声，无血流显示（2 分）。

（5）老年性黄斑变性：为视网膜色素上皮下的新生血管，超声显示内回声不均匀，无血流显示（2 分）。

3. 有助于该疾病诊断的超声新技术有哪些(写出新技术名称并简述)(10 分)？

(1)超声造影：是评价葡萄膜黑色素瘤内血管的理想方法,通过周围静脉注射造影剂,使其通过血液循环达到靶器官,造影剂的微气泡可以实时反映病变内部的血流灌注特征(1 分)。目前已有研究应用超声造影鉴别脉络膜良恶性肿瘤,良性肿瘤造影剂填充时间多同步或晚于周围组织,呈均匀一致高增强,消退过程中造影剂增强高于周围组织,呈"快进慢出"灌注模式(2 分)；恶性肿瘤造影剂填充早于周围组织,且早期增强强度低于周围组织,之后极短时间达峰并迅速消退,呈"快进快出"灌注模式,呈不均匀增强(图 5-24-6)(2 分)。

(2)弹性成像技术：是一种基于体外静态压缩的评估组织弹性特性的无创超声检查方法,可有效获得受检组织的硬度信息(1 分)。目前临床应用主要包括应变弹性成像(strain elastography,SE)和剪切波弹性成像(SWE)。SE 是一种定性技术,通过给定组织施加轴向机械力的响应来反映组织相对硬度,而 SWE 是一种定量技术,利用换能器产生的波与组织相互作用反映组织的黏弹性性质(2 分)。近年来,SE 和 SWE 已广泛应用于浅表器官疾病诊断,而其在眼内肿物的应用目前尚在起步阶段(1 分)。文献报道眼内恶性肿瘤的组织硬度多高于良性组织,弹性成像可作为眼内肿瘤良恶性鉴别的重要无创辅助检查手段(1 分)。

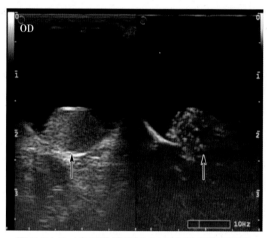

图 5-24-6　右眼脉络膜黑色素瘤超声造影图像
箭头所示为病灶。

三、要点与讨论

1. 胚胎发育　脉络膜由胚胎期视杯前部发育而成,其基质由神经嵴细胞分化而成。胚胎第4~5 周,源于中胚叶的脉络膜毛细血管开始逐渐分化,第 3 个月开始形成脉络膜大血管层和中血管层,并引流入涡静脉。

2. 病理及流行病学　脉络膜黑色素瘤是成人最常见的眼内恶性肿瘤,多见于 50~60 岁,常单侧发病。主要起源于葡萄膜的色素细胞和痣细胞,由梭形、上皮样和混合型 3 种细胞型构成。肿瘤可通过巩膜导水管或血行转移至全身。

3. 临床特征　临床表现与肿瘤的位置和大小密切相关。位于后极部或黄斑区的肿瘤早期即可出现视力下降、视野缺损或视物变形等症状；位于眼球周边或体积小的肿瘤多无自觉症状或早期症状不明显。根据肿瘤的生长形态，分为局限性和弥漫性 2 种，前者多见。眼底检查早期表现为结节状、色素型肿物，未突破玻璃膜［又称布鲁赫（Bruch's）膜］时生长缓慢；当肿瘤增大并突破 Bruch's 膜和视网膜色素上皮层时，肿瘤自突破处向视网膜下生长，呈典型的蕈状，表面伴有斑块状橘皮样色素沉着，可继发视网膜脱离。

　　4. 超声特征　典型表现为玻璃体内结节样突起，不同的侵犯层次表现不同的形状。肿瘤未突破 Bruch's 膜时，呈平坦半球形；突破 Bruch's 膜时，具备典型图像特征，呈头端膨大、中央缩窄、基底宽大的蘑菇状，边界清晰，内呈不均匀中低回声，伴或不伴有声衰减；由于肿瘤边缘的血管呈窦样扩张，肿块前缘回声强而密集，后方回声逐渐减弱，接近球壁形成无回声区，称为"挖空现象"，一般在基底部；当瘤体取代部分脉络膜或压迫巩膜面使眼球壁凹陷，即表现为脉络膜凹陷。肿瘤表面及内部可探及丰富的血流信号，表面为动、静脉相伴行血流，与视网膜中央动、静脉相同，内部血流呈树枝状分布，频谱为单纯动脉型，与睫状后短动脉相同。

四、临床拓展思维训练

　　眼球内占位性病变的超声报告书写及诊断技巧是什么（10 分）？

　　报告描述主要包括：病变的形态（位置、范围）（2 分）、定量分析（回声强度、回声是否均匀、是否伴有强回声、有无声衰减）（2 分）、动态描述（运动及后运动试验、血流及频谱特征）（2 分）；超声诊断结论主要包括：解剖学定位（左／右眼玻璃体内）（1 分）、病变物理性质诊断（实性占位性病变）（1 分）、病理学诊断（脉络膜黑色素瘤可能性大）（1 分），必要时建议结合超声造影及弹性成像等超声新技术检查（1 分）。

（杨　华）

病例 **25** 永存原始玻璃体增生症（persistent hyperplasia of primary vitreous，PHPV）

一、临床资料

　　1. 病史　患儿，女，3 岁，因"无意间发现左眼无视力，瞳孔区闪白，不追物半年"就诊。眼科检查：左眼无光感，瞳孔区有黄白色反光，裂隙灯下可见周边视网膜呈漏斗样全脱离，色白有血管走行。

2. 超声资料(图 5-25-1~ 图 5-25-3)

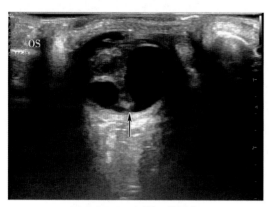

图 5-25-1　左眼二维图像
箭头所示为病灶。

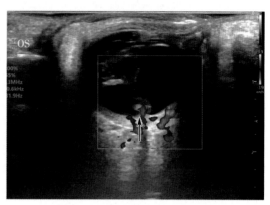

图 5-25-2　左眼彩色血流图像
箭头所示为病灶。

3. 其他检查资料　血、尿常规正常。

二、思考题及参考答案

1. 请结合病史及超声图像表现作出诊断(10 分)。

临床表现:女性患儿,半年前发现左眼无视力,瞳孔区闪白,不追物,考虑儿童白瞳征(2 分)。

超声所见:图 5-25-1 左眼玻璃体内漏斗状中等回声团,前端包绕晶状体后方,后方延伸至视盘前与视盘相连(2 分)。图 5-25-2、图 5-25-3 病变内可探及条索状血流信号,呈动、静脉相伴行的血流频谱(2 分)。

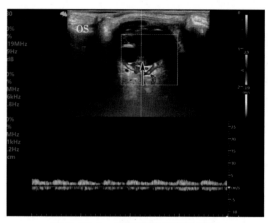

图 5-25-3　左眼频谱多普勒图像
箭头所示为病灶。

超声诊断:左眼永存原始玻璃体增生症可能大(4 分)。

2. 请简要概述该疾病的诊断要点(10 分)。

永存原始玻璃体增生症多在婴幼儿期发病,对于单眼发病,以白瞳征为主要临床表现的病例,一般通过临床检查即可诊断(2 分),但合并白内障或屈光介质欠清时,超声检查可清晰显示眼球病变的情况(2 分)。一般表现为单眼发病,眼轴短(2 分),超声显示病变是以玻璃体原始动脉为基础的增生样改变(2 分),可以同时合并玻璃体积血、视网膜脱离等(2 分)。

3. 请回答该疾病诊断要点之外的超声检查注意事项(10 分)。

(1)对于不能配合的患儿,在检查前要对患儿进行镇静并向家属详细交代镇静后检查的重要性,待患儿睡着后再行超声检查(2 分)。

(2)对于屈光介质差的患儿,要将二维灰阶增益调至最高,以免遗漏表现为纤细带状弱回声的玻璃体动脉残留(2 分)。

(3)双眼对比检查,以免漏诊双眼病变(2 分)。

（4）着重检查视盘前至晶状体后区域，以免漏诊部分型永存胚胎血管（2分）。

（5）彩色多普勒超声检查过程中要适当降低二维灰阶增益，提高彩色增益，将血流速度调至最低，以免遗漏低速血流显示（2分）。

三、要点与讨论

1. 胚胎发育　胚胎第4~5周，原始或第一玻璃体形成，由玻璃体动脉和间质组成，从视神经伸展到晶状体后方；第8周，第二玻璃体出现，包绕在第一玻璃体周围，为无血管的透明间质；第3~4个月，由第二玻璃体的胶原纤维浓缩形成的第三玻璃体逐渐发育成晶状体悬韧带。出生时，原始玻璃体消退仅留下透明的Cloquet管残迹。玻璃体由凝胶状的第二玻璃体和形成玻璃体基底部和腱状带的第三玻璃体组成。

玻璃体动脉于孕3周经胚裂入眼，孕24周完全退行。胚胎发育中，玻璃体动脉若不消退，可引起多种发育性异常，包括永存瞳孔膜、晶状体血管膜、玻璃体动脉残留、永存原始玻璃体增生症、先天性视网膜皱襞等，已提出通称永存胚胎血管（persistent fetal vasculature，PFV）。

2. 病理、分型及流行病学　永存原始玻璃体增生症（PHPV）也称PFV，是罕见的先天性眼部疾病，是由于胚胎期原始玻璃体及玻璃体血管持续增殖所导致的一系列眼部综合征。此病多见于婴幼儿，90%以上单眼发病，纤维斑块与睫状突相连，将睫状突拉向瞳孔，瞳孔散大后可见延长的睫状突，为本病的主要特征表现。

根据眼内结构受累情况分为以下3种类型。

（1）单纯前部型：晶状体后纤维血管膜持续增生症、胎儿晶状体后纤维膜鞘持续增生。

（2）单纯后部型：视网膜皱襞、视网膜脱离等，常伴眼后段的发育异常，包括玻璃体蒂、视盘、黄斑发育异常等。

（3）混合型：既有前部症状，又有后部症状，是最常见的临床类型。

3. 临床特征　主要表现为小眼球、白瞳征、前房浅、晶状体后纤维血管膜及视网膜脱离等，以单眼晶状体后白色纤维血管膜和牵引突起的睫状突为临床特征。多数患儿视力差，可伴有斜视和眼球震颤等症状。

4. 超声特征　不同累及部位超声表现不同，典型的永存原始玻璃体增生症超声表现为眼轴短，晶状体形态异常，玻璃体内带状回声，其前端包绕晶状体的后方，沿Cloquet管向后极部延伸至视盘前并与视盘相连，表面回声欠光滑，有条带状弱回声附着，可表现圆锥形或漏斗状的高回声团；彩色多普勒超声可检出条索状血流信号，从视乳头向晶状体后部延伸，与视网膜中央动、静脉相延续，有渗血时玻璃体内见点状及絮状回声。

四、临床拓展思维训练

1. 请简要说明永存原始玻璃体增生症与永存玻璃体动脉的区别与联系（10分）。

两者既有区别也有联系（2分）。两者可以通称为永存胚胎血管（PFV）（2分），均是在玻璃体动脉不消退的基础上引发的眼球发育异常（2分）。单纯的永存玻璃体动脉一般在Cloquet管的位置附近，无增生样改变（2分），PHPV也是在Cloquet管玻璃体动脉残留的基础之上，同时伴有增生样改变（2分），检查时需要根据具体超声表现仔细分辨。

2. 若一早产患儿行超声检查发现双眼类似的声像图,你首先考虑什么疾病? 请简述该疾病的诊断要点及典型超声图像特征(10 分)。

首先考虑早产儿视网膜病变(2 分)。

诊断要点:早产儿、低体重、高吸氧史(3 分)。

典型超声图像特征:V 期具有典型超声图像特征,多为双眼发病(1 分)。表现为玻璃体内晶状体后包绕晶状体的团状回声,可向一侧周边球壁延伸(颞侧较鼻侧多);合并视网膜脱离时病变呈类似荷花状(2 分),前段膨大的"花体"紧密包绕晶状体,向后逐渐变细为"茎部"呈条带状回声与视盘相连(1 分),CDFI 可检出与视网膜中央动、静脉相延续的血流信号,频谱亦相同(1 分)(图 5-25-4~ 图 5-25-6)。

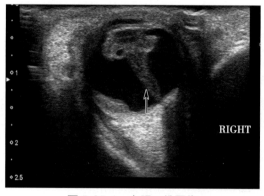

图 5-25-4　右眼二维图像
箭头所示为病灶。

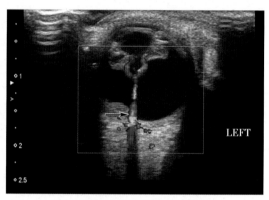

图 5-25-5　左眼彩色血流图像
箭头所示为病灶。

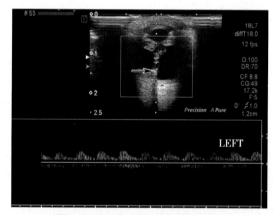

图 5-25-6　左眼频谱多普勒图像
箭头所示为病灶。

(杨 华)

病例 **26** 视网膜母细胞瘤（retinoblastoma）

一、临床资料

1. 病史　患儿，男，2岁，因"无意间发现左眼瞳孔区泛白1周"就诊。无眼红、眼痛。眼科检查：左眼追物（+/-），左眼瞳孔区泛白，对光反射（+）。

2. 超声资料（图5-26-1～图5-26-3）

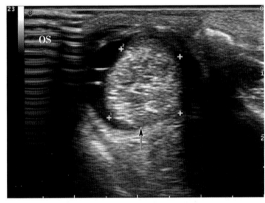

图5-26-1　左眼二维图像
箭头所示为病灶。

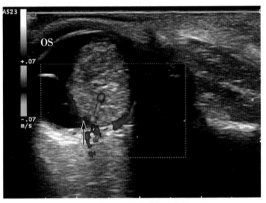

图5-26-2　左眼彩色血流图像
箭头所示为病灶。

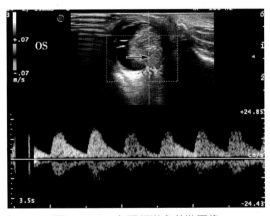

图5-26-3　左眼频谱多普勒图像
箭头所示为病灶。

3. 其他检查资料　血、尿常规正常。

二、思考题及参考答案

1. 请结合病史及超声图像表现作出诊断(10 分)。

临床表现：患儿男性,2 岁。家属发现左眼瞳孔区泛白,考虑白瞳征(2 分)。

超声所见：图 5-26-1 左眼玻璃体内不规则实性肿物,回声不均匀,伴有多个强回声钙斑(2 分)。图 5-26-2、图 5-26-3 肿物内可检出与视网膜中央动脉相延续的血流信号,频谱呈低速动脉血流频谱(2 分)。

超声诊断：左眼玻璃体内肿物,视网膜母细胞瘤可能性大(4 分)。

2. 请回答本病例的鉴别诊断(10 分)。

本病需与儿童其他白瞳征相鉴别(1 分)。

(1)外层渗出性视网膜病变(Coats disease)：儿童多见,单 / 双眼发病,玻璃体内类 "V" 形带状回声,其下方为均匀细小点状回声,有自运动现象,带状回声上可检出与视网膜中央动、静脉相延续的血流信号,频谱亦相同(3 分)。

(2)永存原始玻璃体增生症：各年龄段,儿童多见,单 / 双眼发病,玻璃体内圆锥形中强回声,自晶状体向后,与视盘相连,可检出与视网膜中央动、静脉相延续的血流信号,频谱亦相同(2 分)。

(3)早产儿视网膜病变：婴幼儿,有早产、吸氧及低体重病史,双眼发病,玻璃体内晶状体后花冠状包绕病变,向后与视盘相连,可检出与视网膜中央动、静脉相延续的血流信号,频谱亦相同(2 分)。

(4)先天性白内障：单 / 双眼,玻璃体内无异常回声及异常血流显示(2 分)。

3. 超声检查发现儿童眼球内异常回声团,检查注意事项是什么(10 分)？

(1)发现一侧眼球内异常回声团,要注意双侧对比检查,以免漏诊双眼发病(3 分)。

(2)检查过程中要注意病变的活动度,同时结合临床特征及血流特征,排除坏死样改变或玻璃体积血(3 分)。

(3)发现 "钙斑" 是诊断视网膜母细胞瘤的要点,没有 "钙斑" 的病灶要通过血流特征对病灶进行鉴别(2 分)。

(4)检查过程中要注意病变与黄斑区及视盘之间的关系(2 分)。

三、要点与讨论

1. 分型及流行病学　视网膜母细胞瘤为婴幼儿常见的眼内恶性肿瘤,可有家族遗传史,60%~82% 单眼发病,18%~40% 双眼发病,无性别差异,可分为遗传型和非遗传型 2 类。40% 为遗传型,由合子前决定,为常染色体显性遗传,发病较早,多为双眼发病,呈多灶性,易发生其他部位原发性第二肿瘤；60% 为非遗传型,由视网膜母细胞突变所致,不遗传,发病较晚,多为单眼发病,呈单病灶。少数病例(约 5%)有体细胞染色体畸变。

2. 临床特征　视网膜母细胞瘤好发于婴幼儿,早期不易发现。临床表现与肿瘤的生长部位、速度和分化程度相关。早期主要表现为视力障碍和眼底改变。晚期表现为视力丧失,瞳孔开大,经瞳孔见黄白色反光称 "黑蒙性猫眼" 或白瞳征。临床以 "猫眼" 为早期症状,暗光瞳孔自然散大时,易于发现。位于中心凹或附近较小肿瘤即可引起视力显著降低,造成患眼知觉性斜视。可同时伴有视力下降、斜视、眼球震颤等症状。

根据肿瘤的生长范围临床可分 4 期：眼内生长期、眼内压增高期、眼外扩张期及全身转移期。

3. 超声特征　肿瘤单/多发,可发生于眼球内的任何部位,以后极部多见;呈多样性,可为半球形、类"V"形或不规则形等,也可为眼球壁的广泛增厚或充满整个玻璃体腔;边界清;呈不均匀实性低回声,70%~80%肿瘤内伴强回声"钙斑",可伴声影。可继发视网膜脱离。彩色血流呈树枝状分布,且与视网膜中央动、静脉相延续的血流信号,频谱亦相同。

四、临床拓展思维训练

超声、CT 及 MRI 在诊断儿童视网膜母细胞瘤各自的优势是什么(10 分)?

(1)超声可无创、安全地揭示眼球内病变,尤其针对屈光间质差的患者,超声能清晰显示眼球内病变的位置、数目、形态、回声特征及血流分布情况(2 分),同时动态评估治疗疗效判定预后(1 分)。但受高频探头穿透力限制,超声不能显示眶尖、视神经管内及颅内的情况(1 分)。

(2)CT 具有分辨力高、穿透力强等特点(1 分),同时可显示软组织和骨骼,发现颅内的病变(1 分),且对高密度的钙斑更为敏感,有钙质沉着、颅内蔓延时优于超声检查(1 分)。

(3)MRI 软组织的分辨力高,但骨骼不显影(1 分),可清晰显示沿着视神经向视神经管及颅内蔓延的肿瘤(1 分),对于眼外蔓延的肿瘤及颅内病变 MRI 优于 CT(1 分)。

五、人文题

如果一个两岁的患儿在行双眼超声检查过程中不能配合,你应该如何与家属沟通(10 分)?

无法配合的患儿应在检查前镇静,待患儿睡眠后再行超声检查(2 分)。若患儿未镇静且不能配合,首先应向家属交代镇静的重要性,既能避免耦合剂因患儿不能配合闭眼而进入眼内增加感染的风险(2 分),也能避免因患儿哭闹而遗漏微小病变(2 分),且哭闹干扰病变内血流的检测(2 分)。若家属同意镇静则待镇静后再检查,若家属拒绝镇静则尝试自然入睡后再检查,用温的耦合剂,若仍无法配合则再与家属沟通建议镇静后再检查(2 分)。

(杨 华)

病例 **27** 睾丸肿瘤（tumor of testis）

一、临床资料

1. 病史　患者,男,55 岁,因"无明显诱因出现右阴囊肿胀 1 年余"就诊。可触及包块,无触痛,无尿频、尿急、尿痛及肉眼血尿,近 3 个月以来发现包块逐渐增大。查体右睾丸明显增大,可触及肿物,质硬,表面不光滑,无触痛,睾丸活动度尚可,左睾丸未触及异常。

2. 超声资料(图 5-27-1~ 图 5-27-3)

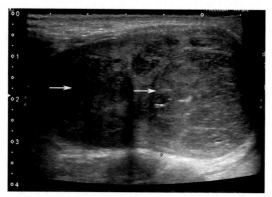

图 5-27-1　右阴囊纵切二维图像
箭头所示为病灶。

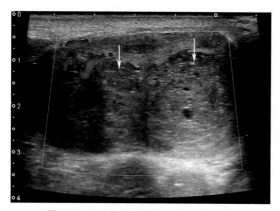

图 5-27-2　右阴囊纵切彩色血流图像
箭头所示为病灶。

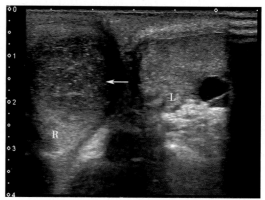

图 5-27-3　双阴囊横切二维图像
箭头所示为病灶。

二、思考题及参考答案

1. 请结合病史及超声图像表现作出诊断(10 分)。

临床表现:患者为中老年男性,右阴囊肿胀,触及包块 1 年余,无触痛,近期包块逐渐增大。查体右睾丸可触及质硬肿物,表面不光滑,无触痛,睾丸活动度尚可(2 分)。

超声所见:图 5-27-1 右睾丸明显增大,其内可见实性肿物,边界清,形态略不规整,内呈不均匀低回声(2 分)。图 5-27-2 肿物内可检出较丰富血流信号(2 分)。图 5-27-3 肿物占据大部分右睾丸,仅周边可见少许睾丸组织(2 分)。

超声诊断:右睾丸实性肿物,考虑为恶性(2 分)。

病理结果:精原细胞瘤。

2. 为了进一步对该睾丸肿物进行鉴别,可以进行哪些血清肿瘤学标志物检查,都有什么意义(10 分)?

睾丸生殖细胞肿瘤标志物分为 2 类。

(1) 与胚胎发生有关的癌胚物质［甲胎蛋白(alpha fetoprotein,AFP)和人绒毛膜促性腺激素(human chorionic gonadotrophin,hCG)］(1 分)。① AFP：90% 卵黄囊瘤、70% 胚胎癌和 50% 畸胎瘤患者会发生 AFP 升高。单纯绒毛膜上皮癌和单纯精原细胞瘤 AFP 正常(2 分)。② hCG：100% 绒毛膜上皮癌、40%~60% 胚胎癌、10%~30% 精原细胞瘤 hCG 增高(2 分)。

(2) 某些细胞酶［(乳酸脱氢酶(lactate dehydrogenase,LDH)和胎盘碱性磷酸酶(placental alkaline phosphatase,PLAP)］(1 分)。① LDH：升高提示肿瘤体积大,易进展,术后易复发(2 分)。② PLAP：95% 精原细胞瘤和 40% 晚期睾丸癌患者升高(2 分)。

3. 请简述超声在此疾病诊疗中的作用(10 分)。

(1) 鉴别阴囊肿大原因：阴囊肿大原因除肿瘤外,还包括鞘膜积液、睾丸炎、血肿、斜疝等(4 分)。

(2) 鉴别睾丸肿瘤类型：结合声像图和临床特点,可以对一部分肿瘤类型作出诊断(3 分)。

(3) 超声还可以判断肿瘤对周围组织的侵犯及淋巴结转移,为肿瘤分期提供依据(3 分)。

三、要点与讨论

1. 病理、分型及流行病学　睾丸组织主要由生精上皮和睾丸间质细胞组成,分别可形成睾丸生殖细胞肿瘤和睾丸非生殖细胞肿瘤。当全能生殖干细胞发生癌变时,如果该细胞只向原有形态变化,则形成精原细胞瘤;如果向多能性方向分化并产生一系列如胚胎发育的变化则形成胚胎癌;若继续沿胚胎外组织滋养层发展,则形成卵黄囊瘤或绒毛膜上皮癌;如果沿胚胎内组织方向发展,向三胚层分化,则形成畸胎瘤,等等。

睾丸肿瘤占男性泌尿生殖系肿瘤的 3%~9%,男性全身恶性肿瘤的 0.5%~1%,睾丸肿瘤的发病年龄以 20~40 岁为多,占 70% 以上。

原发性睾丸肿瘤分为生殖细胞肿瘤(占 90% 以上)和非生殖细胞肿瘤。生殖细胞肿瘤以精原细胞瘤最多见(40%~50%),胚胎癌次之,此外还有畸胎瘤(癌)、绒毛膜上皮癌等。非生殖细胞肿瘤包括颗粒细胞瘤、间质细胞瘤、支持细胞瘤等;转移性睾丸肿瘤以恶性淋巴瘤和白血病较多见。

2. 临床特征　偶然发现的阴囊内肿块或睾丸增大为最常见就诊原因,多无疼痛,常有睾丸沉重感。约 15% 的睾丸肿瘤患者呈急性、突发性睾丸疼痛,经抗感染治疗后肿块仍不消失,这可能与肿块扭转、肿瘤出血或梗死有关。有少数表现为更加模糊的症状,如焦虑、乳房胀痛等。

腹膜后广泛淋巴结转移可以压迫邻近的组织引起腹部以及腰背部疼痛,胃肠道不适,压迫肾门可引起输尿管梗阻。

有的睾丸肿瘤可以引起内分泌功能失调,如女性特征和甲状腺中毒征,后者是由于 hCG 与甲状腺刺激激素产生交叉反应的结果。

3. 超声特征

(1) 精原细胞瘤：30~50 岁为发病高峰,表现为睾丸增大,形态仍保持椭圆形,肿瘤呈略低回声或中等回声,常不均匀,血运较丰富,如有残存睾丸组织,肿瘤与正常睾丸组织的分界较清晰,很少侵犯到包膜外。

(2) 卵黄囊瘤：是小儿最常见的睾丸恶性肿瘤,90% 患儿 AFP 升高。超声表现为睾丸增大,肿物回声接近正常睾丸实质,部分病例可有不规则液性区,实性部分血运丰富,周边可有残存睾丸组织。

(3)畸胎瘤:常见于小儿,多为椭圆形,边界清晰,内部回声复杂,可为囊性或囊实性团块,常伴有强回声团。

(4)恶性淋巴瘤或白血病睾丸转移:常表现为单侧或双侧睾丸无痛性肿大,肿物为弥漫性极低回声,血运极其丰富。

超声造影(contrast-enhanced ultrasound,CEUS)技术在全身各器官肿瘤中的应用越来越得到肯定和普及,利用CEUS可精准地评估肿瘤微血管灌注特征,为病变定性诊断提供更多有价值的信息。有文献报道,睾丸肿瘤多表现为高增强,增强模式为快进快退或快进慢退,周边常有假包膜;肿瘤样病变表现为高增强或无增强,增强模式为快进慢退,多无假包膜,炎性病灶周围常有不规则增强。但超声造影在睾丸肿瘤定性诊断中的应用尚有争议。

四、临床拓展思维训练

1. 睾丸肿瘤的转移途径有哪些(10分)?

(1)直接浸润:多限于白膜内,仅1%的病例可浸润附睾或精索,极少数晚期病例侵犯阴囊(3分)。

(2)淋巴结转移:分2种途径。睾丸鞘膜和阴囊皮肤的浅层淋巴经腹股沟淋巴结,髂血管淋巴链上行,此途径转移少见(2分);多见的转移是经睾丸淋巴网的深层淋巴引流途径,睾丸深层淋巴引流睾丸实质及附睾,沿精索上行到达腹膜后,进入腹主动脉旁淋巴结、下腔静脉前淋巴结,再向上到纵隔和左侧锁骨上淋巴结,也有少数转移到右侧锁骨上淋巴结(2分)。

(3)血行转移:晚期睾丸肿瘤出现血行播散(3分)。

2. 请简述睾丸原发性肿瘤的组织学分类(10分)。

生殖细胞肿瘤(5分)。

(1)精原细胞瘤:典型精原细胞瘤、间变性精原细胞瘤、精母细胞性精原细胞瘤。

(2)非精原细胞瘤:胚胎癌、畸胎瘤(成熟型、未成熟型、恶性)、绒毛膜上皮癌、卵黄囊肿瘤(内胚窦肿瘤,胚胎性腺癌)。

非生殖细胞肿瘤(5分)。

(1)性腺基质肿瘤:间质细胞瘤、支持细胞瘤。

(2)性腺胚细胞瘤。

(3)其他类型睾丸肿瘤:睾丸网腺瘤、间质性肿瘤、类癌、肾上腺残留肿瘤。

(高树熹)

病例 **28** 睾丸附睾结核（tuberculosis of testis and epididymis）

一、临床资料

1. 病史　患者，男，36 岁，因"右侧阴囊肿痛、破溃半年"就诊。查体右侧阴囊表面可见破溃，阴囊壁增厚，右附睾增大，与阴囊壁粘连，移动度差，右睾丸未触及异常。左睾丸、附睾未见异常。

2. 超声资料（图 5-28-1~ 图 5-28-6）

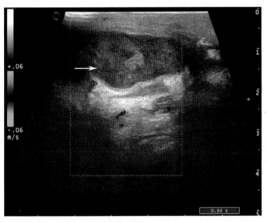

图 5-28-1　右附睾头纵切彩色血流图像
箭头所示为附睾头病灶。

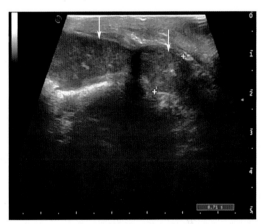

图 5-28-2　右附睾体尾部纵切二维图像
箭头所示为附睾体部、尾部病灶。

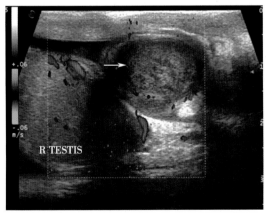

图 5-28-3　右睾丸及附睾横切彩色血流图像
箭头所示为附睾体部病灶。
R TESTIS. 右睾丸

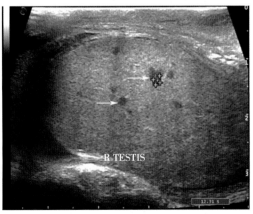

图 5-28-4　右睾丸纵切二维图像
箭头所示为右睾丸内病灶。
R TESTIS. 右睾丸

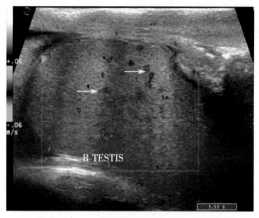

图 5-28-5　右睾丸纵切彩色血流图像
箭头所示为右睾丸内病灶。
R TESTIS. 右睾丸

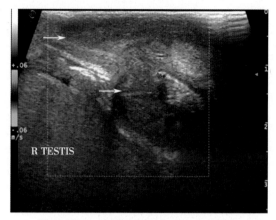

图 5-28-6　右阴囊窦道处彩色血流图像
箭头所示为右阴囊壁及窦道。
R TESTIS. 右睾丸

3. 其他检查资料　血常规未见异常。X 线平片见右肺钙化灶，可疑陈旧结核。

二、思考题及参考答案

1. 请结合病史及超声图像表现作出诊断（10 分）。

临床表现：成年男性患者，右侧阴囊肿痛、破溃半年。查体右侧阴囊表面可见破溃，阴囊壁增厚，右附睾增大，与阴囊壁粘连，移动度差（1 分）。

超声所见：图 5-28-4、图 5-28-5 右侧睾丸内可见多个低回声团，边界较清，CDFI 未检出明显血流信号（2 分）。图 5-28-1~ 图 5-28-3 右附睾普遍增大，形态不规整，回声不均，CDFI 可检出少许血流信号（2 分）。图 5-28-6 右阴囊壁增厚，局部可见包块，边界模糊，内呈低回声（2 分）。

超声诊断：符合右侧附睾结核累及睾丸和阴囊（3 分）。

2. 结合该病的可能致病过程，还需要询问哪些病史，有必要对哪些器官进行超声扫查（10 分）？

需要询问患者有无尿频尿急、脓尿、血尿等泌尿系结核症状（3 分），应该对双肾、输尿管、膀胱、前列腺、精囊进行超声检查（3 分）。

男性生殖系统的结核常与泌尿系统结核关系密切，感染的尿液通过前列腺尿道时，引起前列腺及精囊结核，继而经输精管到附睾，引起附睾结核，睾丸结核多是附睾结核播散所致（4 分）。

3. 请简述本病的鉴别诊断（10 分）。

本病主要需与睾丸附睾慢性炎症相鉴别（2 分）。

从临床症状上，慢性附睾炎常有急性或反复疼痛发作史，结核常无疼痛；慢性炎症多不形成窦道（2 分）。

从超声表现上，结核性肉芽肿和干酪样坏死表现为低弱回声，液化不明显，血流显示稀疏（2 分）；附睾结核波及睾丸时，紧邻病变附睾的睾丸组织受累表现为低弱回声灶，睾丸内播散时出现大小不等虫蚀样弱回声病灶（2 分）；慢性炎症表现为低回声，血流多较丰富，合并脓肿时出现明显的液化区（2 分）。

三、要点与讨论

1. 病理及流行病学   睾丸附睾结核多见于 20~40 岁，临床上最常见的男性生殖系统结核为附睾结核。结核的病理改变主要是组织破坏形成干酪样病变及纤维化，干酪样坏死后可发生钙化。

2. 临床特征   附睾结核一般发展缓慢，表现为附睾逐渐肿胀，无明显疼痛，肿大的附睾可与阴囊壁粘连形成寒性脓肿及窦道。

3. 超声特征   附睾结核表现为病变部位增大，结构紊乱，回声低弱，血流稀疏；睾丸结核由附睾结核浸润而来时，病变局部表现为弱回声，当整个睾丸受累时，结核在睾丸内播散形成虫蚀状弱回声；输精管受累时可出现串珠样改变。

四、临床拓展思维训练

1. 附睾结核的可能发病机制有哪些（10 分）？

关于附睾结核结核分枝杆菌的入侵途径，有两种观点。

一种观点认为附睾结核是泌尿系结核患者尿液中的结核分枝杆菌首先入侵前列腺、精囊然后经过输精管到达附睾。其理由有：①附睾结核与泌尿系结核密切相关；②尸检显示，63% 的男性生殖系统结核患者的前列腺、精囊和附睾均有结核病变存在，29% 的患者仅前列腺患有结核，无单独精囊、附睾被结核杆菌感染的病例（5 分）。

另一种观点认为附睾结核是由原发感染经血行播散的结果。理由为：①目前认为其他器官结核多是结核分枝杆菌经血行播散到达，故认为男性生殖系统结核也可能是原发感染的血行播散；②附睾血管造影发现，附睾尾部的血管比其他部位丰富，这与附睾结核常见于尾部相吻合（5 分）。

目前多数观点认为两种机制都存在，但是以哪种为主，尚需进一步研究。

2. 请简述男性生殖系统结核的药物治疗原则（10 分）。

药物治疗是男性生殖系统结核的基本治疗手段（2 分），其他包括手术在内的任何治疗方法必须在药物治疗的基础上进行（3 分）。为了达到理想疗效，必须贯彻合理化治疗的五项原则，即早期、联合、适量、规律、全程使用敏感药物（5 分）。

（高树熹）

病例 29 急性附睾睾丸炎（acute epididymo-orchitis）

一、临床资料

1. 病史   患者，男，75 岁，因"左侧阴囊肿胀 5 天"就诊。无发热寒战，无尿频尿痛。查体左阴囊肿胀,暗红,皮温略高;左睾丸附睾肿大,质略硬,压痛;右睾丸未见异常。

2. 超声资料(图 5-29-1~ 图 5-29-3)

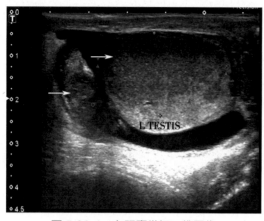

图 5-29-1 左阴囊纵切二维图像
箭头所示分别为左附睾、左睾丸。
L TESTIS. 左睾丸

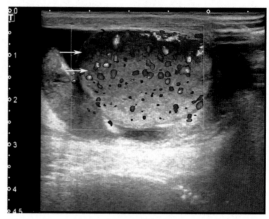

图 5-29-2 左阴囊纵切彩色血流图像
箭头所示为左睾丸。

3. 其他检查资料 血常规检查白细胞 12×10^9/L(升高),中性粒细胞 8×10^9/L(升高),淋巴细胞 2.5×10^9/L(正常)。

二、思考题及参考答案

1. 请结合病史及超声图像表现作出诊断(10 分)。

临床表现:老年男性患者,左侧阴囊肿胀 5 天。查体左阴囊肿胀,暗红,皮温略高;左睾丸附睾肿大,质略硬,压痛。白细胞增高(1 分)。

超声所见:图 5-29-1 左侧睾丸回声减低,左侧附睾增大,回声减低(2 分)。图 5-29-2、

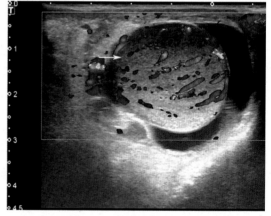

图 5-29-3 左阴囊横切彩色血流图像
箭头所示为左睾丸。

图 5-29-3 左睾丸 CDFI 可检出丰富血流信号(2 分),左侧附睾血运显示丰富(2 分)。睾丸周围见液性无回声暗区(1 分)。

超声诊断:考虑左附睾睾丸炎(2 分)。

2. 请简述本病的鉴别诊断(10 分)。

(1)急性阴囊疼痛最常见的原因是睾丸扭转和急性附睾睾丸炎(1 分)。两者须用超声鉴别:急性附睾睾丸炎时,整个睾丸和附睾呈充血改变(2 分);睾丸扭转者睾丸呈缺血性改变,不完全睾丸扭转者睾丸血运可以正常或丰富,精索区多可见螺旋形包块(2 分)。

(2)睾丸肿大需与睾丸肿瘤鉴别,睾丸肿瘤多为无痛性肿块,少数时候肿瘤内有急性出血,可使睾丸、附睾发生疼痛,或肿块增大牵拉睾丸被膜引起睾丸坠胀(5 分)。

3. 请简述本病超声检查的临床价值（10 分）。

（1）鉴别急性阴囊疼痛，区别睾丸附睾扭转和急性炎症，明确诊断（4 分）。

（2）了解急性炎症累及的范围、程度，有无脓肿形成（3 分）。

（3）了解疾病的转归和治疗效果的评价（3 分）。

三、要点与讨论

1. 病理、分型及流行病学　急性非特异性附睾睾丸炎的主要致病菌为大肠埃希菌、变形杆菌、葡萄球菌、肠球菌及铜绿假单胞菌等。幼儿和儿童及老年人较易发生，当身体抵抗力降低，在诱因的作用下致病菌自尿道经前列腺，或经血液和淋巴进入附睾组织，发生睾丸和附睾炎性改变。

附睾炎早期一般由输精管开始再延伸至附睾尾部，然后至附睾头。在急性期，附睾肿胀高低不平。睾丸炎时，睾丸有不同程度的增大、充血，严重者可有局灶坏死和脓肿形成。

以睾丸、附睾炎症受累的程度和范围而分为附睾炎、睾丸炎或附睾睾丸炎。

2. 临床特征　附睾睾丸炎常突发，发病数小时后形成急性炎症。附睾有局限疼痛与压痛，可放射至腹股沟区及腰部。阴囊增大，皮肤红肿，附睾肿胀进展较快可有高热，亦可出现膀胱炎、前列腺炎症状。

实验室检查：血常规白细胞增多，核左移。儿童附睾炎常伴有大肠埃希菌或铜绿假单胞菌引起的尿路感染。年龄大于 35 岁者主要是大肠埃希菌，小于 35 岁者主要是衣原体与淋病奈瑟球菌所致的特异性附睾炎。

3. 超声特征　病变睾丸、附睾和精索增大增粗，回声减低，血流丰富；当脓肿形成时，出现不规则液性暗区；壁厚，周围见彩色血流环绕；睾丸鞘膜内可有少量液体。

四、临床拓展思维训练

1. 急性睾丸炎病因有哪些（10 分）？

按照病原体分为急性非特异性睾丸炎和急性腮腺炎性睾丸炎。

（1）急性非特异性睾丸炎多发生在尿道炎、膀胱炎、前列腺炎、前列腺增生切除术后及长期留置导尿管的患者，也可见于由附睾炎引起的附睾睾丸炎。致病菌主要有大肠埃希菌、假单胞菌属、产气杆菌、淋病奈瑟球菌和衣原体等。致病菌通过尿道进入尿路可以导致尿道炎、膀胱炎或前列腺炎，经淋巴系统或输精管侵及附睾及睾丸。细菌和病毒也可通过扁桃体炎、牙齿感染或全身感染进入血流导致附睾炎，若免疫力低下，可发生睾丸炎（5 分）。

（2）急性腮腺炎性睾丸炎易发生于青春期，由腮腺炎病毒引起。因腮腺与睾丸的基膜相似而继发睾丸自身免疫反应所致单侧或双侧睾丸炎，其结果造成精曲小管透明变性，严重者继发不育症，附睾亦可同时受累（5 分）。

2. 急性非特异性睾丸炎和急性腮腺炎性睾丸炎预后如何（10 分）？

急性非特异性睾丸炎抗感染和局部理疗常能起到很好的治疗作用，但部分患者保守治疗效果不好，病程迁延数日或十数日，最终导致睾丸萎缩（5 分）。

急性腮腺炎性睾丸炎易破坏生精细胞，导致睾丸萎缩而造成生育能力降低或不育（5 分）。

（高树熹）

病例 **30** 睾丸扭转(testicular torsion)

一、临床资料

1. 病史　患者,男,14岁,因"无明显诱因出现左睾丸疼痛2天"就诊。无尿频、尿急、血尿,无发热。查体发现左睾丸肿大,横位,抬举痛,睾丸上方可触及直径约3cm包块,触痛(+)。

2. 超声资料(图5-30-1~图5-30-3)

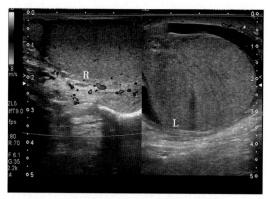

图5-30-1　右阴囊纵切及左阴囊纵切彩色血流图像
R. right,右；L. left,左

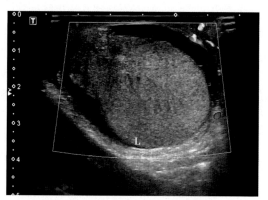

图5-30-2　左睾丸彩色血流图像
L. 左

二、思考题及参考答案

1. 请结合病史及超声图像表现作出诊断(10分)。

临床表现:青少年男性患者,左睾丸疼痛2天。查体左睾丸肿大,横位,抬举痛,睾丸上方可及包块,触痛(+)(1分)。

超声所见:图5-30-1双侧阴囊内可见睾丸影像,左睾丸增大,形态饱满,回声减低(2分)。图5-30-1及图5-30-2 CDFI左睾丸内未检出明显血流信号(2分)。图5-30-3左睾丸上方可见一包块,呈螺旋样,内呈高低混合回声。图5-30-1、图5-30-2左睾丸周围可见积液,内呈无回声(2分)。

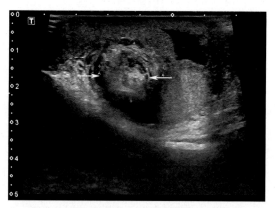

图5-30-3　左睾丸上方包块横切二维图像
箭头所示为左睾丸上方包块。

右睾丸回声均匀,睾丸内血流显示未见明显异常,右睾丸未见明显占位性病变(1分)。

超声诊断:考虑左睾丸扭转(2分)。

病理结果:术中可见睾丸扭转720°。

2. 请简述本病的鉴别诊断(10 分)。

本病临床症状与急性附睾睾丸炎、睾丸附件扭转相似,超声表现可以鉴别(2 分)。

(1)急性附睾睾丸炎:附睾增大,回声减低或增高,阴囊壁增厚,常伴鞘膜积液;睾丸正常或增大,局灶性或弥漫性回声均匀减低或增强(2 分),附睾及睾丸内血流信号丰富(2 分)。

(2)睾丸附件扭转:睾丸附件增大,通常位于附睾头部与睾丸上极之间,呈高回声或网状高回声;睾丸基本正常,常伴有少量鞘膜积液和阴囊壁增厚(2 分);同侧精索及附睾头部血流信号丰富,睾丸的血流正常或稍丰富,扭转的睾丸附件内无血流信号显示(2 分)。

3. 按解剖部位请简述睾丸扭转的类型(10 分)。

按扭转发生的部位分类可分为鞘膜外型及鞘膜内型(3 分),鞘膜外型睾丸扭转也称精索扭转,睾丸附睾及鞘膜一同扭转(3 分);鞘膜内型扭转可分为睾丸附睾扭转和单纯睾丸扭转(4 分)。

三、要点与讨论

1. 病因病理及分型　根据扭转位置,可分为鞘膜内型和鞘膜外型(即精索扭转)两类。鞘膜内型多见于年长儿、青春期,其发生与鞘膜壁层在精索的止点过高、睾丸系膜过长、睾丸引带过长或缺如、隐睾、睾丸附睾完全被鞘膜包绕等解剖学异常有关。鞘膜外型少见,常发生于新生儿,阴囊内的全部鞘膜及其内部精索一起扭转,主要因壁层鞘膜与阴囊壁或腹股沟管壁依附松弛,睾丸固定不良引起。

2. 临床特征　急性发作的剧烈疼痛,并有向下腹部及腹股沟的放射痛。部分伴恶心、呕吐及低热。阴囊红肿、触痛,部分可触及高位横向睾丸。新生儿表现为阴囊增大、红肿,部分无明显临床表现。

3. 超声特征　精索扭转时精索扭曲,呈旋涡征;睾丸扭转的发病最初 4 小时内,睾丸回声可能显示正常,4~6 小时后睾丸增大,回声减低;随着时间推移,睾丸回声不均匀,出现散在片状极低回声或液性暗区;附睾可能增大、回声减低;鞘膜不均性增厚,鞘膜积液,阴囊壁增厚;睾丸扭转晚期睾丸变小、回声减低,部分可伴有钙化。

睾丸的彩色多普勒表现:完全性睾丸扭转,睾丸内血流完全消失或与健侧对比显著减少;间断性扭转、扭转复位,睾丸血流信号正常或丰富。

超声造影(CEUS)技术可较彩色多普勒更敏感地反映睾丸血供状态,CEUS 在睾丸扭转诊断中的价值被大量实验和临床病例证明。睾丸不全扭转表现为造影剂延迟灌注,可不均匀,峰值强度及曲线下面积降低;睾丸完全扭转表现为睾丸内始终无造影剂灌注。

四、临床拓展思维训练

1. 如果夜间急诊你遇到可疑睾丸扭转的患者,但是不能明确诊断,你会留到第 2 天找有经验的医生会诊? 你还有更好的解决办法吗(10 分)?

一旦诊断为睾丸扭转者须急诊手术,以求最大可能地挽救睾丸。睾丸能否保留取决于缺血的程度与时间,手术在发病 6 小时内进行,睾丸的成活率可达 100%;扭转 6~12 小时内睾丸可有 70% 的机会成活;扭转 24 小时后睾丸成活的可能性极低(6 分)。因此超声检查可疑睾丸扭转的患者不能留到第二天会诊,如果自己不能确定诊断,需要尽快联系临床医生,描述超声检查所见,以便临床医生采取及时合理的措施挽救睾丸(4 分)。

2. 一侧睾丸扭转,对侧睾丸生精功能可能也会受损,机制可能有哪些(10 分)？

(1)患儿发生睾丸扭转时对对侧睾丸的预防性探查手术可能有损伤(3 分)。

(2)睾丸扭转后产生的毒性产物会影响双侧睾丸。此外,毒性物质也可通过双侧睾丸间的交通支引起对侧睾丸病变(4 分)。

(3)生精功能可能在急性睾丸扭转发生之前已经受损,如对侧存在无症状的轻度睾丸扭转或精索静脉曲张等(3 分)。

(高树熹)

病例 **31** 阴囊外伤(injury of thescrotum)

一、临床资料

1. 病史　患者,男,17 岁,因"睾丸被他人用足球踢伤,伤后持续疼痛 9 小时"就诊。查体发现阴囊红肿,双侧睾丸压痛,未触及明显肿物。

2. 超声资料(图 5-31-1~ 图 5-31-4)

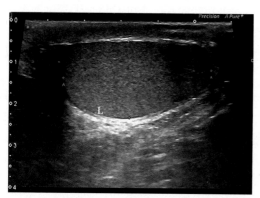

图 5-31-1　左阴囊纵切二维图像

L. 左

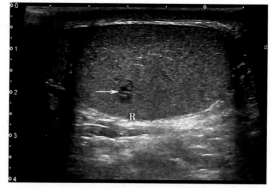

图 5-31-2　右阴囊纵切二维图像

箭头所示为右睾丸内病灶。

R. 右

二、思考题及参考答案

1. 请结合病史及超声图像表现作出诊断(10 分)。

临床表现:青少年男性患者,睾丸钝性伤后持续疼痛。查体阴囊红肿,双侧睾丸压痛,未触及明显肿物(1 分)。

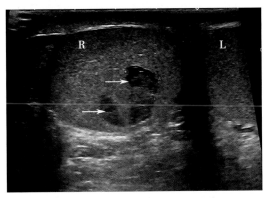

图 5-31-3　右阴囊横切二维图像
箭头所示为右睾丸内病灶,大小约 1.6cm×0.9cm。
R. 右;L. 左

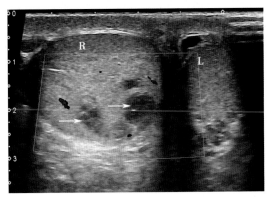

图 5-31-4　右睾丸彩色血流图像
箭头所示为右睾丸内病灶。
R. 右;L. 左

　　超声所见:双侧阴囊内可见睾丸影像(1 分),图 5-31-1 左睾丸表面光滑,回声均匀,未见明显占位性病变(1 分)。图 5-31-2、图 5-31-3 右睾丸表面光滑,睾丸内见约 1.6cm×0.9cm 包块,边界清,形态不规整,内呈不均匀中低混合回声(2 分)。图 5-31-4 包块内未检出明显血流信号(2 分)。

　　超声诊断:右睾丸病变符合睾丸血肿(3 分)。

　　2. 请简述本病的鉴别诊断(10 分)。

　　阴囊及睾丸附睾外伤后出血包块需与炎性疾病及睾丸扭转相鉴别(2 分)。

　　(1)炎性包块常无明显外伤史,疼痛及包块多逐渐出现,外伤后较长时间可同时合并感染,鉴别困难(4 分)。

　　(2)睾丸扭转多在精索区发现螺旋状包块,睾丸内血流信号减少或缺失,扭转时间较长发生睾丸坏死时睾丸回声不均,可出现液性区(4 分)。

　　3. 请简述阴囊外伤后超声检查的价值(10 分)。

　　阴囊外伤后,阴囊可严重肿胀,阴囊内容物不能扪及(2 分)。超声可判断阴囊内容物有无损伤及损伤程度,尤其是白膜有无破裂(5 分),判断睾丸血运状态(3 分),为临床采取恰当的治疗措施提供有价值的信息。

三、要点与讨论

　　1. 病理及分型　患者都有明确的外伤史,多为钝性伤。阴囊外伤时,因睾丸位于组织松弛的阴囊内,由于阴囊的保护作用以及睾丸的活动度较大,所以损伤的发生率较低。

　　阴囊受到冲击后,睾丸可有轻微增大,组织间隙有少量渗出,严重暴力损伤时,睾丸内可出现血肿,如果睾丸瞬间受到巨大压力,超过白膜承受力,可发生睾丸破裂,睾丸内组织外溢。

　　根据损伤程度可分为睾丸挫伤、睾丸血肿、睾丸破裂、睾丸脱位。

　　2. 临床特征　受暴力伤害当即剧烈疼痛,难以忍受,严重者可出现晕厥伴恶心呕吐,阴囊触痛,逐渐肿大,皮下淤血青紫,睾丸鞘膜肿胀、白膜裂开甚至睾丸与附睾脱落等。

　　3. 超声特征

　　(1)睾丸挫伤:睾丸可轻微增大,但超声表现无结构异常。睾丸内血流信号一般无改变,部分患者可以出现血流信号轻度增加;睾丸鞘膜腔一般无异常。

(2)睾丸血肿:在白膜下或睾丸内可见大小不等的液性区,多无血流信号,睾丸组织一般呈充血改变,但睾丸白膜完整,同时合并阴囊壁增厚。

(3)睾丸破裂:白膜断裂,睾丸内组织溢出白膜外。此时超声见睾丸结构紊乱,白膜不连续,睾丸内部有血肿,甚至睾丸组织完全溢出。睾丸鞘膜腔内多有积血,阴囊壁增厚。

(4)睾丸脱位:指睾丸与阴囊壁附着处或与附睾附着处断裂,超声多不能确诊。

四、临床拓展思维训练

1. 根据超声造影睾丸外伤分哪几型? 超声造影表现如何? （10 分）?

根据超声造影表现,睾丸外伤可分为破裂型,血肿型,挫伤型(1 分)。

破裂型:睾丸正常形态消失,包膜连续性中断,睾丸内见不规则的低至无灌注区,可显示包膜破口的位置和范围,以及经破口处突入鞘膜腔内呈低至无灌注的睾丸组织,鞘膜腔内见无回声区(3 分)。

血肿型:睾丸形态正常或饱满,包膜连续完整,睾丸内见不规则的低或无灌注区,鞘膜腔内可见无回声区(3 分)。

挫伤型:睾丸形态正常,包膜连续完整,实质呈不均匀灌注,但未见明显无灌注区,可于包膜下见线 / 带状无回声区,鞘膜腔内可见无回声区(3 分)。

2. 睾丸损伤治疗方法有哪些(10 分)?

保守治疗:一般认为,只有较小的单纯性阴囊血肿才可采取保守治疗,治疗方法包括卧床休息、抬高阴囊、局部冷敷、止痛等,必要时可采取局部压迫,并运用抗生素预防感染。理疗可以促进血肿吸收(5 分)。

手术治疗:多数闭合性阴囊损伤,特别是有睾丸破裂的损伤,均需行手术探查。手术方法为切开止血,清除血肿,减压引流。对于睾丸破裂者,除非睾丸完全破裂必须完全切除外,应尽量保留睾丸组织,仔细修补白膜,冲洗阴囊,避免发生自身免疫反应。对于鞘膜积血,早期可按鞘膜积液处理(5 分)。

（高树熹）

病例 **32** 精索静脉曲张(varicocele)

一、临床资料

1. 病史　患者,男,13 岁,因"左侧阴囊坠胀感 3 个月"就诊。查体:左侧阴囊可见曲张静脉,站立位时明显,阴囊肤色正常,双侧睾丸及附睾触诊未及异常。

2. 超声资料（图 5-32-1~ 图 5-32-4）

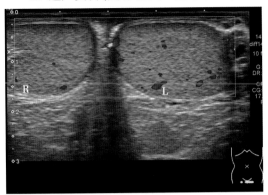

图 5-32-1　双侧阴囊横切彩色血流图像
R. 右；L. 左

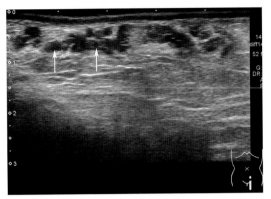

图 5-32-2　Valsalva 动作后左侧精索静脉
二维图像测量
箭头所示为精索静脉，较宽处约 2.1mm。

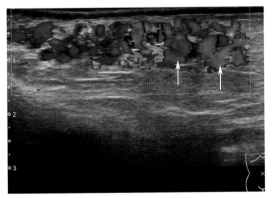

图 5-32-3　Valsalva 动作后左侧精索静脉彩色
血流图像
箭头所示为精索静脉。

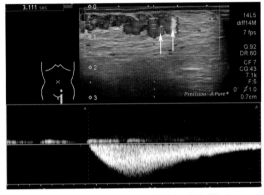

图 5-32-4　Valsalva 动作后左侧精索
静脉频谱图像
箭头所示为精索静脉，反流时间约 3.1 秒。

3. 其他检查资料　尿常规未见异常。

二、思考题及参考答案

1. 请结合病史及超声图像表现作出诊断（10 分）。

临床表现：青少年男性患者，左侧阴囊坠胀 3 个月。查体发现左侧阴囊可见曲张静脉，站立位时明显，阴囊肤色正常，双侧睾丸及附睾触诊未及异常（1 分）。

超声所见：图 5-32-1 显示双侧阴囊内可见睾丸影像，回声均匀，未见明显占位性病变，血流显示未见明显异常（1 分）。图 5-32-2 及图 5-32-3 显示左侧精索走行区可见曲张静脉影像，Valsalva 动作时管径宽约 2.1mm（3 分）。图 5-32-4 示 Valsalva 动作时精索静脉内可见反流影像，反流时间约 3.1 秒（3 分）。

超声诊断：左侧精索静脉曲张（2 分）。

2. 请简述本病的鉴别诊断（10 分）。

精索静脉曲张需与脉管畸形中的静脉畸形及淋巴管畸形鉴别（2 分）。

（1）静脉畸形病灶形状多不规则，不一定沿精索走行，位置可深可浅，管径大小不一，常合并静脉石,表现为强回声团(4分)。

(2)淋巴管畸形不一定沿精索走行,位置可深可浅。大囊型表现为多分隔的大小不一无回声囊腔,合并出血可伴密集点状回声;微囊型因分隔较多可表现为高回声团,淋巴管畸形不能检出稳定的彩色血流信号(4分)。

3. 请简述精索内解剖结构(10分)。

精索的内容物有:输精管,位于精索的最后部(1分);动脉,有睾丸动脉、提睾肌动脉及输精管动脉等,多位于精索的中央(2分);静脉,有输精管静脉和蔓状静脉丛,居精索的最前部(2分);睾丸和附睾的淋巴管在精索内随其血管伴行(1分);神经,有生殖股神经的生殖支和输精管神经丛(1分);鞘突剩件,为鞘突遗迹,其内含有平滑肌纤维、大量的弹性纤维和疏松结缔组织(1分)。此外,精索的外面包被精索被膜(2分)。

三、要点与讨论

1. 病理解剖、流行病学与分型　精索静脉曲张指精索静脉血液回流受阻使蔓状静脉丛异常迂曲、延长、扩张,是青壮年常见病,绝大多数见于18~30岁。一般认为精索静脉曲张在正常男性人群中发病率10%~23%,而在男性不育患者中为21%~41%。80%~90%的精索静脉曲张发生在左侧,双侧者占10%~20%,单纯右侧发病仅占2%。

精索静脉曲张分为原发性和继发性,继发性精索静脉曲张可能为腹膜后肿物、肾脏或肾上腺肿物、肾积水或异位血管压迫精索静脉所致。

2. 临床特征　多数患者无明显自觉症状,而于体检时偶然发现。部分患者可有阴囊及会阴部坠胀感,行走或久立后加重。原发性精索静脉曲张可有男性不育史,继发性精索静脉曲张可有腹膜后肿瘤原发病史。站立位时,一侧阴囊内可见或扪及蚯蚓状曲张静脉。

3. 超声特征　睾丸上方、后方可见迂曲扩张的蔓状静脉团,Valsalva动作时内径增宽,大于2mm,并显示有不同程度的反流,反流时间持续2秒以上者,提示精索静脉曲张。

四、临床拓展思维训练

1. 为什么临床上左侧精索静脉曲张更常见(10分)?

左侧精索静脉比右侧长,使血液回流时压力更高(2分);左侧精索静脉成直角注入左肾静脉,而右侧精索静脉直接以锐角注入下腔静脉(2分);左肾静脉位于腹主动脉与肠系膜上动脉之间,使左肾静脉受到挤压,形成近端钳夹现象(2分);左侧精索静脉常受到其前方的胀满的乙状结肠的压迫(2分);尸检证实,人类左侧精索静脉瓣膜缺乏率高达40%,而右侧仅3%,缺乏瓣膜容易发生血液反流(2分)。

2. 临床上精索静脉曲张如何分度(10分)?

临床上根据站立位检查和卧位检查相结合的方法将精索静脉曲张程度分为3度(1分)。Ⅰ度:站立位时视诊看不到精索静脉曲张,局部也扪不到曲张的静脉,但令患者做Valsalva动作可扪及曲张静脉,平卧后静脉曲张随即消失(3分);Ⅱ度:站立位时视诊看不到精索静脉曲张,但可触及精索及附睾旁的曲张静脉,平卧位后静脉曲张逐渐消失(3分);Ⅲ度:在阴囊表面就可见明显的曲张的静脉,触诊在精索、附睾及阴囊均可扪及软性静脉曲张团块(3分)。

(高树熹)

病例 **33** 腹股沟疝(inguinal hernia)

一、临床资料

1. 病史 患儿,男,12岁,因"发现左腹股沟可复性包块2个月"就诊。2个月前剧烈咳嗽后左腹股沟区发现包块,约鸡蛋大,质软,可进入阴囊,平卧位时按压后包块消失。

2. 超声资料(图5-33-1~图5-33-4)

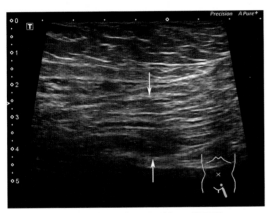

图 5-33-1 左腹股沟斜切二维图像
箭头所示为左腹股沟区包块。

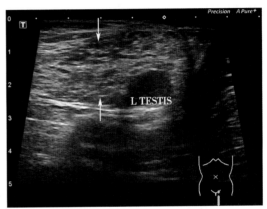

图 5-33-2 左阴囊纵切二维图像
箭头所示为左阴囊内包块。
L TESTIS. 左睾丸

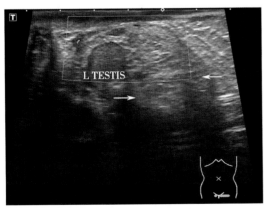

图 5-33-3 左阴囊横切彩色血流图像
箭头所示为左阴囊内包块。
L TESTIS. 左睾丸

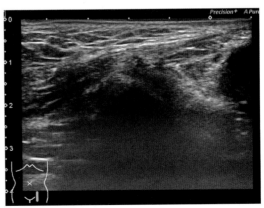

图 5-33-4 平卧位按压包块部位后左腹股沟
纵切图像

二、思考题及参考答案

1. 请结合病史及超声图像表现作出诊断(10分)。

临床表现:男性患儿,发现左腹股沟可复性包块2个月,可进入阴囊,平卧位时按压后包块消失(1分)。

超声所见:图5-33-1、图5-33-2左腹股沟区至左阴囊内可见一包块,边界清,内呈低回声伴条带状高回声,包块向上与腹腔相通(5分)。图5-33-3左睾丸位于左阴囊内,血运显示未见明显异常(2分)。图5-33-4患者平卧后包块消失。

超声诊断:考虑为腹股沟疝,疝内容物为大网膜(2分)。

2. 请结合声像图表现给出鉴别诊断(10分)。

腹股沟包块还可能为脂肪瘤、鞘膜积液、髂腰部脓肿、女性的子宫圆韧带囊肿等(2分)。

(1)脂肪瘤表现为椭圆形肿物,内呈低回声伴条带样高回声,不与腹腔相通,不随腹压增加移动,可检出少许或不能检出血流信号(2分)。

(2)精索鞘膜积液为沿精索走行的液性区,与腹腔相通时为交通性鞘膜积液(2分)。

(3)髂腰部脓肿表现为液性区内伴絮状物或细小点状回声,包块向上常可延伸至髂窝甚至脊柱旁(2分)。

(4)胎儿时期,腹膜鞘状突随子宫圆韧带下降到大阴唇,叫作Nuck氏管,正常情况下出生时闭合。假如未闭合,腹腔内液体可经过狭细的鞘状突管达到腹股沟区或大阴唇处,形成圆韧带囊肿。超声表现为腹股沟区的囊性包块,内可伴有纤细分隔(2分)。

3. 请简述超声在此疾病诊疗中的作用(10分)。

超声可以与脂肪瘤等肿物进行鉴别,明确腹股沟疝的诊断(3分),并能判断疝内容物(3分);对于嵌顿疝,结合彩色多普勒血流显像还可以判断疝内容物的血运状态(4分)。

三、要点与讨论

1. 分型及流行病学 腹股沟疝是指腹腔内脏器通过腹股沟区的缺损向体表突出所形成的包块,男女发病率之比为15:1。根据疝环与腹壁下动脉的关系,腹股沟疝分为腹股沟斜疝和腹股沟直疝两种。腹股沟斜疝占腹股沟疝的95%;腹股沟直疝占腹股沟疝的5%。

2. 临床特征 临床表现为腹股沟区的肿块,可伴有局部胀痛。当疝内容物包含肠管时会出现消化不良或慢性便秘,嵌顿疝时包块不能还纳,疼痛常较重,肠管嵌顿时会出现腹部绞痛、停止排便排气、恶心呕吐等机械性肠梗阻表现。

3. 超声特征 疝内容物常常是大网膜、小肠、结肠、乙状结肠,有时甚至是膀胱、子宫、附件等。超声表现出相应器官的声像学特征:大网膜表现为不均匀的高回声或低回声伴条带状高回声;肠管表现为回声杂乱,伴气体强回声及液体,并可见肠管内气体及液体移动;卵巢表现为椭圆形低回声伴卵泡液性区等。

四、临床拓展思维训练

1. 根据临床表现,常见疝的分类包括哪些(10分)?

根据临床表现分为易复性疝、难复性疝、嵌顿性疝和绞窄性疝(2分)。

(1)易复性疝:突出疝内容物不多,且疝门相对宽松,疝内容物与疝囊无粘连,疝内容物容易还纳腹腔（2 分）。

（2）难复性疝：疝内容物不能回纳或只能部分回纳入腹腔内（2 分）。

（3）嵌顿性疝：在疝门相对狭小而周围组织较为坚韧时，疝出的内容物不能回纳至腹腔内，处于嵌顿状态（2 分）。

（4）绞窄性疝：嵌顿如不能及时解除，肠管及其系膜受压情况不断加重而使动脉血流减少，最后导致完全阻断，即为绞窄性疝，很快会发生肠壁坏死（2 分）。

2. 请简述斜疝、直疝、股疝的超声鉴别（10 分）。

分辨腹股沟疝的类别主要取决于疝囊的位置（1 分）。超声检查时首先明确腹壁下动脉位置，并判断它与疝囊的位置关系（2 分）。腹壁下动脉绕行于疝囊内后侧的为斜疝，腹壁下动脉绕行于疝囊外侧的为直疝（2 分）；斜疝可进入阴囊，直疝不进入阴囊（1 分）。

股疝通过股环，经股管向卵圆窝突出，位于腹股沟韧带下部的外下方，疝颈位于腹股沟韧带足侧、股静脉的内侧，不进入阴囊（4 分）。

（高树熹）

第六章

介 入 超 声

病例 1 超声引导下前列腺穿刺活检术（ultrasound-guided prostate biopsy）

一、临床资料

1. 病史 患者，男，69 岁，因"排尿困难 2 年余，发现前列腺特异性抗原（prostate specific antigen，PSA）升高 10 天"就诊。查体：前列腺Ⅱ°肥大，质韧，边界清晰，中央沟消失，左侧叶可触及蚕豆大小质硬结节，无触痛，肛门括约肌功能良好，退出观察指套无染血。

2. 超声资料（图 6-1-1~图 6-1-4）

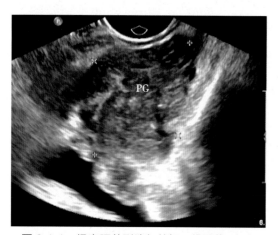

图 6-1-1 经直肠前列腺矢状切二维图像，大小
4.8cm × 3.7cm
PG. prostate gland，前列腺

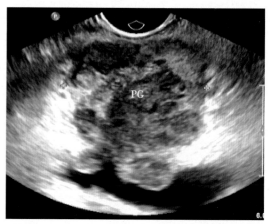

图 6-1-2 经直肠前列腺横切二维图像，横径约
4.7cm，左侧外周带、移行带见低回声病变，3.5cm ×
3.0cm，形态不整，边界不清楚，内部回声不均匀
PG. 前列腺

3. 其他检查资料 实验室检查：总 PSA 42.06μg/L（升高）。前列腺 MRI（图 6-1-5）、超声引导下经直肠前列腺穿刺（图 6-1-6）。

二、思考题及参考答案

1. 请结合病史及超声图像表现作出诊断（10 分）。

临床特点：老年男性患者，血清 PSA 升高，前列腺 MRI 检查可见不规则、不均匀强化的肿块影（2 分）。

超声所见：图 6-1-1、图 6-1-2 经直肠扫查见前列腺不对称性增大，腺体回声粗糙不均，左侧外周带、移行带见低回声病变，大小 3.5cm × 3.0cm，形态不整，边界不清楚，内部回声不均匀。图 6-1-3 病变内部显示较丰富血流信号。图 6-1-4 弹性成像显示组织较硬（4 分）。

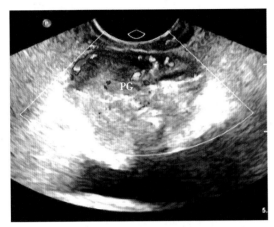

图 6-1-3　经直肠前列腺横切彩色血流图像
PG. 前列腺

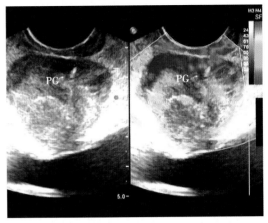

图 6-1-4　经直肠前列腺弹性成像：偏软的组织显示为红色；偏硬的组织显示为蓝色；介于二者之间的组织显示为绿色
PG. 前列腺

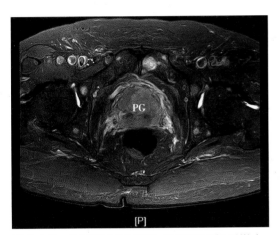

图 6-1-5　前列腺 MRI 图像：前列腺不规则增大，内部信号不均匀，T_2 加权像见前列腺左侧高信号肿块影（箭头），大小约 3.3cm×3.5cm，病灶边界不清，增强扫描病灶不均匀强化，与精囊界限不清
PG. 前列腺

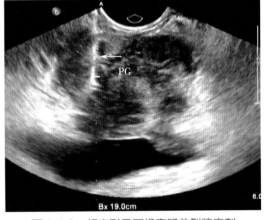

图 6-1-6　超声引导下经直肠前列腺穿刺
箭头所示为穿刺针。
PG. 前列腺

超声诊断：前列腺癌可能性大（4 分）。

2. 前列腺穿刺有哪些方式？前列腺穿刺的适应证有哪些（10 分）？

前列腺穿刺包括经直肠穿刺和经会阴穿刺两种方式（5 分），适应证如下。

（1）PSA 升高（>10μg/L）（2 分）。

（2）直肠指诊或影像学怀疑前列腺有占位性病变（2 分）。

（3）前列腺癌分级治疗后，需要判定疗效或怀疑前列腺癌复发（1 分）。

3. 前列腺穿刺的禁忌证有哪些(10 分) ?

(1)急性前列腺炎和慢性前列腺炎活动期者(3 分)。

(2)有出血倾向及凝血功能障碍者(3 分)。

(3)有严重心肺疾病,或糖尿病患者血糖控制不好,身体状态差者(2 分)。

(4)有严重肛门疾病或肛门改道者不能行经直肠穿刺(2 分)。

三、要点与讨论

1. 目的 患者的症状、体征和各种检查提示有前列腺癌的可能时,超声引导下穿刺活检术可以获得前列腺病理学诊断的"金标准"。

2. 术前准备

(1)物品准备:选用具有引导前列腺穿刺功能的超声仪和穿刺架、一次性活检枪等。

(2)患者准备:①术前停用抗凝和扩张血管药物 1 周。②术前进行血常规,凝血功能,艾滋病、梅毒等检查。③经直肠穿刺者术前一晚灌肠。经会阴穿刺者术前需排空大便,不必灌肠。④经直肠穿刺者需使用抗生素,经会阴穿刺活检者,一般不需服用抗生素。⑤术前签署知情同意书。

3. 操作方法

(1)经直肠前列腺穿刺活检术:①患者多采取左侧胸膝卧位。②穿刺前肛周及直肠消毒。③将腔内探头套上无菌隔离套后安装穿刺支架。④将准备好的探头置入直肠,超声检查确定前列腺穿刺目标。⑤超声引导下前列腺多点穿刺:左、右底部,左、右中部,左、右尖部,共计 6~12针,如果声像图显示有病灶,还需要在病灶处穿刺 1~2 针。⑥将穿刺的组织放入装有甲醛溶液的标本瓶内并标记好部位,送病理检查。

(2)经会阴前列腺穿刺活检术:①患者采取截石位。②会阴部皮肤常规消毒。③将双平面直肠探头置入直肠内,超声检查确定前列腺穿刺目标。④ 2% 利多卡因会阴局部浸润麻醉,超声引导下前列腺多点穿刺。⑤将穿刺的组织放入装有甲醛溶液的标本瓶内并标记好部位,送病理检查。

4. 注意事项

(1)术后 8 小时之内,适量增加饮水,多次排尿冲洗。

(2)术后可以进行正常活动,但禁止重体力劳动。

(3)术后使用抗生素(经直肠穿刺患者),并恢复常规服药,但继续停用抗凝血、扩张血管药物2 天。

(4)经会阴前列腺穿刺患者疼痛明显,经直肠前列腺穿刺可减少患者疼痛,但术后发生出血、感染的风险增加,在临床中应权衡利弊,选择最适合的穿刺方式。

四、临床拓展思维训练

1. 经直肠前列腺穿刺的并发症有哪些(10 分) ?

(1)感染、发热(2 分)。

(2)血尿(2 分)。

(3)直肠出血(2 分)。

(4)急性尿潴留(2 分)。

（5）疼痛（2 分）。

2. 如何提高前列腺穿刺的阳性率（10 分）？

（1）增加穿刺针数或重复穿刺：通过增加穿刺针数来扩大前列腺穿刺范围，对于前列腺癌高危人群开展重复穿刺，可有效提高前列腺癌检出率（5 分）。

（2）超声与 MRI 融合导航靶向穿刺：MRI 对病灶的显示敏感性更高，融合导航靶向穿刺可提高检出率，但目前还不能完全代替前列腺系统穿刺法（5 分）。

（王 鹏　黄 瑛）

病例 2　超声引导下弥漫性肝病穿刺活检术（ultrasound-guided biopsy of diffuse liver disease）

一、临床资料

1. 病史　患者，女，56 岁，因"尿黄 1 周，肝功能异常"就诊。1 周前患者自觉尿液颜色加深，无乏力、恶心、呕吐、腹胀等症状。查体：皮肤及巩膜轻度黄染，无肝掌及蜘蛛痣。患者 1 个月前自服用含有首乌藤的中药治疗湿疹。否认乙型肝炎、丙型肝炎等慢性肝病史，否认长期大量饮酒及不洁饮食史。

2. 超声资料（图 6-2-1~ 图 6-2-5）

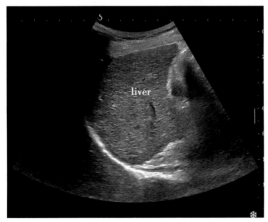

图 6-2-1　经肋间扫查肝右叶二维图像
liver. 肝脏

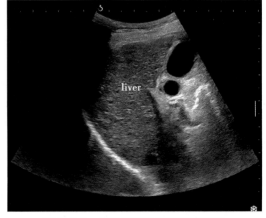

图 6-2-2　经肋间扫查胆囊二维图像
liver. 肝脏

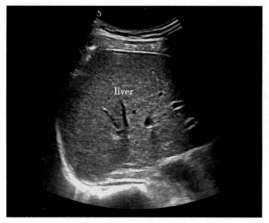

图 6-2-3 左侧卧位扫查肝右叶二维图像
liver. 肝脏

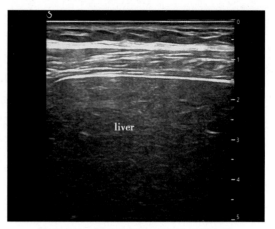

图 6-2-4 经肋间扫查肝右叶二维图像
liver. 肝脏

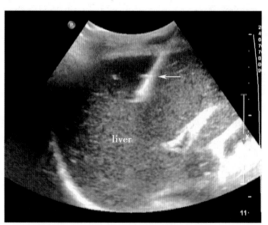

图 6-2-5 超声引导下肝脏穿刺活检术
箭头所示为穿刺针。
liver. 肝脏

3. 其他检查资料 血常规及凝血功能正常。转氨酶和胆红素升高。肝炎病毒、EB 病毒以及巨细胞病毒均为阴性,自身抗体均为阴性。

二、思考题及参考答案

1. 请结合病史及超声图像表现作出诊断(10 分)。

临床表现:患者起病前曾有明确的致肝损伤药物使用史,结合相关实验室检查,排除其他病毒性肝炎(2 分)。

超声所见:图 6-2-1～ 图 6-2-4 肝脏形态饱满,表面尚光滑,实质回声粗糙,胆囊壁水肿(4 分)。

超声诊断:符合弥漫性肝脏损伤改变,结合病史考虑药物性弥漫性肝脏损伤改变(4 分)。

2. 为明确诊断,该患者接受肝脏穿刺活检术检查,请回答弥漫性肝病活检术的适应证有哪些(10分)?

(1)弥漫性肝病需要组织学分类、分期或疗效评价(4分)。

(2)慢性肝脏病变或不明原因肝损害的诊断和鉴别诊断(3分)。

(3)肝移植排斥反应的诊断(3分)。

3. 弥漫性肝病穿刺的禁忌证有哪些(10分)?

(1)患者一般状态差,不能耐受穿刺,呼吸无法配合者(2分)。

(2)有明显出血倾向及凝血功能障碍者(2分)。

(3)严重肝硬化及大量腹腔积液者(2分)。

(4)胆系或膈肌周围感染等,穿刺后易发生继发感染者(2分)。

(5)严重肝外胆道梗阻性黄疸者(2分)。

三、要点与讨论

1. 目的　弥漫性肝病穿刺活检术有助于确定肝组织损害程度及病因;评估慢性肝炎的炎症分级及纤维化程度,从而指导临床治疗及判定疗效。

2. 术前准备

(1)患者准备:①术前进行血常规、凝血功能、心电图、梅毒、艾滋病等检查。②术前应对症处理有明显出血倾向及凝血功能障碍的患者。③患者需禁食水 6 小时以上。④穿刺前停用抗凝药物。⑤向患者说明穿刺注意事项,并签署知情同意书。

(2)器械准备:①选择带穿刺引导的探头或穿刺架,也可以徒手穿刺。② 16~18G 自动活检针。

3. 操作方法

(1)患者取仰卧位或左侧卧位,超声扫查肝脏,了解拟穿刺部位有无大血管、胆管扩张等。

(2)一般在肝右叶选择进针点,穿刺路径避开较大的血管、肠管、胆管、胆囊、膈肌等重要器官。

(3)常规消毒、铺巾,探头无菌隔离后再次确认进针点及穿刺路径,2% 利多卡因局部麻醉至肝被膜。

(4)超声引导下进入穿刺针,针尖到达肝被膜表面时嘱患者屏气,当观察到穿刺针到达肝内至少 1cm(肝硬化背景至少 1.5cm)时,触发扳机,可选取不同区域进行 2~3 次穿刺取材,避免在同一点反复穿刺。

(5)观察针槽内组织是否满意,通常穿刺次数一般不超过 3 次,每次取材后用 75% 酒精棉球擦拭活检针。

(6)穿刺结束后超声确认穿刺部位肝脏周围有无出血,然后用无菌敷料覆盖穿刺点,用腹带加压包扎。嘱患者平卧 4 小时以上并观察生命体征。

四、临床拓展思维训练

1. 超声引导下弥漫性肝病穿刺的不良反应和并发症有哪些(10分)?

(1)局部疼痛(2分)。

(2)出血(2分)。

(3)发热(2分)。

(4)感染(1分)。

(5)邻近脏器损伤(1分)。

(6)动静脉瘘(1分)。

(7)死亡(1分)。

2. 超声引导下弥漫性肝病穿刺后出血是较常见的并发症,如何预防(10分)?

(1)对于有出血倾向者使用较细的穿刺针,并减少穿刺次数(3分)。

(2)途经正常肝组织后,发射穿刺针取材(3分)。

(3)患者配合呼吸以防止针尖划伤肝脏表面被膜(2分)。

(4)使用彩色多普勒以避开肝内大血管及较表浅的血管(2分)。

(王 鹏 黄 瑛)

病例 3 超声引导下肾脏穿刺活检术(ultrasound-guided percutaneous renal biopsy)

一、临床资料

1. 病史 患者,男,52岁,因"右上腹痛伴全程肉眼淡红色血尿2个月"就诊。患者于2个月前无诱因出现右上腹痛伴全程肉眼淡红血尿,可以自行缓解,无血块、血条,无尿频、尿急、尿痛,无排尿困难,当时未引起重视,未去就医。7天前右上腹痛及血尿加重,现患者为进一步诊治来我院。起病以来,一般情况尚可,近期体重略有下降。

2. 超声资料(图6-3-1~图6-3-4)

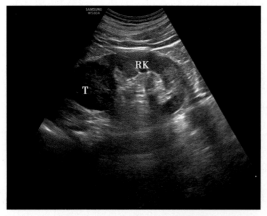

图6-3-1 右肾纵切二维图像

RK. right kidney,右肾;T. tumor,肿瘤

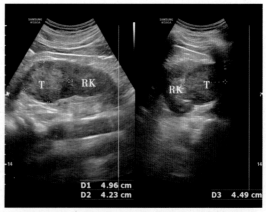

图6-3-2 右肾实性肿物纵切及横切二维图像,
肿物大小约5.0cm×4.5cm×4.2cm

RK. 右肾;T. 肿瘤

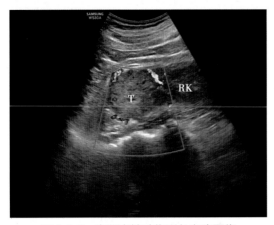

图 6-3-3　右肾实性肿物彩色血流图像
RK. 右肾；T. 肿瘤

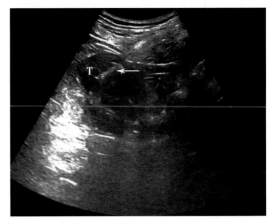

图 6-3-4　超声引导下右肾肿物穿刺活检术
箭头所示为穿刺针。
T. 肿瘤

3. 其他检查资料　外院泌尿系增强 CT 见右肾上极大小约为 5.2cm×4.7cm 稍高密度影，突出于包膜向肾外生长，浅分叶，其内见脂肪密度影，增强扫描可见明显强化，病灶与周围组织界限清晰。

二、思考题及参考答案

1. 请结合病史及超声图像表现作出诊断(10 分)。

临床表现：患者右上腹痛伴全程肉眼血尿，CT 检查见右肾可强化肿物(3 分)。

超声所见：图 6-3-1、图 6-3-2 右肾上极见低回声实性肿物，肿物大小约 5.0cm×4.5cm×4.2cm，边界清晰，形态欠规则，突向肾脏表面。图 6-3-3 CDFI 可检出血流信号(4 分)。

超声诊断：右肾实性肿物，考虑肾癌(3 分)。

2. 该患者进行了超声引导下肾肿物穿刺活检术，肾脏病变穿刺的适应证有哪些(10 分)？

(1)肾小球肾炎或肾病综合征的分型(3 分)。

(2)不明原因的急性肾衰竭(2 分)。

(3)移植肾怀疑排斥反应(2 分)。

(4)肾实性占位性病变的诊断及鉴别诊断(3 分)。

3. 超声引导下肾脏病变穿刺活检术的禁忌证有哪些(10 分)？

(1)严重的凝血功能障碍者(2 分)。

(2)大量腹腔积液、肾周大量积液、全身多脏器功能衰竭、妊娠等患者(2 分)。

(3)精神症状或难以控制的剧烈咳嗽而不能配合操作者(2 分)。

(4)肾实质萎缩，孤立肾或另一侧肾功能丧失者属于相对禁忌证(2 分)。

(5)伴有活动性感染性疾病者(2 分)。

三、要点与讨论

1. 目的　获取肾脏病变组织进行病理学诊断可明确疾病性质，为制定治疗方案及判断预后提供依据。

2. 术前准备

(1)术前检查:术前检查心电图、血、尿常规及凝血功能,签署手术知情同意书。

(2)仪器及器械:3.5MHz 超声探头,穿刺引导架,一次性 18G 或 16G 自动活检枪。

3. 操作方法

(1)患者多采取俯卧位,超声检查确定穿刺点及穿刺路径,做好体表标记。

(2)常规消毒、铺巾、2% 利多卡因局部浸润麻醉。超声引导下活检针到达肾脏表面,嘱患者屏气,激发活检枪后立即拔针,一般穿刺 2~3 针。

(3)判断穿刺标本组织是否足够。标本置于甲醛溶液中,送病理。

(4)穿刺术后腹带加压包扎,平卧休息 24 小时。术后严密观察血压等生命体征和尿液性状等。

四、临床拓展思维训练

1. 肾脏穿刺活检术后并发症有哪些(10 分)?

(1)疼痛:持续性疼痛需排除肾周血肿(2 分)。

(2)感染:遵守无菌操作(2 分)。

(3)血尿:穿刺时避开集合系统可减少血尿(2 分)。

(4)出血:划伤肾被膜是造成肾周血肿的重要因素(2 分)。

(5)动静脉瘘:大多数可自行愈合,少数未能自愈者会伴有肉眼血尿(1 分)。

(6)肾撕裂伤:穿刺针进入肾脏时注意与患者呼吸的配合可以减少针尖划伤肾脏(1 分)。

2. 超声引导下肾脏病变穿刺时如何减少肾周血肿的风险(10 分)?

(1)避免穿刺针损伤肾被膜:穿刺针进入肾包膜前,应嘱患者屏气,经过一段正常肾组织进入肿瘤,避免切割肾脏包膜(5 分)。

(2)避免损伤肾内大血管:进针路径和穿刺针弹射路径上应避开大的血管和集合系统(5 分)。

五、人文题

在肾脏穿刺时需要患者配合呼吸运动,如何向患者交代并让患者配合(10 分)?

指导患者进行呼吸训练,向患者耐心解释在穿刺过程中呼吸配合穿刺的重要性。嘱患者在听到医生屏气提示时要坚持屏气 10~20 秒,告诉患者配合好呼吸能够增加穿刺的成功率,增加取材标本的满意度,同时能够减少穿刺次数,减少术后并发症出现的风险,让患者能够主动接受和配合穿刺。

(王 鹏 黄 瑛)

病例 **4** 超声引导下周围型肺脏疾病穿刺活检术（ultrasound-guided biopsy of peripheral lung disease）

一、临床资料

1. 病史　患者，男，62 岁，因"发热 1 周，慢性阻塞性肺疾病（chronic obstructive pulmonary disease，COPD）伴呼吸道感染"就诊。入院后行胸部 CT 检查发现右肺下叶实变伴高密度影。抗感染治疗 2 周后右肺实变区域减小，右肺下叶周边仍可见高密度影，为明确病灶性质进行超声引导下肺部肿物穿刺。

2. 超声资料（图 6-4-1~ 图 6-4-3）

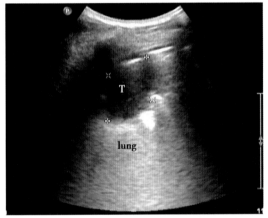

图 6-4-1　右肺下叶周边肿物长轴二维图像
T. 肿瘤；lung. 肺

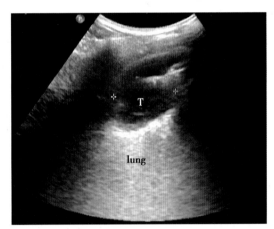

图 6-4-2　右肺下叶周边肿物短轴二维图像
T. 肿瘤；lung. 肺

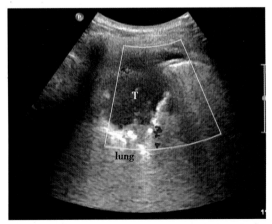

图 6-4-3　右肺下叶周边肿物彩色血流图像
T. 肿瘤；lung. 肺

3. 其他检查资料(图 6-4-4、图 6-4-5)

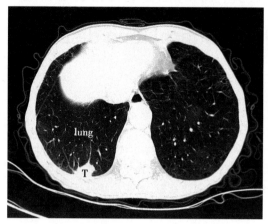

图 6-4-4　CT 图像：右肺下叶周边肿物大小约
4.5cm×3.0cm，边界清晰，牵拉胸膜
T. 肿瘤；lung. 肺

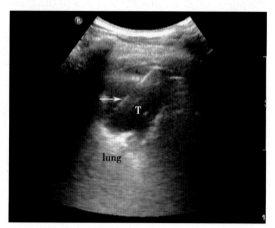

图 6-4-5　超声引导下右肺下叶周边肿物穿刺活检术
箭头所示为穿刺针。
T. 肿瘤；lung. 肺

二、思考题及参考答案

1. 请结合病史及超声图像表现作出诊断(10 分)。

临床表现：患者发热 1 周，肺炎治疗后 CT 检查见右肺下叶周边肿物(2 分)。

超声所见：图 6-4-1、图 6-4-2 右肺下叶周边局部呈低回声病变，边界清晰。图 6-4-3 CDFI 可检出血流信号(4 分)。

超声诊断：右肺周围型实性肿物，考虑肺癌(4 分)。

2. 为明确肿块性质，拟行超声引导下肺肿块穿刺活检术，穿刺的适应证有哪些(10 分)？

(1)超声能显示的肺部占位，多为周围型肺肿瘤(4 分)。

(2)纤维支气管镜取材失败的周围型肺肿瘤(3 分)。

(3)手术、放疗或化疗前需明确肿瘤性质、组织学类型的周围型肺肿瘤(3 分)。

3. 超声引导下肺穿刺的禁忌证有哪些(10 分)？

(1)难以纠正的出血倾向者(3 分)。

(2)近期内剧烈咳嗽、呼吸困难、严重咯血或不能配合的患者(3 分)。

(3)有严重心肺疾病者(2 分)。

(4)超声难以显示的病变，缺乏合适进针入路者(2 分)。

三、要点与讨论

1. 目的　明确肺部病变性质、组织学类型及来源，指导临床治疗。

2. 术前准备

(1)术前查血常规及凝血功能，超声检查确定穿刺点及穿刺路径，做好体表标记。

(2)结合胸部 CT 检查，穿刺前超声扫查肺部病灶，了解病变的位置、范围、内部回声及与正常肺组织的关系等，确定穿刺部位和进针路径。

（3）术前向患者及家属交代穿刺风险，签署手术知情同意书。

（4）一般选择 3.5MHz 凸阵探头引导，18G 全自动穿刺活检针。

3. 操作方法

（1）根据病变部位选取适宜的体位，超声多切面扫查保证穿刺路径可避开大血管和正常肺组织。

（2）常规消毒、铺巾，2% 利多卡因局部麻醉，穿刺前超声再次扫查确定穿刺点、穿刺路径及进针深度。

（3）嘱患者屏气，超声引导下将穿刺针迅速刺入病灶内，扣动扳机，完成一次活检，一般取 2~3 针，将穿刺组织条置于甲醛溶液中送病理组织学检查。

（4）术后包扎穿刺点，避免剧烈咳嗽及运动，术后监护 4 小时，注意观察有无气胸、出血等并发症。

四、临床拓展思维训练

1. 超声引导下周围型肺脏疾病穿刺的并发症有哪些（10 分）？

（1）气胸：避开含气肺组织可最大限度减少气胸发生（3 分）。

（2）出血：包括咯血和胸腔内出血，穿刺过程中尽量避开肋间血管和肺内大血管（3 分）。

（3）感染：操作过程中注意无菌操作（2 分）。

（4）肿瘤种植转移：每次进针前用 75% 酒精棉球擦拭穿刺针（2 分）。

2. 超声引导下周围型肺脏疾病穿刺时应如何预防气胸（10 分）？

（1）穿刺前局部浸润麻醉时，在超声引导下实时观察进针深度和路径，防止肺损伤而发生气胸导致病灶显示不清（4 分）。

（2）如病灶与胸壁的接触面积较小，穿刺过程中易损伤病灶两侧肺组织，也可能导致气胸（3 分）。

（3）超声实时监控进针深度，并预估穿刺针芯的弹射深度，避免损伤病灶深部含气肺组织，减少气胸发生（3 分）。

（王　鹏　黄　瑛）

病例 5 超声引导下胸膜病变穿刺活检术（ultrasound-guided biopsy of pleural lesions）

一、临床资料

1. 病史　患者，男，69 岁，因"胸闷、气喘，右侧胸痛 1 个月，发现右侧胸腔大量积液"就诊。

2. 超声资料(图 6-5-1~ 图 6-5-4)

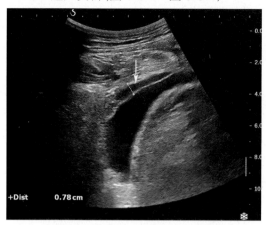

图 6-5-1　右肺壁胸膜增厚二维图像
箭头所示为增厚胸膜。

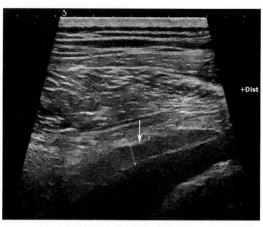

图 6-5-2　线阵探头扫查右肺壁胸膜增厚二维图像
箭头所示为增厚胸膜。

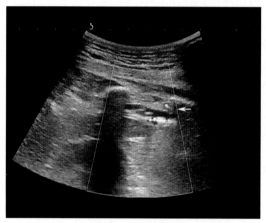

图 6-5-3　拟穿刺部位肋间彩色血流图像
箭头所示为肋间动脉。

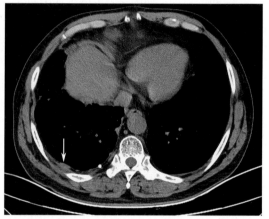

图 6-5-4　胸部 CT：右侧壁胸膜不均匀增厚
箭头所示为增厚胸膜。

3. 其他检查资料　胸腔积液检查未见肿瘤细胞。超声引导下胸膜穿刺活检术(图 6-5-5)。

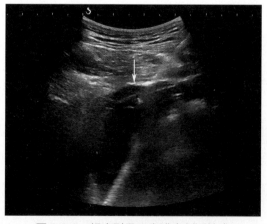

图 6-5-5　超声引导下胸膜穿刺活检术
箭头所示为增厚胸膜。

二、思考题及参考答案

1. 请结合病史及超声图像表现作出诊断(10分)。

临床表现:患者有胸闷、气喘、右侧胸痛的症状,胸部CT检查发现右侧壁胸膜不均匀增厚(3分)。

超声所见:图6-5-1、图6-5-2右肺壁胸膜明显增厚,胸腔内可见较大范围液性无回声区(3分)。

超声诊断:右侧胸腔积液伴右侧壁胸膜增厚(4分)。

2. 如需进一步诊断,需进行超声引导下胸膜穿刺活检术,适应证有哪些(10分)?

(1)影像学及胸腔积液等检查无法明确病理性质的胸壁、胸膜病变(5分)。

(2)各种治疗前需要明确肿瘤性质、组织学类型及基因者(5分)。

3. 超声引导下胸膜穿刺时常见的禁忌证有哪些(10分)?

(1)严重出血倾向者(4分)。

(2)近期内严重咯血、呼吸困难、剧烈咳嗽或不能配合的患者(3分)。

(3)超声显示不清的病灶或超声引导下缺乏安全穿刺路径者(3分)。

三、要点与讨论

1. 目的

(1)明确胸壁、胸膜病变的性质、组织学来源及类型,指导临床治疗。

(2)胸膜病变治疗后疗效的评价。

2. 术前准备

(1)术前查心电图,血常规及凝血功能等检查。

(2)超声检查胸膜病变的位置,范围及与周围组织的关系等,确定穿刺点及穿刺路径,做好体表标记。

(3)术前向患者及家属交代穿刺过程及风险,并签署知情同意书。

(4)深部病变一般选取频率3.5MHz的凸阵探头引导,浅表病变可选频率为7~10MHz线阵探头引导;选择16~18G全自动穿刺活检针。

3. 操作方法

(1)根据病变部位选择坐位或俯卧位,穿刺路径避开大血管和正常肺组织。

(2)常规消毒、铺巾,2%利多卡因局部麻醉,穿刺前超声再次确定穿刺点、穿刺路径及进针深度。

(3)嘱患者屏气,超声引导下将穿刺针刺入胸壁病灶内或增厚的胸膜内,激发活检枪,一般取2~3针,将穿刺组织条浸泡于甲醛溶液中送病理组织学检查。

(4)术后局部加压包扎,平卧1~2小时,避免剧烈咳嗽及运动,注意观察有无气胸、出血等并发症。

四、临床拓展思维训练

1. 胸膜病变穿刺后常见的并发症有哪些(10分)?

(1)气胸:尽量避开含气肺组织可防止气胸(3分)。

(2)出血:尽量避开肋间动脉可减少大量出血风险(3分)。

（3）感染：穿刺过程中注意无菌操作,术后可用抗生素预防（2分）。

（4）肿瘤种植转移：每次进针前用75%酒精棉球擦拭穿刺针有助于预防（2分）。

2. 胸膜及胸壁病变穿刺时,如何提高穿刺成功率（10分）？

（1）对于体积较小的病变或胸膜增厚部位较薄时,可采用平行肋间倾斜进针,在病灶的斜径取材以增加取材长度（4分）。

（2）穿刺时可以辅助应用彩色多普勒显像或超声造影检查,于病灶内血流丰富部位或造影增强区域多角度穿刺,避开病灶内液化坏死区域以提高穿刺取材成功率（3分）。

（3）在保障安全前提下,可以选择较粗的穿刺针,以提高病理确诊率（3分）。

（王　鹏　黄　瑛）

病例 6　超声引导下肾囊肿硬化治疗（ultrasound-guided renal cyst sclerotherapy）

一、临床资料

1. 病史　患者,男,68岁,因"左侧腰部胀痛1年,加重1个月"就诊。患者1年前出现左侧腰部胀痛不适,休息好转后未治疗。近1个月腰部胀痛症状加重,来我院就诊。

2. 超声资料（图6-6-1~图6-6-3）

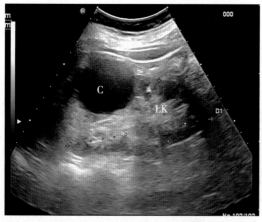

图6-6-1　左肾冠状切二维图像
C. cyst,囊肿；LK. left kidney,左肾

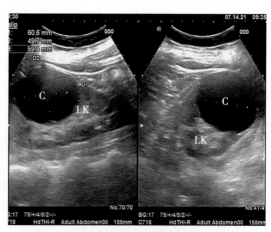

图6-6-2　左肾占位纵切与横切二维图像
C. 囊肿；LK. 左肾

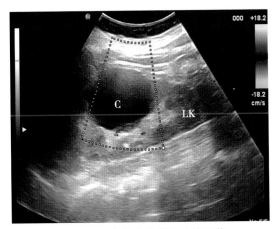

图 6-6-3　左肾占位彩色血流图像

C. 囊肿；LK. 左肾

3. 其他检查资料（图 6-6-4、图 6-6-5）

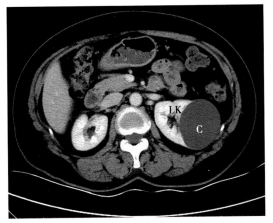

图 6-6-4　左肾增强 CT：左肾可见类圆形低密度
影，直径约 6cm

C. 囊肿；LK. 左肾

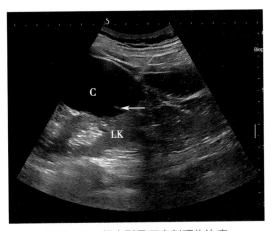

图 6-6-5　超声引导下穿刺硬化治疗
箭头所示为穿刺针。

C. 囊肿；LK. 左肾

二、思考题及参考答案

1. 请结合病史及超声图像表现作出诊断（10 分）

临床表现：患者有左侧腰部胀痛症状，CT 检查左肾见类圆形低密度影（2 分）。

超声所见：图 6-6-1、图 6-6-2 左肾可见壁薄、光滑的无回声肿物。图 6-6-3 CDFI 于肿物内未检出血流信号（4 分）。

超声诊断：左肾囊肿（4 分）。

2. 该患者要求进行超声引导下肾囊肿穿刺硬化治疗，该方法的适应证有哪些（10 分）？

（1）直径 ≥5cm 的单发或多发的单纯性肾囊肿（2 分）。

（2）引起明显临床症状的肾囊肿（2 分）。

(3)压迫周围组织引起肾盂积水或影响肾功能的患者(2分)。

(4)囊肿合并出血或感染者(2分)。

(5)为缓解多囊肾引起的压迫症状或影响肾功能者,对较大囊肿(直径>5cm)可行抽吸减压治疗,但硬化剂的使用与否及用量应参考患者肾功能情况(2分)。

3. 肾囊肿穿刺硬化治疗的禁忌证有哪些(10分)?

(1)凝血功能障碍,有严重出血倾向者(2分)。

(2)囊肿与肾盂有交通者可进行囊液抽吸而不能进行硬化剂注射(2分)。

(3)不能避开大血管及周围重要脏器,无安全穿刺路径者(2分)。

(4)一般状况差,不能配合完成穿刺硬化的过程者(2分)。

(5)聚桂醇、酒精过敏者(2分)。

三、要点与讨论

1. 目的　微创方式治疗囊肿,改善囊肿引起的临床症状,恢复脏器形态与结构,同时最大限度保留脏器功能,达到不留瘢痕的治疗效果。

2. 术前准备

(1)实验室检查:行血、尿常规,凝血功能,传染病学等检查,心电图及泌尿系统影像学检查。

(2)器械及药物准备:聚桂醇注射液,2%利多卡因,囊肿穿刺针为18G的经皮经肝胆管造影(percutaneous transhepatic cholangiography,PTC)针;置管引流器械:引流导管(6~8F),导丝。

(3)患者知情同意:术前告知患者治疗过程、并发症及处理方法,并签署知情同意书。

3. 操作方法

(1)患者取仰卧位、侧卧位或俯卧位,超声引导下选择穿刺点,穿刺路径避开大血管、神经和重要结构。

(2)常规消毒铺巾,用2%利多卡因局部麻醉至肾被膜,用18~21G的PTC针穿刺,实时超声监视下穿刺成功后抽吸囊液,进行蛋白定性试验。

(3)在超声监视下抽尽囊液,用冲洗法或保留法进行硬化治疗。对于直径>10cm的巨大囊肿,也可选择使用6~8F的引流管置管引流,1~2天内待囊壁塌陷回缩后再行硬化治疗。

(4)治疗后观察1~2小时,必要时行超声检查。

四、临床拓展思维训练

1. 超声引导下肾囊肿硬化治疗的不良反应和并发症有哪些? 应如何预防(10分)?

(1)疼痛:硬化剂沿着穿刺针道溢出或误注射入囊腔外可能引起疼痛,应立即注入生理盐水冲洗、稀释并抽出(3分)。

(2)囊肿出血:可局部穿刺注射药物止血,严重者介入栓塞止血(3分)。

(3)发热:术后1周内出现38℃左右低热,为吸收热,一般无须处理。如体温高于38.5℃,需给予干预,应排除感染可能(2分)。

(4)血尿:可有一过性的镜下血尿,多无须特殊处理(2分)。

2. 超声引导下肾囊肿硬化治疗后疗效如何判断（10分）？

结合临床症状的消失或改善程度，以术后 12 个月影像学检查对比治疗前、后的囊肿体积变化为主要评价指标（2分）。

（1）治愈：囊肿完全消失，体积缩小率＞90%，临床症状消失（2分）。

（2）显效：囊肿体积缩小率 51%~90%，临床症状消失（2分）。

（3）有效：囊肿体积缩小率 ≤50%，临床症状缓解（2分）。

（4）无效：囊肿体积无缩小甚至增大，临床症状无改善（2分）。

（王　鹏　黄　瑛）

病例 7　超声引导下肝脏肿瘤穿刺活检术（ultrasound-guided biopsy of liver tumor）

一、临床资料

1. 病史　患者，女，62 岁，因"餐后右上腹胀 1 年余，发现肝占位 1 个月"就诊。查体：皮肤、巩膜无黄染，无肝掌及蜘蛛痣。腹平坦，未见胃肠型及蠕动波，腹软，腹部无压痛，无反跳痛及肌紧张，肝、脾肋下未及，墨菲（Murphy）征（－），肝区叩痛（－），移动性浊音（－），肠鸣音 5 次/min。

2. 超声资料（图 6-7-1~ 图 6-7-6）

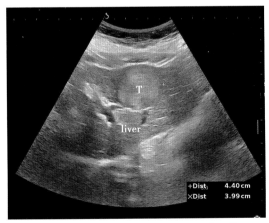

图 6-7-1　肝左叶实性肿物横切二维图像
T. 肿瘤；liver. 肝脏

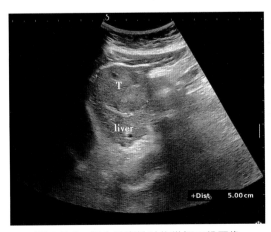

图 6-7-2　肝左叶实性肿物纵切二维图像
T. 肿瘤；liver. 肝脏

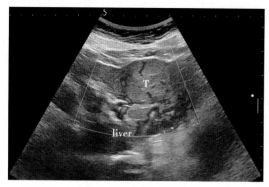

图 6-7-3　肝左叶实性肿物纵切彩色血流图像

T. 肿瘤；liver. 肝脏

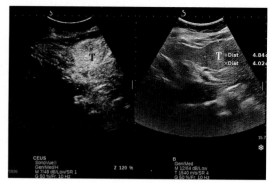

图 6-7-4　肝左叶实性肿物超声造影

动脉期（35 秒）图像

T. 肿瘤

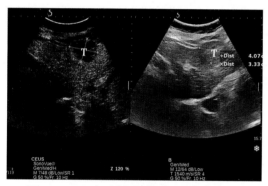

图 6-7-5　肝左叶实性肿物超声造影静脉期

（3 分 38 秒）图像

T. 肿瘤

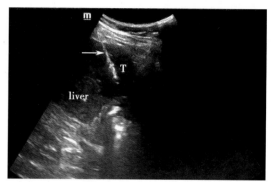

图 6-7-6　超声引导下肝脏肿物穿刺活检术

箭头所示为穿刺针。

T. 肿瘤；liver. 肝脏

3. 其他检查资料　肝炎病毒检查：乙型肝炎、丙型肝炎表面抗原及抗体均为阴性。

二、思考题及参考答案

1. 请结合病史及超声图像表现作出诊断（10 分）。

临床表现：患者餐后右上腹胀 1 年余，既往无病毒性肝炎病史，临床检查未发现肝炎病毒阳性（2 分）。

超声所见：图 6-7-1、图 6-7-2 肝左叶实性肿物，边界较清，形态不规整，内呈不均质低回声。图 6-7-3 CDFI 肿物内部可检出血流信号（3 分）。图 6-7-4、图 6-7-5 超声造影后肿物动脉相呈高增强，静脉相呈低增强（2 分）。

超声诊断：肝内实性肿物，不除外肝癌（3 分）。

2. 应与哪些疾病相鉴别？若想进一步确诊可采用什么检查方法（10 分）？

胆管细胞癌，转移性肝癌，肝血管瘤，肝细胞腺瘤，肝脏局灶性结节增生（hepatic focal nodular hyperplasia，hFNH）等（答 3 种即可，每项 2 分）。进一步确诊可于超声引导下肝脏肿物穿刺活检术（4 分）。

3. 该患者进行的超声引导下肝肿物穿刺活检术,病理结果为胆管细胞癌,请写出该操作的禁忌证有哪些(10 分)。

(1)临床考虑肝血管瘤、肝多房棘球蚴病者(2 分)。

(2)肝外梗阻性黄疸者(2 分)。

(3)血小板减少,凝血功能障碍而有明显出血倾向者(2 分)。

(4)昏迷或其他疾病不配合者(2 分)。

(5)穿刺路径有感染病灶者(2 分)。

三、要点与讨论

1. 目的　明确肝局灶性病变的性质、病理类型,分化程度及肝脏肿瘤的分子标记;或评价各种治疗的疗效。

2. 适应证

(1)各种临床检查和影像学检查无法确诊的肝内局灶性病变。

(2)需要了解组织学类型、分级、肿瘤分子标记的恶性肿瘤,帮助确定治疗方案或指导下一步治疗的患者。

3. 术前准备

(1)患者准备:①患者需禁食水 6 小时以上。②在病情允许的状态下停用抗凝药物。③向患者说明穿刺过程及注意事项,并签署知情同意书。

(2)实验室检查:行血常规、凝血功能、心电图、梅毒、艾滋病等术前检查。

4. 操作方法

(1)体位:仰卧位或左侧卧位,右臂上抬。

(2)常规消毒,铺无菌孔巾,以 2% 利多卡因逐层浸润麻醉至肝被膜。

(3)穿刺:嘱患者平静呼吸,在超声引导下将 16~18G 穿刺针刺入肝实质(经过正常肝组织),到达目标位置后击发,重复 2~3 次,分别取出 1.5~2.0cm 肝脏肿物组织。

(4)包扎:无菌敷料覆盖,多头腹带加压包扎。

(5)术后监护:术后行心电监护 4~6 小时,48 小时内避免剧烈活动。

5. 肝穿刺活检术出现并发症风险高的情况

(1)血小板计数低于 50×10^9/L 时,出血风险增加。

(2)凝血功能障碍时,出血风险增加。

(3)大量腹腔积液时,肝穿刺活检术后出血或胆汁漏风险增加。

(4)妊娠期行穿刺可能会增加早产的风险,患者病情允许时可待产后进行。

四、临床拓展思维训练

1. 肝穿刺活检术后常见并发症有哪些(10 分)?

(1)局部疼痛(2 分)。

(2)穿刺点感染(2 分)。

(3)腹腔出血(2 分)。

(4)消化道穿孔(1 分)。

(5)气胸、血胸或血气胸(1 分)。

（6）胆心反射（1分）。

（7）肿瘤针道种植转移（1分）。

2. 如何提高超声引导下肝脏肿瘤的穿刺取材的有效性及准确度（10分）？

（1）结合彩色多普勒显像引导穿刺：通过超声彩色多普勒显示病灶内部实性部分血流显示情况，尽量穿刺有彩色血流显示的病变部位（5分）。

（2）结合超声造影引导穿刺：注射造影剂后更能清晰显示病灶的增强区域，避开无增强的区域，在超声造影引导下穿刺病灶的异常增强区域（5分）。

（王　鹏　黄　瑛）

病例 **8** 超声引导下胸腔积液置管引流术（ultrasound-guided drainage of pleural effusion）

一、临床资料

1. 病史　患者，女，52岁，因"右胸不适1年，发现右侧胸腔积液1天"就诊。患者间或有咳嗽，有少许白色稀痰；无寒战发热，无明显胸痛，呼吸有气促感，无咯血。

2. 超声资料（图6-8-1～图6-8-3）

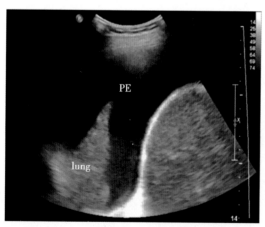

图6-8-1　右侧胸腔积液及肺不张二维图像
PE. pleural effusion，胸腔积液；lung. 肺

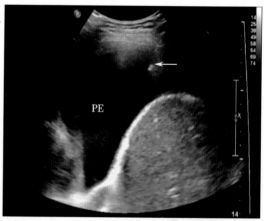

图6-8-2　超声引导下右侧胸腔积液穿刺
箭头所示为穿刺针。
PE. 胸腔积液

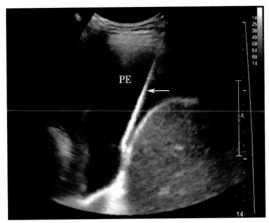

图 6-8-3　超声引导下右侧胸腔积液穿刺置入导丝
箭头所示为穿刺导丝。
PE. 胸腔积液

3. 其他检查资料　血常规及凝血功能正常。

二、思考题及参考答案

1. 请结合病史及超声图像表现作出诊断（10 分）。

临床表现：患者有右胸不适和呼吸气促等症状（2 分）。

超声所见：图 6-8-1 右侧胸腔内大范围无回声区，内伴不张肺叶（4 分）。

超声诊断：右侧胸腔积液伴右肺不张（4 分）。

2. 为解除临床症状及检查胸腔积液，下一步可进行超声引导下胸腔穿刺置管引流术，该临床操作适应证有哪些（10 分）？

（1）胸腔积液的性质鉴别可进行诊断性胸腔穿刺（3 分）。

（2）大量胸腔积液（3 分）。

（3）胸腔病变的药物注射（2 分）。

（4）液气胸的置管引流（2 分）。

3. 胸腔穿刺置管引流术的禁忌证有哪些（10 分）？

（1）严重凝血功能障碍者（3 分）。

（2）患者不能配合穿刺过程（3 分）。

（3）无安全进针路径者（4 分）。

三、要点与讨论

1. 目的

（1）诊断性穿刺确定积液性质。

（2）减轻胸腔积液引起的呼吸困难症状，或胸腔内药物注射。

2. 术前准备

（1）完善心电图，血常规、凝血功能、传染病等检查，并签署知情同意书。

（2）观察积液的位置、范围、积液内部回声及有无分隔等。胸膜有无增厚及粘连。胸膜腔内有无占位性病变。超声定位穿刺点,穿刺路径避开心脏和肺脏。

(3)穿刺器具:胸腔穿刺抽液选择18~14G穿刺针。置管引流选择0.035in(0.09cm)前端柔软J形导丝和7~12F一次性中心静脉导管或猪尾引流导管。

(4)准备收集胸腔积液的标本瓶。

3. 操作方法

(1)患者取坐位或半卧位。

(2)常规消毒、铺巾,局部浸润麻醉至壁胸膜。

(3)超声监视下缓慢进针,避免损伤肺脏及膈肌。

(4)胸腔置管引流时,对液体深度超过3cm的积液可采用一步法。积液量较少时可采用两步法(Seldinger)置管,操作步骤:超声引导下将穿刺针刺入胸腔积液、抽出少量积液、置入导丝后撤出穿刺针、用扩张管沿导丝扩张针道,然后顺导丝插入引流管。

(5)将引流管固定于皮肤上,然后接无菌引流袋计量。

四、临床拓展思维训练

1. 胸腔穿刺和置管引流术后的不良反应和并发症有哪些(10分)?

(1)血胸:可能为损伤肋间动静脉所致(2分)。

(2)气胸:多由穿刺过程中漏入空气或因损伤脏胸膜所致(2分)。

(3)穿刺口出血:术后按压3~5分钟后再固定(1分)。

(4)胸膜反应:停止穿刺,让患者平卧,吸氧,观察生命体征(2分)。

(5)复张性肺水肿:抽液不宜过多过快(2分)。

(6)引流管堵塞:伴有分隔时易发生,可使用生理盐水冲洗或更换更粗的引流管(1分)。

2. 什么是胸膜反应? 一旦发生如何处理(10分)?

胸膜反应是指在进行胸膜腔穿刺的过程中,患者出现连续咳嗽、头晕、胸闷、出汗、面色苍白、昏厥等一系列反应(2分),为胸腔穿刺过程中较为常见的严重并发症,若不能及时有效处理,严重者甚至出现休克,危及患者生命安全(3分)。

处理方法:如出现胸膜反应,首先应立即停止抽液,让患者平卧,吸氧,监测血压、心率、血氧饱和度等生命体征(3分)。必要时皮下注射1:1000肾上腺素0.3~0.5ml或静脉注射葡萄糖溶液,并进行其他对症处理(2分)。

五、人文题

在胸腔穿刺过程中如何从人文关怀角度预防胸膜反应(10分)?

(1)心理因素:部分患者对胸腔穿刺的操作缺乏必要的了解,常常有紧张和恐慌等不良心理。因此医生术前应与患者交流,解释胸腔穿刺操作的过程、风险及应急处理方法,积极帮助患者缓解紧张情绪,从而从心理方面减少发生胸膜反应的可能性(5分)。

(2)病理生理因素:部分患者是由于身体状态不佳、对疼痛反应敏感、空腹导致低血糖等因素,胸膜反应的发生率增高,因此胸腔穿刺前可给予患者预防性的对症处理。对于疼痛敏感者要保证穿刺针与局部浸润麻醉范围一致,从而减少胸膜反应的发生(5分)。

(王 鹏 黄 瑛)

病例 9　超声引导下肝脓肿置管引流术（ultrasound-guided drainage of liver abscess）

一、临床资料

1. 病史　患者，男，73 岁，因"上腹胀痛伴发热 5 天"就诊。患者 5 天前无明显诱因出现上腹部胀痛，为持续性，较剧烈，伴阵发性加重，肛门停止排气排便，有发热，体温 38.6℃，无恶心呕吐。既往糖尿病 25 年。

2. 超声资料（图 6-9-1~ 图 6-9-4）

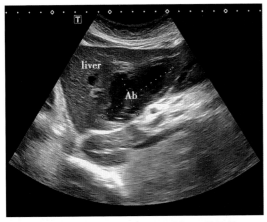

图 6-9-1　肝左叶囊性肿物纵切二维图像
Ab.abscess，脓肿；liver. 肝脏

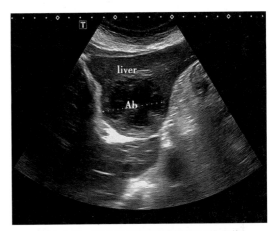

图 6-9-2　肝左叶囊性肿物横切二维图像
Ab. 脓肿；liver. 肝脏

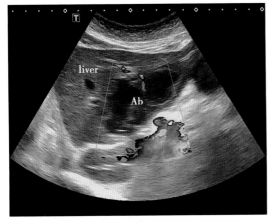

图 6-9-3　肝左叶囊性肿物彩色血流图像
Ab. 脓肿；liver. 肝脏

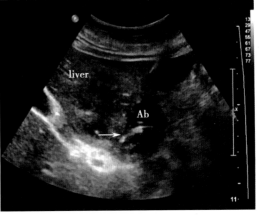

图 6-9-4　超声引导下肝左叶囊性肿物置管引流术
箭头所示为引流导管。
Ab. 脓肿；liver. 肝脏

3. 其他检查资料　血常规：白细胞计数及中性粒细胞比例升高，血小板计数正常。血生化检查谷丙转氨酶、谷草转氨酶、总胆红素和直接胆红素升高，肌酐和尿素氮升高。

二、思考题及参考答案

1. 请结合病史及超声图像表现作出诊断(10分)。

临床表现：患者上腹胀痛伴发热，既往糖尿病史，实验室检查也支持感染性病变(2分)。

超声所见：图6-9-1、图6-9-2肝内囊性肿物，囊壁较厚，形态不规则，边界欠清，内部呈无回声伴细小点状回声(3分)。图6-9-3 CDFI囊内未检出血流信号(2分)。

超声诊断：肝内囊性肿物，考虑肝脓肿(3分)。

2. 为减少患者的损伤并有效改善患者的症状，下一步首选什么治疗方法？这种方法的适应证有哪些(10分)？

首选超声引导下肝脓肿穿刺置管引流术(4分)，适应证如下。

(1)超声检查显示液化充分的肝脓肿(2分)。

(2)有安全穿刺路径(2分)。

(3)较小的脓肿或多发脓肿，可穿刺抽吸冲洗；而较大的脓肿可采用置管引流术(2分)。

3. 超声引导下肝脓肿穿刺置管引流术有哪些禁忌证(10分)？

(1)严重凝血功能障碍者(3分)。

(2)无安全的穿刺路径者(3分)。

(3)肝棘球蚴病性肝脓肿者(2分)。

(4)脓肿尚未完全液化者(2分)。

三、要点与讨论

腹部脓肿多是由腹盆部炎性疾病、创伤、手术或空腔脏器穿孔等引起。按部位分为腹腔脓肿、腹膜后脓肿、盆腔脓肿和脏器内脓肿等。目前超声引导下穿刺抽吸和置管引流已成为腹部脓肿的首选治疗方法。

1. 目的　通过超声引导下抽吸或置管引流脓液，同时可以进行局部冲洗，达到减轻脓腔内压力，有效控制感染。

2. 器具

(1)18G穿刺针。

(2)直径0.035in(0.09cm)，前端柔软呈J形导丝为首选。

(3)6~12F带侧孔的引流管。

3. 术前准备

(1)检查血常规、凝血功能、心电图、梅毒、艾滋病等。

(2)穿刺前行超声检查以确定脓肿所在的位置、大小、数目及与周围组织的关系，选择安全的穿刺路径。术前可行超声造影评估肝脓肿液化情况。

(3)拟行脓腔冲洗或注药者，准备生理盐水和抗生素。

(4)术前向患者进行必要的解释以消除其紧张情绪，并签署知情同意书。

4. 操作方法

(1)消毒铺巾，2%利多卡因局部浸润麻醉，超声引导下诊断性穿刺脓腔，抽出脓液即可确诊。

（2）单个较小的脓腔,可一次性将脓液抽净,再用抗生素溶液反复冲洗脓腔后抽尽（抗生素冲洗量应小于抽出脓液量）。

（3）若脓肿较大,或经反复穿刺抽吸后未能治愈者,可行超声引导下穿刺置管引流术。

（4）将引流管固定于皮肤,然后接无菌引流袋。

（5）脓液送细菌培养,以指导临床使用抗生素。

四、临床拓展思维训练

1. 超声引导下腹部脓肿穿刺有哪些不良反应和并发症（10 分）?

（1）感染扩散:患者出现高热、寒战等症状,可能为对未充分液化的脓肿穿刺或冲洗脓腔时压力过高,导致病原菌大量进入血液循环引起菌血症,甚至脓毒血症所致（3 分）。

（2）出血:穿刺过程中损伤较大的血管引起（3 分）。

（3）导管引流不畅:可能为血块或脓液黏稠堵塞管腔所致（2 分）。

（4）其他并发症:如胆漏、注药外渗、肝破裂等（2 分）。

2. 肝脓肿置管引流术什么时间拔管（10 分）?

（1）血常规检查恢复正常（3 分）。

（2）临床症状完全消失,体温恢复正常 ≥ 3 天（3 分）。

（3）脓腔引流量 ≤ 15ml（2 分）。

（4）影像学显示脓腔<2cm 或消失,实验室检查肝功能好转（2 分）。

（王　鹏　黄　瑛）

病例 **10** 超声引导下输卵管脓肿置管引流术（ultrasound-guided drainage of fallopian tube abscess）

一、临床资料

1. 病史　患者,女,48 岁,因"下腹痛伴发热 5 天"就诊。5 天前无明显诱因出现下腹痛,以左下腹痛明显伴发热,最高达 39℃,于当地医院抗感染、对症治疗,效果不明显。查体:体温:38.2℃,血压、脉搏平稳。腹壁略紧张,左下腹轻压痛,无反跳痛,肠鸣音正常。左附件区可触及直径约 8cm 包块,质软,伴轻压痛,活动受限,边界清。右附件区未触及包块及压痛。

2. 超声资料(图6-10-1~图6-10-3)

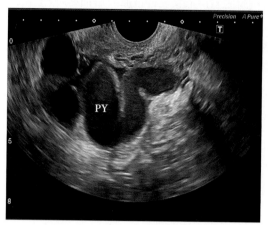

图6-10-1 左附件区囊性肿物二维图像
PY. pyosalpinx,输卵管积脓

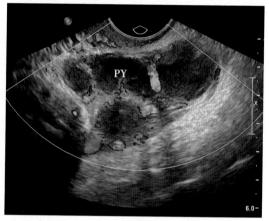

图6-10-2 左附件区囊性肿物彩色血流图像
PY. 输卵管积脓

3. 其他检查资料 血常规:白细胞计数 $11.5 \times 10^9/L$,中性粒细胞比例87.7%;血C反应蛋白(C-reactive protein,CRP)77mg/L;凝血功能正常。肿瘤标志物:糖类抗原12-5(carbohydrate antigen 12-5,CA12-5)41.39U/ml(升高),甲胎蛋白(alpha fetoprotein,AFP)、癌胚抗原(carcinoembryonic antigen,CEA)、糖类抗原19-9(carbohydrate antigen 19-9,CA19-9)均(−)。

二、思考题及参考答案

1. 请结合病史及超声图像表现作出诊断(10分)。

临床表现:患者有发热史,白细胞增高,CRP升高,CA12-5稍高,余肿瘤标志物不高(2分)。

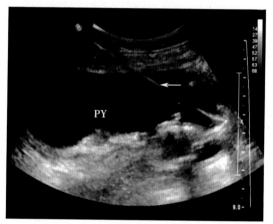

图6-10-3 超声引导下左附件区囊性肿物
置管引流术
箭头所示为穿刺导丝。
PY. 输卵管积脓

超声所见:图6-10-1左附件区见 9.2cm×4.3cm×8.8cm 腊肠形囊性肿物,走行迂曲,壁厚伴不全分隔,内呈液性伴细小点状回声(4分)。图6-10-2 CDFI 于肿物周边可检出血流信号(1分)。

超声诊断:左附件区囊性肿物,考虑左输卵管脓肿(3分)。

2. 该患者进行超声引导下输卵管脓肿置管引流术,此操作的适应证有哪些(10分)?

(1)超声检查可以显示的积液和液化充分的脓肿(4分)。

(2)有安全的穿刺或置管路径(3分)。

(3)较小或多发脓肿,采用多次单纯穿刺抽液及冲洗;较大的脓肿采用置管引流效果更佳(3分)。

3. 超声引导下输卵管脓肿置管引流术的禁忌证有哪些（10 分）？

（1）严重出血倾向者（3 分）。

（2）脓肿早期、脓肿尚未液化者（3 分）。

（3）因胃肠胀气等原因脓肿难以在超声图像上显示者（2 分）。

（4）穿刺针道无法避开肠道、大血管等重要脏器者（2 分）。

三、要点与讨论

急性输卵管炎、输卵管积脓、输卵管卵巢脓肿、急性盆腔炎等是常见的盆腔脓肿原因；此外，胃肠和阑尾炎穿孔、妇科及结直肠术后也会伴发。穿刺抽液或置管引流是有效的治疗方法。

1. 目的

（1）确定积液性质。

（2）抽吸和引流，加快脓液排出。

（3）可同时行药物冲洗或硬化治疗。

2. 器具

（1）18~14G 穿刺针。

（2）6~16F，长 15~30cm，带侧孔的引流管；直径 0.035in（0.09cm），前端柔软呈 J 形导丝为首选。

（3）三通管，引流管和引流袋。

3. 术前准备

（1）检查血常规、凝血功能、心电图、传染病学等检查。

（2）术前超声检查评估盆腔内脓肿情况，确定脓肿的位置、大小、数目及与周围脏器和血管的关系，根据脓肿位置选择经腹或经阴道穿刺方式。

（3）术前向患者做必要的解释以消除其紧张情绪，并签署知情同意书。

4. 操作方法

（1）常规消毒铺巾，用无菌隔离套包裹探头，再次超声检查确认安全的穿刺路径。

（2）2% 利多卡因局部麻醉至腹膜，在超声引导下诊断性穿刺脓腔，抽出脓液即可确诊。

（3）单纯抽液及冲洗：如穿刺脓腔较小（<2cm）、脓腔液化完全，可一次性将脓液抽吸干净，再用抗生素溶液或生理盐水反复冲洗至液体澄清。

（4）置管引流术：若脓肿较大（直径 ≥2cm），或经反复穿刺抽吸后未能治愈者，可行超声引导下穿刺置管引流术。

（5）置管成功后并保证引流通畅，将引流管固定于皮肤后接无菌引流袋。

（6）穿刺抽出的脓液应立即送细菌培养，以指导临床抗生素的选择。

四、临床拓展思维训练

1. 超声引导下输卵管脓肿置管引流术的不良反应有哪些（10 分）？

（1）出血（3 分）。

（2）感染扩散（3 分）。

（3）肠管损伤（2 分）。

（4）膀胱损伤（2 分）。

2. 超声引导下置管引流术时,冲洗囊腔时有哪些注意事项(10分)?

(1)留置引流管期间,每天用生理盐水或抗生素冲洗 1~2 次,保持引流管通畅(5分)。

(2)脓液黏稠时可堵塞穿刺针而产生活瓣效应,冲洗液易注入而不易抽出,可用导丝疏通,切勿注入过多液体,否则使脓腔内压力过高(2分),会导致细菌或毒素逆流入血而产生高热、寒战症状(3分)。

(王 鹏 黄 瑛)

中文索引

英文索引